HISTOIRE

DES

MALADIES VÉNÉRIENNES

PAR

LE DOCTEUR MICHEL VILLEMONT

UNE SÉRIE PAR SEMAINE

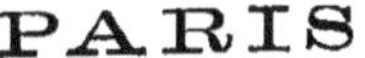

PARIS

LIBRAIRIE DES PUBLICATIONS NOUVELLES

9, PASSAGE SAULNIER, 9

1917-82 — IMPRIMERIE VORMUS, 9, PASSAGE SAULNIER, A PARIS.

HISTOIRE

DES

MALADIES VÉNÉRIENNES

PAR

LE DOCTEUR MICHEL VILLEMONT

UNE SÉRIE PAR SEMAINE

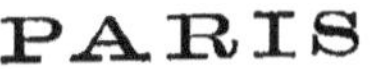

PARIS

LIBRAIRIE DES PUBLICATIONS NOUVELLES

9, PASSAGE SAULNIER, 9

1917-82 — IMPRIMERIE VORMUS, 9, PASSAGE SAULNIER, A PARIS.

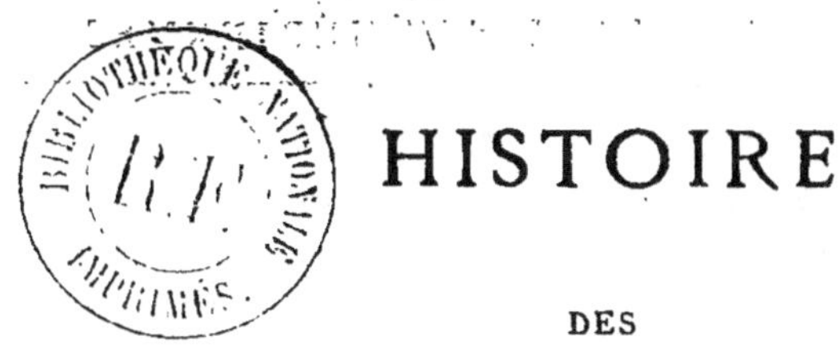

HISTOIRE

DES

MALADIES VÉNÉRIENNES

LIVRE PREMIER

DES MALADIES VÉNÉRIENNES DANS L'ANTIQUITE

CHAPITRE PREMIER

APERÇU SOMMAIRE

Les maladies vénériennes sont des maladies contagieuses qui se contractent par une humeur impure, reçue ordinairement dans le coït, et qui se manifestent par des ulcères et des douleurs aux parties naturelles et ailleurs.

Ce n'est qu'en 1527 que l'épithète de vénériens fut appliquée par Jacques de Béthencourt aux maux dont les parties génitales peuvent être atteintes. Jusque-là on ne les attribuait généralement pas aux relations sexuelles, ou du moins à elles seules ; car, bien que l'on commençât à admettre chez certaines femmes, ainsi que le remarque le *Dictionnaire de Médecine* de Robin et Littré, un état d'impureté apte à les produire par contagion, on n'en avait pas moins continué de les considérer avec les anciens, comme des crises salutaires provoquées par les forces médicatrices de la nature.

Il fallut du temps, disent les mêmes auteurs, avant que cette ancienne théorie fût renversée et fît place à celle qui a régné depuis, d'après laquelle les maux vénériens, loin d'être des crises utiles et bienfaisantes, sont au contraire des foyers exhalant de tous côtés, vers l'intérieur, une atmosphère redoutable d'infection, — ce qui a confondu les affections vénériennes et les affections syphilitiques.

Il y a une distinction très grande à faire entre les lésions vénériennes et les lésions syphilitiques. Dans la langue des syphiligraphes, le qualificatif *vénérien* ne sert qu'à désigner les affections contagieuses, non virulentes, non spécifiques et non inoculables. Il est, dans ce sens, opposé aux mots *spécifique* et *syphilitique.*

Les lésions vénériennes comprennent, par exemple, la blennorrhagie et toutes les ulcérations plus ou moins étendues qui peuvent résulter d'un coït impur ; mais elles ne sont pas sujettes aux accidents secondaires.

Les lésions syphilitiques, au contraire, donnent lieu aux symptômes secondaires ou syphilis constitutionnelle, ce qui a fait dire à Ricord que la syphilis ne peut se doubler, parce qu'on ne peut l'avoir qu'une fois.

Il est certain que le mal vénérien a existé de toute antiquité. Mais ce mal vénérien doit-il être classé dans la première catégorie seulement ? Les accidents vénériens, locaux, primitifs, dont l'existence est incontestable, doivent-ils être reconnus et admis en réservant pour le xvᵉ siècle la syphilis générale, constitutionnelle ?

En d'autres termes, le mal vénérien connu des anciens doit-il être classé parmi les maladies contagieuses seulement, et les affections vénériennes non sujettes aux accidents secondaires ; ou bien faut-il reconnaître, comme le prétendent certains auteurs, que la syphilis même est aussi ancienne que le genre humain ?

La question est loin d'être élucidée.

Grammatici certant et adhuc sub judice lis est.

On discutera longtemps encore sur la maladie campanienne dont parle Horace, et qui signifierait le mal napolitain :

Campanum ob morbum, in faciem per multos jocatus.

Le poëte latin cite ailleurs un mal contracté dans la fréquentation de la canaille :

Contaminato cum grege turpium
Morbo virorum?...

On sait aussi qu'Auguste était atteint d'un mal contagieux, et que, pour l'en guérir, son médecin, Antonius Musca, le faisait frotter fréquemment devant un grand feu, de façon à déterminer des sueurs abondantes. Lisez Suétone : *Unctum sæpius sudare ad flammam.*

Valère Maxime, parlant de la mort de Clodius Pulcher, l'attribue à une maladie honteuse, contractée dans le commerce d'une courtisane: *Perdito amore meretricis infamis, erubescendo morbi genere consumptus fuit.*

Mais, en définitive, quelle est vraiment cette maladie ? Est-ce la blennorrhagie sous ses différentes formes? Est-ce la syphilis?

Toujours est-il qu'on s'accorde à considérer la blennorrhagie comme une affection très anciennement connue, presque aussi ancienne que le monde. On la trouve, pour ainsi dire, indiquée dans les leçons de prophylaxie que Moïse traçait à son peuple: « L'homme affecté d'un écoulement de semence sera déclaré impur; on reconnaîtra qu'il est affecté de ce mal à ce qu'une humeur impure s'attachera à sa personne. Tous les lits où il dormira, tous les endroits où il se sera reposé, seront impurs. Vous apprendrez aux enfants d'Israël à se garder de l'impureté, afin qu'ils ne meurent pas dans les souillures. »

Hérode, Hippocrate, Celse, Arétée, Galien, etc., signalent également cette affection.

Il serait en effet difficile de comprendre comment une maladie qui reconnaît pour cause habituelle l'excès vénérien n'aurait pas existé de tout temps. Il est donc probable, rationnellement, qu'elle remonte à la plus haute antiquité.

Si l'on veut cependant rechercher la raison de la prétendue ignorance dans laquelle les médecins de l'antiquité sont restés relativement aux maladies vénériennes, il faut se pénétrer avant tout de la répugnance que beaucoup d'entre eux éprouvaient à écrire sur ces maladies, ainsi que le témoigne le passage suivant de Celse :

« J'ai présentement à parler des maladies des parties honteuses. Les mots dont on se sert chez les Grecs sont moins choquants et ont été adoptés par l'usage, puisqu'on les trouve employés dans presque tous les écrits et les discours des médecins ; mais parmi nous ces expressions sont indécentes, et l'autorité des personnes qui parlent avec le plus de retenue ne peut les faire excuser. Ce n'est donc pas une entreprise facile de traiter de ces maladies pour quiconque veut garder les règles de la pudeur sans s'écarter de celles de l'art. Cependant je n'ai pas cru que ce motif dût m'arrêter, et cela pour deux raisons: la première, parce que je ne dois rien omettre de tout ce que j'ai appris concernant la médecine; la seconde, parce qu'on ne peut trop faire connaître les moyens de guérir des maux qu'on ne découvre jamais aux autres que malgré soi. »

Ainsi, d'après ce passage de Celse, il est évident que les médecins ne parlaient qu'avec réserve des affections vénériennes, et que les malades montraient une réserve aussi grande.

Résultat : maladies mal étudiées et mal connues.

Cette pudeur, cette retenue, dont cependant la langue de Juvénal, — qui bravait l'honnêteté dans les mots, — aurait pu se départir en cette matière, ont donné naissance à deux systèmes : Dans l'un on admet que la syphilis a existé de toute antiquité, et dans l'autre que son apparition remonte à une date bien plus récente, au milieu du xve siècle.

Il n'a pas semblé inutile, à ce sujet, de vouloir remonter jusqu'au saint homme Job, pour examiner si la syphilis n'est autre chose que l'ulcère horrible dont ce misérable était attaqué. Nous dirons, en passant, qu'il existe un missel imprimé à Venise en 1542, dans lequel se trouve une messe à l'honneur de saint Job, pour ceux qui sont guéris de la maladie vénérienne, parce qu'on croyait qu'ils avaient été guéris par son intercession.

On devra également et sérieusement réfléchir sur les symptômes d'une maladie vénérienne indiqués et parfaitement décrits dans divers passages de la Bible, et notamment au chapitre xiii du *Lévitique* :

« Lorsqu'il y aura dans la peau de la chair d'un homme une tumeur, ou de la gale, ou un bouton, et que cela paraîtra dans la peau de sa chair comme une plaie de lèpre, on l'amènera à Aaron, sacrificateur, ou à l'un de ses fils, sacrificateurs.

« Alors le sacrificateur regardera la plaie dans la peau de la chair de cet homme, et si le poil de la plaie est devenu blanc, et si la plaie, à la voir, est plus enfoncée que la peau de sa chair, il déclarera que c'est une plaie de lèpre.

« Mais si le bouton est blanc dans la peau de sa chair, et qu'à le voir, il ne soit pas plus enfoncé que la peau, et si son poil n'est pas devenu blanc, le sacrificateur fera renfermer pendant sept jours celui qui a la plaie.

« Et le sacrificateur la regardera au septième jour, et s'il voit que la plaie se soit arrêtée, et qu'elle n'ait point crû dans la peau, le sacrificateur le fera renfermer pendant sept autres jours.

« Et le sacrificateur la regardera encore au septième jour d'après, et s'il voit que la plaie s'est retirée et qu'elle ne s'est pas plus répandue sur la peau, le sacrificateur le jugera pur.

« Mais s'il voit qu'il y ait une tumeur blanche dans la peau, et que le poil soit devenu blanc, et qu'il paraisse de la chair vive dans la tumeur, c'est une lèpre invétérée.

« Si la chair a eu dans sa peau un ulcère qui soit guéri, et qu'au lieu où était l'ulcère il y ait une tumeur blanche ou une pustule blanche roussâtre, et si la plaie est plus enfoncée que la peau, c'est une plaie de lèpre, la plaie a boutonné dans l'ulcère.

« Si la chair a dans la peau une inflammation de feu, que la chair vive de la partie enflammée soit un bouton blanc roussâtre ou blanc seulement; si le poil est devenu blanc dans le bouton, et qu'à le voir, il soit plus enfoncé que la peau, c'est de la lèpre. Elle a boutonné dans l'inflammation... »

Nous pourrions continuer les citations, et prendre surtout le chapitre xxv des *Nombres*. Mais, comme nous aurons à en parler dans la suite, avant d'aller plus loin, il convient d'établir catégoriquement ce qu'on entend par chancre, et quelles sont les différences entre le chancre simple et le chancre syphilitique.

CHAPITRE II

LE CHANCRE SIMPLE ET LE CHANCRE SYPHILITIQUE

Dans le langage médical ancien on appliquait le terme de chancre à diverses affections ulcéreuses et rongeantes, de caractère malin ou de mauvaise origine. Ce ne fut que plus tard qu'on se servit de ce mot pour désigner particulièrement les ulcérations vénériennes. Toutefois on comprenait, sous cette dénomination, indistinctement les ulcères vénériens primitifs ou consécutifs.

Bien qu'à une époque assez rapprochée de nous l'on ait cessé de donner le nom de chancre aux ulcérations consécutives de la syphilis; bien qu'on l'ait appliqué plus spécialement aux ulcères primitifs, résultats immédiats de la contagion vénérienne, et qu'aujourd'hui cette dénomination ait été exclusivement réservée à cette dernière classe de lésions, elle n'en reste pas moins encore une grande confusion. Le langage médical actuel l'applique, en effet, à deux maladies absolument distinctes, et dont le nom seul leur est commun : le *chancre simple* et le *chancre syphilitique*.

L'histoire du chancre a soulevé des questions ardues et difficiles. On a beaucoup controversé, et l'on discutera longtemps encore sur cette question de savoir si le chancre syphilitique est d'origine ancienne ou d'origine moderne.

Fut-il absolument inconnu des anciens, et ne remonte-t-il qu'aux derniers temps du moyen âge? Y a-t-il trace de son existence dans l'antiquité grecque ou romaine, ou même dans les écrits des médecins antérieurs au xvᵉ siècle?

Ce sont là autant de points d'interrogation auxquels nous verrons, dans les chapitres suivants, comment il a été répondu.

On se plaît généralement à reconnaître que la syphilis fit son apparition vers les dernières années du xvᵉ siècle.

Les médecins du temps, Jacques de Béthencourt en tête, s'accordent à déclarer formellement que c'était là pour eux un mal entièrement nouveau. Mais il faut dire aussi que quelques-uns pensèrent en retrouver les traces dans l'antiquité, et opinèrent pour la reproduction, j'allais dire la restauration, d'une maladie qu'assurément leurs maîtres ès sciences, Hippocrate et Galien, qui connaissaient tout, ne pouvaient pas avoir ignorée.

Quant au chancre simple, il laisse moins de doute sur son origine. Bassereau, qui a étudié et discuté ces questions historiques avec une grande supériorité d'érudition et de talent, ne craint pas de rapporter au chancre simple les ulcérations des organes génitaux dont parlent Celse, Galien, Paul d'Égine, etc.

Celse, dit Bassereau, est celui des médecins anciens qui renferme les documents les plus précis sur les ulcères des organes génitaux. Il se tait complètement, à la vérité, sur leurs causes ; mais il indique du moins, par ses précautions de langage, que ces maladies étaient tenues secrètes à Rome. Il décrit admirablement, dans le dix-huitième chapitre de son sixième livre, différentes formes de chancres qu'il est facile de rapporter à des espèces actuellement existantes. Ce sont d'abord les ulcérations qu'on rencontre fréquemment sous le prépuce après le débridement des phimosis. Il dit qu'elles sont, les unes simples, suppurant à peine ; les autres *rongeantes, détruisant parfois le gland* et fournissant une suppuration semblable à de la lavure de chair.

Plus loin, il parle, dans les termes les plus clairs, de *chancre gangréneux* à escarre noire du prépuce ou du gland, forme du chancre assez commune de nos jours chez les buveurs et les vieillards.

Enfin, il décrit les *chancres phagédéniques serpigineux* qui peuvent ronger la verge jusqu'à sa racine.

De même, dit encore Bassereau, les bubons de l'aine sont indiqués, ainsi que leurs causes, dans la plupart des médecins grecs et latins. Galien, par exemple, distingue parmi les différentes espèces de bubons, ceux qui dépendent de plaies et d'ulcères occupant les parties voisines de l'aine.

Avicenne parle d'*ulcères corrosifs et serpigineux* de la verge.

Albucasis mentionne d'une façon très explicite des ulcères de la verge pouvant occasionner la perforation du prépuce ou la corrosion du sommet du gland.

Guillaume de Salicet consacre un chapitre de sa Chirurgie à la description des *pustules* blanches ou rouges, des vésicules miliaires, des crevasses, des *corruptions* ou choses semblables qui se forment sur la verge ou à l'entour du prépuce *à la suite du coït avec une femme sale*, avec une courtisane, ou par quelque autre cause.

Il décrit ailleurs le *bubon* ou dragonneau de l'aine ; non seulement il en reconnaît la nature vénérienne, mais il en établit la relation avec les *corruptions* de la verge.

Les ulcères de la verge, dit de même Lanfranc, de Milan, proviennent de pustules chaudes qui s'ouvrent ensuite ou d'humeurs âcres qui ulcèrent la partie, ou bien du commerce avec une femme sale qui a nouvellement coïté avec un homme atteint d'une semblable maladie. Souvent, ajoute-t-il ailleurs, il survient dans l'aine un apostème causé par des ulcères de la verge et des pieds.

Dans la *Grande Chirurgie* de Guy de Chauliac, il est mention, en plusieurs endroits, des affections ulcéreuses des organes génitaux. Ces affections sont de plusieurs ordres : « Ulcera quæ fiunt in virgâ et matricis collo sunt excoriationes, calefactiones, *ulcera virulenta, putrida et corrosiva,* » ce que Laurent Joubert traduit de la façon suivante : Des escorcheurs, échauffements, *ulcères virulents, pourris, corrosifs et chancreux.*

Pierre d'Argelata parle, dans le livre deuxième de sa *Chirurgie,* de *pustules* qui se produisent sur la verge à la suite d'un rapport avec une femme sale, et mentionne le bubon qui peut en être la conséquence.

Ces pustules, dit-il, sont blanches ou rouges. Elles sont causées par une matière vénéneuse retenue entre le prépuce et le gland ; elles se forment, parce que cette matière, qui séjourne entre le prépuce et le gland à la suite du commerce avec une femme sale, ne se dissipe pas et se putréfie. Alors l'endroit malade *noircit,* et *la substance de la verge tombe en mortification.* Il faut, ajoute-t-il, purger ces malades, sinon il leur surviendrait dans l'aine un *bubon, lequel aboutirait souvent à suppuration.*

Voilà qui établit d'une façon certaine l'existence dans l'antiquité des *ulcérations des organes génitaux,* réputées *contagieuses* et pouvant se compliquer de *bubons phlegmoneux.*

Mais ces ulcérations de l'antiquité ou du moyen âge ont-elles quelque rapport, quelque relation avec la syphilis ? Ne sont-elles constituées que par l'affection à laquelle on donne aujourd'hui le nom de chancre simple ? Si le chancre simple a été connu dans l'antiquité et le moyen âge, le chancre syphilitique a-t-il été connu des anciens ?

C'est ce qu'il serait bien difficile d'affirmer d'une façon absolue.

Il y eut une grande confusion au sujet du chancre simple et du chancre syphilitique, confusion commencée par George Vella, qui établissait que toutes ces maladies dérivaient d'un même principe et reconnaissaient la même cause confusion consommée par Musa Brassavole qui identifia toutes ces maladies et les engloba dans l'histoire de la syphilis.

A vrai dire, ce fut Ricord qui le premier commença à distinguer le chancre simple du chancre syphilitique. Et il les différencia au triple point de vue de la symptomatologie, du pronostic et du traitement.

« De toutes mes observations, dit-il, il résulte que le pus du chancre non induré n'a produit (dans sa transmission à des sujets sains) que des chancres sans induration, sans vérole constitutionnelle ; et que d'autre part le chancre induré a toujours reconnu pour cause le pus d'un chancre induré. »

Dans ses *Lettres sur la syphilis*, Ricord écrivait ceci : « Ce qui ressort des observations connues de Paris et de celles de l'Italie, c'est qu'on a toujours inoculé du pus provenant de *chancres non indurés* pour produire des accidents *analogues*, et que la seule fois où on a inoculé, à Paris, du pus provenant d'un accident primitif qui avait déterminé une *vérole* constitutionnelle, l'individu sain, l'élève sur lequel on a pratiqué l'inoculation a eu un *chancre induré* et un empoisonnement général.

Voilà qui établit la séparation absolue du chancre simple et de la syphilis.

CHAPITRE III

RAPPORTS SEXUELS — INFLUENCES

Lorsqu'il s'agit d'étudier les maladies auxquelles les fonctions d'un organe peuvent donner naissance, on doit, avant tout, examiner ces fonctions sous un double point de vue : comme naturelles, et comme sortant de cet ordre.

C'est seulement alors qu'on pourra apprécier les influences accidentelles qui peuvent contribuer à la genèse de ces maladies.

La reproduction de l'espèce étant une loi imposée aux organes génitaux, il n'est pas probable que cette fonction, exécutée conformément à son but, produise des maladies de ces parties. Dans une union raisonnable, dont le but naturel est la procréation d'enfants, les maladies des organes génitaux sont rares ou n'existent point du tout.

On est donc obligé d'admettre qu'il y a d'autres genres de fonctions sexuelles en dehors du but naturel, ou du moins où celui-ci ne joue qu'un rôle excessivement secondaire. Ces genres de fonctions ont pour fin unique la jouissance sensuelle, et l'emploi des organes génitaux pour atteindre ce but est la *volupté*.

Or, comme tout abus tourne non seulement au détriment de l'organe, mais de l'organisme en général, il doit en être de même pour les parties sexuelles. C'est donc dans la volupté ou dans l'amour des plaisirs voluptueux que nous devons rechercher la cause principale des affections génitales.

Une connaissance exacte de l'histoire de la volupté devient alors indispensable pour arriver à celle des maladies des organes de la génération. Sans doute c'est une triste tâche pour l'histoire que celle de poursuivre la démoralisation des peuples jusque dans ses particularités les plus hideuses. Mais, puisqu'il est permis au médecin de chercher les traces du vice jusque dans ses replis les plus cachés, pour reconnaître la nature de la maladie, pourquoi ne lui serait-il pas donné d'embrasser la vie des peuples entiers, lorsqu'il s'agit d'étudier une affection qui, parce qu'elle sévit dans l'ombre, détruit d'autant plus sûrement la moëlle des nations ? Si un sentiment de moralité mal entendu n'avait pas toujours retenu les individus comme les peuples, nous serions arrivés depuis longtemps à la connaissance d'un mal qui a ceci de caractéristique, que tous ceux qui en sont affectés cherchent à en cacher la cause.

CHAPITRE IV

LE CULTE DE VÉNUS

Si l'enfant méridional, à l'imagination vive et ardente, était naturellement disposé à rapporter à l'influence d'une divinité particulière tout ce que son intelligence ne comprenait pas, il n'est pas surprenant qu'il en ait fait tout autant pour l'acte de la procréation et de la conception.

Mais comment aurait-il pu se représenter cette divinité qui lui donnait tant de jouissances, autrement que sous la forme d'un être charmant et aimant, beaucoup plus séduisant encore que l'amante qu'il serrait dans les bras ? L'adolescent avait besoin d'une douce amie, la jeune fille d'une compagne aimante, à qui l'un et l'autre pussent confier les doux enivrements pour lesquels ils cherchaient en vain des mots.

La jeune fille se rendit alors au temple de la déesse, lui ouvrit son cœur plein de désirs, et s'offrit en sacrifice dans le sanctuaire, afin que la déesse se glorifiât en elle, et qu'elle-même reçût en partage le plus grand bonheur de la femme, les joies de l'enfantement.

Les Assyriens ont les premiers institué le culte de Vénus. Après eux, les Saphiens l'ont introduit à Chypre ; parmi les Phéniciens, ce furent les habitants d'Ascalon qui le portèrent en Palestine. Les habitants de Cythère ayant reçu ce culte des Phéniciens, l'ont consacré chez eux. Egée l'introduisit à Athènes.

Ce serait donc à Babylone que le culte de Vénus prit naissance, sous le nom de culte de Mylitta. De là, il se répandit vers la Mésopotamie, sous le nom de culte sabéen. Les Phéniciens, de leur côté, le transportèrent dans les pays limi-trophes de la mer, sous le nom de culte d'Astarté. Ce culte se conserva le plus longtemps là où il avait pris naissance; car Hérodote pouvait encore écrire :

« Les filles du pays de Babylone sont obligées de se *livrer une fois* dans leur vie, et pour de l'argent, à un homme étranger, pour la gloire de la déesse. »

Plus tard, tout changea, sans doute sous l'influence des Phéniciens, qui avaient des relations très suivies avec les Babyloniens. Le même Hérodote dit en effet qu'après la prise de la ville par les Perses, la classe indigente du peuple, lorsqu'elle manquait de moyens de subsistance, prostituait ses filles sur les ports.

On retrouve cette coutume largement établie chez les Arméniens qui, selon Strabon, consacrent pendant quelque temps leurs filles à la déesse des Amours, et qui les marient ensuite.

Hérodote rapporte des Lydiens que les classes inférieures du peuple prosti-tuaient leurs filles, comme les Babyloniens, dans un but de lucre. Lucien rap-porte qu'à Byblos, les femmes qui ne voulaient pas se faire couper les cheveux à l'anniversaire de la mort d'Adonis, étaient tenues de se livrer pendant un jour aux étrangers en l'honneur de Vénus.

Chez les Africains et à Chypre, les filles étaient obligées de gagner leur dot en se prostituant.

C'était le culte à Vénus !

Il semble donc, dans la croyance généralement répandue chez les anciens peuples de l'Asie, que les prémices de toutes choses devaient être consacrées à la divinité, qu'en conséquence la virginité des femmes revenait à Vénus. Mais on se demandera comment expliquer par cette croyance pourquoi les filles devaient presque partout se livrer à des étrangers pour accomplir ce sacrifice.

Il faut ici distinguer la cérémonie de la prostitution de l'acte même. La céré-monie était religieuse, et l'on serait mal fondé à dire que l'acte aussi l'était. Et, en effet, à Babylone, on conduisait les femmes hors de l'enceinte du temple, et, à Chypre, aux bords de la mer, pour s'y abandonner aux étrangers.

Si l'acte eût été regardé comme religieux, il n'y aurait pas eu de raison pour ne pas l'accomplir dans le temple. Maintenant il faut réfléchir aussi que dans l'antiquité on considère le sang menstruel, ainsi que celui qui coule dans l'acte de la défloraison, comme absolument impur. Il en était de même pour le coït avec des veuves, parce qu'on croyait que chez elles le sang menstruel s'accumu-lait en plus grande quantité, et que, évacué dans le premier coït, il devait nécessairement nuire à la santé de l'homme.

Les habitants des côtes, qui avaient des relations plus fréquentes avec les étrangers, abandonnaient à ceux-ci l'acte impur de la défloraison. Dans l'inté-rieur du pays, les prêtres se chargeaient de la besogne pour les gens de qualité.

Les autres classes recouraient à une idole particulière, un Priape ou un Lingam. Plus tard, on parut souvent avoir méconnu le principe de cette coutume : on croyait seulement que le fiancé n'avait pas droit à la défloraison. Aussi les fiancées se livraient-elles d'abord aux invités de la noce, comme chez les Nasomanes en Afrique et dans les îles barbares, en accordant toutefois la préférence à la vieillesse.

Ainsi, le principe de ces coutumes a été l'offrande de la virginité à la déesse. La fille dut ensuite payer son tribut à la déesse de la volupté, pour s'unir alors à un homme dans le but de la procréation d'enfants. Peu à peu cet usage perdit son caractère pur ; il disparut progressivement chez le peuple, et il ne fut plus obligatoire que chez la classe pauvre qui trouvait là une occasion facile de gagner une dot. Quant aux riches, ils établirent dans ce but des esclaves dans le temple de la déesse.

C'est là qu'il faut chercher l'origine des filles et des maisons publiques.

A l'idée d'offrande succéda plus tard celle des préliminaires du mariage, qu'on retrouve dans les nuits d'épreuves du moyen âge et dans l'obligation de se soumettre au *jus primæ noctis*.

Vint ensuite la croyance à la malignité du sang vaginal pendant la défloraison, et enfin le danger réel pour les organes de l'homme à exécuter cet acte chez les filles qui ont le vagin trop étroit, ou du moins chez lesquelles la perforation de l'hymen exige trop d'efforts. Cette raison est toujours importante pour les habitants nonchalants de l'Asie. Encore aujourd'hui, le fiancé de Goa manifeste à Priape une reconnaissance profonde pour avoir délié la ceinture à sa fiancée, se voyant par ce bienfait déchargé d'un si pénible travail !

La défloraison étant encore plus douloureuse pour la jeune fille, qui n'avait affaire avec un étranger qu'une fois, celle-ci a pu concevoir l'idée que cet étranger était la cause de ses souffrances, et partant que tout abandon de cette espèce était loin d'être doux. Cette pensée l'empêchait de lier aucune relation avec un étranger, puisqu'elle ne pouvait être que pénible, tandis qu'elle n'éprouvait que de la jouissance dans les bras de son époux.

Strabon raconte qu'il existait dans l'île de Cos, dans le temple d'Esculape, une image de Vénus Anadyomène, et Pausanias rapporte qu'il y avait à Épidaure, dans un bois voisin du temple du même dieu, une chapelle d'Aphrodite.

Ces indications peuvent contribuer à fournir quelques renseignements sur le degré de connaissances qu'avaient les médecins de Cos relativement aux affections génitales. On serait porté à croire que la plus ancienne médecine des Grecs est sortie des hôpitaux et des lazarets que les Phéniciens avaient établis de Cos à Égine, sur les côtes du Péloponèse, et surtout à Épidaure. Il est donc probable que ces établissements étaient, au commencement, placés sous la protection de la divinité nationale, jusqu'à ce que celle-ci fût remplacée par Esculape.

Quant au culte de Vénus même, et à la manière de le célébrer en Grèce, bien que sous ce rapport on manque de détails, nous savons que des Hiérodules, ou filles d'Aphrodite, en d'autres termes, courtisanes sacrées et prêtresses de Vénus, se tenaient dans les environs du temple pour servir la déesse. C'étaient des femmes d'origine asiatique, qui, en dehors de leur service, prostituaient aussi leur corps, de même que les Hiérodules mâles servirent plus tard à la pédérastie.

A Corinthe, il y avait plus de mille Hiérodules du sexe féminin, qui attiraient beaucoup de monde dans cette ville, et dépouillaient surtout les marins.

En résumé, les temples d'Aphrodite étaient de véritables maisons publiques, qui d'abord n'étaient destinées qu'aux étrangers.

Comment et sous quelle forme le culte de Vénus vint-il en Italie ? D'après la fable, Énée l'aurait apporté de Troie à Lavinium. Toujours est-il que du temps de Romulus on vénérait à Rome une Vénus Myrtœa. Il y avait aussi une Vénus Cloacina, Érycina, Calva, etc. Cette dernière avait été installée par le roi Ancus, à une époque où les femmes de Rome avaient perdu leurs cheveux à la suite d'une maladie contagieuse.

On sait que la calvitie, dans l'antiquité, surtout à Rome, comme encore aujourd'hui, était souvent la suite d'excès de jouissances sexuelles.

Quant au culte de Vénus en Italie, les documents sont très rares, et tout semble indiquer que plus tard il lui resta fort peu de son caractère asiatique.

CHAPITRE V

LE CULTE DE PHALLUS ET DE LINGAM

Pendant qu'au centre de l'Asie le culte de Vénus naît et grandit, aux Indes s'élève celui du Lingam. Les organes génitaux de l'homme étant le principe de la procréation, il n'y a rien d'étonnant à ce qu'on les ait considérés comme sacrés.

Et maintenant, comment aurait-on pu mieux représenter ce dieu aux yeux de chacun, que sous l'image de la partie par laquelle il marquait ses effets ?

Voici comment on rapporte le mythe du culte de Lingam parmi les adorateurs de Vischnou :

« Les pénitents étaient arrivés à un haut degré de puissance par leurs sacrifices et leurs prières ; mais, pour la conserver, leurs cœurs et ceux de leurs

femmes devaient toujours rester purs. Cependant Çiva avait entendu vanter les beautés de ces dernières, et il résolut de les séduire.

« Ayant pris la forme d'un jeune mendiant d'une beauté parfaite, il engagea Vischnou à prendre celle d'une belle fille et à se rendre au lieu de réunion des pénitents pour les rendre amoureux. Vischnou s'y rendit, et en passant il leur jetait des œillades si tendres, que tous devinrent amoureux de lui ; ils abandonnèrent leurs sacrifices pour suivre cette jeune beauté.

« Leur passion grandissait ainsi de plus en plus, tellement qu'à la fin ils paraissaient inanimés, et leurs corps languissants ressemblaient à la cire fondant à l'approche du feu.

« Çiva, de son côté, alla vers la demeure des femmes, tenant dans une main un flacon d'eau comme les mendiants, et chantant comme eux. Son chant avait tant de charme que toutes les femmes se réunirent autour de lui, et la forme du beau chanteur achevait ce que sa voix avait commencé.

« Le trouble était si grand, que quelques-unes perdaient leurs bijoux et leurs vêtements ; de sorte qu'elles le suivaient dans le costume de la nature sans s'en apercevoir. Ayant parcouru le village, il le quitta ; toutes l'accompagnèrent dans un bois voisin, où il obtint d'elles ce qu'il désirait.

« Bientôt les pénitents s'aperçurent que leurs sacrifices n'avaient plus leur ancien effet, et que leur puissance n'était plus la même. Après quelques réflexions pieuses, il leur parut clair que la cause en était à Çiva, qui, sous la forme d'un jeune homme, avait séduit leurs femmes, et qu'eux-mêmes avaient été égarés par Vischnou, transformé en jeune fille.

« Ils résolurent de tuer Çiva par un sacrifice. Honteux d'avoir perdu l'honneur sans pouvoir se venger, ils eurent recours aux moyens extrêmes ; ils réunirent toutes leurs prières et leurs pénitences contre Çiva. Ce sacrifice fut des plus terribles, et le dieu lui-même ne put résister. Ce fut comme un feu qui se jeta sur les parties génitales de Çiva et les sépara de son corps.

« Irrité contre les pénitents, il résolut de s'en servir pour mettre le monde entier en feu. Déjà l'incendie commençait à s'étendre, lorsque Vischnou et Brahma, chargés de la conservation des créatures, visèrent aux moyens de l'arrêter. Brahma prit la forme d'un piédestal, et Vischnou celle des organes sexuels de la femme, et ils reçurent les organes de Çiva. L'embrasement général fut ainsi arrêté. Çiva se laissa fléchir par leurs prières, et il promit de ne pas brûler le monde, si les hommes rendaient à ses parties les honneurs divins. »

Différents auteurs s'arment de cette légende pour constater l'existence ancienne de la syphilis et déclarer que cette maladie a été importée de l'Inde en Europe.

Dans la première partie de la fable, qui nous offre les pénitents perdant leur influence divine, dès qu'ils se livrent à la volupté, nous retrouvons la reproduction de la fable de Moïse sur la chute d'Adam.

La seconde partie de cette histoire renferme la punition provoquée par la profanation; les organes sexuels furent détruits par la gangrène, qui se communiquait aux hommes par les femmes dont s'était servi Çiva; elle ne cessa que lorsque les prières des pénitents furent redevenues efficaces.

Ainsi, l'affection des organes génitaux de l'homme aurait donné l'occasion de les regarder comme sacrés, ce qui s'expliquerait, si l'on veut considérer que, dans la position extérieure de ces parties, toute affection, toute destruction est visible à l'instant même, tandis que celle plus cachée des organes de la femme rend cette connaissance plus difficile.

Vischnou, sous la forme des organes sexuels de la femme, a reçu ceux de Çiva devenus gangréneux, et la gangrène cessa.

Cette explication pourrait bien avoir donné lieu à un moyen de guérison, recommandé et pratiqué au moyen âge, et qui voulait guérir la gonorrhée par le coït avec des filles vierges!

Le culte de Phallus a-t-il été apporté de l'Inde en Égypte? La fable dit qu'il provient de la séparation des organes génitaux d'Osiris, opérée par Typhon.

Hérodote fait mention du culte de Phallus, et que les Phallus étaient mobiles aux statues, dans les pagodes. Suivant le même auteur, les Égyptiens auraient été les premiers à interdire le coït dans les temples, bien que Strabon déclare qu'ils ont consacré à Jupiter les plus belles et les plus distinguées de leurs filles, appelées chez les Grecs *Pallades,* et qui étaient obligées de se livrer aux hommes jusqu'à ce que la menstruation se déclarât. Après quoi, on les mariait.

Il est presque certain que la Grèce a tiré de l'Inde le culte de Bacchus et avec lui celui de Phallus. Quant au sens que l'on veuille donner aux fables de Bacchus et de Priape, il est clair que les affections génitales de l'homme furent, dans l'origine, conjointement avec la défloraison, la cause de l'introduction du culte de Phallus et de la fable indienne du culte de Lingam.

Il est évident que les affections génitales étaient d'une nature maligne et que la cause en a été rapportée à la colère d'une divinité qui seule était capable de les guérir.

Ce point est d'autant plus important pour l'histoire des affections des organes génitaux, qu'il montre qu'en l'origine on n'a eu recours pour leur guérison qu'à l'assistance divine.

Ainsi, dans le recueil des *Priapeia*, nous trouvons un *Voti solutio* qui prouve que l'auteur, le malheureux poëte, avait les parties gravement atteintes soit de phimosis, soit d'ulcères. Craignant le couteau du chirurgien, et honteux d'être atteint à cette partie, et de la manière dont il avait gagné le mal, il eut recours à la prière et au vœu devant l'image de Priape, et il fut guéri sans l'assistance de l'art !

CHAPITRE VI

LE CULTE DE PRIAPE

Les poètes romains nous apprennent que le culte de Priape était assez général en Italie. Des dessins nombreux dans les ruines de Pompéï l'attestent suffisamment.

Il serait assez difficile de préciser l'époque à laquelle le culte de Priape s'est introduit chez les divers peuples; bien que la mythologie classique compte ce dieu parmi les dieux modernes, il paraît avoir joué un rôle important en Syrie, surtout si l'on veut ne pas oublier que le Baal Péor des Moabites n'était qu'une espèce de Priape.

Les jeunes filles se prostituaient dans son temple, bâti sur le mont Péor. Les rabbins tirent son nom du verbe *phéor* qui veut dire *ouvrir*. On pourrait donc supposer qu'il est sorti du culte de Phallus, comme il existe encore dans l'Inde. A la pagode de Goa se trouve un membre viril que les parents eux-mêmes emploient pour détruire l'hymen de la fiancée.

Ce procédé s'accorde avec la croyance que le sang menstruel, comme celui du vagin, est nuisible à l'homme.

CHAPITRE VII

DES AFFECTIONS VÉNÉRIENNES AU TEMPS DE MOISE

La tradition nous a transmis un fait qui n'est pas sans importance pour l'histoire des affections génitales à la suite d'abus des organes sexuels. C'est le fléau que se sont attiré les Juifs par leur culte à Baal Péor, à Sittim, et c'est par ce point que ceux qui soutiennent la thèse que la syphilis remontait à la plus haute antiquité, commencent pour établir la série de leurs preuves.

Mais, pour arriver à une connaissance aussi exacte que possible, il faut recourir à l'Ancien Testament et lui emprunter les passages suivants :

« Israël demeurait à Sittim, où bientôt il commença à se livrer à la débauche avec les filles de Moab. Elles invitaient le peuple aux sacrifices offerts à leurs dieux, et celui-ci mangeait avec elles et adorait les mêmes dieux. Israël s'accoupla à Baal Péor : C'est alors que la colère de Jéhova se fit sentir contre lui, par une plaie terrible, maladie hideuse.

« Jéhova dit à Moïse : Saisis tous les chefs du peuple, et pour calmer mon courroux, prends-les du côté du soleil, afin que ma colère se détourne d'Israël. Et Moïse ordonna aux juges d'Israël de tuer ceux qui s'étaient accouplés à Baal Péor.

« Et voilà qu'un des fils d'Israël amène en présence de ses frères une Madianite qui se mit à pleurer à la vue de Moïse et de toute l'assemblée. Ce que voyant, Pinehas, fils d'Éléazar, se leva, prit une lance, entra dans la tente où étaient l'homme et la femme, et les transperça tous deux par le ventre.

« Alors la plaie cessa de sévir sur les enfants d'Israël.

« Il y en eut vingt-quatre mille qui moururent de cette maladie.

« L'Israélite tué avec la Madianite s'appelait Zimri, et celle-ci se nommait Cozbi.

« Jéhova parla alors à Moïse en ces termes : Traitez les Madianites comme des ennemis et tuez-les, car ils vous ont traités en ennemis, *les premiers*, par leurs ruses au moyen desquelles ils vous ont surpris dans l'affaire de Péor et dans l'affaire de Cozbi, fille d'un des principaux d'entre les Madianites.

« Les enfants d'Israël firent donc la guerre aux Madianites et en tuèrent tous les mâles. Puis ils firent prisonnières leurs femmes avec leurs petits enfants.

« Mais Moïse se mit fort en colère contre les capitaines de l'armée, parce qu'ils avaient accordé la vie à toutes les femmes.

« Ce sont elles, dit-il, qui ont donné aux enfants d'Israël l'occasion de pécher en se livrant à eux, ce qui attira le fléau, la maladie sur le peuple. Tuez donc maintenant les mâles d'entre les petits enfants ; tuez aussi toute femme qui aura forniqué avec un homme. Mais vous laisserez vivre toutes les jeunes filles qui n'ont point eu commerce d'homme.

« Au reste, demeurez sept jours hors du camp. Vous purifierez tous vos vêtements et tout ce qui sera fait de peau.

« Faites passer par le feu l'or, l'argent, l'airain, le fer, l'étain, le plomb. On ne purifiera par l'eau que toutes les choses qui ne passent point par le feu.

« Vous laverez aussi vos vêtements le septième jour, et vous serez purifiés. Alors seulement vous pourrez rentrer dans le camp... »

Imprimerie VONXUB, 0, passage Saulnier, Paris.

HAPITRE VIII

RÉFLEXIONS SUR LE CHAPITRE PRÉCÉDENT

Ainsi, nous nous trouvons ici au moment où les Juifs, dans leur marche vers Chanaan, sont déjà arrivés à 60 stades, environ une lieue et demie de Sittim. L'historien Josèphe nous montre les peuples des environs effrayés de leur approche et de leurs victoires.

Balak, roi des Moabites, avait envoyé au devin Bileam des messagers pour obtenir de son art la destruction de cet ennemi menaçant. Bileam, inspiré du Seigneur, bénit les fils d'Israël au lieu de les maudire ; néanmoins il apprit à Balak la manière de conduire les Juifs à leur perte, sans dire toutefois ce qu'elle fut.

On peut cependant la deviner bien vite, par les détails que donne Josèphe, qui nous représente avec quelle fureur la fornication s'était répandue dans presque toute l'armée. Les Juifs ont donc été entraînés au libertinage par les filles des Moabites. Ils ont forniqué avec elles et ont sacrifié, dans leurs temples, au dieu de leur pays.

Suivant Bileam, les prêtresses de ce dieu étaient remarquablement belles.

Une maladie contagieuse devint le résultat de ces débauches effrénées ; et, d'après Josèphe, cette maladie se communiquait aux parents du sujet. Beaucoup en perdirent la vie ; mais le nombre des morts ne s'éleva point à 24,000, car les historiens disent expressément qu'ils tombèrent sous le glaive de leurs frères. Moïse avait en effet, nous l'avons vu, ordonné aux juges d'Israël de tuer ceux qui se seraient accouplés à Baal Péor.

Malgré cette purification par le massacre, la maladie n'avait pas cessé.

Il résulte maintenant des ordonnances de Moïse que le mal venait certainement des filles des Moabites, chez lesquelles il était très répandu, et enfin qu'il était contagieux. Moïse était courroucé de ce qu'on avait laissé vivre les femmes ; il prescrivit de mettre à mort celles qui auraient déjà eu commerce avec des hommes, mais de laisser la vie aux filles vierges. Le nombre de celles-ci s'éleva à 32,000 ; elles furent conduites au camp pour y être distribuées.

Pourquoi le massacre des femmes dont la conduite avait été scandaleuse ? Pourquoi avoir épargné les filles vierges et en avoir fait la distribution dans le camp ? Pourquoi, ajouterai-je, Moïse permettait-il même le mariage avec ces dernières ? — Si vous voyez parmi les prisonnières une belle femme, et que vous ayez envie d'en faire votre épouse, conduisez-la chez vous et couchez avec elle. »

Il est évident que Moïse n'a voulu que prévenir le développement de la maladie vénérienne, provoquée par le commerce impur avec des femmes de mauvaise vie.

Il serait sans doute bien difficile de dire quelle était la nature de la maladie que les Juifs contractaient dans le coït avec les filles moabites; il est hors de doute toutefois qu'elle affectait les organes génitaux. Que quelques-uns en aient perdu la vie, c'est également un fait incontestable. Les ulcères aux parties sexuelles présentaient le même danger à la fin du XVe siècle.

D'ailleurs, Flavius Josèphe rapporte que l'Égyptien Apion, fut obligé de subir la circoncision, — opération qui n'était pas encore en usage à cette époque, — parce qu'il s'était formé à ses parties (au gland) une ulcération. Et comme la circoncision resta sans bon résultat, et qu'il se déclara plutôt de la putréfaction, il mourut dans des douleurs atroces.

Dans l'opinion de Moïse, le danger avait dû être bien grand, puisqu'il ordonna la purification de l'armée qui avait massacré les Moabites et leurs femmes, et qu'il la fit rester avec les prisonniers et tout le butin, pendant sept jours hors du camp, avec injonction de se purifier deux fois entièrement.

Avant de marcher contre les Moabites, les Juifs avaient tué, dans d'autres genres, bien des milliers d'hommes, et jamais il ne leur avait été ordonné de quitter le camp pendant sept jours et de se purifier, eux et leur butin, deux fois durant ce temps.

Ce n'est qu'après le massacre des femmes moabites, et non après celui des hommes, que cette ordonnance fut rendue.

Moïse n'avait donc d'autre raison pour agir ainsi que de vouloir arrêter, supprimer net le fléau vénérien qui contaminait le peuple d'Israël.

CHAPITRE IX

MAISONS PUBLIQUES ET FILLES DE JOIE

Le culte asiatique de Vénus renfermait en lui-même les éléments de tous les excès libidineux. A mesure que la civilisation faisait des progrès, l'autorité des dieux diminuait, et Vénus perdit son ancien caractère de déesse de la génération, pour devenir la protectrice de la volupté sexuelle.

Ses temples et ses bosquets sacrés cessèrent peu à peu d'être des endroits où les deux sexes se réunissaient dans le but de la procréation. Ils finirent par servir de lieux de libertinage. Les offrandes n'étaient plus destinées à demander une nombreuse progéniture, elles se changèrent en tribut payé au libre exercice de la prostitution. Les temples devinrent des maisons publiques.

Les prêtresses d'Astarté étaient au service des étrangers et fournissaient l'occasion de satisfaire aux désirs amoureux ; aussi cherchait-on en vain, en Asie, une expression applicable aux maisons publiques ; elles existaient sans avoir besoin de nom, et l'État n'avait pas à s'occuper de créer une chose établie sous le manteau de la religion.

Chez les Juifs, il ne semble pas qu'il y ait eu de véritables maisons publiques. Cependant, il y avait dans le voisinage du temple, à Jérusalem, des cabanes qui n'étaient que des cellules avec des images d'Astarté, où les filles juives se prostituaient en l'honneur de la déesse. La prostitution était sévèrement défendue aux filles d'Israël. Celles qui s'y livraient publiquement semblent avoir été généralement des étrangères venues de la Phénicie ou de la Syrie : elles donnaient en même temps des spectacles dont la danse et la musique faisaient les frais.

Il ne faudrait pas en conclure que les femmes juives auraient été plus chastes que les autres : les passages de l'Ancien Testament sur Sodome et le libertinage sous Manassès, dans le temple même de Jérusalem, suffisent seuls pour prouver le contraire.

Quant à la Macédoine, une citation tirée d'Hermésianax, dans Athénée, et dans laquelle nous remarquons le mot λαυρας, prouverait qu'il y avait en ce pays des maisons publiques. On peut aussi trouver dans cette citation une allusion à une impudicité des Macédoniens, semblable à celle des Perses qui consommaient le coït avec leurs mères, leurs filles, et leur faisaient des enfants, chose qu'Euripide, dans son *Andromaque*, reproche généralement aux Barbares.

Les Grecs connaissaient parfaitement la limite entre la moralité et l'immoralité. Ils cherchaient toujours à subordonner la dernière à la première. Leur vie entière appartenait à l'État ; tous leurs efforts devaient tendre à lui fournir de bons citoyens. Tandis que l'habitant de l'Asie trouvait sa gloire dans une nombreuse progéniture, le Grec cherchait la sienne dans des enfants parfaits. Celui-ci ne devait voir sa femme que pour procréer des enfants, et il lui était défendu de profaner l'antre sacré par le libertinage. Dès que le vice le maîtrisait, il cessait d'être libre ; esclave de la volupté, il ne pouvait avoir de commerce qu'avec les esclaves.

Quoique ce libertinage fût souffert, on n'en regardait pas moins le concubinage comme malhonnête, surtout quand il était pratiqué par des gens mariés.

Les étrangers, et surtout les libertins de l'Asie, voyant que le culte grec ne se prêtait pas bien à leurs débauches comme chez eux, emmenaient des esclaves qui, achetées par les Grecs, furent données en offrandes aux temples d'Aphrodite, sous le nom de servantes ou Hiérodules. Celles-ci connaissaient les besoins libidineux de leurs compatriotes et tâchaient de les satisfaire de toutes les façons. Cet exemple ne pouvait rester sans influence sur la vie privée.

Quoique le Grec ne rendît point de culte à la Vénus asiatique, le concubinage n'en devint pas moins général ; et comme on l'exerçait avec les femmes et les filles de ses concitoyens, celles-ci étaient toujours en péril. Pour prévenir ce danger, Solon créa des maisons publiques et établit des filles de joie qui se livraient pour un prix modique.

Ces maisons étaient situées, à Athènes, dans le voisinage du port, plus tard aussi en ville.

Des maquereaux étaient à la tête de ces maisons.

Il y avait aussi des filles publiques dans les cabarets borgnes qui se trouvaient aux environs du port.

Ce métier étant considéré comme un commerce ou une industrie, toutes les filles et les maquereaux étaient placés sous la surveillance des agoranomes, qui fixaient le prix que chacune était autorisée à demander.

Mais les hétères avaient une latitude plus grande, et leur taux s'élevait parfois à une somme importante. Gnathéna, à Athènes, demanda à un satrape étranger 1,000 drachmes, ou 170 francs, pour une nuit. Phryné vendait ses charmes à raison de une mine ou 17 francs. Laïs, à Corinthe, était, de toutes, celle de qui l'on achetait le plus chèrement les faveurs. D'où le proverbe : *Non licet omnibus adire Corinthum*, il n'est pas permis à tout le monde d'aborder Corinthe.

Les endroits où se trouvaient filles et maisons publiques indiquent suffisamment à quelle sorte de gens elles servaient : la plupart du temps, c'était à des matelots étrangers qui se dédommageaient de leur abstinence sur mer. Parmi les Grecs, elles n'avaient affaire qu'à la lie du peuple et aux plus grands libertins ; et encore ceux-ci se tenaient-ils de préférence dans des tavernes, où ils exerçaient le métier de maquereaux.

Il y avait, parmi les femmes de joie, celles qui, enlevées dès leur jeunesse, avaient été achetées par des hétères, par des courtisanes en renom, que l'âge avait surprises, et qui initiaient ces jeunes filles à leur métier.

La pépinière des hétères se trouvait à Corinthe. De là elles se répandaient dans toute la Grèce. Souvent elles amassaient des richesses considérables. Les plus renommées d'entre elles jouissaient d'une grande considération ; et plusieurs, fatiguées de leur état, se marièrent pour terminer honnêtement une vie de libertinage.

CHAPITRE X

LA DÉBAUCHE A ROME

On trouve des femmes publiques à Rome avant qu'il y eût une histoire. Aussi, le commerce avec les femmes, loin d'être blâmé, était-il consacré par une coutume très ancienne qui n'avait jamais été défendue.

Déjà les Étrusques, à l'origine de Rome, menaient une vie impudique. Les femmes n'étaient pas honteuses de paraître presque nues, pour se livrer entre elles et avec les hommes à des exercices de gymnastique, en présence d'autres personnes, et même de la jeunesse qu'on obligeait d'exercer le coït.

Les Messapiens, les Samnites et les Locriens prostituaient leurs filles.

Ce fut en l'an 240 avant J.-C. qu'on institua à Rome les fêtes Floréales, fêtes des plus immorales, qui plaisaient tant au peuple, que Caton n'obtint rien contre elles malgré ses violents discours.

Les richesses immenses que les Romains avaient amassées dans leurs conquêtes devaient être dépensées. Les jeunes gens de l'ordre équestre et les fils de patriciens se mirent à voyager pour apprendre, dans les bras des courtisanes grecques et asiatiques, à pratiquer la débauche selon les règles de l'art.

Revenus à Rome, la scorta ne leur convenait plus; ils avaient amené avec eux la libertine amica qui devait bientôt triompher de sa rivale. La femme romaine, dans ses efforts pour vaincre l'étrangère en impudicité, usa de tous les raffinements, et n'en devint que plus méprisable aux yeux du fier habitant de Rome, qui, n'étant plus retenu par aucun frein, ne cessait pas seulement d'être citoyen de l'État, mais même d'être homme.

Il serait difficile de déterminer l'époque fixe à laquelle les premières maisons publiques furent établies à Rome.

Ces maisons, qui portaient le nom de *lupanaria* ou *fornices*, se trouvaient principalement dans la deuxième partie de là ville, touchant au mur d'enceinte. Le long du Tibre également se trouvaient, avec ces établissements, nombre important de cavernes fréquentées par une foule de monde.

Ces maisons avaient un certain nombre de cellules, sur chacune desquelles étaient écrits le nom de la prostituée et le tarif de ses faveurs. Il y avait dans chaque cellule un lit, recouvert d'une couverture particulière, et une lampe.

Les Romains ne paraissent pas avoir eu de nom particulier pour désigner le propriétaire de ces maisons. Ils employaient le mot *leno*, dont la signification propre n'est autre que celle de *maquereau*, procureur d'occasion, qui ne faisait que prêter sa maison sans avoir des femmes à sa solde.

Plus tard, quand le métier devint lucratif, le *leno*, ou la *lena*, — car il y avait aussi des maquerelles, — tenait chez lui des filles qu'il achetait comme esclaves. Les filles achetées n'avaient pas seulement à payer l'as pour la cellule, comme celles qui la louaient, mais elles devaient encore une rétribution, fixée par le propriétaire. La fraude se glissa bientôt dans la rétribution de cet infâme impôt.

Les maisons publiques ne pouvaient être ouvertes avant quatre heures de l'après-midi. Les femmes étaient debout ou assises devant les cellules, afin d'appeler les passants.

Lorsqu'un amateur s'était présenté, on fermait la porte et l'on écrivait dessus : *occupata*, occupée. La cellule non occupée s'appelait *nuda*, nue.

Les maîtres d'estaminets et les charcutiers tenaient également des femmes publiques pour amuser leurs clients. Ces femmes étaient des esclaves qui donnaient aux chalands ce qu'ils désiraient, les divertissaient par la danse et la musique, et servaient à assouvir leurs désirs sensuels. Les maîtresses de ces maisons se prêtaient elles-mêmes aux deux usages.

Jusqu'au temps des empereurs, ces lieux n'étaient fréquentés que par le bas peuple, principalement par des matelots, des affranchis et des esclaves. Plus tard, sous les règnes corrompus de Claude et de Néron, on rencontrait dans les maisons publiques, dans les estaminets et les restaurants, des gens de toutes les classes.

Les boulangers et les aubergistes, excités par l'appât du gain, établissaient leurs boutiques dans les moulins, de manière à pouvoir satisfaire en tout leurs clients. C'est, paraît-il, en Campanie qu'a commencé ce dernier usage.

La classe la plus commune des prostituées, connue sous le nom de *scorta erratica*, se trouvait sur les places publiques, aux coins des rues, près des monuments tumulaires et autres, dans des endroits retirés de la ville et dans les bois voisins, où elles travaillaient pour leur propre compte, ou pour celui de leurs maîtres ou de leurs maîtresses, auxquels elles étaient tenues de remettre tous les jours une certaine somme.

Ces femmes étaient en partie des courtisanes déchues, qui, n'étant plus fréquentées des riches, étaient obligées de donner leurs baisers à la borne.

Pour certaines courtisanes, la prostitution n'était qu'accessoire, comme pour les actrices, les mimes, les danseuses, les harpistes, les *ambubajæ*; chez les autres, c'était leur unique ressource.

Les courtisanes romaines se distinguaient par l'élégance de leurs vêtements, mais leur éducation était moins soignée que celle des hétères grecques. C'est ce qui explique pourquoi elles n'eurent jamais à Rome cette influence sur la vie privée et politique qu'elles acquirent à Athènes.

Elles ne devaient leur empire qu'à leurs charmes physiques. La haute courtisane était entretenue par un seul homme, ou bien elle ne recevait que des gens riches dans sa demeure princière, ordinairement éloignée des rues fréquentées. Sa beauté flétrie, elle tombait au rang de courtisane ordinaire, et finissait par courir les ruelles.

Peu à peu l'impudicité se répandit parmi les filles et les femmes des citoyens de Rome, au point que Tacite a pu écrire, en parlant de Germanicus, *Annales* II, chapitre LXXXV: Le Sénat fit cette année des règlements sévères pour réprimer les dissolutions des femmes. On interdit le métier de courtisane à celles qui auraient un aïeul, un père, ou un mari chevalier romain ; car Vistilia, d'une famille prétorienne, pour avoir toute licence, avait été chez les édiles se faire inscrire sur le rôle des prostituées.

Le poète Martial s'écrie, de son côté, Épigramme LXXI du livre IV : Je cherche par toute la ville une jeune fille qui me dise non ; toutes disent oui !

L'introduction du culte d'Isis à Rome n'a pas peu contribué à cette dépravation. Sous prétexte de célébrer le culte de la déesse Isis, les matrones se livraient librement à la plus horrible débauche avec leurs amants, ainsi que le témoignent Ovide et Juvénal; car il était défendu aux hommes d'entrer dans le temple pendant que leurs femmes y faisaient leurs prétendues dévotions.

Lorsque les Romaines éprouvaient quelque maladie des organes sexuels, elles s'adressaient sans aucun doute à Isis, comme les hommes à Priape. Les temples d'Isis, en effet, sont remplies de peintures de parties guéries.

Ce qui mit le comble à l'immoralité, ce furent les scandaleux exemples que donnèrent les empereurs Tibère, Néron, Caligula et la fameuse Messaline qui se prostituait toutes les nuits dans des bouges hideux, et rapportait le lendemain matin, sans honte aucune et la vulve rougie, l'odeur du lupanar dans le lit impérial !

Non contents de posséder un harem, les empereurs avaient établi dans leurs palais mêmes des lieux de prostitution. Les gens de qualité les imitèrent et firent de leurs maisons de campagne des maisons de débauche.

Il y avait aussi les bains où se pratiquait en grand le libertinage. Il y avait enfin des hommes qui se prostituaient dans les maisons publiques.

LIVRE II

Des différents vices introduits par le libertinage

CONSÉQUENCES ET MALADIES DIVERSES

CHAPITRE PREMIER

DE LA PÉDÉRASTIE

Nous venons de voir combien le libertinage éloigne du but naturel du rapprochement des deux sexes, c'est-à-dire de la procréation.

Les plaisirs sensuels, qu'il était si facile de satisfaire par la voie naturelle, devaient ainsi perdre leur charme, et le libertin corrompu, blasé sur l'acte simple du coït, n'eut plus d'autre idée que de le dénaturer.

On inventa mille moyens d'augmenter la somme des jouissances charnelles. Parmi ces moyens, il faut citer la pédérastie qui, comme tous les excès vénériens, paraît avoir pris naissance sous le ciel de l'Asie, dont le climat excite et porte naturellement à la volupté et à la débauche.

Si l'on considère que, chez les femmes de l'Asie, de l'Italie et de l'Espagne, les parties génitales, ainsi que tout le reste du corps, sont très relâchées, et que le sphincter de l'anus est bien plus fort que le muscle constricteur de la matrice, on reconnaîtra que l'apôtre saint Paul a eu raison de dire: Leurs cœurs étant pleins de désirs, Dieu les abandonna à l'impudicité, afin que leurs corps fussent déshonorés.

De même que les femmes changèrent en plaisirs contre nature la jouissance sexuelle naturelle, de même les hommes, renonçant à la cohabitation avec la femme, convoitèrent des individus de leur sexe et firent avec eux des choses honteuses.

Les cinèdes et les pathiques (sujets passifs) se prostituaient autrefois dans les temples en l'honneur de la divinité. On peut penser, relativement aux prêtres de Cybèle, que l'opinion qu'on se faisait des eunuques, connus sous le nom de *Galli*, ne repose en principe que sur une fausse interprétation des mots grecs *eunouchoi* et *androgynoi* ; car ces expressions ne signifiaient d'abord que cinèdes. Du moins, ce n'est que plus tard que la pédérastie devint une cause de la castration, opération par laquelle on prétendait conserver plus longtemps à l'homme sa jeunesse, en le faisant approcher davantage de la nature de la femme.

Lorsqu'on vivait encore selon les mœurs de l'ancien temps, — c'est Lucien qui parle, — et que l'on respectait la vertu, fille des dieux, on se conformait aux lois de la nature, et ceux qui se mariaient à un âge convenable, procréaient des enfants vigoureux. Peu à peu, en descendant des régions élevées de la morale dans le gouffre de la débauche, ou chercha à satisfaire les plaisirs sexuels par des moyens infâmes et brutaux. La dépravation se répandit partout, et on foula aux pieds les lois de la nature. Il se trouva un homme qui le premier prit son semblable pour femme, et sur lequel, soit par la violence ou par ruse, il exerça sa brutalité amoureuse ; et c'est ainsi que deux individus du même sexe s'accouplèrent dans une même couche, et n'eurent pas honte de ce qu'ils faisaient et de ce qu'ils laissaient faire sur eux. Semant, comme on le dit, sur un rocher stérile, ils recueillaient beaucoup de honte et de maux pour peu de plaisirs. Quelques-uns, dans le dernier abrutissement de cette vie abjecte, allèrent jusqu'à s'enlever avec le fer les parties qui leur donnaient le caractère d'homme, et crurent mettre le comble à leur voluptueuse infamie en s'arrachant les signes de la virilité. Mais ces malheureux, en voulant prolonger leur état de garçons, ne restaient pas plus longtemps hommes, et un type équivoque d'un sexe double leur faisait bientôt perdre le caractère de leur nature primitive : ils ne savaient même plus à quel genre ils appartenaient. La force de la jeunesse ne les épuisait que plus vite ; et pendant qu'on les comptait encore parmi les adolescents, ils étaient déjà des vieillards. Il n'y avait point pour eux d'âge intermédiaire. C'est ainsi que la volupté, puisant un plaisir dans l'autre, et poussant à tout ce qu'il y a de plus honteux et de plus dépravé, conduisit à un vice que la pudeur défend de nommer, de sorte qu'aucun genre de jouissance ne leur resta inconnu.

Plus tard, on pratiqua la castration dans un autre but : celui qu'avaient les femmes de se livrer sans danger de grossesse aux embrassements des eunuques.

Les Juifs ont connu la pédérastie en Syrie, où elle était pratiquée particulièrement. Ce furent les Phéniciens qui, les premiers, apportèrent ce vice en Crète, d'où il se répandit dans toute la Grèce. Athènes devait acquérir tout autant de célébrité par sa pédérastie, que Corinthe par ses courtisanes.

Dans le voisinage des gymnases et des palestres, se trouvaient les boutiques des barbiers, des pommadiers, des médicastres, des changeurs, ainsi que les maisons de bains et presque tous les ateliers. Ces établissements servaient de lieux de réunion aux pédérastes, aux *pathici* (sujets passifs), les uns pour y choisir les victimes de leur dépravation, les autres pour s'offrir.

Selon Lindas, les Italiotes auraient été les inventeurs de l'amour pour les jeunes garçons, et l'on disait des Étrusques, des Samnites, des Messapiens, ainsi que des habitants de la grande Grèce, qu'ils avaient poussé l'impudicité jusqu'à l'amour pour les hommes et la pédérastie.

CHAPITRE II

SUITE ET CONSÉQUENCES DE LA PÉDÉRASTIE — MALADIES

Si l'on considère que la contraction du sphincter de l'anus offre au pédéraste une grande résistance; que cette résistance doit être vaincue par la force; que les glandes de l'anus secrètent une matière de mauvaise odeur, qui, sous l'influence du climat, prend un caractère plus ou moins âcre, on ne sera pas étonné que les anciens aient vu se former chez les pédérastes et chez les cinèdes différentes maladies qui devaient être d'autant plus graves que l'une ou l'autre des parties était déjà affectée auparavant.

Dans ce cas, l'un et l'autre étaient donc affectés: le pédéraste à la verge, et le pathicus à l'anus. Les affections les plus fréquentes ont dû être le phimosis et le paraphimosis, maladies que l'on nommait, au commencement, *satyriasis*, parce que le symptôme le plus constant est l'érection presque continuelle du pénis.

Cette circonstance pourrait bien expliquer la mortalité presque épidémique que Themison a signalée en Crète, bien renommée pour sa pédérastie. Combien de fois, d'ailleurs, n'a-t-on pas observé le phimosis chez les onanistes !

Cependant les médecins ne disent rien des causes, et ils attribuent le mal à une aigreur des humeurs ; d'autres attribuent le satyriasis de Crète à une affection épreuse. Ces mêmes médecins font plus souvent mention de symptômes morbides à l'anus, chez les pathici : ce sont d'abord des fissures, et ensuite des ulcères. Les anciens parlent surtout d'excroissances condylomateuses à l'anus, comme une conséquence de la pédérastie. Ces excroissances étaient contagieuses. Les mots *ficus* ou *mariscœ*, par lesquels on les désignait, ne signifient pas seulement une excroissance ayant la figure d'une figue, mais aussi un ulcère à surface granuleuse, semblable à un de ces fruits coupés en deux.

Les affections primitives à l'anus n'étaient pas les seules dont fussent atteints les cinèdes ; ils en offraient aussi de secondaires, à la bouche et à la gorge. C'était d'abord la raucité de la voix. Dion Chrysostome a traité longuement ce sujet, et parle d'une maladie qui s'attaquait au nez principalement : «N'est-il pas affreux de voir une maladie frapper certains hommes du peuple de manière à leur donner à tous une voix de femme ; de telle sorte que ni jeune homme ni vieillard ne puisse plus proférer aucun son mâle ! Chacun entend avec plaisir parler une femme, parce que cette voix est naturelle : il n'en est pas de même des androgynes, des cinèdes, ou bien des individus auxquels on a amputé les parties génitales. On a dit que Vénus, pour punir les femmes de Lesbos, leur a envoyé une maladie des aisselles ; eh bien, c'est ainsi que la colère divine a détruit le nez du plus grand nombre d'entre vous. C'est le signe de l'impudicité la plus honteuse, poussée jusqu'au délire, et du mépris de toute moralité. »

Ce passage de Dion Chrysostome, qui vivait vers la fin du premier siècle et au commencement du second, prouve que la pédérastie avait pris une extension effrayante ; et c'est probablement ce fait qui a fourni à saint Paul l'occasion de dire : « C'est pourquoi Dieu les a livrés à des passions honteuses ; car les femmes, parmi eux, ont changé l'usage établi par la nature en un autre qui est contre ses lois. Les hommes, de même, rejetant l'alliance naturelle des deux sexes, ont été embrasés d'un désir brutal les uns pour les autres ; ils commirent avec leurs semblables une horrible infamie, et reçurent ainsi la juste punition due à leur égarement. »

Cette peine paraît bien avoir été une affection dans la gorge et dans le nez, qui faisait que la respiration était accompagnée d'un bruit tout particulier. Martial, Épigramme 87, livre XII, fait remarquer que les pédérastes sentent de la bouche, que par conséquent la membrane muqueuse de cette partie est malade ; de plus, ils ont la voix rauque, ce qui pouvait, dans tous les cas, résulter d'une ulcération précédente.

Il faut encore ajouter que le teint pâle était un signe caractéristique chez les cinèdes, ainsi que le prouve ce passage de Juvénal : « Hispon se soumet aux jeunes gens ; sa pâleur décèle sa double infamie ! »

Nous voici amené à parler de la *nousos thêleia* des Scythes, maladie qui aurait été envoyée par Vénus à ceux des Scythes qui avaient dépouillé un ancien temple de la Vénus Urania.

Qu'était-ce que cette maladie des femmes dont la déesse les affligea ?

Les diverses opinions sur la *nousos thêleia* peuvent être classées de la manière suivante :

1. — VICES. — *Pédérastie.* C'est l'opinion la plus ancienne, déjà signalée par Longin.

Onanisme. — Springel se déclara formellement pour l'onanisme qui serait ainsi désigné.

II.— Maladies physiques.— *Hémorrhoïde.* C'est l'avis de Valkenarius dans ses *Annotations* sur Hérodote.

Menstruation. — C'est pour la menstruation que se prononcent Lepère et Dacier.

Gonorrhée. — Opinion de Patin, de Hensler et de Degen.

Perte des testicules. — Stark y trouve une maladie qui, en enlevant toute force physique et morale, ramènerait l'homme au type de la femme.

III. — Une maladie mentale. Cette maladie serait une espèce de mélancolie.

De toutes ces opinions, celle qui paraît la plus vraie est celle qui reconnaît dans la *nousos théleia* le vice de la pédérastie. Mais il faut remarquer qu'on ne doit pas entendre seulement par le mot *pédérastie* les vices des pédérastes, activement parlant; il faut comprendre aussi ceux qui y jouent un rôle plus passif, par conséquent le vice du *pathicus.*

Le cinède et le pathicus se reconnaissaient facilement. Le cinède, en effet, a l'œil hagard, les genoux pliés en dedans, la tête penchée du côté droit. Les mouvements des mains sont relâchés. Il marche en croisant les jambes l'une sur l'autre. Les yeux sont très mobiles.

Le pathicus a le regard languissant et lascif. Il tourne les yeux. Il éprouve une grande mobilité, des tractions nerveuses au front et dans les joues, des contractions aux paupières. Le cou est penché ; les hanches sont constamment en mouvement ; les genoux et les mains sont arqués. Il parle d'une voix flûtée, criarde et tremblante.

Dion Chrysostome rapporte qu'un physionomiste vint dans une ville pour y donner des preuves de son art, et qu'il prétendait reconnaître à l'extérieur les gens courageux et les lâches, les imposteurs et les lascifs, les cinèdes et les adultères. On lui présenta un homme maigre, dont les paupières étaient collées ensemble, dont la mine était sale et dans un mauvais état, avec des callosités aux mains, et portant un vêtement gris : son corps était couvert de poils jusqu'aux malléoles, et il était mal rasé. On demanda au physionomiste d'indiquer le caractère de cet homme. L'ayant regardé pendant quelques instants, il hésita d'abord ; puis, ayant fait sortir l'individu, celui-ci éternua. Au même moment, le physionomiste déclara qu'il était cinède.

La marche de cet individu avait sans doute déjà éclairé le physionomiste ; mais la mine qu'il fit en éternuant lui donna la certitude qu'il avait affaire à un cinède. Il y a des raisons de croire que le cinède soutenait l'anus avec la main lorsqu'il éternuait, et cela afin d'en soutenir l'orifice, le sphincter étant affaibli ou même détruit. Il arrive quelquefois même, dans l'état normal, que le sphincter ne peut pas résister à l'impulsion des vents ou des matières fécales pendant l'éternûment.

Lucien trouve que mille choses dévoilent ce vice infâme de la pédérastie : la marche, le regard, la voix, le cou recourbé, la pâleur, le mastic, le fard avec lesquels ils embellissent leurs joues.

Le pathicus, qui avait sans doute peur de n'être pas assez tôt reconnu, portait un vêtement en harmonie avec son métier. Ces hommes publics se faisaient raser avec le plus grand soin, non seulement à l'anus, mais sur toutes les parties du corps.

Pourquoi a-t-on appelé ce vice *nousos thêleia* maladie des femmes?

Si nous prenons cet attribut dans un sens passif, comme l'ont fait ceux qui ont vu dans la *nousos thêleia* une affection semblable à la menstruation, nous en trouverons l'explication dans le raisonnement de Tirésias qui attribue à la femme le plus haut degré de jouissance dans le coït ; on pourrait en tirer la conséquence toute naturelle que la femme manifesterait aussi un plus grand désir pour cet acte. C'est pourquoi aussi Platon compara l'utérus à une bête sauvage.

La *nousos thêleia* serait dès lors le désir amoureux, ardent de la femme ; et comme celle-ci soupire après le coït, ainsi le pathicus recherche la pédérastie. La punition qu'infligeait Vénus consistait donc à inspirer à l'homme des désirs de femme.

Mais si l'on prend le mot *thêleia* dans le sens actif, la *nousos thêleia* serait alors un désir, un vice qui transforme l'homme en femme.

Il résulte donc qu'on peut envisager la pédérastie sous plus d'un rapport. Le pathicus devient femme parce qu'il renonce à la prérogative du mâle, d'*agir* comme le plus fort, et qu'il se soumet, au contraire, à l'état passif de la femme.

En luttant à l'envi avec les femmes publiques pour la faveur des hommes, le pathicus emploie toutes les raffineries dont elles se servent pour arriver à leur but. Il use de tous les moyens pour faire ressembler son corps à celui de la femme. Il affecte le luxe de l'hétère, et se revêt même de la robe de la courtisane ; il laisse croître sa chevelure comme les femmes, il détruit avec soin par le dropacisme toute trace de poils sur le reste de son corps ; il sacrifie même sa barbe, cet ornement de l'homme dans l'antiquité.

Les pathici soignent leur peau autant que les femmes ; ils la frottent avec la pierre ponce. La nature les punit en les aidant dans leurs efforts. Par la distension de l'anus, les fesses s'écartent également davantage ; la distance devient plus grande, et les hanches se rapprochent, pour la forme, de celles de la femme ; le bassin lui-même paraît s'élargir ; les cuisses changent de position et de forme, et les genoux se plient en dedans ; en un mot, toute la partie inférieure du corps prend le type de la femme. L'esprit ne reste pas étranger à cette transformation, il se rapproche de celui de la femme.

Le pathicus n'a pas de goût pour l'amour selon son sexe ; il recule le mariage aussi longtemps qu'il trouve encore de quoi satisfaire son plaisir bestial ; mais lorsque l'âge avancé ne lui permet plus de se procurer cette satisfaction, la nature à son tour lui refuse la faculté de perpétuer sa race, car les organes sexuels, atrophiés, refusent leur service. Les hémorroïdes sont aussi une affection assez fréquente chez ces malheureux ; et lorsque leur misère a atteint son plus haut degré, le membre viril perd entièrement sa force érectile, le scrotum est complètement relâché, les testicules deviennent flasques, et le pathicus, qui n'est plus ni homme ni femme, fuit, repoussé de la société de ses semblables, dans celle des femmes qui, le méprisant à leur tour, le traitent en esclave et lui mettent la quenouille entre les mains.

C'est ainsi que le vice est devenu une maladie réelle.

Philon, après avoir parlé des lois de Moïse contre la fornication, dit : **Un autre mal, plus grand que celui que je viens de signaler, s'est glissé dans les États. C'est la pédérastie. Autrefois, c'était presque une honte de prononcer seulement ce nom ; aujourd'hui, c'est presque une gloire non seulement pour ceux *qui la pratiquent*, mais pour ceux-là mêmes qu'on dit vulgairement être affectés de la *nousos thêleia*. Cette maladie cependant fait disparaître chez eux tout caractère de virilité et les effémine au dernier point.**

Pour atteindre leur but, ils tressent et arrangent leurs cheveux ; ils se fardent et se peignent la figure avec de la céruse, du rouge et autres choses semblables ; ils se parfument avec des huiles odorantes. En tenant beaucoup au luxe extérieur, ils ne sont pas honteux de changer d'une manière artificielle l'homme en femme. Il faut être sévère contre eux, si l'on veut obéir à la loi naturelle ; il ne faut pas les laisser vivre un jour, pas même une heure, car ils ne sont pas seulement la honte d'eux-mêmes, mais aussi de leur famille, de leur patrie, et même du genre humain entier. Le pédéraste doit subir cette peine, parce qu'il cherche un plaisir contre nature, et puisqu'il ne contribue pas pour sa part à l'accroissement de la population, il détruit en lui la faculté de procréer, et il propage deux des plus grands vices : l'impuissance et l'effémination ! Il pare les jeunes gens comme les femmes, et il amollit les hommes dans la fleur de l'âge, au lieu de les encourager à acquérir de la force et de l'énergie.

« Enfin, à la manière d'un mauvais cultivateur, il laisse en friche le sol profond et fertile, et le rend stérile ; il laboure, au contraire, jour et nuit, un terrain dont il ne peut attendre aucun produit. »

Les pathici étaient ordinairement atteints de maladies mentales et physiques, telles que des affections nerveuses et l'idiotisme.

Lorsque les Grecs eurent connu ce vice, ils partagèrent tout d'abord l'idée d'une vengeance divine, mais sans avoir égard aux suites du vice, qui étaient en général plus rares en Grèce que le vice même, lequel enlevait à l'homme son caractère et l'énergie de son espèce pour lui faire jouer un rôle plus passif, changeant ainsi les fonctions de l'homme contre celles de la femme.

Comme on ne pouvait comprendre qu'un homme doué de toutes ses facultés intellectuelles pût se livrer aux jouissances sexuelles à la manière des femmes, on l'a considéré comme atteint d'une maladie qui le changeait, en quelque sorte, en femme.

Les Grecs, du temps d'Hérodote, connaissaient la pédérastie ou l'impudicité exercée avec des garçons ou des jeunes gens avant l'âge viril; et c'étaient des adultes qui les corrompaient. Mais lorsqu'ils virent des hommes en pleine puberté se présenter comme pathici, alors ils ne purent expliquer la chose autrement qu'en supposant qu'une maladie efféminante avait frappé ces malheureux.

Le Grec ne trouvait point étonnant que les belles formes d'un garçon eussent pu exciter le désir des jouissances sexuelles; il excusait même l'oubli momentané du pédéraste, comme il excusait les garçons et les jeunes gens qui s'y prêtaient; mais, comme acte de corruption de la part du pédéraste, on punissait ce dernier sévèrement, excepté le cas où le pathicus était un esclave.

Les conséquences fâcheuses du vice des pathici pour le corps et pour l'intelligence n'atteignirent jamais un haut degré en Grèce, et on regardait la plupart des signes caractéristiques des cinèdes comme affectés et étalés souvent avec ostentation, à tel point que même leur marche et leur regard avaient quelque chose qui provoquait à la lubricité; et si Platon les accuse de n'éprouver aucun désir pour le coït naturel, cela prouve combien ils étaient dominés par le vice, ou que la puissance progénératrice était détruite en eux.

Lorsqu'il se déclarait quelques maladies, comme conséquences de ce vice, on était alors même encore loin de les attribuer à cette source; les affections morales et les affections physiques étaient regardées comme une punition des dieux, et, sans en considérer les causes, on traitait ces maladies à tout hasard.

Le préjugé était poussé si loin que, dans le cas même d'affections à l'anus et aux parties sexuelles, on les attribuait plutôt à toute autre cause ridicule qu'à la véritable.

Ainsi l'idiotisme, la conséquence du vice du pathicus, représentait la véritable idée de la *nousos théleia*, et on regardait les perturbations somatiques comme secondaires et dépendantes des dérangements de l'âme.

C'était confondre la cause avec l'effet.

CHAPITRE III

A TRAVERS HIPPOCRATE

Hérodote et les autres écrivains n'ont donc voulu désigner par l'expression : *nousos théleia* qu'une impudicité qui imprimait à la conduite et au caractère de l'homme un type féminin ; leur attention se portait toujours sur la cause de cette transformation.

Hippocrate, dans son ouvrage bien connu : *De l'Air, des Eaux et des Lieux*, nous dépeint le pays des Scythes comme un plateau nu et couvert d'eau en beaucoup d'endroits, froid et humide ; de sorte qu'un brouillard épais couvre constamment les champs. L'été y dure peu ; les habitants sont petits, gros, lymphatiques, paresseux, et leurs organes sexuels prennent peu de développement : c'est pourquoi les hommes n'éprouvent qu'un penchant médiocre pour le coït, tandis que les femmes, dont la menstruation est rare, n'ont la faculté de concevoir qu'à un faible degré. En outre, beaucoup de Scythes deviennent semblables aux eunuques, et ils ne se livrent pas seulement à des occupations de femmes, qui n'appartiennent qu'aux femmes, mais encore leurs conversations et leurs raisonnements sont ceux de ce sexe.

On appelle ces individus des *impuissants*.

Hippocrate cherche à expliquer comment cette affection s'est pu produire. Par l'habitude de monter à cheval, ces hommes gagnent des varices, résultat de ce qu'ils ont toujours les jambes pendantes. Ils deviennent ensuite boiteux ; il y en a qui ont même des ulcères aux hanches, dans les environs de l'os ischiatique, avec suppuration dans la cavité articulaire.

Dès que la maladie se déclare, ils ouvrent de chaque côté la veine de l'oreille ; l'écoulement du sang les accable et ils s'endorment. A leur réveil, les uns sont guéris, les autres point. Mais Hippocrate pense qu'un semblable traitement est nuisible ; car, à côté des oreilles, se trouvent certaines veines qu'il est dangereux d'entamer, parce que ceux qui ont subi cette opération *n'ont plus de sperme*.

Lorsque ces individus se trouvent ensuite en rapport avec des femmes et qu'il leur est impossible d'exercer le coït avec elles, ils ne perdent pas courage tout d'abord, mais après deux, trois ou plusieurs tentatives inutiles, ils pensent alors avoir manqué à la divinité, à laquelle ils attribuent leur malheur. Ils se voient atteints d'*impuissance* et se mettent à prendre toutes les habitudes des femmes ;

ils oublient totalement l'exercice du coït, en perdent le désir et pensent à toute autre affaire qu'à la perte de leur virilité.

Ainsi, d'après Hippocrate même, qui est à coup sûr plus véridique qu'Hérodote, il est avéré que parmi les Scythes il est des hommes qui se conduisent comme les femmes, qui ont leur timbre de voix, qui se livrent aux mêmes plaisirs qu'elles. Quant à la cause de cette effémination, Hippocrate ne paraît pas avoir trouvé la véritable ; toutes ses tentatives pour l'expliquer tendent à ramener à une raison naturelle la perte de la puissance progénératrice tandis que cette effémination n'était cependant qu'une chose secondaire.

Hippocrate et les médecins d'une époque plus rapprochée ne connaissaient pas mieux les conséquences du vice des pathici. Ils ont bien parlé des affections qui frappaient l'homme chez lequel la perte du sperme dans le coït excite le corps à le remplacer, — ce qui ne peut avoir lieu qu'aux dépens d'autres sécrétions — mais, pour le pathicus, il n'est pas question du coït que l'homme exerce ; au contraire, c'est de celui qu'il laisse accomplir sur son corps. On trouvera bien cependant trace de cette affection, quand ce ne serait que dans le passage suivant : « Un eunuque devint hydropique à la suite de courses et de chasse ; un autre, à la fontaine Ebalkès, avait depuis six ans des ulcères fistuleux et des varices à la région inguinale, aux aines et aux environs du sacrum ; il était devenu pâle par suite du vice du pathicus, et il était atteint de *tabes* (phtisie). Il mourut enfin le septième jour, etc... »

Il découle de ce passage que l'écrivain savait peu, assurément, quelles étaient les suites du vice du pathicus, puisqu'il ne lui attribue que la pâleur de la figure tandis que toute la maladie qu'il décrit pourrait bien être la suite de ce même vice.

Il est vrai que les conséquences physiques du vice du pathicus furent, en général, rares et faibles en Grèce, tandis que chez les Scythes, dont la constitution était lymphatique et dont les organes sexuels étaient peu développés, ces mêmes conséquences furent plus graves et la métamorphose du corps entier en type de femme dut s'y opérer plus facilement.

Encore un mot, avant de clore ce chapitre, pour faire remarquer que c'est sur ce passage d'Hérodote, corroboré par Hippocrate, que les docteurs et savants, qui soutiennent la thèse d'une antique origine pour la syphilis, s'appuient pour démontrer que par la *nousos thêleia*, il faut entendre la gonorrhée vénérienne.

CHAPITRE IV

AUTRES VICES ET MALADIES NOUVELLES

Plus honteux et plus révoltants encore sont, dans l'histoire des rapports sexuels et des maladies qui en résultent, les vices que les anciens désignaient par les noms de *irrumare* et de *fellare*.

Irrumare, c'est présenter la verge en guise de sein à la bouche d'autrui. On pourrait encore définir ce mot par l'habitude qu'ont certains libertins d'assouvir leurs jouissances érotiques dans le creux que laissent entre elles les deux mamelles de la femme. Aussi, ne faut-il pas s'étonner qu'on ait rencontré des chancres entre ces parties et dans les aisselles chez les filles publiques.

Fellare est le contraire. Le *fellator*, c'est-à-dire celui qui a ce vice, est donc celui qui avec la bouche procure la jouissance sexuelle.

Assurément, ce n'est que la lubricité la plus effrénée, la fureur érotique portée à son comble qui puisse produire de pareilles choses.

Ces vices étaient surtout pratiqués par les femmes de Lesbos. Vices ignobles, vices infâmes, que Lucien flagelle avec une énergie remarquable :

— « Ah! s'écrie-t-il en s'adressant au libertin Timarque, tu ne réussiras jamais à persuader à tes concitoyens que tu ne leur répugnes pas à tous, que tu n'es pas le rebut de la ville entière. Oui, tous ceux qui se sont trouvés sur les lieux s'en souviennent et le savent très bien, puisqu'ils t'ont vu appuyé sur les genoux et faire ce que tu sais bien... Et quand on te surprit couché sur les genoux du tonnelier Anopion, que pensas-tu alors? Par Jupiter, comment oserais-tu encore nous embrasser après une action semblable? Plutôt embrasser une vipère! Car un médecin appelé peut du moins enlever le danger et la morsure; mais après avoir reçu de toi un baiser, porteur d'un tel venin, qui oserait encore approcher d'un temple ou d'un autel?.. »

Nous ne croyons pas devoir donner un exposé historique complet de la propagation du vice du *fellator* et de l'*irrumator*. Il suffira de dire, pensons-nous, que ce fut sous les empereurs que l'impudicité fut poussée le plus loin à Rome.

Si nous considérons maintenant le métier du *fellator* au point de vue de la médecine, il est incontestable que la bouche d'un tel individu doit avoir été exposée à diverses maladies inséparables de ce vice. Cependant, les écrits des médecins de l'antiquité gardent un silence profond à ce sujet. Cette absence de renseignements est d'autant plus fâcheuse qu'elle nous prive des moyens de bien connaître les maladies buccales, telles qu'elles ont été décrites par les médecins sous leurs rapports étiologiques, — appréciation qui devait être réellement très difficile si on les attribuait au vice du *fellator*.

En effet, celui-ci et la *fellatrix*, tout aussi bien que le cinède, pouvaient, par suite de leur impudicité, être affectés d'ulcères, par exemple dans la gorge; et comme ces derniers étaient primitifs chez les uns et secondaires chez les autres, à quel diagnostic aurait-on pu avoir recours pour distinguer les premiers des seconds ? Et cependant la certitude de ce fait est de la plus haute importance pour la question de l'existence de la maladie vénérienne dans l'antiquité, puisqu'on cite comme preuve contre ce fait l'absence de phénomènes secondaires, tels que nous les voyons ordinairement, surtout dans la gorge.

On pourra trouver extraordinaire qu'aucun des auteurs qui ont écrit sur la syphilis n'ait signalé cette circonstance. Les pathologistes, de leur côté, ne citent pas non plus le vice du *fellator* comme cause étiologique.

Combien d'ulcères primitifs de la gorge, surtout chez les femmes publiques, n'ont-ils pas été regardés et traités comme secondaires, sans qu'on soupçonnât même la cause du mal qui les produisait?

Comment alors pourrait-on exiger des anciens ce que bien des praticiens de notre temps ignorent ?

En supposant même qu'ils en eussent eu connaissance, il leur aurait bien pu arriver aussi de s'en tenir à ce qui frappait leurs yeux, et de regarder les ulcères à la gorge comme primitifs.

L'absence de données, chez les anciens médecins, sur les ulcères secondaires de la gorge par suite d'affections génitales, ne saurait donc véritablement être admise comme une preuve contre l'existence de ces maladies.

Parmi les affections auxquelles le *fellator* était exposé, il faut citer en première ligne la *mauvaise odeur de la bouche*, que les Romains mentionnaient très souvent. Lorsque les médecins ne remarquaient pas de phénomènes locaux, des ulcères, etc., ils attribuaient ordinairement cette odeur à des dérangements d'estomac. La sympathie qui existe entre la bouche, les organes sexuels et l'anus en est une raison bien claire; c'est pourquoi l'on remarque si fréquemment chez les filles de mauvaise vie une odeur désagréable de la bouche.

On rencontrait surtout des inflammations aiguës et chroniques du palais, des angines. C'est ce qui nous rend intelligible un passage d'Arétée, rapporté à la maladie vénérienne. Arétée emploie les mots *kyon* ou *columella*, lorsque la luette est entièrement enflammée et enflée; *staphylé* ou *uva*, lorsqu'il n'y a que la partie inférieure affectée, et *himantion*, lorsque le voile du palais est atteint.

Il dit ensuite que le premier cas se rencontre le plus souvent chez les vieillards, et le second chez les jeunes gens et chez les individus dans l'âge de la force ; mais les affections du voile du palais ne se remarquent que chez les garçons arrivés à la puberté.

Les ulcères bénins qui se forment dans la gorge, toujours suivant Arétée, sont fréquents, tandis que les ulcères malins ou mortels, au contraire, sont rares. Les premiers sont sans complication, peu étendus et superficiels ; il n'y a ni douleur, ni inflammation. Les ulcères malins sont larges, profonds et recouverts d'une matière blanche, de couleur de plomb ou noir. Ce sont alors des *aphtes*. Mais lorsque cette matière est très épaisse, ils prennent le nom d'*eschares*. Sur les bords de cette eschare se manifestent une forte rougeur, de l'inflammation et un gonflement des veines comme dans l'*anthrax* ; en même temps la peau se soulève, il se forme des pustules isolées qui vont se réunir à celles qui naissent successivement, et n'offrent bientôt plus qu'un ulcère fort étendu. Lorsque celui-ci progresse vers la bouche, quand il est arrivé à la luette, qu'il détruit, alors il entame la langue, les gencives et les lèvres ; les dents se déchaussent et deviennent noires. L'inflammation s'empare aussi du cou. Ces malades meurent en quelques jours par suite de l'inflammation, de la fièvre, de la mauvaise odeur et de la faim.

Quand l'ulcère, après la destruction de la trachée-artère, arrive à la poitrine, la suffocation survient le même jour ; car le poumon et le cœur ne tardent pas à être morbidement influencés par la mauvaise odeur de cet ulcère et le pus ; il en résulte de la toux et des difficultés dans la respiration.

Cette affection des *fauces* (gosier) est causée par la déglutition de substances froides, âcres, chaudes, aigres. Ces parties servent à la poitrine pour la voix et la respiration, à l'abdomen pour le passage des aliments, et à l'estomac pour la déglutition. Ces organes intérieurs, abdomen, estomac, poitrine, une fois affectés, le mal se propage à la gorge, aux amygdales et aux parties voisines.

Les enfants jusqu'à l'âge de la puberté en sont le plus fréquemment atteints, car ce sont eux qui ont le plus besoin de rafraîchissement, la chaleur étant à cet âge plus grande qu'à tout autre. Ils éprouvent un désir continuel d'aliments divers et de boissons froides.

Quant au pays, c'est à l'Égypte que cette maladie est le plus particulière, car l'air y est sec. Il y a différents aliments, tels que des racines, des herbes, des légumes, des semences, qui sont âcres ; la boisson y est épaisse à cause de l'eau du Nil, ou forte, préparée avec de l'orge ou des raisins.

En Syrie, on rencontre également cette affection, surtout en Cœlesyrie. C'est pourquoi on appelle ces ulcères *égyptiens* ou *syriens*.

La mort qu'ils déterminent est déchirante et brûlante, comme dans l'*anthrax*. L'haleine est mauvaise ; les malades expirent et inspirent à tout instant un air infect. Ils sont si dégoûtants, qu'ils ne peuvent se supporter eux-mêmes ; leur visage est pâle et couleur de plomb. La chaleur est très forte, la soif comme dans la fièvre; mais ils refusent toute boisson par la crainte des souffrances, car ils éprouvent une grande angoisse à comprimer le palais, et le liquide revient par le nez. Ils se lèvent aussitôt qu'ils se sont couchés; ils ne peuvent cependant rester debout, et lorsqu'ils se sont assis, l'inquiétude les force de se recoucher. Ordinairement ils se promènent le corps droit; en effet, ne pouvant dormir, ils fuient le repos, comme s'ils voulaient chasser un tourment par un autre !

L'inspiration est lente et profonde, car ils ont besoin de beaucoup d'air frais pour se rafraîchir; l'expiration est brève, parce que les ulcères en feu brûlent encore davantage par le souffle expiré. La voix devient rauque, l'aphonie arrive, et ces symptômes s'aggravent jusqu'à ce que les malades tombent par terre pour ne plus se relever.

Si l'on réfléchit bien à ce qui vient d'être dit, il semblera surprenant, de prime abord, que les symptômes étiologiques qu'Arétée cite, lui aient paru suffisants, puisque ces symptômes peuvent tout au plus expliquer les ulcères simples du pharynx. Une nourriture épicée et des boissons fortes sont aussi peu capables de produire des ulcères de cette espèce, que les cris et la voracité des enfants; circonstances qui n'ont, du reste, pas lieu seulement en Égypte et en Syrie. De tout cela, il résulterait qu'Arétée a parfaitement bien connu la maladie, mais qu'il a donné l'explication de faits étiologiques qui n'étaient pas clairs pour lui par des causes mal fondées. On sait, de plus, que la Syrie et l'Égypte étaient regardées comme les endroits où pullulaient les libertins. Enfin, Suétone et Martial nous apprennent formellement qu'on employait et qu'on dressait au métier de *fellator* principalement de jeunes garçons et de jeunes filles.

On pourrait donc avec raison conclure que les ulcères malins de la gorge dont parle Arétée étaient le résultat du *fellare*.

Mais ce n'était pas seulement en Égypte et en Syrie que l'on remarquait les tristes conséquences du *fellare*; à Rome aussi, elles étaient connues, comme l'indique ce passage de Martial : « Atteint à la gorge d'un mal honteux et dévorant. »

Dans une autre épigramme, le poète montre que ce n'étaient pas seulement les garçons, mais aussi les jeunes filles qui subissaient, chez les Romains, les conséquences de ces plaisirs et les payaient de leur vie :

« Ci-gît l'Éolienne Canacé, enfant dont la septième année fut la dernière. O crime ! ô forfait ! Passant, pourquoi te hâter de pleurer ? Il ne s'agit pas ici de déplorer la brièveté de sa vie : le genre de sa mort est plus triste que sa mort même. Une lèpre affreuse a détruit son visage; elle s'est fixée sur sa bouche délicate; elle a dévoré ce siège des baisers, et ravi presque tout entières ces lèvres au bûcher ! »

CHAPITRE V

LE CUNNILINGUS ET SES MALADIES

Le *cunnilingus* laisse de beaucoup derrière lui le *fellator*. Les Grecs app laient cette pratique *skylax*, parce qu'elle est propre aux chiens. D'ailleurs il est très probable que les femmes de l'antiquité aient employé les chiens comme *cunnilingi*. Il ne faut pas oublier que les chiens étaient les compagnons ordinaires des femmes publiques à Rome.

Quant au moyen âge, on sait que l'emploi des chiens était loin d'être rare.

Il serait difficile de croire qu'un vice aussi abominable que celui du *cunnilingus* n'ait pas traîné à sa suite de justes châtiments. Les anciens praticiens, Galien même, qui certes connaissait bien cette honteuse pratique, gardent néanmoins un silence profond à cet égard. Il n'en est pas de même chez les écrivains non médecins.

Chez beaucoup de filles, à la suite de cet acte, il est survenu des inflammations aux parties sexuelles, et de vieilles femmes y ont eu des ulcères pour s'être fait lécher par des chiens.

Outre le teint pâle de la figure et la mauvaise odeur de la bouche que nous avons vus exister dans les autres espèces d'impudicités, voici de plus un passage de Martial, où il est question de *paralysie de la langue* :

« Un astre malin a tout à coup paralysé ta langue, Zoïle, au moment où elle usurpait l'office de ta verge. »

Martial parle ailleurs de *tumores syrii*, ulcères syriens, dont le *cunnilingus* Coracinus était couvert, ainsi que des fureurs bérécynthiennes qu'il éprouvait.

Que faut-il voir par ces ulcères, sinon des ulcères aux amygdales, ou les enflures des glandes lymphatiques du cou, lesquelles auraient la même signification que les bubons des aines dans les affections des organes génitaux. Quant aux fureurs bérécynthiennes, ce sont des douleurs nocturnes des os qui portent le malade à la fureur.

CHAPITRE VI

LA MENTAGRE

La plupart des défenseurs de l'ancienneté de la syphilis soutiennent que la mentagre était réellement due aux excès vénériens. Les uns n'y ont vu qu'une forme de la lèpre; d'autres la considèrent comme une maladie léproso-syphilitique.

Voyons ce que Pline dit de la mentagre :

« Le visage même de l'homme a éprouvé des maladies nouvelles et inconnues à toute l'antiquité, non seulement en Italie, mais presque dans l'Europe entière. Ces maladies ont sévi à Rome et dans les environs. Elles n'étaient ni douloureuses, ni dangereuses pour la vie; mais elles étaient si dégoûtantes, qu'on eût préféré la mort, sous quelque forme qu'elle se fût présentée.

« La plus insupportable de toutes fut celle qu'on appela, d'un nom grec, lichen. Comme elle commençait généralement par le menton, les Latins, par plaisanterie, — tant le commun des mortels est porté à plaisanter des maux d'autrui, — lui donnèrent le nom de mentagre, dénomination qui lui est restée. Chez beaucoup de malades, elle occupait le visage entier, à l'exception seulement des yeux; mais elle descendait aussi sur le cou, la poitrine et les mains, en laissant sur la peau de sales croûtes farineuses.

« Ce fléau n'était pas connu de nos aïeux ni de nos pères; c'est vers le milieu du règne de l'empereur Tibère qu'il se glissa pour la première fois en Italie. Il fut apporté d'Asie, où il avait apparu, par un certain chevalier romain de Pérouse, greffier du questeur. Cet homme en fut l'introducteur. Le mal ne gagna pas les femmes, les esclaves, le bas peuple ou même la classe moyenne; mais il attaqua les grands, se propageant surtout par le contact rapide d'un simple baiser. Plusieurs de ceux qui avaient pu se résoudre à souffrir l'application des remèdes en conservaient des cicatrices plus hideuses que le mal. On le traitait, en effet, par les caustiques ; et, si l'on ne cautérisait pas jusqu'aux os, le mal repullulait. Il vint alors d'Égypte, mère d'affections semblables, des médecins qui n'avaient que cette spécialité, et qui en firent bonne curée. Il est certain que Manilius Cornutus, personnage prétorien, lieutenant de la province d'Aquitaine, s'engagea à payer pour le traitement deux cent mille sesterces (42,000 francs). »

Il est ici surtout nécessaire de rechercher la véritable signification des noms qu'on a donnés à la mentagre. Les gens l'appelaient *lichen*, qui vient de *leicho* ou de *licho*, dont la racine serait *ligo* ou *leigo*, *leichô* et *leichên*, *liggô*, *liʒô*, qui tous signifient *lécher* et en indiquent bien le bruit.

Donc si le lichen dérive de leichô, on ne peut l'entendre autrement que comme la signification d'une *affection gagnée en léchant*, surtout par l'acte commis par le *cunnilingus*. Les grecs ne pouvaient mieux s'exprimer.

La preuve que cette expression sortait de la bouche du peuple, c'est que personne de la bonne société ne la comprenait. Une locution tout semblable existe encore chez la basse classe en Allemagne. Ainsi on dit de quelqu'un qui est atteint de l'*herpes labialis* « er hat gewiss geleckt » (il a sans doute léché).

Ce mot mentagre est évidemment de formation romaine, comme l'indiquent clairement Pline et Galien.

Il serait facile d'expliquer pourquoi les femmes étaient épargnées; en effet, l'idée ne leur sera pas venue aisément de se livrer au vice du cunnilingus. Martial cite bien des exemples, il est vrai, comme Philœnis, mais il faut ajouter que c'était une tribade.

Et même, si l'on regarde le *fellare* comme cause constante de la mentagre, elles ne devaient que rarement le pratiquer, puisque, chez le *fellator*, les parties intérieures de la bouche étaient les plus exposées. Il faut, en outre, considérer qu'en général les femmes sont plus rarement que les hommes atteintes d'affections pustuleuses à la face, comme cela se voit clairement dans l'acné. C'est tout l'opposé dans le voisinage des organes sexuels. Du reste, on ne devrait peut-être pas trop prendre à la lettre cette immunité des femmes, puisque celles qui pratiquaient le *fellare* étaient trop en dehors du cercle des observations de Pline. Quant au bas peuple et aux esclaves, quelque effrénés qu'ils aient pu être dans les jouissances sexuelles, ils ne tombèrent sans doute pas facilement dans ces infâmes pratiques de l'impudicité, qui ne surgissent ordinairement que dans le cerveau de gens désœuvrés et de riches oisifs!

Au surplus, si l'on veut consulter l'expérience de tous les jours, combien d'exemples de pédérastie, empruntés à la classe moyenne et à la classe inférieure, la médecine légale a-t-elle à citer!

Dans aucun temps, la démoralisation n'est sortie de l'homme du peuple. Aussi étaient-ce les *proceres*, les chevaliers qui étaient particulièrement affectés de la mentagre.

Quoique le *cunnilingere* fût la cause principale de cette maladie, il n'en était cependant pas la seule, car cette affection, comme les condylômes aux organes génitaux, avait un principe contagieux, ainsi que le dit clairement Pline, tandis que les médecins gardent un silence absolu à cet égard.

Le mal pouvait donc se transmettre par les baisers.

Quant à l'histoire de la mentagre, il résulte, suivant l'auteur que nous venons de citer, que ce n'est qu'à Rome qu'on l'a regardée comme une maladie nouvelle. Les Grecs devaient la connaître, puisqu'ils lui avaient donné le nom de *lichen*. Les médecins de cette nation, dont plusieurs sont cités par Galien, et qui ont vécu assez longtemps avant Claude, ne parlent pas de l'origine récente de cette affection. Galien se borne à citer la maladie. Plutarque, quoiqu'il ait écrit un chapitre particulier sur les nouvelles maladies, et sur l'éléphantiasis en particulier, ne dit pas un mot de la mentagre.

Cette maladie serait venue de l'Asie, et ce serait en Égypte qu'on en aurait été chercher le germe, ainsi que les médecins qui sussent la guérir.

Nous avons vu que l'Asie a été le centre de ces débordements ; que l'impudicité s'est répandue de là dans les pays, et qu'avec le vice sont venues également les affections des parties qui l'exerçaient.

L'Égypte s'était, sous ce rapport, chargée de changer complètement les mœurs de Rome. Les relations entre l'Asie et l'Égypte s'établirent particulièrement du temps de Pompée, et devinrent dès ce moment de plus en plus multipliées. Le luxe augmenta à mesure que l'ancienne vertu romaine disparut, surtout lorsque Tibère, par son propre exemple, fit pour ainsi dire de chaque espèce de vice un article de mode. Il est vrai qu'il en fut puni, car il est très probable que lui aussi eut la mentagre. Julien dit de lui que, lorsque Romulus eut invité tous les dieux et les césars à la fête des saturnales, Tibère y parut également, mais que lorsqu'il eut tourné le dos, on y remarqua des milliers de cicatrices, des taches de gangrène, de la vermine, des durillons provenant de son libertinage et de sa bestialité.

Bertrandi cherche à démontrer que la mentagre était une dartre maligne. D'ailleurs, on voit dans Galien et dans Aëtius que des emplâtres ont été fréquemment employés contre cette affection.

Lorsque le vice fut devenu plus commun, quand le *cunnilingus* ne se contenta plus des filles, qu'il lui fallut pour satisfaire sa fureur honteuse des femmes, et des femmes enceintes, et même des femmes en menstruation, alors les suites de ces abominations devaient non seulement devenir plus monstrueuses, mais encore revêtir un caractère plus dangereux.

D'abord, il n'y eut que quelques pustules autour de la bouche et du menton. Jusque-là le mal n'avait rien de surprenant. Par la suite, lorsque la mucosité corrompue du vagin et le sang menstruel ne répugnèrent plus, il s'établit une sécrétion morbide des glandes de la peau ; cette sécrétion, en se desséchant rapidement, formait des croûtes qui se détachaient en paillettes. Ces phénomènes durent exciter l'attention, et c'est ainsi que nous trouvons dans la médecine des

Romains, peu instruits dans cette science, une nouvelle maladie qui reçut aussi un nouveau nom.

De même que l'on attribua plus tard à un chevalier lépreux l'introduction de la maladie vénérienne, de même on rapporte au chevalier de Pérouse celle de la mentagre dont il avait été infecté en Asie, sans doute de la même façon qu'on la gagnait à Rome. De nos jours, l'expérience a suffisamment démontré qu'il ne faut jamais accorder trop de croyance à l'assertion de l'introduction d'une maladie par un individu quelconque.

Le mal ne se bornait pas toujours à l'affection des glandes de la peau; les bulbes des cheveux en étaient aussi atteints. Ceux-ci tombaient, et il se formait des ulcères dont les ravages étaient on ne peut plus rapides.

Ou bien il n'existait pas d'ulcération, mais le mal s'étendait sur toute la face, et plus ou moins sur le reste du corps, et il prit ainsi la forme de *psore* ou de *lèpre*, phénomène qui est d'une grande importance pour l'histoire de la maladie vénériennne.

Mais, puisque d'un côté tous les *cunnilingi* n'étaient pas attaqués de la maladie qui nous occupe, que d'autre part on a remarqué que tantôt il se formait des ulcères, tantôt la mentagre, et que ces deux affections allaient en s'étendant de plus en plus, on pourrait se demander par quels phénomènes cette circonstance, ainsi que la fréquence extraordinaire de la mentagre en Italie, a été provoquée.

Ici, il faut nécessairement admettre l'influence d'un *genius epidemicus*, précisément parce que ce *genius* favorisait alors le développement d'affections entamées.

En d'autres termes, il faut donc qu'à cette époque, où la mentagre a sévi si sérieusement à Rome, il ait existé des circonstances extérieures pour contribuer au développement de cette affection, circonstances qui peuvent être attribuées à ce que l'on appelle le *genius epidemicus*.

Mais il ne faudrait pas croire que la mentagre fût épidémique. Sans vouloir entrer ici dans trop de détails sur l'étiologie de l'elephantiasis, nous rappellerons que, suivant Pline, cette dernière affection, de même que la mentagre, partait également de la figure. On aurait quelques raisons de supposer que, dans ces cas, le *cunnilingere* en aurait été également la cause.

Cependant cela n'était vrai que pour certains cas, circonstance qui devait nécessairement rendre plus difficile l'étude de l'éléphantiasis et son histoire.

N'aurait-on pas confondu plusieurs maladies sous la dénomination d'éléphantiasis? Les opinions des anciens sur cette affection comme sur beaucoup d'autres de la peau sont encore trop peu connues pour qu'on puisse prononcer sur cette question avec certitude.

CHAPITRE VII

LE MAL CAMPANIEN

Plusieurs interprètes d'Horace prétendent que le fameux *mal campanien* se rattache à la mentagre. Sans vouloir approfondir cette question, nous devons en dire quelques mots.

Horace met en scène deux bouffons, Messius et Sarmentus, qui s'injurient l'un l'autre pour égayer leurs auditeurs. Ce Messius est présenté comme Osque de naissance ; or, tout le peuple Osque était renommé par ses excès contre nature à l'égard de Vénus. Puisque Messius est présenté comme Osque, et que les vices du fellator et du cunnilingus sont ceux des Osques, Messius doit donc être un *fellator* ou un *cunnilingus*.

Messius a la maladie campanienne, la maladie qui frappe le vice des Osques, maladie à laquelle il doit déjà la défiguration de son visage.

Mais cela ne veut pas dire que la mentagre soit le mal campanien, pas plus que l'éléphantiasis. Il y aurait sans doute à déterminer à quelle espèce se rattache l'affection qui défigurait le visage de Messius. Tous les interprètes ont cru que c'était la suite d'une opération ayant eu pour but d'arracher une excroissance. Mais, en admettant cette excroissance cornée, on ne comprend pas comment il aurait pu rester une cicatrice honteuse après la résection, à moins qu'on ne veuille rapporter le mot *honteuse* à la cause de l'excroissance. Mais alors il serait intéressant de voir prouver qu'il eût existé des *affections des os provenant du vice du fellator*.

Il est plus probable que ce ne sont que des tubercules de la peau, qui ont été détruits par des caustiques, par le fer rouge ou par le couteau, et qui laissèrent toujours une mauvaise cicatrice.

CHAPITRE VIII

DE LA SODOMIE

De tous les genres d'impudicité que nous avons examinés jusqu'ici, nous avons vu l'homme descendre par degré pour se ravaler bien au-dessous de la brute ;

mais, dans la sodomie, nous le voyons descendre plus bas encore, s'il est possible : nous le voyons abandonner la passion humaine, que dis-je? fuir même l'instinct animal qui jusqu'ici l'a fait rester au moins dans la nature !

La sodomie, comme les autres genres d'impudicité, était un produit du luxe asiatique et égyptien. Ce vice paraît s'être développé également dans le culte religieux de ces contrées : nous trouvons, chez les Égyptiens du moins, Mendès, le bouc sacré ou le Pan, qui fut vénéré des femmes par sodomie ; on renfermait les femmes avec Mendès.

Différents auteurs pensent même que les serpents tenus dans le temple d'Esculape, et conservés dans certaines maisons comme objets de plaisir pour les femmes, ont été dressés pour servir à la sodomie.

Il paraît que les femmes de Rome, pour assouvir leur nymphomanie, se sont principalement servies de l'âne, à cause de sa lasciveté. C'est ce qui ressort parfaitement du passage suivant que nous fournit la sixième satire de Juvénal :

« Déjà les désirs exaltés veulent être assouvis ; mais le moyen avec une simple femme ! L'antre aussitôt retentit de ces cris unanimes : « La déesse le permet, vite, des hommes. Mon amant dort-il? qu'on l'éveille; qu'il prenne son manteau ; qu'il accoure. Point d'amant? des esclaves alors. Point d'esclaves? des manœuvres donc ! » A son défaut, et si les hommes manquent, elle est femme à se faire couvrir par un âne. »

Le chapitre XIX du *Livre des Juges* raconte qu'un Lévite, traversant avec sa concubine le pays occupé par la tribu de Benjamin, reçut l'hospitalité d'un vieillard de cette tribu dans des circonstances analogues à celles de l'hospitalité offerte par Loth aux anges venus pour détruire Sodome. Le vieillard fit entrer le lévite et sa concubine en sa maison, puis il donna du fourrage aux ânes ; ils lavèrent leurs pieds, mangèrent et burent. Comme ils faisaient bonne chère, voici que les gens de la ville, hommes fort corrompus, environnèrent la maison, heurtant à la porte, et parlèrent au vieux homme maître de la maison en disant: « Fais sortir cet homme qui est entré chez toi, afin que nous le *connaissions*. » Mais le maître de la maison leur répondit : « Non, mes frères, ne lui faites point de mal, je vous prie ; puisque cet homme est entré en ma maison, ne lui faites pas une telle infamie. Voici : j'ai une fille vierge et cet homme a sa concubine ; je vous les amènerai dehors, et vous les violerez, et vous ferez d'elles comme il vous semblera bon, mais ne commettez point cette action infâme à l'égard de cet homme. »

Mais ces gens-là ne voulurent point l'écouter ; c'est pourquoi cet homme prit sa concubine et la leur amena, et ils la connurent et abusèrent d'elle toute la nuit jusqu'au matin, puis ils la renvoyèrent comme l'aube du jour se levait.

Le récit hébraïque ajoute qu'elle eut à peine la force de se traîner jusqu'à la porte, où elle mourut, et qu'alors le Lévite la coupa en douze morceaux et en envoya un à chaque tribu d'Israël. A la suite de cet envoi, les tribus indignées envahirent le territoire de Benjamin, frappèrent les hommes au tranchant de l'épée, tant les hommes de chaque ville que les bêtes et tout ce qui s'y trouva. Ils brûlèrent aussi toutes les villes.

Ce récit que Jean-Jacques Rousseau a amplifié dans un opuscule intitulé le *Lévite d'Ephraïm*, montre que la *sodomie* n'avait pas disparu avec Sodome et Gomorrhe, et que la pluie de soufre et de feu sous laquelle ces villes avaient péri n'avait pas imprimé une terreur durable.

La *Sodomie* régnait aussi chez les premiers chrétiens, même chez les premiers sectateurs du nouveau culte.

Voici, par exemple, les paroles que saint Paul adresse aux chrétiens de Corinthe : « Ne vous trompez point vous-mêmes; ni les fornicateurs, ni les adultères, ni les efféminés, ni ceux qui commettent le péché *contre nature*, n'hériteront du royaume de Dieu. »

On voit que, même avant que les vœux éternels du célibat eussent rendu la sodomie inévitable dans l'Église, elle s'y était établie, ou plutôt s'était maintenue dans la société chrétienne, comme dans la société juive et la société païenne, d'où la société chrétienne était sortie.

Sans vouloir exagérer en rien les vices des papes; on sait que plusieurs d'entre eux se sont adonnés à cette pratique honteuse qui, durant tout le moyen âge et même plus tard, s'étendit dans les cloîtres et généralement dans tous les lieux où des hommes, condamnés au célibat, se trouvaient réunis.

CHAPITRE IX

PARENTHÈSE UTILE

J'ouvre ici une parenthèse, parenthèse utile comme on le verra, pour résumer, en l'extrayant dans l'*Union médicale*, une leçon sur la sodomie faite à la clinique gynécologique et syphiligraphique de l'hôpital de Lourcine.

« Messieurs, disait le professeur, j'ai déjà appelé votre attention sur les déformations de la vulve produites par la défloration, la masturbation, le saphisme et la prostitution. J'ai recherché les caractères physiques, les traces indélébiles de ces déformations, et vous avez pu vous assurer maintes et maintes fois, dans les examens des femmes, de leur réalité et de l'exactitude de la description que j'en ai faite. J'espère qu'aujourd'hui votre instruction médicale est complète sur ce point et que vous êtes à même de bien les reconnaître, d'en tirer les conséquences qui en découlent, tant sous le rapport étiologique des affections de la vulve et des affections utérines, que *sous le rapport de la médecine légale;* car, ne l'oubliez pas, *vous serez souvent consultés par le magistrat instructeur sur l'existence de ces déformations.*

Aujourd'hui, messieurs, je crois opportun d'appeler votre attention sur la sodomie, sur les caractères physiques qui constituent cet acte honteux, sur les déformations de la région anale qui en résultent. Je vous dois cette étude quoiqu'elle soit des plus répugnantes, parce que non seulement la sodomie est souvent l'occasion de lésions anales, d'affections communiquées, d'infirmités dégoûtantes, mais parce qu'elle est un chapitre des attentats à la pudeur, et qu'à ce titre *vous pouvez être appelés à donner votre avis à la justice.* »

On voit que nous avions raison de dire que la parenthèse que nous ouvrions était une parenthèse utile. On ne saurait trop apprendre à avoir en horreur des vices aussi infâmes et aussi infamants.

Le professeur continuait ainsi sa leçon :.

« Ceux d'entre vous qui assistent à mes visites ont pu s'assurer de la fréquence de la sodomie chez les femmes qui fréquentent l'hôpital de Lourcine. Il ne se passe pas, pour ainsi dire, de semaine où je ne puisse leur montrer les déformations qui en sont la conséquence. C'était donc là encore une circonstance qui devait m'inciter à entreprendre cette étude. Aussi, n'ai-je pas hésité à le faire, parce qu'avant tout je dois m'appliquer, comme je le disais l'année dernière, à parfaire vos études médicales. A ce titre, je dois ne rien vous laisser ignorer. Les actes les plus honteux doivent appeler votre attention, afin que, médecins, vous puissiez les reconnaître, remédier aux conséquences qui en résultent, afin que, moralistes, vous puissiez, s'il est possible, les prévenir.

La sodomie consiste dans le coït anal. C'est le terme général employé pour désigner cet acte contre nature sans exception du sexe des individus. La pédérastie, ainsi que l'étymologie l'indique (παιδός ἐραστής, *pueri amator*), l'amour des jeunes garçons, consiste dans les rapports contre nature qui s'établissent d'homme à homme. Aussi a-t-on pu établir une pédérastie passive et une pédérastie active. La première seule, à laquelle je conserverai le nom de sodomie.

La sodomie est de tous les temps. Désignée dans l'antiquité sous le nom d'*amour grec,* marchant de pair avec le saphisme si commun parmi les Lesbiennes, la sodomie a résisté à toutes les satires des poètes, aux anathèmes des moralistes, aux peines les plus rigoureuses édictées par les lois. L'historique de cette question serait trop long à faire. Aussi ne vous fatiguerai-je pas de cette étude. Je préfère vous renvoyer aux ouvrages de P. Ménière, de Jeannel, où vous trouverez les renseignements les plus complets et les plus intéressants. Je préfère vous renvoyer surtout à l'étude médico-légale sur les attentats aux mœurs, de notre éminent médecin légiste français, le professeur A. Tardieu, dont la haute et sagace intelligence a su donner à la médecine légale une autorité si légitime, que nous pouvons à bon droit le considérer comme l'une des grandes gloires médicales du xixe siècle. C'est dans cette œuvre de Tardieu, fondée sur l'observation clinique, que vous trouverez la relation exacte des travaux des médecins anciens et modernes; c'est dans cette œuvre que vous trouverez l'étude de la sodomie, à peine ébauchée au xviie siècle par Zacchias, puis par Treutzel, Hartmann, Kaan, et à notre époque par Taylor, Casper, si complète, si parfaite, que tous les médecins qui, à l'avenir, auront à s'occuper des déformations anales produites par cet acte honteux, qui auront à prouver son existence devant la justice, ne sauront mieux faire que de la prendre pour modèle et d'appuyer leur conviction sur le témoignage d'une si grande autorité. »

Du reste, ce jugement sur l'une des œuvres d'A. Tardieu s'applique à toutes celles qu'il a données sur la médecine légale. Toutes reflètent le clinicien éminent, l'observateur profond du malade et des faits, sans laquelle l'intelligence même la plus remarquable reste stérile et sans valeur.

C'est pourquoi, au début de sa leçon, où le professeur va traiter de faits tellement honteux, tellement scandaleux et pourtant si fréquents, il croit ne pouvoir mieux faire que de s'abriter sous la puissante autorité du grand moraliste, du maître et de l'ami qui n'a pas craint de dévoiler le vice le plus ignoble et de donner une description si remarquable des lésions anales qui en découlent.

Voici cette leçon, que nous résumons d'après l'*Union médicale* :

1

« La sodomie consiste dans le coït anal. Chez la femme, elle ne se présente pas dans les mêmes conditions que chez l'homme. Alors que la pédérastie constitue une véritable prostitution qui est comme le complément nécessaire de la prostitution féminine; alors qu'elle existe dans certains pays, dans certaines villes qu'il est inutile de désigner, pays et villes où elle a pris un accroissement presque incroyable, qu'elle y a reçu, pour me servir des expressions d'A. Tardieu, une organisation clandestine destinée souvent à favoriser l'industrie coupable désignée sous le nom de *chantage*, industrie exercée le plus souvent par des voleurs, par de jeunes garçons corrompus, qui ont pour but de spéculer sur les habitudes vicieuses de certains individus en les attirant, par l'appât de leurs passions secrètes, dans des pièges où ils rançonnent sans peine leur honteuse faiblesse; alors qu'elle est exercée le plus souvent comme industrie criminelle favorisant le vol, l'assassinat même, la sodomie se présente le plus souvent dans des circonstances bien différentes.

Si je la vois coïncider, chez les filles publiques, avec la prostitution ordinaire, comme un moyen d'augmenter leur bénéfice en satisfaisant les goûts dépravés de certains hommes qui craignent les compromissions de la pédérastie, je la constate le plus souvent chez des femmes qui ignorent l'abjection d'un acte qui leur est imposé soit par le mari, soit par leur amant.

A l'hôpital de Lourcine, je puis même dire que c'est le cas le plus ordinaire. Je l'observe bien plus fréquemment chez les femmes mariées, chez les jeunes femmes, chez les jeunes filles même, femmes débauchées, il est vrai, mais non prostituées. En consultant mes observations, je trouve surtout des domestiques, des couturières, des modistes, des demoiselles de café, etc., etc.; très rarement des prostituées. La sodomie donc, pas plus que les déformations vulvaires résultant de la manuélisation, du saphisme, n'appartient à la prostitution. On la rencontre indifféremment chez la femme mariée et chez la femme vivant à l'état de concubinage. Il est à remarquer du reste que, dans toutes mes observations, il est fait en même temps mention de la manuélisation et du saphisme; chez toutes, je trouve des déformations vulvaires produites par le saphisme et la manuélisation.

II

A. Tardieu avait fait, du reste, les mêmes remarques à propos de la sodomie, lorsqu'il nous dit : « Chose singulière! c'est principalement dans les rapports conjugaux que sont produits les faits de cette nature. C'est en général très peu de temps après le mariage que les hommes adonnés à ces goûts dépravés commencent à les imposer à leurs femmes. Celles-ci, dans leur innocence, s'y soumettent d'abord ; mais plus tard, averties par la douleur ou renseignées par une amie, par leur mère, elles se refusent plus ou moins opiniâtrément à des actes qui ne sont plus dès lors tentés ou accomplis que par violence. » C'est dans ces occasions seulement qu'intervient le médecin légiste. Car des dénonciations ont lieu, des poursuites criminelles s'engagent et l'expert est désigné pour faire un rapport sur les faits incriminés. Ces faits, en effet, sont considérés comme des crimes. La Cour suprême a rendu plusieurs arrêts consacrant le principe que le crime d'attentat à la pudeur peut exister de la part du mari se livrant sur sa femme à des actes contraires à la fin légitime du mariage, s'ils ont été accomplis avec violence physique.

Dans ce rapport, l'expert doit spécifier non seulement les caractères précisant l'acte de la sodomie, mais encore les preuves matérielles de l'existence de rapports sexuels réguliers, la conformation des organes génitaux, les déformations qu'ils peuvent présenter.

A toutes ces conditions qui, en somme, dénotent dans la sodomie une dépravation morale des plus grandes, j'ajoute certaines circonstances qui font qu'elle est plus fréquente qu'on ne l'a dit jusqu'à ce jour. Vous l'observerez surtout chez les femmes qui présentent une anomalie des organes sexuels, telles qu'imperforation de la vulve et du vagin ; brides cicatricielles qui ferment ou oblitèrent incomplètement le conduit vulvo-vaginal ; adhérence des petites lèvres telle qu'il n'existe qu'une fente longitudinale plus ou moins large, plus ou moins extensible. Vous l'observerez encore toutes les fois que, pour une cause quelconque, le coït vaginal ne peut s'accomplir avec facilité, avec régularité. C'est ainsi que vous la constatez chez les femmes atteintes de vulvisme, d'une affection douloureuse de la vulve, du vagin ou de l'utérus. A cet égard, vous le savez, il me serait facile de publier un grand nombre d'observations.

Dans tous ces cas, je le répète, j'ai constaté la sodomie. Elle remplace le coït vaginal qui ne peut s'exercer. Aussi la sodomie est une cause fréquente de contagion syphilitique. Il vous est donné, du reste, d'observer actuellement dans mes salles un exemple qui vient confirmer le fait ci-dessus.

III

Il s'agit d'une jeune fille, âgé de quinze ans, couchée au n° 46 de la salle Saint-Alexis. Cette jeune fille, par suite d'une opération subie, dit-elle, dès l'âge de deux ans ou par suite d'une malformation congénitale, présente une adhérence des nymphes. Cette adhérence, complète en bas et en haut où elle recouvre complètement le clitoris, est incomplète sur la ligne médiane, de manière à former un orifice de 2 centimètres environ, correspondant à l'entrée du vagin. Le doigt peut pénétrer dans le vagin et fait reconnaître la présence de l'utérus. Le spéculum ordinaire ne peut pénétrer ; il faut se servir d'un spéculum *ani* qui permet de reconnaître le col utérin parfaitement normal. Cette jeune fille me l'a dit à plusieurs reprises : par suite de son infirmité, elle ne peut supporter le coït vaginal. Aussi son amant pratique sur elle le coït anal. Il lui a communiqué, il y a environ deux mois, un chancre infectant. Aujourd'hui, le chancre qui occupe la partie antérieure de l'anus n'est pas encore complètement cicatrisé. La vulve est parsemée de syphilides populo-érosives et populo-hypertrophiques. L'anus est très dilaté, au point qu'il admet facilement deux doigts ; en les écartant, j'ai pu vous montrer la muqueuse anale relâchée et ulcérée. Outre cette dilatation énorme, les plis radiés sont effacés, la contraction du sphincter de l'anus a disparu ou du moins elle est des plus faibles; aussi la malade retient difficilement ses matières. Chez cette malade, l'infundibulum anal n'est pas très accusé. Depuis le jour où la sodomie a été accomplie, la malade accuse des douleurs, des cuissons, des brûlures, lors du passage des matières fécales.

IV

Une autre circonstance sur laquelle je dois de même insister, réside dans les mœurs, les habitudes des femmes de certains pays. Les femmes débauchées, surtout les jeunes filles, préfèrent se livrer au coït anal plutôt qu'au coït vaginal. La honte d'un tel acte ne les atteint pas autant qu'elle les atteindrait, s'il était reconnu qu'avant leur mariage elles ont perdu les caractères de la virginité.

Est-ce pour cette raison ou pour toute autre qu'elles se livrent à la sodomie? Je n'en sais rien. En vous signalant ces habitudes, je ne vous fais que répéter les paroles qui ont été souvent prononcées par de jeunes femmes italiennes, chez lesquelles je constatais des signes de sodomie.

Quelques-uns d'entre les élèves qui suivent les leçons intéressantes du docteur L. Martineau, à l'hôpital de Lourcine, se rappellent peut-être une jeune fille de dix-sept ans, italienne, syphilitique, couchée au n° 34 de la salle Saint-Louis, qui, depuis l'âge de onze ans, se livrait à la sodomie. La défloraison remontait à deux mois environ. C'est à cette époque qu'elle avait contracté la syphilis.

V

A quel âge, se demande ensuite le professeur, observe-t-on la sodomie?

Elle s'observe à tous les âges de la femme. Depuis l'âge de huit ans jusqu'à cinquante ans, et même plus. Elle est surtout fréquente entre seize et vingt-cinq ans, parmi les observations recueillies à l'hôpital de Lourcine. Est-ce par suite du jeune âge des malades qui fréquentent cet hôpital? Est-ce par suite des circonstances signalées plus haut et qui font constater cette plus grande fréquence à cette époque de la vie sexuelle? Je ne puis rien dire actuellement de précis, rien d'exact à ce sujet. Je veux seulement retenir ce fait qu'à l'hôpital de Lourcine, la sodomie s'observe en dehors de la prostitution; les femmes qui viennent réclamer nos soins ne présentent pas, ainsi que je vais vous le dire, des habitudes invétérées de sodomie, comme on les remarque en général chez les prostituées; aussi m'arrive-t-il souvent de vous dire, en examinant telle ou telle femme celle-ci se livre à la débauche, celle-là à la prostitution, établissant ainsi avec les moralistes, avec Parent-Duchâtelet, une distinction entre la femme débauchée et la prostituée.

VI

Ceci dit, voyons les caractères qui permettront de reconnaître la sodomie.

Ces caractères résident, ainsi que l'a dit A. Tardieu, dans la conformation des organes, dans les traces matérielles qui résultent du coït anal. De même que la défloration produit des déformations vulvaires, des lésions très appréciables, qui permettent au médecin de dire que la défloration existe, que les tentatives ont été plus ou moins répétées, que la difficulté du coït vaginal a été plus ou moins grande ; de même la sodomie produit des déformations anales, des lésions en rapport avec la répétition, la fréquence, la difficulté, l'ancienneté de l'acte. Les caractères physiques sont, par suite, des plus variables ; ils diffèrent suivant que l'acte est récent ou ancien, suivant sa fréquence, suivant le plus ou moins de difficulté, le plus ou moins de violences qui ont présidé à son accomplissement ; suivant le volume, la disproportion des organes.

Il est très important de tenir compte de toutes ces circonstances dans la constatation des signes de la sodomie, parce qu'elles vous permettent d'en apprécier les lésions, les déformations caractéristiques. Elles vous les expliquent au même titre que celles que j'ai fait valoir pour la formation, le développement des déformations vulvaires résultant du saphisme, de la défloration par disproportion de volume des organes sexuels, du mode de friction clitoridienne employé pour la masturbation. Leur recherche est très importante, car, sans leur connaissance, vous serez exposés à des erreurs nombreuses, par suite de l'absence de certaines déformations, de certaines lésions considérées comme caractéristiques de cet acte honteux. Vous y serez de même exposés en attachant trop de valeur à l'existence de certains signes qui, sachez-le, se montrent en dehors de l'acte sodomique. A mesure que nous avancérons dans cette étude, vous apprécierez mieux ces faits. Vous verrez notamment que c'est surtout en réunissant en un faisceau les signes observés, en les rapprochant les uns des autres et des conditions dans lesquelles se produit la sodomie, ainsi que je le fais devant vous, dans mes examens cliniques, que ces signes acquièrent une telle précision que, malgré les dénégations tout d'abord énergiques des malades, j'obtiens presque toujours, sinon toujours, l'aveu de la malade, aveu qui corrobore par conséquent mon diagnostic. Ne croyez pas, cependant, que la confirmation de l'acte par la malade soit toujours facile à obtenir. Il s'en faut de beaucoup, et vous en comprenez les raisons. Nul besoin de vous les développer. Mais comme il est nécessaire d'obtenir cet aveu, non pour affirmer son diagnostic, mais pour se renseigner sur les conditions qui ont présidé à l'acte sodomique, le médecin doit mettre en œuvre toute sa sagacité, toute sa dialectique pour l'obtenir, parce qu'alors la malade n'hésite plus à répondre à ses questions.

En interrogeant donc les malades chez lesquelles vous soupçonnerez la sodomie, vous procéderez avec patience, avec douceur en multipliant, en variant vos questions, en insinuant que c'est probablement par erreur, par surprise, pendant le sommeil, que cet acte a été accompli ; si les dénégations persistent, vous demanderez à la malade des renseignements sur la manière dont le coït se pratique, vous la prierez de prendre les différentes positions que son mari ou son amant exige, et vous la verrez d'elle-même prendre la position qui facilite le coït anal, soit étant dans le décubitus dorsal, élevant le bassin et les membres inférieurs ; soit projetant le bassin en arrière, le tronc à demi fléchi en avant reposant sur les membres supérieurs.

VII

En procédant ainsi, vous obtenez toujours l'aveu de la malade, alors qu'il s'agit surtout d'une femme mariée ou d'une femme adonnée à la débauche.

Ces malades n'ont aucun intérêt à vous tromper, elles sont seulement honteuses de l'acte qu'elles ont subi.

S'il s'agit, au contraire, d'une prostituée, d'une sodomique invétérée, l'aveu est plus difficile à obtenir, car celle-ci a tout intérêt à cacher l'abjection dans laquelle elle vit ; aussi oppose-t-elle les dénégations les plus énergiques à toutes vos questions, à toutes vos affirmations.

Vous retrouvez ici les mêmes difficultés que A. Tardieu a signalées pour l'interrogation des pédérastes qui non seulement ont tout intérêt à cacher les actes honteux auxquels ils se livrent, mais encore à égarer les recherches de la justice sur les crimes qu'ils ont commis.

Dans ce cas, du reste, l'aveu importe peu, car il s'agit d'une sodomie habituelle ; les déformations de la région anale, les lésions de l'anus et même du rectum sont tellement évidentes, caractéristiques, que le diagnostic ne peut laisser aucun doute au point de vue de la fréquence, de la répétition, de l'ancienneté sodomique.

Quoi qu'il en soit, vous devez toujours chercher à obtenir l'aveu de la sodomie, parce qu'une fois obtenu, je le répète, la femme n'éprouve plus de difficultés à fournir tous les renseignements qu'il importe de connaître pour bien apprécier la valeur diagnostique que comportent les signes de la sodomie.

VIII

Le plus ordinairement, les signes de la sodomie se reconnaissent en procédant à l'examen des organes génitaux, en faisant prendre à la malade le décubitus dorsal ou latéral, en lui faisant prendre, en un mot, la position que vous jugez la plus apte à faciliter votre examen. Si quelques signes vous échappent, ou bien si vous ne vous rendez pas un compte exact de la lésion anale, de son étendue, de ses caractères physiques, vous faites mettre la malade à genoux, le corps reposant sur les coudes. En écartant les fesses fortement avec les mains, en écartant l'orifice anal soit avec les doigts, soit avec le spéculum *ani*, vous pouvez ainsi mieux compléter votre examen et apprécier les conséquences de la sodomie.

Quelles sont donc ces conséquences? Quels sont les caractères physiques de la sodomie? Tels sont les différents points qu'il importe surtout de vous faire connaître.

Les caractères physiques de la sodomie, les conséquences qui résultent de cet acte contre nature, sont, ai-je dit, des plus variables. Ils varient suivant que l'acte est récent ou ancien, suivant qu'il a été commis avec plus ou moins de violence, suivant qu'il a été plus ou moins répété, suivant qu'il est passager ou habituel, suivant que la disproportion des organes est plus ou moins grande. Il faut tenir grand compte, messieurs, de toutes ces circonstances, je le répète, dans l'appréciation des caractères de la sodomie. Autrement vous serez exposés à commettre des erreurs, non seulement préjudiciables à votre considération de médecin, mais encore funestes, fatales même pour les individus dont vous pourriez entacher l'honorabilité en faisant naître des soupçons injustes ou en les faisant condamner à des peines plus ou moins infamantes. Il faut donc faire cette étude avec toute la précision, avec toute l'attention que vous apportez à celle des autres organes.

Lorsque l'acte sodomique est récent, ainsi qu'il m'est donné de l'observer souvent à l'hôpital de Lourcine, les signes qui le révèlent consistent surtout dans une rougeur plus ou moins vive de l'anus, dans un boursouflement plus ou moins grand de la muqueuse anale. En même temps celle-ci est excoriée, saignante, parfois profondément déchirée et même ulcérée dans une certaine partie de son étendue. Il n'est pas rare alors de constater autour de la déchirure une coloration violacée, de teinte ecchymotique, due au sang extravasé et même une inflammation du tissu cellulaire sous-jacent. Une sérosité sanguinolente et purulente baigne ces parties et tache le linge. La région anale est douloureuse ; la douleur est continue ou passagère ; elle se montre surtout lors de la défécation, lors de l'examen. Continue, elle rend la marche difficile, pénible ; la malade éprouve même une certaine difficulté à garder la position assise ; le décubitus dorsal seul la soulage.

Un examen plus approfondi de la région fait constater que l'orifice anal est légèrement refoulé en haut, qu'il est dilaté ; que le sphincter est de même refoulé, qu'il est plus lâche, que sa tonicité est moins grande.

Enfin on constate parfois une dépression de l'orifice anal, un commencement d'infundibulum, analogue à l'infundibulum vulvaire consécutif à une défloration difficile.

Cet infundibulum, en effet, ne se montre que dans le cas où la sodomie est pénible, difficile, répétée, que les organes présentent une disproportion notable. Il n'est donc pas étonnant qu'il manque parfois. Aussi ne faut-il pas en faire un signe caractéristique de la sodomie récente, alors surtout que l'acte sodomique n'a eu lieu qu'un petit nombre de fois.

IX

Tels sont les signes de la sodomie récente. Parmi les centaines d'observations recueillies à ce sujet par le docteur Martineau, le professeur nous donne un résumé des trois suivantes :

La première a été recueillie chez une jeune fille âgée de dix-neuf ans, couturière, entrée en janvier 1878, salle Saint-Alexis, n° 26, pour une métrite scrofuleuse avec adéno-lymphite double et une syphilis. Elle a raconté qu'elle a été sodomisée il y a quinze jours. Depuis, douleurs au niveau de l'anus, défécation douloureuse, orifice anal rouge avec excoriations légères nombreuses sur les plis radiés qui sont légèrement effacés. L'orifice est refoulé en haut, il est dilaté. Dépression anale. L'acte sodomique a été répété deux fois à quatre jours d'intervalle. Il a été difficile et pénible.

Le deuxième a pour sujet une femme âgée de vingt-huit ans, couturière, entrée le 24 août 1880, salle Saint-Alexis. Elle a été déflorée, il y a un mois, avec difficulté. Coït excessivement douloureux. La veille de son entrée, deux à trois essais de sodomie, dont le dernier complet, malgré une douleur excessive. Orifice anal rouge, excoriations nombreuses, saignantes ; dilatation légère de l'anus, avec refoulement en haut. Pas d'infundibulum. Manuélisation et saphisme.

Le troisième se rapporte à une jeune fille âgée de vingt et un ans, entrée le 7 avril 1880, salle Saint-Alexis, n° 13, pour une vulvite folliculaire, une métrite arthritique avec adéno-lymphite double. Manuélisation. Dix jours avant son entrée, sodomie à plusieurs reprises. Anus rouge avec ulcération à la partie antérieure, longue de huit à dix millimètres, large de quatre à cinq millimètres. Pas d'infundibulum, pas de syphilis.

X

Lorsque l'acte sodomique est habituel, lorsqu'il remonte à plusieurs années, lorsqu'il s'exerce fréquemment, les signes résultant de l'inflammation traumatique de l'anus font habituellement défaut; aussi ne rencontre-t-on pas la rougeur de l'anus, le boursouflement de la muqueuse anale. Par contre, certains autres qui étaient peu accusés se montrent très accentués. Ces signes, si bien décrits par A. Tardieu, consistent dans la déformation infundibuliforme de l'anus, le relâchement du sphincter, l'effacement des plis radiés, la dilatation de l'orifice anal, l'incontinence des matières. Pour bien apprécier la valeur diagnostique de ces signes, il est nécessaire, ainsi que l'a fait A. Tardieu, de les étudier séparément, de montrer leurs particularités essentielles.

I

La déformation infundibuliforme de l'anus signalée par Cullerier, niée par Jacquemin, Collineau et Parent-Duchâtelet, a été surtout décrite par A Tardieu. L'éminent clinicien, tout en faisant remarquer que cette disposition est moins commune chez les femmes et chez les filles publiques livrées à la sodomie que chez les pédérastes, lui reconnaît cependant une grande valeur diagnostique. Je partage à cet égard complètement son jugement; car j'ai trouvé cette déformation presque constamment chez les femmes soumises à mon observation, alors que surtout la sodomie avait été difficile par suite de la disproportion de volume des organes. Entre tous, laissez-moi vous citer les trois faits suivants: le premier se rapporte à une jeune femme âgée de vingt-six ans, domestique, entrée le 31 juillet 1877, salle Saint-Alexis, n° 20, pour un chancre infectant de l'anus. Cette malade avoue qu'habituellement son amant pratique le coït anal. Les deux et trois premières fois, elle éprouva une violente douleur, par suite de la difficulté que son amant eut à franchir l'orifice. Depuis, la sodomie se pratique sans difficulté et sans douleur. Il existe un infundibulum des plus marqués. L'anus est refoulé en haut; il est très dilaté, présentant de nombreuses tumeurs hémorroïdales. Les matières et les gaz se perdent involontairement. Depuis quinze jours elle se plaint d'une douleur à l'anus, se montrant surtout pendant l'acte sodomique et la défécation. Sur la paroi postérieure de l'anus, je constate une érosion chancreuse reposant sur une base indurée.

Le deuxième se rapporte de même à une jeune femme âgée de vingt-huit ans, domestique, entrée le 11 mars 1879, salle Saint-Louis, n° 10, pour une métrite chronique, avec adéno-lymphite double. Elle raconte qu'elle se livre habituellement à la sodomie avec son amant, parce que les rapports sexuels sont douloureux depuis deux à trois ans. Elle perd involontairement les gaz et les matières fécales, surtout lorsqu'il existe de la diarrhée. En écartant les fesses, on trouve un infundibulum très marqué, formé par la région anale. Cet infundibulum est assez long, il mesure 2 à 3 centimètres, il donne la sensation au doigt d'un canal parcouru habituellement par un corps rigide. A son sommet se voit l'orifice anal refoulé en haut. Cet orifice est très dilaté: en augmentant la dilatation avec deux doigts, ce qui s'obtient facilement, on voit la muqueuse rectale, flasque, légèrement violacée. Le doigt constate que le sphincter a perdu en partie sa tonicité. Le sphincter une fois franchi, on constate que l'infundibulum se continue avec un trajet intra-rectal qui se dirige vers la paroi postérieure de l'utérus.

Le troisième est une jeune fille de dix-sept ans, entrée le 30 novembre 1880, salle Saint-Alexis, n° 19. Elle est domestique dans un café. Atteinte d'une métrite avec adéno-lymphite double, d'une vaginite consécutive, elle raconte que, depuis quatre mois, elle se livre habituellement à la sodomie avec ses amants. Au début l'acte sodomique était difficile, douloureux ; puis il devint facile, non douloureux. En écartant les fesses, vous avez pu voir que l'anus est refoulé en haut et qu'il est précédé d'un canal infundibuliforme court, constitué surtout par la région anale. En pratiquant le toucher, on constate, outre la dilatation de l'anus qui admet facilement deux doigts, la diminution de tonicité du sphincter anal, la dépression de la région anale qui est lisse par suite de l'effacement des plis radiés. Cette malade accuse enfin une déperdition involontaire des gaz et des matières fécales, surtout lorsque ces dernières sont liquides, diarrhéiques.

Ce signe est donc fréquent, seulement il faut savoir le rechercher et surtout apprécier la manière dont il se forme.

XII

A cet égard, je ne saurais mieux faire que de vous donner la description faite par A. Tardieu.

« La déformation infundibuliforme de l'anus résulte, d'une part, du refoulement graduel des parties qui sont situées au-devant de l'anus, et, d'autre part, de la résistance qu'oppose l'extrémité supérieure du sphincter à l'intromission complète dans le rectum. Le sphincter, en effet, forme au-dessus de l'anus une sorte de canal musculeux contractile, dont la hauteur atteint parfois jusqu'à 3 à 4 centimètres; de telle sorte que la partie inférieure de l'anneau peut céder et se laisser repousser vers la partie supérieure qui, résistant davantage, reste au fond d'une sorte d'entonnoir dont la partie la plus évasée est circonscrite par le rebord des fesses, et dont la portion rétrécie se prolonge à travers l'orifice anal jusqu'au sphincter refoulé, réduit à un simple anneau qui ferme plus ou moins complètement l'entrée de l'intestin.

« Si j'ai réussi à me faire comprendre, on doit voir que l'infundibulum sera plus ou moins large, plus ou moins profond, suivant l'état d'embonpoint ou de maigreur, et la saillie plus ou moins prononcée des fesses. Chez les individus très gras, dont les masses fessières sont très prononcées, l'infundibulum manque souvent, ou, du moins, formé uniquement au niveau et aux dépens du sphincter anal, il est très court et ne s'aperçoit que lorsque les fesses sont très fortement écartées et lorsque l'on a soin d'exercer une traction assez forte sur les côtés de l'anus.

« Chez les individus très maigres il peut également faire défaut, parce que le rebord inférieur des fesses étant presque nul, il n'y a pas de refoulement des parties molles, et que l'anus se trouve ou superficiellement placé, comme on le voit surtout chez les femmes très amaigries, ou au fond d'une excavation naturelle, qui n'affecte pas la disposition infundibuliforme. Celle-ci n'est jamais plus prononcée que chez les pédérastes d'un embonpoint modéré, chez lesquels les fesses, un peu molles, vont en se déprimant depuis leur méplat jusqu'aux bords de l'ouverture anale, de manière à former un entonnoir à large ouverture, plus ou moins rétréci vers le fond, et que l'écartement des fesses rend facilement visible. »

XIII

Je ne saurais rien ajouter de plus à cette description clinique de l'infundibulum qui, quoique faite à propos du pédéraste, se rapporte si bien à ce que je constate chez la femme qui, ainsi que le dit A. Tardieu, si elle ne présente pas aussi souvent que l'homme un infundibulum très prononcé, le présente pourtant assez souvent et présente surtout un infundibulum formé uniquement aux dépens du sphincter anal. Aussi est-il très court, ainsi que vous pouvez le constater chez cinq ou six malades placées actuellement dans mon service, et est-il né essaire d'écarter fortement les fesses pour le mettre en relief. Chez une malade de la salle Saint-Louis, âgée de seize ans, entrée pour une vulvo-vaginite, une métrite chronique avec antéversion, adéno-lymphite double, vous pouvez constater l'existence de ces deux infundibulum. Cette jeune fille a été déflorée à l'âge de huit ans et sodomisée en même temps par son père. Ces rapports sexuels auraient persisté pendant deux ans. Vous comprenez facilement qu'à cet âge, vu la disproportion des organes, la défloration et la sodomie aient été difficiles, impossibles même, que ces actes aient été incomplets; mais comme ils se sont reproduits souvent, la vulve d'une part, l'anus d'autre part, ont été refoulés, légèrement dilatés, et l'infundibulum s'est produit. Chez la femme donc, je le répète, l'infundibulum anal existe, seulement il est formé plus habituellement aux dépens du sphincter anal et non du rebord des fesses comme chez l'homme. J'ajoute qu'il existe surtout lorsque la sodomie est difficile, pénible, par suite de la disproportion des organes ; c'est en effet là une condition *sine qua non* de sa formation, de son existence. Lorsque l'acte sodomique se produit facilement, que l'anus cède facilement, que la contraction sphinctérienne n'oppose pas trop de difficulté à l'introduction du membre viril, l'infundibulum ne se produit pas; son absence n'indique pas la non-existence de la sodomie, ainsi que vous pourriez le supposer; car alors vous constatez les autres signes qu'il me reste à vous faire connaître. Son absence, je le répète, n'indique qu'un fait, la facilité de l'acte par suite du volume proportionnel des organes. C'est pourquoi il est toujours utile d'obtenir des renseignements de la malade et de faire la confrontation des organes, si elle est possible.

Outre cette déformation infundibuliforme de l'anus, le sphincter est relâché; les plis radiés sont effacés. A. Tardieu, avec raison, attache, avec Zacchias, Casper, une grande valeur diagnostique à l'existence de ces deux signes qui, dit-il, se rencontrent alors même que l'infundibulum fait défaut. Ces signes, en effet, ont une grande valeur ; ils n'ont jamais manqué dans les observations relevées. Alors que l'infundibulum était peu marqué, qu'il faisait défaut, on a toujours constaté le relâchement du sphincter et l'effacement des plis radiés. Les conditions nécessaires à la formation, au développement de l'infundibulum, ne sont plus les mêmes. Il suffit de la répétition de l'acte sodomique pour les produire; il n'est pas nécessaire que l'acte soit facile ou difficile.

XIV

Plus l'acte sodomique se renouvelle, plus le relâchement devient considérable. e sphincter perd sa tonicité ; la constriction anale diminue, elle disparaît même.

En dilatant l'orifice anal avec les doigts, la muqueuse anale forme des replis, parfois un bourrelet saillant, épais ; on l'aperçoit relâchée, faisant hernie, ainsi qu'on le constate chez les femmes qui se livrent habituellement à la sodomie par suite d'une conformation vicieuse ou morbide de la vulve.

Cependant le docteur Martineau n'a pas constaté ces cas où A. Tardieu a trouvé la muqueuse constituant des caroncules, des excroissances parfois assez développées pour simuler des petites lèvres semblables à celles de l'entrée du vagin, et s'écartant, dit-il, comme elles, lorsqu'on exerce une traction sur les bords de l'anus. Ce sont ces excroissances, connues sous le nom de crêtes, *crista mariscæ* des satiriques latins, qui ont une grande notoriété comme signes de la pédérastie, et que Zacchias considère comme un signe habituel de la sodomie.

En même temps que le relâchement du sphincter, l'effacement des plis radiés de l'anus, le boursoufflement et la saillie de la muqueuse, on constate l'amincissement du sphincter; le refoulement de l'anus en haut et la dilatation de l'orifice anal, au point que les malades accusent la sortie involontaire des matières fécales et des gaz. Par suite de cette dilatation anale, un doigt et même plusieurs doigts pénètrent facilement dans le rectum, et, en écartant les fesses, on aperçoit un trou plus ou moins béant qui permet d'observer les lésions que peut présenter la muqueuse, telles qu'ulcérations, hémorroïdes, fistules à l'anus, etc.

XV

Ces lésions, rencontrées souvent par M. le docteur Venot (de Bordeaux) chez les filles publiques adonnées à la sodomie, ne paraissent pas au docteur Martineau être la conséquence de cet acte. Du moins, ne les a-t-il jamais observées, sauf les ulcérations inflammatoires de la sodomie récente, sur les malades de son service.

Lorsqu'elles existent, dit-il dans la leçon qui nous occupe actuellement, lorsque les hémorrhoïdes, les fistules se rencontrent, on peut les attribuer à une tout autre cause. Elle ne font pas partie intégrante du cortège symptomatique de la sodomie; tout au plus pourrait-on dire que cette dernière favorise leur apparition chez des personnes prédisposées. Il n'en est plus de même lorsqu'il existe un chancre infectant ou non infectant de l'anus. La présence de cet accident est un indice certain de la sodomie. C'est avec raison que A. Tardieu en a fait un signe très important de la pédérastie. Dans tous les cas de chancre infectant ou non infectant de l'anus que j'ai observés depuis mon séjour à l'hôpital de Lourcine (ces cas sont aujourd'hui au nombre de cinq, d'après une statistique dressée par mon excellent interne M. Binet, qui a désiré, à propos de deux chancr infectants du vagin que j'ai observés cette année, se rendre un compte exact du siège habituel du chancre infectant), la contagion a été le résultat de la sodomie. Je ne veux pas ici vous citer toutes ces observations; qu'il me suffise de joindre à celle de la malade de la salle Saint-Alexis, n° 46, que vous observez actuellement, les trois suivantes. La première a pour sujet une jeune femme de vingt-neuf ans, domestique, entrée le 10 août 1880, salle Saint-Alexis, n° 33, pour une métrite chronique avec adéno-lymphite double. Elle raconte que, sept jours avant son entrée à l'hôpital, la sodomie a été pratiquée à deux reprises différentes par son amant. Deux jours après, la défécation est devenue douloureuse; la malade a ressenti une brûlure à la région anale; elle a aperçu sur sa chemise des taches jaunâtres, purulentes. A son entrée, j'ai constaté sur la partie antérieure de l'anus un chancre non infectant, constitué par une ulcération à fond grisâtre, purulent, à bords rouge vif, saillants, décollés, irréguliers. Le toucher anal est douloureux. L'anus est légèrement refoulé en haut, dilaté; il n'existe pas d'infundibulum. Adénite inguinale, unique, inflammatoire à droite, douloureuse.

Dans les deux observations suivantes, il s'agit d'un chancre infectant anal contracté de même par sodomie. La première a pour sujet une jeune fille, dix-huit ans, brocheuse, entrée le 25 février 1880, salle Saint-Alexis, n° 16, déflorée à seize ans; défloration difficile. Infundibulum vulvaire. Manuélisation; saphisme. Il y a deux mois, une seule sodomie. Trois semaines après, démangeaison à l'anus, douleur pendant la défécation. Actuellement chancre infectant siégeant à la partie antérieure de l'anus. Exploration douloureuse, toutefois le doigt pénètre facilement et permet de constater une dilatation de l'anus. Pas d'infundibulum.

La deuxième se rapporte à une jeune femme, vingt-deux ans, couturière, mariée, entrée le 29 juin 1880, salle Saint-Louis, n° 16; métrite herpétique, adéno-lymphite double; syphilis depuis six semaines caractérisée par un chancre infectant de l'anus et des syphilides vulvaires. Saphisme fréquent et manuélisation. Trois semaines avant l'apparition de la syphilis, son mari, au moment de partir en voyage, pratiqua la sodomie. L'anus est rouge, enflammé, les plis radiés sont épaissis; défécation douloureuse; suintement sanguinolent; orifice anal légèrement dilaté malgré l'épaississement des plis; le doigt pénètre facilement tout en occasionnant de la douleur; au-dessus du sphincter, érosion chancreuse à bords élevés, reposant sur une base manifestement indurée. Adéno-pathie inguinale multiple, double, aphlegmasique.

XVI

A. Tardieu paraît avoir observé une fois une blennorrhagie anale résultant d'actes de pédérastie chez un individu qui avait eu des relations notoires avec un autre atteint de blennorrhagie uréthrale. Elle était caractérisée par un écoulement verdâtre assez abondant.

Tels sont les caractères physiques qui constituent l'acte sodomique.

On ne trouve pas chez la femme certains caractères que A. Tardieu a signalés chez les pédérastes, notamment le développement excessif des fesses, qui sont larges, saillantes, parfois énormes, d'une forme tout à fait féminine; on ne trouve pas cet habitus extérieur si bien décrit par l'éminent professeur et qui consiste dans cette recherche d'habillement, dans cette allure, dans ces goûts que les pédérastes ont bien soin de faire valoir pour exciter les passions des hommes tombés dans la débauche la plus efféminée, la plus grossière, la plus éhontée; habitus extérieur qu'on retrouve aussi chez ceux qui ont pour but d'appeler l'attention sur leur personne, qui ont pour but surtout d'attirer les débauchés dans des pièges où le crime les attend souvent, et que A. Tardieu a désignés sous le nom de *tantes*.

On peut les comparer, dit-il, à ces prostituées qui, par leur allure, « leur démarche, provoquent les hommes qui cherchent à satisfaire leurs goûts, leurs passions. Ces *tantes*, ajoute-t-il, se présentent avec les cheveux frisés, le teint fardé, le col découvert, la taille serrée, de manière à faire saillir les formes ; les doigts, les oreilles, la poitrine chargés de bijoux; toute leur personne exhale l'odeur des parfums les plus pénétrants. »

XVII

Le professeur Martineau continue ainsi sa leçon :

De même la sodomie ne produit pas chez la femme cette altération de la santé générale que A. Tardieu a signalée chez le pédéraste. Vous ne trouvez pas cet aspect misérable, cette constitution appauvrie, cette pâleur maladive, cet épuisement des forces physiques et intellectuelles que vous rencontrez habituellement chez le prostitué pédéraste.

Chez la femme, rien de pareil ; rien ne trahit dans son langage, dans son habitus extérieur, dans sa manière d'être, dans sa manière de vivre, ses habitudes sodomiques, même lorsqu'elle en fait son métier, même lorsqu'elle vit à l'état de prostitution.

Les déformations de la région anale seules mettent le médecin sur la voie de la sodomie. Parfois même ces déformations sont tellement peu accusées, comme dans la sodomie récente, que celle-ci passerait inaperçue, si la malade n'appelait l'attention du médecin sur les phénomènes morbides, sur les douleurs, sur les lésions qui résultent de cet acte contre nature. Aussi est-il nécessaire de vous livrer à un examen approfondi de la région anale toutes les fois que vous soupçonnez la sodomie; est-il nécessaire d'apprécier scrupuleusement tous les caractères que vous constatez, et de ne vous prononcer qu'après un jugement mûrement réfléchi. Sachez-le, certaines causes d'erreurs existent. C'est à les écarter qu'il faut successivement vous appliquer, c'est en faisant appel à toute votre habileté de clinicien, à tout votre talent d'observation, qu'il faut recourir, et si, malgré tout, vous hésitez à vous prononcer définitivement, ne craignez pas surtout, lorsque vous agissez comme expert en justice, de faire connaître votre hésitation. Il vaut mieux être accusé d'ignorance, faire absoudre même un coupable que de faire condamner un innocent, d'entacher son honorabilité.

XVIII

Parmi les causes d'erreur, il en est qui résultent de la difficulté d'examen; d'autres, de certaines dispositions particulières, naturelles ou acquises, pouvant modifier la conformation des parties et rendre moins apparents et moins faciles à saisir les signes de la sodomie. Ainsi, si vous rencontrez habituellement dans mon service des femmes qui ne font aucune difficulté pour faciliter l'examen de l'anus, pour avouer la sodomie, vous en rencontrez aussi qui s'efforcent, tout comme les pédérastes, de dissimuler les traces caractéristiques de leur débauche, et qui nient énergiquement, même devant l'évidence, tout rapport sodomique. Elles contractent les fesses, elles empêchent leur écartement et par suite la constatation de l'infundibulum et du relâchement du sphincter. Dans d'autres cas, elles exagèrent l'infundibulum, elles le produisent même artificiellement par suite de la contraction du releveur de l'anus, ainsi que l'à très bien démontré le professeur Brouardel. Vous pouvez ainsi croire à l'existence d'un signe qui n'existe véritablement pas. Dans tous ces cas, pour éviter l'erreur, il faut faire changer brusquement la position, fatiguer le malade en prolongeant l'examen de manière à faire cesser la contraction musculaire. En outre, il ne faut pas se borner à examiner du regard la conformation de l'orifice anal; il faut pratiquer le toucher rectal. Vous appréciez ainsi le peu de résistance qu'offre le sphincter anal, la dilatation parfois excessive de l'anus.

Quant aux causes d'erreurs tenant à une disposition particulière naturelle ou acquise, il vous suffira d'être prévenu sur leur existence possible, il vous suffira de faire un examen approfondi de la région anale pour les éviter. Ainsi, vous ne confondrez pas la flaccidité des chairs résultant de l'âge avec le relâchement du sphincter, avec la perte de la tonicité de ce muscle; vous ne confondrez pas les déformations produites par la sodomie, les lésions qui en résultent, avec les déformations, avec les lésions produites soit par les affections du rectum, de l'anus, soit par certaines opérations qu'exigent ces affections, ces lésions. Il n'est nul besoin de vous citer les fistules, les fissures, les hémorroïdes, qui, si elles peuvent être considérées parfois, ainsi que l'a fait A. Tardieu, comme une conséquence de la sodomie récente ou ancienne, sont bien plus souvent le résultat de toute autre cause. Les cicatrices, par leur forme, leur siège, leur étendue, en rapport avec les opérations exécutées dans la région anale, montrent de même la nature e la cause de ces déformations. Il suffit donc, vous le voyez, d'un examen approfondi pour faire disparaître toute cause d'erreurs. Tout au plus pourrez-vous en commettre une s'il existe une coïncidence de ces lésions et des habitudes de sodomie. Dans ces conditions, vous vous bornerez à admettre une probabilité plutôt qu'une conclusion formelle.

Quant au diagnostic entre la sodomie récente et la sodomie ancienne, habituelle, les caractères inflammatoires de la première le rendent facile. Il est inutile d'insister.

XIX

C'est donc, en tenant compte de toutes les circonstances, de toutes les considérations que je viens d'émettre, que vous poserez le diagnostic de la sodomie chez la femme. C'est en vous basant sur les caractères physiques que j'ai analysés, en les coordonnant et non en les dissociant, sachez-le bien, que ces caractères acquièrent une grande importance pour le diagnostic. Si, parmi eux, il en est qui ont une valeur plus grande, plus assurée, s'ils suffisent à eux seuls pour affirmer le diagnostic; il est bien entendu que c'est au relâchement du sphincter, à la sortie involontaire des matières fécales, des gaz, à l'effacement des plis radiés de l'anus plutôt qu'à l'infundibulum anal qu'il faut attribuer cette valeur positive. Du reste, messieurs, c'était l'opinion de l'éminent A. Tardieu. Le célèbre professeur n'a pas attribué au caractère isolé et unique de l'anus infundibuliforme, ainsi qu'on paraît le croire, le diagnostic de la pédérastie. Pour lui, comme

pour moi, s'il n'est pas permis d'hésiter lorsqu'on rencontre à la fois l'infundibulum, le relâchement du sphincter, la dilatation extrême de l'anus, et l'incontinence des matières, aucune hésitation non plus n'est permise, lorsqu'il existe un
relâchement du sphincter, un effacement des plis radiés, l'incontinence des matières, alors même que l'infundibulum anal n'existe pas, « car l'existence de ce
signe, ajoute-t-il, fait souvent défaut ».

De même vous aurez une certitude presque absolue, lorsque vous constaterez
la présence du chancre infectant anal. Le chancre infectant naît au point d'inoculation. Or, si, dans certains cas, il est possible qu'il soit la conséquence de la contagion d'accidents secondaires, de syphilides érosives, papulo-érosives, produite
par le contact d'un corps quelconque souillé par la sécrétion virulente de ces
syphilides, il est le plus ordinairement le fait d'une contagion directe de l'accident
initial, d'un accident secondaire par suite de l'acte sodomique. A ce point de vue,
je le répète, le chancre anal constitue une lésion presque caractéristique de la
sodomie.

XX

Le professeur Martineau terminé ainsi cette remarquable leçon qu'un ouvrage,
comme celui que nous publions, devait nécessairement en partie reproduire :

« En commençant le cours de cette année (1881) par la description des
déformations anales produites par l'acte sodomique, mon but, je le répète, a été
de faire servir les nombreuses observations que je recueille dans mon service de
l'hôpital de Lourcine à parfaire, d'une part, vos études médico-légales sur des
attentats aux mœurs qui, hélas ! ne sont que trop fréquents ; à compléter l'étude
des déformations de la région ano-vulvaire produites par le saphisme, par la
masturbation, par la défloration ; à vous montrer, d'autre part, les analogies,
les différences qui existent entre la pédérastie et la sodomie, tant au point de vue
des circonstances, des conditions où ces actes contre nature sont perpétrés, qu'à
celui des caractères physiques qui les constituent.

Pour toutes ces raisons, je vous devais cette étude, quoiqu'elle ait été si bien
faite par notre éminent médecin légiste français A. Tardieu, quoiqu'elle ait des
côtés bien répugnants, parce que le médecin ne doit reculer devant aucune dégradation morale, devant aucune immoralité.

Les actes les plus honteux de la débauche, de la prostitution, ne doivent pas
l'arrêter ; il doit les connaître, en reconnaître surtout les caractères physiques,
les lésions, afin qu'il puisse en atténuer les effets, concourir à leur extinction et
même à leur répression par la justice ! »

LIVRE TROISIÈME

De l'influence du climat sur les fonctions génitales

CHAPITRE PREMIER

LE CLIMAT ET LES FONCTIONS DES ORGANES SEXUELS

Après avoir expliqué les différents emplois que faisaient les anciens des organes génitaux, on se demandera naturellement quelle influence ces organes ont subie dans ces actes divers. Il serait difficile de persuader qu'ils se soient conservés dans un état d'intégrité, tandis que les parties, que l'on a substituées à l'un ou à l'autre de ces organes, étaient exposées à diverses affections et ont souvent même payé chèrement les abus, comme nous l'avons vu daus les maladies du pathicus, du fellator et du cunnilingus.

Si l'on accordait aussi que la bouche et l'anus, par leur emploi contre nature, étaient plus exposés, plus en danger que le pénis destiné aux frictions, il n'est pas prouvé pour cela que celui-ci serait préservé d'accidents. Cette immunité, du reste, a été suffisamment réfutée dans le chapitre où nous traitions de la pédérastie. Abstraction faite même du grand nombre de cas d'affections génitales dont les anciens médecins nous ont conservé l'histoire, nous en connaissons déjà quelques-unes qui, certes, ne peuvent pas être attribuées à la pédérastie seule.

Nous devrons donc chercher encore d'autres sources, qui, en partie indépendantes de l'emploi des organes sexuels, sont plutôt des causes disposantes que des causes occasionnelles, et qui exercent de l'influence sur l'état normal des parties sexuelles ; car il nous paraît impossible d'attribuer la maladie tout simplement à l'usage ou à l'abus des organes génitaux, bien que les anciens aient regardé les affections génitales, en partie, comme la conséquence immédiate de l'abus.

Outre les fonctions qui ont lieu dans l'intérêt de l'organisme et de la consecration de l'espèce, les organes sexuels, comme tous les autres organes du corps humain, montrent encore, vu leur intégrité et leur vie propre, les phénomènes d'une action indépendante, qui, suivant les lieux et les temps divers, doivent varier plus ou moins. L'organisme en général en donne déjà la preuve. Cette différence selon les lieux trouve principalement sa cause dans le climat. Ainsi se pose la question suivante :

Quelle influence le climat a-t-il exercée dans l'antiquité sur les fonctions génitales en général et en particulier, et jusqu'à quel point pourra-t-on en tirer un élément qui favorise la production des affections génitales ?

Quoique nous ne possédions jusqu'à présent que des documents pour nous éclairer à ce sujet, ils suffisent néanmoins pour nous donner une idée générale, surtout si nous jugeons ces documents aux données ; ce qui, d'ailleurs, ne peut se faire qu'avec précaution, parce que les anciens vantaient quelquefois la salubrité climatérique d'un pays, dans lequel on reconnaît aujourd'hui le vice contraire.

Les documents qui sont à notre disposition, ne se rapportant qu'à l'Asie, surtout à la Syrie, à la Palestine et à l'Asie-Mineure, à l'Égypte, à la Grèce et à l'Italie, ne nous permettent de parler que du climat de ces contrées.

Quant à l'influence du climat sur les fonctions des organes sexuels en général, nous lisons déjà dans Hippocrate, lorsqu'il parle du climat de l'Asie : « Mais le plaisir sexuel doit dominer ; c'est pourquoi aussi on trouve tant de variétés parmi les animaux de la même classe, et il me paraît en être de même chez les Égyptiens et les Lydiens. »

On remarque en effet encore aujourd'hui que, dans les climats chauds, toute la vie végétative a un caractère d'exubérance, et que la nature ne paraît avoir pour but que la reproduction, sans égard à la destruction de la vie individuelle.

L'homme cède à cette impulsion générale de l'espèce ; mais cela ne pouvant se faire qu'aux dépens de l'existence individuelle, on le voit souvent, semblable à un arbre surchargé de fleurs, ne point produire de fruits. Semblable à l'arbre planté dans un sol exubérant, l'enfant du Midi mûrit rapidement aux fonctions sexuelles, mais il est aussi promptement forcé d'y renoncer. La fantaisie de la jeunesse se maintient dans son activité primitive ; mais le corps faiblit, et, aiguillonné par la volupté jointe encore à l'usage des moyens aphrodisiaques, il finit par devoir se comporter passivement, et par réclamer pour la jouissance des organes tous les moyens auxquels la fantaisie affaiblie enfin elle-même et malade est obligée de recourir au dehors.

Nous savons que l'Asie était la patrie de la volupté et de ses variétés, lesquelles se sont de là répandues dans les pays voisins. Babylone, la Syrie, l'Égypte furent le berceau de l'impudicité, et elles n'eurent de rivale digne d'elles que Rome.

La Grèce, sous son ciel d'azur, ne pouvait avoir que des habitants équilibrement formés par le corps et par l'esprit. Ce n'est qu'un Grec qui a pu poser et prouver cette maxime : qu'une belle âme doit habiter dans un beau corps. Une volupté effrénée n'a jamais pu dominer ce peuple, quelque bas qu'il ait pu tomber par suite de la perte de sa liberté, et sous l'influence étrangère ; la volupté y était excitée artificiellement, mais n'y était point secondée par le climat.

A Rome même, quelque impérieux que ce vice s'y soit montré, il n'y existait que comme un étranger, auquel les trésors des autres ont frayé le chemin ; et pourtant le climat de l'Italie a déjà plus de rapport que le climat de la Grèce avec celui de l'Asie.

La polygamie, comme la volupté en général, à laquelle elle doit, en partie du moins, son existence, était également un effet du climat de l'Asie. Elle aussi a contribué au développement de la maladie vénérienne.

Il en est à peu près de même de la polyandrie proprement dite, si nous la considérons comme une forme de mariage. Car autrement elle se confond tout à fait avec l'impudicité. Toute femme, en effet, qui vend son corps aux plaisirs, vit en polyandrie, comme les chevaliers de Vénus vivent en polygamie. Mais dans ces circonstances, les organes sexuels, quoique d'ailleurs en état de parfaite santé, peuvent éprouver certaines affections.

Ces indications suffiront, pensons-nous, pour témoigner de l'influence du climat sur les fonctions sexuelles.

CHAPITRE II

INFLUENCE DU CLIMAT SUR L'ACTIVITÉ INDIVIDUELLE DES ORGANES SEXUELS

C'est ici encore l'Égypte et l'Asie qui vont fixer nos regards. Les rayons brûlants du soleil, auxquels ces pays et leurs habitants sont exposés, augmentent la fonction de la peau ; les sécrétions des surfaces muqueuses sont sensiblement diminuées ; mais le produit de ces dernières est plus saturé, et une certaine âcreté ou propriété corrosive se forme facilement, après s'être déjà manifestée par une odeur spécifique. Cette influence doit se faire sentir particulièrement sur la muqueuse du vagin, où la sécrétion, si elle n'était pas enlevée assez souvent, prendrait facilement ce caractère d'âcreté, qui corroderait tout ce qui serait en contact avec elle.

Dans ses *Recherches microscopiques sur la nature des mucus et la matière des divers écoulements des organes génito-urinaires chez l'homme et chez la femme*, M. Donné nous révèle que le mucus normal sécrété par le vagin réagit toujours comme un acide.

D'après J.-P. Schootte, auteur d'un ouvrage intitulé : *D'une fièvre putride atrabilaire et contagieuse qui régnait au Sénégal en* 1778, les hommes et les femmes gagneraient au Sénégal, sans contagion syphilitique, des ulcères au gland ou à la surface interne du prépuce, ou à la partie interne des nymphes.

Le temps qui précède et celui qui suit l'apparition des règles étant favorables à l'augmentation de cette sécrétion muqueuse, le sang menstruel se mêle avec cette mucosité dégénérée, et prend de cette manière une propriété âcre et de mauvaise odeur.

En effet, dans une température élevée, lorsque les excrétions de la peau, des glandes sébacées, des cryptes du vagin, augmentent en abondance et en fétidité, il n'est pas étonnant que le sang menstruel, — pour peu qu'il séjourne dans ces parties voisines de l'anus, lesquelles sont en orgasme, — acquière bientôt de l'odeur. De là aussi la mauvaise réputation du sang menstruel, depuis les temps les plus reculés, surtout dans les pays chauds ; car il est certain que la qualité purulente qu'on lui attribue est due au mélange avec le mucus du vagin.

Disons, à ce propos, qu'un grand nombre d'écrivains sur la syphilis au commencement du xvᵉ siècle, attribuent la production de la maladie vénérienne au coït avec des femmes menstruées.

L'eau de mer et l'eau douce, prises chacune séparément, ne nuisent aucunement à la santé ; mais si on les réunit pour former l'eau croupissante, la santé se ressent, même de leur évaporation. Il se produit quelque chose d'analogue chez les organes génitaux de l'homme. La surface du gland, plus rapprochée de la peau extérieure, est douée d'une plus forte sécrétion des glandes sébacées ; cette sécrétion, lorsqu'elle séjourne quelque temps entre le prépuce et le gland, prend également un caractère d'âcreté, et, en réagissant sur ces parties, elle détermine l'inflammation des glandes sébacées.

Le médecin anglais Russell assure qu'il s'accumule plus d'humeur sous le gland dans les pays chauds que dans les pays froids ; et un de ses amis, qui dans ces pays chauds n'employait que les moyens de propreté usités en Europe, eut sous le gland une espèce de pustule, qu'il n'aurait sans doute pas eu à craindre, s'il avait été circoncis. Depuis, il lavait cette partie du corps très souvent, et il n'a plus rien éprouvé de semblable.

L'ablution du corps entier et surtout des parties secrètes est donc nécessaire dans les pays chauds.

Ce qui précède explique clairement le passage suivant de Philon : « Il était donc plus convenable de rechercher, d'une manière raisonnable et sérieuse, les causes qui ont provoqué l'usage de la circoncision, que d'accuser d'avance de légèreté des nations entières. De cette façon, il ne paraîtra pas probable à l'homme de sens que, dans chaque siècle, des milliers d'individus se seraient soumis à la circoncision et auraient enduré des douleurs atroces pour mutiler leurs corps et ceux de leurs parents. Mais nous aurions même beaucoup de raisons de maintenir et de suivre cet usage. Les principales sont les suivantes : d'abord, la préservation d'une maladie grave et d'un mal difficile à guérir, qu'on appelle *anthrax*, dénomination tirée, je pense, du feu qui paraîtrait brûler dans l'intérieur. Cette affection se produit facilement chez ceux qui ont leur prépuce en entier ; ensuite la propreté du corps entier. »

Il résulte de ce passage que l'anthrax, dont il est question, n'était nullement en lui-même d'origine syphilitique, comme certains l'ont pensé ; mais nous y voyons une disposition des glandes sébacées du gland à entrer en ulcération. Cette disposition peut être diminuée à un certain point par la circoncision et par des soins continuels de propreté ; mais elle ne peut pas être entièrement détruite, parce qu'elle trouve sa raison dans des influences climatériques qu'on ne peut pas éloigner.

Une fois que le mucus corrosif de la femme, surtout mêlé avec le sang menstruel qui se décompose si facilement, a produit sur la membrane muqueuse des corrosions et des ulcères, il s'établit alors un mélange plus mauvais encore de mucus et de pus. Cette décomposition du sang n'a lieu que lorsque celui-ci séjourne pendant quelque temps dans le vagin, et qu'il est exposé plus ou moins à l'influence de l'air atmosphérique ; car dans le sang menstruel normal, il ne s'opère point de décomposition, il ne s'y forme point d'âcreté sans influence extérieure. Il est cependant probable que c'est moins cette espèce de pourriture, que la *propriété acide* du sang menstruel qui, mêlé avec le mucus acide, entre dans le vagin même dans une espèce de fermentation acétique dont le produit est corrosif. Retzius a trouvé que le sang menstruel ne réagit pas seulement comme un acide, mais il a prouvé aussi qu'il contient de l'acide phosphorique libre et de l'acide lactique.

Si, dans ces circonstances, le gland de l'homme, dont les glandes sébacées ont la même disposition à s'ulcérer, pénètre pendant l'acte du coït dans le vagin, il n'est pas étonnant que ce mucus dégénéré, en pénétrant dans l'urètre, occasionne une blennorrhée ou des ulcères sur le gland, surtout quand on considère que le coït met les organes dans une plus grande activité qu'à l'ordinaire et les rend plus susceptibles de recevoir les influences extérieures et nuisibles.

Cette communication peut avoir lieu d'autant plus facilement que la surface de la muqueuse malade sécrète une plus grande quantité de mucus, qui, lui-même, reçoit peut-être, par l'influence du système nerveux — comme la salive dans la colère — une décomposition chimico-vitale et contagieuse. Si la femme est en outre menstruée à l'époque du coït, l'excitation devra être plus grande encore, ainsi que le danger.

Nous pouvons de cette manière nous expliquer pourquoi les ulcères, qui se communiquaient aux organes sexuels de l'homme, prenaient, en Asie, si facilement un caractère putride, et on comprendra que les anciens ont eu assez de raisons pour donner à ce mal le nom d'*anthrax*. Car l'anthrax résultait également du coït; on le voit dans un passage tiré de l'évêque Palladius qui dit que le démon avait conduit un certain Héron à Alexandrie, où il fréquentait le théâtre, les courses de chevaux et les cabarets borgnes. « De cette manière, devenu débauché et ivrogne, il tomba dans la fange de l'impudicité ; et, lorsqu'il eut la pensée de pécher, il entra en relation avec une comédienne et lui dénoua la ceinture. Après qu'il eut accompli cet acte, il se déclara par la volonté divine un anthrax sur son gland, et il en fut si malade pendant six mois, que ses parties pourrirent et tombèrent. »

Si l'on considère maintenant les soins excessifs que les Israélites prenaient pour la multiplication de leur race, la facilité qu'ont les ulcères, dans les pays chauds, d'entrer en gangrène, et partant, la facilité de la destruction des organes reproducteurs, on ne sera pas surpris de trouver, dans les lois de Moïse, la suivante : « Si un homme couche avec une femme pendant qu'elle a ses règles, et qu'il lui découvre les organes de la pudeur, en même temps qu'elle lui découvre la fontaine de son sang, tous deux devront mourir. »

De grands dangers devaient donc se rattacher à ce coït, et l'on devait en avoir fait de tristes expériences pour qu'un législateur fût obligé d'infliger la peine de mort à celui qui aurait couché avec une femme menstruée.

Il faut croire aussi que le commerce avec les femmes menstruées n'était pas une chose rare chez les Juifs, puisqu'il fallait une peine aussi grave pour les en empêcher, et nous ne devons pas nous étonner alors que les livres sacrés, plutôt peut-être que ceux d'aucun autre peuple, aient clairement parlé des maladies que les organes sexuels contractaient dans le coït. Ce sont les livres de Moïse qui contiennent les premières traces de la connaissance de la *gonorrhée*.

Si le climat exerçait une telle influence sur les indigènes, combien grande ne devait-elle pas être sur les étrangers, chez lesquels les principes d'une maladie endémique d'un pays agissent avec plus d'énergie. Et cela devait être bien plus sensible encore dans l'antiquité, où les peuples se conservaient plus purs de mélange.

Cette circonstance n'a pas été assez considérée par les pathologues, et elle n'est pas sans importance pourtant relativement à l'origine de la syphilis.

Ce qui est dit des Juifs est aussi applicable aux autres peuples de l'Asie et de l'Égypte, et même à un degré supérieur, parce qu'ils étaient beaucoup plus adonnés à la volupté des sens.

Quant à la Grèce, par le mélange si heureux des saisons, cette contrée jouissait de tous les avantages des zones chaudes, sans en ressentir les inconvénients; il en résultait que toutes les fonctions se trouvaient dans un équilibre soutenu chez les habitants de ce pays, de sorte que le climat n'a pu favoriser directement la production d'affections génitales.

Quoique le climat de l'Italie ne puisse pas soutenir la comparaison avec celui de la Grèce, il ne peut cependant pas être considéré comme un pays qui aurait précisément favorisé ces affections.

On peut, de là, expliquer en partie pourquoi les médecins de la Grèce et de Rome donnent si peu de renseignements sur les maladies en question.

CHAPITRE III

INFLUENCE DU CLIMAT SUR LA FORME ET LA MARCHE DES AFFECTIONS GÉNITALES

Si le climat est déjà en lui-même un élément favorable à la production des affections génitales, son influence sera encore bien plus grande si le mal existe, et la question de l'influence qu'exerçait le climat sur la forme et sur la marche des affections génitales, est de la plus haute importance pour l'histoire de la maladie vénérienne.

La juste appréciation de la formation de cette maladie dans l'antiquité dépend principalement de la solution de cette question.

Le caractère de toute organisation, sous l'influence des climats méridionaux, c'est la prédominance de la vie végétative avec un certain degré de relâchement. Ce caractère doit donc se manifester aussi dans la membrane muqueuse des organes sexuels, lorsqu'une excitation anormale agit sur elle; les réactions ne partiront pas précisément du système artériel pour se déclarer sous la forme d'inflammations sthéniques; elles se montreront plutôt sous la forme d'une sécrétion augmentée, dont l'effet est d'éloigner l'excitation anormale.

L'écoulement muqueux se déclare ainsi comme une blennorrhagie simple, catarrhale, qui, lorsque l'atmosphère n'est pas chargée d'humidité, se guérira très facilement par des soins de propreté; car la résorption sur les membranes muqueuses, prédominant dans les climats chauds, reprend bientôt le dessus, et elle y est aidée par une plus grande fonction de la peau extérieure, dont la surface est beaucoup plus étendue que celle des organes sexuels.

Dans le cas où l'atmosphère est humide, l'activité, de même que la résorption dans l'intérieur, est moindre; l'écoulement muqueux prend alors plutôt un caractère chronique, et manque encore plus de la réaction inflammatoire.

Toutes les observations modernes sont d'accord pour prouver que les formes de gonorrhée sont plus fréquentes dans les pays méridionaux, et que leur marche y est, en général, si peu inquiétante, que le secours de l'art n'est presque jamais nécessaire.

Comme le climat des temps anciens ne différait guère de celui d'aujourd'hui, on peut bien admettre que les blennorrhées ont montré aussi le même caractère dans l'antiquité, ce que prouvent d'ailleurs les documents qui existent encore.

Les livres de Moïse prouvent, en effet, la fréquence de la blennorrhée des organes génitaux dans les temps anciens; sa bénignité est démontrée par le traitement des anciens médecins qui suivaient presque tous le principe de Celse, lequel consistait à traiter la gonorrhée *levibus medicamentis,* par des médicaments légers, si toutefois le traitement en était demandé. Ceci est du moins vrai de la blennorrhée aiguë; la forme chronique, contre laquelle ils avaient le plus souvent à lutter, exigeait naturellement des astringents. Cette absence de réaction artérielle était sans doute aussi la cause pour laquelle on croyait dans l'antiquité que la gonorrhée n'était qu'une faiblesse des vaisseaux sécréteurs du sperme, et l'écoulement de la semence mal élaborée.

Mais s'il se manifestait quelques symptômes d'une plus grande activité, ils partaient alors moins du système sanguin que des nerfs, et Galien avait bien raison de faire dériver dans ces circonstances le priapisme du spasme.

Il en était des ulcérations des organes génitaux comme de l'écoulement muqueux. Les circonstances, comme on le verra dans un chapitre suivant, empêchaient déjà considérablement la formation des ulcères; et quoiqu'ils fussent plus fréquents que la blennorrhée sur les plateaux de l'Asie et dans l'Égypte supérieure, du moins ils étaient de courte durée, parce que la vie végétative prépondérante, combinée avec les influences extérieures, devenait bientôt maîtresse de la maladie et remplaçait en peu de temps la perte de substance.

Il en était tout autrement dans les plaines basses, comme en Syrie et dans la basse Égypte, où une température chaude subissait l'influence d'un air et d'un sol humides; c'est là que, à défaut de grands soins, les ulcères prenaient un caractère malin, et passaient facilement à l'état de gangrène. Il est vrai qu'ainsi, tout ce que la maladie avait de spécifique était détruit; mais l'individu courait aussi plus de danger de perdre la partie malade.

Quoique la partie ne fût pas toujours détruite par la gangrène, la guérison en était néanmoins souvent très difficile, parce qu'en négligeant le mal, il se formait même des vers dans les ulcères, et ceux-ci produisaient alors une suppuration si abondante, que le malade en périssait ensuite, comme le prouve l'exemple de l'empereur Galerius Maximilianus.

M. Larrey, dans sa *Relation historique et chirurgicale de l'expédition de l'armée d'Orient en Égypte et en Syrie* dit : « Pendant le travail de la suppuration, les blessés furent seulement incommodés par les vers ou larves de la mouche bleue commune en Syrie. L'incubation des œufs que cette mouche déposait sans cesse dans les plaies ou dans les appareils, était favorisée par la chaleur de la saison, l'humidité de l'atmosphère et la qualité de la toile à pansement (elle était de coton), la seule qu'on eût pu se procurer dans cette contrée. La présence des vers dans les plaies paraissait en accélérer la suppuration, causait des démangeaisons incommodes aux blessés et nous forçait de les panser trois ou quatre fois par jour. Ces insectes, formés en quelques heures, se développaient avec une telle rapidité, que du jour au lendemain ils étaient de la grosseur d'un tuyau de plume de poulet. On faisait à chaque pansement des lotions d'une forte décoction de rhue et de petite sauge, ce qui suffisait pour les détruire ; mais ils se reproduisaient bientôt après par le défaut des moyens propres à écarter l'approche des mouches et à prévenir l'incubation de leurs œufs. »

Siroch l'a déjà indiqué en disant : « Le vin et les femmes séduisent, et celui qui s'attache à des femmes vénales, est on ne peut plus insensé. *La pourriture et les vers seront sa récompense*, et l'âme imprudente doit quitter le corps. »

On conçoit que le couteau et le fer rouge devaient jouer le rôle principal dans ces circonstances ; mais le malade les craignait souvent plus que le mal même, et il préférait se donner la mort, comme ce Municeps dont nous parle Pline.

Lorsque ces ulcères avaient leur siège dans la bouche d'un fellator ou d'un cunnilingus, leur marche devait être d'autant plus rapide, et le danger d'autant plus grand, surtout si le malade habitait sous un climat tel que celui que nous venons de décrire.

Cependant l'homme pouvait, dans le plus grand nombre de cas, échapper à ces influences climatériques en se soumettant à un traitement et à un régime convenables ; du moins, il pouvait ainsi affaiblir la rigueur du mal.

CHAPITRE IV

RÉACTION DE LA PEAU DANS LES CLIMATS CHAUDS

Dans le Midi, l'organisme avait encore un autre moyen de lutter contre l'ennemi envahissant, moyen qui paraît avoir échappé aux médecins anciens, et qui a été reconnu dans les temps modernes, mais pas assez considéré et exploité pour l'histoire de la syphilis.

Nous voulons parler de la réaction que, dans les climats chauds, la peau manifeste dans les maladies des organes sexuels.

Aussi longtemps qu'on croyait la peau extérieure formée seulement de lames différentes, aussi longtemps ne pouvait-il pas être question d'une connaissance exacte de ses fonctions, ni dans l'état normal, ni dans l'état de maladie. Les recherches faites par les savants nous ont révélé que la peau, outre ces lames, contient en effet des organes particuliers qui appartiennent au genre des glandes, savoir : les glandes cutanées, capillaires et sudorifiques, qui se partagent les fonctions qu'on avait attribuées à la peau en général. Ces glandes servent d'intermédiaires entre les diverses sympathies ; ainsi, elles sont le siège presque unique des diverses maladies de la peau.

Tandis que les glandes sudorifiques sont spécialement en sympathie et en antagonisme, la même chose a lieu entre les glandes de la membrane muqueuse du canal intestinal et des organes sexuels, et les glandes de la peau qui sécrètent la matière sébacée de cette membrane.

Ainsi, non seulement les onanistes se trahissent souvent par un nez luisant, à cause du *sébum* qui, chez eux, sécrète en plus grande abondance, mais encore parce que leur visage est souvent couvert de pustules d'acné ; ensuite, l'éruption de l'acné précède souvent la menstruation chez les filles.

Ce sont là évidemment des signes dont il résulte clairement que l'irritation des organes sexuels se réflète dans les glandes cutanées ; car l'acné n'est autre chose qu'une affection des glandes cutanées.

Mais nous avons les preuves de cet antagonisme encore plus près.

Combien de fois, chez nous, les médecins n'ont-ils pas observé une éruption semblable à l'*urticaria*, qui par son apparition soudaine contribuait à la diminution ou à la disparition finale de la gonorrhée existante ?

On a voulu attribuer cette affection de la peau à l'emploi du baume de copahu ou du poivre de Cubèbe, qui aurait irrité la muqueuse du canal intestinal et, par sympathie, la peau ; chose qui peut être possible, mais qui, dans ce cas, devrait sans doute avoir lieu plus souvent, si l'on pouvait attribuer cet effet à ces remèdes seuls.

Il se peut bien que, chez quelques malades, une certaine idiosyncrasie ait été efficace par suite d'une irritation sympathique du canal intestinal ; mais, dans le plus grand nombre de cas, la répercussion de la muqueuse des organes sexuels a sans doute été déterminée per une influence épidémique, et les médecins n'y ont joué qu'un rôle secondaire. Car on a même observé cet exanthème sous un traitement purement antiphlogistique de la gonorrhée.

Mais ce n'est pas seulement dans la gonorrhée qu'on observe ces phénomènes, dans le chancre on les a également remarqués, et là, on les a attribués au sublimé corrosif, en les regardant comme un critérium que ce remède aurait produit ses effets complets dans le mal fondamental. C'était sans doute une erreur, dans le plus grand nombre de cas, puisque d'autres ont vu paraître les formes les plus diverses de maladies de peau pendant la durée du chancre, et les ont regardées à cause de cela comme symptômes primaires. On prétend même avoir observé des cas, où elles ont été les seuls signes primaires de contagion après un coït impur, chose que beaucoup ont néanmoins mise en doute, en cherchant l'explication de ce fait en ce que souvent de très petits ulcères seraient restés inaperçus. L'expérience a, en effet, suffisamment démontré que les symptômes, dits secondaires, et conséquemment aussi les affections de la peau, se présentent d'autant plus facilement que les ulcères des organes sexuels sont plus superficiels et plus petits ; et nous-mêmes, nous croyons que, sans une réaction locale aux organes génitaux par le coït, il ne se déclare jamais de phénomènes, dits secondaires ; mais il ne faut pas vouloir que ceux-ci se présentent toujours sous forme d'ulcères.

Si donc, déjà dans notre climat tempéré, les glandes cutanées jouent un grand rôle dans la syphilis, à plus forte raison cela doit-il être en Asie et en Égypte, où l'activité de la peau en général, et celle de ses glandes en particulier, est déjà plus énergique dans l'état normal, comme nous le remarquons dans le suintement huileux de la peau, surtout chez les nègres.

Mais ce smegma huileux n'est autre chose que le produit des glandes cutanées, qui deviennent facilement malades chez les Européens pendant leur acclimatation dans le Midi, puisque les indigènes mêmes sont fréquemment attaqués d'affections des glandes cutanées pendant les mois d'été. Les pores de la peau toujours ouverts exhalent dans les pays chauds une sueur abondante, plus ou moins odorante. Les glandes de la peau sécrètent un fluide huileux abondant, qui rend la peau onctueuse et lui donne cet aspect particulier qu'on remarque chez les nègres. Cet état prédispose la peau aux exanthèmes, à la rougeole, à la petite vérole, à la syphilis, à la lèpre, à l'éléphantiasis.

On sait que dans les pays méridionaux, non seulement les affections de la peau sont très nombreuses, mais aussi que la syphilis apparaît de préférence sous la forme d'exanthème, et ses ravages sont pour cela beaucoup moins grands; mais on s'est généralement contenté de ce principe, sans l'exploiter au bénéfice de l'histoire et de la doctrine de la syphilis.

Cette tendance prédominante vers la peau doit donc se manifester nécessairement dans toutes les maladies des membranes muqueuses, par conséquent aussi dans celles des organes génitaux. La résorption, en général, augmentée sur les muqueuses, se manifestera comme telle aussi dans les maladies de ces membranes; la matière étrangère, qui est mise en contact avec elles, est moins assimilée par les glandes muqueuses et le gland de la verge; il ne lui est pas laissé assez de temps pour agir sur la petite surface qui l'a reçue et elle est tout de suite jetée sur la grande surface de la peau, où elle est attirée par les glandes cutanées, qui sécrètent et assimilent plus vigoureusement. Là, la matière est assimilée ou jetée au dehors.

Dans certains pays, ce dernier cas a lieu promptement sans qu'on remarque de symptômes locaux de quelque importance sur la peau, par exemple, en Numidie, en Libye, et dans les contrées septentrionales du Pérou. On dit même que la maladie y guérit sans le secours de l'art, et qu'elle est presque inconnue des habitants.

Cela n'a pas lieu dans les autres pays. Cependant les glandes de la peau ne se chargent pas moins de la maladie, elles fournissent une sécrétion plus abondante; et, comme le produit paraît être en même temps changé, il n'est pas porté au dehors, ce qui n'a pas lieu déjà parce que les orifices de ces glandes se ferment, comme l'utérus dans la grossesse, pour pouvoir agir librement dans leur intérieur.

Les glandes de la peau gonflent ensuite et apparaissent sous la forme de papules ou de tubercules, quelquefois aussi sous forme de vésicules, qui se changent en pustules, lorsque le produit de la maladie est sur le point d'être expulsé, ou bien elles disparaissent peu à peu, lorsque l'assimilation et la résorption ont été assez fortes.

Brown, dans ses *Voyages en Afrique, Egypte et Syrie,* parle d'un soldat, à Kahira, auquel la maladie a été communiquée. Il n'employait aucun remède et continuait à boire de l'eau-de-vie et de servir Vénus; mais après deux mois, il eut tout le corps, surtout la tête et les glandes du cou, couverts d'un exanthème intense, qu'il saupoudrait avec une espèce de terre rouge. L'exanthème dessécha et disparut, et au bout de quatre semaines, ce soldat fut guéri et sa peau fut aussi lisse et aussi pure qu'auparavant.

Dans le cas où le froid humide ou d'autres influences nuisibles agissent, il se forme alors des ulcérations ou des dégénérescences, et la maladie se change en lèpre et en éléphantiasis. C'est ce qui a lieu surtout en Egypte où les chancres des organes sexuèls ont déjà une grande tendance à former des croûtes et des escarres.

CHAPITRE V

DES RAPPORTS ENTRE LA LÈPRE ET LA SYPHILIS

Ici se place la question la plus difficile au sujet des rapports entre la lèpre et la syphilis, qui, depuis des siècles, n'a cessé d'être l'objet de bien des discussions et ne peut pas encore être regardée comme résolue définitivement.

Aussi aurons-nous à y revenir plus tard, lorsqu'il s'agira d'examiner la question de savoir si la syphilis du xve siècle est un développement de la lèpre.

Qu'il suffise pour le moment de savoir : Que le climat de l'Asie et de l'Égypte du temps ancien ne différait guère de celui d'aujourd'hui, et que son influence doit par conséquent avoir été aussi à peu près la même.

Déjà, nous avons vu précédemment que la mentagre était une suite du vice du cunnilingus, et puisque, suivant Pline, sa patrie était l'Égypte, elle devait donc aussi avoir ressenti l'influence du climat, pour ce qui est de sa production.

Si donc, dans l'antiquité, les affections génitales étaient une conséquence du coït, le climat doit nécessairement aussi avoir agi sur elles de la même manière, comme nous le voyons encore aujourd'hui, c'est-à-dire, il doit avoir existé bien des affections cutanées à la suite d'irritations et de maladies des organes sexuels.

Il est vrai que les anciens médecins n'en parlent pas, mais ils déduisent de maux intérieurs la plus grande partie des affections cutanées qu'ils jettent pêle-mêle ; et ils les regardent comme des apostases. Cé qui prouve qu'ils ne méconnaissaient pas entièrement les rapports antagonistiques entre la peau et d'autres organes.

Quant aux organes sexuels, ils paraissent n'avoir eu égard qu'au *consensus* entre l'utérus et la peau, et chez l'homme, ils ont mis presque tout à la charge du foie. L'assertion que les eunuques étaient exempts de la calvitie, démontre en effet qu'on remarquait ce *consensus*; mais la castration, recommandée par plusieurs médecins pour guérir l'éléphantiasis, pourrait bien faire supposer que les anciens médecins étaient loin d'ignorer quelle influence les fonctions des organes sexuels exercent sur les fonctions de la peau, surtout puisque Archigénès déclare non seulement que la maladie est contagieuse, mais encore qu'il regarde l'affection de la peau comme secondaire, qu'il dit sa cause inconnue, qu'il parle de la grande lasciveté des malades; il dit en outre que les eunuques ne sont pas atteints d'éléphantiasis.

Comme la mentagre pouvait se former chez le cunnilingus et se transformer en psora, de même l'éléphantiasis pouvait prendre naissance dans le coït; et son apparition principale à la face ne prouve rien contre ce fait, puisque les glandes cutanées de la figure ont une grande connexité avec les organes sexuels.

Un grand nombre d'exemples, cités par les écrivains du moyen âge, prouvent que la lèpre, comme l'éléphantiasis, se communique dans le coït. Beaucoup de médecins regardaient la maladie vénérienne comme une espèce de lèpre ou d'éléphantiasis, et quelques-uns l'attribuaient au coït avec des lépreux.

Cette opinion est fondée sur un examen approfondi du chapitre 13 du Troisième Livre de Moïse, qui a une grande importance pour la doctrine de la lèpre et qui a, à juste titre, occupé les théologiens et les médecins depuis bien des siècles. Car il est évident qu'on avait déjà alors observé des pustules aux organes sexuels, et j'ajouterai qu'à une pustule suspecte ou à un ulcère se joignait une affection générale de la peau, qui constituait un phénomène critique pour le mal local, circonstance qui faisait absoudre, après la guérison, celui qui était suspect, ainsi que nous le font comprendre les versets 12 et 13 où il est dit littéralement : « Mais lorsque la lèpre fait irruption sur la peau, et que la lèpre couvre toute la surface de celui qui est atteint, depuis sa tête jusqu'à ses pieds, aussi loin que le prêtre peut voir, et que le prêtre voit que l'exanthème a couvert tout le corps, on doit le déclarer pur, lorsqu'il est devenu blanc. »

Cet exanthème critique montre de nouveau que la marque de la lèpre doit avoir eu son siège à un endroit du corps dont les glandes cutanées se trouvent dans une sympathie plus prononcée ; et d'après nos expériences d'aujourd'hui, ces glandes ne peuvent être que celles des organes sexuels.

On ne peut pas établir ici, pour comparaison, la circonstance que l'inoculation de la lymphe du vaccin produit quelquefois une éruption générale sur la peau ; car la lymphe, étant un produit d'une affection accompagnée de fièvre, a aussi la tendance de se reproduire par des phénomènes de fièvre et d'augmenter l'activité de tout l'organisme, et par conséquent aussi celle du système glandulaire de la peau.

Notre intention n'est pas d'établir que la lèpre est, en général, une suite des débauches; mais nous voyons qu'on doit se rallier à l'opinion que Becket a présentée avec clarté, savoir : qu'on comprend, *dans l'idée étendue de lèpre, des affections de la peau qui ont pris naissance dans l'existence des affections antérieures des organes sexuels*, et c'est précisément ce qui eut lieu souvent au moyen âge et après la fin du xv⁰ siècle.

CHAPITRE VI

RAPPORT ENTRE LA CONTAGION ET L'INFLUENCE CLIMATÉRIQUE

Ce n'est que par rapprochement qu'on peut expliquer comment les affections des organes génitaux se sont présentées quant à leur forme et à leur marche en Grèce et en Italie, sous l'influence du climat. Car les indications des médecins, quoique plus nombreuses, laissent le plus souvent en doute si les observations ont été faites en Asie Mineure, en Égypte, ou en Grèce et en Italie. Ce dernier pays n'eut, comme on sait, presque pas d'écrivains sur la médecine. Le ciel bienveillant de la Grèce et de l'Ionie imprimait en général à toutes les maladies, et par conséquent à celles des organes sexuels, un caractère plus doux, et sur la frontière orientale nous voyons encore, il est vrai, les mêmes tendances de la nature, par exemple en Asie ; mais à un degré beaucoup moindre.

La tendance vers la peau est encore visible en Grèce, mais pas assez pour que l'affection locale se porte vers cet organe. La maladie se développe par conséquent avec plus de liberté qu'en Asie ; elle est donc aussi plus fréquente, mais elle n'a ni une marche aussi rapide, ni un caractère aussi dévastateur, dès que l'organisme est tant soit peu aidé dans ses efforts.

C'est du moins ce que l'on voit dans les observations de Galien sur la gonorrhée et sur les ulcères accompagnés de bubons. Tandis qu'en Asie l'affection de la peau se distingue par la formation de pustules et de croûtes, on voit en Grèce et dans les pays voisins du Midi prédominer plutôt la forme papuleuse et vésiculeuse, et ce n'est que dans des cas très graves que l'on rencontre des tubercules.

La lèpre, la psora, le lichen ou l'éléphantiasis sont donc les formes qui ont caractérisé la maladie chez les anciens médecins, lesquels ne disent rien de son origine ou la font dériver de mauvaises humeurs.

On n'est pas encore parvenu à se rendre claires les idées qu'ont pu avoir les anciens médecins sur les diverses dénominations attribuées aux affections de la peau. Ce n'est que dans la *scabies* que l'on trouverait peut-être quelques rapports avec l'impudicité ; car elle paraît, non sans raison, avoir eu depuis des siècles une plus mauvaise réputation que les autres affections de la peau. Aussi ce mot paraît-il avoir été employé par les poètes, comme Martial, par exemple, pour désigner le penchant voluptueux.

Même plusieurs de ceux qui, les premiers, ont écrit sur la maladie vénérienne, ont pris la syphilis pour une espèce de scabies, et plus tard l'on a parlé encore longtemps d'une *scabies vénérienne*.

Il serait possible qu'en Grèce on eût regardé la lèpre comme une affection de la peau acquise d'une manière honteuse, et on la regardait comme un patrimoine des débauchés, ainsi qu'on l'a vu à Rome pour la mentagre.

Si donc les affections extérieures de la peau étaient dans l'antiquité si souvent la suite des affections des organes sexuels, comme aujourd'hui, il fallait que les ulcères au palais et au nez, ainsi que les affections aux os, diminuassent en proportion, justement comme on le remarque actuellement, et si nous réunissions toutes les formes en un tout, on aurait un genre de maladies très bénin qui, comme tel, n'offrirait rien de bien surprenant, surtout si l'on ne considère que les organes extérieurs, comme les anciens pathologues avaient l'habitude de le faire.

Car l'affection de la peau offre si peu de signes caractéristiques, ou du moins montre un caractère si variable, que le diagnostic en est souvent très difficile, et que souvent il n'est établi que sur l'aveu du malade d'avoir une gonorrhée ou un chancre. Mais si les symptômes dits secondaires manquent plus ou moins ou s'ils n'offrent rien de particulier, que reste-t-il alors sinon les affections primaires des organes sexuels et leurs surrogats ?

L'existence d'une contagion dans la gonorrhée est déjà prouvée par Galien ; on peut, en outre, la reconnaître dans la loi de purification de Moïse. Nous avons vu plus haut son existence pour les ulcères, les condylomes et l'affection sous la forme de mentagre.

D'après les expériences modernes, toutes les contagions montrent dans les pays méridionaux un caractère plus fugace et se répandent plus facilement. Dans les contagions fugaces de leur nature, l'intensité ne peut en souffrir que peu, tandis que les contagions fixes doivent évidemment perdre de leur énergie, du moins quant à leur effet local ; elles pénétreront l'organisme et s'y fixeront d'autant moins qu'elles sont plus facilement combattues, parce qu'elles l'excitent à une activité générale.

En effet, comme presque toutes les maladies chroniques, sans fièvre, ne peuvent être guéries qu'en provoquant la participation de l'organisme entier à la maladie locale, il en est de même des affections locales produites par une contagion fixe ; et l'éloignement de cette même contagion ne peut être obtenu que par une décomposition et une destruction immédiate, ou par la transformation en une contagion fugace.

Si maintenant la contagion a été jetée rapidement, par l'endroit où elle a été reçue, sur les glandes cutanées, ce qui avait d'autant plus facilement lieu que la contagion était plus fugace, alors les affections produites, qui s'approchaient des symptômes primaires, devaient aussi montrer un degré plus ou moins intense de contagion.

En Grèce, où la formation de pustules et de croûtes était plus rare, tandis qu'on voyait plus souvent des papules ou tout au plus des vésicules, des phlyctènes, où l'énergie de la peau n'était pas si prédominante, où l'intervalle entre l'apparition primaire et secondaire était plus long; là, la contagion des affections de la peau devait aussi être moins saillante; l'organisme y avait déjà plus de peine pour effectuer l'élimination de la maladie par la peau.

De là vient aussi que, le système nerveux étant mis plus souvent en sympathie, les formes abortives d'exanthèmes se montraient plus clairement combinées avec la démangeaison (psora), ce qui a lieu aussi, du moins en partie, en Italie, quoique son climat s'approchât déjà plus de celui de la Basse-Égypte, et c'est pourquoi on y voyait aussi quelquefois la forme pustuleuse, dont la preuve se trouve dans la mentagre.

Mais, comme d'un côté le climat affaiblissait par son influence l'intensité de la contagion, et par suite diminuait la malignité des formes des maladies, tant locales que générales; ainsi, d'autre part, il empêchait que la contagion ne se développât à un plus haut degré d'indépendance, dans le cas où d'autres influences s'opposeraient à son action, et que l'organisme aidé de l'activité générale et locale ne fût incapable de vaincre l'ennemi envahisseur.

Le climat produisit la gangrène des ulcères, et c'est ainsi que la contagion fut détruite immédiatement. Il en résulte donc que, quand même le climat devrait être reconnu pour un agent favorable aux affections génitales dans l'antiquité, il tendait, d'un autre côté, à combattre par lui-même le danger, et on peut le regarder au même degré comme une influence d'apposition, du moins pour ce qui regarde le développement de la maladie.

CHAPITRE VII

DU GÉNIUS ÉPIDÉMICUS

L'expérience de tous les temps a suffisamment démontré qu'un grand nombre de ces maladies, qui sont la conséquence d'influences endémico-climatériques, peuvent dans des pays et des endroits dont le climat est différent, être également provoquées par le génius épidémicus. La facilité d'une production pareille augmente au même degré que le climat s'associe aux causes d'ailleurs favorables.

Jusqu'ici la doctrine des épidémies est encore en général trop peu développée pour qu'il soit facile de faire des applications à un cas spécial, surtout lorsqu'il s'agit de l'influence de la constitution épidémique sur une maladie, dont les rapports pathologiques mêmes ne sont pas encore assez éclaircis. Cependant cette circonstance ne doit pas nous empêcher de faire un essai d'investigation et d'examiner combien cette influence s'est manifestée dans le cours des temps.

L'influence que le génius épidémicus exerce sur une maladie est, en général, double :

Ou il produit les principales conditions extérieures les plus essentielles pour engendrer une maladie, — il est avec elle comme la cause est à l'effet, et alors la maladie est *épidémique*, elle commence à se manifester avec le développement du génius épidémicus, mais elle disparaît aussi, lorsque celui-ci cesse, pour reparaître avec sa nouvelle apparition.

Ou les conditions extérieures essentielles sont indépendantes du génius épidémicus, — il ne prend qu'une part éloignée, favorable ou défavorable, à la production d'une maladie, et il exerce plutôt son influence sur la forme et la marche de l'affection morbide dont l'organisme est frappé, c'est-à-dire que la *maladie se trouve placée sous l'influence épidémique*.

On a malheureusement trop souvent confondu ces deux espèces d'influences du génius épidémicus, et l'on n'a pas assez distingué les maladies épidémiques de celles qui sont sous l'influence épidémique.

C'est ce qui eut également lieu à l'égard de la syphilis, pour laquelle on a cru devoir revendiquer la nature épidémique au commencement du xve siècle.

Le manque de fondement de cette opinion est si clair pour quiconque examine la chose plus minutieusement, que nous ne croyons pas nécessaire d'en donner la preuve; d'autant plus que nous aurons lieu d'en parler plus en détail dans un autre chapitre.

Nous avons donc à examiner ici l'*influence du génius épidémicus sur les formes et la marche des maladies résultant des excès dans les plaisirs sexuels.*

Les expériences ont constaté qu'il y a trois espèces de génius épidémicus ou constitution épidémique, qui exercent une influence marquée sur les affections génitales et sur la syphilis, et provoquent l'une ou l'autre forme.

Ce sont :

La *constitution catarrhale*, qui favorise les blennorrhées;

La *constitution exanthématique*, qui favorise les affections des glandes cutanées ;

La *constitution typheuse*, qui est favorable aux chancres et à leur malignité.

Il n'est pas probable que l'on ait fait dans l'antiquité des observations certaines sur l'influence des constitutions catarrhale et exanthématique dans l'Asie et dans le midi de l'Europe, parce que le climat favorisait déjà les blennorrhées et les affections de la peau ; néanmoins la naissance et la propagation de la mentagre et de l'éléphantiasis du temps de Pompée en fournissent une preuve pour l'Italie.

Il est vrai que les partisans d'Hippocrate mentionnent plusieurs fois la fréquence d'affections cutanées à certaines époques, mais leurs expressions sont trop générales pour que nous puissions y avoir égard en particulier.

Nous devons excepter un seul passage, qui a eu son importance et qui se rapporte certainement au commencement d'une constitution mixte, d'une constitution *érysipélato-typheuse.*

Hippocrate dit qu'un été sec avait été suivi de vents du midi et de pluies abondantes, d'un hiver doux et humide, d'un printemps froid avec beaucoup de pluie mêlée de neige ; qu'un été chaud survint ensuite.

Le printemps qui suivit amena des fièvres chaudes et l'érysipèle, et « beaucoup contractèrent à la bouche des aphtes et des ulcères, *beaucoup eurent les organes sexuels atteints d'écoulements, d ulcères et de tubercules à la surface intérieure et extérieure des parties.* »

Cela était combiné de sécrétion, de maux des yeux, longs, continuels, douloureux, d'excroissances à la surface interne et externe des paupières.

Ces excroissances se formaient aussi fréquemment sur d'autres ulcères et aux *organes sexuels.*

Le mot *phymata*, en grec, désigne l'enflure et l'inflammation d'une glande muqueuse qui entre en suppuration, comme nous le voyons dans l'aphorisme suivant : « Ceux chez qui les *phymata* se forment dans l'urètre se sentent soulagés lorsque ces *phymata* sont entrés en suppuration et qu'ils sont ouverts. »

Ce soulagement consiste dans la cessation de la douleur et des difficultés d'uriner ; on ne le voit pas seulement dans le commentaire de Galien, mais Hippocrate le dit aussi clairement plus loin.

Si l'idée dominante au siècle passé, que la gonorrhée est la conséquence d'un ulcère dans l'urètre, eût été admise du temps d'Hippocrate, — et comme l'expression *gonorrhée* (gonorrhoia) ne se trouve nulle part chez lui, il serait non seulement absurde d'admettre cette idée, mais encore il serait préférable de regarder cet écoulement comme un sperme mal préparé, — alors nous trouverions indiquée l'existence de la gonorrhée, dont les douleurs pendant l'éjaculation de l'urine disparaissent ou diminuent du moins lorsque l'écoulement commence.

Mais il n'est pas nécessaire de considérer cette circonstance comme une opinion dominante ; la chose se laisse très bien encore expliquer de la manière suivante :

La constitution épidémique excite dans les organes glanduleux une grande disposition à s'enflammer et à entrer en suppuration, disposition à la suite de laquelle non seulement les glandes de la peau extérieure sont affectées, mais aussi celles de la muqueuse de l'urètre, surtout dans les formes chroniques de la gonorrhée.

La gonorrhée aurait donc eu ici un caractère malin, avec combinaison d'ulcérations, ce qui s'accorde parfaitement bien avec la description de la constitution épidémique, dont le caractère exanthématique se dénotait aussi dans la formation des condylomes.

Mais cette constitution se manifestait beaucoup plus encore dans les *ulcères déjà existant* aux organes sexuels : avant le commencement du printemps, en même temps que le froid apparaissait, l'érysipèle était fréquent et se produisait tantôt avec, tantôt sans une cause apparente. Il était très malin et faisait de nombreuses victimes ; beaucoup souffraient des affections douloureuses du pharynx, la voix changeait ; il y eut des fièvres chaudes avec délire, des aphtes dans la bouche, des *phymata* aux organes sexuels, des ophtalmies, anthrax, etc. Beaucoup eurent l'érysipèle par suite de causes extérieures, à des endroits qu'elles avaient précisément frappés, même après les plus légères blessures, à toutes les parties du corps, surtout à la tête chez les sujets de l'âge de six ans, dès qu'ils étaient traités avec la moindre négligence. Même sous un traitement soigneux et scientifique, il se formait des phlegmoses étendues et l'érysipèle se développait considérablement et rapidement de tous les côtés. Chez le plus grand nombre, l'apostase qui se formait se changeait en ulcères ; *les muscles, les tendons et les os tombaient* dans une grande étendue. La matière que la maladie avait produite et qui s'était réunie, ne ressemblait pas à du pus, mais c'était une espèce de sanie putride, qui se présentait en quantité et variait.

Ceux chez qui il s'en forma à la tête devinrent chauves sur toute la tête et au menton ; les os se dénudèrent et tombèrent, et de tels *rheumata* (flux) furent fréquents avec et sans fièvre. Mais cela était plus effrayant que dangereux, car la plupart de ceux chez lesquels les *rheumata* devinrent mûrs et entrèrent en suppuration eurent la vie sauve. Beaucoup moururent, au contraire, parmi ceux chez lesquels la phlegmose et l'érysipèle disparurent, sans faire une apostase de ce genre.

La même chose arrivait aussi à ceux chez qui la maladie se jetait sur une autre partie du corps. Car, chez beaucoup d'entre eux, le bras et l'avant-bras tombèrent ; chez quelques-uns, la maladie se jeta sur les côtes, soit qu'il y eût quelque chose de corrompu au côté antérieur ou postérieur ; chez d'autres, toute la cuisse ou la jambe, ou tout le pied furent dénudés ; *mais le pire de tout était, lorsque ces maux affectaient la région pubienne ou les organes sexuels, et cela eut lieu avec des ulcères et par suite de lésion extérieures.* Chez un grand nombre, ces *rheumata* se présentèrent avant, pendant et après la fièvre. Galien rappelle le premier que les aphtes, *phymata* des organes sexuels, etc., n'ont en eux-mêmes rien de la maladie vénérienne, mais seulement lorsqu'il s'y joint une constitution putride.

Le caractère putride se forme encore facilement sans une constitution pestilentielle, lorsque ces parties sont atteintes de phlegmose et d'érysipèle ; et ceci se répand aussi aux parties supérieures ; c'est pourquoi l'on était obligé de brûler la place *où l'on avait enlevé avec le couteau ce qui était putride.* Il n'est donc pas étonnant que les parties sexuelles soient atteintes de destruction, lorsqu'il se manifeste une constitution, pendant laquelle le bras et l'avant-bras, la cuisse et la jambe, le côté et la tête sont attaqués de la putrescence.

En examinant ces indications, nous voyons que, du temps d'Hippocrate, un grand nombre de malades eurent des ulcères aux organes sexuels ; que, sous l'influence de la constitution typheuse régnant alors, ils étaient pris d'une inflammation érysipélateuse qui se changeait vite en gangrène humide, laquelle détruisait les parties affectées et, s'étendant facilement, faisait périr les malades. C'est une observation que Galien avait, — probablement sous l'influence du climat en Asie, — souvent l'occasion de faire, sans qu'une constitution typheuse régnât précisément. C'est ce qui le mit souvent dans le cas, pour mettre un frein à l'extension de la gangrène, d'*enlever avec le couteau ce qui était gangréneux, puis de brûler la plaie.*

Il est vrai qu'on ne dit pas d'où sont venus les ulcères des organes sexuels ; dans tous les cas, ils n'étaient pas provoqués primitivement par la constitution épidémique régnante, et, comme Hippocrate parle plusieurs fois d'ulcères des parties, sans indiquer la cause de leur existence, on est plutôt porté à croire que cette cause était généralement connue, qu'elle était due au coït impur, — qu'à supposer qu'elle ait été absolument inconnue aux médecins.

Le résultat de cette recherche est de nous mettre en état d'apprécier, dans la peste d'Athènes, une observation sur laquelle on a bien discuté, et qui a donné lieu aux explications les plus diverses.

Thucydide s'exprime ainsi : « La maladie, après avoir commencé en haut et s'être fixée dans la tête, parcourut tout le corps, et si quelqu'un échappait au pire des dangers, ses extrémités portaient toujours la trace de l'affection ; car la maladie se jetait sur les *organes sexuels,* sur les mains et sur les pointes des pieds, et beaucoup de ceux qui se laissèrent enlever ces parties échappèrent à la mort. »

Le poète Lucrèce peint tout cela encore mieux lorsqu'il dit :

« Évitaient-ils ce flux impétueux du sang empoisonné, la maladie se jetait alors sur les nerfs, les articulations et jusque sur les parties sexuelles. Aussi, les uns, craignant le terrible seuil de la mort, vivaient-ils en abandonnant au fer la dépouille de leur virilité. »

Vivebant ferro privati parte virili!

La comparaison des passages d'Hippocrate et de Galien avec l'exposé de Thucydide prouve réellement qu'il y eut gangrène des extrémités. D'ailleurs les ulcères aux pieds étaient fréquents à Athènes, ceux-ci devaient donc, comme les ulcères des organes sexuels, nécessairement être influencés par la constitution générale, et, si cela était, se changer en gangrène.

Comme Hippocrate a pu observer pendant sa *Constitution épidémique* des ulcères aux organes sexuels, on aura pu aussi bien les observer à Athènes, dominée également par la constitution érysipélatoso-typheuse, ce qui se manifestait de deux manières : ou bien les ulcères devenaient gangréneux, ou le malade devenait typheux. Mais dans les deux cas, le principe contagieux devait être détruit, d'un côté par la gangrène, de l'autre par la réaction fiévreuse générale de l'organisme.

Dans les cas où il n'y eut ni gangrène, ni fièvre, la contagion prit certainement un caractère plus violent et plus prompt à se communiquer. De là naquirent des ulcères plus profonds, et, la tendance vers la peau étant prédominante, des exanthèmes disposés à entrer en ulcération.

Toutes ces remarques sont de la plus grande importance pour l'histoire de la syphilis, puisque, par elles seules, on a cru résoudre la grande énigme de l'origine de la syphilis au xve siècle.

Il est vrai qu'on ne peut pas décider, d'après le passage de Thucydide, si les extrémités, les pieds, les mains et les parties sexuelles sont tombés spontanément, ou s'ils ont été enlevés avec le couteau. Il est probable que l'un et l'autre ont eu lieu ; car Athènes possédait des médecins, et, avant de confesser leur impuissance contre la maladie régnante, ils avaient sans aucun doute employé tous les moyens de l'art en leur pouvoir.

Ces moyens consistaient, suivant Hippocrate, dans le scalpel et le fer rougi, lorsque les autres moyens restaient sans succès. Nous voyons dans Galien et dans les *Priapeia*, que l'on employait également ces deux moyens ; cependant tout ceci suffira pour démontrer que l'opinion plusieurs fois énoncée est exacte, savoir que dans la peste d'Athènes, ainsi que dans la *Constitution épidémique* d'Hippocrate, il est question de la syphilis.

De plus, dans l'antiquité, il existe des documents qui constatent que le *génius épidémicus* exerçait une influence considérable sur l'origine, la forme et la marche des ulcères aux organes sexuels. Il serait difficile de démontrer, l'histoire à la main, comment cette influence se manifestait pour les affections dans la bouche et à l'anus, considérées comme une suite de la pédérastie et du vice du cunnilingus. Il est néanmoins probable que des ulcères dans la bouche et au pharynx ont dû être très funestes sous l'influence d'une constitution érysipélatoso-typheuse.

LIVRE QUATRIÈME

Des influences qui ont pu empêcher le développement des maladies
résultant de l'usage ou de l'abus des organes sexuels.

CHAPITRE PREMIER

LA PROPRETÉ

Les recherches faites jusqu'ici ont bien montré à satiété que l'Asie et l'Égypte doivent être considérées comme les foyers de l'impudicité, que c'est là aussi que le climat était le plus favorable au développement d'affections ayant leur source dans les débordements des plaisirs de l'amour.

Il est donc très logique d'admettre *à priori* qu'on ait songé de bonne heure à y affaiblir, autant que possible, le danger de ces influences durables. Mais, pour atteindre ce but, y aurait-il un moyen plus efficace que la *propreté?*

En effet, une connaissance, même superficielle, des mœurs et des usages dans l'antiquité, montre clairement qu'en Asie et en Égypte la propreté du corps n'a pas seulement et tout particulièrement occupé les législateurs religieux et politiques depuis les temps les plus reculés, mais encore que le peuple avait regardé cette propreté comme indispensable, au point qu'elle se confondit entièrement avec sa vie, de sorte que toute pensée de contrainte disparut, et que les lois et les décrets, ayant trait à ce sujet, étaient fidèlement observés.

Les habitants de la zone tempérée devaient, en visitant ces pays, trouver exagéré ce soin excessif de propreté, qui fut observé avec tant d'anxiété. C'est pourquoi nous trouvons, par exemple, chez les écrivains grecs, quelques-uns de ces usages cités comme des choses curieuses, ou même plus tard, par exemple dans saint Athanase qui nous condamne ces usages comme œuvres de Satan, destinés à faire perdre un temps qui devait être employé aux contemplations divines.

Soit donc, qu'avec le temps, l'un ou l'autre de ces usages soit tombé dans le ridicule par trop d'attachement à la loi, surtout lorsque cet usage a été maintenu dans un pays où les raisons de sa conservation étaient en partie tombées, il faut néanmoins reconnaître, — si l'on considère de plus près les causes qui ont fait introduire cet usage, — que le législateur n'a obéi qu'à la force de la nécessité.

Si nous considérons les diverses coutumes de l'antiquité relatives aux soins de propreté, nous pourrons les diviser en deux classes, suivant que l'on prévenait la malpropreté, ou qu'on l'éloignait lorsqu'elle existait déjà.

Comme la police médicale dont l'exercice trouve tant de difficultés dans notre temps civilisé, était presque partout entre les mains des prêtres auxquels le peuple obéissait aveuglément, il était facile de prévenir la propagation d'une malpropreté dangereuse ; car il suffisait de déclarer *impur* tout ce qui pouvait être préjudiciable à la santé, afin d'être certain que la masse l'éviterait avec un soin minutieux.

C'est précisément une circonstance qui ne parait pas avoir été assez appréciée de nos pathologues historiens, sans quoi bien des préjugés, relatifs aux connaissances des anciens sur la contagion, auraient disparu. En effet, comment aurait-on pu faire des expériences sur la contagion et la contagiosité, puisqu'on prévenait tout ce qui pouvait occasionner une contagion ?

La plupart des peuples anciens ne croyaient pas seulement se souiller en touchant les morts, mais déjà le voisinage d'un cadavre avait cet effet ; on suspendait des signes pour servir d'avertissement aux passants, et l'on plaçait des vases avec de l'eau devant la maison mortuaire pour ceux qui étaient obligés d'y entrer, afin qu'ils se purifiassent en sortant.

Si tous les peuples ne poussaient pas la chose aussi loin que les Perses, qui déclaraient tous les malades impurs, nous voyons néanmoins que ce n'est probablement pas chez les Juifs seuls, que l'on comprenait sous la dénomination de *lèpre* toutes les maladies contagieuses, y compris la gonorrhée, et que l'on croyait que ces maladies souillaient celui qui en était atteint, et tout ce qu'il touchait ; par suite, la précaution fut poussée encore au delà de la durée des maladies ou de la souillure. Aurait-on encore alors besoin de preuves, que ces affections avaient développé une contagion bien connue, ou préférerait-on même admettre, en faveur d'une théorie imaginaire, que ces lois provenaient du caprice d'un législateur, et sans avoir appris par les leçons de l'expérience qu'il serait dangereux de négliger leur observation ?

Dans tous les cas, là où existaient ces lois, et où chacun les observait scrupuleusement, une maladie qui n'était transmissible que par le contact immédiat, n'a pas pu acquérir une grande extension, même alors qu'elle se serait sans cesse reproduite de ses éléments.

Cependant on n'évitait pas seulement les maladies, mais encore les causes déterminantes de la maladie. Ce ne sont pas seulement les efforts et la douleur, mais probablement aussi la possibilité d'une blessure qui firent renoncer les habitants efféminés de l'Asie au droit de la première nuit; le préjudice imaginaire que le sang vaginal, répandu dans la destruction de l'hymen, aurait pu porter à la santé, fit déclarer également impur celui-ci et l'acte de la défloraison même.

D'après ce que nous avons dit précédemment, on pourrait supposer que, durant l'existence de l'hymen, une partie de mucosité et de sang vaginal retenu ait pu acquérir un certain degré de malignité et exercer pendant l'acte de la défloraison une influence nuisible sur le membre viril qui, par cet acte, aurait pu être blessé.

Les hommes étaient de ce côté tout aussi rassurés que pour l'éloignement des femmes pendant l'époque de la menstruation, ce qui était chez presque toutes les nations de l'ancien monde admis comme article de la loi. La même règle existait pour les femmes en couches pendant les lochies, lesquelles auraient pu faire quelque tort aux organes sexuels de l'homme.

CHAPITRE II

LA DÉPILATION

Il a cependant pu arriver que ni la maladie ni les causes possibles des maladies en question n'aient été suffisamment évitées ou n'aient pu l'être toujours. Dès lors, on a dû penser naturellement aux moyens de comprimer autant que possible l'influence de la contagion et l'introduction de matières nuisibles dans le corps humain.

Parmi ces moyens deux parurent les plus propres à atteindre ce but, c'étaient la *épilation* et la *circoncision*.

Les poils ayant la propriété d'attirer et de retenir l'humidité, se chargent également des sécrétions normales et anormales des organes sexuels, dès qu'ils sont en contact avec ces dernières.

Ces sécrétions sont d'autant plus nuisibles que chaque poil a, à sa base, au moins deux glandes cutanées, qui ont en partie un orifice commun avec lui, et qui, aux endroits très velus, développent une activité d'autant plus considérable que le pays est plus chaud.

Philon dit: « C'est pourquoi les prêtres d'Égypte rasent aussi leur corps avec soin ; car il y a quelque chose qui s'amasse sous les poils, et qui doit être éloigné. »

Un fragment de Théopompe, qu'Athénée nous a conservé, nous apprend que cet usage a existé aussi chez les Grecs et chez divers habitants d'Italie.

La dépilation des hommes et des jeunes gens fut pratiquée, suivant Martial, par des femmes au temps de la plus grande dépravation ; il y en eut même une corporation spéciale, appelée *ustricule* .

Par réciprocité, les hommes rendaient aux femmes ce service de bonne amitié. Suétone, en parlant de Domitien, dit : « Débauché à l'excès, il assimilait son commerce avec les femmes à une sorte d'exercice qu'il appelait la *gymnastique du lit*. On disait qu'il épilait lui-même ses concubines, et se baignait avec les courtisanes du plus bas étage. »

Cet usage se perdit plus tard peu à peu dans ces pays. On le voit néanmoins toujours au temps du plus grand luxe, lorsque les pathici cherchaient à se donner extérieurement l'apparence de femmes par la dépilation de tout le corps, à l'exception de la tête.

C'est surtout autour de l'anus qu'ils étaient obligés d'éloigner tous les poils, parce que pendant le coït contre nature, ces poils pouvaient s'introduire dans l'anus et y produire des gerçures, ainsi que des excoriations au pénis.

C'est probablement encore par la même raison que les pédérastes, comme les chevaliers de Vénus en général, arrachaient les poils autour de leurs organes sexuels, afin de ne pas mettre en danger l'anus et les organes sexuels des femmes.

Plus encore que les hommes, les *femmes* cherchaient à dépiler leurs organes sexuels, comme elles le font encore aujourd'hui, dans l'Orient. Chez les Juifs cet usage ne paraît cependant pas avoir existé, mais en Asie et en Égypte il était universel, et c'est peut-être de là qu'il a émigré en Grèce et en Italie.

Quoiqu'il soit vraisemblable que les femmes grecques l'avaient adopté, ce ne sont principalement que les hétères et les femmes publiques qui entreprenaient la dépilation générale et locale. La même chose pourrait bien avoir eu lieu à Rome où les matrones faisaient disparaître les poils des organes sexuels pour déguiser leur âge.

On paraît généralement, surtout en Grèce et en Italie, avoir perdu bientôt de vue le but de la dépilation, et l'avoir regardée seulement comme un article de mode, quoiqu'elle se soit maintenue dans ces pays, où elle est pratiquée en partie à cause de la propreté.

A la dépilation se lie le polissage de la peau au moyen de la pierre-ponce, dans le but d'ôter autant que possible à cet organe la faculté de se salir. On oignait ensuite le corps pour empêcher l'introduction de matières étrangères à travers la peau, sans toutefois arrêter la transpiration qui, dans les pays chauds, se fait plus par les glandes cutanées que par les canaux sudorifères.

C'est encore une circonstance qui nous explique, en partie, pourquoi les contagions fugaces, pour la plupart, ne se sont jamais beaucoup répandues dans l'antiquité, à moins d'avoir été favorisées en même temps par la constitution épidémique, qui cependant ne devenait que rarement maîtresse de la constitution endémique.

Ce dernier point mérite tout particulièrement l'attention du pathologue historien, parce qu'il lui explique en partie pourquoi l'antiquité présente beaucoup moins d'épidémies étendues que les temps postérieurs ; il reconnaîtra aussi que l'Asie est le pays des endémies et l'Europe celui des épidémies. Cet examen le préservera de bien des précipitations dans l'étude de la constitution progressive des maladies en général, mais il détruira aussi bien des rêves agréables dont le berçait sa fantaisie tout en l'entraînant hors des bornes de la réalité.

CHAPITRE III

LA CIRCONCISION

Déjà Hérodote nous présente la circoncision comme un usage très ancien, dont il serait difficile de dire si ce sont les Égyptiens ou les Éthiopiens qui l'auraient exercé les premiers. On prétend que de l'Égypte il aurait passé chez les Phéniciens et les Syriens en Palestine, de la Colchide chez les Syriens qui habitent les rives du Thermodon et du Parthénius, et chez les Macroniens.

On sait qu'aujourd'hui encore la circoncision est usitée chez les Mahométans , chez les Perses et chez les Juifs, chez les Cafres, sur la côte sud-est de l'Afrique, chez les chrétiens de l'Abyssinie, chez les habitants des îles de l'Océan Pacifique, même en Amérique, et non seulement chez les habitants de la côte, mais aussi dans beaucoup de contrées méridionales de cette partie du monde.

Sans examiner ici les diverses raisons que l'on a voulu faire valoir pour expliquer l'introduction de la circoncision, surtout chez les Juifs, nous croyons trouver en elle une mesure d'origine religieuse et hygiénique, qui était appelée chez les Égyptiens, les Indiens, etc., à préserver une partie aussi vénérée que l'était le pénis contre une souillure très facile ; car on avait trouvé que le prépuce intact s'opposait à la propreté du gland, favorisait l'accumulation de la matière sébacée et donnait ainsi occasion à la formation de pustules et d'ulcères.

On n'attribuait pas ces derniers à la cause naturelle, mais à la colère de la divinité à laquelle le pénis était consacré, et qui, dans le membre souillé, était aussi souillée elle-même ; c'est pourquoi l'on regardait ces affections comme une punition méritée. Pour se soustraire à cette colère, on enlevait la partie dont l'utilité directe ne se présentait pas plus aux yeux que celle des poils qui l'entouraient, et l'on s'y décidait d'autant plus facilement, que la nocuité du prépuce intact était constatée par un grand nombre d'exemples.

On conçoit que ce n'étaient d'abord que les prêtres qui se faisaient l'opération eux-mêmes, et qui étaient du reste aussi les médecins du peuple. Mais plus tard l'opération s'étendit également aux masses, soit par une loi directe, soit qu'on fût convaincu de l'utilité de la circoncision. Comme cette utilité devait s'apercevoir d'autant plus rarement qu'il y eut moins d'individus non opérés, l'idée hygiénique disparut de plus en plus, et il ne resta que l'idée religieuse, par laquelle on pouvait seul s'expliquer l'usage général.

C'est ainsi que la circoncision devint un symbole qui caractérisait l'initiation aux mystères égyptiens, de même que l'incorporation au nombre des sacrés du seigneur, du peuple de Dieu proprement dit.

C'est de cette manière qu'on pourrait peut-être le mieux comprendre les diverses opinions sur l'origine de la circoncision, opinions qui partaient toutes plus ou moins de points de vue exclusifs. La cause première résidait toujours dans une raison pathologique, mais qui prit une apparence religieuse, et c'est ainsi que le couteau ne fut employé au commencement que pour satisfaire à la religion. Plus tard, lorsque les préjugés de la religion firent peu à peu place à la considération plus saine de la nature, lorsque le nombre de maladies provenues de la colère d'une divinité devint de plus en plus petit, alors on ne dut plus se contenter de la signification religieuse donnée à la circoncision, ou on la rejeta tout à fait, puisque l'on entrevit une raison toute naturelle.

L'idée religieuse céda à l'idée médicale.

Celle-ci tua celle-là !

Moïse, élevé par les prêtres d'Égypte, initié dans leurs mystères, avait probablement subi cette opération, et il en devait ainsi connaître la portée hygiénique et religieuse. Convaincu de son utilité, il résolut de l'introduire chez les Juifs, afin d'en faire, pour ainsi dire, par un signe extérieur, un peuple prêtre, sain et pur ; c'est pourquoi nous trouvons aussi la loi sur la circoncision comme une *loi de purification*, fixée au huitième jour après la naissance, sans qu'il y soit ajouté autre chose qui aurait pu faire supposer que cet acte ait constitué un symbole d'alliance, sans quoi la circonstance aurait été assurément mentionnée.

Une nouvelle preuve que la circoncision n'était pas encore un symbole, c'est qu'il n'en est pas fait mention dans les lois données au mont Sinaï où le sang d'animaux sacrifiés scellait l'union avec Dieu.

Mais lorsque les Juifs s'attachèrent, à Sittien, au culte de Baal Péor et que le fléau les frappa, alors non seulement l'utilité de la circoncision se fit sentir, mais la nécessité même de se soumettre rigoureusement aux lois de purification en général, et à celle de la circoncision en particulier.

C'est ainsi que mûrit dans l'esprit de Moïse l'idée conçue depuis longtemps d'ordonner au peuple cette opération chirurgicale comme le symbole principal de l'union avec Jéhovah. Mais il n'en pouvait pas espérer l'introduction générale parmi les adultes avant qu'ils fussent sur le point de mettre le pied sur la terre promise.

La mort qui surprit Moïse vint arrêter la réalisation de ses plans. Josué, qui lui succéda, pratiqua à Araloth la circoncision sur tous ceux qui étaient nés dans le désert. Toutes les souffrances de la migration étaient alors oubliées; le pays où coulaient miel et lait était devant leurs yeux, et les Juifs consentirent volontiers à en acheter la possession par une opération douloureuse, il est vrai, mais qui, en somme, était peu considérable.

Une fois que tout ce qui était du sexe masculin fut circoncis, on ne put plus se convaincre de la nécessité hygiénique de l'opération; et c'est ainsi que la circoncision ne parut plus tard que comme un symbole purement religieux, comme un sacrement d'agrégation aux enfants de Jéhovah, dénomination qui est partout maintenue dans l'Ancien Testament.

On a souvent exprimé une idée, qui se trouve aussi chez Philon, suivant laquelle la circoncision aurait été introduite pour favoriser la reproduction parmi les fils d'Abraham. Mais, en l'admettant, il ne faudrait pas, ce nous semble, en vouloir trouver la raison dans la longueur du prépuce; il faudrait plutôt supposer que la circoncision facilitait la conservation de la propreté des organes sexuels.

En effet, l'éjaculation du sperme n'aurait jamais pu être empêchée que lorsque le prépuce trop allongé aurait été rétréci à son orifice, de sorte qu'il n'aurait pu se retirer sur le gland pendant le coït.

Voici comment il faut envisager la chose : s'il était facile que les influences climatériques favorisassent les affections du gland couvert du prépuce, le libre usage du membre devait nécessairement être entravé, ou bien, dans les cas les plus graves, cet usage pouvait être complètement impossible. D'un autre côté les Juifs, comme tous les peuples anciens, mettaient leur orgueil dans une postérité nombreuse, ce qui ne pouvait avoir lieu que lorsque les organes sexuels étaient intacts; on a donc dû éloigner tout ce qui aurait pu devenir nuisible à cette partie sacrée et entraver ou paralyser entièrement ses fonctions.

L'enlèvement d'une partie du prépuce et la possibilité que l'on obtint d'employer la plus grande propreté pouvaient donc, en effet, plus ou moins prévenir les influences dangereuses du climat sur les productions des maladies du gland en général; mais cette opération devait nécessairement avoir aussi une influence prophylactique sur les affections que le coït pouvait occasionner, quand même cet avantage n'aurait pas été aussi grand qu'on a voulu le faire valoir.

Ce n'est donc que d'une manière conditionnelle que l'on peut regarder la circoncision comme une preuve de l'existence de la syphilis dans l'antiquité.

Tout ce que nous avons dit ici de la circoncision des hommes trouve aussi son application chez les *femmes et les filles*.

Chez elles, l'opération consiste à enlever une partie du *prépuce du clitoris* Il ne faut pas cependant confondre avec cette opération l'amputation du clitoris même des *tribades* ou l'excision d'une partie des nymphes ou lèvres intérieures des organes de la femme.

Ordinairement, la circoncision ne se fait sur les filles qu'à l'âge de dix ans, par des femmes autorisées à cet effet, qui parcourent les villes en criant :

« N'y a-t-il pas de filles à circoncire ? »

La circoncision des femmes est, dans les temps modernes, usitée chez les Coptes ou Égyptiens, chez les Éthiopiens, dans quelques contrées de la Perse, chez les nègres à Bambouc et chez les Panos dans la province de Maynas, ainsi que le racontent les voyageurs du siècle dernier.

CHAPITRE IV

DES BAINS ET DES LOTIONS

Comme, malgré toutes les précautions, il était impossible d'éloigner du corps tout ce qui pouvait le souiller, puisqu'il se souillait constamment, pour ainsi dire, lui-même par les excréments, il était donc naturel que l'on songeât déjà de bonne heure aux moyens d'enlever les souillures.

C'est pourquoi nous trouvons souvent que les anciens avaient l'usage de se laver après les évacuations alvines et urinaires. Les Romains se servaient à cette fin d'une éponge attachée à un bâton. Les esclaves se servaient de pierres, d'oignons. Après avoir lâché l'urine, on se lavait aussi les mains. Ce soin de propreté avait, nous l'avons dit, mérité toute la colère de saint Athanase; mais il existe encore chez les Turcs, leur étant ordonné par le Koran et de manière qu'on ne peut se servir dans ce but que de la main gauche.

Les Romains se servaient de la main gauche. C'était avec la main gauche, *manus amica*, que se pratiquait l'onanisme. La main gauche servait aussi à couvrir les parties.

Priape est représenté tenant le membre dans la main gauche. *Le Horus* des Égyptiens était représenté de la même manière. On peut ainsi comprendre pourquoi la main gauche a eu de tout temps une mauvaise réputation.

Qu'est-ce qu'un mariage de la main gauche ?

La souillure était toujours à l'extérieur, sur la peau et aux orifices des membranes muqueuses, et la matière souillante était soluble dans l'eau, de sorte que celle-ci était le moyen par excellence. A cela se joignirent les doctrines de la cosmogonie, d'après laquelle l'eau était l'origine de toutes choses, émanant directement de la divinité; dès lors elle était divine elle-même, et non seulement moyen de purification, mais aussi de sanctification.

Aussi n'est-il pas étonnant que les bains et les lotions fussent une chose capitale dans la vie publique et privée des anciens.

Quelle que soit l'opinion qu'on ait pu avoir du coït, tous se sont au moins accordés dans ceci : qu'il était toujours compliqué d'une souillure, laquelle a pu devenir nuisible aux organes en fonction, et que les *bains* et les *lotions* pouvaient l'enlever.

C'est pourquoi Hérodote dit : « Chaque fois qu'un Babylonien couche avec sa femme, ils se placent l'un et l'autre à côté d'encens brûlant, et à la pointe du jour ils prennent tous deux un bain. »

Les Arabes font la même chose.

Le bain après le coït fut un usage national des Égyptiens. Clément d'Alexandrie prétend qu'il aurait été défendu chez eux, comme presque partout dans l'antiquité, de mettre le pied dans le temple, si l'on ne s'était pas lavé ou baigné après le coït. Les prêtres étaient même obligés de se baigner chaque fois qu'ils avaient eu des pollutions nocturnes.

Les Juifs étaient tenus de se laver après chaque coït.

Pour les Romains, non seulement ils ne pouvaient pas accomplir un acte, mais ils ne pouvaient pas même entrer dans le temple, s'ils n'avaient pas pris un bain après le coït; car ils avaient généralement l'habitude de se laver les parties après cette action. Cela est, du moins, vrai pour les femmes, non seulement pour la dame, la matrone romaine, mais encore, — à plus forte raison, — pour l'*amica* ou la courtisane.

Il y eut même des domestiques particuliers, nommés *aquarioli*, qui n'avaient pas seulement pour charge d'apporter l'eau à cet usage, mais aussi celle de baigner et de laver les filles publiques après le coït.

Ces *aquarioli* étaient en même temps des entremetteurs. Ils servaient également, surtout dans les bains publics, aux femmes voluptueuses qui gagnaient souvent de cette manière le prix qu'elles avaient dû payer pour le bain.

La propreté était surtout un devoir pour ceux qui étaient chargés de la prépation des aliments, comme les boulangers, les cuisiniers, les échansons, etc.

L'usage de se baigner et de se laver les parties fonctionnantes après chaque coït naturel, fit astreindre également aux mêmes ablutions le coït *contre nature*.

Priape n'était pas placé comme guide aux fontaines, sans une signification particulière !

Le *fellator* ne manquait jamais de se rincer la bouche après avoir accompli son œuvre. De même agissaient les Lesbiennes.

Si l'on ajoute à ce soin excessif de propreté la vie tranquille des femmes de l'antiquité qui étaient couchées la plus grande partie du temps, on comprendra que, malgré l'influence du climat, favorable aux sécrétions nuisibles du vagin et de l'utérus ou à l'ulcération de ces parties, ces affections devaient être en général assez rares, et qu'elles se guérissaient bientôt d'elles-mêmes, puisque encore aujourd'hui le repos et la propreté suffisent souvent pour guérir les affections primaires des organes sexuels.

D'un autre côté, on ne contestera pas que la négligence de ces anciennes lois de propreté devait d'autant plus se venger des individus et donner lieu à des affections incurables.

Mais aussi comme l'usage fréquent des bains dans l'antiquité prévenait les maladies en général, et celles résultant des excès dans les plaisirs vénériens en particulier, il devenait directement et individuellement *la cause de leur naissance et de leur propagation*.

Quant aux causes directes, elles peuvent être rapportées à la malpropreté en général.

Les maladies résultant des excès en amour trouvaient dans les bains des occasions fréquentes pour se propager et s'envenimer au sein de l'impudicité qui régnait dans ces lieux. Les garçons de bains, ou *aquarioli*, qui apportaient l'eau pour les bains, n'entretenaient pas seulement eux-mêmes un commerce illicite avec les femmes qui se baignaient, mais encore ils s'attribuaient le soin de leur fournir des chevaliers d'amour.

Les Romaines voluptueuses amenaient même leurs esclaves aux bains pour se faire servir par eux.

Dans le principe, les bains servaient aux deux sexes, mais à des temps différents, et d'après Dion Cassius, Agrippa a introduit le premier à Rome des bains pour hommes et femmes. C'est de là, selon Plutarque, que ces bains communs se sont introduits en Grèce.

Au temps des empereurs, où toute pudeur était mise de côté, l'usage était général que femmes et hommes se baignassent ensemble.

Ce fut en vain qu'Adrien, Antonin et Alexandre Sévère publièrent des édits rigoureux pour comprimer ce funeste débordement; leurs efforts, en cette circonstance, ne furent pas plus heureux que les déclamations des Pères de l'Église.

Les cabinets de bains, dont l'ancienne pudeur romaine avait écarté même les rayons de la lumière, devinrent alors accessibles à la vue des passants et se changèrent en maisons publiques proprement dites, qui furent meublées avec le dernier luxe.

Comme les bains étaient une institution favorable au commerce avec des femmes, de même aussi ils servaient à alimenter l'impudicité des hommes et la pédérastie.

Avions-nous besoin de le dire?

CHAPITRE V

PROPHYLAXIE DES MALADIES VÉNÉRIENNES

Nous croyons devoir ici agir comme nous avons fait précédemment, lorsque nous avons ouvert une parenthèse relativement à la sodomie, et interrompre encore, pour un moment, l'histoire de la maladie vénérienne dans l'antiquité, pour nous occuper des moyens de se préserver du mal vénérien.

Le lecteur verra que les chapitres suivants ont ici leur place logique pour clore notre livre quatrième, traitant des *influences qui ont pu empêcher le développement des maladies résultant de l'usage ou de l'abus des organes sexuels.*

« La prophylaxie des maladies vénériennes, dit le docteur Langlebert, devrait être et serait en plus grand honneur parmi nous si, par malheur pour elle et pour les médecins qui en ont fait l'objet de sérieuses études, cette branche si intéressante de l'hygiène n'avait eu de tout temps et en tous lieux le fâcheux privilège d'attirer sur elle les regards et la griffe du charlatanisme. Quelle autre proie, en effet, pourrait-il espérer plus facile à prendre, plus docile et mieux disposée à se livrer à lui, que cette peur du mal doublée du désir de l'affronter, et survivant, plus forte encore, au désir satisfait? Nous n'en finirions pas s'il nous fallait ici énumérer seulement tous les composés secrets, chimiques ou pharmaceutiques, teintures, mixtures, eaux de Vénus et autres cosmétiques du même genre, tour à tour offerts à la crédulité publique comme recettes infaillibles pour éviter le ver en savourant le fruit... Mais disons tout de suite, et bien haut, que la science médicale, malgré les plus louables efforts, n'a pu jusqu'à présent nous mettre en possession d'aucun préservatif certain, d'aucun moyen sur lequel nous puissions entièrement compter. *Rien, absolument rien, ne peut donner en cette matière une sécurité complète.*

« Est-ce à dire cependant que l'homme soit totalement sans défense contre un danger qu'il affronte chaque jour, poussé par un instinct irrésistible? Non, assurément, car si la science n'a pas encore trouvé de préservatif infaillible, elle a du moins tracé des règles, indiqué des précautions dont l'expérience a prouvé l'efficacité pour atténuer autant qu'il était possible les chances de contamination vénérienne. »

« Le Créateur de toutes choses, dit Ricord dans son *Traité de l'inoculation*, qui a si généreusement placé l'instinct de conservation en opposition à tout ce qui peut attaquer notre existence, n'a pas voulu, sans doute, que le génie de l'homme, si fécond en ressources conservatrices, restât inactif et muet en face du plus grand des dangers, de celui qui menace sa vie dans tous ses instants et jusque dans sa source. »

Horne a dit qu'il faudra regarder comme le véritable bienfaiteur du monde, comme le conservateur de l'espèce la plus faible et la plus souvent sacrifiée, celui qui découvrira le véritable secret de nous préserver de la contagion la plus terrible qui ait jamais affligé l'humanité !

La cause la plus efficace, la plus puissante des maladies vénériennes est la contagion. C'est pourquoi, dit le docteur Langlebert, dont la science, le zèle et les importants travaux nous font un devoir de lui faire de fréquents emprunts pour ce chapitre concernant la prophylaxie, c'est pourquoi, dit-il, « s'il était possible, par un examen préparatoire, de s'assurer d'avance, *ante nuptias*, de la présence de cette maladie chez la femme, nous aurions, dans ce cas particulier, un moyen sûr de l'éviter : Ce serait, comme aurait dit ce bon M. de la Palisse, de remettre la partie à des temps meilleurs... Mais, comment se livrer à un pareil examen, supposé qu'on en soit capable au moment où le cœur bat, où la main tremble, où l'œil se voile dans l'extase du désir? Oserait-on, d'ailleurs, le proposer, demander à visiter l'autel avant le sacrifice, risquer ainsi d'offenser la divinité à qui on vient l'offrir?

« Un moyen bien connu, plus discret et plus pratique, est ce léger vêtement, d'origine anglaise, le *condom*, inventé vers le milieu du dernier siècle par un médecin de Londres, qui lui laissa son nom. Mais quel fragile abri! « Cuirasse « contre le plaisir, toile d'araignée contre le danger », a dit de lui une femme célèbre. Et, en effet, rien de moins sûr que ce vêtement. Comme le condensateur électrique, il cache le péril bien plus qu'il n'en protège. Si la fine baudruche ou la mince enveloppe de caoutchouc dont il est formé sont d'assez bonne qualité pour résister à la lutte, comment empêcher qu'il ne se plisse sur lui-même, ne se déplace, et nous laisse alors complètement à découvert contre un danger que, sans son aide, sous l'appât d'une sécurité trompeuse, on eût évité en ne s'y exposant point ? Pour toutes ces raisons, et d'autres encore que la bienséance nous invite à passer sous silence, je condamne résolument l'emploi de ce préservatif, plus propre à provoquer le dégoût qu'à inspirer le désir d'une fonction dont il supprime à la fois le but et le principal attrait. Laissons donc ce triste vêtement aux timides et froids sectateurs de Molthüs !

« Mais, que faire ? me direz-vous. Par quel moyen échapper à la contagion, si le mauvais sort nous y conduit ? Il en est cependant un bien simple, bien facile, et que l'on trouve partout, qui est toujours là, sous la main, toujours prêt à nous rendre le service demandé. Ce moyen, ce préservatif sans égal, vous l'avez deviné sans doute ; c'est... l'eau pure ou, pour les délicats, additionnée de quelques gouttes d'eau de Cologne, de menthe ou de tout autre liquide aromatique. Là est tout le secret de la prophylaxie en question. Soyez certain que la blennorrhagie deviendrait, chez l'homme, aussi rare qu'elle est commune, si le cabinet de toilette était toujours, pour madame, le chemin obligé de l'alcôve, si toutes les femmes, filles de rue ou duchesses, se faisaient un devoir de ne s'offrir au congrès qu'après de salutaires ablutions ayant fait place nette, *intus et extra*... Vénus sortant de l'onde !

« Malheureusement, cette précaution si simple, si facile, est le plus souvent négligée ou n'est prise qu'à demi, pour sauver les apparences. C'est à vous de l'exiger, d'*oser* la demander, si elle ne se présente d'elle-même. Mais là est le côté difficile, le point délicat de la situation, et c'est pourquoi nous soulignons le mot. Soit par amour-propre, soit par un sentiment de galanterie, dont il n'est que trop souvent la dupe, l'homme ose et se fait gloire d'oser tout ce qu'il faut pour attraper le mal, tandis qu'il a honte de tout ce qu'il faudrait faire pour l'éviter. »

« Un vieux reste de sentiment chevaleresque, dit M. Diday, préside encore aux relations les plus vénales. Le respect humain vous retient même dans les lieux de tous les moins respectables. Triple Prud'homme, il vous semble incongru, malséant, peu français, d'afficher *devant une dame* une défiance dont sa pudeur va rougir et sa fierté s'offenser !!!... C'est ainsi, mon ami, qu'on fait son chemin auprès du sexe... et des apothicaires ! »

Le plus fréquemment les femmes donne la blennorrhagie sans l'avoir.

Et, à ce propos, nous allons citer encore M. Didaz: « L'amant sur le point de triompher doit d'abord se pénétrer de ce principe, qu'il n'est pas une femme qui ne puisse lui donner la chaudepisse. J'ai dit *pas une femme* et non *pas une fille publique*, car je n'excepte de cet incivil axiome aucun membre du sexe aimable. Quelles que soient les conditions de propreté, de santé apparente, de vertu présumée, de vertu réelle, de virginité même, de visite récente, la femme qui se livre peut avoir des pertes blanches, venant d'une origine quelconque, souvent très innocente, de chlorose, de simple catarrhe, de suites de couches, comme aussi de la cause répréhensible d'une blennorrhagie à elle transmise. Or, par cela seul qu'elle a un écoulement quelconque, elle est apte à transmettre un écoulement ! »

Le docteur Langlebert, qui cite également ce passage, ajoute que cet écoulement quelconque n'est même pas nécessaire; car, dans sa pratique, il a rencontré chez l'homme, des blennorrhagies offrant tous les symptômes de l'état aigu, écoulement épais et abondant, rougeur et gonflement du méat urétral, douleur vive en urinant, etc., et dont il a vainement cherché la cause sur les personnes accusées de les avoir transmises !

M. Ricord a donné une recette plaisante pour contracter la blennorrhagie avec une femme qui ne l'a pas, recette dont on tirera des préceptes salutaires. C'est pourquoi nous la reproduisons ci-après :

« Voulez-vous, dit M. Ricord, attrapper la chaudepisse ? En voici les moyens : Prenez une femme lymphatique, pâle, blonde plutôt que brune, aussi fortement leucorrhéique que vous pourrez la rencontrer. Dînez de compagnie, débutez par des huîtres et continuez par des asperges ; buvez sec et beaucoup, vin blanc, champagne, café, liqueurs, tout cela est bon ; dansez à la suite de votre repas et faites danser votre compagne ; échauffez-vous bien, et ingérez force bière dans la soirée. La nuit venue, conduisez-vous vaillamment : deux ou trois rapports ne sont pas de trop, et mieux vaut davantage. Au réveil, n'oubliez pas de prendre un bain chaud et prolongé ; ne négligez pas non plus de faire une injection. Ce programme rempli consciencieusement, si vous n'avez pas la chaudepisse, c'est qu'un Dieu vous protège ! »

Les précautions à prendre contre la blennorrhagie consistent donc surtout à modérer ses désirs. C'est là, en toutes choses, une loi de l'hygiène.

S'abstenir également de tout contact après de fortes libations. Je sais bien que parfois, lorsque le vin vous a mis la tête en feu, que l'on se trouve près d'une femme charmante à plus d'un titre, je sais bien qu'il est dur de ne point passer, comme dit une vieille chanson, de Bacchus à l'Amour, mais je sais aussi qu'il est très prudent de décliner Vénus.

Les mouvements violents et souvent acharnés, qui sont le fait de l'ivresse alcoolique, dans les rapports sexuels, sont toujours très nuisibles.

Ne pas oublier non plus qu'on doit s'abstenir de voir la femme lorsque celle-ci paye à la nature ses impôts lunaires, comme disait le docteur Marie de Saint-Ursin, lorsqu'il publiait en 1804, ses *Conseils aux Dames*, dédiés à Mme Bonaparte.

Le docteur Langlebert recommande surtout, après avoir satisfait aux exigences de l'instinct, de ne point céder trop tôt à cette torpeur somnolente qui succède au combat. « Point de paresse! dit-il, point de paresse! Sans retard, mettez en pratique le salutaire aphorisme des docteurs de Salerne, ces maîtres de l'hygiène: *Post coïtum si mingas, apte servabis urethras.* Uriner le plus tôt possible est, en effet, le meilleur moyen de purger le canal des impuretés qui auraient pu s'y introduire.

« Ensuite, c'est toujours le même docteur qui indique ces précieuses précautions, dirigez dans le bout de l'urètre, encore entr'ouvert par un reste d'érection un mince filet d'eau pure ou légèrement aromatisée que vous laisserez tomber d'une certaine hauteur pour en faciliter l'introduction. Ce petit procédé hydrothérapique remplacera, avec l'avantage d'être plus pratique, l'injection préventive que quelques auteurs ont proposée sans songer à la difficulté, le plus souvent même à l'impossibilité d'y avoir recours en un pareil moment. »

Il convient ici de placer les sages avis, les conseils moraux du regretté Raspail.

« Je recommande, dit-il, aux mères de famille d'exercer sur leurs petites filles la surveillance la plus sévère, et de leur parler franchement quand elles arrivent à l'âge de puberté. Il faut que je leur dise que dans ce cloaque de corruption et de méchanceté que l'on nomme Paris, on trouve partout des misérables qu'on admet sans défiance dans les familles et qui, là, semblent éprouver un féroce plaisir à infecter l'innocence qui ne s'en doute pas. On est étonné d'observer ensuite des écoulements colorés chez de petites filles de huit à dix ans. Je ne sais pas si un père de famille, arrivant sur le moment, pourrait s'empêcher de briser la tête à de pareils monstres! »

Après cet avis adressé à la sollicitude maternelle, j'en dois un autre à nos jeunes gens étourdis sans être pervertis. Je leur avouerai que je n'ai jamais pu concilier l'idée du sentiment paternel qui se manifeste jusque dans le jeune homme, avec cette soif de lubricité qui le porte à aller engloutir sa force physique et sa belle jeunesse dans ces foyers d'infection qu'on appelle *maisons de joie*; d'où il rapporte les rebuts de tous les libertinages, pour en faire un cadeau de noces à sa chaste épouse et un legs à d'innocents enfants. Ce n'est point calculer en honnête homme que de rechercher de pareils plaisirs. Que penser d'un citoyen qui, après avoir procréé, par une surprise ou une séduction, des bâtards forts et intelligents qu'il abandonne ensuite, sans nom, à toutes les misères de la vie et à toutes les tentations du besoin, fait tout ce qui dépend de ses sales caprices pour donner son nom et son héritage à des enfants rachitiques et scrofuleux, boucs émissaires de ses ignobles plaisirs?

Rappelez-vous qu'on n'est pas toujours sain quand on se croit guéri, et que c'est l'épouse qui se ressent le plus des anciens vices du mari.

Mais, puisque le vice existe dans nos mœurs, tâchons au moins d'en paralyser les conséquences.

Et Raspail prescrit ainsi sa médication préventive :

Dès qu'un contact suspect a eu lieu, bain de siège ou injections à grande eau et à l'eau quadruple tiède, puis à la même alcoolisée de quelques gouttes d'alcool camphré ou d'eau de Cologne. Aussitôt après, on s'enveloppe les parties extérieurement ou intérieurement, selon les sexes, avec de la poudre de camphre dont on brave la petite cuisson, laquelle s'éteint en dix minutes. On boit un verre d'eau sucrée saupoudrée de camphre et aiguisée de deux ou trois gouttes d'éther. On est presque sûr, en continuant ainsi, de prévenir l'infection et d'en arrêter la communication au passage.

CHAPITRE VI

PRECAUTIONS CONTRE LA SYPHILIS

Les précautions à prendre contre la blennorrhagie doivent également être employées contre la syphilis ; mais comme les accidents de cette dernière sont bien autrement redoutables et terribles, il faut ici agir avec un soin plus sévère et plus minutieux.

On ne doit pas oublier d'abord que le virus syphilitique ne s'engendre pas spontanément ; qu'il est constamment et invariablement le produit de la maladie elle-même dont il est la cause ; qu'il est fixe, non volatil ; que, par conséquent, il ne se répand pas dans l'air, ne se propage pas à distance, comme les miasmes, par exemple, ou tout autre agent producteur de maladies épidémiques.

D'où provient ce virus ? demande le docteur Langlebert. Est-il contemporain de l'homme sur la terre ? Est-il de création moderne ? En quel point du globe a-t-il pris naissance ? Vient-il, comme on l'a dit récemment, de l'Asie orientale, de l'empire chinois, cette terre classique de toutes les inventions dont l'origine se perd dans la nuit des temps ? Serait-ce, comme on l'a dit encore, un présent offert par le nouveau à l'ancien continent, rapporté en Europe par les matelots de Christophe Colomb ?...

Dans toutes ces questions, ce qui paraît le plus probable à notre docteur, c'est que si le virus syphilitique est d'origine ancienne, son apparition en Europe ne remonte qu'à une date relativement récente, que la plupart des historiens ont fixée à la fin du xve siècle, à l'époque des guerres de Charles VIII, en Italie.

Nous avons vu que le plus sûr moyen d'éviter la blennorrhagie, ce serait de s'assurer, avant le coït, que la personne dont on attend le commerce est parfaitement saine. Il en est de même pour la syphilis. Aussi ne faut-il rien négliger pour s'assurer de l'état de santé de la femme qui se livre, et doit-on profiter des moindres indices qui peuvent avertir à temps du danger.

Mais il ne faut pas oublier non plus qu'une des particularités les plus curieuses de la syphilis est précisément sa coexistence possible avec toutes les marques, tous les signes, tous les attributs d'une santé générale parfaite. On aurait tort, en ce cas, grandement tort, de se fier aux apparences. Telle personne vous paraîtra jouir de la plus florissante santé, qui cependant se trouvera en pleine vérole.

Sous le masque rassurant d'un frais visage, dit le savant docteur que nous avons déjà cité, derrière des lèvres roses et souriantes qui attirent les vôtres, il se peut que la syphilis distille son venin !

Le signe excellemment accusateur de la vérole est *l'engorgement plastique des ganglions cervicaux*, ce qui se constate assez facilement en promenant légèrement les doigts, sous forme de caresse, sur les parties latérales du cou, derrière les oreilles, vers la racine des cheveux.

Voici, à ce sujet, une observation recueillie par le docteur Langlebert :

« Par un beau soir d'août 1847, un de mes amis, étudiant en médecine, rentrant chez lui vers minuit, rencontrait, sur un des trottoirs du vieux quartier latin, une jeune fille tout éplorée. Une sœur dénaturée venait, lui dit-elle, de la mettre à la porte, et elle ne savait où passer la nuit... Mon ami, touché de son infortune, lui offre l'hospitalité, une hospitalité tout écossaise, sans conditions. La jeune fille lui prend aussitôt le bras et se laisse conduire chez lui. Elle était jolie. A tout hasard, mon ami, qui peut-être déjà regrettait sa promesse désintéressée, et craignait sans doute de ne pouvoir soutenir jusqu'au bout son rôle d'Écossais, l'attire vers lui sous le prétexte de l'embrasser au front, mais, en réalité pour explorer à son aise, et à l'insu de sa protégée, les susdits ganglions cervicaux... Deux petites bosses, se dessinant sous ses doigts fiévreux, lui rappelèrent aussitôt la fable du *Villageois et du Serpent*. Mais, mieux avisé que notre villageois, mon ami se garda bien de réchauffer le serpent, et le laissa dormir seul, et en paix, toute la nuit. Et bien lui en prit ; car, deux jours après, la jeune fille entrait à l'hôpital pour des plaques syphilitiques, dont il eût certainement retiré le prix d'une hospitalité moins écossaise. »

Nous avons dit précédemment qu'il fallait s'abstenir de tout coït pendant la période menstruelle ; nous ne pouvons ici que nous répéter, en ajoutant que le sang des syphilitiques étant contagieux, la femme, à cette époque, communi-quera sa maladie.

CHAPITRE VII

STATISTIQUE SANITAIRE

Ici vient naturellement se placer une question toute grosse d'importance.

Cette question, la voici: Les filles publiques, soumises à une surveillance régulière, et qu'on aurait tout lieu de croire efficace, sont-elles moins *dangereuses* que les femmes libres, telles que: filles entretenues, ouvrières, domestiques, etc.?

Aux yeux du docteur Langlebert, le croire serait une erreur; en tous cas, un préjugé, préjugé funeste, que trop de gens constatent à leurs dépens. Qu'on le sache bien, ajoute-t-il, le brevet de santé que la loi semble accorder aux filles publiques est comme tous les brevets... *sans garantie du gouvernement!*

On peut juger de la quantité des maladies vénériennes qui existent dans la ville de Paris, d'après le nombre des malades qui viennent demander des soins, chaque jour, à la consultation de l'hôpital du Midi.

Or, voici les résultats auxquels est arrivé le docteur Mauriac: Pendant l'année 1869 et le premier semestre de 1870, le nombre des malades consultants a été de 5,008; la source de l'infection a pu être déterminée dans 4,745 cas, se répartissant comme suit:

2,364 malades contaminés par des coureuses;
1,648 — — par des varia;
430 — — par des filles en carte;
303 — — par des filles en maison.

Une seconde statistique présentée par le docteur Mauriac est non moins importante:

« En 1869, dit-il, j'ai eu 367 chancres simples à ma consultation. La source de la contagion a été notée 343 fois. Sur les 343 femmes atteintes de chancres simples qu'elles ont communiqués, il y avait 290 *filles insoumises* et 53 *filles soumises*... Parmi les filles soumises, 29 étaient des *filles en carte*, et 24 des *filles en maison*.

« En réunissant les deux années 1869-1870 (premier semestre), nous trouvons qu'il a été contracté 579 chancres et qu'ils ont été communiqués par

432 *filles insoumises* et 117 *filles soumises*, sur lesquelles 59 *femmes en carte* et 58 *femmes en maison.* »

Une troisième statistique concerne la syphilis :

« Chez les 1,741 syphilitiques que j'ai soignés à l'hôpital du Midi, en 1869, et pendant le premier semestre de 1870, j'ai pu obtenir 1,633 fois des détails assez précis sur les femmes avec lesquelles ils avaient contracté leur maladie. Dans ce nombre, *la prostitution clandestine* fournit le chiffre énorme de 1,414, tandis que la prostitution inscrite ne donne que le chiffre relativement très faible de 219 (soit 139 pour les *femmes en carte* et 80 pour les *femmes en maison*). »

Le docteur Mauriac conclut de ces chiffres :

1° Que la *contagion des maladies vénériennes* par les filles insoumises est *cinq fois et demie* plus considérable que par les filles soumises ;

2° Que la *contagion chancreuse* est *quatre fois* plus fréquente avec les prostituées libres qu'avec les prostituées inscrites ;

3° Que l'*infection syphilitique* est *six fois et demie* plus fréquente avec les premières qu'avec les secondes; c'est-à-dire, ajoute le docteur Mauriac, qu'*on s'expose six fois et demie plus en ayant commerce avec une fille insoumise qu'avec une fille soumise.*

Cependant, tout le monde ne partage point les idées du docteur Mauriac. Il en est qui, sans contester les chiffres qu'il a donnés, combattent les conclusions qu'il en tire.

Ainsi, on peut dire que le docteur Mauriac a établi ses calculs comme si le nombre des filles en maison était égal à celui des filles en carte, et celui des insoumises égal à celui des inscrites; tandis qu'en réalité, en 1869, le nombre des filles en maison était de 1,206, celui des filles en carte de 2,525, et celui des insoumises , de l'avis de tous ceux qui se sont occupés de la question, d'au moins 30,000. Il est donc évident que 30,000 filles *doivent* causer un plus grand nombre d'infections que 3,731, et, en donnant au calcul une base sérieuse, c'est-à-dire en l'établissant sur le chiffre de *mille* filles pour chaque catégorie, on trouve que, tandis que mille prostituées clandestines fournissent une moyenne de 134 maladies vénériennes, mille filles en maison en fournissent 251, c'est-à-dire *près du double* ; — tandis que l'on constate que mille filles clandestines ont occasionné 14 2/5 chancres simples, mille femmes en maison en ont produit 48, soit *plus du triple*; — enfin, tandis que mille clandestines ont causé 47 affections syphilitiques, mille femmes en maison en ont occasionné 66 1/3.

« Aujourd'hui que la médecine revendique pour elle les procédés de la méthode scientifique, dit M. Minod du *Bulletin continental*, aujourd'hui qu'elle tend à rejeter les opinions basées sur d'anciens préjugés ou sur des idées préconçues, il importe de se rendre un compte exact des résultats obtenus par l'expérience, et de proclamer ces résultats, fussent-ils en complète opposition avec les doctrines les plus accréditées. Tel est le cas pour la *prostitution légale*. On croyait que les règlements réprimeraient la prostitution et la rendraient salubre ; la pratique a démontré qu'ils ne parviennent qu'à lui donner un nouvel élan et que leur influence sanitaire est complètement nulle... »

Voici ce que dit à ce sujet le docteur Langlebert :

« Il résulte de recherches statistiques faites à l'hôpital du Midi, que près des *trois quarts* des chancres primitifs, simples ou infectants, contractés à Paris, sont communiqués par les filles publiques. Les observations que j'ai pu faire moi-même, tant sur les malades de mon dispensaire que sur ceux de ma clientèle privée, m'ont conduit au même résultat. »

La seule maladie vénérienne que l'on contracte plus fréquemment avec les femmes libres qu'avec les prostituées est la blennorrhagie, ce qui s'explique facilement si l'on considère que, le plus souvent, dans le plus grand nombre de cas, cette affection est moins la conséquence d'une contagion proprement dite que de l'abus du coït, exercé dans certaines conditions d'excitation spéciale qui manquent généralement dans les rapports avec les filles publiques.

« Mais le chancre et la syphilis qui en est la suite, déclare nettement et formellement le même docteur, ont, je le répète, leur foyer principal dans les maisons de prostitution. »

Voici un autre relevé statistique communiqué par le docteur Puche, ancien médecin de l'hôpital du Midi.

Sur 510 cas de syphilis, M. Puche a établi que la contagion transmise provient de :

Prostituées.	374
Filles entretenues....................	48
Ouvrières.............................	68
Domestiques..........................	10
Femmes des malades.................	10
	510

Nous avons parlé tout à l'heure de la *prostitution clandestine*, et pour vous donner une idée de ce genre de prostitution, nous allons en emprunter le frappant tableau à M. Lecour, ancien chef du bureau des mœurs à la Préfecture de police.

« Les prostituées insoumises, dit l'honorable administrateur, sont partout, dans les brasseries, les cafés-concerts, les théâtres et les bals. On les rencontre dans les établissements publics, les gares de chemins de fer, et même en wagon. Il y en a sur toutes les promenades, aux devantures de la plupart des cafés. Jusqu'à une heure avancée de la nuit, elles circulent nombreuses sur les plus beaux boulevards, au grand scandale du public, qui les prend pour des prostituées inscrites en infraction aux règlements, et qui, dès lors, s'étonne de l'inaction de la police à leur égard.

« Beaucoup de ces filles ne racolent pas ouvertement, à la façon des prostituées en carte et par de cyniques propositions. Elles jouent de la prunelle et du coude, ricanent, appellent l'attention par leur démarche, leur costume, se font accoster mais n'accostent pas, cherchent les occasions et acceptent tous les hasards.

« Il y a des cafés où elles consomment sans bourse délier, aux frais du chef de l'établissement, à moins qu'un consommateur ne paye pour elles, ce qui a lieu d'ordinaire ; des restaurants, connus du monde de la débauche, où elles mangent gratis, en raison des aubaines qu'elles ont procurées ou qu'elles procureront, et des cochers qui sont à leurs ordres aux mêmes conditions.

« L'été, le racolage se fait par installation devant un café, le marivaudage avec les consommateurs, soit directement, soit par l'intermédiaire de quelque mendiante, marchande de bouquets. Il s'opère aussi en voiture, allant au pas et longeant le trottoir : à côté de la dame, il y a une place à prendre et qu'elle semble offrir aux passants. Celui qui la prendra payera la course et le reste. Aussi, le cocher est-il de moitié dans les mines et les anxiétés de sa cliente.

« Au théâtre, elles arrivent tard pour se faire remarquer ; elles attirent l'œil par des excentricités de costumes, elles sortent à chaque entr'acte, quittent ou prennent quelques vêtements aux couleurs voyantes, parlent haut, rient bruyamment, jouent de la lorgnette ou de l'éventail. Comment ont-elles mangé ? Qui les reconduira ? Où coucheront-elles ?... C'est le fond du panier de cette légion de courtisanes, spéciales à notre époque, et qui, on ne sait pourquoi, sans esprit et souvent sans beauté, font tapage dans les avant-scènes, roulent voiture, fréquentent des villes d'eaux et dévorent des fortunes.

« D'autres, habituées des brasseries et cafés-concerts, vont de table en table, rieuses, tapageuses, provocantes, en quête d'un mot qui crée une liaison d'une nuit. Pour le plus grand nombre, et ce sont les plus jeunes et les moins perverties, l'unique moyen de racolage, c'est le bal, et il y en a pour toutes les toilettes et pour tous les goûts.

« Quand toutes ces tentatives ont été vaines, il reste la rue.

« L'heure a beau s'avancer, on trouve toujours de ces femmes attardées. Des passants isolés les croisent et les regardent. Est-ce une aventure ? Qu'importe, cela en sera une ! Et un dernier couple s'éloigne dans l'ombre...

« Et c'est ainsi qu'une foule de femmes, sans autre moyen d'existence, et quotidiennement vouées aux mêmes expédients, arrivent aujourd'hui comme hier, et comme elles le feront demain, à vivre de la débauche, au grand péril de la santé publique ! »

CHAPITRE VIII

AUTRES TABLEAUX SUR LE MÊME SUJET

« Cette prostitution, — c'est M. Maxime du Camp qui parle, — cette prostitution procède ouvertement, sans choix, pour de l'argent ; elle encombre les boulevards, les Champs-Élysées, le bois de Boulogne ; elle remplit nos théâtres, non seulement dans les loges, mais sur les planches, où elle paye pour se montrer, comme sur une table de vente, au plus offrant et dernier enchérisseur ; elle a la parole provocante de ceux qui ne craignent rien ; elle force les caissiers à dévaliser leurs caisses ; elle sort dans des voitures à quatre chevaux ; elle porte aux oreilles des diamants historiques, et lorsqu'elle demande une inscription pour mettre au haut de l'escalier de son hôtel, on pourrait lui répondre :

Ainsi que la vertu, le vice a des degrés. »

D'autre part, M. Mireur s'exprime ainsi :

« Comme par suite d'une étrange loi d'assimilation, les diverses classes de la prostitution répondent aux différentes classes de la société. Si le fond est partout le même, il n'en est pas moins vrai que la diversité des milieux constitue des différences extérieures très sensibles. Aussi, voit-on dans ce monde de la galanterie et du libertinage, qu'on est convenu d'appeler le *demi-monde*, tous les degrés représentés : il y a l'aristocratie et la plèbe, la courtisane célèbre et la racoleuse d'aventures. D'autre part, et en dehors même de ce personnel, dont la hiérarchie n'est qu'apparente, il existe encore une autre catégorie, celle des *femmes entretenues*, qui, vivant des libéralités d'un seul, ou étant l'objet d'une de ces sortes de sociétés en commandite plus ou moins limitées, ont d'autres usages, d'autres mœurs, un autre genre d'exploitation, en un mot, un autre *modus vivendi*. Doit-on négliger ces apparences, faire abstraction de ces habitudes, et confondre sous une dénomination commune ces catégories si dissemblables ? Telle n'est point notre pensée ; car nous ne supposons pas que les mots galanterie, concubinage et prostitution soient synonymes. »

CHAPITRE IX

PRÉCAUTIONS PRINCIPALES

Les premiers liquides préservatifs dont on prescrivit l'usage furent le vin blanc et le vinaigre, que Nicolas Massa recommande d'une façon toute particulière.

Fracastor, auteur d'un magnifique poème sur la syphilis, célèbre le jus de citron.

Gabriel Fallope recommande des liquides vulnéraires tirés du mercure et du gaïac, dont on fera plusieurs lotions sur le gland, en l'enveloppant ensuite de linge séché qu'on aura au préalable imbibé d'une décoction de plantes aromatiques et astringentes.

Pierre Agathus ne déteste pas les décoctions aromatiques ; Petronius ne veut entendre parler que de lotions d'urine.

Ettmuller conseille de se laver avec de l'essence de térébenthine mêlée au vin; de Mahon, avec une solution d'alun.

Guilbert de Préval avait un préservatif composé d'un mélange d'eau distillée, d'eau de chaux, d'alcool et de sublimé corrosif.

M. Ricord a préconisé la solution de sulfate de zinc et d'acétate de plomb. Voici un autre préservatif, ainsi formulé :

          Alcool ordinaire........................... 30 grammes.
          Savon de toilette..................... 10   —

Faites dissoudre le savon dans l'alcool, filtrez et ajoutez :

          Essence de citron rectifiée....... .... 5 grammes.

Le docteur Langlebert, à qui nous devons ce préservatif, en garantit l'effet prophylactique et cite, pour le prouver, plusieurs faits dont nous rapportons le suivant :

« Un jeune médecin, célibataire, reçoit un jour dans son cabinet un client affecté de deux chancres sur le prépuce. Il examine, constate la nature du mal et formule sa prescription.

— Et vous, docteur, lui dit le malade, comment vous portez-vous?

— La question est au moins indiscrète. Que voulez-vous dire ?

— Je veux dire, réplique le malade, que vous devez être dans une situation à peu près semblable à la mienne, puisque le jour où j'ai contracté mes chancres,

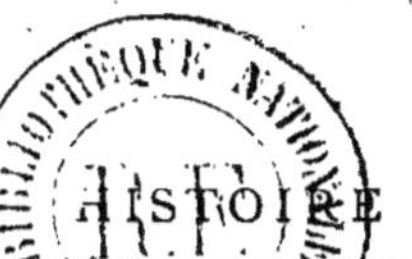

vous avez également et avant moi, ainsi que je l'ai su plus tard, expérimenté sur vous-même, et en le puisant à la même source, le virus qui me les a transmis.

Le docteur sourit, et, pour toute réponse, montra à son client un petit flacon contenant mon liquide, en lui recommandant d'en faire usage à l'avenir. »

Toute lésion, si légère qu'elle paraisse, doit être *cautérisée immédiatement*.

On reconnaîtra l'importance de cette recommandation, si l'on veut se donner la peine d'examiner le résumé suivant des expériences que le docteur Lanceveaux donne dans son *Traité de la syphilis* :

« Sur 57 cas de contagion probable de la syphilis, 35 furent traités par la cautérisation du point contaminé, 22 furent abandonnés à eux-mêmes.

« Or, des 35 malades cautérisés du premier au dixième jour, 10 devinrent syphilitiques, soit environ 39 *pour* 100. Des 22 malades cautérisés, 11 furent atteints de syphilis, soit 50 *pour* 100.

« Cette différence considérable entre les deux résultats est bien plus significative encore, si l'on ne tient compte que des cas où la cautérisation a été précoce.

« Ainsi, parmi les 35 individus cautérisés, 24 le furent du premier au troisième jour : la syphilis ne se développa que chez 3, soit 12 *pour* 100; tandis que chez les 11 autres qui ne furent cautérisés que du cinquième au dixième jour, 7 devinrent syphilitiques, soit 63 *pour* 100 : ce qui tend à établir au moins que la cautérisation pratiquée dans les *trois premiers jours* qui suivent le contact suspect paraît avoir des avantages réels, et, sans assurer une immunité absolue, *offre des chances de salut quatre ou cinq fois plus que l'inaction*. »

Pour résumer et terminer ce chapitre, nous ne croyons mieux faire que de donner, dans l'ordre où ils doivent être observés, les préceptes de précautions, tels que nous les fournit le docteur Langlebert.

1° Se rappeler les signes extérieurs, à l'aide desquels il est possible de reconnaître, avant le coït, la présence de la syphilis ;

2° Inspection minutieuse, avant tout congrès suspect, des surfaces qui vont être exposées, afin de s'assurer de leur parfaite intégrité ;

3° Exiger de la femme des lotions et injections préalables, soit avec de l'eau pure, soit avec de l'eau légèrement aromatisée;

4° Enduire l'organe d'un corps gras non liquide, cold-cream ou axonge;

5° S'abstenir après de trop fortes libations alcooliques, et surtout pendant la durée de chaque époque menstruelle ;

6° Éviter tout retard volontaire ; ne pas faire de pause dans le coït;

7° Modérer ses désirs et s'imposer une sage limite dans la répétition ;

8° Aussitôt après le congrès, lavage complet, minutieux, pénétrant et suffisamment prolongé. Pour plus de sûreté, faire usage du préservatif dont nous avons donné la formule;

9° Expulser l'urine le plus promptement possible. Diriger ensuite dans l'urètre un mince filet d'eau pure ou légèrement acidulée, en le laissant tomber d'une certaine hauteur, pour en faciliter la pénétration;

10° Les jours suivants, s'observer avec la plus minutieuse attention et cautériser sans retard toute plaie, toute écorchure, toute érosion, en un mot, toute solution de continuité suspecte.

LIVRE CINQUIÈME

Des rapports des médecins avec les maladies résultant de l'usage et de l'abus des organes sexuels.

CHAPITRE PREMIER

SITUATION DES MÉDECINS DE L'ANTIQUITÉ

Nous avons examiné les diverses influences qui ont pu favoriser ou empêcher la formation de maladies résultant de l'usage ou de l'abus des organes sexuels; nous avons fait voir qu'un grand nombre d'affections diverses, provoquées par la satisfaction contre nature des plaisirs sexuels, frappèrent les parties qui y jouèrent le rôle des organes génitaux de l'un ou de l'autre sexe; nous avons montré que les organes sexuels ont pu contracter une maladie après le coït, même alors que les circonstances extérieures auraient été favorables.

Cependant, la plus grande partie de nos explications n'avaient pour appui que les données des écrivains non médecins. Si nous avons évité expressément et autant qu'il était possible de consulter les écrits des médecins, c'est que nous voulions examiner dans un seul corps de travail ce que ceux-ci ont écrit sur les affections en question.

Avant de procéder à l'examen de ces documents mêmes, il serait peut-être convenable de résoudre cette question : *Les médecins de l'antiquité étaient-ils en position de se procurer une connaissance exacte des conséquences que le corps subissait en se livrant à l'impudicité?*

Il est évident que de la solution de la question dépend la juste appréciation des écrits des médecins, base sur laquelle doit reposer l'histoire de la syphilis; ce n'est que dans le cas affirmatif que les données des médecins peuvent être regardées comme suffisantes.

Pendant longtemps l'état de médecin n'existait même pas, parce que chacun, en particulier, tâchait de se traiter soi-même dans les cas ordinaires de malade.

Ou bien, lorsque les médicaments de famille ne suffisaient pas, on s'adressait aux prêtres, intermédiaires entre les dieux et les hommes.

Cette manière d'agir ne changea même pas encore lorsque les médecins se furent déjà constitués en profession. C'est ainsi que nous voyons partout coexister dans l'antiquité une médecire du peuple, des prêtres et des médecins, si nous pouvons nous exprimer ainsi, et nulle part on ne trouve une trace de la prétention ridicule qui défend de se guérir sans le concours du médecin.

On en peut déjà conclure que nous ne devons pas chercher la connaissance d'une maladie dans l'antiquité chez les médecins seuls, du moment que ceux-ci n'étaient pas les seuls dépositaires de ce qu'on savait en pathologie et en thérapeutique.

Ce qui a été dit précédemment prouve assez qu'on ne peut pas davantage avoir recours à ces médecins pour ce qui regarde les maladies produites et favorisées par l'impudicité.

Nous avons vu que les organes sexuels se trouvaient sous la protection de divinités particulières, et que les malades avaient recours à ces divinités lorsqu'ils voulaient éviter leur colère et ses conséquences. Les exposés de Philon et de Palladius nous apprennent que ces idées étaient devenues héréditaires; nous voyons même au xv⁰ et au xvɪᵉ siècle ces scènes se renouveler.

La première cause se trouvait évidemment dans la *naissance énigmatique* des maladies sexuelles, surtout pour ceux qui ne connaissaient ni l'existence ni le mode d'action des contagions.

L'homme qui, avec un membre sain, avait exercé le coït, remarquait, sans s'être blessé, au bout de quelques jours, un écoulement muqueux, ou un ulcère, ou une pustule, etc. ; il cherchait en vain à en découvrir la cause, car le coït était évidemment la dernière chose à laquelle il pensât.

Plus habitué à attribuer tout événement, dont la cause lui était inconnue, à la puissance d'une divinité, il trouva là la cause de son affection et il n'y avait, par conséquent, que le secours divin seul qui pût l'en délivrer. Même longtemps encore après qu'on eut cessé d'attribuer les maladies à la vengeance des dieux, et quand on avait déjà trouvé des causes naturelles aux maladies sexuelles, on en cherchait encore l'origine partout ailleurs que dans le coït.

Une autre raison puissante, pour laquelle celui qui était atteint de maladies aux organes sexuels n'avait pas recours aux médecins, mais aux dieux et aux prêtres leurs ministres, c'était la *pudeur.*

Depuis qu'*Adam* et *Ève* avaient eu recours à la feuille du figuier, il était assez d'usage, chez les peuples de l'ancien et du nouveau monde, de soustraire les organes sexuels à la vue d'autrui; et c'était, chez les anciens une des épreuves les plus dures à laquelle on pût soumettre la pudeur, que de découvrir les organes génitaux.

Ne voit-on pas, en tous temps, les libertins les plus raffinés commettre en secret les actes les plus honteux, tandis qu'ils hésitent longtemps à exposer aux yeux du médecin les instruments malades de leurs plaisirs brutaux, au point même que cette hésitation devient fatale aux signes de leur virilité.

Aussi, et le poème des *Priapeia* nous en fournirait la preuve au besoin, les expériences des médecins sur les affections génitales ne peuvent-elles avoir été très nombreuses. Il est probable que plus tard on n'eut même recours aux prêtres que dans les cas les plus graves. Néanmoins leurs carnets, leurs mémoires, s'ils en avaient tenu, nous fourniraient de bien meilleurs renseignements que les médecins, comme le prouvent les livres de lois de Moïse, qui contiennent les premières descriptions et en même temps les plus claires des affections génitales chez les deux sexes.

Mais si les hommes montraient eux-mêmes tant de retenue, que ne devaient pas faire les femmes auxquelles on faisait déjà un crime d'exposer à la vue d'un homme autre que leur mari n'importe quelle partie de leur corps?

Généralement on refusait le secours d'un médecin dans les accouchements. Mais si dans ces circonstances les femmes refusaient de livrer leurs parties sexuelles à l'examen des médecins, combien ne devaient-elles pas montrer encore plus de répugnance dans les affections génitales? Et pourtant ce sont les organes de la femme qui sont, par excellence le foyer de la syphilis.

On s'était donc interdit la voie principale qui pût conduire à une juste appréciation des maladies génitales, et les anciens médecins-pouvaient tout au plus regarder la gonorrhée comme le bouc émissaire général.

A cette pudeur, il faut encore ajouter la crainte de la position des médecins réels en général, et l'opinion assez généralement répandue qu'*une maladie acquise par une faute personnelle avait quelque chose d'ignominieux*, du moins dans la classe élevée du peuple, comme on peut le voir par le passage suivant:

« Ne te paraît-il pas honteux de devoir recourir à la médecine, lorsque des maladies ou des plaies dépendant de l'âge n'en sont pas la cause, mais lorsque par la paresse et par une manière de vivre honteuse, on se remplit d'écoulements ? »

On n'allait donc pas invoquer le secours des médecins, mais celui des dieux et de leurs intermédiaires médicaux, les médecins des esclaves et les charlatans, qui pratiquaient dans leurs boutiques de médecine où se réunissaient les pédérastes et les pathici.

Les connaissances et les expériences de ces rhizotomes et marchands de baume, tout en admettant qu'ils eussent les premières et qu'ils pussent acquérir les secondes, ont dû se perdre avec leur mort ou se transmettre, tout ou plus par tradition, à leurs successeurs dans les boutiques, sans que ni médecins ni science en aient profité.

D'ailleurs, peu leur importait l'origine des maladies pour lesquelles ils vendaient leurs poudres et leurs potions ; car ils ne donnaient, comme dit Platon, et ne recevaient aucune consultation sur l'état des maladies. D'un autre côté, le malade, dispensé de faire une confession humiliante, se résignait volontiers au silence même en sacrifiant son corps.

Si l'on y ajoute que les femmes publiques, en Grèce et à Rome, étaient des esclaves qui, par cela même, ne pouvaient prétendre au traitement d'un médecin libre ; qu'en outre, du temps de la splendeur de la médecine grecque, lorsqu'elle était entre les mains des adeptes d'Hippocrate, ce n'étaient généralement que des gens de la basse classe ou des matelots et des marchands étrangers, qui se jetaient dans les bras de ces femmes, et dont la vie errante rendait toute observation impossible, alors on comprendra que les médecins savants ne purent avoir que des connaissances superficielles et incomplètes des affections génitales et de leurs suites.

CHAPITRE II

LES CHARLATANS

Nous venons de parler des charlatans.

Il paraît que l'espèce est prolifique, puisqu'elle s'est propagée jusqu'à nos jours avec une intensité toujours croissante.

« Le charlatanisme médical, dit le docteur Piogey dans son admirable étude sur cette gangrène sociale, remonte aux temps les plus reculés. Le premier malade a dû rencontrer un homme compatissant qui, par cette inspiration instinctive, naturelle aux êtres primitifs, a été conduit à trouver la plante qui pouvait le guérir, et à en faire l'application. Mais la pureté des intentions, les généreux sentiments de l'homme, médecin par nature, ont été combattus aussitôt par un être pervers qui a exploité la souffrance et l'intelligence affaiblie. »

Bien d'autres célébrités médicales, Trousseau, Amédée Latour, Piéchaud, Langlebert, se sont énergiquement élevés contre ce charlatanisme qu'ils appellent à juste titre le *brigandage médical*.

Ils ont réuni un grand nombre de faits parmi lesquels nous cueillerons au hasard et qu'il suffit de citer sans le moindre commentaire, pour éclairer, comme il convient, le public toujours trop facile à se laisser prendre aux magnifiques réclames et aux fallacieuses promesses de messieurs les charlatans.

§ 1. — Ceci est raconté par M. Langlebert :

« Un homme d'une trentaine d'années, grand, fort, bien constitué (c'était un sculpteur-ornemaniste) entrait un jour dans mon cabinet et, sans mot dire, tirait de dessous son vêtement : 1.º une bouteille de sirop dépuratif ; 2º une boîte contenant une centaine de pilules dites bols de Perse ou d'Arménie ; 3º plusieurs paquets renfermant une poudre blanche pour tisane ; 4º un pot de pommade au précipité rouge (bioxyde de mercure.)

— Monsieur, me dit-il, après avoir déposé sa cargaison sur mon bureau, je suis allé hier consulter un célèbre médecin de la Faculté de Paris. Croyez bien que lorsqu'il s'agit de ma santé, je ne m'adresserais pas au premier venu. Ce médecin, ses affiches en font foi, est *maître en pharmacie, ex-pharmacien des hôpitaux de Paris, professeur de médecine et de botanique, membre de plusieurs sociétés savantes, honoré de médailles et de récompenses nationales, etc..., etc..., etc...*

C'est, comme vous le voyez, un grand savant, et il me l'a bien prouvé. Un simple coup d'œil lui a suffi pour reconnaitre immédiatement ma maladie, qu'il a sans doute jugée fort grave pour m'avoir ordonné tant de choses à la fois. Le tout m'a coûté douze francs, mais je ne m'en plains pas ; car aux grands maux les grands remèdes !

— Mais alors, répliquai-je, pourquoi venez-vous me trouver aujourd'hui ?

— Ah ! voilà. C'est qu'un de mes camarades, que j'ai vu ce matin et à qui je racontai mon histoire, m'a affirmé que le médecin que j'ai consulté est mort depuis plus de vingt ans.

— Vous voulez dire, sans doute, celui que vous avez cru consulter ?

— Oui, le maître en pharmacie, ex-pharmacien des hôpitaux, professeur, etc..., etc. Vous comprenez que cela m'a jeté un froid et donné le trac, comme on dit. C'est pourquoi j'ai désiré avoir votre avis avant de m'ingurgiter ses remèdes.

— Montrez-moi votre mal.

— Le voici, docteur, regardez bien cette rougeur sur le gland...

— Est-ce là tout ?

— Mais oui, docteur, je le crois du moins. Car jamais jusqu'à présent je n'avais rien attrapé, ni chaudepisse, ni chancre, ni poulain, pas même le plus petit bouton sur le corps.

— Eh bien ! mon ami, rassurez-vous, vous en êtes toujours là. Cette petite rougeur, que votre médecin ressuscité aura sans doute prise pour un chancre, ne me prouve qu'une chose : le peu de soin que vous prenez de vous-même. Quelques grands bains, une ablution chaque matin avec de l'eau fraîche, et votre rougeur disparaîtra bientôt pour ne plus revenir, si toutefois vous continuez à vous tenir propre. Vous n'avez besoin d'aucun médicament. Remportez toutes ces drogues et gardez-les précieusement. Vous n'aurez pas perdu votre argent si elles peuvent vous rappeler à l'avenir que si les charlatans meurent comme les autres, le charlatanisme est immortel. »

§ 2. — Il s'agit du fameux docteur Charles-Albert, dont M. Piogey écrivait en 1853 :

« Ce médecin qui, pour ainsi dire, a créé la réclame en médecine, fit une fortune rapide. Lorsqu'il voulut vendre son exploitation, le prix, basé sur le rapport, en fut si élevé qu'elle ne put être acquise que par une société. Aujourd'hui, chaque actionnaire perçoit des bénéfices en raison de sa mise de fond ; des mercenaires à gages donnent les consultations et les exécutent. Le fondateur est mort, mais l'annonce est toujours là, appuyée sur des titres mensongers pour la plupart ou présentés de façon qu'on leur attribue une grande importance. La seule modification que cette annonce a subie, c'est que les affiches et les réclames dans les journaux portent : TRAITEMENT DU DOCTEUR, au lieu de TRAITEMENT PAR LE DOCTEUR CH. ALBERT. Il faudrait être bien roué en exploitation de réclame pour deviner la supercherie. »

§ 3. — Le docteur Piéchaud, dans son mémoire sur *l'usurpation des titres médicaux et le charlatanisme*, cite le fait suivant :

« Le docteur Voillemier avait autrefois l'habitude de faire visite, en appareil très simple, aux charlatans en renom. Il voulait se rendre compte par lui-même de leurs procédés. Simulant une maladie dont il n'avait pas le plus petit vestige, il va voir un de ces guérisseurs réputé très habile. Celui-ci l'examine avec soin, reconnaît qu'il n'y a plus trace d'affection à l'extérieur, mais que pourtant *l'état des parties internes lui annonce qu'il y a menace d'accidents prochains*. Et il remet au docteur Voillemier un flacon dont le coût est de trente francs.

Le docteur trouve que c'est payer un peu cher sa curiosité scientifique et objecte qu'il n'est pas en état de faire ce sacrifice. Un débat s'engage entre le chirurgien et le charlatan, débat à la suite duquel le flacon reste entre les mains du chirurgien pour le prix de vingt francs. Le docteur Voillemier, aussitôt rentré chez lui, fit l'analyse du liquide contenu dans le flacon, et y trouva 1 gramme 50 de nitrate d'argent pour 100 grammes d'eau distillée. Solution très capable, disait le docteur Voillemier, racontant ce fait à l'amphithéâtre de l'Hôtel-Dieu, de causer la maladie au lieu d'en être le remède. »

§ 4. — Le docteur A. Cullerier se plaisait à raconter l'anecdote suivante :

« M. X..., banquier à Paris, se croyant affaibli et menacé d'impuissance, allait un jour consulter un charlatan en renom à qui il avait été chaudement recommandé par un de ses amis. Après les questions d'usage, le charlatan, sous le prétexte d'examiner plus aisément l'état de ses organes, le fait coucher à plat dos sur un divan recouvert d'une toile cirée... Tout à coup, M. X... pousse un cri terrible et se dresse d'un bond sur son séant! Son charlatan était devant lui, la main droite armée d'une paire de ciseaux avec lesquels il venait de lui fendre le prépuce depuis son orifice jusqu'à la base du gland. — Pardonnez-moi, lui dit-il en souriant, cette surprise toute chirurgicale; j'ai voulu vous épargner la pénible attente d'un sacrifice nécessaire bien plus cruelle que l'opération elle-même. — Pâle et mort de stupeur, M. X... ne répondit que par un long soupir et se laissa tomber sur le divan. Le pansement terminé, mais ne sachant encore s'il devait se féliciter ou se plaindre de cette opération forcée, M. X... se fit reconduire chez lui où il s'empressa de faire appeler son médecin ordinaire pour en surveiller les suites.

Deux mois plus tard, expérience faite du peu de succès de l'opération, M. X... recevait de son charlatan, sur papier glacé et parfumé, une petite note de *trois mille francs* pour honoraires. Son premier mouvement fut de refuser net. Trois mille francs pour lui avoir affreusement mutilé la verge, sans améliorer sa position devant les dames! Tout riche banquier qu'il était, M. X..., comme on dit vulgairement, « la trouvait mauvaise ». — Deux jours après cependant, nouvelle note sur papier timbré!...

Devant la menace d'un tel procès, tout chargé de scandale, de honte et de ridicule, le plus sage était de s'exécuter poliment. Et le galant M. X..., après avoir crié pour son prépuce, dut cette fois encore se résigner à *chanter* pour lui de ses trois mille francs. »

CHAPITRE III

SUITE DES RAPPORTS DES MÉDECINS AVEC LES AFFECTIONS GÉNITALES

Du temps de la démoralisation, l'occasion ne manquait pas aux médecins de faire des observations; mais le plus grand nombre d'entre eux en étaient incapables, et se fermaient à dessein le chemin des recherches minutieuses, ou bien s'occupaient fort peu des progrès de la science ou de l'inscription des expériences, dont la publication, soit verbalement, soit par écrit, aurait même été contre leur intérêt.

De plus, ils devaient user de toute leur finesse pour cacher aux malades la cause véritable de leurs affections. D'ailleurs, le public lui-même fit son possible pour en venir à ce point, comme nous en trouvons la preuve dans la nécessité où Galien crut se trouver d'écrire un ouvrage particulier sur les maladies dissimulées.

Ces *tromperies à dessein* de la part des malades étaient d'autant plus faciles, que les médecins d'alors, en raison de leurs vues en pathologie, ne pouvaient guère arriver à la vérité. C'est en partie pourquoi ils eurent à supporter les railleries et les sarcasmes de Martial.

Devons-nous pour cela jeter la pierre à nos confrères de l'antiquité?

Depuis trois siècles, nous croyons connaître la syphilis et ses formes; combien cependant n'y a-t-il pas eu de bubons qu'on a pris pour des hernies incarcérées, pour des glandes de croissance! Combien de gonorrhées vaginales n'ont pas été prises pour les *flueurs blanches* ! Combien de condylomes pour des humeurs hémorroïdales, et traitées, comme par le médecin de Juvénal, *medico ridente*, par la résection ou la ligature!

A tout cela se joignent encore la légèreté et le peu de danger qu'offrait la maladie dans le plus grand nombre de cas.

Comme encore aujourd'hui les vrais chevaliers de Vénus, grâce aux conseils, aux instructions et aux méthodes infaillibles, essayent, surtout au début, de se guérir eux-mêmes; de même faisait-on dans l'antiquité, ainsi qu'on le voit par le passage suivant de Galien :

« ... C'est là tout ce que j'ai à dire sur les fièvres éphémères; car *ceux qui ont la fièvre provenant de bubons ne consultent point de médecin sur ce qu'ils ont à faire;* mais ils prennent des bains lorsque le paroxysme a disparu, *toutefois après avoir traité l'ulcère que le bubon a causé, et ensuite celui-ci même.* Si alors quelqu'un parle du diatriton, tous eu rient et l'appellent un pédant, parce que, comme je crois, ils pensent ne rien devoir laisser à la nature là où rien ne provient d'elle. »

Nous savons parfaitement bien que les anciens donnaient le nom de bubons à toute enflure de glandes; nous savons qu'ils connaissaient aussi très bien les tumeurs glandulaires dans l'aisselle et dans l'aine, résultant d'ulcères aux doigts et aux orteils; mais tout cela ne nous autorise nullement à rapporter ce passage *seulement* aux bubons de ce genre, sans le rapporter à ceux des aines, surtout parce que Galien parle en détail du traitement des bubons et du phlegmon qui les précède et qui a causé les ulcères.

Nous croyons donc aussi pouvoir faire remarquer que ce passage indique pourquoi les ulcères des organes sexuels avaient une marche moins mauvaise, et pourquoi ils guérissaient plus facilement dans l'antiquité. Car la fièvre éphémère facilitait évidemment l'assimilation et l'élimination de la contagion, soit à l'endroit primitivement affecté, soit parce qu'elle provoquait une activité plus énergique des glandes cutanées, laquelle produisait un exanthème.

CHAPITRE IV

RETENUE ET CRAINTE DES MALADES

Les médecins eux-mêmes ne contribuaient pas peu à la retenue des malades. Nous ne voulons pas ici parler de la possibilité de la divulgation de leur part, quoique déjà les partisans d'Hippocrate aient cru devoir en avertir leurs disciples.

Le *traitement* lui-même était d'une bien plus grande importance, surtout celui des *ulcères*, qui était précisément fait pour inspirer de la crainte aux malades.

Déjà Hippocrate conseillait de cautériser ou d'enlever avec le couteau les ulcères à bords calleux. Galien s'exprime encore plus clairement à cet égard : « Lorsque les bords de l'ulcère ne sont que d'une mauvaise couleur et calleux, il faut les enlever jusqu'à la chair saine ; mais lorsque l'ulcère a pris plus d'extension, il s'agira de savoir, si l'on doit enlever avec le couteau tout ce qui est malade ou si l'on doit suivre un traitement prolongé. Il est naturel qu'il faudra consulter dans ce cas la volonté du malade ; car quelques-uns préfèrent se soumettre à un long traitement sans extirpation, et d'autres consentent à tout, pourvu qu'on les guérisse. »

On voit, dans Galien, que ce procédé trouvait également son application dans les ulcères des organes sexuels, surtout dans les ulcères gangréneux.

L'habitant de l'Asie, pour lequel les organes sexuels étaient un objet de vénération, craignait sans doute, comme le Turc encore aujourd'hui, toute opération à ces parties ; le Romain voluptueux, qui devait craindre d'en perdre l'usage par une opération, essayait tout autre remède, s'adressait même à Priape ou se donnait tout de suite la mort, comme ce municeps de Pline, plutôt que de se confier aux médecins établis à Rome, et qui cherchaient à exceller dans l'art de brûler et de couper.

Dans tous les cas, ce n'était qu'à la dernière extrémité que le malade avait recours au médecin, et celui-ci n'avait pas besoin alors de chercher la cause du mal, parce que souvent il ne lui restait plus d'autre remède que le couteau ou le cautère.

Il n'est pas étonnant que, dans ces circonstances, le procédé du médecin eût une mauvaise réputation; et, dans le plus grand nombre de cas, l'occasion de faire des observations devait naturellement manquer aux praticiens.

Y avait-il encore d'autres raisons qui déterminassent les médecins à appliquer le traitement général des ulcères à ceux des organes sexuels ? On est tenté de croire qu'ils ont eu quelques idées de la nature spécifique de cette maladie, et que ce n'était pas uniquement la destruction locale qui les déterminait à employer sitôt le couteau et le cautère.

Galien dit: « Mais la formation des ulcères avec perte de substance est double, ou bien par l'excision, ou par corrosion. On sait comment se fait l'excision. *L'anabrosis, si elle provient de l'intérieur de l'organisme, est un fruit des mauvaises humeurs; mais si elle provient du dehors, elle est le résultat des médicaments ou du feu.* »

De là résulte qu'on a dû regarder tous les ulcères des organes sexuels, qui n'étaient pas l'effet des médicaments ou du feu, comme un effet des mauvaises humeurs. Cette opinion est une conséquence de la pathologie humorale alors répandue, car nous la trouvons déjà dans Hippocrate dont la théorie générale de l'apostase a été reproduite par Platon dans son Timée. Il y fait provenir, du phlegme blanc qui se jette sur la peau, les exanthèmes, les taches et autres maladies semblables, tandis que les *rheumata* (flux, écoulements,) dont les noms diffèrent selon les parties affectées, proviendraient des phlegmes âcres et salés.

Si l'on ne veut pas en déduire les preuves de la reproduction spontanée des affections génitales, il faudra alors avouer que cette opinion devait empêcher de penser à quelque chose de spécifique dans les ulcères des organes sexuels, et cela d'autant plus qu'on essaye encore aujourd'hui en vain de fixer les caractères généraux et propres des ulcères vénériens.

Dès lors cette connaissance que les ulcères des organes sexuels fussent acquis dans le coït, devait perdre l'importance nécessaire aux anciens médecins pour déterminer une espèce particulière de la maladie, puisque déjà, en général, ils attachaient peu d'importance à la cause primitive lorsqu'elle avait cessé d'exister dans son action et que son éloignement aurait pu fournir une indication pour la thérapeutique.

C'est ce que Galien nous explique très bien: « Le moment serait peut-être venu aussi d'établir qu'aucune cause qui produit la diathèse primitivement, ne fournit une indication au traitement; que la thérapeutique doit, au contraire, être déterminée par l'affection même. Tout ce qu'il y a à faire dans les cas spéciaux dépend de la fonction et de la nature de la partie affectée, puis du tempérament prédominant et de choses semblables. Car, pour le dire en peu de mots, *on ne peut tirer aucune indication de ce qui est salutaire d'une cause qui n'existe plus dans son action.* Mais commé nous sommes souvent obligés de rechercher la cause primitive pour fixer le diagnostic d'une affection qu'on ne peut reconnaître ni par le raisonnement ni avec les sens, *il paraît alors au vulgaire* qu'on en tire le plan du traitement. Il n'en est cependant pas ainsi. on le voit clairement dans les cas dont la diathèse nous est parfaitement connue ; car, *qu'il y ait ecchymose, ou ulcère, ou érysipèle, ou ulcère putride, ou phlegmon à une partie, il est inutile de chercher la cause première, si elle n'est plus agissante dans le moment.* — Mais quant à une affection que nous ne connaissons pas encore, il est utile de chercher la cause première. »

Ce principe a été appliqué aux affections des organes sexuels et le coït qui avait précédé n'était nullement regardé comme pouvant déterminer le diagnostic.

Galien nous en donne la preuve quand il dit que la déclaration d'un individu atteint d'une gonorrhée, affirmant que les femmes avec lesquelles il avait exercé le coït étaient affectées du même mal, n'a pas pu le déterminer à admettre et à établir une nouvelle espèce de gonorrhée.

Dans ces circonstances, il n'y a pas de quoi s'étonner que les médecins, en faisant la description des affections génitales, ne citent pas le coït comme une cause déterminante. Vouloir conclure de là que ces affections n'auraient pas été acquises dans l'antiquité par le coït, parce que les anciens médecins n'ont pas déclaré dans chaque cas cet acte comme cause, cela prouverait qu'on n'a pas bien étudié leurs écrits ni les connaissances qu'ils avaient acquises.

La négligence des moments étiologiques devant avoir pour résultat qu'on n'y fît plus attention du tout, devint nécessairement la source d'une foule d'erreurs, qui firent perdre aux médecins la considération, les rendirent souvent ridicules à cause de leur ignorance et les mirent dans le cas de devoir subir le fouet de la satire.

Combien n'y a-t-il pas de nos collègues dont la syphilis se joue impunément ?

CHAPITRE V

LES ANCIENS MÉDECINS ET LA CONTAGION

On croira peut-être que les anciens médecins auraient dû remarquer la contagion, quoiqu'ils n'aient pas jugé nécessaire de reconnaître dans le coït la cause des affections génitales. Abstraction faite de ce que dans un grand nombre de cas ces affections se sont produites spontanément sous des influences favorables, l'opinion des anciens sur la contagion était très imparfaite. Leur idée prédominante que les maladies contagieuses sont un sort envoyé par la divinité, était la cause principale. C'étaient précisément les affections génitales que l'on attribuait à la colère de Dionysos et de Priape. Serait-il alors raisonnable d'exiger que les médecins de ce temps se fussent arrachés entièrement du cercle des idées dominantes?

Tout ce qu'ont pu faire les anciens médecins, c'était d'indiquer que cette cause divine avait pour base une cause naturelle. Mais sur le principe matériel, intermédiaire de la contagion, ils pouvaient à peine faire des recherches, puisqu'ils étaient dépourvus de tous les moyens.

Les adversaires de la contagion n'auraient jamais existé, si l'on pouvait constater la contagion par les sens.

D'ailleurs on voit encore aujourd'hui que la contagion n'a que peu d'intensité dans ces pays, et qu'elle n'en eut que sous l'influence de circonstances épidémiques, comme du temps de la peste d'Athènes. Mais partout où la contagion eut cette intensité, les ulcères devinrent gangréneux, ou le médecin les détruisit avec le cautère, les enleva avec le couteau, de sorte qu'on n'eut pas à craindre une propagation de cette forme, les malades ayant probablement perdu après cela le désir du coït.

Si nous voulons nous résumer, il en résultera qu'en général, les médecins proprement dits n'ont eu que rarement, surtout chez les femmes, l'occasion d'observer l'origine et la marche des affections du système génital, parce qu'ils n'ont eu affaire ordinairement qu'avec les femmes les plus opiniâtres, dont le nombre était toujours restreint, à moins qu'une constitution épidémique particulière ne manifestât son influence. Avec leurs idées pathologiques, il était impossible d'observer sans préjugés; ils manquaient alors, comme aujourd'hui, de symptômes *franchement* caractéristiques; ils n'avaient pas une connaissance exacte des substrats matériels de la contagion dans toutes les maladies, et cela également ici; de sorte qu'ils n'avaient aucune raison directe de voir, dans les affections *primaires*, une forme particulière de maladie. Quant aux symptômes *secondaires*, les médecins en rendaient la naissance presque impossible dans les cas qu'ils avaient à traiter, parce que le couteau et le cautère détruisaient la contagion avec ses substrats matériels, ou ils étaient enlevés avant qu'ils eussent pu être résorbés.

Si néanmoins il se présentait des symptômes secondaires, un trop grand espace de temps s'était déjà écoulé, ou les parties affectées étaient trop éloignées des endroits primitivement atteints, pour que les médecins eussent pu établir entre ces divers moments une liaison directe. Cela leur était même tout à fait impossible, parce que les endroits du corps qui sont ordinairement le siège des affections secondaires, étaient souvent atteints primitivement à cause des figures diverses de la *Vénus illegitima*, de sorte que l'observateur le plus expert ne réussissait guère à découvrir une différence réelle.

Ceci soit dit sans considérer même la tendance qu'avait la maladie, sous l'influence du climat, à se jeter sur la peau extérieure, par où l'affection des membranes muqueuses et des os étaient diminuées à un haut degré. Si les médecins étaient ainsi hors d'état de réunir en un tout les diverses formes de la syphilis, et de saisir la maladie dans son ensemble, il devient par là déjà clair qu'ils n'avaient aucune raison de chercher un *nom particulier* pour une chose qui n'existait pas à leurs yeux, et la conclusion que, ce nom manquant, la syphilis n'aurait pas existé ne mérite alors aucune considération.

Admettons pourtant qu'ils aient connu la différence générique des affections primaires, ont-ils eu besoin pour cela d'introduire aussi un nom particulier ? Galien nous donnera la réponse, car, en rappelant que les anciens médecins n'ont pas eu de nom particulier pour désigner la dépression du crâne avec fissure, il dit : « Il vaut mieux donner une description claire que de se servir d'une manière pitoyable des noms barbares que les jeunes médecins ont forgés en grand nombre. »

Il blâme dans un autre passage les diverses dénominations des ulcères, puis il continue : « Si je voulais citer tous les noms, je risquerais d'enseigner précisément ce que je conseille d'éviter, savoir : que celui qui cherche réellement la vérité doit nécessairement faire abstraction des dénominations imaginaires et s'en tenir aux faits. »

Cette déclaration, en montrant d'un côté l'inutilité des noms, fait voir de l'autre qu'il doit en avoir existé un grand nombre, ce qui n'est pas seulement confirmé par le mot grec *phthinos* et le latin *robigo*, sans égard au mot douteux *anthrax*. Mais Celse le dit aussi expressément dans l'introduction de son exposé des maladies des organes sexuels.

Entre Hippocrate et Celse, on sait que presque toute la littérature médicale nous manque.

Il en est de même entre Celse et Galien et dans la période si importante des empereurs débauchés. Il ne nous reste pas un seul écrivain médecin indépendant. Les fragments mêmes du compilateur Oriboze ne contiennent malheureusement des chapitres les plus intéressants que... les titres !

Dans un tel état de choses, c'est presque folie que de vouloir trancher nettement sur les connaissances que les anciens médecins auraient eues de la syphilis et de ses formes, et cela d'autant plus qu'on n'avait pas suffisamment étudié les ouvrages existants des médecins.

LIVRE SIXIÈME

THÉORIES DES ANCIENS MÉDECINS

CHAPITRE PREMIER

PRÉAMBULE

Tournons maintenant nos regards vers les exposés mêmes des anciens médecins, et nous aurons deux voies que nous pouvons suivre pour les étudier et les présenter aux yeux de nos lecteurs.

Ou bien nous pouvons réunir tout ce qu'un même écrivain en a dit et considérer chaque indication en particulier, — ou bien nous grouperons tout ce que les divers écrivains en ont laissé, et nous comparerons les uns avec les autres.

La première marche nous donnera, il est vrai, le résultat de ce que chaque écrivain a su des diverses formes de la syphilis; mais comme souvent nous ne possédons pas tous les écrits de l'auteur, et que, dans ce cas-là même, nous ne pouvons pas croire que tout ce qu'il a annoté renferme l'ensemble des connaissances de son époque, l'utilité de traiter la matière d'une manière semblable serait en somme très minime et nous aurions encore ce désavantage, que l'aperçu de tout ce qu'on savait anciennement sur la syphilis serait rendu très difficile et donnerait occasion à une foule de répétitions.

La seconde marche ne préviendra pas seulement ces désavantages, mais elle nous fournira précisément cet aperçu nécessaire, dont on doit attribuer l'absence principalement à ce que l'on n'a pu convaincre que très imparfaitement de l'existence réelle de la syphilis, les adversaires de son ancienneté, attendu que tout ce qui était connu ne l'était qu'imparfaitement et en fragments.

Ce court préambule fait, nous entrons en matière.

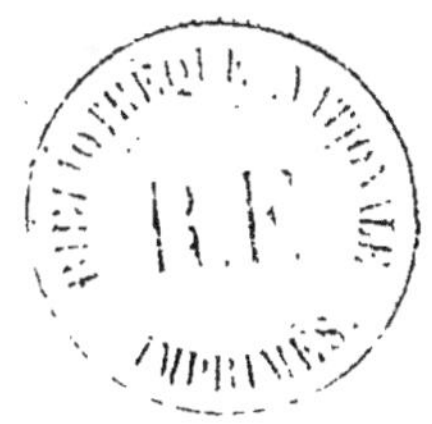

CHAPITRE II

LA GONORRHÉE

, La gonorrhée consiste dans une affection des vaisseaux spermatiques, et non dans celle des organes sexuels, lesquels ne servent que de chemin pour l'excrétion du sperme.

Il faut en distinguer deux espèces, suivant que l'affection est accompagnée ou non d'érection du pénis.

La gonorrhée avec érection du pénis est tantôt appelée satyriasis, tantôt priapisme. C'est une espèce de spasme qui ne frappe que le pénis; il appartient à la classe des emphysèmes et est occasionné par une affluence des humeurs, surtout de celles qui sont épaissies et mal mélangées. Cependant ce dernier appartient déjà à la lasciveté malade, que Paul d'Égine appelle priapisme, tandis qu'il appelle satyriasis l'état dont il est question ici, et qui aurait sa cause dans une affection inflammatoire des vaisseaux spermatiques.

Il est inutile de prouver que les deux opinions sont justes, en cela que la gonorrhée spasmodique et inflammatoire est dans les deux cas accompagnée de priapisme.

Il n'y a point ou peu de matière sécrétée, après quoi les malades se sentent soulagés; cependant ils sont attaqués de nouveau du mal, jusqu'à ce que la cause de l'érection ait disparu, et alors le pénis diminue. D'après Paul d'Égine, la *paresis* des vaisseaux spermatiques, ou deuxième forme de gonorrhée se déclare lorsque la maladie ne diminue pas ou qu'il y a des spasmes généraux.

Ceux qui sont atteints de spasmes meurent vite avec des sueurs froides et le gonflement tympanitique de l'abdomen (paralysie de l'abdomen).

Alexandre Trallien a vu durer les érections encore après la mort. Cette forme n'est pas fréquente; elle se trouve principalement chez les jeunes gens et est placée sous l'influence épidémique, comme l'a observé Themison, qui a vu fréquemment cette maladie en Crète, où elle était probablement souvent une suite de la pédérastie.

Le traitement de cette forme exige sur-le-champ, suivant Paul d'Égine, des évacuations de sang, que Galien recommande également, et qu'il a employées avec succès, puis des ventouses ou des sangsues, des lavements simples, des frictions froides et calmantes, des cataplasmes avec solanum et ciguë dans la région

lombaire, avec litharge, cimolia, psymmithium et vinaigre, eau ou vin doux sur le périnée.

A l'intérieur, on donne une décoction de mauves, de mercuriale, de bouleau. le jus d'escargot, de la rue, des décoctions de racine d'iris, de nymphæa et d'adiantum.

Les remèdes activant la sécrétion de l'urine sont nuisibles.

En même temps on fait observer un régime végétal peu abondant et l'on fait éviter la position sur le dos.

Galien recommande de plus les émétiques, mais point de purgatifs ; ensuite, des frictions da *ceratum rosaceum*, et plus tard des exercices gymnastiques. Alexandre Trallien prescrit particulièrement au malade d'éviter toutes scène et pensée érotiques, et il insiste contre l'usage des choses froides et astringentes, par lesquelles la solution serait rendue difficile.

La gonorrhée sans érection du pénis, ou la véritable gonorrhée, présente un écoulement continuel et involontaire du sperme. Elle offre de l'analogie avec l'incontinence de l'urine, et a, comme celle-ci, pour cause ordinaire la faiblesse ou l'absence d'énergie des vaisseaux séminifères.

Souvent l'écoulement est précédé d'une époque d'inflammation, par laquelle la maladie se rapproche de la première forme. Les malades ont beaucoup de sperme brûlant qui les excite à l'évacuation, qui les affaiblit beaucoup ; mais s'ils évitent le coït, ils gagnent mal de tête, de ventre, des nausées, et les pollutions nocturnes leur donnent les mêmes incommodités que le coït même.

L'évacuation a lieu avec de la chaleur et de la douleur, et cela non seulement chez les hommes, mais aussi chez les femmes. En effet, Galien écrit : « Un de ces malades m'a dit que non seulement lui, mais aussi les *femmes avec lesquelles il exerçait le coït* avaient senti une douleur mordante au moment de l'éjaculation. »

Suivant Arétée, au contraire, la démangeaison dans les organes sexuels, le sentiment de volupté et le grand désir du coït n'aurait lieu que chez les femmes ; c'est là une assertion qui s'explique, parce que dans les pays méridionaux l'époque de l'inflammation est très courte et ordinairement presque imperceptible, à moins que pendant ce temps le coït ne soit exercé, ce qui a pourtant très souvent lieu. D'ailleurs, le médecin n'a le plus souvent à traiter que la forme chronique.

Généralement le malade ne s'aperçoit de la maladie que lorsque l'écoulement commence, et celui-ci continue lorsque l'inflammation a disparu sans cesse, jour et nuit, sans le sentiment érotique, sans rêves voluptueux, souvent même sans que le malade le sente. Ce qui s'écoule est une matière liquide, froide, pâle et stérile, qui s'épaissit vers la fin de la maladie, prend un caractère meilleur et puis cesse de couler.

Mais lorsque la maladie continue, surtout chez les jeunes gens, alors la mine des malades ressemble, suivant Arétée, à celle des vieillards; ils deviennent paresseux, flasques, sans courage, timides, stupides, perdent la force, maigrissent et deviennent incapables de travail. Ils prennent de mauvaises couleurs, deviennent pâles, efféminés, n'ont pas d'appétit, sont froids au toucher, se plaignent de pesanteur dans les membres, dans les lombes; ils sont faibles et incapablés de tout.

Suivant Galien, l'abdomen s'affaisse, ainsi que le reste du corps qui se dessèche; les malades deviennent maigres, d'un jaune pâle, et ont les yeux enfoncés dans l'orbite. De cette manière, il n'est pas rare que la maladie devienne la cause d'une paralysie où les malades périssent de phtisie.

La maladie n'est pas dangereuse en elle-même, mais elle provoque plusieurs maux, et présente une affection désagréable et réputée mauvaise, qui prend presque toujours une marche chronique; c'est pourquoi Arétée et Cœlius Aurélien la rangent parmi les maladies chroniques.

Arétée déclare que c'est autant pour ce que le mal a de désagréable, qu'à cause du danger de la phtisie et de la conservation nécessaire de la postérité, que la gonorrhée, qui est la cause de tant de maux, doit être guérie aussi vite que possible.

On voit que, à défaut de tous autres documents des anciens, ceux d'Arétée suffiraient pour prouver l'existence de la gonorrhée virulente contractée dans le coït.

Il résulte clairement de la loi de purification de Moïse qu'une matière impure était sécrétée dans la gonorrhée, et que la maladie se communiquait dans le coït, comme on le voit aussi dans Galien. Mais au ive siècle, on croyait déjà très généralement que les *constellations* n'étaient pas sans influence en ce qu'elles pouvaient, dès la naissance d'un individu, déterminer qu'*il mourrait de la gonorrhée*.

C'est ce que déclare Julius Firmicus Maternus, qui vivait du temps de Constantin le Grand.

Il faut bien distinguer la gonorrhée de la maladie des pollutions nocturnes, lesquelles en sont quelquefois une affection secondaire.

Suivant Arétée, le traitement en est, au commencement, le même que celui de l'écoulement (rheuma) général; on tient les parties affectées fraîches pour prévenir l'affluence des humeurs; peu à peu on passe à un procédé échauffant et dessiccatif; on met de la laine fraîche sur la partie, on fait des frictions sèches, et aussi avec le *ceratum rosaceum* ou *oinanthium* uni au vin blanc et de l'huile d'olives avec marjolaine, romarin. On prépare des cataplasmes avec de la farine d'orge, du salpêtre et de l'anet fétide, mais surtout de la rue avec du miel ou, suivant Celse, avec du vinaigre ; on emploie ensuite des cataplasmes irritants, rubéfiants, et qui même produisent des pustules, afin de faire dévier les humeurs. Au lieu de cela, on peut se servir d'emplâtres qui produisent les mêmes effets, comme l'emplâtre vert fait de *baies de laurier*.

A l'intérieur, on fait prendre des décoctions de *semen lactucœ, cannabis*; *rad. orcheos, nymphœus, halicacabi*, etc.; on donne le *castoreum* ou *l'antidote* de *Symphon*. *Philon* ou *Bestinus*, qui sont préparés avec de la *chair de vipère*.

Lorsque l'écoulement est abondant, on fait prendre un vin astringent ; si la matière est âcre, on emploie des bains tièdes.

Tous sont d'accord que le régime est le point capital du traitement selon Celse, les aliments et les boissons doivent être froids, comme l'a déjà recommandé Themison dans la satyriasis; Cœlius Aurélien est contraire à ce procédé. Le malade doit éviter les aliments qui favorisent la formation du sperme et de la flatulence, et prendre au contraire une nourriture facile à digérer, de la viande d'animaux terrestres, un peu de vin coupé d'eau, parce que l'évacuation continuelle affaiblit; il doit se tenir tranquille, se coucher dans un lit frais, soit sur le côté gauche, soit sur le côté droit, mais point sur le dos.

Lorsque la maladie dure longtemps, on recommande le mouvement en plein air, et l'usage des bains froids, que Celse voudrait déjà voir employer au commencement, en même temps que les irrigations.

Galien recommandait à ses malades, outre les médicaments et les aliments qui favorisent la formation du sperme, des exercices gymnastiques qui mettent surtout la partie supérieure du corps en mouvement, comme le grand et le petit jeu de balle et le jeu de palet.

Après le bain, on devait frictionner les hanches avec des onguents dessiccatifs, préparés avec de l'huile d'olives, de roses, ou de coings, crue et impure, avec des cérats faits des sucs de sempervivum, de solanum, d'umbilicus veneris, de pourpier, des lotions de semence de lin bouillie dans l'eau, etc.

J'ai vu, dit ce grand médecin, un des préfets du gymnase des athlètes, mettre un disque de plomb sur la région lombaire d'un athlète contre les pollutions nocturnes. C'est ce que Cœlius Aurélien recommande également contre la gonorrhée. Il conseilla ensuite ce moyen à un autre malade de cette espèce qui l'en remercia. D'autres se trouvèrent bien de se coucher sur le vitex agnus castus et d'en prendre à l'intérieur les semences unies à celles de la rue.

Il ne faut pas employer les réfrigérants énergiques sous forme d'onguents et préparés avec le pavot et l'*atropa mandagora*; il ne faut pas non plus dormir sur des plantes en fleurs, car ces substances agissent défavorablement sur les reins.

Dormir au contraire sur des roses était utile. Cœlius Aurélien recommande dans ce but les feuilles et les fleurs de *vitex*. Il a, ajoute le même auteur, encore imaginé bien d'autres choses avantageuses aux malades, et confirmées par la pratique. Car ceux qui sont affectés d'un état semblable du corps doivent être attentifs à savoir quand la plus grande quantité du sperme qui doit être évacué, s'est accumulée ; ensuite, qu'après avoir pris pendant le jour un repas nourrissant, mais frugal, ils se couchent et exercent le coït.

Il ne faut pas trop s'étonner de ces préceptes, si l'on se souvient que l'idée d'une surabondance de sperme, pour laquelle Diogène pratiquait l'onanisme, existait au fond, et que la gonorrhée trouvait aussi sa naissance dans une trop grande abstinence. Cette idée a sa cause en partie dans ce que l'on confondrait la gonorrhée avec les pollutions nocturnes, idée qui a été rajeunie surtout au xve et au xvie siècle au bénéfice des moines et des religieuses.

C'est de là qu'on a conclu que l'on pouvait guérir la gonorrhée par le coït. D'ailleurs, déjà du temps d'Hippocrate, on croyait que le coït était un moyen dessiccatif, utile dans les maladies provenant de phlegme, ainsi qu'aux tempéraments ardents et humides.

Le jour suivant, pour revenir aux préceptes de Cœlius Aurélien, lorsqu'ils ont suffisamment dormi ils doivent se frotter en se levant jusqu'à ce que la peau devienne rouge, ensuite se frictionner uniformément avec de l'huile. Quelque temps après ils mangeront un peu de pain aigrelet, pur et cuit dans le clibanon et prendront un peu de vin mélangé, après quoi ils pourront se rendre à leurs affaires. Entre les frictions et le repas, les malades peuvent se promener, si un endroit convenable se trouve dans le voisinage, *excepté dans la saison froide, car il est mieux alors de rester chez soi.*

Quant à la gonorrhée des femmes, il est presque impossible de se procurer une connaissance exacte de ce que les anciens médecins savaient parce que l'idée du sang menstruel corrompu par lequel tout le corps, selon eux, se purifiait des mauvaises humeurs, empêchait complètement une obseetrvation sans préjugés, comme encore dans les temps modernes, les flueurs blanches ont été longtemps la cause de la connaissance imparfaite de la gonorrhée des femmes.

CHAPITRE III

ULCÈRES ET EXCROISSANCES DANS L'URÈTRE

Hippocrate, Celse, Galien nous montrent que les anciens médecins ont observé l'inflammation des petites glandes muqueuses de l'urètre entrant en en suppuration et présentant les symptômes d'une urine douloureuse ; et, comme le ténesme même, ainsi que la dyssenterie, est désigné par le mot, Ἕλκωσις, il n'est pas invraisemblable que bien des ulcères de l'urètre, comme beaucoup de gonorrhées, aient été traités sous le nom d'ischurie. Mais il y avait aussi des ulcères dans l'urètre sans tubercules qui saignaient souvent et qui se trahissaient par la douleur ; en même temps il en sortait de petits flocons. Paul d'Egine a consigné le traitement de ces ulcères ; on faisait des injections avec du miel et du lait ; on introduisait, au moyen d'une plume, le nénuphar réduit en poudre dans un mortier en plomb ou des bougies de charpie enduites d'un mélange de noix de galle, de fleurs de zinc, d'amidon et d'aloès en parties égales avec du sucre de roses ou de plantain.

Il n'est pas rare que ces ulcères deviennent la cause *d'excroissances charnues dans l'urètre*, principalement *au voisinage du col de la vessie*, comme on en en voit aussi dans l'oreille, dans le nez, aux parties sexuelles et à l'anus. Elles présentent alors les symptômes de l'ischurie, parce qu'elles empêchent l'écoulement de l'urine.

On reconnaît l'existence de ces excroissances ou caroncules aux symptômes qui ont précédé ; l'urine est évacuée au moyen de la sonde qui, à l'endroit de l'ulcère, cause des douleurs et perce la caroncule, de sorte que l'urine coule ensuite, mêlée de sang et des restes de la caroncule.

Il est nécessaire qu'on sache qu'un peu de sang coagulé ou une pierre bouche l'urètre, mais il est sans utilité pour l'art de savoir si le mal réside dans l'urètre et quelle est la cause de l'ischurie.

En général, on n'accordait à l'urètre quelque attention que comme canal sécrétoire de la vessie et l'on regardait les phénomènes qu'il présentait, le plus souvent, comme symptômes de la vessie et des reins.

Héliodore, dans Oribaze, fait la description de l'*adhésion partielle et des excroissances dans l'urètre* résultant d'ulcères. Dans cette circonstance, l'urètre n'est rétréci qu'à un endroit ou bien il est recouvert sur toute sa surface de granulations. Du rétrécissement partiel résulte la strangurie ou dysurie; et l'ischurie se produit lorsque le canal est rétréci entièrement par les excroissances. Il faut enlever ces excroissances avec un couteau affilé.

Voici le procédé :

On couche le malade sur le dos, on tient le pénis droit en le comprimant avec les doigts derrière l'endroit où se trouve l'excroissance, afin que le sang ne coule pas en arrière après le coup. De la main droite on prend le couteau ; on en introduit la pointe dans l'urètre, on fend celui-ci jusqu'à la base de l'excroissance, mais pas au delà. Ensuite on enlève l'excroissance par un coup circulaire; on comprime l'urètre pour que la caroncule saute en avant.

Après avoir enlevé l'excroissance, il faut empêcher l'urine de couler sur la plaie, ce que l'on pratique le mieux pendant les premiers jours en mettant dans l'urètre un *ipotérion* fait avec du papyrus, ce qui représente une espèce de sonde élastique.

On a aussi des sondes de cuivre ou d'étain, ou bien on se sert pour cette fin d'un tuyau de plume. On n'introduit les sondes de plomb ou d'étain que le troisième jour; elles portent en avant une petite platine. Le pansement indiqué est très convenable.

Galien parle également de squirres dans le *col de la vessie.*

CHAPITRE IV

INFLAMMATION DES TESTICULES OU ORCHITE

L'inflammation des testicules ou orchite se caractérise ordinairement, d'après Paul d'Egine, par de la douleur sous une pression assez forte des doigts, tandis qu'une pression légère passe presque inaperçue. La rougeur et la dureté sont peu sensibles à l'extérieur ; mais le doigt investigateur découvre cette dernière dans le fond. Quelquefois la fièvre s'y associe; et, lorsque l'inflammation n'est pas combattue sur-le-champ, la douleur s'étend, suivant Celse, jusqu'aux régions inguinale et lombaire, les parties enflent, le cordon spermatique grossit et s'endurcit. Selon les deux écrivains, le traitement consiste, dès les commencements, en une saignée à la malléole, puis en cataplasmes de farine de fèves, de carvi broyé, de semence de lin, auxquels on ajoute plus tard, en cas d'induration, le croacs et le vin. Dans des cas invétérés, on fait des cataplasmes avec la racine de *cucumer agrestis.* Paul d'Egine ordonne ici des raisins, des pois, le carvi, le soufre, le sel de nitre et la résine, dont on fait un cataplasme avec du miel ; il prescrit, en outre, plusieurs onguents préparés avec la cire.

Un grand nombre de remèdes se trouvent dans Marcellus pour combattre les *tumeurs et douleurs des testicules;* nous n'en citerons que les onguents de graisse de mouton et de nitre, les fomentations avec l'eau de mer, le blanc d'œuf, l'encens et la céruse.

Il est intéressant de lire dans Arétée que, dans la névralgie des testicules et du cordon spermatique combinée avec des coliques, on aurait extirpé les cordons spermatiques, que l'on regardait comme la cause de ces maux.

Le cas qu'Hippocrate raconte n'est pas moins important, savoir, qu'un individu, à Athènes, aurait souffert du *prurigo* dans tout son corps, mais principalement aux *testicules* et au front, dont la peau devint aussi épaisse que dans la lèpre, au point qu'on ne pouvait la soulever.

Partout ailleurs, Hippocrate ne parle que des gonflements sympathiques des testicules dans des affections de la respiration, surtout dans la toux.

Celse parle de l'induration des testicules et déclare qu'elle est cause de la stérilité. Le même auteur parle des *testicules aphteux,* que l'on devait traiter avec la *terra cimolia* et avec des feuilles de myrte.

CHAPITRE V

ULCÈRES DES ORGANES SEXUELS

On pourrait faire des volumes si l'on voulait citer par ordre tout ce que les anciens médecins ont écrit sur les ulcérations des organes sexuels ; malheureusement, leur contenu n'est pas aussi considérable qu'il en a l'air ; car la thérapeutique laisse ici la pathologie beaucoup en arrière ; la plus grande partie même de cette dernière ne donne que des noms généraux, comme ἕλχος, et les auteurs se hâtent de continuer par l'indication des remèdes prescrits.

Du reste, cela est parfaitement en harmonie avec le caractère général de la médecine dans ces temps, puisque, à mesure qu'elle tombait en décadence, les médecins croyaient devoir chercher leur salut dans les formulaires de la matière médicale. Il est, du reste, assez remarquable que tout ce que l'on rencontre dans les ouvrages des médecins plus modernes se trouve déjà dans Celse, qui, de son côté, a probablement profité des travaux des médecins d'Alexandrie ; et il paraît que la plupart des médecins des époques ultérieures n'ont pas dépassé les connaissances de ceux-là.

En général, les ulcères des organes sexuels sont fréquents, puisque les parties sont déjà en elles-mêmes disposées à la putréfaction, tant à cause de leur humidité naturelle, qui explique l'existence de beaucoup de glandes absorbantes et celle des poils, que parce qu'elles sont des organes d'excrétion.

La saison influe sur l'apparition de ces ulcères, car ils se montrent surtout en été, et principalement par un vent du sud, lequel est humide et chaud et dispose à la solution des parties liquides et solides. C'est pourquoi ces affections des organes génitaux sont aussi sous l'influence de la constitution épidémique.

On les acquiert tant par le coït naturel que par le coït contre nature, et principalement par la pédérastie.

Cependant il n'était pas rare dans les pays chauds de l'Asie et de l'Afrique que, surtout chez les hommes qui n'avaient pas subi la circoncision, la malpropreté devînt une cause d'ulcères aux organes sexuels.

En général, les anciens médecins regardaient ces ulcères comme un rejeton des mauvaises humeurs, ce qui doit nous étonner d'autant moins qu'il y eût encore de nos temps des médecins qui cherchèrent à expliquer la formation des chancres par une infection générale qui aurait précédé et dont ils ne seraient que l'expression.

Ces ulcères se montraient fréquemment sous la forme d'aphtes, surtout chez les femmes; ils étaient alors superficiels, mais ils s'étendaient dans ce cas d'autant plus facilement. Assez souvent il s'y joignait de l'inflammation et le gonflement des parties souffrantes. Souvent ils étaient douloureux, tantôt humides, tantôt secs. Dans le plus grand nombre de cas et dans des circonstances favorables, ils prenaient un caractère putride; il s'y formait même quelquefois des vers, ou bien ils montraient, dès le commencement, de la disposition à devenir gangréneux, et, dans ce cas, il n'existait ordinairement qu'une seule plaie qui s'était formée d'une pustule ou *phyma*. Souvent aussi, la marche en était chronique, sans phlegmon, et alors ou ils devenaient calleux, ou des excroissances se soulevaient de leur fond.

Le *traitement des ulcères aux organes sexuels* variait selon ces divers phénomènes, sans cependant différer beaucoup du traitement des ulcères en général. Les purgatifs sont généralement contre-indiqués, néanmoins l'émétique agit dans les affections génitales comme révulsif.

Si l'on veut saigner, il faut alors le faire au jarret ou à la malléole. Quant aux remèdes locaux, il ne conviendrait pas d'employer des matières grasses, mais bien les *astringents* et les *dessiccatifs*, lorsqu'il n'y a plus de phlegmon. Dans le cas d'inflammation, il faut d'abord la combattre, et pour cela on applique des raisins de Corinthe, dont on a ôté les pépins, broyés avec du carvi, ou bien un cataplasme de farine d'orge, d'eau de miel et de feuilles de vigne, ou bien encore du carvi avec du beurre et de la résine.

Galien recommande particulièrement, au commencement, avant la transformation en ulcère rongeant un *ceratum rosaceum*. Ses effets augmentent si l'on y ajoute un peu d'*oleum sabinum*.

Lorsque l'enflure accompagne l'ulcère, on emploie de la céruse avec des feuilles de vigne écrasées ; on fait des fomentations d'eau de mer ou des cataplasmes avec des lentilles bouillies et l'écorce du grenadier. Contre les ulcères douloureux, il recommande particulièrement le pompholyx ou la décoction de lentilles avec la myrrhe ; on peut également employer le lait de femme, en y ajoutant le pompholyx.

Paul d'Égine préconise le beurre et la résine fondus en parties égales ou la semence de lin, la myrrhe et la résine broyées ensemble.

Dans des ulcères *récents* et *secs*, on vantait généralement l'aloès qu'on appliquait en poudre, ou, en cas d'inflammation, dissous dans l'eau. Dans ce cas, Oribaze recommande aussi le plomb, de même que l'on conseillait en général de broyer la plupart des remèdes indiqués dans des mortiers de plomb avec des pilons du même métal.

Déjà Hippocrate traitait les ulcères superficiels, *aphteux*, avec les baies de myrte bouillies dans du vin.

Contre les ulcères *humides*, on avait recours à un mélange de Criton, consistant en *encens* et *myrrhe* cuits dans du vin doux ; mais on employait tout particulièrement la poudre de *charta usta*, d'*anethum* et de *cucurbita*, après avoir nettoyé l'ulcère avec du vin ; ensuite le *cortex pinus, lapis hæmatitis*, auxquels on ajoutait de l'encens, lorsque les ulcères étaient plus profonds.

On lavait aussi les ulcères avec de l'urine, ce qui produisait un bon effet.

Sur les *ulcères rongeants*, on appliquait une pâte de lentilles, de pommes de grenadier et d'oxymel ; plus souvent on saupoudrait de l'*ærugo*, particulièrement avec *charta usta, sulphur, plumbum ustum*, miel et *ceratum rosaceum* en forme d'onguent ; le *pastillus corax*, préparé avec de l'*ærugo*, de la chaux, de la noix de galle, de l'encens, de la térébenthine, de la cire, de l'huile de myrrhe et de la graisse de bœuf, avait une grande réputation, mais il était spécialement utile dans la forme carbonculeuse. Souvent cependant, on s'est vu obligé de recourir au fer rouge et au couteau, surtout en cas de gangrène, ou lorsque les bords de l'ulcère devenaient calleux, de sorte que la cicatrisation fût rendue difficile.

Ce traitement général des ulcères aux organes sexuels trouvait encore place dans des espèces particulières déterminées par leur siège, et il suffit, ici encore, de déterminer à quelles parties on observait les ulcères.

CHAPITRE VI

ULCÈRES AUX ORGANES SEXUELS DE L'HOMME — ULCÈRES DU PRÉPUCE

En général, les ulcères des organes sexuels de l'homme sont bien connus, et il en était ainsi dans l'antiquité ; tout ce que les médecins ont jugé bon de conserver à cet égard se trouve déjà complet dans Celse.

Suivant Léonidas, les fissures et les gerçures se rencontrent fréquemment au prépuce ; lorsqu'il était trop rétréci ou retiré par force, il se manifestait alors de la douleur et de l'inflammation, et si la guérison ne se faisait pas rapidement, les bords devenaient alors calleux, et il fallait les enlever avec le couteau ; souvent cependant la plaie s'ouvrait de nouveau, puisque, comme l'a déjà remarqué Hippocrate, les plaies du prépuce guérissent difficilement. Galien donne un procédé très convenable pour ce cas. Tandis que les ulcères du gland exigent des remèdes dessiccatifs, ceux du prépuce demandent plutôt des *epulotica*, principalement l'*anethum*.

Lorsque le prépuce devient gangréneux, il faut le couper circulairement, et arrêter le sang au moyen du fer rouge ; si cela n'était pas nécessaire, alors on ferait le pansement avec de l'ærugo et du miel, ou avec des pommes de grenadier et de l'ervum.

Celse parle aussi des ulcères sur la face interne du prépuce, et sur le reste de la peau du pénis ; Galien parle également de ces derniers. Selon Celse, les ulcères sur la face interne du prépuce deviennent assez souvent la cause du phimosis et du paraphimosis ; Oribase et Paul d'Egine ont vu l'adhésion du prépuce au gland à la suite de ces ulcères. Ces écrivains donnent un traitement pharmaceutique et opératoire très convenable.

Il paraît que Celse a décrit sous le nom de *cancer* du prépuce la *nomé* des Grecs, qui se déclare par une couleur noire de l'ulcère. Quelquefois, il se développe aussi des excroissances, des condylomes dans les ulcères, et surtout le *thymium*.

CHAPITRE VII

ULCÈRES DU GLAND

C'est encore Celse qui les a le mieux décrits sous les rapports pathologique et thérapeutique. Il distingue, ainsi que Galien, des ulcères secs et purs, et des ulcères humides et purulents, qui deviennent souvent la cause du phimosis et du paraphimosis. La matière sécrétée est tantôt claire, tantôt purulente ; elle prend quelquefois une mauvaise odeur ; les ulcères s'étendent en largeur et en profondeur, détruisent même le gland sous le prépuce, de sorte qu'il tombe ; après quoi, Paul d'Égine fait placer dans l'orifice de l'urètre une petite sonde en plomb, pour que le malade puisse uriner.

Dans d'autres cas le prépuce forme des adhésions avec le gland ulcéré

Aëtius parle d'ulcères autour de la couronne du gland. Une espèce particulière est celui qu'Aëtius décrit comme un ulcère flasque et rongeant, qui, comprimé, sécrète un liquide clair et sanguinolent, puis féculent.

D'après Celse, les ulcères saignent facilement, lorsque l'escarre, formée par le fer rouge ou le cautère, est tombée. Une autre espèce de *cancer*, c'est le phagedène des Grecs, qui s'étend rapidement et s'avance même jusqu'à la vessie. Elle paraît être identique avec l'*anthrax*, quoique Celse cite séparément le *carbunculus colis* ; car sa description est en même temps celle de l'ulcère phagedène.

L'*anthrax* commence par un picotement, suivi d'une pustule ou de plusieurs vésicules de la forme du millet, qui ne ressemblent pas mal à une brûlure ; elles crèvent et laissent un *ulcus crustaceum*, comme une escarre de brûlure, qui est très adhérent, et noir comme ce qui l'entoure, et qui est très enflammé. L'inflammation a souvent le caractère de l'érysipèle. Galien dit que cet ulcère est accompagné de bubons ; il croit que les ulcères des organes sexuels, dans la constitution atmosphérique d'Hippocrate, étaient en partie l'*anthrax*.

Pollux parle encore d'une autre espèce d'ulcères aux organes sexuels de l'homme, il lui donne le nom de *thériônna*. Celse en dit également quelque chose sans cependant en indiquer le siège.

De même que dans les ulcères du prépuce, il s'élève dans ceux du gland des excroissances; dans d'autres cas, il se forme des callosités aux bords des ulcères, et il subsiste une cicatrice calleuse et relevée que les Grecs paraissent avoir appelée *hélos*, les Romains *clavus*.

CHAPITRE VIII

ULCÈRES DES ORGANES SEXUELS DE LA FEMME

De même que dans l'examen des maladies des organes sexuels de la femme en général, il se présente encore ici une difficulté provenant de l'incertitude au sujet des noms donnés à chaque partie; car les Grecs non seulement se servent souvent du nom général d'*aidoia moria*, mais ils emploient aussi *hysteron* et *métra* pour désigner tantôt le vagin, tantôt l'utérus, quoique les écrivains des temps ultérieurs, comme Galien, appelassent le vagin *hystéra*, et l'utérus *hysteros*, sans cependant rester toujours fidèles à ces dénominations.

La même chose a lieu chez les Romains avec les mots *locus, pars* et *vulva;* ce dernier mot se trouve chez Celse, Pline, et chez la plupart des écrivains postérieurs, pour *utérus.*

Sans nous arrêter aux expressions incertaines de *dolores, inflammatio* ou *phlegmone* des organes sexuels, quoique le traitement indiqué montre clairement que souvent il y avait en même temps des ulcères, nous trouvons les ulcères des organes sexuels de la femme traités en détail par Arétée, Paul d'Égine, et décrits par Aëtius.

Suivant Aëtius, on rencontre aux nymphes des abcès qui, lorsqu'ils se dirigent vers l'anus, ne peuvent pas être ouverts avec le couteau, parce qu'il en résulterait facilement des fistules, ce qui n'est pas à craindre lorsque les abcès se dirigent vers l'urètre.

Le même auteur parle de *pustules* dans le vagin et à l'orifice de la matrice, qui jettent des écailles furfurocées, de *tubercules miliaires* aux mêmes endroits, qu'on distingue bien au toucher, mais mieux encore avec le *speculum matris* (dioptra), et qui empêchent la menstruation comme la conception.

Ce sont évidemment les glandes muqueuses grossies, qu'on voit encore aujourd'hui souvent dans la gonorrhée.

Il n'est pas rare que les ulcères aient, surtout à l'orifice de l'utérus, la forme de fissures, qui deviennent calleuses ou donnent lieu à des excroissances; ils sécrètent ordinairement une sanie claire et sont douloureux pendant le coït.

Les ulcères proprement dits sont, suivant Arétée, ou superficiels, souvent avec des excoriations ; ils sont larges et picotent comme si l'on y avait répandu du sel ; ils sécrètent une petite quantité de pus épais, sans odeur ; alors ils sont d'une bonne nature : à cette classe appartiennent sans doute les ulcères aphteux d'Hippocrate. Ou bien ils sont plus profonds, douloureux, sécrètent un pus de mauvaise odeur ; ils ont un mauvais caractère, sans cependant être dangereux. Lorsqu'ils s'étendent encore plus en profondeur, alors les bords deviennent durs, ils sécrètent une sanie de mauvaise odeur, et la douleur est plus forte que dans les autres espèces : la substance de l'utérus en est détruite ; souvent aussi il se forme des excroissances qui rendent la cicatrisation difficile. Cette espèce a aussi été appelée *phagedène;* elle est dangereuse, surtout lorsque la douleur augmente, et que la malade perd le courage. Il en coule une sanie putride, qui devient insupportable à la malade même ; l'ulcère est très sensible au toucher et au contact des médicaments ; il conduit à la mort, et on l'appelle *chancre.*

La *nomé,* le carboncle, les ulcères sordides sont cités par Aëtius ; il enseigne la manière de les examiner avec le spéculum et en indique le traitement, principalement au moyen d'injections et de pessaires préparés de divers médicaments. Il n'est pas rare qu'un mauvais traitement des ulcères du vagin ait donné lieu à des adhésions. Celse veut qu'on les détruise avec le couteau.

Il résulte de la narration de Cedrenus que les ulcères des organes sexuels de la femme devinrent dangereux aux hommes qui exerçaient le coït avec celles qui en étaient affectées, et ils les craignaient à cause de cela.

CHAPITRE IX

ULCÈRES DE L'ANUS

Nous avons déjà vu ailleurs que des fissures et des ulcères à l'anus n'étaient pas chose rare chez le pathicus, et, néanmoins, on n'en trouve pas la moindre trace chez les médecins.

C'est Aëtius qui, surtout d'après Galien, a assez complètement réuni en faisceau toutes les connaissances des anciens sur les affections à l'anus ; les autres écrivains en traitent pour la plupart conjointement avec les affections analogues aux organes sexuels, et ils recommandent généralement les mêmes remèdes.

Il ne nous semble donc pas superflu de faire observer que cette réunion paraît faire entrevoir l'opinion des anciens, que les affections des organes sexuels et celles de l'anus auraient eu la même cause, comme en général ils apportent aussi les mêmes raisons pour établir la disposition à des maladies de ce genre. *Douleurs ardentes* et *prurit* à l'anus ne sont pas rares. Les *inflammations* sont fréquentes à la suite de fissures, d'excroissances et d'ulcères. Les *rhagades* et les *fissures* se trouvent au sphincter ou dans le rectum, et elles sont accompagnées de condylomes lorsqu'elles s'enflamment et s'étendent ; tout ce qui les entoure se déchire alors ; les bords deviennent souvent calleux et, dans ce cas, il faut enlever ces derniers avec le couteau pour transformer la plaie en ulcère.

Il n'est pas rare qu'après l'inflammation il se forme des *abcès* qui deviennent facilement fistuleux. Les ulcères prennent en même temps le caractère de la *nomé* ou de la *phagedène*. Si les ulcères sont à l'anus, on ne doit les traiter ni avec le couteau, ni avec le fer rouge ; car l'amputation du muscle produit l'impossibilité de retenir les *fæces*, chose qui arrive aussi sans l'opération, lorsque la *nomé* détruit le muscle. Mais lorsque la *nomé* est au-dessous du sphincter, alors on peut employer le couteau aussi bien que le fer rouge. Quelquefois les ulcères donnent lieu, dans l'anus, à des adhésions que l'on détruit au moyen de sondes de plomb. Dans d'autres cas, on voit naître des excroissances dans les rhagades et les ulcères.

CHAPITRE X

DES BUBONS

Les anciens médecins entendaient par bubon toute inflammation des glandes lymphatiques ; mais comme cette affection se montre particulièrement dans la région inguinale, on appelait aussi particulièrement bubon l'inflammation des glandes inguinales, ainsi que cette région elle-même. Les Romains aussi employaient le mot *inguen* pour désigner la région et la maladie.

Plus tard, on fit plusieurs distinctions. On appelait *bubon* l'inflammation accompagnée d'enflement, *phyma* l'inflammation qui se formait vite et entrait vite en suppuration (bubon avec une pustule purulente au milieu), et *phlygetlon* l'enflure des glandes accompagnée d'une inflammation érysipélateuse de la peau, qui est appelée *choiras* ou *struma*, lorsqu'elle s'endurcit.

Le meilleur traité pathologico-thérapeutique se trouve dans Galien. Les glandes, à cause de leur structure molle, sont en général disposées à être affectées de *rheumata ;* c'est pourquoi les glandes des aines, des aisselles et du cou s'enflent lorsque des ulcères se forment aux orteils, aux doigts et à la tête.

Les bubons se forment également et sont plus difficiles à guérir lorsque le corps est surchargé de mauvaises humeurs.

Hippocrate attribuait encore les bubons des femmes à l'absence des règles, et il prétend qu'un très grand nombre ont leur cause dans une affection du foie. Cependant la plupart des écrivains conviennent que par suite d'autres causes les bubons étaient aussi précédés d'ulcères, quoiqu'aucun d'eux ne parle précisément d'ulcères des organes sexuels.

Cependant, il est constaté qu'il s'est différentes fois formé des ulcères chez quelques-uns dans l'urètre, chez d'autres dans les aines, et des enflures des glandes qui avaient des dispositions à entrer en suppuration.

Certaines maladies de l'eunuque montrent que la transition des bubons aux ulcères fistuleux a été plusieurs fois observée par Celse. Il n'est cependant pas probable que les ulcères aux pieds auraient été la cause unique des bubons; on pourrait plutôt admettre que le cas le plus rare ait été signalé tout particulièrement par les anciens médecins.

D'ailleurs les anciens médecins avaient rarement, pour ne pas dire jamais, l'occasion de voir les bubons sympathiques, vu que les malades traitaient eux-mêmes l'ulcère et que les bubons disparaissaient spontanément.

Oribase croit aussi que les bubons par suite d'un ulcère sont sans danger.

Enfin les bubons secondaires sont en général rares lorsque la maladie a de la tendance à se jeter sur la peau, et s'il s'en forme, l'ulcère guérit ordinairement; on ne consultait les médecins que lorsque les bubons ne voulaient pas disparaître. Si cependant l'ulcère existait encore, le médecin cherchait à augmenter son activité, comme Galien nous le fait voir clairement. On y met de la charpie sur laquelle on a étendu du *tetrapharmacum* rendu liquide avec l'*oleum rosaceum*, puis on applique des fomentations chaudes.

Sur le bubon même, on met d'abord de la laine humectée avec de l'huile chaude, sur laquelle on ajoute du sel, lorsque la douleur et l'enflure du membre ont disparu. On fait une saignée ou l'on met des ventouses à des individus pléthoriques et cacochymes.

Lorsque le bubon est enflammé et qu'il a des dispositions à entrer en suppuration, on fait des scarifications après avoir donné un purgatif. On cherche ensuite à obtenir la résolution au moyen de cataplasmes avec du miel; on évite les emplâtres qui pourraient provoquer une inflammation. Les fomentations fortes et pénétrantes ne conviennent que lorsqu'il y a tendance à l'induration. Lorsque la résolution ne réussit pas et que le pus s'est accumulé en plus grande quantité, il faut faire une ouverture au point le plus élevé, là où la peau est la plus mince. Si une partie de la peau avait une mauvaise couleur, il faudrait l'extirper.

Quelques-uns conseillent d'enlever toujours un morceau en forme de feuille de myrte, d'autres font des incisions très longues ; mais il n'en résulte pas seulement une cicatrice difforme, souvent même le mouvement de la partie est gêné.

Ordinairement il suffit d'une incision simple, qui doit être transversale dans la région inguinale, et ne doit pas former un parallèle avec le fémur; car, la plaie ainsi faite, les bords se rapprochent d'eux-mêmes. Après l'ouverture, l'abçès doit être traité comme tout autre ulcère, surtout avec de l'encens réduit en poudre très fine.

Nous rappellerons encore que, suivant Sextus Placitus Papyrensis, porter les parties sexuelles du cerf serait un *moyen prophylactique* contre les bubons.

Nous ajouterons encore ici que l'on connaissait également des prophylactiques contre la gonorrhée des femmes, et il paraît qu'on les a aussi employés; du moins Galien cite des remèdes contre l'humidité dont les parties de la femme se chargent pendant le coït : ils consistent surtout en noix de galle non encore mûre, en cendre et vin pour lotion, ou bien une infusion de noix de galle avec de la laine soufrée comme suppositoire dans le vagin, ou encore du miel et du salpêtre pour frictionner.

CHAPITRE XI

DES EXANTHÈMES AUX ORGANES SEXUELS

On a reconnu que quelques exanthèmes, dont les organes sexuels sont affectés, se communiquent dans le coït, et parmi eux surtout le *herpès*.

Sous cette dénomination il faut cependant, comme le dit positivement Galien, comprendre un exanthème avec ulcération.

Aëtius fait mention de *pustules spontanées* aux organes sexuels, qui produisent le *phimosis*, et il fait la description de *scabies scroti* avec disposition à se transformer en ulcère ou à former des écailles; souvent il resterait après leur disparition un prurit du scrotum très violent. Galien définit la psoriasis du scrotum comme une induration de celui-ci compliquée de démangeaison, et quelquefois d'ulcères.

Il faut compter encore parmi les formes exanthématiques les *condrylomes* que les Grecs appelaient *sykos, sykosis, sykoma, ogkos* et les Romains *ficus*, lorsqu'ils se trouvaient aux parties génitales ou à d'autres endroits du corps; tandis que cette affection recevait spécialement le nom de *kondyloma*, lorsqu'elle se déclarait à l'anus. Cependant on ne tenait pas très fort à cette distinction, et surtout on donnait aux plus grandes formes de thymus le nom de *sykos,* quoiqu'il paraisse que *thymus* ait été le nom générique de toutes les éminences de l'anus et des parties génitales.

Sykos ou *ficus* est, suivant Galien, un tubercule ulcérant, sécrétant de l'humidité. Suivant Oribase, il est de forme ronde, de couleur rougeâtre, un peu dur et douloureux. Il se montre principalement aux parties velues du corps, à la tête, au menton, à l'anus et aux parties génitales, comme le prouvent bien des passages de Martial.

Leur présence aux parties de la femme paraît avoir été très fréquente, car déjà Hippocrate les a décrits sous le nom de kiôn, en disant qu'ils répandent une mauvaise odeur. Paul d'Égine en fait la description sous le nom d'*hémorroïdes,* et il dit que ce sont des excroissances douloureuses, rougeâtres, saignantes, qui se rompent et laissent couler goutte à goutte un liquide pâle.

On voyait plus souvent les condylomes à l'anus, surtout chez les hommes, et on les attribuait principalement à la pédérastie. Il est dès lors impossible de décider lesquels de ces condylomes étaient primaires et lesquels étaient secondaires, mais cela n'autorise aucunement personne à nier l'existence de ces derniers dans l'antiquité.

CHAPITRE XII

EXCROISSANCES AUX ORGANES SEXUELS

Les Grecs paraissent en général avoir désigné les excroissances, surtout celles qui se produisaient aux parties et à l'anus, par le nom de *thymos,* ou, suivant Celse, peut-être mieux par celui de *thymion* ; et ils en donnent comme espèces le *sykos,* l'*akrochordon* et la *myrmékia.*

Le *thymion,* que Celse le premier décrit avec détail, est une excroissance variqueuse, rougeâtre, — quelquefois blanche, suivant Paul d'Égine, et le plus souvent sans douleur, — charnue, rétrécie à la base, plus large en haut, un peu dure et rugueuse au sommet; elle a quelque ressemblance avec le *thymos,* d'où elle tire son nom *thymion.* Il est facile à fendre, et alors il saigne, plus qu'on ne le croirait d'après sa grosseur, ce qui arrive aussi sans qu'on y touche. Il a ordinairement la grosseur d'une fève d'Égypte, quelquefois il est très petit.

Tantôt il n'y a qu'une seule excroissance, tantôt il y en a plusieurs, quelquefois dans la paume de la main, quelquefois aux pieds; les plus mauvaises sont celles qui siègent aux organes sexuels.

D'après Aëtius, qui appelle les plus grandes espèces *sycos*, le thymus se trouve aussi à l'anus et au visage; chez les femmes, aux nymphes, à l'entrée du vagin, et même dans celui-ci; de là il s'étend jusqu'à l'anus et même sur les cuisses.

Oribase le confirme et il distingue, ainsi que Paul d'Égine et Celse, une forme *bénigne* et une forme *maligne*. Les premiers tombent souvent d'eux-mêmes, mais lorsqu'on les coupe, il reste, suivant Celse, une racine ronde qui entre profondément dans la chair, et souvent non seulement ils repoussent de nouveau, mais ils prennent aussi le caractère de la forme maligne; ils deviennent douloureux et se remplissent d'une sanie sanguinolente.

Les condylomes malins se forment avec et sans ulcération, et après la chute de l'excroissance bénigne; ils sont plus durs, plus rugueux et plus grands, ont une couleur sale, livide, sont douloureux, surtout au contact.

Les *thymus* qui se forment au gland sont plus dangereux que ceux du prépuce, surtout lorsqu'ils prennent une nature calcinomateuse.

On doit enlever les excroissances bénignes en les grattant avec la pointe d'un scalpel, puis l'on doit appliquer un léger caustique.

Aux excroissances malignes on met la ligature, suivant Paul d'Égine, avec un crin de cheval, et on les détruit ensuite avec le couteau ou le fer rouge; ou bien, suivant Oribase, on emploierait ce dernier immédiatement. Mais comme il y a souvent des thymus en même temps à la face externe et interne du prépuce, il ne faudra pas les brûler à la fois, parce qu'on détruirait le prépuce; on commencera plutôt par ceux de la surface interne, on les coupera d'abord, puis on les brûlera; et lorsque la cicatrisation aura eu lieu, on s'occupera des autres. Il y en a cependant qui sont incurables.

L'*akrochordon* est une proéminence lisse, ronde, charnue, avec une base mince et ronde, comme si elle pendait à une corde, d'où lui est venu son nom. Elle est sans douleur et calleuse; elle a ordinairement la couleur de la peau, et sa grosseur dépasse rarement celle d'une fève. Souvent il s'en forme plusieurs à la fois, mais elles tombent d'elles-mêmes, surtout lorsqu'elles sont petites. Quelquefois elles s'enflamment et entrent en suppuration. Lorsqu'on les coupe, elles ne laissent pas de racines. Suivant Galien et Aëtius, on rencontre l'*akrochordon* à l'anus. Suivant Philumènes, on le trouverait aux organes sexuels de la femme. On l'enlève ou avec un fil ou avec un couteau; cependant on emploie aussi les caustiques et d'autres médicaments énergiques.

Une forme opiniâtre est la *myrmékia* du *formica* des médecins postérieurs, qui est presque toujours décrite avec l'*akrochordon*. D'après Celse, elle n'est pas si élevée, mais elle est plus dure que le *thymus* : elle a des racines plus profondes et est plus douloureuse, large à la base et mince au sommet ; elle n'a pas autant de sang et elle est rarement plus grosse qu'un lupin. D'après Aëtius, elle est noirâtre. Lorsqu'on la touche, le malade éprouve la même sensation que si une fourmi le mordait.

Comme on trouve aux mains une excroissance semblable, la plupart des écrivains, tels que Celse et Oribase, ne parlent que de celle-ci ; cependant Aëtius dit expressément qu'elle se rencontre à l'anus et aux parties génitales de la femme ; Philumènes l'a remarquée également à ce dernier endroit, et Aëtius chez sa propre femme, qu'il en guérit en lui faisant des fumigations avec l'*origanum* pendant trois jours.

Outre les caustiques les plus usités, les écrivains indiquent encore le traitement qui consiste à la déraciner avec un scalpel à lame myrtiforme, appelé *scolopo-machærion*, ou à l'arracher en la creusant avec une plume ou un tuyau de métal, mais surtout à la sucer avec les lèvres et à la ronger avec les dents, ce qui était particulièrement à la mode du temps de Galien ; celui-ci décrit cette méthode comme nouvelle et inventée à Rome, mais elle était évidemment appliquée aux porreaux des mains.

CHAPITRE XIII

COUP D'ŒIL RÉTROSPECTIF

Cette grande étude de l'*Histoire des maladies vénériennes* depuis les temps les plus reculés jusqu'à nos jours, exige qu'avant de passer plus loin et d'examiner les différentes critiques du mal vénérien dans l'antiquité, nous jetions ici un premier coup d'œil rétrospectif sur les diverses affections des organes sexuels, telles que nous les avons présentées. Si l'on veut comparer ces affections avec celles qu'on a l'occasion d'observer maintenant, tout lecteur sans préjugés accordera qu'il y a à peine quelque différence entre elles, et que bien des doutes, sinon tous, seraient levés, si les médecins avaient écrit auprès de chaque observation les mots « *acquise par contagion dans le coït.* »

Mais comment concluons-nous à ces affections, quoique les malades nient d'être exposés à la contagion ? Ne supposons-nous pas toujours qu'elle a eu lieu ? Notons-nous chaque fois dans notre journal que le coït a précédé le chancre, etc., ou le coït n'aurait-il pas eu lieu parce qu'on ne l'aurait pas annoté ?

Il est certain cependant que des écrivains, et même un médecin comme Galien, ont fourni la preuve la plus irrécusable que quelques-unes de ces affections aux organes sexuels avaient été acquises dans le coït ; quant à d'autres, par exemple les excroissances, la déclaration qu'elles se sont trouvées à l'anus des pathici est une preuve suffisante. Aussi ne faudra-t-il pas faire grand effort d'intelligence pour conclure que, si le coït contre natute pouvait produire ces affections à l'anus, celles des organes sexuels ont été dues au coït. Mais si elles devaient leur origine au coït, il faudra bien admettre encore qu'il y a eu un principe actif autre que celui du coït simplement ; et si les malades déclarent au médecin que les femmes, avec lesquelles ils ont exercé le coït, étaient atteintes de la même maladie, c'est-à-dire de la gonorrhée, qui doutera encore de la transmission d'une contagion ?

Nous avons l'habitude de désigner du nom de formes primaires de la syphilis les affections génitales transmises par contagion dans le coït ; il faudra donc donner le même nom à celles qui, dans l'antiquité, étaient acquises et répandues de la même manière. Mais ces formes primaires n'étaient pas restreintes aux organes sexuels, on les gagnait de la même manière. au moyen des figures de la *Vénus illegitima*, à l'anus, à la bouche et aux parties voisines, endroits auxquels nous observons aujourd'hui les formes secondaires.

C'est pourquoi il était impossible aux anciens de faire une distinction entre les formes primaires et secondaires, et il n'y a pas de raison de nier l'existence de ces dernières à ces endroits, d'autant plus qu'il n'est pas probable que, quelque répandue que l'impudicité ait pu être, un si grand nombre d'hommes, dont le pénis était malade, eussent abusé de la bouche et de l'anus. Mais si nous sommes obligés, dans l'examen des formes secondaires, de mettre hors de jeu la bouche et l'anus, il ne nous restera que l'affection de la peau et des os, car l'*ozœna*, qui a été regardée par les anciens médecins comme incurable, ne peut pas être considérée non plus en dehors des affections primaires de la bouche, à moins qu'on ne veuille regarder comme affection secondaire des pathici les *rhegchein* des Tarses.

Quant aux affections de la peau, nous avons vu que les *lichens* ou la mentagre se sont transformés en psore et en lèpre ; on en peut déjà conclure que les formes secondaires vénériennes de la peau ont été remarquées dans la lèpre, chose qui paraît confirmer un passage de Jean Moschus. Il y est dit qu'un moine du couvent de Penthula, ne pouvant plus se rendre maître de ses désirs charnels, se rendit à Jéricho pour se débarrasser du superflu ; mais dès qu'il y fut entré, il fut atteint de la lèpre, et alors il retourna bien vite à son monastère.

On ne peut davantage nier les rapports qui ont existé entre la syphilis et l'éléphantiasis. La fréquence de cette dernière en Égypte, son apparition simultanée avec les *lichens* en Italie, sa contagiosité, ainsi que les expressions de Celse qui l'appelle une maladie presque ignorée en Italie, *ignotus pœnè in Italiâ morbus*, tout cela mérite sérieuse attention.

Puisqu'enfin la tendance de la maladie à se jeter sur la peau dépendait de l'influence du climat, et que les formes cutanées de la syphilis étaient très fréquentes, il fallut nécessairement que les affections des membranes muqueuses et celles des os devinssent en proportion plus rares.

Comme il y avait des affections des membranes muqueuses, il y aura eu également, quoique plus rarement, des *affections des os,* qui d'ailleurs sont encore aujourd'hui peu communes dans les climats chauds.

Plutarque parle de la corrosion du tibia ; et déjà Archigènes parle dans Galien des douleurs particulières du périoste, lesquelles sont si profondes et si fines, que le malade croit que les os eux-mêmes sont le siège de la douleur.

Ne devrait-on pas ranger ici les *exostoses à la tête,* qu'on dit avoir été si fréquentes en Chypre, que l'île fut nommée par quelques-uns *Kérastia* ?

On peut donc, d'après tout ce qui précède, prétendre avoir des preuves de l'existence dans l'antiquité de tous les symptômes qui constituent la syphilis. Il suffirait de leur donner les noms usités aujourd'hui pour établir que la *syphilis existait en effet dans l'antiquité,* quand même elle n'aurait pas été reconnue et présentée comme telle.

LIVRE SEPTIÈME

LA SYPHILIS AU QUINZIÈME SIÈCLE

CHAPITRE PREMIER

APERÇU SOMMAIRE

Après avoir établi, dans les livres qui précèdent, que non seulement les maladies vénériennes, mais aussi la syphilis, existaient dans l'antiquité, l'historien consciencieux doit à ses lecteurs d'exposer les motifs de ceux qui nient l'existence de la syphilis dans les temps les plus reculés, et en font remonter l'origine à la fin du xvᵉ siècle.

C'est ce que nous allons faire.

Mais, comme ces derniers écrivains étayent leur argumentation très souvent d'après les écrits mêmes des auteurs du xvᵉ et du xvɪᵉ siècle, nous croyons utile, disons indispensable de jeter un coup d'œil sur ces auteurs.

Le lecteur pourra ainsi mieux formuler lui-même son jugement. Car c'est à lui que nous devons laisser le soin de prononcer en dernier ressort, après que nous serons complètement et impartialement éclairé sur la question.

En agissant ainsi, nous avons surtout à cœur de montrer avec quel soin scrupuleux nous traitons ce sujet, et avec quel souci de la vérité nous avons entrepris d'écrire l'histoire des maladies vénériennes.

Parmi les affections morbides qui forment le vaste domaine de la pathologie, les unes ont existé dans tous les temps et chez tous les peuples; les autres, au contraire, sont venues peu à peu et à diverses reprises se joindre à la nombreuse série des maladies déjà connues, et jeter la consternation et l'effroi par leurs ravages.

Les affections pestilentielles et les affections contagieuses de la peau figurent surtout parmi ces dernières.

Le moyen âge est une époque d'ignorance. Les lois de l'hygiène ne sont plus observées ; on peut dire qu'elles sont totalement négligées. La médecine retombe entre les mains des prêtres, comme dans l'enfance de l'art, aux temps antérieurs à Hippocrate. On comprend que le moyen âge doive être fertile en maladies nouvelles.

Ces maladies toutefois étaient-elles bien nouvelles ? N'est-ce pas seulement le caractère qu'elles revêtaient qui était nouveau ? C'est là une question à examiner sérieusement quand on passe en revue les différentes opinions des auteurs sur l'origine de la syphilis.

Revenons à ces maladies.

Sous le règne de Justinien, nous voyons paraître pour la première fois la peste d'Orient.

Plus tard, la variole s'abat sur les populations.

La rougeole suit bientôt.

Arrive ensuite la lèpre qui sème partout l'épouvante et l'horreur.

Au x⁰ siècle, sévit la maladie qu'on a appelée le *feu sacré*, le *mal des ardents*, le *feu Saint-Antoine*.

Au xiv⁰ siècle, la peste noire enlève le quart des populations.

Au milieu du xv⁰ siècle, le scorbut et le typhus pétéchial règnent épidémiquement et font d'affreux ravages.

C'est à la fin du même siècle qu'apparaissent deux maladies nouvelles, ou du moins prétendues telles, la suette anglaise et la syphilis.

La suette paraît pour la première fois en Angleterre, à la suite de l'expédition de Henri Tudor, qui débarque à la tête d'une armée de 3,000 hommes, recrutés en Normandie pour détrôner Richard III.

La syphilis se montre en Italie, vers l'an 1494, à l'époque où Charles VIII y entre, avec une armée de 30,000 combattants, pour s'emparer du royaume de Naples.

Les écrivains contemporains ne sont pas bien d'accord sur l'époque précise où l'on observa la syphilis en Italie. Plusieurs désignent 1494, d'autres parlent de 1492. Il faut reconnaître que presque tous les auteurs du temps regardèrent la syphilis comme une maladie nouvelle inconnue jusqu'alors.

Ils lui donnèrent différents noms. Les Italiens l'appelèrent alors le *mal français*, parce que son apparition coïncidait avec l'entrée de Charles VIII en Italie. Les Français lui donnèrent le nom de *grosse vérole, grande gorre*, ou *mal de Naples*, parce qu'ils crurent l'avoir rapportée de leur malheureuse expédition dans cette ville. Les Russes, qui pensaient l'avoir reçue de la Pologne, l'appelaient *mal polonais*. Les Espagnols, *las bubas*, ou *maladie pustuleuse*. J. Gruenbeck l'appelle *mentulagra*, en 1496 ; G. Torella, *pudendagra*, en 1497. Fracastor lui donné le premier, en 1521, dans son magnifique poème, le nom de syphilis, et Jacques de Béthencourt, celui de maladie vénérienne en 1527.

Pendant les premières années de son apparition en Europe, la syphilis s'accompagne des symptômes les plus alarmants et fait périr beaucoup de monde.

Le savant Hensler, qui a fait tant de recherches sur ce sujet, dit que plusieurs grandes épidémies ont pu être plus meurtrières, mais il affirme qu'aucune affection contagieuse, comme peste, pas même la peste noire du xive siècle, n'a causé plus de consternation et d'effroi.

Les médecins du temps ne s'accordent pas bien sur la description qu'ils en font. Ce qui fixe surtout leur attention, c'est l'éruption des pustules à la peau ; aussi beaucoup d'entre eux l'appellent-ils maladie pustuleuse.

Cependant les médecins et les auteurs qui écrivent dans les dix premières années de son apparition, disent en général que le mal commençait par des ulcères ou des pustules aux parties génitales, qui se répandaient ensuite sur tout le corps.

D'autres auteurs, qui ne parlent pas des pustules aux parties génitales, affirment toutefois que la maladie se communiquait par le coït.

Les pustules qui se manifestaient sur tout le corps lui donnaient un aspect hideux. Plus tard il s'y joignait des douleurs violentes dans les membres, de vastes ulcères et autres symptômes les plus formidables, tels que la perte du nez, des yeux, des lèvres, des organes génitaux.

Astruc a prétendu que depuis son apparition en Europe la syphilis avait eu diverses périodes dans lesquelles elle avait offert des symptômes différents. D'après lui, pendant les vingt et une premières années, elle avait une grande violence et s'annonçait surtout par des pustules à la peau et des douleurs ostéoscopes. Il ajoute que les tumeurs des os ne parurent qu'en 1514, l'alopécie vers 1538, les bubons vers 1540, la blennorrhagie en 1545.

Cependant Marcellus de Cumes dit avoir guéri, en 1495, un très grand nombre de bubons causés par des pustules de la verge. Mais, comme les plus anciens auteurs sur les maladies vénériennes parlent peu de la blennorrhagie et des bubons, il est probable que ces affections étaient moins fréquentes qu'aujourd'hui.

Astruc, Girtanner et Hensler citent plus de quarante médecins qui ont écrit sur la syphilis dans les trente premières années qui s'écoulèrent après sa naissance.

Disons, en passant, que malgré les soins qu'ils avaient mis à recueillir tous les documents contemporains sur l'histoire de la syphilis, il leur en est échappé un : c'est une ode composée de trente strophes, écrites en vers saphiques, adressée à la sainte Vierge pour la prier de préserver les hommes des ravages de cette maladie. Cette pièce de vers a pour auteur Conrad Reitterius, prieur d'un couvent de Vienne en Autriche. Elle se trouve dans le recueil de ses poésies, intitulé : *Mortilogus*, imprimé à Vienne en 1508.

Ce grand nombre d'ouvrages qu'on voit paraître tout à coup, à une époque où l'on écrivait peu, sur une affection dont on ne connaissait pas même le nom auparavant, démontre la sensation profonde que son apparition fit en Europe.

Il est à remarquer que ce grand nombre d'écrits ont pour auteurs des médecins italiens ou allemands, et quelques espagnols. Ce n'est qu'en 1527 qu'on voit un Français, Jacques de Béthencourt, médecin à Rouen, publier, sur une maladie qui avait déjà exercé tant de ravages, un ouvrage que nous devons examiner et faire connaître à nos lecteurs.

CHAPITRE II

LE CARÊME DE PÉNITENCE

acques de Béthencourt ou Bettencourt, médecin français du XVIe siècle, qui exerçait la médecine à Rouen, publia, en 1527, un traité intitulé :

Nova pænitentialis quadragesima, necnon purgatorium in Morbum Gallicum sive Venereum, una cum Dialogo aquæ argenti, ac ligni gaiaci colluctantium super dicti morbi curationis prælatura. Opus fructiferum, a JACOBO A BETHENCOURT, *rhotomagensi medico nuper editum. Parisiis,* 1527.

Traduction :

Nouveau carême de pénitence et purgatoire d'expiation, à l'usage des malades affectés du mal français ou vénérien. Ouvrage suivi d'un dialogue où le mercure et le gaïac exposent leurs vertus et leurs prétentions rivales à la guérison de ladite maladie, par Jacques de Béthencourt, médecin rouennais. Paris, 1527.

La pénitence quadragésimale dont l'auteur parle dans le titre de cet ouvrage, doit s'entendre de la grande diète qu'on faisait observer à ceux qu'on mettait à l'usage du bois de gaïac ; et le purgatoire, dont il parle encore, ne signifie autre chose que les douleurs qui accompagnent la salivation excitée par le mercure.

A ceux qui désireraient encore une explication sur ce mot *quadragesima*, carême, nous dirions que l'auteur appelle ainsi le gaïac, parce que ceux à l'égard de qui on l'employait faisaient pendant quarante jours abstinence rigoureuse.

Béthencourt ne dédie son ouvrage à personne, de peur de faire soupçonner son patron d'avoir ce mal, la syphilis. D'autres médecins n'ont pas eu cette crainte; car, outre Pierre Pintor, qui dédia son livre à Alexandre VI, Gaspard Torella dédia le sien à Louis de Bourbon, évêque d'Avranches, Ulric de Hutten au cardinal Albert, archevêque de Mayence, etc.

Avant d'aller plus loin, nous devons définir ce que c'est que le gaïac.

Le gaïac, réputé pour ses propriétés stimulantes, appartient à la famille des zygophyllées. C'est une famille de végétaux exogènes hypogynes, à feuilles opposées et munies de stipules, à fleurs dichlamydées et symétriques, à étamines définies, à placentation axile, à fruit apocarpe, oligosperme, à graines pourvues d'un albumen.

L'écorce et le bois du gaïac ont une saveur légèrement âcre et amère, et s'emploient principalement comme diaphorétiques, sudorifiques et altérants. Ils contiennent une substance particulière qu'on qualifie souvent de résine ou de gomme-résine, mais qui constitue un principe distinct, appelé *gaïacine*.

Nous pouvons maintenant jeter un coup d'œil rapide sur l'œuvre de Jacques de Béthencourt, que nous traduirons et résumerons pour l'offrir à nos lecteurs

CHAPITRE III

LETTRE PRÉLIMINAIRE — JACQUES DE BÉTHENCOURT, MÉDECIN, AU LECTEUR, SALUT!

Un mal est-il nouveau, dit Pline, voilà la science médicale aux abois, les docteurs en défaut. Maxime trop vraie, hélas! qu'auraient grand tort de contredire les médecins de nos jours. Preuve: c'est qu'aujourd'hui nous en sommes réduits à trouver la médication capable de triompher de la maladie nouvelle, dite napolitaine, le mal de Naples!

Cette impuissance qui nous désole, tient à plusieurs causes. D'abord, les médecins de l'antiquité, je nomme Hippocrate, je cite Galien, que nous ont-ils légué dans leurs écrits qui ait trait à ce mal, à ses causes, à ses symptômes, à son essence? Rien! Et puis, est-ce que de nos jours on ne néglige pas les préceptes de ces grands maîtres? Est-ce qu'on ne se fait pas un jeu d'oublier leurs doctrines? Et les médecins auraient la prétention de se passer des préceptes, des doctrines de ces maîtres ès sciences, et de pouvoir, sans leur secours, avoir raison de semblable maladie! Erreur. Et qu'est-il arrivé? On a reconnu de nos médecins l'ignorance et l'impéritie, et voilà que leur piédestal s'écroule devant l'insolente médication des empiriques, des charlatans, des bateleurs de tout genre. Des femmes mêmes, oui des femmes, usurpent notre ministère et nous supplantent dans nos fonctions.

Autre cause encore : C'est que la discorde s'est mise parmi nous, dans notre camp ; celui-ci prône le gaïac. Remède sans pareil, dit-il. Celui-là ne veut entendre parler que de l'eau d'argent. Vive le mercure ! clame-t-il avec non moins d'emphase.

Voilà où nous en sommes. Cette situation m'a fait penser qu'il ne serait pas sans utilité de rappeler les médecins de mon temps à la pudeur, je veux dire au respect des immortelles doctrines d'Hippocrate et de Galien. Peut-être encore, à mon avis, serait-il opportun d'examiner attentivement, voire même de discuter les deux méthodes thérapeutiques rivales qui se partagent la faveur du public.

Voici mon but : Signaler les erreurs commises par mes contemporains dans le traitement du mal napolitain, montrer ensuite les lumières, lumières utiles, que nous offre, ici comme ailleurs, Galien, Galien dont jamais nous ne pourrons assez honorer l'incomparable génie.

Je n'ignore pas ce que l'on va dire de moi : je ne suis que l'écho de ce grand maître ; je me borne à reproduire ce qu'il a écrit ; je n'ajoute rien de mon propre fonds. Je ne suis qu'un plagiaire. Soit ! ma réponse est prête et la voici : C'est que j'ai un but, celui de détourner mes collègues des mauvaises voies où ils se sont engagés sans réfléchir. Ma seule ambition est d'imprimer une direction nouvelle au traitement d'un terrible fléau, d'une maladie plus fréquente à elle seule que toutes les autres ensemble, plus redoutable aussi en raison de l'incroyable multiplicité de ses symptômes.

Le sujet est ardu, je le sais. Qu'importe ? je l'entreprends. Je n'ignore pas l'origine honteuse de la maladie que je vais décrire ; je connais l'obscurité de ses causes, l'incertitude de son traitement. Mais, je vous le demande, sont-ce là les considérations qui doivent arrêter dans son œuvre le médecin qu'inspire l'esprit de charité, et qui écrit dans la seule intention de soulager l'humanité souffrante !

Un mot encore : Il est d'usage, c'est une coutume que tout auteur place son œuvre sous les auspices d'un grand dignitaire, d'un nom illustre et considérable. Je ne veux offenser personne, mais je crois pouvoir déroger à cette vieille manie. D'autant plus que celui qui accepterait le patronage compromettant de mon carême de pénitence, pourrait par ce seul fait encourir de trop fâcheux soupçons. Salut ! — Rouen, 1527.

CHAPITRE IV

DÉNOMINATION DE LA MALADIE

Les noms des maladies proviennent soit de leur siège, soit de leurs symptômes, soit de leurs causes, souvent aussi de certaines analogies d'aspect ou de quelques ressemblances physiques.

Voici comment fut dénommé le mal qui nous occupe en ce moment : Comme c'est dans l'armée française qu'il se manifesta pour la première fois, lorsque le royaume de Naples fut envahi par le roi Charles VIII, les Italiens l'appelèrent le *mal français*. Par contre, nous autres Français, nous lui donnâmes le nom de *mal napolitain*. Les autres dénominations ne manquent pas, et nous avons, pour désigner cette terrible maladie, les mots de *grosse vérole, syphilis, elephantiasis, lichen, impetigo, mentagre, pudendagre,* et plus souvent encore nous disons *morbus magnatus.*

Pour moi, je pense que c'est d'après la cause d'une maladie qu'on doit la dénommer, et c'est pourquoi celle qui nous occupe mériterait à juste titre d'être appelée *mal vénérien.*

On a prétendu que cette maladie avait été l'apanage de quelques saints ; c'est là une injure purement gratuite, mais qui cependant a fourni de nouvelles dénominations, comme *mal de saint Sement, mal du saint homme Job.*

C'est une indignité, c'est une profanation, d'imputer à de tels saints un mal honteux qui dérive de passions coupables et qui a son origine première dans un coït impur. Rejetons donc ces qualifications sacrilèges, et, toutes réflexions faites, donnons à ce mal le nom qui lui convient le mieux, c'est-à-dire le *mal vénérien.*

CHAPITRE V

CAUSES

Cause divine, d'après les théologiens. C'est, disent-ils, un fléau, une plaie envoyée sur la terre par la colère de Dieu pour la punition de nos péchés !

On peut, en effet, lire ce que dit Moïse au chapitre **xxviii** du Deutéronome :

« Si vous ne voulez pas écouter la voix du Seigneur votre Dieu, vous serez frappés par l'ulcère d'Égypte, vous serez atteints de fics, de dartres, vous aurez la lèpre. »

Influences sidérales, d'après les astrologues. Et ces prétendus savants rejettent la cause de ce mal sur la conjonction de Mars et de Saturne ! Ah ! vraiment, s'il en était ainsi, je pencherais à croire,. — autant du moins que j'en puis juger, — qu'une influence néfaste, due à Vénus, a pu présider à l'origine de cette maladie.

Quant à nous, médecins nous sommes ! c'est dire que nous attribuons à toutes les maladies des causes matérielles, des causes sensibles, en un mot des causes organiques. Nous ne mettons pas en doute que ce mal ne soit le résultat de la débauche ; mais nous aurions peu de grâce à prétendre qu'une influence divine ou sidérale ait pu participer à son développement.

Mal d'essence vénérienne, nous ne le nions pas. C'est notre croyance. A quoi doit-il son origine foncière ? C'est là un point d'interrogation auquel nous pouvons répondre. Nous inclinons à penser qu'il le doit à un germe pestilentiel provenant du mélange des deux semences, ou de la semence mâle avec les menstrues.

Il est possible d'ailleurs que le développement originel de ce germe infectieux ait été favorisé par quelques circonstances particulières, telles que la chaleur, le frottement, le coït dans un moment inopportun, l'orgasme vénérien, le contact d'humeurs impures, la virulence spéciale des menstrues d'une courtisane, etc.

Une voie développée de la sorte, la maladie s'est ensuite propagée par voie de contagion. De nos jours, personne n'est plus affecté de ce mal que par le fait d'un rapport contagieux.

La maladie toutefois peut être héréditaire. Des parents sains engendrent des enfants sains, et des parents malades ne donnent naissance qu'à des enfants malades. Rien d'étonnant, en conséquence, à ce que des enfants puissent recevoir ce mal comme héritage de leurs ascendants.

D'après le dire de certains médecins, ce mal aurait existé à une époque antérieure à la nôtre. Cette opinion n'a rien de fondé ; elle n'est nullement confirmée par les écrits des vieux auteurs.

Il est absolument certain que la maladie vénérienne n'a pris naissance parmi nous que depuis une trentaine d'années environ.

CHAPITRE VI

SYMPTOMATOLOGIE

Un doute qui ne peut venir à personne, c'est que la vérole n'ait eu son origine première dans le commerce sexuel!

Ici, toutefois, une remarque : la maladie vénérienne peut se communiquer par le contact le plus chaste, en dehors de tout coït. C'est ce qu'on observe chez les enfants ; c'est ce qui peut se constater, mais plus rarement, chez les adultes, Les exemples ne manquent pas; on cite des personnes d'une vertu éprouvée, d'une dévotion non moins rigide, qui ont attrapé la vérole en allant visiter, par charité, des malades ou des indigents.

De nos jours, la règle est que la contagion résulte du commerce vénérien, et c'est une règle qui souffre peu d'exceptions. Il s'ensuit que les premiers phénomènes de la maladie apparaissent toujours sur les organes génitaux, sur la verge ou sur le col de la matrice.

Il se produit alors sur ces parties des ulcères virulents et sanieux.

Mais si la maladie a été contractée d'une autre façon, si le coït n'y est pour rien, si le mal s'est communiqué autrement que par un rapprochement des sexes, il se produit cependant de semblables ulcères sur les parties qui ont été exposées à la contagion.

Exemples :

On voit, le cas n'est pas rare, se manifester des ulcères sur la bouche des nourrissons qui ont été infectés par leurs nourrices. Ces premiers phénomènes sont suivis d'éruptions, de pustules, sur divers points du corps, sur la tête, entre autres, sur le cou, sur les tempes, sur les épaules et sur bien d'autres endroits qu'il est inutile de nommer.

Ce n'est pas tout : des douleurs gravatives se font sentir sur ces mêmes points, dans les muscles et les nerfs.

Résultats :

Des troubles divers dans l'exercice de la sensibilité et du mouvement.

Si la maladie se prolonge, l'écoulement des humeurs viciées de la tête détermine la formation de petits ulcères dans la trachée, la pharynx et l'œsophage, ainsi que sur le palais et la luette.

Plus tard, c'est le nez qui se trouve affecté, ce sont d'autres organes qui sont compromis. Complications de douleurs qui viennent torturer les malades et dont l'intensité ne fait que croître.

Plus la maladie, dans son évolution, s'éloigne de son origine, plus on la verra prendre une physionomie différente de celle qu'elle affectait à son début. Je ne connais pas de maladie, en effet, qui comporte une telle multiplicité de symptômes.

Aussi, puis-je me croire fondé à dire que la vérole est une maladie composée de plusieurs maladies.

Il arrive parfois que les premiers ulcères qui succèdent à la contagion se ferment rapidement. Cette cicarisaion hâtive a pour résultat d'exciter à se produire les éruptions consécutives ; cela provient de ce qu'elle entrave d'une façon tout à fait inopportune l'évacuation des matières corrompues. Phénomène d'ailleurs excessivement propre aux ulcères de cette maladie.

Quant aux éruptions consécutives, elles varient d'aspect suivant des conditions multiples : le siège où elles se produisent, l'abondance des humeurs viciées, la nature de ces humeurs, le tempérament, l'âge, le régime, le chaleur, le climat, etc.

Exemple :

La bile constitue-t-elle l'humeur prédominante ? Nous aurons alors des éruptions de boutons quelque peu saillants, arrondis, d'une couleur rouge fauve, et d'une évolution assez rapide. Avons-nous affaire au sang ? Dans ce cas les boutons sont moins animés. Je ne veux pas dire toutefois qu'ils seront plats. De plus, ils offrent une couleur rougeâtre bien accentuée.

Mais si l'humeur prédominante a sa source dans la pituite, — ce qui est le cas le plus commun dans les premiers temps de la maladie surtout, — les boutons seront plus pâles, plus aplatis et moins résistants. Enfin, si nous nous trouvons en présence de l'atrabile, — ce qui n'a guère lieu que dans une période avancée de la maladie, — les boutons offrent plus de résistance, ils seront enchâssés plus profondément dans la peau, ils auront une teinte d'un brun sombre, légèrement reluisante.

Ces symptômes, ce sont les lois de Galien qui les exigent !

Suivons la marche de la maladie. Voici qu'elle atteint une période plus avancée : quels phénomènes aurons-nous à constater ? Voyons ! Parfois, il se produira sur le front, sur le visage, sur le crâne, des tumeurs plus ou moins volumineuses, qui ne présentent pas à leur surface de coloration morbide des téguments. Elles sont presque absolument indolentes. On ne les voit déterminer ni chaleur, ni rougeur locale, ni tensions, ni pulsations douloureuses.

Il est à remarquer que les humeurs qui se manifestent dans cette maladie, sont toujours dépourvues de caractères inflammatoires.

Rien d'étonnant en cela, si nous voulons nous rappeler que c'est la pituite, et non le sang, qui préside à leur fonction.

Les éruptions et les tumeurs de la vérole aboutissent le plus souvent à résolution. Parfois aussi elles constituent des abcès qui dégénèrent, à leur tour, en ulcérations.

Que ces abcès affectent une durée quelque peu longue, les parties fibreuses pourront alors être lésées, et les os eux-mêmes se trouveront compromis. Le patient éprouve, en ce cas, des douleurs d'une violence excessive, douleurs qui se font sentir principalement la nuit pour deux raisons :

D'abord, c'est qu'une des propriétés particulières de la pituite est d'exciter des douleurs nocturnes, qu'ensuite, ainsi que le fait remarquer Galien, l'imagination n'est pas, la nuit, distraite par des objets extérieurs, et qu'en conséquence elle se concentre sur les parties malades et souffrantes.

Quant à ces douleurs, elles varient d'intensité, selon la nature des humeurs qui les provoquent ; elles se manifestent au plus haut degré quand elles sont dues à la bile, et si la bile vient à prédominer dans l'économie de l'organisme humain, on verra se produire sur les cuisses, sur les bras, sur les mains, et en d'autres endroits qu'il est inutile de nommer, des humeurs dures et douloureuses qui dégénèrent bientôt en ulcères esthiomènes. Ces ulcères dévorent, consument les chairs, et vont même jusqu'à corroder les os.

On observe encore, dans le cours de cette terrible maladie, des ulcères de l'ordre de ceux qu'on appelle cacoëthes, ainsi que des ulcérations qui se produisent aux ulcérations génitales. Le malade ressent en outre des douleurs continues dans les masses charnues des membres intérieurs.

D'un autre côté, la fièvre est un symptôme qui fait le plus généralement défaut.

Parmi les grands viscères, c'est le foie qui, après le cerveau, est le plus souvent attaqué par la maladie. Cela tient à sa nature humide et parenchymateuse. On sait, en effet, que le foie n'est qu'un amas de sang coagulé.

Le cœur, au contraire, n'est que très rarement affecté, et encore ne l'est-il que dans les dernières périodes de la maladie : la nature a soin de protéger avec une sollicitude remarquable ce principe, ce centre, cette résultante, pour ainsi dire, des puissances vitales.

Quant aux os, il est bien rare qu'ils soient atteints par le mal à son début ou à une époque voisine de ce début. Ce qui les préserve alors, on le conçoit, c'est leur dureté naturelle. Mais, dans la suite, plus tard, à une période plus avancée, lorsque toutes les humeurs de l'économie sont atteintes, pénétrées, viciées, empoisonnées par le virus, les os, eux aussi, subissent la loi commune.

Le mal peut affecter, mais bien plus rarement, les ligaments et les tendons.

Ce qu'il attaque fréquemment, ce sont les nerfs et les parties membraneuses, et plus fréquemment encore la trame charnue des fibres et des muscles.

Résultat :

C'est que les membres sont plus disposés à devenir le siège de douleurs ou de tumeurs vers leurs parties moyennes qu'au niveau de leurs extrémités articulaires.

Les autres parenchymes, tels que rate, reins, poumons, trame graisseuse, etc., sont le plus souvent épargnés par la vérole.

Enfin, à une époque avancée de la maladie, il se produit très souvent des complications sérieuses ; de graves accidents se manifestent, surtout lorsque le malade a été soumis à de mauvais traitements ou à des médications intempestives. Nous avons alors à constater une sorte d'irritation du foie qui détermine une soif inextinguible. Souvent aussi s'écoule du cerveau une âcre pituite qui corrode, en les détruisant sur son passage, les fosses nasales et les organes de la voix.

Qu'arrive-t-il de cet état de choses ? C'est que, parmi les malades, les uns ont vu leur nez s'aplatir complètement, à ce point qu'ils ont été forcés de recourir à un nez postiche pour remplacer celui qui leur manquait, et que d'autres ont dû passer le reste de leur existence, dans les larmes et les regrets, à pleurer leur verge qu'ils avaient perdue tout entière !

On observe encore, dans certains cas, de l'œdème, des ulcérations pulmonaires, des phénomènes de consomption progressive et d'autres affections qui amènent insensiblement l'épuisement des forces de l'organisme et finalement le marasme.

Ces deux derniers accidents ne présentent plus, s'il m'est permis de m'exprimer ainsi, la physionomie syphilitique, et semblent dépourvus de toute action contagieuse ; toutefois, ils n'en reconnaissent pas moins pour cause et pour origine première le vice vénérien.

Si maintenant nous voulons examiner les urines, nous aurons à constater que cet examen ne fournit pas le moindre signe pour le diagnostic de la vérole.

Même observation relativement au pouls. Ce qui se conçoit d'ailleurs très facilement, puisque le cœur, nous l'avons vu, n'est que très rarement affecté par le mal vénérien, et que dame Nature semble avoir pris soin de protéger avec une sollicitude toute maternelle ce principe, ce centre des puissances vitales.

Cependant, en raison de l'affaiblissement du malade, le pouls devient quelquefois d'une fréquence remarquable, conformément à cette loi de Galien qui dit : La fréquence du pouls est un signe de faiblesse.

Quant à la sueur elle trahit, toujours selon Galien, la nature des humeurs qui se trouvent en trop grande quantité dans le corps. Or, puisque la vérole affecte

toute la substance du corps et principalement les parties extérieures, il semblerait, tout porte à le croire, que sa cause matérielle pût être diagnostiquée par les
sueurs. Hélas! comment faire?... Il n'est pas de médecin qui pousse l'amour de
l'art jusqu'à vouloir sentir et encore moins goûter la sueur des vérolés.

Force nous est donc de nous passer, sur ce point, des renseignements que l'on
n'a pas eu le courage de nous donner.

Mais, après tout, nos regrets ne doivent pas être trop cuisants, et nous pouvons nous consoler de cette lacune; car la vérole a bien assez d'autres signes qui
la font aisément reconnaître. Elle possède même des signes extérieurs d'une
évidence telle, qu'ils n'échappent à personne et que la maladie vénérienne expose
les malades à la risée publique !

CHAPITRE VII

DÉFINITION

Maintenant que, par ce qui précède, nous connaissons la symptomatologie
de la vérole, nous pouvons donner à cette maladie la définition suivante :

Le mal vénérien est une diathèse. Origine : coït et contagion. Au début,
production d'ulcères soit sur les organes génitaux, soit sur les parties où s'est
exercée la contagion ; puis, altération des humeurs, notamment de la pituite et
des sucs séminaux. Enfin, la maladie se caractérise par des pustules, des
tumeurs, des ulcères et des douleurs.

CHAPITRE VIII

PRONOSTIC

La vérole n'est pas susceptible de résolution spontanée. Une foule de maladies se guérissent d'elles-mêmes. Médecin : la nature. Dame Vérole réclame le
secours de l'art. L'expérience montre que cette maladie exige un traitement pour
disparaître de l'économie.

Si, dès l'origine, elle a affaire à un médecin instruit, et non à un charlatan ;

si la maladie est traitée par un véritable adepte, éclairé des doctrines de Galien ; si elle affecte un sujet jeune et vigoureux, qui ne soit travaillé par aucune autre maladie ; si elle a fait son apparition première dans une saison chaude, ou mieux au commencement de l'été, il y a tout lieu de croire que la guérison pourra être assez rapide.

Par contre, nous allons nous trouver en face d'une maladie plus rebelle, plus récalcitrante, si toutes ces conditions nous font défaut. Que la maladie soit déjà invétérée ; qu'elle ait pénétré dans tout l'organisme ; que son virus ait, en se répandant, contaminé toutes les humeurs ; qu'en outre le malade soit un sujet affaibli : plus difficile alors sera le traitement, plus tardive la guérison. Le patient même pourra ne pas guérir, surtout s'il est d'un certain âge. Nous sommes alors dans une triste situation : la vie ne se soutient que grâce aux ulcères !

Cela tient à ce que ces ulcères, qui se constituent en permanence sur diverses parties du corps, servent d'émonctoires à l'économie pour se décharger du virus délétère dont elle est empoisonnée.

La vérole est plus terrible pour les sujets bilieux que pour les sujets pituiteux ; elle est surtout plus grave encore pour les personnes au tempérament atrabilaire, ainsi que pour les vieillards. En automne, la maladie est rebelle, elle est difficile à guérir. Cette saison, nous dit Hippocrate, est, ainsi que l'hiver d'ailleurs, moins favorable que toute autre à l'expulsion des maladies.

Ce n'est que fort difficilement qu'on peut guérir les ulcérations du palais, de la luette, de la gorge et des fosses nasales.

La guérison encore est bien rare lorsque la syphilis s'est portée sur quelque viscère essentiel, dont le fonctionnement intéresse l'organisme entier du patient.

La maladie a-t-elle traîné en longueur, le malade s'est-il servi d'onguents mercuriels combinés à la céruse, l'haleine restera fétide après la cure.

Si le foie a été atteint, un squirre est à craindre. En effet, Galien nous apprend que les organes qui courent le plus grand risque de devenir squirreux sont la rate et le foie.

La vérole présente plutôt le caractère d'une affection chronique que d'une maladie aiguë, sujette à des récidives, à des accidents secondaires dont l'issue est fatale lorsque le malade a eu recours à de mauvais remèdes, lorsqu'il a suivi un traitement intempestif ou qu'il ne veut pas se soumettre à une diète convenable. Ces rechutes sont toujours, d'après Hippocrate, bien plus grave que la première manifestation de la maladie.

Mais où le pronostic devient tout à fait sérieux, c'est quand un sujet, déjà atteint de la vérole, ne craint pas d'avoir de nouveaux rapports amoureux qui le contaminent à nouveau et accumulent mal sur mal. Dans ce cas, très difficile sera la guérison, pourra-t-on même l'obtenir, pour peu que l'économie ait été affaiblie d'abord par un mauvais traitement?

Les accidents qui surviennent à une époque avancée de la maladie, par exemple : tumeurs, douleurs, ulcères, etc., perdent ordinairement toute qualité contagieuse. L'expérience nous apprend que des malades affectés de ces derniers symptômes ont pu, sans communiquer le moindre virus vénéneux, s'ébattre dans la douce jouissance du coït avec des personnes saines.

Il arrive parfois que, semblable au serpent qui se cache dans l'herbe, la vérole reste latente dans l'organisme pendant de longues années, puis reparaît tout à coup, au moment où l'on s'y attend le moins. Retours inattendus, qui ne se traduisent guère par des éruptions, mais qui se caractérisent le plus souvent par des douleurs et des tumeurs, lesquelles bientôt vont dégénérer en ulcérations.

CHAPITRE IX

TRAITEMENT

Étrange anomalie : la plupart des maladies, nous le voyons journellement, guérissent d'elles-mêmes, par la seule puissance de la nature, tandis que la vérole, on l'a dit précédemment, n'est pas susceptible de résolution spontanée. Jamais la vérole ne guérit seule ; elle exige un traitement, et ce traitement encore doit-il être différent de ceux que nous appliquons aux autres maladies. Le mal vénérien ne connaît de résolution que sous l'influence d'une terrible médication, d'un traitement qui impose au corps l'expiation de son impureté et de ses appétits concupiscibles, à l'âme la punition de ses fautes et de ses coupables pensées. Si le malade que le virus vénérien a contaminé veut retoruver la santé, il devra subir le châtiment que mérite le péché commis, sorte de purgatoire ou de carême de pénitence d'une durée de quarante jours, comme on le verra par la suite.

Deux espèces de moyens pourront nous procurer la guérison demandée :

1° La diète ou régime ;

2° L'usage des médicaments.

Les remèdes devront nécessairement varier selon la période de la maladie, suivant l'âge, le sexe, le tempérament, la constitution du patient. Il faudra également faire attention à la température, au climat, en un mot à toutes les conditions auxquelles la pratique ne permet pas toujours de satisfaire aisément.

Chose importante au premier point : le traitement devra surtout être commencé le plus tôt possible, dès le début des accidents, c'est-à-dire avant la corruption des humeurs, avant que le virus ait affecté la plupart des organes.

Il faut prendre soin de ne pas évacuer la matière de cette maladie par des remèdes internes ; aussi est-ce bien à tort que certains médecins prescrivent des évacuants, tels que pilules fétides majeures, pilules de pierre d'azur, ou tout autre médicament dont le résultat est de détériorer l'estomac sans agir sur la maladie.

Plus nuisibles que les évacuants sont encore les vomitifs qui ne font qu'irriter le foie et l'estomac sans aucun profit. Il se peut toutefois que la pituite, qui constitue l'humeur prédominante, soit épaisse et visqueuse : dans ce cas, on évacuera avec efficacité les premières voies au moyen d'un remède *ad hoc*, et l'on essayera avec avantage une émission sanguine.

Il existe deux remèdes, l'un très anciennement connu, l'autre de découverte toute récente, qui constituent la thérapeutique applicable à la vérole. Nous allons examiner en détail ces deux remèdes.

CHAPITRE X

LE GAÏAC

Le fléau inconnu, dont on cherchait vainement trace et mention chez les vieux écrivains, sévissait avec une prodigieuse fureur parmi les hommes. Incalculable était le nombre de ses victimes éplorées. Il frappait, frappait sans cesse, se jouant de nos impuissants efforts à le combattre, résistant à tous les agents connus de l'ancienne thérapeutique. Les médecins se débattaient dans la stérilité d'une vaine science et appelaient à leur aide un remède nouveau qui se refusait toujours à poindre à l'horizon.

Tout à coup surgit une grande nouvelle ; la renommée aux cent bouches s'en empare et la répand de tous côtés : le remède existe, il vient d'être découvert !

En effet, à en croire les récits de divers marchands que les intérêts du négoce avaient conduits, par delà les mers, sur les rives du Nouveau-Monde, il existait une île dont les autochtones étaient affectés du même mal qui nous dévorait, ou tout au moins d'une maladie à peu près identique.

Or, ces insulaires, racontaient les marchands, savaient d'eux-mêmes, sans le secours des médecins, se guérir du mal que nous croyions sans remède. Ils faisaient, pour cela, usage d'un certain bois qui croissait sur le sol de leur île.

Ce bois, c'était le gaïac.

Vous dire avec quelle promptitude on l'importa en Europe, pas n'est besoin, je pense. A peine introduit, il fut aussitôt expérimenté à la manière indienne.

Qu'est-ce donc que le gaïac?

C'est un arbre à tige élancée et cylindrique. Il produit de petits fruits noirs qui ressemblent assez à nos châtaignes. Il a l'écorce excessivement dure, le bois onctueux au toucher, amer au goût, d'une nuance gris sombre comme celle du genièvre ou de l'aloès, compact et très lourd. Chauffez-le, il laisse exsuder une résine aromatique. Sa nature est chaude et sèche.

Voulez-vous connaître les qualités de ce remède? Qu'il vous suffise de savoir que c'est un médicament incisif, c'est-à-dire propre à diviser les humeurs; atténuant, c'est-à-dire procurant la fluidité aux humeurs; enfin résolutif, ou pouvant les résoudre. Il tonifie le sang, relâche le ventre, déterge et modifie les plaies malignes, et corrige la fétidité de l'haleine.

Il se prépare de la manière suivante:

Vous versez, sur une livre de bois très finement râpé, huit livres d'eau de source ou de rivière. Vous laissez macérer pendant douze jours. Vous soumettez ensuite le mélange à un feu doux pendant six heures, en ayant soin de surveiller attentivement la cuisson, de crainte qu'il ne se produise une ébullition trop forte. Puis vous évaporez la liqueur, de façon à la réduire de moitié, dans un vase de terre soigneusement clos et que vous ne découvrez que de temps en temps pour recueillir l'écume. La colature ainsi préparée, vous la mettez en bouteille. Vous avez ainsi obtenu ce que l'on appelle première eau ou première décoction.

Dans une opération ultérieure, vous reversez huit livres d'eau sur la même râpure de gaïac; vous procédez à une seule cuisson, passez à l'étamine et mettez en bouteille. Cela vous donne la seconde eau ou seconde décoction.

La première colature est un peu trouble, la seconde est plus claire, plus fluide.

Certains médecins ajoutent à ces préparations, selon les tempéraments, du sucre, du miel ou de la manne en grains.

Nous allons maintenant voir le régime à suivre en employant ce médicament.

Avant de commencer le traitement, il est indispensable de prendre quelques précautions. D'abord le malade doit réduire peu à peu et progressivement son régime habituel; puis, s'il est affecté d'ulcères ou de chancres indurés, il devra, comme médication préventive, les soumettre à l'action d'un caustique. S'il existait une lésion osseuse, il faudrait, avant tout, la ruginer. Enfin, il est nécessaire de purger le malade avec la casse.

Ces précautions préalables étant prises, nous pouvons établir le traitement de la façon suivante :

Placer le malade dans une chambre soigneusement fermée, à l'abri du froid et des courants d'air, et chauffée sans interruption.

Là, il devra garder le lit et séjourner dans cette chambre, sans en jamais sortir, pendant trente ou quarante jours, selon son tempérament, sa force de résistance, et surtout d'après l'action plus ou moins prompte du traitement. Il devra faire en sorte de bannir tout souci, de chasser toute inquiétude et de s'abstenir de tout travail sérieux ou labeur assidu.

Tous les matins, à quatre heures, au lit, il se fera suer abondamment ; après quoi, buvant un verre de première colature, il provoquera une nouvelle sudation de deux heures. A neuf heures, permission de se lever. A onze heures, grand déjeuner composé de trois ou quatre onces de pain et d'un égal poids de pruneaux ou de raisins secs. Pour toute boisson, il ne lui est accordé que la seconde colature de gaïac, prise froide !

Quant au dîner, le malade devra s'y comporter bien plus sobrement encore ! ! !

A huit heures du soir, absorption d'un verre tiède de la première décoction.

Si, dans l'intervalle des repas, le malade a soif, il fera usage de la même boisson. Toutes les fois qu'il prendra le médicament, il aura soin, une heure auparavant, de se mettre au lit et d'y rester quatre heures ! Naturellement, il ne négligera rien pour provoquer chaque fois de nouvelles et abondantes sudations, et favoriser ainsi les effets du merveilleux remède.

Ne pas oublier surtout que plus sévère sera le régime, plus rapide, plus prompte aussi sera la guérison.

Il se peut qu'une telle abstinence cependant soit, par elle-même, impuissante à guérir la vérole. Nous l'avouons. Toujours est-il qu'elle ne l'entretient pas. C'est une consolation.

Nous pouvons aussi rassurer le malheureux vérolé qu'effrayerait cette abstinence ; c'est qu'il la supportera facilement, car la décoction de gaïac est une boisson fortifiante, qui sert parfaitement bien d'aliment et permet de manger très peu. Toutefois, si pareille diète menaçait d'exténuer les forces du patient, on pourrait de temps en temps relâcher le régime et permettre au malade un peu de jus de poulet sans sel, voire même un tiers, peut-être une moitié de poulet !

Il est bien entendu qu'on devra, jusqu'à la fin du traitement, observer de la façon la plus rigoureuse le régime que nous venons d'indiquer. De plus, pendant toute la durée de la cure et dix jours après pour le moins, — un plus long temps serait préférable, — le malade devra sévèrement s'interdire l'usage du vin, du sel, et s'abstenir plus sévèrement encore de tout coït.

Les malades peuvent être, pendant le traitement, affectés d'ulcères, tubercules ou chancres. Il faudra les panser avec de l'onguent camphré ou de l'écume de gaïac.

Tel est le carême, véritable carême de pénitence auquel doivent se soumettre messieurs les vérolés, à titre d'expiation, pour être rendus à la santé.

Ceux qui ont subi cette épreuve ont raison de dire qu'ils ont fait leur purgatoire sur terre. Ah ! s'il s'était agi de purifier leur âme, combien d'entre eux auraient catégoriquement refusé de se soumettre à semblable abstinence ! Mais il s'agit du corps, ils l'acceptent volontiers... Que n'accepteraient-ils pas pour soigner leur corps, cette guenille !

CHAPITRE XI

LE MERCURE

L'action spéciale qu'exerce le mercure sur dame Vérole paraît être de diviser les humeurs, et de les préparer à la fluxion, à l'écoulement, à l'évacuation. Cette action se produit surtout sur les humeurs pituiteuses, résidus excrémentitiels des organes spermatiques. Il semble, en effet, exister une sorte d'affinité naturelle, comme couleur, comme essence, entre le mercure, la pituite, les organes spermatiques et les tissus nerveux.

Voici maintenant comment on doit procéder dans le traitement par le mercure.

Avant d'aborder la cure, il faut, au préalable, évacuer estomac, foie et intestins. Ce n'est pas à dire pour cela que l'on doive considérer les superfluités de ces organes comme germes ou cause de la maladie, non ! Mais si l'on n'a pas eu cette précaution, le traitement sera plus difficile, surtout lorsque la cause humorale de l'éruption, des tumeurs, des ulcères, des chancres ou des douleurs, dérive des organes précités. Nous disons même que, dans ce cas, l'évacuation est nécessaire.

On placera ensuite le malade dans une chambre bien défendue contre les atteintes du froid, et dans laquelle on entretiendra un feu permanent avec du bois de très bonne qualité. On devra, autant que possible, choisir, pour commencer la cure, un temps doux ou même légèrement chaud.

On procédera de la manière suivante :

Tous les matins, à quatre heures, douce friction devant le feu, sur les bras, sur les cuisses, avec un onguent mercuriel. A dix ou onze heures, déjeuner. Dîner à cinq heures. A neuf heures du soir, nouvelle friction dans les mêmes conditions, et avec les mêmes précautions qu'au matin. Le malade se couchera après chaque friction, et cherchera à provoquer une forte sudation en s'enveloppant de couvertures.

Continuer ce traitement pendant dix ou huit jours.

Le premier jour, ne faire qu'une friction. Les jours suivants, une ou deux, suivant l'intensité du mal et les forces du malade. Car il faut surtout prendre soin de proportionner le traitement, soit à la violence et à l'ancienneté de la maladie, soit aux forces, tempérament et âge du patient.

En effet, la maladie est une : différents sont les malades. Pour un vieillard, par exemple, pour un malade affecté de longue date, il convient, — que dis-je ? — il est nécessaire de prolonger le traitement au delà du terme moyen.

Le malade ne quittera point la chambre sans avoir été purgé deux fois. On devra aussi, dans les derniers jours de la cure, diminuer progressivement la chaleur de la chambre. Quant au régime, dont nous allons parler tout à l'heure, on pourra aussi le relâcher peu à peu.

Le malade est-il affecté de tubercules ou de chancres indurés, on lui prescrira d'abord, pendant quatre, cinq ou six jours, des fomentations avec une décoction vineuse de racines de guimauve, de patience, d'aunée, d'hièble, de bryone et d'élatérium ; puis des fomentations avec de la moelle ou avec de l'onguent de guimauve composé, et finalement des onctions mercurielles. Le malade purgera avec de la casse vers le sixième ou le septième jour. On pourra cependant lui accorder deux ou trois jours de repos pour lui permettre de réparer ses forces, mais en ayant soin de recommencer aussitôt le même traitement.

Si l'humeur prédominante paraît être une atrabile épaisse, s'il existe des tubercules indurés ou des ulcères esthiomènes, accidents qui se produisent principalement à une période avancée de la maladie, il est indispensable de prolonger la cure, si l'on ne veut pas s'exposer à voir se produire de terribles récidives.

CHAPITRE XII

LES ONGUENTS

La base des onguents pour frictions est le mercure. Mais il convient de proportionner la dose de ce remède, dans la composition des pommades et des onguents, à l'intensité du mal ainsi qu'au tempérament du malade.

Avoir soin d'employer toujours, au début, les onguents les plus faibles, à l'effet d'éprouver la susceptibilité des malades. Agir de même, c'est-à-dire avoir également recours aux onguents faibles lorsque l'on a affaire à une vérole invétérée, parce que, dans ce cas, on devra longtemps prolonger l'usage de l'onguent.

Ordinairement on associe au mercure, dans la composition des onguents qui nous occupent, différentes substances, telles que les suivantes :

Huile de laurier, qui a la propriété de préserver les nerfs de l'action mercurielle ;

Thériaque et mithridate, médicaments alexipharmaques, propres à détruire les effets nuisibles du mercure ;

Suif et litharge d'or et d'argent ;

Sel, dont l'action est incisive, irritante et antiputride.

Quelques médecins ajoutent encore à ces onguents du suc de citron ou d'orange, comme antiseptique et tempérant; d'autres, des sucs d'élatérium et de bryone.

N'oublions pas les docteurs qui y mêlent des racines de patience ou d'aunée, du fiel de terre, de l'aloès, du styrax, de la céruse, du beurre, de l'euphorbe, etc., et toujours, toujours, etc... Car, en vérité, ce ne sont là que des innovations dont les avantages sont tout à fait négatifs !

On à aussi préconisé l'emploi des fumigations composées d'orpiment, d'euphorbe, d'oliban, de cendres de plomb, de vermillon et de minium. A tous ces remèdes, je préfère le mercure, qui me paraît bien mieux convenir au traitement de la maladie.

Si les onguents mercuriels exercent une action puissante sur la vérole, c'est qu'ils jouissent surtout de la propriété de pénétrer, de diviser les humeurs morbides, notamment la pituite; puis de les expulser par les sueurs, et d'en débarrasser ainsi les organes spermatiques.

Quand les malades sont soumis à l'action de ces onguents, ils doivent,—nous le leur recommandons essentiellement, — s'abstenir de tout ce qui pourrait provoquer une chaleur anormale dont l'effet amollirait les esprits et déprimerait les forces, ou un refroidissement qui répercuterait les matières morbides des organes périphériques vers les viscères intérieurs et viendrait, de la façon la plus inopportune, entraver tout effet sudorifique.

Pour ce qui regarde les frictions, on les devra faire sur des parties éloignées des organes nobles, principalement sur les extrémités des membres. Il est, en effet, d'une importance capitale de ne pas s'exposer à ce que l'action du remède se porte sur les viscères essentiels à la vie.

Ainsi, par exemple, on devra toujours s'interdire les frictions sur l'abdomen ou l'épigastre, sauf le cas où il existerait sur ces régions des chancres indurés ou des ulcères; car les frictions que l'on pourrait faire sur ces parties pourraient provoquer des diarrhées d angereuses ou éveiller des réactions fatales vers les organes abdominaux.

Le traitement par les frictions offre d'excellents résultats, bien qu'il ne réussisse pas à coup sûr. Par exemple, les chancres indurés n'arrivent pas toujours à résolution sous l'action des onguents mercuriels. Il arrive souvent qu'en dépit des frictions les tumeurs abcèdent et dégénèrent en ulcères cacoëthes. C'est même une terminaison assez ordinaire et habituelle si le traitement n'est pratiqué qu'à une époque où tuberbules et chancres, déjà invétérés, ont pris certains développements. Il en est de même lorsque la vérole a atteint les os. Dans ce cas, on ne peut espérer une heureuse issue que si les portions cariées sont attaquées et enlevées par la rugine.

Il y a souvent encore lieu d'associer aux frictions un traitement local. Ainsi, les ulcères devront être pansés avec des topiques appropriés à leur nature.

On aura soin aussi de prescrire les agents détersifs contre les ulcères creux; les cicatrisants contre les ulcères plats; les cathérétiques contre les ulcères végétants.

Si des ulcérations viennent à se produire sur le pharynx, la luette et le palais, la médication topique présentera encore d'utiles avantages. Pour la guérison de ces accidents, on recommandera avec succès soit un collatoire de vin de grenades, soit des gargarismes avec une décoction à laquelle on ajoutera miel rosat et alun.

CHAPITRE XIII

RÉGIME

Les malades affectés de la vérole ne doivent jamais oublier qu'un mauvais traitement leur serait plus préjudiciable que ne serait efficace un bon régime.

Aussi faut-il s'appliquer à apporter la plus sérieuse attention dans l'observation sévère et minutieuse du régime que réclame le mal vénérien.

Différent pour chaque malade, il variera nécessairement encore suivant l'âge et les forces, le tempérament et la constitution du patient, ainsi que selon l'époque et l'intensité de la maladie. Tel, un cordonnier qui, en vain, voudrait chausser tous ses clients sur une unique forme; tel, le médecin qui prétendrait prescrire le même régime à tous ses sujets!

La vérole, avons-nous dit, est de nature chaude et humide; mais ce n'est pas une raison pour ne pas apporter une grande modération, un grand ménagement, — surtout pendant la durée des frictions, — dans l'usage des aliments desséchants et styptiques, car on risquerait d'entraver l'action des médicaments.

On devra, avec le même soin, proscrire les aliments froids et les aliments chauds. Les premiers, parce qu'ils troubleraient la digestion ; les seconds, parce qu'ils favoriseraient la combustion des humeurs.

Éviter également les substances trop humectantes qui ne feraient que contribuer à la putréfaction.

Il faudra encore s'abstenir de toute espèce d'aliments âcres, pâteux, lourds, faciles à se corrompre et difficiles à digérer.

Ce qui pourrait le mieux convenir, c'est un régime doux et légèrement humectant, sagement approprié à la nature du malade et de la maladie; un régime frugal, une nourriture simple, des aliments susceptibles d'engendrer de saines humeurs.

Qu'on se garde surtout d'un régime trop riche. Voilà qui serait préjudiciable, malgré toutes qualités toniques qu'il possède, en ce sens qu'il nuirait à la digestion. Je dois aussi faire la recommandation de ne jamais rien exagérer. Le devoir du médecin consiste en juste mesure qui satisfasse à la fois l'appétit et les habitudes du malade.

Quelquefois les malades sont, pendant leur traitement, tourmentés par la soif la plus vive; il convient de leur donner comme boisson, soit une décoction d'orge, soit de l'hydromel, selon que leur humeur prédominante est bile ou pituite.

Après la cure, les malades doivent rester soumis au même régime. Autrement, il serait à craindre qu'un changement d'alimentation déterminât des récidives.

A ce propos, notons en passant que les personnes qui ont été affectées de la vérole sont, plus que d'autres, sujettes à contracter de nouvelles maladies. Il reste en eux, semble-t-il, un reliquat de vérole, une réminiscence vénérienne, une disposition morbifique, qui s'est incorporée chez eux, qui fait corps avec leur être et partie de leur tempérament. Ils ressemblent à ces tonneaux qui, ayant contenu du vin aigre, infecteront à l'avenir le bon vin qu'on leur confie.

Pour revenir à nos moutons, je veux dire à nos syphilitiques, ils doivent donc se rappeler que ce qui contribue le plus à réveiller en eux cette aptitude morbide, c'est à coup sûr un régime mal digéré.

Il faudra donc attendre la guérison complète avant de se départir du régime prescrit.

Détaillons cependant les aliments qui mériteront notre préférence, et nommons ensuite ceux dont on devra s'abstenir.

Voici ce dont le malade pourra faire usage en toute sûreté ; pain de bonne qualité, œufs à la coque, viande de veau, raisins secs, prunes, orge surtout.

L'orge, en effet, d'après Hippocrate et Galien, constitue à la fois un aliment et un remède : aliment digestif et de facile action, remède détersif et tonique.

Voici, au contraire, la nourriture qu'il faudra rigoureusement proscrire : viande de bœuf, viande de porc, qui produit, d'après Galien, des obstructions dans le foie ; volailles, cervelles, poissons de marais et de vase, œufs durs, légumes aqueux et indigestes, fruits putrescibles, lait.

A ses repas, le malade fera usage de vin blanc coupé d'eau ; le vin blanc est préférable à tous autres vins ; il soutient l'estomac sans congestionner le cerveau.

Mais ne pas oublier que tout excès de vin serait pernicieux. Proscrire du régime : vin rouge, vins doux, qui ne font qu'épaissir le sang et irriter le foie ; vins capiteux, vins fabriqués, qui surexcitent les nerfs ; vins nouveaux qui sont d'une coction difficile.

Promenade après chaque repas : la promenade, au sortir de table, est d'après Aristote d'excellente hygiène.

Attendre, avant de se livrer au repos, que les aliments soient parvenus au fond de l'estomac. Dormir six à sept heures, suivant l'âge et le tempérament.

Activité, travail, exercice, tout cela est très profitable ; car, ainsi que le dit Hippocrate, le travail et l'exercice fortifient le corps, tandis que le repos et l'oisiveté dépriment les forces, amollissent l'organisme et engendrent les maladies.

Après la cure, purgations légères par un laxatif doux comme l'aloès.

Emploi quotidien des pilules d'après la formule suivante :

Pr. : Rhubarbe, écorces de mirobolans citrins, écorces de mirobolans chébules, trochisques récents d'agaric, *una* un scrupule ; safran, cubèbe, mastic, *una* quatre grains ; spica-nard, roses, *una* deux grains ; aloès lavé avec suc d'endive, poids total des substances précédentes ; oxymel, quantité suffisante.

Pour faire trois pilules.

Ces pilules doivent être prises à la dose de deux ou trois par jour, à l'heure des repas. Leur effet est d'exciter la coction, de corriger l'âcreté des humeurs et de décharger le corps de ses principes excrémentitiels.

Il faut, pendant un certain temps, faire usage de ces pilules, sans toutefois s'y accoutumer, puis y revenir de temps à autre.

Et voilà !

Tel est le régime qu'il convient d'employer pour combattre dame Vérole, conformément aux salutaires doctrines du prince de la médecine. Nous avons nommé l'immortel et incomparable Galien.

CHAPITRE XIV

LE MERCURE ET LE GAÏAC

Dialogue où les deux interlocuteurs susnommés exposent leurs vertus et leurs prétentions rivales à la guérison de la VÉROLE.

LE MERCURE. — Un dieu ! Oui, c'est un dieu qui m'a donné son nom ! C'est le dieu du négoce, le dieu de l'éloquence, le dieu intermédiaire ! C'est le dieu du coin de rue, le commissionnaire de l'Olympe ! Mercure ! C'est une planète qui m'a doté de sa puissance. Quelle origine ! Puis-je ne pas m'en glorifier ! A moi de guérir les hommes ! Je possède à cet égard une vertu héréditaire et divine !

LE GAÏAC. — Quel langage ! Eh quoi ! tu ne rougis pas, tu n'as point honte de nous parler ainsi ! Se targuer de sa naissance, se glorifier de son origine ! Mais c'est le fait du sot, de l'imbécile qui exalte le mérite d'autrui ! Ah ! tu es des dieux ! Ah ! tu as reçu de la puissance céleste une vertu précieuse ! Mais alors, ce n'est pas à toi que l'honneur en revient ; c'est à eux, à eux seuls !... Ce qui fait la noblesse, ce n'est pas la naissance, non ! Mais le mérite personnel !

LE MERCURE. — Ah ! çà, mais, dis donc ! Tu me fais l'air d'ignorer quelle estime ont de moi messieurs les physiciens, messieurs les alchimistes, tous ceux qui interrogent la nature et travaillent sans cesse à me fixer et à transformer ma substance en un métal plus précieux encore !

LE GAÏAC. — Peuh ! l'on a entendu parler de ces chimères, et l'on en sait les résultats !...

LE MERCURE. — Vois aujourd'hui quelles sont mes relations ! Je suis au mieux avec les rois et les princes, les généraux me courtisent, les prélats et les évêques me *gobent !* Tous les grands personnages du monde me recherchent ! Je guéris tous leurs maux, même les incurables !...

LE GAÏAC. — Tous leurs maux !... Le crois-tu ?... En es-tu bien sûr ?...

LE MERCURE. — Oui !... c'est-à-dire la plupart. Je guéris la lèpre, par exemple ; puis la gale, disons le psoriasis, pour paraître plus savant. Je guéris le lichen et la phthiriase, et cela, grâce à la conformité de ma nature avec leurs humeurs. Est-il rien, en effet, qui ait plus d'affinité avec moi que la semence ou la pituite de l'homme ? Ignores-tu que ces deux humeurs ne peuvent être éliminées que par le mouvement ? Et, dis-moi, est-il rien de plus mobile que moi ? Raisonne donc un peu : la vérole, tu le sais, procède immédiatement, primo, du sperme, et finalement secondo, de la pituite. Eh bien ? ne puis-je à bon droit m'arroger, de par ma nature même, le privilège de guérir le mal vénérien ?

Le gaïac. — Je ne demande pas mieux que de croire légitimes tes prétentions hardies. Le fussent-elles, j'en serais fort aise ! Ce n'est point jalousie de ma part, bien que, de mon côté, je me flatte également de guérir la vérole. Mais, du moins, je ne me vante pas de le faire par mes propres vertus; j'agis de concert avec la nature. Ma méthode, je dois l'avouer, ne ressemble en rien à la tienne. J'impose un *Carême de pénitence*, qui, d'ailleurs, convient mirifiquement à la cure de ce mal. Raisonne, toi aussi : la vérole ne dérive-t-elle pas de l'ardeur du sperme et du dérèglement des passions? Eh bien? Il me semble qu'on ne peut mieux la combattre que par un traitement qui impose au corps et à l'âme le juste châtiment de leurs péchés !

Le mercure. — Tu parles sur un ton !... Fichtre ! Tu le prends de bien haut avec moi !... Puisqu'il en est ainsi, je te provoque en combat singulier. Chacun de nous va, tour à tour, plaider sa cause et dire ce qu'il prétend valoir.

Le gaïac. — J'accepte! commence!

Le mercure. — D'origine céleste sont mes vertus! Elles n'ont rien de commun avec celles qui tombent sous les sens. Immatérielles elles sont! Latentes aussi. Mes vertus! mes vertus! sais-tu bien qu'elles sont de l'ordre de celles qui constituent les arcanes!... Mes vertus! Trédame!... Mes vertus! Elles me permettent de pénétrer les humeurs, de les résoudre, finalement de les évacuer! Oui, de les évacuer par les sueurs dont j'excelle à stimuler la sécrétion salutaire. Moi aussi, mon bon Gaïac, moi aussi je guéris les malades en leur imposant un *Purgatoire* d'expiation ! Je sais bien qu'on m'accuse de dangers... imaginaires. Je n'ignore pas ce qu'on dit : je tue, paraît-il, mes malades en les guérissant!... Vains propos qui me font rire ! Oui, j'ai besoin, pour ma cure, de médecins prudents et de malades dociles, chose rare ! Mais, mon petit, suis-je coupable des bévues, erreurs et méfaits de tous les charlatans qui m'emploient sans me connaître? Suis-je responsable de l'ignorance de tous les imposteurs et faux médecins qui abusent de moi? Faut-il porter à mon avoir tous les traitements mal dirigés et souvent mal suivis ? Et encore, est-ce ma faute, à moi, si les indigents ne peuvent pas faire les frais que comporte ma cure ? Est-ce ma faute si les riches, gens indociles, gens indisciplinés par excellence, refusent de se soumettre à la rigueur de mes prescriptions, à l'austérité de mon régime ?

Le gaïac. — Sois donc sincère, et avoue plutôt que tous les médecins s'accordent à te considérer comme une drogue vénéneuse, corrosive, malfaisante. Pour

moi, c'est autre chose. Qui je suis, je vais te le dire. Ma valeur, tu vas la connaître. Écoute.

A l'époque où il n'y avait aucun remède qu'on pût opposer aux terribles, aux
désastreux ravages de dame vérole, je suis descendu du ciel pour le salut de
l'humanité... vérolée! Je t'entends: Tu vas m'accuser de présomption. Présomp-
tueux, moi! Allons donc! Je ne fais que répéter ce que dit le monde. D'ailleurs,
j'ai fait mes preuves. Je suis en honneur dans toutes les nations. Mes vertus —
car j'ai des vertus, moi aussi, — sont divines. Elles ne dérivent ni d'un métal,
fi donc! ni d'un poison, pouah! Elles sont conformes et appropriées à la nature
de l'homme. C'est dans ma substance que je puise une action puissante sur la
vérole: Je divise les humeurs épaisses. Quant aux humeurs visqueuses, je les
délaye. J'ouvre les pores. Ah! j'évacue les humeurs malignes par leurs émonctoires naturels, sans violence, sans danger. Je préserve de toute souillure les
parties saines de l'organisme. J'assure l'intégrité des viscères essentiels à la vie.
Je modifie les plaies de caractère malin. Je les dessèche, je les cicatrise. Que sais-
je encore? Ah! dois-je m'en souvenir? J'impose à mes malades, pour seconder
mes efforts, l'obligation d'une diète sévère. Eh bien! Est-ce que dans la vérole
l'économie n'est pas gorgée d'humeurs malsaines? Est-ce qu'Hippocrate ne dit
pas: Plus vous fournissez d'aliments à un corps impur, plus vous en nourrissez
l'impureté?

C'est un régime austère, soit! mais autant il est austère, autant peut-il atténuer la maladie. Toutefois, il convient, avant d'y soumettre un malade, de
consulter son tempérament, à l'effet de juger s'il pourra supporter cette abstinence.

Personne ne peut me contredire, et mon *carême de pénitence* est la cure qui
convient le mieux à la vérole. En effet, le mal vénérien résulte généralement
d'excès ou de plénitude d'humeurs, et nous ne devons pas oublier que toute
maladie doit être traitée suivant le précepte: *contraria contrariis curantur.*

Affamez la passion, vous éteignez ses feux. Mettez Vénus au régime, à la
diète, ce n'est plus Vénus! Ventre gorgé, au contraire, ne connaît plus de frein
à la luxure.

Qu'est-ce à dire, sinon que dame vérole doit être soumise à une diète sévère,
avec le moins de remèdes possible, et avec les remèdes les plus doux? Ignores-
tu donc, cher mercure, qu'il vaut bien mieux guérir par le régime que par les
remèdes? Cette médication est préférable.

Eh bien! je ne suis pas un remède, moi! je suis un aliment, je suis une
une boisson, et voilà pourquoi je puis guérir une maladie dont la cure est si ter-
riblement difficile!

LE MERCURE. — T'ai-je bien entendu? Comment! c'est ce que tu appelles ton *caréme* que tu as l'audace de proposer comme traitement d'une maladie chronique? Je vois qu'Hippocrate n'est pas connu de toi. « Un régime pauvre, dit ce maître, est toujours dangereux dans les maladies de longue durée. »

Mais tu n'es qu'un charlatan, alors! T'occupes-tu de l'âge, de la constitution, des habitudes de ton malade? Ah bien oui! A tes yeux, ce qui est pour l'un l'est aussi pour l'autre. C'est du beau, ma foi! Je veux bien — vois comme je suis généreux — supposer ton remède excellent pour les sujets gros, gras, replets, surchargés d'humeurs. Soit! mais pour les vieillards, pour les malades délicats, débiles, que sera-t-il? Détestable, mon cher, détestable! Cela t'importe peu! Va, tu pourras faire quelques dupes, mais tes mensonges seront bientôt dévoilés, bientôt, comme ta mirifique valeur! Et d'abord, quelle autorité ancienne peut invoquer ton *caréme*? Quel médecin de l'antiquité lui accorde un bill d'indemnité? Crois-moi, mon cher, bien précaire est le succès que je te prédis!

Le gaïac. — Tu as fini? Eh bien, j'ai réponse à tout! Pour commencer, personne n'ignore que mon *caréme* a guéri des malades que le venin de tes frictions, dix fois répétées, avait exténués. Attrape! Et pourrais-tu me dire qui tu as guéri? Ton *purgatoire*, seigneur mercure, n'a jamais, au grand jamais, guéri personne. Ton *purgatoire* n'est bon qu'à engendrer mille maladies, mille fléaux plus abominables que la vérole, dont tu te targues d'être le souverain remède! Tu parlais de mensonges, tout à l'heure! Il te sied bien de prononcer ce mot quand, au lieu de guérir, toi, tu ne peux offrir que des apparences de guérison! Oui, tu mens! Ta cure? Artifice! mensonge! Tes succès? Demande plutôt à ceux qui ont eu le malheur d'avoir recours à toi. Sais-tu encore que tes arguments sont bien faibles? Eh quoi! tu reproches à mon *caréme* de n'avoir pas été connu des médecins de l'antiquité. Mais tu fais tort à tes connaissances, mon bon. Comment! tu voudrais que mon *caréme*, pour guérir la vérole, eût été connu d'eux, alors qu'on n'avait pas encore inventé cette maladie-là! Mais c'est de la démence. A maladie nouvelle, traitement nouveau.

Qu'as-tu dit encore? Ah! j'y suis. Je prescris même cure à tous nos malades, dans tous les cas. Quelle erreur de tes sens abusés! Relis nos ordonnances : tu verras que je suis le premier à reconnaître que mon *caréme* devait être modifié suivant l'âge, les forces, le tempérament des malades. J'ajoute aussi : selon la période ou l'ancienneté de la maladie. Tu vois que je n'oublie rien.

Veux-tu maintenant aborder les accidents qui sont les suites de certain traitement que... tu dois connaître? Réponds-moi. Qui, de toi ou de moi, détermine des ulcérations au palais, à la luette, à la gorge, aux fosses nasales? Qui, de toi ou de moi, noircit, déchausse et carie les dents? Qui empoisonne l'haleine? Toi ou moi? Voilà pourtant les méfaits de tes onguents empoisonnés! Va, je te le dis, tu devrais être proscrit de la médecine, comme la plus pernicieuse de toutes les drogues !

LE MERCURE. — Tu es sarcastique ! Sais-tu bien que tu commences à m'échauffer la bile ! Mais, je le sais aussi bien que toi, il arrive souvent que des ulcérations se produisent dans la bouche des malades soumis à mon traitement, à mes frictions. Et voilà que ton ignorance prétend les imputer à mes onguents ! C'est donc à moi de t'apprendre que ces ulcérations sont le fait de la maladie même, par suite du déplacement des humeurs malignes opéré par le traitement ! Mais tout le monde sait cela ! Mais c'est l'A B C du diagnostic ! Est-il quelqu'un, en effet, qui ignore que ces ulcérations s'observent très fréquemment comme symptômes de la vérole, chez des malades qui n'ont même pas subi la moindre friction ? Ne va donc point imputer à mon régime ce qui appartient au mal. Et d'ailleurs, est-ce que depuis longtemps, au su et au vu de tout le monde, je ne guéris pas la teigne, la phthiriase et autres maladies pédiculaires, sans provoquer dans la bouche la plus petite ulcération ? Tu m'accuses encore de donner à l'haleine l'odeur la plus désagréable, comme si l'on ignorait que je ne suis en aucune façon la cause de cette fétidité ! Comme si l'on ne savait pas, au contraire, qu'elle est uniquement due à la céruse, à la litharge, à ces mille antidotes qu'on a le tort d'ajouter à mes onguents ! La diète, n'est-ce pas ? La diète, voilà ce que tu veux ! La diète ! Le grand mot est lâché. La diète ! Vive la diète ! Après la diète, il faut tirer l'échelle !

Malheureusement jamais, au grand jamais, la diète n'a guéri de malade ! Moi aussi pourtant, j'ai recours à la diète, moi aussi j'ai recours au régime ! Mais ce régime, mais cette diète, je la veux moins austère que la tienne, et surtout plus tolérable. Mes onguents, alors, guérissent les malades et leur rendent la santé. Aussi mon *purgatoire* constitue-t-il la médication la plus active, la plus puissante qu'on puisse opposer à la vérole, d'autant plus que cette médication est basée sur les préceptes d'Hippocrate et de Galien. Mais que sert de tant bavarder ? Nous est-il permis d'être juges et parties ? Prenons plutôt un arbitre. Soumettons-lui notre différend. Il examinera nos prétentions rivales. Il prononcera entre nous.

LE GAÏAC. — Très volontiers. Toujours est-il qu'il faut un arbitre impartial, qui ne soit aveuglément lié à aucun système, attaché à aucune coterie, qui n'appartienne à aucun parti, à aucune école. Il faut que sa décision, son arrêt ne s'inspire que de la raison, de l'expérience et des saines lumières de la doctrine galénique.

LE MERCURE. — Soit ! notre juge a la parole. Écoutons-le.

CHAPITRE XV

ÉPILOGUE

Les débats sont clos. Les deux parties ont été entendues. Au tribunal de prononcer.

A qui attribuer la préséance dans le traitement de la vérole ?

Au gaïac ou au mercure ?

Au moment de prononcer notre arrêt, nous éprouvons, il faut le dire, une certaine hésitation que nous impose notre conscience.

Assurément le gaïac, — cela ne fait aucun doute, — a plus d'affinité que le mercure avec la nature humaine. Personne ne le pourrait nier. Mais quel traitement barbare que le sien ! Quelle vigueur excessive imposée au malade ! Et puis, il faut le dire, son action est faible. Elle est lente. Lenteur et faiblesse qu'on ne trouve pas avec le mercure. Les anciens n'ont pas connu le gaïac ; un petit nombre seulement de médecins modernes en ont étudié les effets ; aussi doit-elle être périlleuse l'expérience que nous en pourrions acquérir.

Il faut bien dire aussi que le long carême imposé par messire gaïac doit être préjudiciable, selon toute vraisemblance, aux vieillards, aux sujets délicats, aux êtres faibles. Voulez-vous que j'étende ma thèse ? Pas n'est besoin, je pense.

D'autre part, seigneur mercure est très certainement ennemi de notre corps. Par compensation, son action est curative. Elle est énergique, rapide. Son régime est moins sévère, moins dangereux aussi que celui du gaïac. Double raison qui offre, semble-t-il, aux malades des garanties plus sérieuses que son rival. Ajoutons que c'est un remède connu, remède sur lequel nous pouvons consulter les écrits de tous les anciens maîtres.

Or donc :

Considérant qu'aux maux extrêmes il faut des traitements extrêmes ;

Considérant que la diète seule, sans le secours de la thérapeutique, est impuissante à guérir la vérole ;

Considérant, en outre, que la mystérieuse puissance du mercure présente une mystérieuse affinité avec les causes mystérieuses de ce mal mystérieux ;

Pour ces motifs et autres, nous estimons, en finale analyse, que la préséance doit être attribuée au mercure dans le traitement de la vérole.

Toutefois, le tribunal ne veut point contester les mirifiques vertus attribuées au gaïac. Il admet volontiers que cette drogue a pu guérir certains malades doués de constitution robuste, de tempérament humide et pituiteux. Mais si l'on a affaire à des sujets âgés, débiles, bilieux, impuissants, je veux dire incapables de supporter diète ou régime, certes, il faut se méfier du gaïac !

Le mercure, au contraire, semble convenir à tous les malades. On l'accuse pourtant d'insuccès nombreux. Soit ! Mais qui peut en être surpris ? Est-ce qu'on ne le voit pas journellement prescrit sans rime ni raison par nos honorables charlatans, nos infatués empiriques et nos éternels imposteurs de tous genres, voire même par des courtisanes !...

Tout bien considéré, nous terminons par cette déclaration :

C'est qu'il y a plus de crédit à accorder au mercure qu'au gaïac pour le traitement de la vérole ; mais qu'alors le mercure doit être administré suivant les doctrines d'Hippocrate et de Galien, les grands pontifes de notre art !

En somme, le meilleur de tous les remèdes à opposer à la vérole, c'est le mercure.

Ah ! pardon ! Il est bien entendu que je ne parle que des remèdes usités jusqu'alors. L'avenir, j'en ai l'espérance, nous réserve peut-être certaines découvertes qu'il ne nous est pas permis de prévoir. Peut-être les générations futures verront-elles apparaître quelque génie sublime, heureusement inspiré pour le bonheur de l'humanité souffrante, qui révélera au monde étonné un remède plus actif à lui seul que tous les autres, et cela par la grâce du Dieu tout-puissant, qui seul guérit nos misères, et qui, dans son infinie miséricorde, nous dispense la santé de l'âme et du corps. Ainsi soit-il !

LIVRE HUITIÈME

QUI SERT D'APPENDICE AU PRÉCÉDENT

CHAPITRE PREMIER

COURT AVERTISSEMENT

S'il n'est pas indispensable de passer en revue tous les auteurs du xv⁰ et du xvi⁰ siècle pour avoir une idée bien exacte de la maladie vénérienne à cette époque, il est cependant nécessaire de ne pas se borner à un ou deux médecins qui en aient parlé; aussi, comme appendice au livre précédent, avons-nous cru devoir ici donner l'avis de nouveaux praticiens, tant sur la description et l'origine de la maladie que sur sa curation. Le lecteur aura ainsi un aperçu aussi complet que possible de ce terrible mal.

CHAPITRE II

DESCRIPTION DES PARTIES GÉNITALES DE L'HOMME ET DE LA FEMME

Pour bien comprendre avec méthode, avec ordre, ce qu'est cette maladie appelée cristalline, il faut, pour employer les expressions mêmes du célèbre Tannequin Guillaumet, « sçavoir le naturel des parties où cette nouvelle maladie pose sa bannière, qu'est le plus souvent aux parties honteuses de l'homme ou de la femme. »

Nous appelons parties honteuses chez l'homme tout ce qui est depuis le pénil jusqu'au périnée, — ce qui comprend tout le scrotum, verge virile et tout le pubis. Or, les hommes surmontent les femmes à cause de la verge. C'est un corps nerveux, pendant, long, et de toutes parts fistuleux, excepté au *balanus* ou gland. Partie très propre à l'acte vénérien et à jeter hors la semence.

La verge virile a son origine des os du pénil, sort de l'os tout ainsi que les autres ligaments. A la partie inférieure de la verge, et au milieu, il y a un passage ou canal, qui sert à l'expulsion de la semence et de l'urine. Au-dessus de ce canal est un nerf caverneux qui, lorsqu'il est rempli de vapeur, s'étend. Alors le membre viril se raidit avec l'aide des muscles qui aident de plus fort à dilater le canal, afin que dans cet état, le membre demeurant droit et ferme, la semence puisse plus facilement être incontinent jetée aux cavités de la matrice.

A ce propos, nous disons que lorsque l'homme habite avec une femme infecte et sale, et que le canal est bien dilaté, cette infection et ce venin de la femme communiquent facilement aux parties internes, surtout après que la semence est sortie. C'est bien pis encore, si, après l'avoir rejetée, l'homme demeure quelque temps sur la femme infecte.

Sans doute alors non seulement est-il disposé à prendre la cristalline, mais toutes les parties internes mêmes se trouvent en grand danger d'être infectées de pareil venin.

La verge virile a son bout plus charneux et garni de chair simple, ce qui la rend moins sensible et la fait nommer *balane* ou gland, lequel est recouvert d'une peau assez délicate et sensible appelée prépuce. Quant à la partie de la verge virile, « sur laquelle vient du péril », on l'appelle *pubis*. Outre les parties susdites, nous avons le canal, qui est entre le scrotum et le fondement pour les hommes, ligne appelée *périnée*, et qui se trouve chez les femmes depuis le bas de la vulve jusqu'au fondement.

L'expérience nous fait voir, aux anatomies que tout ce qui est des parties honteuses chez la femme est caché au dedans, représentant tout ce que l'homme a extérieurement. Ainsi, au-dessus, elle a deux bras cellulés avec les testicules, comme la bourse des testicules ; elle a aussi un ventre commun au milieu, comme les parties du pénil ; elle a son col en bas canulé, comme la verge ; elle a aussi la vulve, comme un balane, et le *tentigo* comme un prépuce. Faut-il ajouter que, comme la verge, elle a sa longueur.

Ainsi donc, il ne se trouve aucune partie génératrice en l'homme qui ne soit également en la femme. La différence n'existe que sous le rapport de la situation

CHAPITRE III

LA CRISTALLINE EST UN FLÉAU DE DIEU A CAUSE DU PÉCHÉ

Hippocrate a très bien dit qu'il y a quelque chose de divin et occulte dans les maladies, puisque les hommes, tant subtils et expérimentés qu'ils soient, n'en peuvent donner la raison, ni encore moins inventer aucun remède. Ce n'est pas sans cause que Dieu nous ravit, à ce sujet, toute connaissance à mesure que les iniquités et les méchancetés abondent dans le monde. Aussi nous envoie-t-il de nouveaux maux, le plus souvent inconnus, malins et mortels. En outre, on verra que c'est là, sur le membre qui commet le péché, que le mal apparaît le plus souvent, que ce membre en sera tourmenté, comme il est juste!

La maladie, nouvellement appelée cristalline, n'infecte le plus souvent que le corps des « paillards » et adultères, en s'attaquant au membre qui pèche le premier, c'est-à-dire à la verge de l'homme ou à la partie honteuse de la femme. Les remèdes toujours nouveaux qu'on peut inventer sont impuissants à venir à bout de l'infection, tant est grande la malignité de la cristalline, qui ne s'en prend plus seulement aux parties honteuses, mais, qui pis est, saisit soudain les parties internes avec des symptômes étranges.

La violence du mal est telle que la plupart, s'ils n'en meurent pas, se voient privés du membre dont ils se sont servis pour aller quérir la maladie.

Et si ce mal est si terrible, c'est parce que Dieu, en tous âges et en tous siècles, a eu en abomination la paillardise.

CHAPITRE IV

DE L'ORIGINE DE LA CRISTALLINE

Puisque cette maladie, nouvellement appelée cristalline, se prend par contagion de l'homme à la femme et de la femme à l'homme contagieux en ses parties honteuses, nous ne pourrions mieux rechercher son origine qu'à la maladie qu'on nomme maintenant le mal vénérien ou grosse vérole.

Soit qu'on appelle cette maladie cristalline, vérole, mal vénérien, mal français, mal de Naples, mal indien, tavelle, bulbo, brosule, bours, gorre, etc., tout cela ne nous importe. Seulement disons que cette cruelle maladie n'apparut pas aux Indes orientales, que les Espagnols appellent aujourd'hui le Nouveau-Monde, ni encore moins lorsqu'ils passèrent pour venir à la guerre de Naples. Lesdits Espagnols avaient rendu un grand nombre de femmes contagieuses d'un pareil venin, venin qu'il appelait mal de Naples, et que les Italiens nommaient mal français.

CHAPITRE V

DU CHANCRE

Le chancre est une tumeur ou enflure dure, inégale et raboteuse, rondie, enflée à l'entour, horrible à voir, de couleur obscure, car elle est plus noire que l'inflammation et moins chaude, résistant au doigt du chirurgien, environnée d'une infinité de veines pleines de sang mélancolique, apparentes et étendues à la manière des pieds d'écrevisses, plus tendues que dans le phlegmon, par cela que l'humeur qui engendre cette maladie ne peut, à cause de sa grosseur, sortir aussi facilement de ses vaisseaux. Ces veines ne se montrent point rouges, mais de couleur noire.

Au début, la matière est fort obscure et difficile à connaître, en ce sens qu'elle est comme un pois chiche ou une fève. Elle croît soudainement et commence sans douleur, mais bientôt après, elle tourmente sans cesse le malade d'une façon intolérable. C'est alors que se produit en elle une chaleur étrange.

Cette maladie, en grec et en latin, a tiré son nom de l'écrevisse (cancer), parce qu'elle lui ressemble sous différents rapports. D'abord, nous voyons les veines qui environnent le chancre de tous côtés à la manière des pieds d'écrevisse, qui se déploient de même. Puis, elle s'attache, se cramponne, et enfin présente et la couleur et l'aspérité, et la dureté même de l'animal en question.

Il y a deux principales différences de chancre. L'un est sans ulcère, vulgairement appelé apostémeux. L'autre est exulcéré et écorché. Il y a en outre le chancre superficiel qui tient au cuir.

Il y a le chancre qui tient au profond du membre, comme dans les intestins, dans la matrice, au fondement et au palais. Il y a le chancre récent ou nouveau, le chancre invétéré, le petit chancre, le grand chancre, le chancre bénin et le chancre rebelle, et bien d'autres espèces encore !

CHAPITRE VI

LA CAUSE DU CHANCRE

La cause du chancre, pour parler le langage des médecins de l'époque, est mélancolie fichée en la partie après son ébullition. Celle qui est plus douce, c'est-à-dire moins mauvaise donne naissance au chancre non ulcéré. Mais celle qui est plus maligne engendre le chancre ulcéré.

Le chancre arrive en plusieurs parties du corps, sur la face, aux yeux, dans les oreilles, principalement aux parties lâches, de texture plus rare, fongueuses et glanduleuses, qui sont promptes à recevoir cette grosse matière de mélancolie, par exemple les narines, les lèvres, les mamelles.

Il faut dire toutefois qu'il choisit de préférence les parties honteuses de la femme, ainsi que les mamelles.

Sont plus sujets que les autres à cette maladie, ceux-là qui sont de complexion mélancolique ; ainsi les femmes en sont plus souvent affectées que les hommes, principalement celles qui ont les mamelles plus grosses et plus charnues, ainsi que tous les êtres qui ont le foie trop chaud.

Le chancre vous affecte encore plus aisément, lorsque les menstrues ou les hémorroïdes ont été trop longuement retenues.

CHAPITRE VII

CURATION

Tout chancre est presque incurable ou très difficile à guérir, en ce sens que de tout son genre c'est une très mauvaise maladie et une ladrerie particulière.

Au début du mal, il est donc urgent de chercher immédiatement à lui appliquer remède, avant qu'il soit enraciné au membre dont il a fait son siège. Car le chancre qui a pris une croissance excessive, ne se peut détruire que par le fer, et plus souvent encore est-il incurable : car son humeur résiste obstinément à toutes sortes de remèdes répercussifs, résolutifs ou laxatifs.

La partie où est le chancre demande à être doucement traitée, surtout de n'être point trop chargée d'applications. C'est pourquoi il faut ici éviter les emplâtres de pâte trop ferme et emplastique. Leur dureté, en effet, oppresse le membre et lui occasionne une vive douleur. Les liniments doux et mous sont convenables. Il faut maintenir le ventre en bon état au moyen de viandes *ad hoc*, d'aloès, de rhubarbe et de casse.

Il convient de prendre souvent des médecines contraires aux venins, par exemple la thériaque ou le mithridate. Il est bon de boire du sang de canard ou d'oison tout chaud, aussitôt que la bête vient d'être tuée. Voici encore ce qu'on devra prendre : Une drachme ou deux de trifolium fœtidum en poudre prise avec de l'eau ; semence de rue sauvage prise avec brouet de mauve ; ou encore brouet d'écrevisses avec lait d'ânesse pris en l'espace de cinq jours, sans oublier de manger des écrevisses.

Lorsque le malade aura pendant sept fois cinq jours usé de ces remèdes, les chancres des mamelles seront grandement apaisés, à ce point qu'il ne faudra plus procéder qu'à de simples applications pour obtenir guérison entière.

CHAPITRE VIII

REMÈDES DIVERS CONTRE LES CHANCRES

On vient de voir, par les courts extraits que nous avons reproduits, en conservant autant que possible la tournure et le style de l'époque, quelle idée les médecins du commencement du xvie siècle se faisaient du chancre et de la syphilis.

Le lecteur, curieux sans doute d'apprécier par lui-même les progrès que la science a fait faire à la médecine, nous saura gré de lui donner ci-apres un spécimen des recettes et remèdes que l'on prescrivait pour la cure du chancre.

1° *Cataplasme résolutif et otyptique contre chancre non ulcéré, et tumeurs chancreuses.*

Ce cataplasme se fait de pain avec un peu de symphitum magnum, vulgairement appelé consolida major, et huile rosat. Avoir soin d'éviter que la partie ne soit grevée de trop grande quantité.

2° Autre cataplasme pour apaiser, résoudre, astreindre et conforter.

Il se fait avec roses, melilot, semence de pavot, en quantités égales et broyées ensemble, ensuite cuits dans du vin cuit, en ajoutant moyeux d'œufs incorporés petit à petit avec le reste.

3° Autre cataplasme doucement résolutif.

Se fait de feuilles de bimauve, dite *althea*, seules ou mêlées avec mie de pain et beurre frais.

4° Autre cataplasme fort résolutif contre dispositions chancreuses.

Composé de semence de erysimum avec œsypus, vulgairement hysope humide et hy iromel. Ce cataplasme doit être chaudement appliqué.

5° Contre les douleurs et tourments des chancres.

Mauve ou bimauve broyée avec claret et un peu d'huile rosat en manière de cataplasme.

6° Autre cataplasme.

Il se compose de figues, melilot, rue, encens et feuilles de navet ou de rave pilées diligemment avec huile.

7° Remède pour apaiser la malignité du chancre.

Chair de poule mise dessus comme emplâtre.

8° Autre remède.

Fiente humaine et aleth ensemble brûlés et mis en poudre à appliquer sur le mal.

9° Autre remède.

Appliquer sur le mal scabieuse ou trèfle de pré, ou verbascum, vulgairement appelé capsus barbarius ou herbe Robert.

10° Cataplasme fort sédatif de douleur.

De mauve ou de bimauve cuite en hydromel, puis après pilée avec un peu d'huile rosat ou de fenugrec, ou de lin, ou de dattes cuites en vin cuit.

11° Pessaire fort mitigatif.

De safran, d'opium, de graisse de chapon, mêlés avec lait de femme.

LIVRE NEUVIÈME

L'HISTOIRE DE LA SYPHILIS D'APRÈS UN PAMPHLET

CHAPITRE PREMIER

SI LES ANCIENS ONT CONNU LA CACOMONADE

On s'est beaucoup fatigué à chercher l'époque précise de cet événement. La cacomonade a exercé la patience et la sagacité des commentateurs en plus d'un sens. Il y en a qui attribuent aux Grecs et aux Romains l'honneur de nous l'avoir transmise. Ils la voient passer, par des lignes droites, d'Asie en Europe, d'Athènes à Rome, d'Italie en France.

Ils lui supposent différents masques dont elle s'est servie successivement, jusqu'à celui qu'elle montre de nos jours. Il faudrait, suivant leur système, qu'elle s'en fût bien trouvée; car elle le porte depuis trois siècles, sans qu'il paraisse trop usé. Mais cette opinion n'est pas admissible, il faut l'avouer. On voit évidemment que les anciens, plus heureux et plus sages que nous, ou du moins plus fidèles aux vues de la nature, n'ont jamais essuyé le châtiment que nous souffrons.

Homère est exact jusque dans les minuties. Il a placé dans son poème tout ce qu'il savait de médecine, d'anatomie, de géographie, de physique. Il nous apprend qu'on faisait de son temps une boisson délicieuse, avec du fromage râpé dans du vin. Il parle souvent de Vénus. Il raconte comment Diomède la perça d'un grand coup de lance. S'il avait connu à cette déesse le secret qu'elle a depuis possédé en Amérique, il lui en aurait sans doute fait faire usage pour se venger du héros. Il aurait introduit le dieu Mercure avec ses talonnières dorées, s'empressant d'apporter le remède.

Cette allégorie ne se serait pas trouvée la moins ingénieuse de son poème. Elle aurait été d'autant plus juste, qu'en effet Mercure était du parti opposé à celui de Vénus. Peut-on croire que ce divin poète eût manqué l'occasion de les faire combattre sur les bords du Simoïs, aux yeux des Grecs et des Troyens? N'était-ce pas là vraiment le cas de représenter la Terre et la Mer ébranlées dans l'attente du succès, et la Nature entière partagée à la vue d'un combat qui devait décider de son sort ?

Quel dommage qu'Homère n'ait pas pu faire en personne des expériences sur cette matière dans quelqu'une des îles Cyclades! Il en aurait enrichi ses deux poèmes. Mme Dacier aurait été intarissable dans ses notes sur cet objet intéressant. Une pareille fiction enchâssée dans l'*Iliade* serait devenue, pour les commentateurs des siècles passés et à venir, une source éternelle de scolies, de réflexions et de disputes instructives.

Il est clair qu'Homère l'aurait employée, s'il avait pu. Si de son temps les dieux ou les hommes avaient connu la cacomonade, il en aurait parlé. Son silence est une preuve incontestable qu'au siège de Troyes, et longtemps après, Vénus était encore innocente. Elle se laissait blesser et ne blessait pas !

Dans les siècles postérieurs, Hippocrate, et depuis, Galien, ont vécu dans la même ignorance. Le vif-argent ne leur paraissait remarquable que par sa pesanteur et sa fluidité. Les héros dont ils gouvernaient la santé, n'étaient pas plus sages que les nôtres. Ils étaient aussi lestes, aussi brillants. On nous a conservé le détail de leurs exploits en tout genre. Nous savons comment ils faisaient l'amour, comment ils maniaient leurs lances de fer. Mais nous ne voyons point qu'ils employassent l'autre métal auquel nos guerriers ont si souvent recours.

César était, sans contredit, un grand homme. On l'appelait le mari de toutes les femmes, et la femme de tous les maris. Si ces noces passagères avaient été alors sujettes à quelque accident, peut-on croire qu'après en avoir tant célébré, il se serait trouvé n'avoir gagné que l'épilepsie ?

On dit bien qu'Auguste se faisait souvent frotter devant le feu, ce qui pourrait être suspect, mais c'est avec une étrille qu'on le frottait, ce qui ne l'est plus. Il n'avait pas trouvé d'autre moyen pour conserver sa santé et s'*adoucir la peau,* suivant le judicieux Suétone.

Ni Tibère, ni Caligula, ni Néron, ni tous ces prodiges de lubricité auxquels la maîtresse des nations a été si longtemps soumise, n'ont jamais fait usage de l'argent en liqueur. On ne voit point de poète, grec ou romain, célébrer ses vertus. Ceux mêmes qui se sont immortalisés par le libertinage, ne nomment aucune punition attachée à ses excès.

Ovide, dans son *Art d'aimer*, indique tout ce qu'on peut craindre de la part d'une maîtresse. Il parle des dangers attachés au commerce d'une beauté volage. C'était là sans doute le moment de placer la cacomonade, si elle était parvenue jusqu'à lui. Cependant il n'en dit pas un mot.

Horace se fâche contre un ail qui lui avait piqué la langue. Aurait-il oublié

de faire quelque imprécation en beau style contre le vif-argent, s'il en avait tâté?
Il dit énergiquement, et sans détour, à une vieille, des horreurs que la politesse
française ne peut pas même imaginer; ne lui aurait-il pas souhaité la cacomonade, si elle avait été de son temps en usage dans la bonne compagnie?

On peut en dire autant des Tibulle, des Catulle, des Gallus, qui chantant et
fréquentant les mauvais lieux, en auraient sans doute déploré les périls, s'il y en
avait eu. Ils partageaient paisiblement avec le public les faveurs de leurs maîtresses. S'ils se plaignaient quelquefois de leur inconstance, ce n'était pas qu'elle
eût jamais pour eux des suites désagréables.

Il est donc clair que les Corinne, les Lycoris, les Lesbie, très inférieures
aux belles de nos jours, leur étaient pourtant supérieures en un point. Il ne fallait peut-être pas plus de peine pour les subjuguer ; mais il en fallait moins pour
les oublier. Quand on se rappelait leurs faveurs, on ne songeait qu'au plaisir de
les avoir reçues. On ne cherchait point de spécifiques pour s'aider à en perdre la
mémoire, et l'on ne voyait point de personnes secourables tapisser les murailles
de Rome avec les affiches de leurs recettes!

CHAPITRE II

SI JOB A EU QUELQUE RELATION PERSONNELLE AVEC LA CACOMONADE

Ne pouvant faire honneur à cette héroïne d'un commerce réglé avec les héros
de l'histoire profane, on a tâché de l'en dédommager en la mettant aux prises
avec ceux de l'histoire sacrée. Un illustre bénédictin lui a fait une généalogie
bien respectable. Il lui suppose une alliance très intime avec le célèbre Job, et
la fait descendre de lui en ligne directe.

On ne se serait pas attendu sans doute à trouver ce trait de son érudition dans
des commentaires sur l'Écriture sainte; mais puisque le disciple de saint Benoît
a pu sans scrupule traiter une pareille matière dans un livre tout édifiant, on
doit me permettre dans le mien de discuter ses raisonnements.

Le savant frère Dom Colmet a donc mis au rang des ancêtres de la cacomonade le vertueux Job, qui en ce cas la tenait de sa femme, qui, sans doute, l'aurait tenue du diable. Mais, en vérité, c'est bien assez pour un si saint homme
d'avoir eu une méchante femme. Pourquoi supposer qu'il ait reçu d'elle autre
chose que des insultes ?

Il est vrai qu'il était assis sur un fumier, et qu'il avait de l'embarras dans les humeurs. Il dit lui-même que sa chair est couverte d'*ulcères*, que sa peau est toute *desséchée*, que son sang est *coagulé* comme du fromage.

Il est vrai aussi que pour consoler Job, trois de ses amis restèrent auprès de lui pendant sept jours et sept nuits, sans dire un seul mot.

Il est vrai encore qu'après ce long silence, Eliphaz, un d'entre eux, accuse indirectement son cher ami de s'être livré à l'iniquité, et d'avoir sémé la douleur dont il recueille le fruit. Il lui reproche en termes figurés d'avoir aimé les maisons de boue, dont le fondement n'était pas propre, et d'y avoir attrapé quelque chose d'assez semblable à la *teigne*.

Tout cela ne prouve pourtant point que le diable ait été chercher, il y a quatre mille ans, un grain de cacomonade en Amérique, pour en inoculer un pauvre homme de Chaldée. On voit bien que la maladie de celui-ci était *corrosive*, *phlogistique* et *coagulante* ; mais enfin il n'est pas décidé que ces trois caractères soient attachés exclusivement à une seule incommodité.

L'historien de Job aurait-il oublié de parler du *venin*, s'il en avait été question ? N'aurait-il pas désigné le siège de la maladie ? Il nous apprend que le patient pansait ses plaies avec des pots cassés. J'en appelle à tous ceux qu'une expérience suivie a éclairés de nos jours en pareil cas, je leur demande s'ils se sont jamais avisés d'employer une pareille charpie !

D'ailleurs Job ne paraît pas s'être exposé au châtiment dont il s'agit. Ses intimes amis, en lui disant beaucoup d'injures, après leur consolation silencieuse, conviennent qu'il faisait peu d'accueil aux femmes sans mari, par où l'on voit qu'il était homme à précaution...

Ce qui peut avoir trompé le commentateur, c'est que ce modèle de patience avoue que la pourriture est son père et que les vers sont sa mère et sa sœur. Le docte bénédictin a cru sans doute que la cacomonade pouvait trouver sa place dans une pareille famille. Mais ce n'est qu'une probabilité. Elle ne peut autoriser que des conjectures. Elle n'est point assez grave pour nous réduire à penser que Job ait jamais eu besoin de la liqueur des baromètres.

CHAPITRE III

SI LA LÈPRE ÉTAIT LA MÊME CHOSE QUE LA CACOMONADE

Des gens fort bien instruits de l'histoire des Croisades, voyant avec quelle ardeur ces guerriers impétueux avaient violé des filles sarrasines sur les ruines de Jérusalem, et chagrins d'ailleurs de voir raccourcir l'empire de la cacomonade, ont imaginé d'établir son siège dans la Palestine. Ils ont voulu la confondre avec la lèpre, qui fut, comme on sait, tout le fruit des expéditions édifiantes, mais cruelles des xiie et xiiie siècles.

La lèpre était une petite indisposition qui survenait à la peau. Elle en variait la teinte, sans la cicatriser. Elle en parsemait la surface de larges couches de la plus belle couleur d'albâtre à la vérité, mais qui ne laissaient pas que de causer des démangeaisons violentes, avec une forte envie de se gratter.

Elle n'a été connue ni des Grecs, ni des Romains, ni des Gaulois, ni des Germains, ni des Asiatiques, Perses, Syriens, etc. Elle passait pour avoir été la maladie essentielle de la Palestine. Les habitants de ce pays sont les seuls que la nature avait avantagés elle-même, en leur laissant le pouvoir de la communiquer aux prosélytes qui en seraient curieux, ainsi que la circoncision.

Les Juifs avaient déjà l'usage d'aller, tout en se grattant, négocier dans les différentes parties du monde ; mais il paraît qu'ils n'y laissaient que leurs marchandises. Ils étaient dès lors aussi malpropres, aussi usuriers, aussi méprisés qu'ils le sont aujourd'hui. Il n'y avait qu'eux à qui la religion fît un devoir de propreté. Il n'y avait qu'eux qui la négligeassent, et ce n'était aussi que chez eux qu'on trouvait des hommes couverts de taches blanches, avec des chatouillements.

Des mœurs contraires mettaient les étrangers à couvert des suites qu'aurait pu avoir un commerce réglé avec cette nation. Les Romains, en brûlant le Temple, en égorgeant les prêtres, en rasant Jérusalem, n'eurent point de part à ses démangeaisons. Le fréquent usage du bain, et la propreté dont ils faisaient grand cas, les en garantit.

Elles passèrent en Europe, quand nos ancêtres eurent été se laver dans le Jourdain. Ils y restèrent peu, mais assez cependant pour acquérir l'habitude de se gratter, comme les enfants d'Israël. Ils revinrent en France tout couverts de palmes et de lèpres.

Comme ils suaient beaucoup, qu'ils se baignaient rarement, et que leur économie ne permettait pas de laver souvent les robes de gros drap dont ils se couvraient, ils transmirent longtemps à leur postérité la coutume de porter sur la peau des écailles couleur de lait, et de les frotter décemment avec le bout du doigt. C'était alors la contenance des gens du bel air, comme aujourd'hui, d'ouvrir une tabatière, ou de badiner avec une navette.

L'usage du linge devenu universel a fait disparaître cette coutume précieuse. Elle ne se renouvelle que dans certaines incommodités passagères, telles, par exemple, que la gonorrhée de la grosse espèce. On pourrait assez légitimement la soupçonner d'être une descendante de la lèpre, ou du moins son alliée très proche. Voilà ce que l'histoire nous apprend de cette maladie, à qui les croisades ont donné une grande vogue en Europe.

On ne peut guère, d'après les signes qui la caractérisent, la confondre avec la cacomonade. Les taches blanches, les démangeaisons ne vont point avec cette dernière. Elles ne paraissent pas l'avoir accompagnée jamais. Si celle-ci cause quelques chatouillements, ils sont inférieurs et peu durables ; si, en se montrant au dehors, elle adopte quelque couleur, on sait assez que ce n'est pas le blanc consacré par essence à la virginité.

D'ailleurs la lèpre n'attaquait point la génération. Si elle ne la favorisait point, il est sûr du moins qu'elle ne lui faisait aucun tort. Il semble même qu'elle en fortifiât les organes. Il y avait dans ce temps-là des femmes qui portaient envie à celles des lépreux, et l'on voyait se vérifier le proverbe *à quelque chose malheur est bon*.

On lit dans un poème rimé du xiie siècle, ces deux vers :

Felix atque ortu vere dicenda beato
Vivere quæ potuit leproso juncta marito.

Ainsi, tandis que la loi ordonnait de chasser ces pauvres gens de leur ménage, la nature s'appliquait à leur rendre de quoi y rester avec honneur. Ce n'est pas la seule fois que les lois et la nature se soient trouvées en contradiction.

Un très fameux médecin a démontré, par un beau raisonnement, que cet effet devait nécessairement s'ensuivre de la lèpre. La cacomonade n'a pas le même avantage à beaucoup près. On peut donc conclure qu'elles n'ont entre elles rien de commun.

La seule ressemblance que je leur voie, c'est d'avoir été toutes deux transportées en Europe, après des expéditions aussi injustes que sanguinaires. Les croisades et le ravage de l'île Hispaniola sont les époques des deux plus tristes fléaux dont l'espèce humaine ait été affligée en Europe depuis le péché originel. Il semble que la nature ait donné exprès pour nous punir, aux pays que nous allions usurper, de quoi infecter le sang de leurs impitoyables conquérants.

Mais cet exemple ne nous corrigera pas. On parle de pays à découvrir, de nouveaux mondes encore inconnus, vers les terres australes. L'avarice s'est déjà éveillée à ce bruit qui la flatte. On s'est hasardé à les chercher. Les brouillards, et peut-être la pitié de la Providence, nous en ont écartés jusqu'ici. Il y a tout à parier que si jamais nous les découvrons, nous y porterons notre avidité et notre barbarie, et qu'ils nous rendront en échange un troisième fléau dont nous aurons grand soin d'enrichir notre climat.

Quoi qu'il en soit, au reste, on voit par ce qui précède que la cacomonade est pour nous d'une antiquité peu reculée. Quelque effort qu'on fasse pour honorer de sa naissance les siècles antérieurs, la raison et la vérité s'y opposent. Tous les raisonnements, tous les récits à cet égard sont faux. Il n'y a de fondé que celui qui fixe, au retour de Christophe Colomb en Europe, l'instant où les plaisirs de l'amour ont commencé à y devenir dangereux.

CHAPITRE IV

SI DES STATUTS DONNÉS PAR UNE GRANDE REINE A UNE MAISON RÉGULIÈRE
PEUVENT DÉTRUIRE
L'ASSERTION PRÉCÉDENTE SUR L'ÉPOQUE DE LA CACOMONADE

Je me suis fait une loi, — c'est l'auteur du pamphlet de la Cacomonade qui s'exprime ainsi, — je me suis fait une loi d'une sincérité exacte, en entreprenant ce véridique ouvrage. Il faut donc que je rapporte les choses mêmes qui peuvent paraître contraires à mon système, Or, il semble un peu ébranlé par de certains statuts, donnés vers la fin du xive siècle, à une maison édifiante, par une reine pleine de vertu. J'ai cru devoir les citer en entier pour l'instruction de ceux ou de celles qui pourraient être tentés de les lire.

Statuts donnés à un couvent de filles à Avignon, par la reine Jeanne première, reine des Deux-Siciles et comtesse de Provence.

Art. 1er. — L'an mil trois cent quarante-sept, au huit du mois d'août, notre bonne reine Jeanne a permis d'établir un bordel dans Avignon. Elle ne veut pas que toutes les femmes galantes se répandent dans la ville; mais elle leur ordonne de se tenir renfermées dans la maison, et de porter, pour être connues, une aiguillette rouge sur l'épaule gauche.

Art. 2. — Si quelque fille a eu une faiblesse, et qu'elle veuille s'en permettre de nouvelles, le premier huissier la mènera par-dessous le bras à travers la ville, au son du tambourin, avec l'aiguillette rouge sur l'épaule, et la logera dans la maison avec les autres. Il lui défendra de se trouver dehors dans la ville, à peine d'être fouettée secrètement pour la première fois, et d'être fouettée publiquement et bannie la seconde.

Art. 3. — Notre bonne reine commande que la maison soit établie rue du Pont-Rompu, *proche le couvent des frères augustins,* jusqu'à la porte de pierre, et qu'il y ait du même côté une porte par où tout le monde puisse passer, mais pourtant qui se ferme à clef, afin que la jeunesse ne puisse rendre de visite aux filles, sans la permission de l'abbesse ou supérieure, qui sera tous les ans nommée par les consuls. Cette supérieure gardera la clef. Elle avertira la jeunesse de ne point faire de bruit, et de ne point chagriner les filles. Autrement, à la moindre plainte qu'il y aura, ils ne sortiront que pour être conduits en prison par des sergents.

Art. 4. — La reine veut que tous les samedis, la supérieure et un barbier envoyé par les consuls visitent toutes les demoiselles qui seront dans le bordel, et s'il s'en trouve quelqu'une pour qui le métier ait eu des suites fâcheuses, qu'on la sépare des autres, et qu'on la loge à l'écart, afin que personne ne l'approche, et pour éviter à la jeunesse des accidents.

Art. 5. — S'il se trouve quelque fille qui devienne grosse, la supérieure veilera à ce qu'elle ne se défasse point de son fruit, et elle avertira les consuls, afin qu'ils aient soin de l'enfant.

Art. 6. — La supérieure ne permettra à personne l'entrée de la maison les jours du vendredi et du samedi saints, non plus que le bienheureux jour de Pâques, à peine d'être cassée et fouettée publiquement.

Art. 7. — La reine veut que toutes les filles vivent sans disputes et sans jalousie ; qu'elles ne se volent ni ne se battent, mais qu'elles s'aiment comme des sœurs ; que s'il arrive quelque querelle, ce sera la supérieure qui les accommodera, et l'on sera obligé d'en passer par son jugement.

Art. 8. — Si quelque fille a fait un vol, la supérieure en fera rendre l'objet à l'amiable. Si la voleuse se refuse à la restitution, elle sera fouettée, la première fois par un huissier dans une chambre, et en cas de récidive par le bourreau dans toute la ville.

Art. 9. — La supérieure ne recevra aucun juif. S'il s'en trouve quelqu'un qui s'y glisse par adresse, et qui ait connaissance de l'une des filles, il sera emprisonné pour être ensuite fouetté publiquement par la ville.

En lisant ce dernier article, on ne peut trop admirer la délicatesse du rédacteur. Il voulait priver les juifs incrédules d'un soulagement préparé pour les chrétiens fidèles. Peut-être voulait-il traiter ces malheureux égarés comme les animaux féroces qu'on dompte par la faim et la soif. Ç'aurait été les ramener au giron de l'Église par une étrange voie ; mais, comme on sait, il y a eu des siècles où l'on prenait toutes sortes de chemins pour subjuguer le cœur de l'homme.

En autorisant un établissement si utile, Jeanne pouvait avoir environ vingt-trois ans. On aura peut-être peine à croire qu'une princesse de cet âge ait songé à se rendre la législatrice d'une pareille fondation. Mais si l'on pense aussi que dès lors cette belle reine avait déjà fait pendre un mari qui lui déplaisait ; qu'elle procura le même sort à trois autres dont elle se lassa successivement; que dans le grand art de se défaire ainsi des maris ennuyeux, elle n'a jamais eu d'égale que la reine Marie Stuart, dont la mort arracha des larmes aux assistants, et édifia toute la chrétienté, on sera moins étonné que Jeanne se soit occupée de si bonne heure des plaisirs de ses sujets.

Au reste, les lois auxquelles elle en soumettait les instruments, étaient fort sages. Il serait à souhaiter qu'on les adoptât partout, et que la visite entre autres ne fût pas oubliée. Car enfin la faiblesse humaine paraît exiger des princes quelque complaisance, mais surtout des attentions pour le soulagement qu'on lui prépare. Ils sont en conscience obligés de veiller soigneusement *pour éviter à la jeunesse des accidents.*

Cette visite semble donner atteinte à ce que j'ai dit jusqu'ici, et rejeter plus loin l'époque de la cacomonade. Si dès le xıv^e siècle il fallait déjà prendre des précautions avec les femmes publiques, il s'ensuit que leur commerce avait déjà aussi quelque effet coagulant ou corrosif. Ainsi on pourrait les soupçonner d'avoir été dès lors sujettes à l'inconvénient qui occasionne ici nos profondes recherches.

Cependant, en y réfléchissant bien, on voit qu'il ne résulte de ce trait historique rien de contraire à mes principes. J'en ai pour garant l'illustre médecin qui m'a fourni une partie des remarques curieuses dont mon livre est enrichi. Il prouve avec évidence que l'article 4 de la reine Jeanne ne doit point alarmer ceux qui pensent comme moi. Avant le xve siècle, les objets de la tendresse de cette belle reine pouvaient être exposés à d'autres maux que ceux qui étaient produits à Saint-Domingue par une cause inconnue.

On sait assez que de nos jours même la cacomonade n'est pas la seule puissance dangereuse qui règne dans les lieux semblables à ceux que protégeait la comtesse d'Avignon. Rien ne peut donc ébranler la solidité de mes maximes. Il est évident que jusqu'à la fin du xve siècle, les plaisirs étaient peu contagieux. On pouvait encore s'y livrer sans beaucoup de crainte, lorsqu'un Italien jugea à propos de communiquer la cacomonade à l'Europe, et par elle à l'univers entier.

CHAPITRE V

INTRODUCTION DE LA CACOMONADE EN EUROPE ET EN FRANCE

Il y a trois siècles qu'un Génois nous a procuré le bonheur de connaître l'Amérique. On ne saurait assez s'occuper des avantages qui nous en sont revenus. Cette découverte nous a valu le plaisir de porter des galons sur nos habits et de payer le pain trois fois plus cher. C'est depuis cet heureux moment que nos femmes ont des perruches et nos matelots le scorbut. On se trouva dès lors en Europe en état d'égorger régulièrement deux cent mille hommes chaque année, au lieu qu'auparavant les massacres légitimés par le droit de la guerre et des gens, n'allaient environ qu'à soixante mille au plus.

Le premier vaisseau qui aborda en Espagne, ainsi chargé des productions du Nouveau-Monde, y excita un ravissement général. On ne se lassait point d'admirer les héros qui avaient été chercher si loin, et à travers tant de périls, de nouvelles ressources pour la félicité du genre humain. On s'extasiait à la vue du fruit de leurs travaux.

On apercevait sur le tillac, et dans l'ordre le plus satisfaisant pour la vue, de petites mantes de plumes incarnates, teintes avec le sang des Indiens; des boucles d'oreilles auxquelles pendaient les bouts des oreilles dont on les avait arrachées; des anneaux transportés avec les doigts de leurs anciens possesseurs; des plaques d'or avec les nez qui s'en étaient longtemps enorgueillis.

Les Argonautes du XVIe siècle se piquaient de courage plus que de patience. Afin de s'approprier plus vite les joyaux des Caraïbes, ils enlevaient à la fois les joyaux et ce qui servait à les soutenir. Tout ce qui avait l'honneur d'être couvert d'or, restait entre les mains des vainqueurs, avec son ornement. C'était épargner le temps dont les conquérants de tous les siècles ont toujours avec raison été fort avares. Cette économie produisit une charge abondante pour un vaisseau qui vint étaler en Espagne les dépouilles d'un autre hémisphère.

Tandis que ce spectacle attirait tous les regards, on n'apercevait pas la cacomonade cachée derrière tant de ballots précieux. Elle s'apprêtait à prendre terre, et choisissait déjà ses logements au milieu de la foule qui l'entourait. Son débarquement fut bientôt fait. Elle suivit Christophe et Martin Colombo jusqu'à la cour, où une vertueuse reine, nommée Isabelle, remplissait le trône dont elle venait de chasser son frère.

Cette sage princesse, avec son mari, le sincère, le généreux Ferdinand le Catholique, avait juré au roi de Naples, son parent, de le défendre. Ils avaient trouvé depuis qu'il était plus noble, plus décent et plus juste de le dépouiller. Ils faisaient donc embarquer des troupes à Barcelone pour cette expédition.

Les troupes se mirent en mer avec des provisions d'un genre tout nouveau.

La cacomonade en faisait un des principaux articles, quoiqu'elle ne fût pas couchée sur les registres des munitionnaires. Elle partit en même temps que l'armée. Elle fit d'abord peu de progrès en Italie, dont les coutumes ne lui étaient pas favorables. Heureusement pour elle, Charles VIII se mit en tête d'aller à Rome rendre une visite au saint-père Alexandre VI.

Personne n'ignore combien cette expédition fut inutile et brillante. Nos chevaliers français y développèrent l'héroïsme le plus admirable et le plus infructueux. Ils prirent avec rapidité Milan, Florence, Naples et la cacomonade; mais
de toutes leurs conquêtes, cette dernière, dont ils se seraient défaits plus volontiers, fut la seule qui leur resta. A leur retour ils la transplantèrent dans leur
patrie, où la galanterie française l'accueillit honorablement; et ce fut à peu près
l'unique fruit qui revint à nos ancêtres d'une campagne si glorieuse.

CHAPITRE VI

SIMPLE RÉFLEXION

Si nous nous sommes aussi étendu sur un pamphlet politico-médical, c'est
d'abord que l'historien ne doit négliger aucun document, et surtout parce que
cet écrit combat l'opinion que nous avons émise, en disant que la syphilis était
connue de l'antiquité.

Nous avons à cœur de publier un ouvrage sérieux, et il n'est aucun document
que nous devions écarter des yeux de nos lecteurs.

LIVRE DIXIÈME

Controverses curieuses sur l'apparition de la syphilis au xvᵉ siècle.

CHAPITRE PREMIER

SI LES GRECS ET LES ROMAINS ONT VÉRITABLEMENT CONNU LE MAL VÉNÉRIEN

Aux yeux de maître Astruc, il n'y a, à ce sujet, aucun doute possible. Les Grecs et les Romains n'ont jamais connu ni les effets, ni même le nom du mal vénérien.

Maître Astruc trouve, comme il soutient le parti de la négative, qu'il n'est pas raisonnable de lui demander des preuves positives, ou des témoignages précis qui décident clairement la difficulté et démontrent directement que la maladie vénérienne a été inconnue aux anciens.

Nous n'avons pas, en qualité d'historien impartial, nous n'avons pas, pour le moment, à discuter la façon dont M. Astruc prétend diriger les débats. Lorsque nous aurons exposé sa théorie, ce sera au lecteur d'examiner et de juger.

Pour M. Astruc, il lui suffit d'apporter des preuves négatives, qui sont, à son avis, les seules qui conviennent à cette question ; et il croit qu'on n'en saurait apporter de plus fortes et de plus concluantes que celles qui suivent:

La première est prise du silence des médecins qui florissaient à l'époque d'Hippocrate, c'est-à-dire dès la naissance de la médecine, et dans les écrits desquels on ne trouve pas un mot qui puisse convenir au Mal Vénérien.

Le mal, cependant, était apparu depuis deux siècles à peine en Europe, que déjà plus de trois cents traités se publiaient sur la matière.

Une conduite si opposée prouve suffisamment que les anciens médecins, dont on connaît d'ailleurs, dit Astruc, l'exactitude à rapporter toutes les espèces de tumeurs, à distinguer jusqu'aux plus légères maladies des yeux ; en un mot, à expliquer toutes les maladies qui leur ont été connues, n'auraient pu, pendant deux mille ans, garder tous ensemble un silence si constant sur une maladie si grave, si commune et si singulière, si elle s'était fait sentir de leur temps, comme elle s'est fait sentir chez nous.

La seconde preuve est tirée du silence des anciens historiens, qui ne font mention de qui que ce soit attaqué d'une maladie contractée par l'usage des femmes, quoiqu'ils rapportent, en plusieurs endroits, quantité d'impudicités et de débauches des empereurs, des rois et d'autres personnages. On est aujourd'hui plus réglé, et notre siècle est beaucoup moins débordé. Cependant il est certain, par le témoignage des historiens, que peu de temps après la naissance de la vérole, on a vu plusieurs princes attaqués de cette maladie. Par exemple :

Charles-Quint, qui, pour en être délivré, se servit souvent de la décoction de gaïac et de squine ;

François Ier, roi de France, qui prit cette maladie de la femme d'un marchand de fer, et qui en mourut après avoir longtemps souffert ;

Charles IX, qui eut une carnosité dans l'urètre, produite par une gonorrhée virulente, et qui en fut guéri par l'usage de remèdes corrosifs ;

Henri III, qui en revenant de Pologne en France, après la mort de son frère Charles IX, gagna à Venise une gonorrhée virulente avec une courtisane ;

Enfin, sans parler des exemples tirés des autres nations de l'Europe, Charles de Lorraine, duc de Mayenne, le fameux chef des ligueurs !

Comment donc pourrait-on excuser le silence des anciens historiens qui, pendant deux mille ans, n'ont rapporté aucun pareil exemple ? Peut-on croire que parmi tant de capitaines grecs, parmi tant d'empereurs romains, qu'ils nous dépeignent comme adonnés à toutes sortes d'actions impures, il ne s'en soit jamais trouvé aucun pour être attaqué de quelque maladie vénérienne, dont ils aient pu faire mention ? Ce serait une espèce de prodige que tant de gens se fussent si heureusement, si longtemps et si constamment garantis de ce mal, tandis qu'ils s'exposaient sans ménagement à tout ce qui aurait dû le leur procurer.

Dira-t-on que les anciens historiens n'auront pas osé découvrir les maladies honteuses et infâmes des personnes du premier rang ? Raisonner ainsi, ce serait assurément mal connaître ces historiens. Tacite, en effet, qui reprend si vivement les vices des empereurs ; Suétone, qui a écrit les vie des Douze Césars, avec autant de licence qu'ils ont vécu eux-mêmes ; et les autres écrivains qui n'épargnent personne, auraient-ils tous caché à dessein, par la plus lâche flatterie, l'infamie et la honte de ces princes ? Comme cela est dénué de toute apparence, il ne reste à conclure du silence des anciens historiens que les anciens n'ont pas connu le mal vénérien.

La troisième preuve est prise du silence des anciens poètes, tant satiriques qu'épigrammatistes, et des autres écrivains, dans les ouvrages desquels on ne trouve aucun passage qui puisse s'entendre du mal vénérien. Nous ne voyons pas une pareille réserve dans nos poètes français. Personne n'ignore que dans les satires de Régnier, dans les épigrammes et autres poésies de Marot, de Baïf, etc., dans la satire de Rabelais intitulée: *Les faits de Gargantua et de Pentagruel*, on trouve sur la vérole et sur les vérolés, quantité de traits et de plaisanteries fort libres.

Croirait-on qu'Horace, Juvénal et Perse, qui sont remplis de tant d'obscénités, de railleries et de traits satiriques; que Catulle et Martial, dans lesquels on trouve tant de plaisanteries contre les impudiques; ou enfin que Pétrone, le plus obscène des écrivains, aient été plus modestes ou moins médisants que Régnier, Marot, de Baïf, Rabelais? Non, sans doute; mais on doit en conclure que la vérole qui a régné du temps des modernes, n'a point été connue des anciens, puisque ceux-ci n'auraient pu s'empêcher de railler les débauchés, tant sur la nature que sur la cause d'une maladie qu'ils se seraient attirée par leur dissolution.

Si l'origine du mal vénérien n'est pas nouvelle, si cette infâme maladie a régné anciennement, pourquoi les anciens médecins, historiens et poètes, qui parlent de toutes les maladies, même des plus légères et des plus rares, auraient-ils tous, comme d'un commun accord, passé sous silence un mal si cruel et si commun?

CHAPITRE II

NOUVELLE PREUVE TIRÉE DE LA DIVERSITÉ DES NOMS DONNÉS AU MAL VÉNÉRIEN

Une nouvelle preuve, aux yeux de ceux qui soutiennent que la syphilis n'existait pas dans l'antiquité, se tire de la diversité des noms qu'on donna au mal vénérien, lorsqu'il commença à paraître en Europe. A leur avis, si ce mal s'était répandu chez les Grecs, les Latins, ou les Arabes, qui ont été successivement en possession de l'empire de la médecine, on lui aurait imposé en grec, en latin, ou en arabe, un nom propre ainsi qu'à toutes les autres maladies qui ont été connues des anciens. Au contraire, non seulement le mal vénérien, dans le commencement, n'eut point de nom propre qui fût en usage parmi les médecins européens, mais on laissa même au public le soin d'inventer des noms à son gré pour signifier une maladie nouvelle, et par conséquent anonyme.

De là cette variété de termes presque infinie, qu'on employa d'abord pour nommer le mal vénérien, les uns lui imposant un nom, et les autres un autre, dérivés de diverses sources.

Par exemple :

1° Des divers tubercules, ou pustules ulcéreuses et diversifiées de la peau, qui dans le commencement étaient sinon l'unique, du moins le principal symptôme de la maladie. Voilà pourquoi les Espagnols ont appelé le mal vénérien *las bubas, buvas, buas* ou *boas* ; les Génois *lo male de le tavelle* ; les Toscans, *il malo delle bolle* ; les Lombards, *lo malo de le brosule*, tous mots qui signifient *pustules* ; et les Français la *vairole* ou *vérole*, à cause de *la variété des pustules.*

2° De différents noms de saints, sur l'assistance desquels les malades fondaient leur salut. De là vient que le mal vénérien a été nommé par les Allemands, *mal de saint Mévius* ; par les habitants de Valence, les Catalans et les Aragonais, *mal de saint Sement* ; par quelques-uns, *mal de saint Job, mal de sainte Reine, de saint Evagre, de saint Roch*, etc.

3° Principalement des différentes nations, d'où l'on croyait que la maladie avait été transmise. Ainsi, les Napolitains, et tous les autres Italiens, ont appelé la vérole *mal francese* ou *mal français*, comme ayant été portée par les Français en Italie, lorsqu'ils envahirent le royaume de Naples, en 1494 ; et les Français, au contraire, *mal de Naples*, parce qu'ils l'y avaient gagné dans la conquête qu'ils en firent. Les Allemands l'appelaient de même *Franzosischen Pocken*, les Anglais *French Pox*, ou vérole française, parce que chacune de ces nations avait reçu ce cadeau des Français. Pour abréger, c'est par la même raison que les Flamands et les Hollandais la nommaient *spaanse pocken*, c'est-à-dire *vérole espagnole* ; les Africains et les Maures, *mal espagnol* ; les Portugais, *mal castillan* ; les Indiens orientaux et les Japonais, *mal des Portugais* ; les Turcs et les différents peuples d'Afrique qui habitent les côtes de la Méditerranée, *mal des Français ou des chrétiens* ; les Persans, *mal des Turcs* ; les Polonais, *mal des Allemands* ; enfin les Moscovites, *mal des Polonais.*

Or, dans une si grande variété de dénominations vulgaires, les médecins eux-mêmes ont longtemps balancé sans savoir quel nom ils donneraient à cette maladie. Ainsi Gaspard Torella l'a nommée *pudendagra* ; Joseph Grunpeck, *mentulagra* ; Wendelin Hock, *mentagra*, c'est-à-dire *maladies des parties naturelles ou du menton* : car les deux derniers noms sont déduits ou faits à l'imitation de cette ancienne maladie appelée *mentagre* qui, au rapport de Pline, se répandit en Italie vers le milieu du règne de Claude, et qui tira son nom du menton qu'elle défigurait.

C'est ainsi encore que quelques-uns, et particulièrement Jean-Antoine Roverel, lui ont donné le nom de *patursa*, qui serait, à en croire Gabriel Fallope, le nom propre de la vérole dans les Indes. D'autre part, Jean Almenar explique ce terme *patursa* en disant qu'il a été formé des trois premières syllabes des trois mots :

Passio Turpis Saturnina,

ce qui veut dire *maladie honteuse de Saturne*. Enfin, c'est ainsi qu'il a plu à Jérôme Fracastor, en écrivant son magnifique poème, de forger le terme nouveau *syphilis*, à cause du berger *Syphile* qu'il suppose avoir été affecté le premier de cette maladie, pour avoir offensé les dieux !

Pour dernière preuve que la syphilis fut ignorée de l'antiquité, on peut alléguer l'autorité de tous les médecins qui ont vécu au temps où la vérole a commencé à paraître. Ils témoignent tous que cette maladie fut apportée pour la première fois en Europe sur la fin du xve siècle ; qu'elle n'avait nul rapport avec aucun autre mal qui eût été anciennement connu ; que du royaume de Naples, où elle attaqua d'abord les Napolitains et les Français, elle se répandit de tous côtés, par contagion, dans les autres pays de l'Europe ; et qu'enfin elle avait été apportée à Naples par les Espagnols qui avaient servi sous Christophe Colomb en Amérique.

CHAPITRE III

QUE LA VÉROLE N'EST PAS LA MÊME CHOSE QUE L'ÉLÉPHANTIASIS

On prétend que la vérole ne diffère point de l'*éléphantiasis*, ou lèpre des Arabes, et qu'elle a été connue autrefois sous ce nom d'*éléphantiasis* ou de lèpre ; par conséquent que la maladie vénérienne, dans notre continent, n'est point nouvelle dans le fond, puisqu'elle était très commune il y a déjà longtemps ; mais qu'elle a seulement changé de nom, parce qu'on appelle à présent *vérolés*, ceux qu'on nommait autrefois *lépreux* ou *éléphantiaques*.

On appuie cette opinion sur la cessation de la lèpre, qui disparut en Europe vers le commencement de la vérole. On en conclut que la raison qui fait qu'on ne connaît pas aujourd'hui la lèpre, c'est qu'on la confond avec la vérole ; de même qu'autrefois on ne connaissait pas la vérole, parce qu'on la confondait avec la lèpre.

Quelque plausibles que ces raisons paraissent être, on en reconnaîtra le peu de valeur, si l'on considère que, lors même que nous avouerions que la maladie vénérienne est la lèpre des Arabes et l'*éléphantiasis* des Grecs, cela même devrait faire regarder cette maladie comme nouvelle en Europe, puisqu'il est certain, suivant le témoignage des médecins et des historiens, que la lèpre elle-même était une maladie *endémique* à la Syrie et à l'Égypte, mais toujours nouvelle et étrangère à l'Europe où elle a régné à deux époques différentes, avant la naissance de Jésus-Christ, y ayant été apportée par l'armée de Pompée, à son retour en Italie, puis au xii⁰ siècle de l'ère chrétienne, au moment des croisades.

Mais comment les médecins d'aujourd'hui, qui n'ont jamais vu de lèpre, peuvent-ils prétendre que la vérole est la même chose que la lèpre ? Il est certain au contraire, par le témoignage des médecins qui vivaient à l'apparition de la vérole et qui connaissaient très bien la lèpre, que ce dernier mal était entièrement différent de la vérole.

Cela devient évident si l'on veut faire la comparaison des signes et des symptômes de ces deux maladies, ainsi que cela a été fait par un grand nombre de médecins, dont il est inutile ici de citer les noms.

S'il restait encore quelque doute, malgré l'autorité de ces témoins oculaires, quelque rares que soient les lépreux, pour les confronter en personne avec des vérolés, on pourrait aisément s'assurer que la maladie vénérienne est fort différente de l'ancienne lèpre, en comparant les signes de la lèpre avec les symptômes de la vérole.

Par exemple, suivant Guy de Chauliac, les signes *univoques* de la lèpre sont au nombre de dix :

Rondeur des yeux et des oreilles ;

Dépilation et grosseur ou tubérosité des sourcils ;

Dilatation extérieure des narilles et étroitesse intérieure ;

Laideur des lèvres et voix rauque, comme si l'on parlait du nez ;

Puanteur d'haleine et de toute la personne ;

Regard fixe et horrible.

Les signes *équivoques* sont au nombre de seize :

Dureté et tubérosité de la chair, spécialement des jointures et extrémités ;

Couleur de moyhée et ténébreuse ;

Chute des cheveux et renaissance des subtils ;

Consomption des muscles et principalement du pouce ;

Insensibilité et stupeur, et crampes des extrémités ;

Dartres, couperose et ulcérations ;

Grains sous la langue, sous les paupières et derrière les oreilles ;

Ardeurs et sentiments de piqûres d'aiguilles au corps ;

Crêpure de la peau exposée à l'air, à la façon de celle d'oie plumée :

Corps paraissant oint, lorsqu'on jette de l'eau sur lui ;

Les lépreux n'ont guère de fièvre ;

Ils sont fins, trompeurs, furieux, portés à se jeter sur le monde ;

Ils ont des songes lourds, graves, pesants ;

Le pouls débile ;

Le sang noir, plombin et ténébreux, cendreux, graveleux et grumeleux ;

Les urines livides, blanches, subtiles et cendreuses.

On peut trouver, parmi ces différents signes, quelques maladies de la peau assez semblables à des symptômes qu'on observe sur des vérolés ; mais on ne trouvera pas dans la lèpre, des gonorrhées, des chancres au gland, des bubons aux aines, des exostoses, des hyperostoses, etc. Et ce sont les accidents les plus fréquents dans la vérole, si ce ne sont pas même les symptômes essentiels.

On ne verra pas dans les lépreux que les parties génitales soient plus mal affectées que les autres parties du corps, ce qui pourtant existe dans le mal vénérien.

L'éléphantiasis et la vérole ne différaient pas seulement par leur nature, mais encore par leur cause et par leur curation. Tous les anciens médecins ont témoigné que la première de ces maladies se contractait sans aucune contagion, mais seulement par le mauvais régime ; la seconde, au contraire, n'est jamais produite par le vice du régime, mais se communique et se répand par la seule contagion.

André de Laurens, dans son Traité de la vérole, expose ainsi les différences qui existent entre cette maladie et la lèpre :

La lèpre, dit-il, est presque toujours accompagnée de rudesse à la peau, au lieu que dans la vérole, la peau est presque toujours unie. La lèpre ne commence jamais par les parties honteuses, et la vérole commence presque toujours par là. Dans la lèpre on ne sent aucune douleur, dans la vérole on souffre les douleurs les plus atroces. La peau des lépreux est dure, noire, calleuse, tous vices qui ne se rencontrent point dans les vérolés. Les lépreux désirent la compagnie des femmes et sont attaqués de priapisme ; les vérolés, au contraire, détestent le commerce des femmes, tant qu'ils sont malades. Dans les lépreux, les poils des aisselles et du pubis tombent avec les cheveux, et nullement dans les vérolés. En un mot, la lèpre est incurable de sa nature, au lieu que la vérole, même invétérée, est guérissable.

M. Laurens en conclut que la vérole et la lèpre sont deux maladies totalement différentes.

C'est aussi sans fondement qu'on assure que la lèpre disparut tout d'un coup en Europe, dès le commencement de la vérole, pour en pouvoir conclure que la lèpre ne fit que changer de nom. D'après les témoignages les plus authentiques des médecins, la lèpre fut encore commune en Europe pendant tout le xviᵉ siècle. On doit cependant reconnaître que, dès le xvᵉ siècle, elle commença à faire beaucoup moins de ravages et que sa violence s'étant adoucie insensiblement, elle diminua d'une telle manière pendant le xviᵒ, qu'elle sembla disparaître tout à fait au commencement du siècle suivant

Que s'ensuit-il ?

C'est que la lèpre a eu cela de commun avec quantité d'autres maladies qui sont survenues en Europe, lesquelles se sont affaiblies et assoupies peu à peu jusqu'à complète cessation.

C'est ainsi que s'est éteinte la maladie appelée *gemursa* (Pline, liv. XXVI, ch. 1), qui naissait entre les doigts des pieds, et dont le nom même a été mis en oubli.

C'est ainsi que cette sorte d'érysipèle malin, appelé *Feu-saint-Antoine* ou *mal des ardents*, qui a fait autrefois tant de ravages dans les Gaules, pendant les ixᵉ et xᵉ siècles, a disparu depuis bien longtemps. Il en a été de même de la *sueur anglaise* ou *fièvre sudatoire*, qui a fait sentir si souvent sa fureur à l'Angleterre.

Espérons qu'il en sera de même pour la vérole, et que les siècles futurs ne feront pas connaissance avec elle !

CHAPITRE IV

OÙ IL EST DÉMONTRÉ QUE LA VÉROLE NE VIENT PAS D'ELLE-MÊME

On prétend que la vérole vient d'elle-même lorsqu'une femme, sans avoir de mal, a commerce indifféremment avec plusieurs hommes qui n'en ont point non plus. On veut qu'il arrive par là un mélange de différentes semences dans la matrice. Ces semences fermentent à raison de l'hétérogénéité particulière des molécules qui les composent, ou à cause de la chaleur et de l'humidité du lieu ; elles s'y pourrissent, s'y corrompent et s'y changent en une liqueur vénéneuse, semblable au virus vénérien, ou plutôt entièrement la même.

On en conclut que non seulement la vérole est ancienne, mais que son ancienneté va presque de pair avec le monde, puisque dès la création de l'univers les hommes ont toujours été adonnés à la pluralité et à l'amour vague des femmes, et qu'il y a de même toujours eu un grand nombre de femmes livrées à leur passion, qui se sont prostituées à plusieurs hommes.

Astruc réfuta cette manière de raisonner. On a vu, dit-il, autrefois des femmes très impudiques qui, après avoir souffert les embrassements de plusieurs hommes, s'en sont trouvées à la vérité fatiguées, mais sans en être rassasiées. Il y a eu des maisons de débauche où des courtisanes viles et mercenaires se prostituaient au premier venu. Nous ne lisons cependant nulle part que la vérole ait jamais paru autrefois. Il faut en conclure que cette maladie n'est jamais produite par la seule prostitution, et qu'une femme saine qui s'abandonne très souvent à plusieurs hommes sains également, peut être attaquée de telle autre maladie qu'on voudra, mais ne saurait l'être de la vérole.

D'un autre côté Aurèle Minadous, médecin de Rovigo, dans son Traité imprimé à Venise en 1596, prétend que le virus vénérien tire sa première origine de l'impureté des matrices des courtisanes les plus dissolues, par suite de la corruption des diverses semences qui s'y trouvaient mêlées.

En effet, dit-il, un estomac sain se maintient dans ce bon état lorsqu'il ne reçoit qu'une sorte de viande; la variété des viandes, au contraire, l'incommode en y produisant des aigreurs, des âcretés nidoreuses, et en y formant des amas de pourriture. Il en est de même pour une seule sorte de semence, qui n'a rien que de convenable pour la matrice et au contraire contribue à la fécondité. Mais la multitude et la diversité des semences reçues dans une seule matrice l'incommodent, et ces semences venant à s'y corrompre produisent des humeurs excrémentitielles de la plus pernicieuse qualité.

CHAPITRE V

ARGUMENTS TIRÉS D'UNE MALADIE COMMUNE CHEZ LES CHIENS

On parle encore d'une maladie qui est fréquente chez les chiens.

Il arrive à ces animaux, quand ils deviennent vieux, surtout dans les pays chauds, et en été, d'être attaqués d'une vilaine gale, espèce de dartre miliaire, qui non seulement leur ronge et ulcère la peau, mais leur fait en outre tomber le poil.

Cette gale est le plus souvent accompagnée de quantité de petits ulcères ou chancres qui leur viennent aux parties génitales, avec un gonflement manifeste assez semblable au phimosis quand il s'agit de chiens mâles.

On prétend donc que ce mal, dont les chiens ont été affectés de tout temps, ne diffère point de la vérole qui s'attaque aux hommes. Cette opinion encore se soutient avec d'autant plus de raison que cette gale des chiens se guérit en les frottant d'onguent mercuriel, aussi heureusement que la vérole même chez les hommes; d'où l'on conclut que la maladie vénérienne est aussi ancienne parmi les hommes que la gale dont on vient de parler l'est parmi les chiens; et, par conséquent, que ces deux maladies ont régné de tout temps chez les uns et les autres.

A cet argument, on répond que la gale des chiens n'a aucun rapport avec la vérole pour les motifs suivants :

D'abord, cette gale vient d'elle-même aux chiens par un vice naturel qui est dans leur sang. Leur sang, étant très âcre de lui-même, s'altère facilement, et cela, sans qu'il y ait aucune contagion venue du dehors, du moins sans que ces chiens se soient auparavant accouplés avec d'autres.

Ensuite ces petits ulcères ou chancres, qui viennent aux parties génitales avec un gonflement semblable au phimosis, leur arrivent de même fréquemment par suite de la conformation naturelle de ces parties et sans aucune contagion. Car la verge de ces animaux étant renfermée dans un long fourreau et perpétuellement humectée d'une lymphe virulente qui distille sans interruption d'une infinité de glandes, ne peut pas manquer d'être exposée à de fréquentes inflammations et ulcérations, pour peu que cette lymphe devienne plus âcre qu'à l'ordinaire, par exemple, en été et en automne.

Il faut ajouter que cette gale et ces chancres des parties génitales ne se communiquent point par l'accouplement; autrement, toute la race des chiens serait aujourd'hui infectée de ces chancres et de cette gale, puisque ces animaux, incapables de réflexion, s'accouplent à l'aventure, et que, si ces maladies pouvaient se communiquer par l'accouplement, elles seraient depuis longtemps communes à tous les chiens sans exception.

On ne saurait également tirer aucune induction de la guérison de la maladie par les frictions mercurielles, puisque le mercure remédie à une infinité de maux entièrement différents de la vérole.

CHAPITRE VI

EXAMEN DES AUTEURS ANCIENS

§ 1. — *Médecins.*

Ceux qui défendent l'ancienneté de la vérole s'efforcent, mais en vain, d'après Astruc, d'entasser passages sur passages tirés des anciens.

Ainsi, ils rapportent plusieurs passages d'Hippocrate, extraits principalement du troisième livre des *Maladies populaires*, où l'on prétend trouver une description exacte de l a maladie vénérienne, et cela parce qu'on y rencontre les noms de divers symptômes qu'on a coutume d'observer dans cette maladie. Tels sont les dépôts sur les parties honteuses, les ulcérations, les humeurs dans la région des aines, les grosses pustules, les ulcères malins qui s'étendent, l'érysipèle malin accompagné de très petits ulcères, les abcès et les suppurations, les grandes déperditions de substance des os et des nerfs, les dépôts d'une humeur différente du pus et qui est encore pire, la chute des cheveux et de la barbe, les abcès autour des dents, etc.

Mais si l'on veut bien examiner, sans prévention, les passages dont il s'agit, on verra qu'Hippocrate n'a nullement songé à la vérole, mais qu'il a décrit la peste ; car les maladies dont il parle étaient aiguës, épidémiques, accompagnées de fièvre, et avaient été produites par un temps humide et le vent du Midi. Au contraire, la maladie vénérienne est chronique et sporadique ou vague, commence sans fièvre, et enfin ne s'étend et ne se communique que par le commerce des femmes.

Galien lui-même, dans son *Troisième commentaire*, ne voit, dans les passages d'Hippocrate qu'on a rapportés, que la description des maladies pestilentielles et épidémiques produites par un vice de l'air.

D'ailleurs, il faut ne point être surpris de voir Hippocrate rapporter quelques symptômes, tels que les dépôts sur les parties honteuses, les ulcérations, les humeurs dans la région des aines, etc. Car, bien que ces symptômes semblent d'abord donner une idée de la vérole, on verra par un plus sérieux examen qu'ils n'appartiennent en aucune façon à cette maladie, et qu'ils désignent, au contraire, ou des bubons pestilentiels, qui paraissent d'ordinaire aux aines des pestiférés et y font un grand ravage s'ils viennent à s'ulcérer, — ou du moins des abcès ou des ulcères dégénérant en sphacèle, lesquels n'étaient ni nouveaux, ni sans exemple en temps de peste. La preuve, c'est que déjà dans cette fameuse peste d'Athènes, qui était arrivée peu de temps auparavant, c'est-à-dire pendant la seconde année de la guerre du Péloponèse, la fureur de la maladie s'était arrêtée et fixée, suivant Thucydide, sur les parties honteuses et sur les extrémités des mains et des pieds, que plusieurs malades même n'avaient réchappé que par la perte de ces parties.

§ 2. — Historiens.

On cite aussi quelques historiens que l'on croit favorables à l'ancienneté de la vérole. Par exemple :

Hérodote qui, dans ses *Histoires*, livre Iᵉʳ, rapporte que les Scythes, ayan fait irruption dans la Palestine, pillèrent le temple de Vénus-Uranie. La déesse irritée envoya à ces violateurs de son temple, et à leurs descendants, la *maladie des femmes*, Νοῦσος θήλεια, et les Scythes appellent ceux qui sont atteints de cette maladie : *maudits*.

Suétone qui, en parlant de l'empereur Auguste, dit qu'il avait des taches par le corps, répandues sur sa poitrine et sur son ventre, et, en divers endroits, des cicatrices calleuses qui provenaient de la démangeaison de la peau et du violent et fréquent usage de l'étrille ou frottoir dont on se servait pour le frictionner.

Tacite qui, dans ses *Annales*, entr'autres causes de la retraite de Tibère, raconte qu'il existait des gens pour croire que dans sa vieillesse cet empereur avait honte de l'état de son corps : il avait la taille haute et fort effilée, de plus il était fort voûté, sa tête était chauve, son visage couperosé et souvent inégalement couvert d'onguents.

A ces historiens, nous pouvons ajouter les suivants :

Eusèbe de Pamphilie, évêque de Césarée, dans son *Histoire ecclésiastique*, livre VIII, ch. 16, rapporte que l'empereur Galère Maximien mourut d'un abcès rebelle et d'un ulcère fistuleux, qui lui étaient venus au milieu des parties secrètes du corps, — apparemment au périnée, — que l'un et l'autre de ces maux étaient incurables et lui rongeaient les entrailles, qu'il en sortait, outre cela, une prodigieuse quantité de vers; que la puanteur en était si insupportable et si pernicieuse que l'empereur fit mettre à mort les médecins, ceux-ci parce qu'ils ne pouvaient supporter cette horrible puanteur, ceux-là parce qu'ils étaient incapables de le guérir.

Pallade, disciple d'Evagre, contemporain et ami de Rufin, évêque d'Hélénopolis, dans son *Histoire lausiaque*, rapporte qu'un individu, nommé Erou, adonné à la gourmandise et à l'ivrognerie, s'étant laissé aller à l'amour impudique des femmes, eut affaire à une comédienne. Il en résulta que, par une punition divine, il lui survint un anthrax au gland, et qu'il fut pendant six mois si grièvement attaqué de ce mal, que ses parties honteuses se pourrirent et tombèrent d'elles-mêmes.

Ceux qui soutiennent l'antiquité de la syphilis prétendent qu'il est prouvé que la *maladie des femmes*, chez les Scythes, les *marques, taches et cicatrices calleuses* d'Auguste, le *visage ulcéré* de Tibère, l'*ulcère sordide et rongeant du périnée* de Galère Maximien, enfin l'*anthrax* d'Erou, étaient ou la vérole même, ou du moins les principaux symptômes de la vérole, et que par conséquent cette maladie était connue à cette époque.

Les adversaires de cette opinion trouvent que ces preuves n'ont aucune base. C'est en vain, disent-ils, que l'on objecte le passage d'Hérodote, comme si cette *maladie des femmes*, parmi les Scythes, devait s'entendre de la gonorrhée vénérienne. Mais Hippocrate, en parlant de cette maladie, dit tout simplement : « Plusieurs Scythes deviennent eunuques et prennent l'habit de femme, ils s'acquittent des fonctions de ce sexe, font tout ce que font les femmes, parlent comme elles, et sont appelés *efféminés*. »

Hippocrate croyait que les Scythes devenaient inaptes à l'acte vénérien, ou tombaient dans la *maladie des femmes*, parce qu'ils se faisaient fréquemment ouvrir les veines de derrière les oreilles. Ainsi cette maladie était entièrement différente de la gonorrhée vénérienne.

Si nous passons à Suétone, les mêmes adversaires de l'ancienneté de la syphilis ne comprennent pas comment le passage de Suétone a pu faire conclure que l'empereur Auguste était infecté de la vérole, puisque Suétone rapporte lui-même que les *taches* et les *marques* que ce prince avait sur la *poitrine* et sur le *ventre* étaient *de naissance*, c'est-à-dire des envies ou marques qu'il avait apportées du ventre de sa mère ; quant aux cicatrices calleuses, elles provenaient de l'usage fréquent du frottoir dans les bains.

Quant à ce que Tacite dit de Tibère, il ne faut considérer tout simplement qu'une chose, c'est que ce prince avait le visage gâté par une quantité de boutons et de petits tubercules, qui se changèrent, l'âge survenant, en couperose, c'est-à-dire en tubercules pustuleux, lesquels, si l'on négligeait d'y appliquer des médicaments, dégénéraient en pustules ulcéreuses ou en dartre ulcérée.

Galère Maximien mourut d'un abcès au périnée et d'un ulcère sordide, malin, invétéré, fistuleux, et même, paraît-il, carcinomateux, qui s'y forma, et qui, ayant gagné insensiblement le dedans du corps, rendait une puanteur horrible. Mais que s'ensuit-il ? Doit-on en conclure que c'était un ulcère vénérien ? Il ne faut certes pas admettre si témérairement une telle conséquence ; en effet, les abcès, ulcères et carcinomes attaquent souvent les parties honteuses sans qu'il y ait lieu de soupçonner une cause vérolique. Il est certain que si, à présent, ces mêmes maladies, depuis l'apparition de la vérole en Europe, où tant de personnes sont infectées de ce mal, dépendent ordinairement du virus vénérien, elles ne laissent pas quelquefois de venir d'une autre cause, et qu'à cet égard les parties naturelles sont soumises aux mêmes accidents que les autres parties du corps.

Il faut porter le même jugement relativement à la maladie qu'avait Eron, et il est certain que ce n'était point un ulcère vénérien, puisque Pallade appelle lui-même cette maladie un *anthrax*, sorte de mal ancien et connu, et auquel le gland de la verge peut être sujet, sans aucune contagion vénérienne, de même que les autres parties du corps.

§ 3. — *Poètes.*

On tâche encore d'appuyer l'opinion de l'ancienneté de la vérole par des citations de quelques-uns des anciens poètes, que l'on prétend avoir fait allusion à la vérole.

Ainsi, Horace, au livre premier des Odes, en décrivant les projets téméraires de Cléopâtre contre Rome, dit qu'elle était accompagnée d'une troupe impure, contaminée, d'hommes attaqués d'une honteuse maladie.

Le même poète, *Satires*, livre II, sat. 5, parle du mal campanien.

Juvénal, dans sa seconde satire, en parlant d'un hypocrite, lui reproche de s'être fait couper des marisques ou fics, sortés d'excroissances qui surviennent à l'anus.

Enfin, Martial raille, en plusieurs endroits, ceux qui avaient ces excroissances, appelées fics.

Mais comment peut-on dire qu'Horace a voulu désigner la vérole en parlant de la maladie honteuse dont la troupe de Cléopâtre était contaminée ? Mais cette troupe impure se composait d'eunuques. Car ici, il est évidemment question d'eunuques; en effet, on verra que le même poète reprochera, dans un autre endroit, aux soldats romains d'obéir aux eunuques ridés de Cléopâtre. Accordons même, si l'on veut, que le mal qui rendait impurs les gens de la suite de Cléopâtre, n'était pas un défaut corporel causé par l'opération qu'ils avaient subie, mais une maladie proprement dite, faudrait-il en conclure que c'était la vérole ? Mais alors, ce serait vouloir s'imaginer que les eunuques de Cléopâtre n'étaient pas sujets à tous les maux qui peuvent attaquer les autres hommes. Mais ils sont sujets à plus de maux, et à des maux plus vilains, qui proviennent de la mutilation, à des maux même très honteux qui arrivent ordinairement aux hommes qui se prostituent. Et l'on sait que rien n'est plus commun aux eunuques qui, suivant le témoignage de saint Grégoire de Nazianze, se comportaient en hommes parmi les femmes, et en femmes parmi les hommes.

Espère-t-on maintenant venir à bout d'établir l'ancienneté du mal vénérien sur deux mots qui se trouvent dans Horace, par raillerie, au sujet du *mal de Campanie*, dont la signification pouvait autrefois être connue, mais qui sont aujourd'hui obscurs, incertains, ambigus ? Les savants discutent : les uns croient qu'Horace y reproche un mal de l'âme, qui n'était autrefois que trop commun parmi les habitants de la Campanie, qu'on accusait de faire un usage impudique et infâme de leur bouche; les autres pensent qu'il faut entendre, par ces mots, une maladie du corps, ordinaire en Campanie, que les Grecs nommaient *lichen* et les Latins *impetigo ?* Mais encore, tout cela prouve-t-il que ce soit la vérole ?

Le sens du passage qu'on cite de Juvénal est beaucoup moins douteux. Mais il ne conclura pas pour cela en faveur de ceux qui affirment l'ancienneté de la vérole. En effet, il est clair que le médecin que Juvénal fait sourire, tandis qu'il coupait au malade des *marisques* grosses et enflées, ne souriait pas parce qu'il en concluait qu'elles venaient de la vérole; mais parce qu'il comprenait fort bien que ces excroissances étaient survenues à ce malade pour s'être prostitué. Ainsi la censure du poète ne tombe pas sur une maladie honteuse, mais sur des mœurs très abominables et très criminelles.

Il ne faut pas non plus donner d'autre sens aux railleries et aux traits piquants de Martial, contre ceux qui avaient des fics. Ce poète, qui les attaque et se moque d'eux en plusieurs endroits, n'a en vue que de leur reprocher qu'ils étaient les efféminés, et qu'ils se prostituaient.

CHAPITRE VII

COMME QUOI LA VÉROLE S'EST FAIT CONNAITRE EN EUROPE DE 1494 A 1496

Charles VIII, roi de France, passa en Italie, avec son armée, au mois d'août 1494, et, après avoir heureusement traversé le Milanais, la Toscane, et l'État de l'Église, entra au mois de février de l'année suivante dans le royaume de Naples, qu'il prétendait lui appartenir par droit de succession. Étant sorti de ce royaume sur la fin du mois de mai, et ayant défait, à la bataille de Fornoue, les troupes des Vénitiens ligués contre lui, il revint en France, couvert de gloire au mois d'octobre 1495.

Le duc de Montpensier, prince du sang, qui avait été laissé avec six mille hommes dans le royaume de Naples, tàcha de le conserver tant qu'il vécut; mais, après sa mort, les Français, qui s'étaient divisés et avaient formé différents partis, furent trahis par les Napolitains, chassés par les troupes du roi d'Aragon et contraints de quitter le royaume sur la fin de 1496.

Cette époque passe pour être celle où la vérole s'est fait connaitre, pour la première fois, en Europe; et cette opinion ne saurait être mieux fondée, puisqu'elle est appuyée sur le consentement de tous les médecins qui ont vécu en Italie dans ce temps-là, et qui ont parlé des premiers commencements de ce mal.

Pour qu'on puisse porter un jugement certain et définitif sur cette question difficile et longtemps agitée, il est nécessaire de rapporter, selon l'ordre chronologique, et sans aucune altération, les principaux témoignages de ces auteurs, afin de pouvoir établir :

1° Que la maladie vénérienne parut, en Italie, pour la première fois, au temps indiqué, d'où bientôt elle se répandit dans les autres pays de l'Europe.

2° Que cette maladie, différente de toutes les autres anciennement observées, ne fut alors connue de personne ;

3° Qu'au contraire, les médecins, surpris de la nouveauté de ce mal, et ayant reconnu, par expérience, l'inefficacité des remèdes usités dans les maladies qui y avaient quelque rapport, ne surent quel parti prendre, et abandonnèrent, pendant quelque temps, le traitement d'un fléau si cruel à des charlatans et à des empiriques.

§ 1. — Joseph Grundpeck, médecin allemand, composa, en 1496, c'est-à-dire deux ans après la naissance de la vérole, un traité sur le mal vénérien, dans lequel il assure, en plusieurs endroits que cette *gorre* est une maladie qui atteint les hommes si subitement qu'il semble que ce soit une plaie envoyée du ciel. C'est une nouvelle espèce de maladie odieuse à la nature, dont personne n'avait jamais ouï parler, que nul homme n'avait jamais vue, et qui était entièrement inconnue. En un mot, maladie presque étrangère à la nature et absolument inouïe.

§ 2. — Alexandre Benoît, de Vérone, qui se trouva, en qualité de médecin, dans l'armée vénitienne que Charles VIII, à son retour de Naples, défit à la bataille de Fornoue en 1495, et qui, par conséquent, a vu les premiers commencements de cette maladie naissante, atteste, dans son ouvrage sur *Toutes les maladies*, en 1496, que la vérole, fruit nouveau de l'acte vénérien, nous est venue d'Occident, par une maligne influence des astres, et il ajoute même que cette maladie passait pour incurable.

§ 3. — Conradin Gilini, docteur ès arts et en médecine, s'exprime ainsi : L'année dernière, 1496, une certaine maladie très cruelle a attaqué un grand nombre de personnes, tant en Italie qu'au delà des monts. Les Italiens l'appellent le *mal français*, disant que les Français l'ont apporté en Italie ; mais les Français, de leur côté, le nomment le *mal de Naples*, parce qu'ils assurent que c'est en Italie, à Naples, qu'ils ont été infectés de cette violente et cruelle contagion. Comme ce mal est inconnu chez les modernes, et que les médecins ont déjà fort disputé entre eux, et disputent encore sur sa nature, j'ai formé le dessein d'écrire là-dessus le plus brièvement possible.

§ 4. — Barthélemi Montagnana, de Padoue, professeur en médecine, écrivait, en 1499, son *Conseil médical à Pierre Zeno, Vénitien, pour l'Illustrissime et Révérendissime évêque et vice-roi de Hongrie*, lequel avait la vérole. Il y enseigne clairement que cette maladie était inconnue à Hippocrate, à Galien, à Avicenne et autres anciens médecins, et que c'est pour cela qu'elle n'a point de nom propre.

§ 5. — Nicolas Léoniceno, de Vicence, professeur de médecine à Ferrare, et célèbre restaurateur de la médecine grecque, prouve que l'Italie a été attaquée de nouvelles maladies inconnues dans les siècles précédents.

§ 6. — Gaspar Torella, de Valence, qui avait été autrefois médecin du pape Alexandre VI et de César Borgia, fils naturel du pontife, s'exprime ainsi, dans son traité *De dolore in pudendagra*, ouvrage écrit en 1500 : Cette maladie fut découverte lorsque les Français entrèrent à main armée dans l'Italie, et surtout après qu'ils se furent emparés du royaume de Naples, et qu'ils y eurent séjourné. Cette affreuse maladie n'ayant encore été vue de personne de notre temps, on ne pouvait venir à bout de la guérir régulièrement et comme il faut, quelque habile expérimenté et âgé qu'on fût ; ce qui donna lieu au vulgaire ignorant et entêté, de décrier la médecine, puisqu'aucun médecin ne pouvait triompher de ce mal. Il est vrai que ce n'était pas sans raison qu'on faisait courir ce bruit, puisque les savants évitaient de traiter cette maladie, étant persuadés qu'ils n'y entendaient rien eux-mêmes. C'est pourquoi les vendeurs de drogues, les herboristes, et les gens des métiers plus bas, les coureurs et les charlatans se donnent encore aujourd'hui pour être ceux qui la guérissent véritablement et parfaitement.

§ 7. — Nous croyons inutile de donner ici des extraits de tous les auteurs que nous avons étudiés pour écrire cette histoire. Qu'il suffise aux lecteurs de savoir que tous sont d'accord avec ceux que nous venons de citer. Au surplus, on peut se reporter aux sources mêmes, et voir ce que disent de la maladie vénérienne Jacques Catanée, médecin de Gênes, — Pierre Trapolinus, de Padoue, professeur de philosophie et de médecine, — Jean de Vigo, médecin chirurgien du pape Jules II, — Pierre Magnard, médecin de Vérone, — Ulrich de Hutten, chevalier allemand, qui avait lui-même été attaqué de la vérole, et avait essayé inutilement onze fois, dans l'espace de neuf années, le traitement ordinaire de son temps, — Jacques de Béthencourt, dont le *Carême de pénitence* n'est plus inconnu de nos lecteurs, — Laurant Phrisius, médecin allemand, — Pierre André Matthiole, médecin siennois, — Alphonse Ferry, Napolitain, docteur ès arts et en médecine, et médecin du pape Paul III, — Jérome Fracastor, médecin de Vérone, — Antoine Musa Brassavole, médecin ferrarois, — Jean Sylvius, de Lille, en Flandre, — Gabriel Fallope, de Modène, etc..., etc...

§ 8. — Nous croyons cependant devoir donner l'extrait suivant de François Guichardin, bourgeois de Florence, qui a écrit en italien l'histoire de son temps depuis l'an 1494 jusqu'en 1532, et a publié, avec la meilleure foi du monde, *les malheurs dont il a été témoin, et dont il a lui-même éprouvé une grande partie.*

Cette maladie absolument nouvelle, dit-il, maladie nouvelle ou ignorée jusqu'à nos jours dans notre continent, excepté peut-être dans les régions les plus reculées, a sévi si horriblement durant plusieurs années, qu'elle semble devoir être transmise à la postérité comme une calamité des plus fâcheuses; car elle se déclarait tantôt par des pustules affreuses qui faisaient souvent des ulcères d'un si mauvais caractère qu'ils résistaient à toute curation, tantôt par les plus vives douleurs aux articulations et dans les nerfs de tout le corps. Les médecins n'y connaissaient rien; ils employaient même souvent des remèdes tout contraires, et capables d'irriter le mal plutôt que de le guérir. Aussi fit-elle mourir quantité de personnes, sans épargner ni âge ni sexe. Elle en laissa plusieurs autres défigurées, mutilées et sujettes à des douleurs presque continuelles.

Les hommes de notre siècle pourraient avec justice se plaindre d'une telle calamité, si elle leur arrivait sans qu'il y eût de leur faute, d'autant plus que tous ceux qui ont bien examiné le caractère de cette maladie, reconnaissent unanimement qu'elle n'arrive jamais que par la contagion de l'acte vénérien.

CHAPITRE VIII

LES MÉDECINS ET CHIRURGIENS QUI ONT VÉCU AVANT 1494 CONNAISSAIENT-ILS LA VÉROLE?

Les défenseurs de l'ancienneté de la vérole, tenant à asseoir leur opinion sur des bases solides, et voulant prouver que le mal vénérien remonte plus haut qu'on le prétend, ont examiné les auteurs qui ont parlé de cette maladie et qui vivaient avant l'année 1494, époque de laquelle leurs adversaires font dater l'apparition en Europe de la syphilis.

La plupart de ces auteurs ont décrit certaines maladies des parties génitales, qui ont essentiellement le caractère des maux vénériens ; beaucoup d'autres même ont dépeint au naturel la vérole confirmée, avec ses symptômes pathognomoniques.

Il convient à l'historien qui veut conserver la plus stricte impartialité, malgré l'opinion qu'il puisse avoir lui-même, de donner les réfutations présentées par les adversaires de l'ancienneté de la maladie vénérienne, relativement aux écrits des auteurs qui ont vécu avant 1494, et que nous devons passer en revue.

§ 1er. — *Guillaume de Salicet, 1270.*

Guillaume de Salicet, médecin de Plaisance, dans sa *Chirurgie*, liv. I, ch. 42, s'exprime ainsi :

« Ce mal est appelé bubon ou dragonneau de l'aine, ou abcès de l'aine. Il est causé le plus souvent par une matière froide, qui est poussée du foie vers ces endroits, lesquels sont faibles et vides. Il provient aussi quelquefois d'une matière chaude. Parfois aussi il arrive à l'homme une corruption dans la verge pour avoir eu affaire à une femme malpropre, ou pour toute autre cause. Ainsi la corruption se multiplie et se trouve retenue dans la verge, ce qui fait que la nature ne peut pas modifier la verge ou l'endroit de cette partie qui est affecté, soit à cause du grand nombre de plis qu'il y a, soit à cause du rétrécissement des passages. Il arrive alors que la matière remonte et regorge vers l'endroit des aines, car les aines sont propres à être le réceptacle de toute sorte de superfluité, et il faut ajouter qu'elles sont voisines de la verge. »

Le même auteur traite des pustules blanches ou rouges, de la dartre miliaire, des crevasses, des corruptions et autres affections semblables qui surviennent à la verge ou autour du prépuce, et qui sont occasionnées par le commerce qu'on a eu avec une femme sale, ou avec une femme publique, ou par quelque autre cause.

§ 2. — *Lanfranc, 1290.*

Lanfranc de Milan, docteur en médecine, dit qu'il arrive souvent un abcès à l'aine, à cause des ulcères de la verge et des pieds ; cela vient de ce que cet endroit est situé à la descente des humeurs vers ces parties. Il n'y a pas alors tant à craindre, parce que cet abcès peut arriver sans qu'il y ait une trop grande plénitude dans le corps et qu'il se fasse une bien grande décharge en cet endroit.

Ailleurs, il dit que le fic est une excroissance qui vient au prépuce, et quelquefois au gland. Cette excroissance est tantôt molle, étant formée de matière phlegmatique ; tantôt dure, étant produite par une matière mélancolique. Alors, si elle vient à se corrompre, elle dégénère en cancer. Le cancer se forme à la verge de la même manière qu'il arrive aux autres parties du corps ; les ulcères sont produits par des pustules chaudes qui surviennent à la verge, et qui crèvent ensuite ; ou bien ils sont occasionnés par des humeurs âcres qui ulcèrent l'endroit où elles s'arrêtent, ou bien ils ont pour cause une conjonction charnelle avec une femme sale, qui avait eu affaire récemment à un homme attaqué de pareille maladie.

§ 3. — *Bernard Gordon, 1300.*

Bernard Gordon, professeur en médecine à l'Université de Montpellier, tient le langage suivant :

« Les maladies de la verge sont en grand nombre, comme les abcès, les ulcères, les chancres, le gonflement, la douleur, la démangeaison. Les causes sont externes ou internes. Causes externes : une chute, un coup, la conjonction charnelle avec une femme dont la matrice est impure, pleine de sanie, de virulence, de ventosité, ou de semblables matières corrompues. Mais si la cause est interne, ces maladies sont alors produites par des humeurs corrompues et mauvaises, qui descendent à la verge et aux parties inférieures.

§ 4. — *Jean de Gaddesden, 1320.*

Jean de Gaddesden, médecin anglais, du collège de Merton, dans l'Université d'Oxford, dit que les ulcères de la verge arrivent ou pour avoir couché avec une jeune fille ou une femme pendant l'écoulement de ses règles, ou pour avoir retenu l'urine ou la semence.

§ 5. — *Guy de Chauliac, 1360.*

Guy de Chauliac, natif du Gévaudan, docteur en chirurgie et en médecine de l'Université de Montpellier, dans sa *Grande chirurgie*, traité 6, doctrine 2, chap. vii, § 9, parle de l'échauffement et de l'ordure dans la verge, qui vient pour avoir couché avec une femme sale.

§ 6. — *Valescus de Taranta, 1400.*

Valescus de Taranta, professeur de Montpellier, s'exprime en ces termes :

« Les causes des ulcères et pustules de la verge peuvent être ou primitives, ou antécédentes, ou conjointes. Les primitives, comme une plaie, ou un froissement, ou le commerce avec une femme sale, impure ou attaquée d'un cancer ; une autre cause peut être d'avoir mis des culottes sales et malpropres ; une autre encore peut être une matière spermatique ou corrompue, retenue entre le bout de la verge et le prépuce, ou de mauvaises humeurs arrêtées en cet endroit, lesquelles, en y séjournant, et ne s'évacuant pas, corrompent le lieu qu'elles touchent, ou y forment un ulcère.

Le même auteur ajoute un peu plus loin :

Les pustules de la verge arrivent pour avoir eu affaire à une femme attaquée d'un ulcère dans la matrice, qui infecte la verge par sa contagion et y produit un ulcère.

§ 7. — *Pierre d'Argelata*, 1470.

Pierre d'Argelata, natif de Bologne, docteur ès arts et en médecine, parlant des pustules qui surviennent à la verge, après coït avec femme souillée, dit que ces pustules sont causées par une matière vénéneuse qui se trouve arrêtée entre le prépuce et la peau de la verge. Ce qui arrive, en ce sens que la matière retenue, qui séjourne entre la peau et le prépuce, après un commerce avec une femme sale, ne se dissipant pas, se putréfie. Cela rend l'endroit noir et fait tomber en mortification la substance de la verge, qu'on ne saurait guérir sans emporter la partie gâtée et déterger le lieu où elle était.

Puis, après avoir décrit des formules de lotions détersives, styptiques, rongeantes, etc., pour la guérison de ces pustules, l'auteur poursuit ainsi :

Je crois faire ressouvenir qu'avant de se servir de ces bains ou lotions, composés de vin styptique, il faut purger les malades. Autrement, il leur viendrait un bubon à l'aine, parce que la matière qui coule vers cet endroit malade, étant repoussée au-dedans par ce bain, ou plutôt par cette lotion, en rencontrant le vide de l'aine, s'y arrête. C'est ce qui produit un bubon, qui vient souvent à suppuration. Aussi est-il nécessaire de purger le malade. Il est vrai que les médecins ignorants ne purgent point, par imprudence, ou par défaut de précaution. C'est pour eux double gain, ayant alors double mal à traiter, celui de la verge, plus le bubon. Sans compter encore que ces charlatans, au lieu de dissiper, par la résolution, la matière qui se jette sur l'aine, tâchent de la faire suppurer pour gagner davantage !

CHAPITRE IX

RÉFUTATION DE CES PASSAGES PRÉSENTÉE PAR LES ADVERSAIRES DE L'ANCIENNETE DU MAL VÉNÉRIEN

Ceux qui s'arment des passages que nous venons de voir, et qui s'imaginent qu'on doit les entendre des ulcères ou chancres vénériens de la verge, des bubons ou poulains des aines, commettent une erreur sensible, — ainsi disent leurs adversaires, — et l'on doit montrer ici que dans ces passages il n'est nullement question ni des chancres, ni des bubons vénériens, mais des bubons et des petits ulcères produits par une cause simple.

D'abord, ces ulcères de la verge et ces bubons des aines sont décrits si brièmement qu'il ne paraît pas vraisemblable que les endroits où l'on en parle doivent s'entendre des chancres, ni des bubons vénériens. On ne saurait se persuader que des médecins, qui ont dépeint exactement, avec tant de prolixité, tant d'autres maux beaucoup plus légers, n'eussent pas agi d'une manière plus détaillée à l'égard de maladies si considérables.

Ensuite, si ces ulcères et ces bubons, par eux décrits, eussent été des symptômes de la vérole naissante ou confirmée, ils auraient dû conduire ces anciens médecins à la connaissance du mal par celle de ses signes. Par conséquent, ces auteurs auraient dû traiter amplement et exprès de la vérole, comme le requéraient la dignité et l'évidente utilité de la question.

De plus, ces ulcères de la verge ne sont pas attribués seulement au commerce avec une femme sale, mais encore à d'autres causes, comme, par Lanfranc, à des pustules chaudes de la verge, ou à des humeurs âcres et ulcérantes ; par Gordon, à une chute ou à un coup; par Gaddesden, au commerce avec une fille trop jeune, ou avec une femme qui a ses règles, ou bien à la rétention de la semence ou de l'urine; enfin par Valescus de Taranta, à une plaie, à un froissement, à la saleté et malpropreté des culottes, à une matière âcre ramassée sous le prépuce, à de mauvaises humeurs ulcérantes, etc. D'où il résulte que ces ulcères n'étaient nullement vénériens, puisque ceux de cette espèce ne viennent jamais que par un commerce impur avec une femme qui a la vérole.

Il est dit de même dans ces auteurs, que le bubon est produit non seulement par des ulcères de la verge, mais encore par une matière froide ou chaude qui est poussée du foie, ainsi que le prétend Guillaume de Salicet, ou par un ulcère des pieds, selon Lanfranc. Cela ne peut convenir qu'au bubon simple, et éloigne par conséquent tout soupçon de vérole.

Les auteurs cités n'ordonnent, pour la guérison de ces ulcères, que de se laver le gland avec de l'oxycrat, ou de se servir d'onguent blanc camphré, ou tout au plus d'un collyre entièrement semblable au collyre ordinaire de Lanfranc ; et cela sans aucun usage de remèdes internes. Il paraît clair ainsi qu'il ne s'agit point en cette occasion des petits ulcères ou chancres vénériens qui assurément ne sauraient être guéris avec tant de facilité.

Enfin, la curation de ces bubons, telle que ces auteurs la proposent, consiste de même à procurer la suppuration, l'ouverture et la détersion de la tumeur, sans user d'aucun remède interne, ce qui prouve évidemment qu'il n'est pas question du bubon vénérien, lequel ne peut pas être guéri radicalement par une méthode si aisée.

Il s'ensuit donc :

§ 1er. — Que ces ulcères de la verge, dont les auteurs cités font mention, n'étaient que des excoriations cutanées ou superficielles du gland ou du prépuce qui arrivent très souvent par différentes causes légères, et que l'on nomme communément des *échauffaisons*, pour se servir du terme même de Guy de Chauliac.

§ 2. — Qu'au reste, de quelque nature qu'ils aient été, il est certain du moins qu'ils ne venaient pas d'une cause vérolique, mais d'une autre cause commune, quelle qu'elle fût, Car personne n'oserait soutenir que les ulcères de la verge n'arrivent jamais sans virus vénérien, puisque l'expérience prouve le contraire, ainsi que le témoignage des médecins qu'on vient de citer. En effet, Guillaume de Salicet, Lanfranc, Bernard de Gordon, Jean de Gaddesden, Valescus de Taranta disent eux-mêmes que, outre le commerce avec une femme sale, les ulcères et les pustules de la verge ont d'autres causes différentes de l'acte vénérien.

§ 3. — Qu'ainsi par une femme sale, dont le commerce cause des ulcères à la verge, on ne doit point entendre une femme infectée de la vérole, maladie à laquelle ces auteurs n'ont point pensé, mais une femme dont la matrice est pleine d'impuretés, de sanie et de virus, c'est-à-dire dont la matière est inondée de beaucoup de différentes semences qui s'y sont corrompues, ou qui est altérée par des fleurs blanches fort âcres ou par un ulcère; ou bien une femme qui a eu récemment affaire à un homme attaqué d'une pareille maladie, c'est-à-dire à un homme dont la verge est rongée d'ulcères; ou une femme qui a ses règles, ou enfin une femme chancreuse, c'est-à-dire dont la matrice renferme un cancer, en d'autres termes, une femme qui a dans la matrice un ulcère, lequel, par contagion, infecte et ulcère la verge.

Il n'est point surprenant que ces auteurs aient remarqué qu'il survient quelquefois des ulcères et des pustules à la verge, par un commerce avec une femme qui a un flux menstruel virulent, ou qui est sujette à des fleurs blanches fort âcres, ou un ulcère à la matrice, puisque cela s'est souvent depuis remarqué sans qu'on ait à soupçonner une cause vérolique.

§ 4. — Qu'il est même probable que par ces femmes sales, ces auteurs n'ont désigné quelquefois que des femmes lépreuses, dont le nombre était si grand dans ce temps-là, et dont l'impudicité était extrême. Le témoignage des médecins arabes semble autoriser ce sentiment; car ils rapportent en plusieurs endroits qu'il survenait ordinairement des ulcères à la verge par le commerce vénérien avec une femme infectée de la lèpre. C'est ce qui a été observé par Jean de Gaddesden, médecin anglais. Au reste, on aurait tort de s'imaginer que ces exemples pussent affaiblir la certitude de ce qu'on a dit ci-dessus, relativement à la différence qu'il y a entre la lèpre et la vérole, puisqu'à l'exception de ce seul symptôme, il n'en est aucun autre de ceux qui venaient du commerce vénérien avec des personnes lépreuses, qui ait du rapport avec les symptômes connus de la vérole.

§ 5. — Qu'on peut se confirmer ce qu'on vient de dire du témoignage de Jean de Vigo, qui écrivait au commencement du xvi⁰ siècle, temps où la vérole était déjà commune ; car cet auteur parle en détail des *échauffaisons et des caroli qui ont coutume de survenir aux jeunes gens entre la peau et le prépuce de la verge ; comme aussi des pustules charbonneuses qui ont accoutumé d'arriver à ces mêmes endroits par une cause simple.*

Et cet auteur distingue ces maux que nous croyons être les mêmes qui sont décrits dans les passages des anciens médecins qu'on vient de rapporter, des autres pustules ou petits ulcères qui surviennent à la même partie par une cause vérolique, dont on ne trouve pas un seul mot dans les anciens.

Par exemple, de Vigo assure que les caroli viennent de ce qu'on a eu affaire à une femme d'un tempérament chaud, et dans le temps de l'écoulement de ses règles. Il ajoute que les pustules qui tiennent du charbon, arrivent qu'on a eu commerce avec une femme sale, et qui avait dans le vagin un ulcère malin, ou qui venait d'avoir ses ordinaires. Sur quoi cet auteur est parfaitement d'accord avec les autres médecins plus anciens dont on vient de parler.

Il dit encore que les pustules vénériennes viennent d'un commerce impur dans les parties génitales ; savoir, dans la vulve aux femmes, et sur la verge aux hommes, ajoutant qu'elles sont ordinairement d'une couleur livide, quelquefois noire, quelquefois blanchâtre, avec des bords calleux.

§ 6. — Que Fallope a fait les mêmes remarques. Les anciens, dit-il, avaient vu, de leur temps, paraître sur les parties honteuses, des ulcères qu'on appelle échauffaisons ; car avant la naissance de la vérole, les auteurs, comme Guy de Chauliac, et plusieurs autres, ont parlé de ces ulcères qui arrivent aux jeunes gens qui n'ont pas soin de se nettoyer le gland, ou qui ont eu affaire à une femme dans le temps que ses règles coulaient. C'est alors qu'arrivent ces échauffaisons. Mais pour moi, continue-t-il, je déclare qu'il y a une très grande différence entre la carie et les échauffaisons.

Les anciens écrivains, dit le même auteur, Grecs et Latins, tels que Paul d'Égine, Aétius et Avicenne, ont parlé des ulcères qui rongent la verge ; mais ces ulcères diffèrent de la carie. Les chirurgiens plus récents parlent de même de ces ulcères ; mais ce ne sont pas les mêmes que ceux dont nous avons dessein de donner le traitement. Les chirurgiens qui ont vécu avec nous, quand ils parlent de ces ulcères rongeants, disent qu'ils viennent de deux causes, savoir : de l'ordure, ou blanche, ou noire, amassée entre le gland et le prépuce. Ils prétendent donc que lorsque cette ordure est renfermée entre le gland et le prépuce, elle produit, en s'échauffant, une sorte de carie... Quant à nous, ajoute-t-il, nous ne parlerons point de ces ulcérations. mais des véritables *taroli* ou *caroli* vénériens, ainsi qu'on les nomme, qu'il faut distinguer des autres. Les échauffaisons, les excoriations, etc., se guérissent facilement, mais il n'en est pas de même de la carie.

§ 7. — Que la même raison, — ce qu'on trouve dans Guillaume de Salicet, Lanfranc, Pierre d'Argelata, — touchant le bubon dans l'aine ne doit pas s'entendre du poulain ou bubon vénérien, mais du bubon simple qui arrive par le simple vice de la lymphe, ou qui survient souvent aux ulcères de la verge, qui tirent leur origine de causes ordinaires ou entièrement différentes de la vérole. Car alors, les petites gouttes de pus s'insinuent dans les vaisseaux lymphatiques qui viennent des parties ulcérées de la verge, et étant portées aux glandes des aines, où ces vaisseaux vont aboutir, altèrent et épaississent de telle manière la lymphe avec laquelle elles se mêlent, que cette humeur est obligée de séjourner dans les cellules des glandes, et d'y produire un *pannus*, ou comme on dit vulgairement, un bubon. C'est ainsi qu'on observe tous les jours, et précisément pour la même cause, que les glandes lymphatiques situées au cou, ou sous la mâchoire inférieure, s'enflent, et même quelquefois s'abcèdent, lorsque l'extérieur de la tête est attaquée de la teigne ou de petits ulcères, parce qu'il se fait alors une métastase ou un transport de la matière morbifique mêlée avec la lymphe qui revient de cette partie.

CHAPITRE X

UNE CONSULTATION DU CÉLÈBRE HUGUES BENCE

Hugues Bence, Siennois, célèbre médecin de son temps, florissait d'abord dans l'université de Ferrare, puis dans celle de Parme, et mourut à Rome l'an 1448.

Outre beaucoup d'autres ouvrages, il a laissé quelques consultations de médecine, qui, ayant été revues et corrigées par Laurent de Gozadini; furent imprimées pour la première fois, en 1482, le 3 octobre. Parmi ces consultations, il s'en trouve une, intitulée : *De la Sciatique, d'une difformité de la peau, nommée Assafati et des boutons du visage.*

Il s'agit d'un jeune homme de qualité, âgé d'environ vingt ans, qui, depuis près de vingt mois, avait commencé à souffrir d'une douleur de tête gravative durant un mois et demi. Il avait été tout ce temps-là, pendant la nuit, dans une sueur qui, à la vérité, n'était pas universelle, puisqu'elle manquait aux extrémités inférieures, mais qui sentait mauvais et tachait la chemise d'une couleur rougeâtre.

Le huitième jour du mois de novembre, il avait été attaqué d'une fièvre quarte, accompagnée de certains boutons durs autour des épaules et des vertèbres du dos, de la grosseur d'un pois chiche ou d'une noisette. Enfin, au bout d'un mois, il lui était survenu une tumeur dure au derrière de la jambe, proche du pied, divisée en deux parties, que les médecins jugèrent être un squirre. Son pied était si fort rétréci, particulièrement sur le talon, qu'il ne pouvait en aucune façon l'étendre.

Il avait ensuite été attaqué de différentes fièvres, tantôt continues, tantôt intermittentes; et, malgré tous les soins des médecins, il n'évacuait que des phlegmes. Il avait souffert au mois de mars une grande douleur, d'abord à la joue droite, à l'œil et à l'oreille, accompagnée de délire, puis à la joue gauche, où la tumeur ayant abouti s'était guérie, la fièvre persistant toujours. Mais enfin la fièvre elle-même l'avait quitté au mois d'avril; et comme l'été suivant elle le reprenait par divers intervalles de cinq, de huit jours, ou à peu près, il lui était survenu au mois d'août, après un accès fort vif, des taches rouges, un peu rudes au toucher, qui occupaient presque tout le corps, c'est-à-dire, depuis le col jusqu'aux cuisses exclusivement, et ensuite des douleurs, tantôt à l'épaule gauche, tantôt à la hanche droite, quelquefois à la gauche.

Étant allé aux bains de sainte Marie, en observant le régime convenable, et par l'application de ventouses scarifiées, les taches avaient perdu leur vive rougeur, et les douleurs s'étaient dissipées comme d'elles-mêmes. Mais au bout d'un mois, il avait recommencé à souffrir dans différents membres des douleurs qui le tourmentaient le soir et s'adoucissaient le matin. Au mois d'octobre, il avait eu un abcès à la jambe droite; et tant que cet abcès dura, le malade ne ressentit ni douleurs de côté ni maux de hanche. Mais l'ulcère ne fut pas plutôt guéri et consolidé, que les douleurs et les taches revinrent. Ces taches alors étaient rouges, rudes et furfuracées. Dans la suite, à mesure qu'elles s'éclairaient aux parties supérieures, il en survenait d'autres aux parties inférieures.

Enfin, dans le temps qu'on demandait la consultation, les taches avaient presque disparu; mais le malade était tourmenté d'une sciatique du côté gauche. Il lui survenait des clous à différentes parties du corps, et beaucoup de boutons tuberculeux à la face, surtout entre la lèvre supérieure et le nez, et il sortait une abondance de matières qui descendaient de la tête.

Les uns prétendent voir la nature de la vérole exactement décrite. Zacutus Lusitanus, dans son *Histoire des principaux médecins,* en juge de la sorte, ainsi que Louis Lobera, dans son *Traité de la maladie vénérienne,* et même Jean de Vigo, bien que ce dernier surtout pense que la vérole était inconnue de l'antiquité.

Écoutons les adversaires de l'ancienneté :

Ceux qui pensent ainsi, disent-ils, paraissent être bien éloignés de la vérité. En effet :

§ 1° — Il faut avoir des yeux de lynx, pour voir dans la consultation de Bence plus que n'a vu Bence lui-même dans son malade. Le jeune homme en question avait, comme il est évident, tant par le titre que par les termes de la consultation :

1° Une *sciatique* ;

2° Une *maladie de la peau*, que les Arabes ont nommée *assafati*, les Grecs *lichen* et les Latins *impetigo* ;

3° Des *boutons au visage* calleux et ulcéreux ;

Comme on ne peut nier que toutes ces maladies n'aient été connues de tous temps, il ne répugne point non plus que notre jeune homme ait été affecté des mêmes maladies à la fois, puisqu'elles sont toutes produites par la même cause ou par une cause semblable. Mais dans ce concours de maladies, personne ne reconnaîtra la vérole telle qu'elle règne véritablement.

§ 2° — Non seulement Bence n'a vu dans son malade que les maladies vulgaires qu'il rapporte, mais, ce qui est de plus grande importance, il n'a pas même entrepris d'en traiter d'autres. Car le principal de la consultation se réduit, après plusieurs précautions sur le régime, à proposer :

Pour la *sciatique*, la saignée répétée de la basilique, ou du moins de la médiane ; des vésicatoires appliqués sur toute la hanche ; un cautère sur la partie extérieure de la jambe au-dessous du genou gauche, avec un usage réitéré des lavements, des purgatifs et des altérants.

Pour la *maladie de la peau*, dite *assafati*, le bain dans la décoction de feuilles de mauve, et de racines de guimauve, de violette et de bette ; des onctions avec l'onguent de graisse de porc, de graisse de poule et la cire ; des frictions avec une serviette rude, trempée dans une lessive commune, où l'on aura fait une décoction de guimauve, de fenugrec, de poirée, de mélilot, de fumeterre.

Enfin, pour les *boutons au visage*, des sangsues appliquées autour de la face ; des lotions du visage avec la décoction de scabieuse et de fumeterre, ou avec une décoction de feuilles de frêne dans de l'eau et du vinaigre ; un emplâtre de gomme de lierre ou de térébenthine lavée et d'alun de plume ; et une onction avec l'onguent de savon blanc, du sel ammoniac et d'encens.

Tous ces remèdes étaient fort en vogue du temps de Bence, comme les plus efficaces contre ces sortes de maladies.

Ainsi, prétendre voir dans la consultation de Bence, plus que nous en disons, c'est s'abuser, ou du moins aimer à vétiller, et, comme dit le proverbe, c'est ne voir goutte en plein midi !

§ 3° — Néanmoins, si quelqu'un prétendait opiniâtrément que dans cette consultation de Bence, se trouve décrite quelque maladie plus rare et moins connue que ne le sont celles que Bence lui-même a vues, qu'il nomme chacune en particulier et contre lesquelles il propose des remèdes spécifiques, — c'est à lui de voir si ce soupçon ne pourrait pas tomber sur le scorbut, dont les symptômes sont semblables à ceux qui sont rapportés dans la consultation.

1º Le malade de Bence avait commencé par souffrir d'une douleur de tête gravative. Or, suivant le témoignage d'Eugalénus, dans son *traité du scorbut*, les scorbutiques souffrent quelquefois de grandes douleurs à la nuque, et des douleurs gravatives.

2º Le malade de Bence avait sué la nuit au mois d'octobre. Il y a également des scorbutiques qui ont des sueurs abondantes, même au milieu de l'hiver, sous de très légères couvertures.

3º Le malade de Bence avait eu des boutons durs autour des épaules et des vertèbres du dos, de la grosseur d'un pois chiche ou d'une noisette. De même il arrive parfois dans le scorbut, que tout le corps et chaque partie du corps s'enflent par des tumeurs avec et sans ulcération.

4º Il était survenu au malade de Bence une tumeur dure et squirreuse à la jambe dans la partie postérieure, proche du pied. Il n'est pas rare non plus qu'il y ait chez les scorbutiques des tumeurs dures, grandes et profondes dans différentes parties glanduleuses, comme aussi dans quelque partie du corps que ce soit, et au milieu des muscles.

5º Dans le malade de Bence, le talon s'était si fort retiré, qu'il ne pouvait en aucune façon étendre le pied. Dans certains scorbutiques, le talon se retire à peu près de même vers le jarret.

6º Le malade de Bence avait eu non seulement la fièvre quarte, mais aussi par la suite différentes fièvres, tantôt continues, tantôt intermittentes, erratiques, qui revenaient à diverses reprises, dans des intervalles de cinq à huit jours, ou a peu près ; or, parmi les signes du scorbut, on a aussi coutume de compter les fièvres, soit lentes, soit continues ou intermittentes, qui, se montrant d'abord sous l'apparence d'une fièvre quotidienne, tierce et quarte, ne gardent aucune règle, l'accès revenant souvent après trois, quatre, cinq, et même six jours.

7º Dans le malade de Bence, après un accès de fièvre très violente, il survint des taches rouges, un peu rudes au toucher, qui occupaient tout le corps, depuis le col jusqu'aux cuisses exclusivement, et qui étaient furfuracées. Mais ces taches s'étant ensuite éclaircies dans les parties supérieures, il en survint d'autres aux parties inférieures. Il en fut de même dans un certain scorbutique : après le troisième accès de fièvre, il survint incontinent des taches pourprées, presque par tout le corps, surtout à la poitrine et au visage. Et il n'est point de signe plus avéré du scorbut que celui qui se tire des taches petites ou grandes, pourprées ou noirâtres, semblables à la fleur de la violette purpurine, lesquelles viennent aux jambes.

8° Le malade Bence était tourmenté de douleurs, tantôt à l'épaule gauche, tantôt à la hanche droite, et quelquefois à la gauche ; de même chez les scorbutiques, les uns sont saisis de douleurs aux bras, les autres aux épaules, au chignon du cou, au haut de la cuisse et aux genoux. Quelques-uns même souffrent d'un mal de hanche continuel.

9° Enfin, dans le malade Bence, les douleurs attaquaient différents membres le soir et s'apaisaient le matin ; de même aussi les douleurs des scorbutiques se rengrènent d'ordinaire après le soir, ou vers minuit.

§ 4. — Il est vrai que le scorbut n'a guère été connu en Europe qu'à la fin du XVIe siècle, et qu'on le croit endémique dans les régions septentrionales, voisines de la mer Baltique. Mais tout cela n'est pas assez constamment vrai pour détruire la force des preuves alléguées, qui se tirent de l'affinité des symptômes.

De ce que le scorbut soit commun et endémique parmi les peuples qui habitent le long de la mer Baltique, il ne s'ensuit pas qu'il n'ait jamais régné dans d'autres pays plus chauds. N'a-t-il pas été connu autrefois d'Hippocrate et de Paul d'Égine en Grèce, de Celse en Italie, d'Avicenne en Perse?

Ne sait-on pas par expérience que cette maladie a fait de grands ravages dans presque toute l'Europe, et par conséquent en Italie, quoique plus rarement et plus doucement que dans les pays plus septentrionaux?

Ainsi, le jeune homme dont parle Bence, quoiqu'il ait vécu en Italie au commencement du XVe siècle, a pu être attaqué du scorbut, à la suite d'un mauvais régime, ce qui fait dire à cet auteur que son malade avait gagné la maladie par un amas de plusieurs mauvaises humeurs. Bence a donc bien pu aussi décrire, sous un nom étranger, le scorbut dont était atteint le jeune homme.

§ 5. — Dans la description de Bence, il est évident qu'on ne saurait absolument reconnaître la vérole, puisque les symptômes y répugnent. En effet :

1° Le jeune homme n'avait pas gagné la maladie par un commerce impur avec plusieurs femmes, ou même suspect, — ce qui est cependant le propre de la vérole, — mais, d'après le rapport de Bence, par un mauvais régime, ou par l'intempérie de sa complexion naturelle, qui avait multiplié les mauvaises humeurs de toutes espèces, comme de phlegme, de mélancolie, de bile enflammée, lesquelles altéraient son sang et le mettaient souvent dans une disposition contre nature.

2° Il n'avait jamais eu ni n'avait actuellement aucun vice, aucun ulcère aux parties génitales, où la vérole doit se montrer tout d'abord, et où la violence du mal se jette principalement.

3° Son corps était couvert de pustules et son visage de boutons ; mais il n'y en avait point à la partie chevelue de la tête, ni autour du front, où abondent les glandes sébacées, qui sont le siège propre des pustules véroliques, et où, par conséquent, se forme le principal cordon de ces sortes de pustules.

4° Enfin, ses os n'étaient tuméfiés d'aucune exostose ou hypérostose, dont ils auraient eu bien de la peine à se garantir dans une maladie si invétérée, et qui affectait si profondément les parties solides, si c'eût été la maladie vénérienne.

On ne saurait donc conclure de cette consultation de Bence, que le malade dont il s'agit, fût atteint de la vérole, puisqu'il n'avait point de pustules aux parties génitales ni à la partie chevelue de la tête, lesquelles pustules sont pourtant ou les premières ou les plus caractéristiques de cette maladie.

CHAPITRE XI

EXAMEN DES AUTORITÉS RAPPORTÉES PAR BECKETT, EN FAVEUR DE L'ANCIENNETÉ DU MAL VÉNÉRIEN

Guillaume Beckett, chirurgien de Londres, a entrepris de défendre l'ancienneté de la vérole.

Il prétend que, quelques siècles avant l'année 1494, la gonorrhée vénérienne était connue en Angleterre, sous les noms d'*ardeur*, d'*arsuve*, d'*incendie*, etc., en anglais, *burning* ou *brenning*. Pour confirmer cette opinion, il rapporte plusieurs autorités, dont quelques-unes sont antérieures à l'année 1494, et la plupart postérieures.

Les autorités antérieures sont tirées :

1° D'un ouvrage manuscrit de Jean Ardern, chirurgien célèbre dans son temps, c'est-à-dire sur la fin du xive siècle. On trouve dans cet ouvrage beaucoup de choses sur l'*arsure* que ce chirurgien définit une *ardeur interne avec excoriation de l'urètre*.

2° De quelques recueils de médecine écrits vers les années 1390 et 1440, où l'on rencontre quelques formules de remèdes pour l'*arsure*, tant des hommes que des femmes.

3° Les anciennes règles des lieux de débauche de Londres, dans le faubourg appelé *Southwark*, que l'on croit avoir été faites vers l'an 1430, qui ne sont que manuscrites, et dans un article desquelles il est parlé des personnes qui gardent les femmes attaquées d'une maladie détestable.

Dans un autre article, il est défendu, sous peine d'une grosse amende, *de souffrir dans cette maison aucune femme infectée du mal de l'arsure.*

Les autorités postérieures sont extraites :

1° D'une requête qu'un nommé Simon Fish, partisan outré des nouvelles opinions en fait de religion, et grand ennemi des catholiques, présenta à Henri VIII, roi d'Angleterre, en 1530, dans laquelle il disait, entre autres choses, que les prêtres gâtaient tout dans le royaume d'Angleterre; qu'ils étaient brûlés (c'est-à-dire infectés de l'arsure) par les femmes, et communiquaient à leur tour le même mal aux autres femmes; qu'ils contractaient la lèpre par un commerce impur avec des courtisanes, et la communiquaient ensuite à d'autres femmes.

2° D'un livre qui fut publié en 1546 par André Boord, docteur en médecine et prêtre, sous le titre de *Compendium sanitatis*, c'est-à-dire abrégé de la santé, dans lequel l'auteur s'exprime en ces termes : Nous traiterons de l'arsure des femmes publiques; et si quelqu'un, après avoir contracté l'arsure avec une courtisane, a commercé dans le même jour avec une femme sale, il lui communique la même maladie.

3° D'une épître que Michel Woods a mise à la tête de la *Harangue sur la véritable obéissance*, composée par Étienne Gardiner et imprimée à Rouen en 1553. Dans cette épître, il est fait mention de l'*arsure.*

4° D'un certain ouvrage manuscrit de Jean Balée, où, parlant du docteur Weston, à qui le cardinal Renaud Paulus, sous le règne de Marie, ôta le doyenné de Windsor, pour crime d'adultère, Balée dit que ce chanoine s'était plus exercé dans le traitement de l'arsure qu'aucune coureuse de mauvais lieu, et où il ajoute que ce même Weston avait, depuis peu, brûlé (c'est-à-dire infecté de l'arsure) une femme de la paroisse de Saint-Botolph.

5° Un traité de Guillaume Bulleyn, docteur en médecine, publié en 1562, et qui a pour titre : *The Bulwark*, c'est-à-dire le boulevard, et où cet auteur traite de l'*arsure des femmes publiques.*

Les adversaires de l'ancienneté de la vérole nient absolument que cette *arsure* dont il est question, soit la même chose que la gonorrhée vénérienne, et, pour expliquer clairement leur opinion, ils reprennent la chose de plus haut.

Ils disent donc:

§ 1. — Que la lèpre des Arabes, qui était autrefois très fréquente en Angleterre, de même que dans le reste de l'Europe, n'était pas seulement contagieuse pour ceux avec qui les lépreux vivaient, mais même pour ceux qu'ils fréquentaient.

C'est pourquoi il y avait des lois formelles qui défendaient même sous une grande peine, aux lépreux ou éléphantiaques qui étaient renfermés dans des endroits particuliers, d'avoir aucun commerce ni communication avec des personnes saines.

§ 2. — Que, par conséquent, la lèpre a dû se communiquer d'une manière très contagieuse par le commerce vénérien, qui est le plus intime de tous les contacts, quand il s'est trouvé quelque personne assez imprudente, ou d'une extrême dissolution, pour oser se livrer à un commerce impudique avec des lépreux ou des lépreuses. Et c'est, en effet, de cette manière que la lèpre s'est souvent répandue, suivant le témoignage d'un grand nombre de médecins de ce temps-là.

Par exemple, Gordon raconte qu'une comtesse, qui avait la lèpre, vint à Montpellier, et qu'il la traita sur la fin ; qu'un bachelier en médecine, qu'il avait mis auprès d'elle, coucha avec elle et la rendit enceinte, mais qu'il devint lui-même lépreux.

Philippe Schopff rapporte une autre histoire semblable d'un charpentier qui, ayant eu affaire à une femme lépreuse, fut infecté de lèpre peu de temps après.

§ 3. — Que, si parfois peut-être, on ne contractait pas la lèpre, même par un tel commerce, il arrivait au moins que, pour avoir couché avec des lépreuses, ou même avec d'autres qui, — quoique saines d'ailleurs, — avaient eu affaire, peu de temps auparavant à des lépreux, les parties génitales se trouvaient le plus souvent attaquées de phlogose ou d'inflammation, d'érysipèle, d'exulcération miliaire, de phlyctènes, etc.; ce qui causait la difficulté d'uriner, ou, comme on disait, l'*ardeur*, l'*arsure*, l'*incendie*, l'*échauffaison*, en anglais, *brenning*.

§ 4. — On peut rapporter, pour établir ce fait, plusieurs témoins oculaires qu'on ne saurait récuser.

1° Théodoric, médecin célèbre en l'an 1290, qui, au dixième livre de sa *Chirurgie*, dit que celui qui couche avec une femme qui a eu affaire à un lépreux, est attaqué de maladie.

2° L'auteur d'un traité manuscrit de chirurgie, appelé Rogerina, — peut-être Roger Bacon, — à moins que ce ne soit Roger de Parme, — où cet auteur explique à combien de maux étaient exposés ceux à qui il arrivait de coucher avec une femme qui avait eu récemment affaire à un lépreux.

3° Gilbert, Anglais, dans son *Compendium medicinæ*, rapporte les mêmes faits.

4° Barthélemi, appelé communément Glanville, parle également des dangers qui menacent ceux qui ont commerce avec une femme, dont un lépreux a eu récemment la jouissance.

5° Jean de Gaddesden, médecin anglais, traite des maux que l'on contracte par le commerce avec un lépreux ou une lépreuse, et dit que celui qui a couché avec une femme ayant eu affaire à un lépreux, ressent des piqûres entre la chair et le cuir, c'est-à-dire entre le gland et le prépuce, et quelquefois des échauffements par tout le corps.

6° Jean Manard, Ferrarois, célèbre médecin de son temps, prétend que ceux qui ont eu commerce avec une femme ayant eu affaire un peu auparavant à un lépreux, tandis que la semence reste encore dans la matrice, gagnent quelquefois la lèpre et quelquefois ne la gagnent point, mais d'autres maladies plus ou moins considérables, selon qu'ils sont eux-mêmes disposés, aussi bien que le lépreux qui a infecté la femme.

§ 5. — On peut donc facilement expliquer les trois autorités antérieures à l'année 1494, qui sont objectées par M. Beckett. Car :

1° Cette arsure, dont Jean Ardern a fait mention vers l'an 1370;

2° Celle pour laquelle on trouve les formules manuscrites, vers 1390 et 1449;

3° Et celle dont il est parlé dans les règles manuscrites des lieux de débauche de Londres, vers l'an 1430;

Sont précisément la même chose que le mal qui se contractait autrefois par le commerce avec une femme, ou qui était lépreuse, ou qui s'était récemment livrée à un lépreux. Quant à la maladie détestable, dont il est fait mention dans ces mêmes règles, il paraît que c'était la lèpre même.

§ 6. — Au reste, il ne faut point s'étonner qu'autrefois les lépreux aient pu souvent gâter les femmes ; en effet, comme parmi ceux qui étaient attaqués de la lèpre, il s'en trouvait plusieurs qui n'avaient pas été examinés, ou qui l'avaient été mal, et à qui, par conséquent, il n'était pas défendu de fréquenter les personnes saines; que d'ailleurs, parmi ceux qu'on avait renfermés dans des endroits particuliers, il y en avait qu'on gardait avec moins de rigueur, et auxquels on permettait quelquefois de sortir, il n'était pas difficile à ces gens-là de s'abandonner entièrement à l'impudicité, à laquelle il est certain que les lépreux étaient extrêmement adonnés par la nature de leur maladie, et surtout dans un temps où il y avait des lieux publics de débauche, principalement dans les grandes villes, dont le grand nombre des habitants permet de se mieux cacher et de rester inconnu.

On peut seulement être surpris que cette espèce de maladie fût autrefois plus commune en Angleterre que dans le reste de l'Europe, et que les historiens et médecins anglais en aient le plus parlé. Mais cela vient peut-être de ce que les lois faites en Angleterre au sujet des lépreux, étaient moins rigoureuses qu'ailleurs, ou observées avec plus de négligence.

§ 7. — Cette *arsure* ou *brûlure* ne doit point être confondue avec la gonorrhée vénérienne, dont elle était entièrement différente, par plusieurs raisons :

1° Parce qu'en accordant même à M. Beckett que la vérole est ancienne, il n'y aurait point de motif de lui accorder que la gonorrhée le fût assez pour avoir été cette arsure qui paraissait dans le xiiie et le xive siècle.

Car, il est constant par le silence de tous les auteurs qui ont écrit sur la vérole avant l'année 1545, et par le témoignage même de Fallope, que la gonorrhée vénérienne ne commença de paraître entre les autres symptômes de la vérole, qu'en 1545 ou 1546, c'est-à-dire cinquante ans après l'époque que l'on donne à la naissance de la vérole.

2° Parce que dans la gonorrhée vénérienne, comme le nom même le marque, il y a un flux de semence purulente qui est abondant et qui dure longtemps ; tandis que dans cette ancienne arsure, il n'y avait point d'écoulement, ou que, du moins il n'est point fait mention d'écoulement par les auteurs qui ont écrit sur ce sujet, et qu'il n'est point vraisemblable qu'ils eussent tous passé sous silence un symptôme si grave. On peut donc conclure que l'arsure n'était qu'une simple inflammation érysipélateuse du gland et de l'urètre.

3° Parce que la gonorrhée, qui est une maladie opiniâtre, a besoin ordinairement d'un traitement long, ou du moins, d'un traitement toujours difficile ; et qu'au contraire l'arsure, qui était un mal plus léger, se guérissait par une simple fomentation, ou tout au moins par une injection anodine, suivant le témoignage même de M. Beckett, qui rapporte les paroles suivantes de Jean Ardern :

Contre l'incendie intérieur de la verge de l'homme, venant de chaleur et d'excoriation, il faut faire l'injection adoucissante qui suit : — Prenez du lait d'une femme qui nourrit un enfant mâle, et un peu de sucre, de l'huile de violette et de la tisane ; après avoir mêlé le tout ensemble, vous l'injectez au moyen d'une seringue. Si vous y joignez du lait d'amandes, le remède n'en sera que meilleur.

4° Parce qu'une femme qui a eu affaire à un vérolé, et en a pris du mal, donne la gonorrhée non seulement le même jour qu'elle s'est abandonnée, mais même tout le reste de sa vie, à moins qu'elle ne se fasse guérir ; et cela, non seulement avant qu'elle se soit lavée, et lorsque la semence virulente croupit encore dans la matrice, mais aussi après qu'elle s'est bien lavée, qu'elle a vidé toute cette semence. Au contraire, on ne courait aucun risque d'être attaqué de l'arsure, pour avoir joui d'une femme qui avait eu commerce avec un lépreux, à moins qu'elle n'eût eu affaire à un lépreux nouvellement, ou depuis très peu de temps, et même à moins que la semence du lépreux ne fût encore dans la matrice.

C'est pour cela que Jean de Gaddesden assure qu'une femme se préservera de toute infection si, après avoir couché avec un lépreux, elle saute, descend à reculons et avec force par les degrés, et se procure l'éternuement en se mettant dans le nez du poivre pilé, ou une plume imbibée de vinaigre, de telle manière que la semence reçue auparavant vienne à s'écouler et à sortir; et si, ensuite, cette femme a soin de se bassiner avec une décoction de roses ou de plantain, qu'on aura fait bouillir dans du vin avec du son.

5° Enfin, parce que, pour avoir couché avec une femme lépreuse ou avec une autre, à laquelle un lépreux venait d'avoir affaire, on en contractait, outre l'arsure, plusieurs autres accidents qu'on n'a jamais coutume d'observer ni dans la gonorrhée vénérienne, ni dans la vérole.

Jean de Gaddesden s'exprime ainsi à ce sujet: Celui qui a eu commerce avec une femme qui s'est abandonnée à un lépreux, ressent des picotements entre la chair et le cuir, (gland et prépuce,) quelquefois des échauffements par tout le corps, et ensuite du froid; il a des insomnies, sent comme des fourmis qui courent sur son visage, si le mal vient d'une cause chaude. Sa couleur change de rouge en blanc et réciproquement de blanc en rouge. Ces sortes de malades ont fort souvent intérieurement une chaleur lente, qui se produit quelquefois au dehors, s'ils sont d'un tempérament cholérique. Mais s'ils sont d'une complexion phlegmatique, ou d'un tempérament mélancolique, cette chaleur se fait ressentir plus tard, le visage perd aussitôt sa couleur et devient un peu boursouflé. On éprouve encore une pesanteur dans tous les membres, de sorte qu'on peut à peine se remuer; l'on a froid entre cuir et chair, après quoi l'on ressent un fourmillement au visage, puis par tout le corps.

§ 8. — Les autres autorités alléguées par M. Beckett, qui sont postérieures à l'année 1494, peuvent s'entendre, si l'on veut, de cette espèce d'arsure qui venait de la lèpre, quoique, à vrai dire, tous ces passages paraissent devoir mieux se rapporter aux maladies véritablement vénériennes. Le plus ancien est de l'année 153), où la lèpre commençait déjà à devenir rare, et où la vérole n'était pas seulement fréquente et commune en Italie et en France, mais aussi en Angleterre.

Ces passages ne nous apprendraient rien de nouveau; nous n'avons donc point à nous y étendre.

CHAPITRE XII

NOUVEAUX ET CURIEUX DOCUMENTS

Cependant, M. Beckett, pour prouver l'ancienneté de la vérole, rapporte deux témoignages qui paraissent dignes de remarque.

Le premier est tiré d'un manuscrit qu'on trouve à Oxford, au collège de Lincoln, et dans lequel un certain Thomas Gascoigne, qui a été chancelier de l'Université d'Oxford, parle de la manière suivante :

Moi, maître Thomas Gascoigne, je déclare avoir connu plusieurs hommes qui sont morts de·la putréfaction de leurs parties génitales et de leur corps, laquelle corruption et pourriture, comme ils l'ont eux-mêmes avoué, leur avait été causée pour avoir eu un commerce charnel avec des femmes.

Un duc, du premier rang en Angleterre, savoir Jean de Gaunt, surnommé Plantagenest, est mort d'une semblable pourriture de ses parties naturelles et de son corps, qui avait été produite par la fréquentation des femmes. C'était, en effet, un grand fornicateur, bien connu pour tel dans toute l'Angleterre. Avant sa mort, étant retenu au lit par cette infirmité, il montra cette putréfaction à Richard II, roi d'Angleterre, lorsque ce prince alla le visiter pendant sa maladie. Ce récit m'a été fait par un bachelier en théologie, qui le savait.

De même aussi, le sieur Will, homme d'un âge très avancé, et habitant de la ville de Londres, est mort d'une pareille putréfaction de ses parties génitales et de son corps, causée par la conjonction charnelle avec des femmes, comme il l'a confessé lui-même plusieurs fois avant son décès.

M. Beckett en conclut que ces deux personnages étaient attaqués de la vérole avant l'année 1420, et que, par conséquent, cette maladie avait paru en Europe avant la découverte des Indes occidentales.

L'autre témoignage est tiré de quelques passages des œuvres manuscrites de Jean Ardern, chirurgien célèbre en Angleterre, vers l'an 1370, dans lesquels il est fait mention du phimosis, du paraphimosis, des carnosités de l'urètre, et du bubon ; d'où il semble à M. Beckett qu'on peut inférer que ces symptômes étaient vénériens, et qu'ainsi la vérole paraissait déjà en Angleterre à cette époque.

Mais on doit croire que ces maux des parties génitales étaient surtout fréquents chez les hommes adonnés aux femmes, chez ceux qui hantaient les mauvais lieux, et qui s'abandonnaient sans retenue à la luxure ; en effet, comme ces débauchés, aveuglés par leur passion brutale et leur lubricité, s'adonnaient principalement à des femmes publiques qui, de tous temps, ont été très impures; qu'ils se livraient sans réserve à toutes sortes d'impudicités, et que, semblables à des étalons, ils avaient affaire indifféremment à toutes sortes de femmes, et bien souvent à des malheureuses qui se trouvaient attaquées d'un cancer, d'un ulcère, d'un abcès, etc, à la matrice, ou qui avaient actuellement beaucoup de fleurs blanches âcres et virulentes, ou à des femmes lépreuses, ou encore à des femmes qui s'étaient prostituées récemment à des lépreux, il devait en résulter sans doute pour ces hommes impudiques, de contracter plus souvent que d'autres des arsures, des phlogoses, des inflammations, des abcès, des ulcères, des carcinomes, aux parties honteuses.

Bien plus, quand même on accorderait que ceux qui étaient très enclins à la luxure, n'avaient commerce qu'avec des femmes saines et pures, ce qui est assurément beaucoup accorder, — cependant, comme ils avaient trop souvent commerce avec elles, ils devenaient par là même beaucoup plus sujets aux maladies dont on parle, que ceux qui, quoique sans vivre dans la chasteté, ne laissaient pas d'éviter l'excès. Car les organes de la génération se trouvant pleins d'une semence âcre, salée et chaude, et étant trop fréquemment et trop longtemps maniés, pressés et gonflés d'un sang très chaud qui y coulait, ou qui y était retenu ; et, qui plus est, étant souvent irrités par l'usage des aphrodisiaques, pour exciter davantage à l'amour, il arrivait que ces personnes étaient plus souvent que d'autres attaquées d'arsures, de phlogoses et de phlyctènes au gland, d'inflammations, d'abcès et de tumeurs aux prostates, aux vésicules séminales, aux testicules, etc.

Pour en revenir aux passages d'Ardern, où il est question du phimosis, du paraphimosis, de l'hypersarcose ou carnosité de l'urètre, il n'est rien de plus certain que ces sortes de maux ont été connus et décrits autrefois par les médecins grecs, latins, arabes, et par ceux qui ont pratiqué la médecine en Europe, depuis l'époque des Arabes jusqu'à la restauration des belles-lettres.

Outre Galien et Celse, il serait aisé d'en citer plusieurs autres, chez qui l'on trouve tous ces accidents expliqués d'une manière claire et précise. Mais ces sortes de maux des parties génitales venaient autrefois d'une cause ordinaire et non d'une cause vérolique, c'est-à-dire du virus vénérien. C'est pourquoi il ne faut point les confondre avec les maladies vénériennes de la même espèce, parce que celles-ci, quoiqu'elles soient de même genre par leur caractère et par la manière dont elles vous attaquent, en diffèrent néanmoins par leur cause et leur origine.

LIVRE ONZIÈME

Histoire des différentes fables inventées sur l'origine de la vérole

---

CHAPITRE PREMIER

MALIGNE INFLUENCE DES ASTRES

Autant les médecins qui ont vécu sur la fin du xve siècle et au commencement du xvie, ont-ils été unanimes sur la nouveauté de la vérole, autant se sont-ils partagés en des sentiments différents sur la première cause de cette maladie.

Les premiers médecins qui ont écrit sur cette maladie, remplis des préjugés de leur siècle, et accoutumés à ajouter foi aux rêveries des astrologues, ont tous attribué l'origine du mal à la maligne influence des astres, ou à la conjonction malfaisante des planètes. Mais comme une erreur ne se présente pas sous les mêmes faces, ils ont presque tous rapporté cette origine à ces conjonctions différentes.

C'est ainsi qu'en 1467, Conradin Gilini, dans son *Essai sur la maladie française*, a prétendu qu'il fallait attribuer la naissance de la vérole à la conjonction de Saturne et de Mars, arrivée le 16 janvier 1496, vers midi, qui présageait une mortalité pour les hommes ; ou bien à la conjonction de Jupiter et de Mars, qui s'était faite le 17 novembre 1494, dans un signe chaud et humide, et qui avait élevé des vapeurs de la terre et de l'eau, que Mars, qui est chaud et sec, avait enflammées et mises en feu. Ce qui ensuite changea, corrompit l'air, et engendra des humeurs corrompues et brûlées, causes de la maladie !

C'est ainsi également qu'en 1500, Gaspard Torella a dit, dans son *Traité sur la pudendagre*, que ce mal avait été causé par la constellation des corps supérieurs, parce qu'un effet universel doit être rapporté à des causes universelles ; et cela, par suite de la rencontre de Saturne dans le signe du bélier. Car il y a dans le signe du Bélier, et dans celui des Poissons, des étoiles qui ont la vertu de produire des monstres !

C'est ainsi encore qu'en 1502, Wendelin Hock de Brackenaw soutient, dans son ouvrage *De morbo Gallico*, que la vérole a commencé, pour parler juste, dès l'an 1483, parce qu'en cette année, au mois d'octobre, quatre planètes, — Mars, Jupiter, le Soleil et Mercure, — s'étaient rencontrés au signe de la Balance, dans la maison de la Maladie, ce qui dénotait un mal causé par la corruption du sang et de la bile, et que Jupiter fut embrasé dans ce même signe. Ce fut encore dans ce signe que se fit la conjonction de Jupiter, de Mars et de Mercure, et celles de Mars et de Vénus, de Jupiter et de Mercure, de Jupiter et de Vénus, depuis le mois d'octobre jusqu'au premier jour de novembre. En outre, la lune s'éclipsa deux fois cette même année, tant au signe du Scorpion, dans la maison de la Maladie, qu'au signe opposé. De plus, en ce même signe du Scorpion, dans la maison même de la Maladie, arriva l'embrasement de Saturne et de Mercure. Tout cela annonça la corruption du sang et de la bile, ainsi que la confusion de toutes les humeurs, et l'abondance de l'humeur mélancolique aussi bien chez les hommes que chez les femmes.

Résultat : la vérole !

Enfin, c'est ainsi qu'en 1532, Laurent Phrisius prétendait que, pour connaître clairement la cause primitive de la maladie vénérienne, il fallait remarquer qu'en 1483, il s'était fait certaines conjonctions de planètes, le quinzième jour du mois d'octobre, à deux heures de l'après midi. Afin donc, disait-il, que vous compreniez mieux ceci, sachez qu'au temps susdit, Jupiter, Mars, le Soleil, et Mercure furent en conjonction ensemble, au signe de la Balance, dans la huitième maison, laquelle dénote la maladie. De plus, Jupiter, qui est l'ami de la nature humaine fut embrasé. En outre, il faut faire attention qu'en cette même année, il y eut de très mauvaises influences, parce qu'au premier jour de novembre les impressions arrivées aux conjonctions de Mars et Vénus, de Jupiter et Vénus, dans la susdite maison, devinrent plus fortes. La lune aussi souffrit deux éclipses, l'une dans le signe du Taureau, l'autre dans celui du Scorpion.

Il ne pouvait naturellement en résulter que la vérole !!!

On trouve les mêmes choses dans Pierre Magnard, de Vérone, en 1518 ; dans Nicolas Massa, dans Fracastor, et dans bien d'autres auteurs.

A notre siècle, la seule exposition de ces chimères suffit pour les réfuter.

CHAPITRE II

SYPHILUS

Nous venons de prononcer le nom du célèbre médecin Jérôme Fracastor. Il ne nous est pas permis de ne point parler, en passant, du magnifique poème qu'il a écrit sous le titre de *Syphilis*. C'est au cardinal Bembo, qui était son ami particulier, que Fracastor dédia son œuvre.

Bembo, après l'avoir lu, l'adressa à Sannazar, et celui-ci fut si satisfait de la lecture de cet ouvrage, qu'il avoua au cardinal de Médicis, et à Baptiste de Mantoue, dit le Mantouan, qu'il estimait plus ce poème que celui qu'il avait composé *De partu Virginis* (sur l'accouchement de la Vierge), et auquel il avait travaillé vingt années de suite. Voici, d'après Fracastor, l'origine de la syphilis :

Syphilus, suivant la tradition du pays, berger du roi Aleithous, menait dans les gras pâturages qui bordent ces fleuves, de grands troupeaux de bœufs, et des brebis sans nombre, aussi blanches que la neige. Un jour que la canicule, dans le solstice d'été, dardait ses feux brûlants sur les campagnes arides, et qu'elle consumait les bois, sans que les arbres, par la fraîcheur de leurs ombres, ni les zéphyrs par leurs haleines pussent tempérer la chaleur.

Ce pasteur, plaignant son troupeau, et tourmenté lui-même par la violence de la saison, tourne ses regards vers le soleil et s'exprime en ces termes :

Soleil, c'est bien en vain que nous te nommons le Dieu et le Père de la nature ! Pourquoi, peuple imbécile, faisons-nous brûler de l'encens sur tes autels, et t'immolons-nous des victimes, puisque tu n'as pitié de nous ni des troupeaux du roi ? Ah ! sans doute, dieu jaloux, vous enviez nos richesses. Je suis le pasteur de mille génisses et d'autant de brebis d'une blancheur éclatante ; vous avez dans le ciel à peine un taureau, un bélier, et, si ce que l'on nous dit est vrai, un chien pour garder ce grand troupeau ! Insensé que je suis ! pourquoi ne pas rendre un culte divin au roi, qui commande à tant de peuples, et qui tient sous ses lois ces campagnes et la vaste étendue des mers ? N'est-il donc pas plus puissant qu'Apollon et que les autres dieux ? Favorable à nos prières, il fera naître à notre gré, les zéphyrs ; il commandera à ces arbres de tempérer, par leur feuillage, la chaleur accablante de l'été, et mes troupeaux, retirés sous leurs ombres, goûteront une fraîcheur agréable !

Après avoir ainsi parlé, Syphilus élève, sur les montagnes, des autels en l'honneur du roi Aleithous et lui consacre un culte divin. Une troupe de paysans et les autres bergers l'imitent. On brûle de l'encens, on sacrifie des taureaux, et l'on rôtit leurs entrailles fumantes.

Le roi était assis sur son trône, au milieu de ses peuples nombreux, lorsqu'il apprit les honneurs divins qu'on lui rendait. Transporté de joie, il ordonne qu'on ne reconnaisse rien au-dessus de lui sur la terre ; qu'aucun dieu ne soit désormais adoré dans ses États, sous peine d'encourir sa vengeance, ajoutant que les dieux renfermés dans l'Olympe ne devaient prendre aucune part à ce qui se passe au-dessous d'eux.

Le soleil, père du jour, devant qui rien n'est caché, est témoin de ces impiétés, et en est indigné. Il donne une activité maligne à ses rayons, et corrompt la pureté de sa lumière, son aspect répand des influences empoisonnées sur la terre et les mers ; l'air est frappé d'un éclat funeste. Aussitôt une nouvelle maladie afflige notre terre impie. Syphilus, qui osa rendre au roi les honneurs divins dans des sacrifices et lui élever des autels sur les montagnes, voit, le premier, des pustules couvrir tout son corps, comme une lèpre hideuse ; il sent le premier les rigueurs de ce mal affreux, qui le privent des douceurs du sommeil, et déchirent misérablement ses membres pendant la nuit. Cette maladie retint son nom, et les gens de la campagne la nommèrent dès lors *syphilis*. Cependant ce fléau se répand dans toutes les villes et le roi lui-même n'est pas épargné.

On va consulter la nymphe Américe, dans la forêt de Carthéfis, où elle rend des réponses au nom des dieux, du fond du bois sacré, dont elle fait son habitation. On l'interroge sur les causes et les remèdes du mal. Telle fut sa réponse : « Le soleil venge sur vous le mépris de sa puissance, il ne convient pas à un mortel de s'égaler à aucune divinité. Brûlez de l'encens en l'honneur de ce dieu courroucé, rétablissez son culte, apaisez-le par votre soumission, et il ne portera pas plus loin les effets de sa colère. La peste qui vous afflige sera éternelle, et à amais irrévocable ; quiconque naîtra, dans ces climats, en sentira les atteintes. Le dieu a juré par les eaux du Styx, et par les destins immuables. Mais si vous demandez des remèdes certains contre cette contagion, sacrifiez une génisse blanche à Junon, immolez en l'honneur de la terre une génisse noire. Junon répandra d'heureuses influences dans l'air et la terre fera sortir de son sein un bois salutaire. Voilà le remède à vos maux. » Ainsi parla cette nymphe. Sa caverne profonde et le bois furent ébranlés ; une secrète horreur se répandit au loin.

On exécute ses ordres ; on relève les autels du soleil ; une génisse blanche est sacrifiée à Junon et l'on immole une génisse noire en l'honneur de la terre. Je vais vous raconter des prodiges ; mais j'en prends à témoin les dieux, et les monuments de nos ancêtres. Cet arbre sacré qui forme le bois épais que vous voyez, autrefois inconnu dans nos contrées, sortit tout à coup de la terre avec sa verdure et l'on vit une vaste forêt couvrir nos campagnes de ses rameaux naissants. Le grand prêtre établit, aussitôt, des sacrifices annuels, en l'honneur du soleil vengeur. Il demande une seule victime, pour tout le peuple, afin de l'immoler aux autels du dieu; et le sort tombe sur Syphilus. Les couteaux et les bandelettes sacrés étaient prêts pour les sacrifices, on était sur le point de teindre les couteaux du sang de la victime, lorsque le coup fut suspendu par Junon et par Apollon qui, se laissant fléchir, substituèrent à la place du malheureux berger un taureau, victime plus digne de leur clémence; et la terre fut arrosée du sang de ce fier animal. Nos ancêtres, pour conserver la mémoire de ce prodige, ont établi ces cérémonies qui doivent être renouvelées tous les ans; et ce berger, victime fictive, placé près des autels, rappelle le crime du pasteur Syphilus. Cette troupe infortunée de malades frappés par la vengeance d'un dieu, expie les fautes de nos pères. Le grand prêtre, par ses vœux, ses prières et ses chants, leur concilie la clémence du ciel et apaise la colère d'Apollon. Ces malheureux purifiés par nos sacrifices, emportent dans leurs maisons des rameaux de cet arbre sacré et s'en servent pour des libations qui ont la vertu de les délivrer de ce mal affreux dont ils sont affligés.

CHAPITRE III

ORIGINE DE LA VÉROLE ATTRIBUÉE A L'INTEMPÉRIE VICIEUSE DE L'AIR

Quelques médecins eurent honte d'avoir tant de crédulité en l'astrologie; et, sans s'arrêter aux jugements des astrologues, ils s'attachèrent à suivre les axiomes de l'art, et rapportèrent la cause de la nouvelle maladie à une intempérie particulière de l'air. C'est de cette manière qu'en 1497, Nicolas Leoniceno, de Vicence, après avoir dit que cette maladie était arrivée ou par la colère divine, comme le croient les théologiens, ou par l'influence des astres, comme le prétendent les astrologues, ou par une certaine intempérie de l'air, comme le pensent les médecins, continue ainsi : Quant à nous, pour être à cet égard en conformité de sentiment avec les médecins, nous nous en tiendrons aux causes qui approchent le plus de la nature. Il est certain que la même année que le mal français commença de paraître, il y eut de grandes inondations dans toute l'Italie. Rome s'en ressentit la première, et les eaux du Tibre y montèrent à un tel point, qu'on put aller en bateau par toute la ville.

A l'exemple du Tibre dans la campagne de Rome, le Rheno dans le territoire de Bologne, le Pô dans les duchés de Ferrare et de Mantoue, l'Adige dans l'Etat de Venise, sortirent de leurs lits. Enfin, cette année fut partout si pluvieuse, que les terres se trouvant excessivement détrempées par les eaux qui y croupirent, il ne faut pas s'étonner que l'air, durant l'été, acquit cette intempérie chaude et humide qui est regardée par les médecins et par les philosophes comme la cause de toutes sortes de pourritures. Au reste, la gale française (si l'on doit donner le nom de gale à cette maladie) parut alors dans toute l'Italie, y continuant ses ravages sous un aspect si affreux, que plusieurs médecins, trompés par quelque ressemblance, se sont imaginé que c'était l'éléphantiasis.

Deux réflexions suffisent pour détruire cette opinion :

1° Si la vérole avait été produite par une saison pluvieuse, elle aurait dû paraître plusieurs fois dans notre continent avant l'an 1494, puisque sans aucun doute il y avait eu, plus d'une fois auparavant, des saisons chaudes et humides ;

2° Elle aurait dû disparaître depuis longtemps, puisqu'une température contraire, c'est-à-dire un air chaud et sec, aurait dû la dissiper.

Comme on ne connaissait point encore assez la nature de la vérole, et que les malades dissimulaient soigneusement la manière dont ils l'avaient contractée, on se persuadait faussement que ce mal était épidémique, comme la peste et les maladies pestilentielles, et qu'il dépendait de même d'une cause commune et universelle, capable d'infecter tous ceux que la bonté de leur tempérament n'en garantissait pas.

Tel fut le sentiment de Leoniceno; car il ne faut pas s'imaginer que ces médecins, ayant autant de bon sens qu'ils en avaient, eussent jamais songé à attribuer la vérole à une cause générale, telle que le vice de l'air ou l'aspect des planètes, s'ils eussent connu qu'elle se gagnait par la seule contagion, et surtout par une contagion vénérienne.

CHAPITRE IV

CAUSES PARTICULIÈRES

Quand on fut mieux au fait de la nature de la maladie, et de la manière dont elle se communiquait, il fallut chercher d'autres causes, et comme chacun donna l'essor à son imagination, il ne faut pas être surpris du nombre de fables qu'on débita de nouveau.

Jean Manard, de Ferrare, assure qu'on place le commencement de la vérole au temps où Charles VIII, roi de France, se préparait à la guerre d'Italie, en prétendant que cette maladie commença à Valence en Espagne, par une fameuse courtisane qui, pour le prix de cent écus d'or, accorda ses faveurs à un chevalier lépreux ; que cette femme ayant été gâtée, gâta à son tour les jeunes gens qui la voyaient, dont plus de quatre cents furent infectés en peu de temps, et dont quelques-uns ayant suivi Charles en Italie, y portèrent cette cruelle maladie.

Pierre André Mathiole rapporte une histoire absolument semblable.

Théophraste Paracelse, dans la première partie de sa grande *Chirurgie*, dit que la vérole a pris son origine du commerce impur d'un Français lépreux avec une courtisane qui avait des bubons vénériens. Cette courtisane infecta ensuite tous ceux qui eurent affaire à elle. C'est ainsi que la vérole, provenue de la lèpre et du bubon vénérien, à peu près comme la race des mulets est sortie de l'accouplement d'un cheval et d'une ânesse, se répandit par contagion dans tout l'univers.

De son côté, Antoine Musa Brassarole raconte que dans le camp des Français il y avait une courtisane très fameuse et très belle, mais qui avait un ulcère sordide à l'orifice de la matrice. Les hommes qui avaient commerce avec elle contractaient une affection maligne qui ulcérait le membre viril. Plusieurs hommes furent bientôt infectés, ainsi que beaucoup de femmes par la suite, lesquelles transmirent ce cadeau à d'autres hommes.

D'après Gabriel Fallope, les Espagnols, abandonnant de nuit leurs retranchements, avaient au préalable empoisonné les puits, ce qui fut cause de la maladie.

André Césalpin, d'Arezzo, médecin du pape Clément VIII, rapporte une autre histoire, qu'il dit tenir de témoins oculaires, et en particulier d'un soldat d'Arezzo qui servait dans l'armée d'Espagne pendant cette guerre. Ce soldat racontait que les Français ayant assiégé une ville près du mont Vésuve, nommée Somma, où il croît beaucoup d'excellent vin, qu'on appelle vin grec, les Espagnols abandonnèrent la place durant la nuit; mais qu'auparavant ils infectèrent le vin qui s'y trouvait avec du sang qu'ils avaient tiré des malades de l'hôpital Saint-Lazare : que les Français étant entrés dans la ville, et s'étant enivrés de ce vin, commencèrent à être malades et eurent des symptômes très fâcheux qui ressemblaient à la lèpre.

Léonard Fioravanti, célèbre empirique d'Italie, dans un traité italien publié en 1564, rapporte sur l'origine de la vérole une histoire singulière, et dont on n'avait point entendu parler jusqu'au temps de cet auteur. Pour accréditer son récit, il prétend le tenir d'un certain Pascal Gibilotto, de Naples, âgé de quatre-vingt-dix-huit ans, dont le père, qui avait transmis le fait à son fils, avait été vivandier, vers l'an 1456, dans l'armée d'Alphonse V, roi d'Aragon, qui faisait la guerre à Jean, fils de René, duc d'Anjou, pour le royaume de Naples.

Voici ce que raconte Fioravanti :

Dans cette longue guerre, les vivres ayant manqué tant aux Espagnols qu'aux Français, les vivandiers des deux armées, poussés par l'amour du gain, furent assez barbares pour aller couper secrètement des quartiers de chair humaine, dont ils préparèrent divers mets, qu'ils vendaient bien cher aux soldats affamés. De ceux qui mangèrent de ces viandes abominables, la plupart furent bientôt attaqués de pustules, de douleurs, de chute des cheveux, en un mot, de la vérole. Les Français, obligés de mettre fin à la guerre et de rentrer chez eux, appelèrent ce mal le *mal de Naples*, parce qu'il l'avaient gagné dans le royaume de Naples. Les Espagnols et les Italiens, de leur côté, le nommèrent le *mal français*.

Fioravanti ajoute qu'il a vérifié, par des expériences, cette origine de la vérole. Ayant nourri chez lui, pendant quelque temps, un cochon avec de la chair de porc qu'il mêlait parmi les autres aliments, cet animal se trouva bientôt couvert de pustules, et le poil lui tomba. La même chose arriva à un chien qu'il avait pendant deux mois nourri de chair de chien. Enfin, un épervier apprivoisé qu'il avait nourri pendant quelque temps de chair d'épervier, était devenu également couvert de pustules et avait perdu ses plumes. D'où il conclut que tout animal, nourri de la chair d'un animal de même espèce, sera attaqué de la vérole ou d'une maladie entièrement semblable à la vérole.

Cette histoire, il faut le reconnaître, marque un grand fond de crédulité chez Fioravanti, à moins qu'elle ne témoigne d'un énorme penchant pour les fables, bien digne d'un empirique !

Jean-Baptiste Van Helmont a débité, lui aussi, sur l'origine du mal vénérien, la fable la plus extravagante et la plus monstrueuse. Écoutons-le :

Un saint laïque tâchant de deviner pourquoi la vérole avait paru au siècle passé, et non auparavant, fut ravi en esprit et eut la vision d'une jument rongée du farcin; d'où il soupçonna qu'au siège de Naples, où cette maladie parut pour la première fois, quelque homme avait eu commerce abominable avec une bête de cette espèce, attaquée du même mal, et qu'ensuite, par un effet de la justice divine, il avait malheureusement infecté le genre humain.

Jean Linder, docteur en médecine, ne voudra pas rester en arrière sur son collègue, et il ose avancer que la vérole a tiré son origine, chez les Américains, de la sodomie exercée autrefois entre des hommes et de gros singes !

CHAPITRE V

DES RÈGLEMENTS QU'ON A FAITS AUTREFOIS CONTRE LES VÉROLÉS

Les adversaires de l'ancienneté de la vérole produisent encore à l'appui de leur opinion les règlements et ordonnances qu'on fit à l'égard des vérolés pour en tirer la conséquence suivante : que la vérole est une maladie nouvelle, autrement on n'aurait pas eu besoin de faire à son occasion de nouvelles lois.

Voyons ces lois.

Lorsque le mal vénérien commença à se manifester en Europe, on le regarda comme une espèce de peste, et l'on crut qu'il pouvait de même se gagner de loin en parlant, en mangeant, en vivant avec les personnes infectées, ou en les fréquentant. L'ignorance ou la dissimulation des malades contribua à entretenir longtemps les médecins dans cette erreur, surtout parce qu'ils leur laissaient ignorer la manière dont ils avaient attrapé le mal. C'est là ce qui donna lieu aux règlements qu'on fit alors en France contre les vérolés, en vue de pourvoir à la conservation publique par des mesures conformes à l'idée qu'on avait de la maladie.

On trouve dans les registres du Parlement de Paris un arrêt du 6 mars 1496 qui défend aux vérolés, sous une peine capitale, tout commerce avec les personnes saines, et qui leur ordonna de se retirer au faubourg Saint-Germain pour être renfermés dans les endroits qui leur sont destinés.

Voici cet arrêté :

ARRESTÉ DU PARLEMENT DE PARIS, PORTANT RÈGLEMENT SUR LE FAIT DES MALADES
DE LA GROSSE VÉROLE

Aujourd'hui, sixième mars, pour ce que en cette ville de Paris y avait plusieurs malades de certaine maladie contagieuse, nommée la *Grosse vérole*, qui, depuis deux ans en ça, a eu grand cours en ce royaume, tant de cette ville de Paris que d'autres lieux, à l'occasion de quoi était à craindre que sur ce printemps elle multipliât, a été avisé qu'il était prudent d'y pourvoir.

Pourquoi ont été mandés les officiers du Roi en Châtelet, lesquels venus en la Cour ont rencontré qu'ils avaient été en la maison de l'évêque de Paris, pour y mettre provision, mais n'y était encore avisé parmi le tout, par les difficultés qui se trouvaient.

Si leur a ordonné la Cour y pourvoir, et pour assister avec ledit évêque, a été commis M. Martin de Bellefaye, et moi greffier, Pierre de Cerisay, en sa compagnie.

Et après que, en la maison dudit évêque, avons communiqué ensemble, m'a été adjoint en faire l'ordonnance, ce que ai fait selon les articles ci-après enregistrés, laquelle ordonnance par moi portée au Châtelet, et délivrée au Prévôt de Paris, a été mise à exécution, et jusque-ci bien gardée.

Pour pourvoir aux inconvénients, qui adviennent chacun jour par la fréquentation et communication des malades, qui sont de présent en grand nombre en cette ville de Paris, de certaine maladie contagieuse, nommée la *Grosse vérole*, ont été avisés, conclus et délibérés par Révérend Père en Dieu Monsieur l'Évêque de Paris, les Officiers du Roi, Prévôt des marchands, et Échevins de Paris, et le conseil et avis de plusieurs grands et notables personnages de tous états, les Points et Articles qui s'ensuivent :

I

Premièrement sera fait cri public de par le Roi, que tous malades de cette maladie de *Grosse vérole* étrangers, tant hommes que femmes, qui n'étaient demeurants et résidents en cette ville de Paris, alors que ladite maladie les a pris, vingt-quatre heures après ledit cri fait, s'envoisent et partent hors de cette dite ville de Paris ès pays et lieux dont ils sont natifs, ou là où ils faisaient leur résidence, quand cette maladie les a pris, ou ailleurs où bon leur semblera, sur peine de la hart. Et à ce que plus facilement ils puissent partir, se retirent ès portes Saint-Denis et Saint-Jacques, où il trouveront gens députés, lesquels leur délivreront à chacun quatre sols parisis, en prenant leur nom par écrit, et leur faisant défense sur la peine que dessus, de non rentrer en cette ville, jusques à ce qu'ils soient entièrement garis de cette maladie.

II

Que tous les malades de cette maladie, étant de cette ville, ou qui étaient résidents ou demeurants en cette ville, alors que ladite maladie leur a pris, tant hommes que femmes, qui avont puissance de eux retirer en maisons, se retirent dedans lesdites vingt et quatre heures, sans plus aller par la ville, de jour ou de nuit, sur ladite peine de la hart : Et lesquels ainsi retirer en leurs dites maisons, s'ils sont povres et indigents, pourront se recommander aux Curés et Marregliers des paroisses dont ils seront, pour être recommandés, et dans ce qu'ils partent de leurs dites maisons, leur sera pourvu de vivres convenables.

III

Tous autres povres malades de cette dite ville, eux résidents, demeurants ou servants en cette ville, qui ne avont puissance de eux retirer en maisons dedans les vingt quatre heures après le cri fait, sur ladite peine de la hart, se retirent à Saint-Germain-des-Prés, pour être et demeurer ès maisons et lieux qui leur seront baillés et délivrés par les gens et députés à ce faire, auxquels lieux durant ladite maladie, leur sera pourvu de vivres et autres choses à eux nécessaires, et auxquels l'on défend sur ladite peine de la hart de non rentrer en cette dite ville de Paris, jusques à ce qu'ils soient entièrement garis de ladite maladie.

IV

Que nul ne soit si hardi de prendre lesdits quatre sols parisis, s'il n'est étranger comme dit est, ou qu'il voulsît partir de cette dite ville, sans plus entrer jusques à ce qu'il soit entièrement gari.

V

Et quant aux femmes malades, leur sera pourvu de autres maisons et demourances, èsquelles elles seront fournies de vivres et autres choses nécessaires.

VI

A été ordonné que pour satisfaire audit cri, lesdits malades qui étaient de cette ville, ou qui étaient demeurants en cette ville, à l'heure qu'ils ont été pris de cette maladie, seront mis en la maison, qui jà a été louée pour cette cause à Saint-Germain-des-Prés, et où elle ne pourrait fournir, seront pris granges et autres lieux étant près d'icelle, afin que plus facilement ils puissent être pansés ; et en ce cas seront ceux, à qui seront lesdites granges et maisons, rémunérés et satisfaits de leur louage par ceux qui sont commis et députés à recevoir l'argent cueilli et levé en cette ville de Paris pour lesdits malades, par l'ordonnance desdits évêque et officiers du roi et prévôt des marchands ; et à ce souffrir, seront contraints réaument et de fait.

VII

Après ledit cri fait, sera pourvu par ceux, qui sont commis à recevoir ledit argent, à ce qu'ils mettent deux hommes, c'est à savoir un à la porte Saint-Jacques, et l'autre à la porte Saint-Denis, pour en la présence de ceux, qui seront commis par les officiers du roi et prévôt des marchands, payer lesdits quatre sols parisis, et prendre les noms par écrit de ceux qui les recevront, et leur faisant les dépenses dessus dites.

VIII

Sera ordonné par le prévôt de Paris aux examinateurs et sergents, que ès quartiers dont ils ont la charge, ils ne souffrent et permettent aucun d'iceux malades aller, converser ou communiquer parmi la ville : Et où ils en trouveront aucuns, ils les mettent hors d'icelle ville, ou les envoient ou manent en prison pour être punis corporellement selon ladite ordonnance.

IX

Après ledit cri mis à exécution, soient ordonnés gens par lesdits prévôts et échevins, lesquels se tiendront aux portes de la ville de Paris, pour garder et défendre qu'aucuns malades de cette maladie ne entre apertement ou secrètement en cette dite ville de Paris.

X

Soit pourvu par ceux qui sont députés à recevoir l'argent donné et aumôné auxdits malades, à ce que à iceux retirés èsdites maisons soit pourvu des vivres et autres choses nécessaires soigneusement et en diligence, car autrement ils ne pourraient obéir auxdites ordonnances.

Le vendredi 5 mai 1497, c'est-à-dire deux mois après l'arrêt, le Parlement rendit une ordonnance portant qu'une amende de soixante livres parisis serait employée à l'usage des vérolés de Paris. En voici le texte :

Une amende de soixante livres parisis, ordonnée pour les malades de la GROSSE VÉROLE.

Ce jour, vendredy 5 may, la court a ordonné la somme de 60 livres parisis estre baillée et délivrée par M. Nicole Herbelot, receveur des exploits et amendes de la court de céans, à sire Nicolas Potier, et aultres commis touchant le faict des malades de Naples, pour icelle somme estre employée ès affaires et nécessiter desdits malades. Fait le 5 may.

Le samedi 27 mai de la même année, l'évêque de Paris demanda au Parlement de vouloir bien secourir les vérolés par de nouvelles aumônes, ce qu'il obtint facilement. Voici la demande épiscopale :

Remonstrances de l'evesque de Paris à la court, pour faire aumosne aux malades de la GROSSE VÉROLE.

Aujourd'huy, samedy 27 may, l'evesque de Paris a remonstré que des malades de la *grosse vérole*, qui, par ordonnance de la court, avoient esté mis ès fauxbourgs de ceste ville, y en avoit de garis en bien grant nombre, mais l'argent estoit failly, et y faisoit lon de petites aumosnes pour le présent; s'il estoit le plaisir de la court y faire quelque aumosne en pitié, elle seroit bien employée : Et pour ce que des deniers ordonnez par la court à employer en œuvres pitéables, ne estoit possible en recouvrer aulcune chose, remonstrant à la court qu'il y avoit en mon greffe xv ou xvi escus depuis dix ans avoit, et ne savoit lon à qui ils appartenoient, si c'estoit le plaisir de la court ordonner qu'ils fussent distribuez ès pauvres malades, les délivrerois; ce qui a esté ordonné, et iceux baillez à Me Jean Fournier, chanoine de Nostre-Dame de Paris, lequel s'en est chargé.

Enfin le lundi 25 juin 1498, le prévôt de Paris rendait l'ordonnance suivante :

Ordonnance du prévost de Paris, pour les malades de la grosse vérole.

Combien que par cy-devant ait esté publié, crié et ordonné à son de trompe et cry public par les carrefours de Paris, à ce que aulcun n'en peut prétendre cause d'ignorance : Que tous malades de la *grosse vérole*, vuidassent incontinent hors la ville et s'en allassent, les estrangiers ès lieux dont ils sont natifs, et les aultres vuidassent hors ladite ville, sur la peine de la hart : Néantmoins lesdits malades, en contempnant lesdits crys, sont retournez de toutes parts et conversent parmi la ville avec les personnes saines, qui est chose dangereuse pour le peuple, et la seigneurie qui à présent est à Paris.

L'on défend de rechef de par le roy et monsieur le prévost de Paris à tous lesdits malades de ladite maladie, tant hommes que femmes, que incontinent aprez ce présent cry ils vuident et se départent de ladite ville et forsbourgs de Paris, et s'envoisent, sçavoir lesdits forains faire leur résidence ès pays et lieux dont ils sont natifs, et les aultres hors ladite ville et forsbourgs, sur peine d'estre jectés en la rivière, s'ils y sont prins le jour d'huy passé : Enjoint lon à touts commissaires, quarteniers et sergents, prendre ou faire prendre ceulx qui seront trouvez, pour en faire exécution. Fait le lundy 25e jour de juin, l'an mil quatre cent quatre-vingt-dix-huit.

Nous avons vu quelle conséquence tiraient, de ces règlements sur les vérolés, les adversaires de l'ancienneté de la syphilis. Ils prétendent que la vérole est une maladie nouvelle, puisqu'elle fut l'objet de lois nouvelles !

A tous ces arguments, que nous avons présentés dans les livres et chapitres précédents, que répondent les partisans de l'ancienneté de la maladie en question ?

C'est ce qui fera pour nous le sujet du livre qui suit.

LIVRE DOUZIÈME

Preuves définitives de l'antiquité de la syphilis.

CHAPITRE PREMIER

RÉPONSE A TOUTES LES OBJECTIONS

Après avoir commencé par établir, en écrivant l'histoire des maladies vénériennes, que la syphilis avait laissé trace de son passage dès la plus haute antiquité, nous devions nécessairement, pour éviter tout reproche de partialité, produire les objections de nos adversaires; après quoi, nous croyons pouvoir présenter non pas notre réponse, qui n'aurait, en définitive, que la valeur d'une
opinion personnelle, mais la réponse qu'ont faite à toutes ces objections les partisans de l'ancienneté du mal vénérien, Cazenave en tête, qui a examiné cette
question avec le plus grand soin et démontré, de la façon la plus évidente, que
l'épidémie ne date pas de la rentrée en Europe des compagnons d'armes de Christophe Colomb; qu'en conséquence la grande épidémie du xve siècle n'a pas été
la première manifestation de la syphilis, et que l'on peut, avec raison, conclure
que cette maladie existait dans l'antiquité.

Voici, disons-nous, ce que Cazenave et les partisans de cette opinion répondent :

I

En remontant toute l'échelle des temps anciens, il est permis de saisir des
traces de l'infection vénérienne, partout où se trouvent conservés quelques vestiges de science médicale.

Le *Lévitique* de Moïse est le premier anneau de cette chaîne immense qui
rattache la syphilis moderne au berceau du monde. On y trouve établie déjà la
contagion des écoulements de toute nature, que les anciens ont confondus sous
le nom générique de *gonorrhée*.

Nos lecteurs connaissent ces règlements politiques par lesquels le législateur voulait ramener à des règles hygiéniques pures, ces populations juives, que leur esclavage en Égypte avait plongées dans une dégradation profonde et dans l'oubli de tous les soins externes. Pas n'est besoin d'insister sur ce point, pas plus qu'il n'est utile de discuter l'histoire de Job tant de fois controversée, celle du saint roi David et autres ; nous n'avons pas à revenir sur le passage dans lequel Hippocrate décrit la νουσος θηλεια (maladie des femmes) des Scythes ; mais on peut rappeler qu'Hippocrate parle d'ulcères qui peuvent survenir aux parties honteuses, que Celse décrit l'opération du phimosis, à la page même où il recommande l'excision dans le cas de chancre rebelle et incurable survenu autour du gland, que Galien note parmi les maladies qui peuvent affecter les parties génitales, les bubons simples et les ulcères purulents qui surviennent aux aines ; que parmi les définitions que l'on trouve dans Oribase ; dans Aétius, qui parle d'ulcères au gland d'une nature telle qu'ils pouvaient nécessiter l'amputation de la verge ; dans Paul d'Égine et dans bien d'autres, dont l'énumération serait trop longue, il est permis d'attribuer à la syphilis ces petites végétations appelées *thymi*, que l'on rencontrait fréquemment sur le gland, au prépuce, à l'ouverture de l'urètre, au siège ; ces *rhagades* affectant les parties honteuses, l'anus, les organes génitaux des femmes ; ces érosions qu'Aétius appelle ulcères rongeants des parties génitales ; ces ulcères du méat urinaire que signale le même auteur ; ces condylomes, ces tubercules, ces affections chancreuses, enfin ces lésions sans nombre que l'on trouve décrites sous tant de noms différents.

II

Les documents de l'histoire pourraient au besoin venir en aide à ceux qui sont fournis par la science. Ainsi Pline le Jeune, liv. VI, lett. 24, raconte qu'une femme s'était précipitée dans le lac de Côme, parce que son mari était atteint aux parties secrètes d'une maladie incurable.

Josèphe, dans le récit qu'il fait de la mort d'Hérode, parle de phlegmes qui gonflaient ses aines, et il ajoute que les parties honteuses elles-mêmes tombaient en pourriture. Il place à côté de cette mort affreuse, celle d'Apion le blasphémateur, lequel périt à la suite d'un ulcère qui avait envahi ses parties génitales.

On peut rapprocher de ces faits le tableau qu'Eusèbe a laissé de la mort du tyran Galère Maxime : couvert d'apostèmes, rongé d'ulcères fistuleux, ce roi trouvait dans cette fin terrible la punition de sa vie débauchée, car il était adonné aux orgies et à la sale débauche.

On peut en dire autant de ce qu'a rapporté Pallade au sujet de Héron, qui, s'en allant à Alexandrie, s'y adonna au plaisir de la table, et tomba, étant ivre, en désir de femme; cet homme ayant alors fréquenté une comédienne, gagna un anthrax au gland, anthrax tel, que ses organes virils se pourrirent et tombèrent spontanément.

Enfin, nous avons vu comment on pourrait, au besoin, invoquer le témoignage des poètes : l'on sait que Juvénal et Martial ont, en différents endroits, signalé certains accidents honteux, qu'il est permis d'attribuer à la syphilis, bien que l'on ait prétendu qu'il ne s'agissait que de la peinture des maux que pouvaient entraîner la sodomie et ces mœurs affreuses si répandues alors.

III

Assurément, parmi les passages que l'on a tirés des médecins, des historiens et des poètes, pour démontrer l'antiquité de la syphilis, il y en a un grand nombre sur l'interprétation desquels, après avoir déjà beaucoup discuté, on pourrait discuter encore sans arriver à des conclusions positives; mais il y en a beaucoup aussi dans lesquels il est permis de trouver les traits plus ou moins cachés de la syphilis.

D'abord, il faut constater l'obscurité qui résulte sur ce premier point de l'état de la science à ces époques; mais si l'on fait attention qu'à mesure que l'on s'éloigne des temps reculés, les textes deviennent de plus en plus clairs, pour trahir l'existence de cette maladie, il sera facile de se convaincre que l'opinion rationnelle, qui admet l'antiquité de la syphilis, est de mieux en mieux établie.

IV

Ainsi, on trouve dans les Arabes des indications plus précises sur l'existence des divers symptômes syphilitiques. Bingezla, qui vivait au viiie siècle, et qui fut médecin de Charlemagne, fait un tableau des maladies qui peuvent affecter la matrice, dans lequel on trouve l'appréciation de certains accidents vénériens bien distincts.

On lit dans Jean Mesné, qui écrivait dans le même temps, un passage où il parle des apostèmes de la verge, et où l'on trouve clairement indiquée la théorie de l'urine purulente, cette ardeur d'urine dont plus tard Ferrerius fera un des caractères du mal français.

Rhazès, dans son livre des *Merveilles*, dit que Machumet, fils d'Alchasès, étant affecté de *bothor* à la verge; quoique cet accident n'eût pas encore envahi la tête de cet organe, il pronostiqua que cela arriverait nécessairement, parce que le malade avait émis auparavant de la sanie avec l'urine.

N'est-ce pas à la syphilis qu'il faut rapporter ce que l'on trouve écrit dans Avicenne sur certains ulcères de la verge, tels qu'il paraît devenir nécessaire de la couper *lorsqu'ils se putréfient et labourent l'organe,* et ce qu'il dit de certaines ulcérations rebelles ? Comme tous les auteurs de son temps, Avicenne avait pressenti les symptômes primitifs de la syphilis, quand il a décrit, dans une série de chapitres, les ulcères intérieurs de la verge, et les apostèmes chauds, froids, etc. On retrouve ces descriptions dans Albucasis, le plus grand des médecins de Cordoue.

Mais plus on avance dans l'histoire de la science, plus on voit se dessiner les caractères de la syphilis avec un cachet distinct ; ce qui peut ne paraître qu'indiqué, pour ainsi dire, dans les livres arabes, devient évident dans les écrits des arabistes. C'est là qu'on peut voir positivement établie la contagion de certaines maladies des organes génitaux. Michael Scot nous a laissé ces phrases remarquables : « Les femmes deviennent livides et ont des écoulements. Si une femme est dans cet état, et si un homme vient à la connaître, la verge de celui-ci est facilement infectée, comme on le voit pour les jeunes gens qui, ignorant cela, ont souvent la verge malade ou sont exposés à la lèpre. Il faut savoir aussi que si un écoulement existait à l'époque de la conception, l'enfant vient au monde plus ou moins vicié ; et ainsi l'homme doit s'abstenir du coït, et la femme doit lui résister par prévoyance. »

Il y a là plus que la théorie d'une blennorrhagie virulente, il y a la doctrine de l'hérédité.

Après Gariopont, qui insiste sur l'ancien système du flux séminal, vient Roger, de Parme, qui décrit le catarrhe de la verge, caractérisé par de la sanie sortant par l'urètre ; mais il faut arriver à Guillaume de Salicet, qui florissait à Venise au xiiiᵉ siècle, pour trouver enfin les signes irréfragables de la syphilis. Ce ne sont plus seulement ces symptômes morbides épars, décrits sans lien et surtout sans appréciation du principe vénérien. Si cet auteur parle du bubon, ce n'est pas seulement un apostème chaud ou froid, mais il dit :

Le bubon a lieu quand l'homme est infirmé à la verge à cause d'un contact avec une femme immonde, ou pour toute autre raison, de telle sorte que la corruption s'amasse dans cet organe, et que la matière ne pouvant s'écouler, retourne aux aines, à cause de l'affinité qu'ont ces parties avec la verge infectée.

N'est-ce pas, moins le principe virulent, presque la doctrine moderne ? Si Guillaume de Salicet parle de certaines pustules blanches, de fissures, de *corruptions*, qui surviennent à la verge et autour du prépuce, il les fait dépendre du coït avec une femme impure. La cause occasionnelle est la présence d'une matière retenue entre le prépuce et le gland. Si on la néglige, elle se multiplie, et alors la peau se corrompt ; elle est rongée, et avec elle, la substance de la verge qui ne peut plus se reproduire.

Lanfranc, élève de Guillaume de Salicet, parle aussi d'apostèmes des aines, survenus à la suite d'ulcères de la verge; plus loin il s'occupe de certaines excroissances qui surviennent au prépuce ou au gland, et qui, lorsqu'elles se corrompent, passent à l'état de chancre. Il se fait un chancre à la verge. Ces ulcères sont produits par le commerce avec une femme impure, qui avait cohabité nouvellement avec un homme infecté de la même maladie; ils sont presque toujours incurables, et nécessitent l'ablation de la totalité de la partie malade ; et, pour qu'il ne manque rien à ce tableau, il termine par une prescription prophylactique des affections vénériennes :

Celui qui veut, dit-il, sauver son membre de toute corruption, doit le laver avec de l'eau vinaigrée, quand il vient de voir une femme qu'il soupçonne d'être infectée d'impureté.

Gordon range parmi les maladies de la verge, les *apostèmes*, les *ulcérations*, les *chancres*, le *gonflement*, la *douleur*, le *prurit*. Il les fait dépendre dans certains cas du flux humoral, mais elles peuvent aussi dépendre d'une cause externe *comme de coucher avec une femme dont la matrice est immonde, pleine de sanie et de virulence*, et il ajoute que dans ce cas elles sont difficiles à guérir.

V

Les arabistes ont admis, comme on le voit, une certaine virulence, mais seulement de la part de la femme, dont les organes génitaux pouvaient cacher un principe matériel vénéneux quelconque, qu'ils appelaient impureté, corruption; mais rien ne les conduisait à faire agir cette contagion humorale de l'homme à la femme. Aussi, quand Gordon parle des apostèmes de la matrice, il les attribue à un *coït excessif;* s'il s'occupe des rhagades de la vulve, celles-ci proviennent de la grosseur du membre viril.

On retrouve ces accidents causés par un coït impur, dans presque tous les auteurs qui ont écrit à cette époque sur les affections des parties génitales; dans Guy de Chauliac, dans Jean de Gaddesden, dons Valescus de Tharanta, qui nous a laissé une peinture si affreuse des ravages qu'exerçaient certains ulcères de la verge, gagnés par le coït avec une femme impure, ou immonde, ou chancreuse; dans Jean Arcolani, qui fait dépendre l'*ardeur d'urine* d'une excoriation ou d'un ulcère dans la verge, et qui reconnaît ces lésions à l'émission du sang ou de la sanie, avec une douleur piquante et mordicante. Enfin, dans Argelata qui, aussi explicite que ses prédécesseurs, en parlant de pustules survenues à la verge, à cause d'un commerce avec une femme impure, les fait dépendre d'une certaine matière *vénéneuse* retenue entre le prépuce et le gland ; qui admet pour la formation du bubon, l'opinion de Guillaume de Salicet, et, obéissant aux doctrines humorales qui régnaient alors, regarde cet accident comme un dérivatif utile.

VI

Il n'est pas possible, on le voit, de ne pas reconnaître, dans ces descriptions, même incomplètes ou vicieuses, tous les accidents qui devaient constituer la syphilis primitive. Pour compléter cette série de documents tirés de l'histoire médicale de tous les temps, on peut ajouter quelques faits puisés dans la vie des peuples, ou dans les récits de différents auteurs.

Nos lecteurs connaissent ces statuts fameux de la reine Jeanne pour l'autorisation d'un *lupanar* dans sa bonne ville d'Avignon, et où l'on trouve, article 4, cette disposition si remarquable :

La reine veut que, tous les samedis, la supérieure et un barbier député par les consuls, visitent toutes les filles débauchées qui seront au bordel, et s'il s'en trouve quelqu'une qui ait le mal vengeur de paillardise, que cette fille soit séparée et logée à part, afin que personne ne l'approche pour éviter le mal que la jeunesse pourrait prendre.

Peut-on voir autre chose que la syphilis moderne dans ce *mal vengeur de paillardise*, contre lequel on prenait ces précautions d'hygiène publique tant recommandées de nos jours ?

VII

Il faut en dire autant de l'*arsure*, dont il est fait mention dans un arrêté que cite Beckett, et qui existe aux archives de l'évêché de Winchester, arrêté qui porte une amende de cent shillings contre tout concierge tenant dans sa maison des femmes ayant cette maladie abominable !

Enfin, Beckett parle encore d'un docteur en théologie nommé Thomas Gascoigne ayant connu, disait-il, différents hommes qui étaient morts à la suite de la pourriture de leurs membres virils, pourriture qui avait été causée par l'abus des jouissances de la chair avec les femmes. Il cite le fait du duc de Jean de Gaunt, qui fut un grand libertin, et qui mourut de la même manière. Au besoin, quelques vers triés des œuvres lascives de Villon, l'épître à Priape de Pacificus Maximus, et la lettre de Petrus, martyr, à Arius, etc., viendraient compléter la nomenclature des documents anciens sur les accidents que l'on appelle aujourd'hui syphilitiques.

La syphilis n'existe pas encore de toutes pièces ; mais nous avons reconnu déjà tous les symptômes primitifs. Quant aux symptômes secondaires, il est impossible de les retrouver au milieu de tous ces accidents morbides que les anciens avaient confondus sous les noms génériques de *lèpre*, d'*éléphantiasis*, de *mentagre*, de *lichen*, etc.

Tel était, sur ce point, l'état de la science, quand éclata l'épidémie du xvᵉ siècle.

VIII

Si cette épidémie eût eu exclusivement le caractère syphilitique que lui ont attribué les partisans de l'origine américaine, elle se serait présentée avec une apparence de nouveauté qui eût frappé tous les auteurs contemporains, et cependant il n'en est pas ainsi. Presque tous ceux qui ont écrit d'abord sur l'invasion de cette maladie, n'ont vu là qu'une épidémie qu'il faudrait ranger parmi ces fléaux qui ravagent quelquefois le monde.

Leoniceno, professeur de Ferrare, dont l'autorité était alors d'un grand poids, la représente comme le résultat nécessaire des influences atmosphériques viciées par l'excès des pluies. Jean Vochs l'attribuait aux mauvaises moissons; Jean Widmann à la colère céleste; quelques-uns, comme le Bolonais Fioravanti, prétendaient qu'elle était produite par l'anthropophagie. Il y en avait d'autres, et cela ne doit pas étonner à une époque où l'astrologie jouait un grand rôle, qui cherchaient quelle influence planétaire avait pu produire cette calamité publique. La plupart enfin trouvaient dans l'épidémie régnante des symptômes qui la rattachaient à quelque maladie décrite par les anciens. Elie Capreol pensait que c'était la même chose que l'*éléphantiasis*. De Brochneau, Paulus Jovius et Champier n'y voyaient que la *mentagre*, déjà épidémique une fois sous le règne de Tibère. Coradinus Gilinus la comparait au *feu persan*, dont il est parlé dans Avicenne. Sébastien Montnus reconnaissait en elle l'épidémie de *Lichenes*, décrite par Hippocrate.

Il y avait encore d'autres opinions sur l'origine de l'épidémie; ainsi, Fulgosi la faisait venir d'Ethiopie; quelques-uns pensaient, comme l'ont fait plus tard Heusler et Gruner, qu'il fallait l'attribuer aux Maures chassés d'Espagne.

On voit que les hypothèses n'avaient pas manqué, et pourtant nul n'avait songé, jusqu'en 1518, à accuser l'Amérique d'avoir doté l'Europe de ce qu'on appelait alors le mal français.

Cependant le retour de Christophe Colomb avait dû avoir un grand retentissement dans tout l'ancien continent; et s'il eût été possible de présenter, avec quelque apparence de raison, l'hypothèse de l'origine américaine, il n'eût pas manqué d'esprits assez aventureux pour la mettre en avant. Or, c'est en 1518 seulement qu'Oviedo émet cette dernière opinion sur la cause de l'épidémie qui régnait déjà depuis près de trente années; mais alors l'Europe était indignée des excès affreux commis en Amérique par les Espagnols, et Oviedo, pour justifier ces crimes d'une politique infâme, ces crimes qui étaient les siens, crut sans doute arriver à ce but en soulevant, par sa fable ridicule, la colère du vieux monde contre le nouveau, en présentant ce dernier comme digne de tous les châtiments que les vainqueurs lui infligeaient.

Quoi qu'il en soit, comme le retour de Christophe Colomb se rapportait *à peu près* avec l'apparition de l'épidémie, quelques auteurs adoptèrent cette explication qui se répandit peu à peu dans le public, et régna longtemps sans contrôle.

CHAPITRE II

LA PAROLE AUX ADVERSAIRES DE L'ANCIENNETÉ DE LA VÉROLE

Avant de continuer, nous croyons utile de présenter ici les arguments des adversaires de l'ancienneté de la syphilis. Nous continuerons ensuite la réfutation interrompue.

Ils prétendent que la vérole était autrefois endémique dans les îles Antilles, découvertes par Christophe Colomb, et surtout dans l'île Espagnole, plus tard Saint-Domingue, et que c'est de là qu'elle a été apportée en Europe.

Voyons leurs preuves.

L'histoire, disent-ils, nous apprend que sur la fin du xvᵉ siècle, Christophe Colomb, génois, découvrit un nouveau monde, sous les auspices d'Isabelle, reine de Castille et de Léon. Il partit de *Palos,* port d'Andalousie, le 3 août 1492, avec trois vaisseaux et cent vingt soldats ou matelots, et, après bien des courses et des fatigues, il aborda, le 6 décembre de la même année, à une île nommée *Quizqueia et Haïti* par les naturels du pays, Colomb la nomma *Espagnola.* Il y bâtit un fort, le fort de la *Nativité,* dans lequel il laissa trente-huit soldats ; après quoi, il repartit le 6 janvier 1493. Ayant essuyé une tempête, il fut contraint d'entrer, le 6 mars de la même année, dans l'embouchure du Tage en Portugal. Enfin, le 13 du même mois, il arriva heureusement au port de Palos, avec quatre-vingt-deux soldats ou matelots, et neuf Indiens qu'il amenait avec lui, d'où il se rendit par terre à Barcelone, — où étaient alors Ferdinand et Isabelle, — pour leur rendre compte de sa navigation.

Le 25 septembre de la même année 1493, Christophe Colomb fit voile de Cadix pour l'île Espagnole, avec dix-sept vaisseaux, quinze cents soldats ou volontaires, un grand nombre de matelots et d'artisans, et alla mouiller, le 27 novembre, à Puerto-Real, lieu peu éloigné du fort de la *Nativité,* d'où il renvoya l'année suivante, 1494, quatorze vaisseaux en Espagne, sous la conduite d'Antoine de Torrez.

Au mois d'avril, Barthélemi Colomb, frère de Christophe, passa avec trois vaisseaux à l'île Espagnole, et sur la fin de la même année, le P. Boyl, catalan, moine bénédictin, et Pierre Margarit, gentilhomme catalan, qui était déjà fort mal de la vérole, revinrent en Espagne sur ces trois mêmes vaisseaux.

Des rapports existaient donc entre l'Espagne et l'île Espagnole.

Enfin, au mois d'octobre 1495, Jean Aguado, commissaire de Leurs Majestés Catholiques, passa dans l'île Espagnole avec quatre vaisseaux, pour informer, au nom de la reine, des crimes dont on accusait Christophe Colomb; et, l'année suivante, il retourna à Cadix avec deux vaisseaux et y arriva le 10 juin 1496, amenant Christophe Colomb et deux cents soldats attaqués de la vérole.

Or, il est certain, par les témoignages des médecins et des historiens qui ont vécu dans le temps que la vérole commença à paraître en Europe :

1° Que la vérole était endémique dans l'île Espagnole, et dans les autres iles voisines ;

2° Que c'est de là qu'elle fut apportée en Espagne ;

3° Enfin que c'est l'île Espagnole et les autres îles d'où le mal était venu, qui ont fourni aussi le remède spécifique, dans un temps qu'on n'en connaissait point en Europe d'assez efficace.

Parmi les principaux médecins dont on peut invoquer le témoignage, nous citerons :

Antoine Musa Brassavole qui, dans la *Réponse à la première question d'Alexandre Fontana*, parle ainsi à l'occasion du bois de gaïac : Comme le mal français est propre aux habitants des îles d'Amérique, nouvellement découvertes, les Portugais, qui sont gens d'esprit et qui fréquentent ces îles, voyant les Indiens attaqués des mêmes symptômes que ceux qui avaient la vérole en Espagne et en Portugal, s'instruisirent de la manière dont ils se guérissaient et apportèrent en Espagne et en Portugal le gaïac, avec la méthode de s'en servir. Je suis le premier qui a donné, à Ferrare, la décoction de ce bois dans l'eau à Énée Pio, en 1526. Les autres médecins regardaient ce remède comme un remède nouveau, tel qu'il était en effet, et plusieurs s'en moquaient jusqu'à ce qu'ils virent ce malade entièrement guéri.

Roderic Diaz, dans son livre *Contra las bubas*, écrit vers 1557, s'exprime ainsi : La vérole parut en 1493 à Barcelone. Cette ville fut la première infectée, ensuite l'Europe et le reste du monde connu. La maladie venait originairement de l'île Espagnole. Car l'amiral Christophe Colomb ayant découvert cette île, ses soldats, qui avaient commerce avec les habitants du pays, gagnèrent aisément le mal qui était contagieux. Comme ils n'avaient jamais ressenti ni vu de semblables douleurs, ils les attribuaient aux fatigues de la mer, aux incommodités de la navigation, et à d'autres causes pareilles. Christophe Colomb étant ensuite arrivé à Barcelone pour rendre compte de son voyage et de ses découvertes à Leurs Majestés Catholiques, la ville se trouva bientôt infectée de la vérole, qui y fit des progrès étonnants. Mais comme c'était une maladie jusqu'alors inconnue, et qui paraissait terrible, on eut recours aux jeûnes, aux aumônes, et aux autres pratiques de dévotion, pour tâcher de fléchir le ciel. L'année suivante, 1494, Charles VIII, roi de France, ayant mené une grande armée en Italie, où il y avait alors beaucoup d'Espagnols, ennemis des Français, et infectés de la vérole, les troupes françaises y contractèrent le même mal.

Jean-Baptiste de Monté dit, de son côté: L'an de Jésus-Christ 1492, un certain capitaine, nommé Colomb, aborda avec plusieurs Espagnols aux nouvelles Indes. Comme le mal français est aussi commun dans ce pays que la gale chez nous, plusieurs Espagnols y ayant séjourné, en furent infectés, et, étant revenus en Europe, infectèrent beaucoup de monde. Cette maladie contagieuse règne dans les nouvelles Indes et y est très commune. C'est aussi dans ce pays qu'on a trouvé le remède qui la guérit, c'est-à-dire le bois de gaïac.

Gabriel Fallope rapporte que Christophe Colomb revint des Indes occidentales avec quantité d'or et de perles et en même temps la vérole; car les roses ne furent pas sans épines. Le mal est doux dans ces quartiers-là, mais transplanté dans notre climat, il est devenu si furieux et si cruel, qu'il attaque, gâte et corrompt la tête, les yeux, le nez, le palais, la peau, la chair, les os, les ligaments, et enfin tous les viscères.

CHAPITRE III

COMME QUOI LA VÉROLE FUT COMMUNIQUÉE AUX NAPOLITAINS PAR LES ESPAGNOLS

Il y avait dans l'armée napolitaine, ou plutôt espagnole, beaucoup de soldats qui étaient revenus des Indes. Ils étaient encore infectés de la vérole qu'ils avaient prise dans l'île Espagnole, ou du moins de celle qu'ils avaient gagnée en Espagne, après qu'elle y eût été apportée. Ainsi, il n'est pas étonnant que plusieurs Napolitains qui servaient dans les mêmes troupes, aient été en peu de temps attaqués de cette maladie, par le commerce de courtisanes, dont les armées et les garnisons se trouvent ordinairement bien pourvues. La même cause ne pouvait point manquer de transmettre bientôt la contagion aux Français. Car la guerre ayant duré deux ans entiers, avec un succès inégal, et les mêmes villes ayant été plusieurs fois prises et reprises par les deux partis, il est visible que les

Français ont dû avoir commerce avec les mêmes courtisanes qui avaient déjà servi aux Espagnols et aux Napolitains, et qu'ainsi le mal dut se communiquer réciproquement des uns aux autres.

A l'appui de ce dire, il convient de citer Gonzalve Fernandez d'Oviedo. Il était à Barcelone, à la cour même, lorsque Christophe Colomb revint pour la première fois de l'île Espagnole qu'il avait découverte. Il eut des liaisons d'amitié ou de société avec la plupart des compagnons de Colomb, ou avec les autres qui, les années suivantes, revinrent des Antilles. Il leur entendit souvent raconter de quelle façon toutes choses s'étaient passées dans les premiers voyages d'Amérique. Il servit lui-même contre les Français, dans la guerre de Naples. L'an 1513, il fut envoyé par Ferdinand, roi d'Espagne, dans l'île Espagnole, pour être directeur des mines d'or et d'argent. Enfin, il vit et apprit de témoins oculaires tout ce qui se passa de ce temps-là en Espagne, dans le royaume de Naples et dans l'île Espagnole.

Voici comment, dans l'ouvrage qu'il rédigea par ordre de Charles-Quint, il s'exprime : Votre Majesté Impériale peut tenir comme une chose sûre, que cette maladie, qui est récente en Europe, a été de temps immémorial familière dans les îles Antilles nouvellement découvertes, et qu'elle y est encore aujourd'hui si commune, que presque tous les Espagnols qui ont eu affaire avec les femmes indiennes, l'y ont contractée.

Dès que les trois principales nations de l'Europe furent une fois infectées, la contagion dut s'étendre bien vite chez les autres, à cause du grand commerce qu'ont entre eux les peuples de l'Europe, sans compter qu'en ce temps-là l'Allemagne, les Pays-Bas, l'Italie et l'Espagne obéissaient à l'empereur Charles-Quint; qu'il y avait une étroite alliance entre la France et l'Angleterre, et que Louis XII et Ferdinand le Catholique, François Ier et Charles-Quint, se firent une longue guerre.

C'est ainsi que la maladie passa des Castillans aux Portugais leurs voisins; puis de l'Espagne dans les Pays-Bas, de France en Angleterre, etc.

Elle se répandit aussi sur les côtes de la mer Méditerranée, en Asie et en Afrique par deux voies :

1º Par l'exil des mahométans et des juifs que Ferdinand et Isabelle chassèrent alors d'Espagne, après la conquête du royaume de Grenade, et qui s'étant retirés en Afrique, y portèrent la vérole, qu'ils avaient contractée en Espagne. Jean de Léon, dans sa *Description de l'Afrique*, nous en fournit le témoignage en disant : Le nom même de cette maladie était connu aux Africains, avant que le roi Ferdinand eût chassé d'Espagne tous les juifs et les mahométans. Ceux-ci s'étant retirés en Afrique, des misérables et coquins de nègres eurent avec leurs femmes un commerce criminel, et, de cette façon, la contagion se répandit, comme de main en main, dans tout le pays, et y devint si commune que presque aucune famille n'en fut exempte.

2° Par le commerce maritime, les marchands et les matelots qui, des ports d'Espagne, de France ou d'Italie, fréquentaient continuellement les échelles de l'Asie et de l'Afrique, y portèrent la vérole en même temps que leurs marchandises ; d'où elle gagna insensiblement l'intérieur du pays.

Cependant la contagion répandue par les Européens ne s'arrêta point là. Elle s'étendit plus loin qu'on ne le croirait dans les contrées de l'Asie les plus reculées.

Ce qu'il y a de certain, c'est que les Turcs communiquèrent la vérole à leurs voisins les Persans.

D'autre part, les Portugais, dont la puissance s'est longtemps maintenue dans les Indes orientales, en infectèrent tous les pays et toutes les villes où ils abordaient pour leur commerce. Ainsi, ils portèrent le mal vénérien dans le royaume de Calicut, situé dans l'Inde qui est en deçà du Gange, sur la côte de Malabar, suivant le témoignage de Louis de Barthème.

Cet auteur, dans le troisième livre de son *Voyage des Indes*, rapporte qu'il a vu dans le royaume de Calicut plusieurs milliers de malades infectés de la vérole qu'on appelle dans ce pays *pua*.

Les Portugais furent encore les premiers qui portèrent le mal vénérien non seulement aux Indes et en Chine, et, par conséquent, à Goa et à Macao, mais même dans l'empire du Japon.

On peut, à ce sujet, invoquer les témoignages des mêmes médecins et historiens cités précédemment.

CHAPITRE IV

QUI FAIT SUITE AU CHAPITRE PREMIER

Nous devions, pour preuve de véritable impartialité, intercaler les raisons et documents de ceux qui ne veulent pas que la syphilis remonte à la plus haute antiquité. Nous reprenons maintenant la suite du chapitre premier pour continuer l'exposé des arguments présentés par les partisans de l'ancienneté de la maladie.

IX

Les différents États de l'Europe devaient d'ailleurs croire avec empressement à cette origine américaine, qui les délivrait d'une responsabilité qu'ils se renvoyaient l'un l'autre, comme le démontrent les dénominations de *mal français*, de *mal napolitain*, de *mal espagnol*, etc.

Mais ce que l'on a peine à comprendre, pour parler le langage de Cazenave, c'est qu'un homme distingué dans la science, Astruc, ait consenti, presque de nos jours, à défendre un grossier mensonge, évidemment inventé dans un misérable esprit de spéculation politique. Il est impossible d'admettre cependant que la vérité historique n'eût pas éclairé un esprit, qui n'aurait pas été prévenu, comme celui du continuateur d'Oviedo.

Pour faire croire que les compagnons du *grand capitaine* ont rapporté en Europe l'épidémie de syphilis qui éclata dans le royaume de Naples, il faudrait faire accorder d'abord l'époque du retour de ces *vainqueurs du Nouveau-Monde* avec l'explosion de la maladie, et pour cela, on cherche en vain à les rapprocher le plus qu'on peut ; on est obligé de convenir que l'épidémie commença en 1494 et que les Espagnols ne parurent à Naples qu'en mai 1495. En admettant que les choses se fussent ainsi passées, il serait déjà difficile d'expliquer par ces dates la fable d'Oviedo, mais l'histoire ne peut se plier aux caprices de la politique ou de la crédulité.

On trouve dans Jean Nauclerus, mort en 1500, et contemporain de l'épidémie, que vers l'année 1452, trente mille Juifs, chassés d'Espagne, furent enlevés par l'épidémie qu'il compare à l'éléphantiasis.

Stephano Infessura, témoin oculaire, raconte que les familles maranes, chassées d'Espagne, arrivèrent en Italie en 1493, et furent reçues par le pape Alexandre VI, qui leur permit de dresser leurs tentes hors de la porte Appienne ; qu'ils entrèrent secrètement dans la ville, *si bien que, immédiatement, le fléau envahit la ville, et qu'il en mourut un grand nombre, desdits Maranes, de la peste et de la contagion.*

Jean Salicet, célèbre professeur de Tubinge, écrivait en 1590, en parlant de l'épidémie régnante : ..... *ou d'autres affections à la peau, telles que pustules, dites mal français, qui, depuis l'an du Seigneur 1457 jusqu'à la présente année 1500, furent portées de pays en pays, accompagnées de graves accidents.*

Un arrêt du parlement de Paris, — que nos lecteurs ont pu lire en entier précédemment, — arrêt rendu en 1496, prescrit différentes mesures à prendre contre une certaine maladie, *nommée la grosse vérole, qui, depuis deux ans en çà, a eu grand cours en ce royaume.*

Ainsi, la grosse vérole sévissait en France dès l'année 1494, au point d'être considérée comme une calamité publique ; et si elle eût été apportée d'Italie, il n'est pas probable qu'elle eût éclaté en même temps en France et dans le royaume de Naples !

Ce n'est pas tout encore ; le moine J. Sciphover de Meppis nous montre cette épidémie sévissant en Westphalie dès l'année 1494, et de là ayant envahi avant la fin de l'année suivante la Dacie, la Poméranie, la Prusse, la Saxe.

On lit dans J.-B. Fulgosi, que deux ans avant l'arrivée de Charles, il y eut une maladie nouvellement découverte parmi les hommes, appelée de différents noms, suivant les pays.

Élie Capréol dit que ce fléau était universel dès les années 1493 et 1494. Enfin, presque tous les auteurs contemporains, Sabellicus, Brackenau, Berlerus, disent aussi que l'épidémie a commencé en 1494, mais qu'elle sévissait alors sur toute l'Europe.

X

Il résulte évidemment de la comparaison de ces documents historiques, que la fameuse épidémie dont on a voulu faire la source de la syphilis, était répandue dans toute l'Europe dès l'année 1494, qu'elle avait éclaté en Italie pendant l'année précédente, ou même deux ans auparavant au rapport de Fulgosi, et qu'il est impossible d'admettre que les équipages de Christophe Colomb, qui n'arrivèrent à Naples qu'en mai 1495, aient pu répandre dans les armées alors réunies sur ce point, une maladie qu'ils auraient rapportée d'Amérique, et qui sévissait, avant leur arrivée, au point d'être considérée comme un fléau terrible !

XI

Si les compagnons de Christophe Colomb eussent été infectés de cette maladie, remarquable surtout par l'incroyable énergie de ses symptômes, comment supposer que personne n'en eût parlé dès leur retour en Espagne ? Comment croire que cette syphilis américaine, si terrible sur la terre d'Italie, se fût endormie pendant le long voyage qui ramenait Colomb dans sa patrie, au point d'échapper à Oviedo, son inventeur, qui se trouvait à Barcelone avec Christophe Colomb, et qui interrogea ses marins ?

Comment se fait-il qu'on n'ait parlé, au contraire, de soldats malades que dès l'année 1496, au retour de Jean Aguado ? Est-il possible enfin d'admettre que cette épidémie dévorante, qui éclate sur tant de pays à la fois, qui s'étend avec la rapidité de l'éclair, qui décime les populations, soit cette maladie venue sans bruit sur les vaisseaux espagnols, qui, pour gagner l'armée française a besoin de toutes les combinaisons de contagion qu'on a été obligé de supposer ?

Un fléau qui débute par envahir vingt royaumes ne se fait pas si petit pour prendre possession du monde qui lui appartient, et il n'a pas besoin, pour frapper ses victimes, de ces courtisanes dont on fait ses intermédiaires entre les gens de guerre des deux camps opposés. On voit trop que ces courtisanes sont inventées pour qu'il ne manque rien à la syphilis moderne !

La fable d'Oviédo a été admise parce qu'elle expliquait à peu près la cause d'une épidémie dont l'origine était inconnue; parce que cette explication, qui n'avait alors aucun intérêt scientifique, était une satisfaction apportée à l'amour-propre des différents peuples de l'Europe, qui s'accusaient réciproquement de cette grande calamité du xve siècle. Si l'on songe, d'ailleurs, à la facilité avec laquelle s'établissent les préjugés, on ne sera pas étonné de l'erreur dans laquelle sont tombés bien des écrivains du xvie siècle, quand on se rappellera qu'à cette époque le gaïac arrivait d'Amérique, avec la réputation d'être l'antidote infaillible de la syphilis, et que bien des esprits, même sérieux, ont cru que la maladie vénérienne devait venir du pays qui produisait ce fameux bois, d'après la loi naturelle qui place l'antidote à côté du poison. Il n'a peut-être pas fallu d'autre cause pour faire admettre comme nécessaire l'origine américaine, que personne n'attaquait alors.

<h2 style="text-align:center">XII</h2>

Enfin, on a fait valoir, à l'appui de la nouveauté de la syphilis, un argument qui peut paraître spécieux d'abord. On a dit que la preuve de cette nouveauté résultait du grand nombre d'ouvrages spéciaux qui avaient paru à l'époque de l'épidémie, et aussi de la variété des dénominations qu'elle avait reçues dans le principe. Mais ces deux circonstances peuvent être expliquées facilement. Au moment où l'épidémie éclata en Europe, l'imprimerie, découverte depuis quelques années seulement, venait d'être mise en usage, et il n'est pas surprenant que cet événement, qui jetait tout à coup la pensée dans le domaine public, et qui devait solliciter vivement toutes les ambitions scientifiques, ait produit ce déluge d'écrits, qui, tous, ne pouvaient parler que d'une chose: du fléau qui bouleversait l'Europe.

Quant à ces noms si variés que l'on a donnés à l'épidémie, ils démontrent seulement l'incertitude où l'on était alors sur le point de départ de la maladie, puisque chaque peuple lui donnait le nom d'un peuple voisin, qu'il supposait la lui avoir apportée.

Il est donc démontré jusqu'à présent que la syphilis existait avant l'épidémie du xve siècle, que l'origine américaine a été inventée pour couvrir et excuser les cruelles exactions des Espagnols dans le Nouveau-Monde.

Reste à examiner ce que c'était que cette épidémie dont on a voulu faire la syphilis moderne, à rechercher s'il faut voir, dans la dégradation progressive de ses symptômes, les diverses périodes par lesquelles a passé la maladie vénérienne, avant d'être ce qu'elle est aujourd'hui, ou si, au contraire, le type syphilitique est sorti constitué de lui-même du chaos de l'épidémie.

XIII

La plupart des auteurs contemporains ont cherché, dans les maladies décrites par les anciens, les symptômes de l'épidémie régnante. Ainsi, les uns ont reconnu la lèpre ou la mentagre, les autres l'éléphantiasis ou le lichen.

Conrad Schellig dit que le mal de France est caractérisé par des pustules contagieuses, qu'il range dans le genre *formica*, décrit par Avicenne; Jean Videmann représente les pustules du *mal de Saint-Mève* comme devant appartenir au genre *saphati humida* des Arabes, cependant il admet d'autres pustules caractérisées par des squames sèches, qu'il appelle *saphati sicca*. Joseph Grünbeck, pour qui l'épidémie n'était que la mentagre des anciens, en trace ainsi le hideux tableau :

« Quelques-uns étaient atteints, de la tête aux genoux, d'une gale dégoûtante et horrible, sale et noire, envahissant toute la face, le cou, la tête, la poitrine, le pubis, à tel point, qu'abandonnés de leurs compagnons, et exposés dans la plaine aux ardeurs du jour, ils ne demandaient plus qu'une chose: la mort. D'autres, exaspérés par la douleur, essayaient d'arracher avec leurs ongles cette gale plus dure que l'écorce des arbres, répandue au sinciput, au front, au cou, à la poitrine, etc. Le reste avait tous les membres du corps couverts d'un si grand nombre de verrues et de pustules, qu'il était impossible de les compter. Chez un grand nombre, il sortait du visage, des oreilles, ou des narines, certaines pustules épaisses et rugueuses, prenant la forme allongée de petites cornes, laissant épancher un fluide purulent et fétide, et ressemblant à des dents déchaussées. »

Plus loin, le même auteur décrit les douleurs qui accompagnaient l'apparition de ces accidents morbides : ils occasionnent chez quelques-uns des douleurs telles, que les patients passent quarante, soixante et même cent nuits sans dormir. Les douleurs envahissent la tête après tant d'insomnies. D'autres sentent dans les épaules d'ineffables sensations de piqûre et de pesanteur ; chez ceux-là, au contraire, ces sensations existent dans les coudes, dans les genoux, dans toutes les articulations, même dans tous les membres à la fois. Ils ne peuvent ni marcher ni se tenir en place ; tout travail leur devient impossible.

Bartholomée Stéber caractérise le mal français par des pustules sordides et ulcéreuses, très variées par leur forme, leur consistance, leur virulence, leur couleur, la chaleur et la douleur qui les accompagne, par leurs ulcérations. Petrus Pinctor, dans son rapport au pape Alexandre VI, sur l'épidémie, s'exprime ainsi :

« La maladie régnante est caractérisée par des accidents divers, mais surtout par des douleurs très vives et très aiguës. Quelques-uns cependant n'éprouvent aucune douleur, mais ils sont attaqués de pustules de diverses formes et d'une grandeur variable. Chez les uns elles sont innombrables, chez d'autres en petit nombre; quelquefois elles occupent toute la tête et la face, en épargnant le reste du corps; ailleurs elles couvrent tout le ventre et laissent intactes les autres parties. La plupart du temps, elles envahissent les cuisses et les jambes; enfin elles peuvent être répandues sur tout le corps.

L'auteur fait de cette maladie une troisième espèce de *variole* qu'il appelle *aluhumata*. Il décrit avec le plus grand soin les signes de l'épidémie; il les divise en signes communs avec d'autres espèces, et en signes spéciaux. Les premiers comprennent les symptômes généraux appartenant à toutes les varioles : lassitude, inquiétude pendant le sommeil, sentiment de pesanteur générale, élévation du pouls, raucité de la voix, sécheresse de la bouche et de la langue, douleur à la gorge et dans la poitrine, etc., etc. Les signes spéciaux sont : au début, des pustules rares à la surface de la peau des membres, semblables à des piqûres d'aiguille, principalement au menton et au gland, ou à la pellicule de la vulve chez les femmes, quelquefois à la face et au front, ou bien à d'autres membres, rarement sur tous à la fois. Peu à peu ces pustules s'accroissent, deviennent comme des lentilles, petites d'abord, puis plus grandes; quelquefois elles acquièrent la largeur de la paume de la main. Ces pustules sont, chez la plupart, très sèches, mais quelquefois elles laissent échapper une quantité plus ou moins grande de matière purulente; dans certains cas, elles restent sèches et furfureuses; enfin elles déterminent l'accident le plus grave, commun à tous les malades, c'est-à-dire les douleurs les plus aiguës dans les différents membres, surtout aux jambes et aux bras. Ces douleurs sont intolérables.

Le même auteur signale un autre symptôme très remarquable, c'est que la plupart ont un appétit singulier, dégénérant en une faim canine. Pinctor établit ensuite le diagnostic différentiel très étendu de l'*aluhumata* et des autres espèces de variole.

Quant au pronostic de l'épidémie, il dit qu'il doit être peu grave quand la variole se développe et mûrit rapidement; quand l'éruption se fait sans fièvre, surtout sans douleurs, avec persistance du courage et de l'appétit. Le pronostic est au contraire mortel quand les pustules sont sèches, rares, saillantes comme des porreaux; quand la peau se sillonne de scissures profondes, avec complication d'angine, de corruption de l'haleine et d'extinction de la voix. Il regarde comme des causes occasionnelles et prédisposantes de l'épidémie la malpropreté et l'exposition à l'ardeur du soleil. Mais la cause principale est un principe contagieux, agissant par la cohabitation, le contact, mais surtout par le coït avec une personne infectée.

XIV

On retrouve dans presque tous les auteurs ce caractère pustuleux, décrit quelquefois avec une exagération qu'explique facilement le sentiment d'horreur et d'effroi qu'inspirait ce terrible fléau. Mais il est facile de voir que les signes extérieurs de la maladie ont préoccupé exclusivement les écrivains de cette époque, ce qui les a conduits à ne regarder, le plus souvent, l'épidémie que sur une de ses faces, qui était précisément celle qui n'en présentait pas les traits les plus frappants.

XV

Si maintenant l'on examine avec soin les circonstances au milieu desquelles a éclaté l'épidémie, il est possible d'arriver à l'appréciation de ses caractères véritables. Quelques auteurs, Hensler et Grüner à leur tête, rapportent que les Maures, chassés d'Espagne par l'intolérance de Ferdinand le Catholique, cherchèrent une terre hospitalière sur les côtes d'Afrique et sur les rivages de l'Italie, et que ces populations, en proie à une misère affreuse, apportèrent avec elles le germe de ce fléau désastreux qui régna pendant si longtemps en Europe, et qui les décimait déjà elles-mêmes, comme le rapporte Stephano Infessura. Le principe contagieux existait donc déjà en Italie quand Charles VIII poussa sur ce pays ses armées conquérantes. On conçoit quelle énergie dut acquérir bientôt la contagion, au milieu des vicissitudes de ces grandes guerres, dans un pays encombré de troupes, traînant avec elles la licence la plus effrénée, et semant partout la débauche !

Ces masses armées devinrent le véhicule le plus puissant de l'épidémie, qui bientôt s'étendit sur tous les pays environnants. Il est probable que plusieurs maladies graves sévissaient alors en même temps, sous l'empire de ces conditions favorables au développement rapide de la contagion, qui était singulièrement aidée par les influences atmosphériques au milieu desquelles elles se développaient, et surtout par l'effroyable débordement de mœurs qui régnait à cette époque. C'est même à cette dernière circonstance qu'il faut attribuer la *teinture vénérienne* que prit l'épidémie du xv⁰ siècle.

Quoi qu'il en soit, la maladie épidémique qui régnait alors, et que les Maures avaient dû apporter sous les murs de Rome, était, selon toutes les apparences, une espèce de typhus dont tant de circonstances avaient facilité le développement. Dans tous les cas, c'était une affection étrangère à la syphilis, qui sévissait en même temps qu'elle, et avec qui elle fut confondue. Cette confusion devait être facile, si l'on songe que dans ce temps de débauches affreuses les deux maladies pouvaient frapper simultanément les mêmes individus et que le praticien, placé au milieu de conjonctures si graves, pouvait ne pas conserver le sang-froid nécessaire pour arriver à une appréciation rigoureuse des faits.

On est frappé, en lisant les auteurs contemporains, de ces rapprochements de symptômes, que nul lien ne rattache à une affection principale, qui ne peuvent pas évidemment être la conséquence d'un même principe morbide, et dont les traits épars, rassemblés sans ordre, forment un ensemble incohérent. L'épidémie du xvᵉ siècle était évidemment composée de plusieurs maladies différentes dont les effets, réunis et confondus, ne nous ont laissé parvenir que des traditions inexactes.

Le caractère le plus saillant de cette épidémie était la contagion par le moindre contact, la cohabitation, et surtout par le coït; il doit être regardé comme le plus important, car il est le seul lien qui rattache à cette grande époque cette syphilis moderne que l'on en a fait sortir. Ainsi le dernier mode d'infection survivant à l'épidémie éteinte, et caractérisant une maladie que l'on n'avait pas encore songé à définir, on a été amené tout naturellement à conclure du symptôme à la maladie; et tandis que personne ne pouvait alors faire l'histoire de la maladie syphilitique, on l'a admise, ce qui était plus simple, comme la continuation de la fameuse épidémie du xvᵉ siècle. Seulement, comme il fallait une explication aux symptômes nombreux et variés qui ont marqué toutes les phases de l'épidémie, on a imaginé de la faire passer par différentes périodes : périodes pustuleuse, douloureuse, gommeuse, gonorrhéique, etc., etc., selon que l'épidémie perdait de sa force en s'éloignant de son principe; mais on n'a pas fait attention que le virus vénérien ne pouvait pas, même en admettant cette marche décroissante, être considéré comme la cause unique de tous ces accidents morbides, qui appartenaient évidemment à une foule d'affections, que l'on a trouvé plus facile de réunir en un type commun.

XVI

Il est évident que, sans refuser à l'épidémie elle-même son caractère contagieux; comme elle était compliquée d'une foule d'accidents étrangers, que l'état actuel de la science n'a pas permis de distinguer, le caractère du fléau a dû ajouter une singulière énergie aux affections qui sont venues se fondre en lui. Ainsi la syphilis, qui était antérieure à l'épidémie, a pu, par l'influence de cette dernière, acquérir une intensité terrible, traduite par des symptômes que l'on n'a pas manqué d'attribuer au mal régnant qu'elle venait d'ailleurs aggraver à son tour.

Ce fait, qu'il est impossible de nier, explique encore mieux le mode contagieux du *mal français*. En un mot, dans cette terrible catastrophe, les phénomènes syphilitiques, aggravés de tous les moyens d'action qu'ils devaient trouver dans le fléau, n'ont pas constitué seuls le caractère contagieux de l'épidémie, mais ils ont beaucoup contribué à lui faire attribuer un mode de propagation qu'ils auraient pu à la rigueur partager avec leur redoutable auxiliaire.

C'est pour n'avoir pas distingué ce qui appartenait aux deux affections principales, qu'attribuant spécialement à l'une d'elles ce qu'elles avaient de commun, on a trouvé dans le *mal français* du xvᵉ siècle l'origine de la syphilis. C'est ainsi, d'ailleurs, que procède l'esprit humain. Une épidémie éclate, qui met en relief les caractères principaux d'une maladie qui existait de temps immémorial, mais que son principe inconnu et son action mystérieuse avaient empêché d'apprécier, alors on donne à cette épidémie la nature spéciale de l'affection dont l'existence s'est révélée enfin ; et, comme si l'on voulait tenir compte à celle-ci du temps qu'on lui fait perdre, on lui accorde bientôt une influence absolue sur presque toutes les maladies humaines.

Ainsi s'explique comment s'est établie et accréditée l'erreur de la syphilis moderne.

XVII

On sait maintenant comment l'identité du mode contagieux par le coït, ou peut-être la prédominance de ce fait, purement syphilitique, au milieu des symptômes cutanés du *mal français*, avait, en attirant l'attention des savants sur la syphilis, fait regarder cette affection comme un produit ou une continuation de l'épidémie : cette conclusion erronée est contredite par les documents tirés des livres anciens et par l'histoire de cette fameuse épidémie, et l'on peut achever de la détruire en examinant comment l'épidémie ayant cessé, la maladie vénérienne s'est trouvée constituée d'elle-même, complètement indépendante de ce fameux *mal français*, dont elle avait été sans doute le plus terrible auxiliaire, mais dont elle n'est ni le produit, ni la conséquence.

C'est le docteur Cazenave qui nous fournit les plus précieux arguments à ce sujet.

XVIII

A mesure que les accidents épidémiques s'amoindrissent, les symptômes syphilitiques apparaissent plus distincts, jusqu'au moment où ils vont, aux yeux des auteurs du xviᵉ siècle, constituer tout seuls le *mal français*, devenu la maladie vénérienne.

Paracelse a pressenti une maladie distincte, pour laquelle il admet le principe de l'infection par l'hérédité, et à laquelle il accorde la propriété de changer la nature des maladies pour leur donner un caractère nouveau. Mais Fernel est le premier qui traite d'une manière nette et précise quelques-uns des caractères spéciaux de la maladie vénérienne. Ce n'est plus l'épidémie de Petrus Pinctor : c'est une maladie contagieuse aussi, mais que l'on contracte seulement par le coït, ou tout autre contact impur. C'est une affection qui pénètre toute l'économie, et dont l'agent mystérieux est un virus distinct.

Fernel a renoncé aux modes contagieux de l'épidémie, et posé enfin les limites de l'infection vénérienne. Outre la transmission par le coït, il admet la contagion par le mamelon pour la nourrice, par le doigt pour la sage-femme, par la bouche pour le nourrisson, par la bouche encore pour celui qui, dans un baiser lascif, a été en contact avec de la salive d'un malade infecté, enfin par l'introduction du poison sur une surface dénudée.

Il ne manque rien à ce tableau, pas même la théorie de l'inoculation.

Mais ce n'est pas tout : la syphilis est dès lors si complètement affranchie des complications épidémiques, elle se dessine d'une manière si tranchée et si distincte, que Fernel a été frappé du mode de développement des divers produits morbides de cette affection ; il mentionne les accidents primitifs, les ulcères aux parties infectées, les bubons, la gonorrhée : puis les symptômes secondaires, quand le mal a envahi l'économie ; les pustules, les douleurs, la chute des cheveux, etc. A côté de cette appréciation, nous trouvons la théorie du virus vénérien, que Fernel compare, pour son mode d'action, au virus rabique.

Enfin, et pour qu'il ne reste rien des vestiges de l'épidémie, Fernel pose ce principe, qui sépare à jamais la syphilis du *mal français :* la maladie vénérienne ne se produisit jamais seule.

Cependant ces signes non équivoques d'une maladie distincte et spéciale n'ont pu garantir Fernel de l'erreur commune à son siècle ; sans d'ailleurs se prononcer entre l'origine américaine ou l'origine mauresque, il a considéré la maladie vénérienne comme une transformation dernière de l'épidémie, qui devait ainsi aller toujours en décroissant ; c'est d'ailleurs l'opinion d'un grand nombre d'auteurs contemporains. Ce fut aussi celle qu'admit et défendit Sprengel, qui croyait à l'extinction prochaine de cette maladie, aussi tenace qu'elle est ancienne.

Quoi qu'il en soit, Fernel a le premier fait de la syphilis une maladie une et distincte, et s'il est suffisamment établi par les faits postérieurs que la maladie vénérienne de Fernel est aujourd'hui ce qu'elle était de son temps, et qu'il est impossible d'admettre qu'elle eût été alors une conséquence mitigée de l'épidémie, toujours décroissante, on est autorisé, à bon droit, à faire servir l'opinion même de Fernel à l'appui de cette vérité qui se trouve ainsi démontrée : que la syphilis, qui existait avant l'épidémie, a été confondue plus tard avec cette dernière, et que ses symptômes, mis en relief par la double impulsion que donnèrent à la science et le fléau du xv⁰ siècle et l'imprimerie, ont servi depuis à constituer une maladie spéciale, que la coïncidence de certains faits morbides a fait considérer comme la suite et la modification heureuse de l'épidémie.

XIX

Pour expliquer la syphilis par l'épidémie, on avait été obligé d'admettre diverses périodes de décroissement. On n'a pas à s'arrêter et à détailler cette division qui repose sur des nuances de description dont on a voulu faire l'échelle symptomatologique de la maladie vénérienne; mais on doit s'occuper de la période qui, selon Astruc, a été remarquable par l'apparition de la *gonorrhée virulente*.

L'antiquité de la syphilis est déjà un obstacle insurmontable à cette supposition d'Astruc, qui d'ailleurs n'est nullement autorisée par les faits. Il est facile de démontrer qu'Astruc a faussement conclu de certaines citations acceptées sans examen, au lieu de chercher si l'opinion d'une gonorrhée virulente ne s'est pas établie par les mêmes procédés d'élimination, à l'aide desquels s'est constituée la *maladie vénérienne* de Fernel.

Est-il vrai que la *période gonorrhéique* soit justifiée par les écrits des contemporains?

Cazenave démontre le contraire de la façon suivante : Il n'est pas d'abord exact de dire que l'on n'a commencé à parler de ce symptôme syphilitique qu'en 1550 à peu près. Alexandre Benedetti, qui écrivait en 1497 sa *Médecine universelle*, s'exprime ainsi à propos du *mal français* :

« Les hommes sont souvent atteints, surtout à cette époque, d'un écoulement que les Grecs appellent gonorrhée. »

Et, plus loin, il dit :

« Si le pénis est ulcéré à l'intérieur, le pus s'en écoule sans urine. »

Ce fait, signalé d'une manière incontestable, suffit pour démontrer que la gonorrhée était alors très fréquente, et que si tous les auteurs qui ont parlé du mal français n'en ont pas fait mention, c'est que ce phénomène n'avait rien de nouveau pour eux, et qu'il devait singulièrement perdre de son importance au milieu des symptômes affreux de l'épidémie. Cependant il n'a pas été négligé, de telle sorte que son existence ne soit parfaitement constatée. Ainsi, Jean Lange, qui écrivait en 1515, parle de trois espèces de gonorrhées, ou plutôt d'une gonorrhée reconnaissant trois causes différentes. Jacques de Béthencourt, dans son *Nouveau Carême de pénitence*, imprimé en 1527, raconte l'histoire d'un jeune homme qui, depuis un an, était affecté d'un écoulement de sanie virulente par la verge, mal qu'il avait gagné à un mauvais commerce, et qu'il guérit par les dessiccatifs. Paracelse, qui écrivait sa grande chirurgie à la même époque, parle de la *gonorrhœa francigena*.

Maintenant, s'il est vrai de dire que, vers l'année 1550, les auteurs, et il y en avait un grand nombre, qui écrivaient sur le mal français, ont fait surtout mention de la gonorrhée, c'est que ce phénomène morbide avait acquis une grande importance, alors que les symptômes de l'épidémie étaient presque complètement effacés, et qu'il fut considéré comme un des principaux caractères de cette épidémie par le même procédé d'esprit qui avait fait de la syphilis la suite et le pseudonyme du *mal français*.

Mais si la gonorrhée virulente eût été un symptôme nouveau, les auteurs qui en ont parlé les premiers n'auraient pas manqué d'insister sur cette nouveauté. Cependant Fernel, contemporain de l'épidémie, parle de la gonorrhée comme d'une chose qui n'a rien d'inaccoutumé pour lui. Fallope semblerait le premier avoir admis une gonorrhée nouvelle, et cependant cette opinion est contredite par la description qu'il donne de ce symptôme. La gonorrhée séminale des anciens, le *virus vitale et séminale* de Pline, ne pouvaient rien avoir de bien nouveau, et cependant Fallope n'a rien vu que le *profluvium seminis* dans l'accident gonorrhéique qu'il décrivait en 1567. Cette opinion était aussi celle d'Antoine Calmet, qui ajoute à la théorie antique de l'écoulement séminal le phénomène non moins ancien de l'*ardeur d'urine*.

Jusque-là, l'apparition d'un symptôme nouveau ne résulte pas des observations que l'on peut trouver dans les auteurs. L'accident décrit par Fallope est celui dont parle Benedetti, celui que les Grecs appelaient γονόρῥεια : la science n'a pas fait un seul pas. Astruc aurait dû ne faire dater sa période gonorrhéique que de Ferrier, qui abandonne la vieille théorie séminale et la remplace par un système aussi ancien, aussi erroné sans doute, mais qui avait du moins le mérite d'être moins connu, et qui représente exactement les théories nouvelles de nos jours. Cet auteur parle de l'*ardeur d'urine* produite par l'urine purulente, et dans un autre endroit il cite les *ulcères purulents du méat urinaire*.

X X

La théorie de l'origine moderne de la gonorrhée virulente a donc été fondée sur un fait contredit par l'histoire, et sur certaines dénominations spéciales, qui ne peuvent offrir aucune importance, puisqu'elles n'exprimaient nullement ce qu'elles semblaient vouloir dire. Ainsi, la gonorrhée a été signalée à toutes les époques de l'épidémie, par Benedetti, par Jean Lange, par de Béthencourt, et enfin par Paracelse, ce qui exclut toute idée de *période gonorrhéique*; et il est plus exact de dire que si dès l'année 1550 on s'est occupé d'une manière plus spé-

ciale de ce symptôme, c'est que la disparition des accidents principaux de l'épidémie lui avait donné une importance qu'il n'avait pas auparavant.

· Il demeure donc établi que la gonorrhée n'a pas été un fait postérieur à l'apparition de l'épidémie; que la qualification de virulente n'ajoute rien à la prétendue spécialité de ce symptôme, puisqu'en réalité les auteurs qui en ont parlé
dans le XVI° siècle n'y ont vu, pour la plupart, que ce que les anciens avaient cru
trouver dans cet écoulement, c'est-à-dire un flux involontaire de semence. Il faut
au contraire reconnaître que la gonorrhée qui existait auparavant, sans qu'on
la rapportât à une cause particulière, fut considérée postérieurement comme un
symptôme de la syphilis.

Il reste à chercher si la blennorrhagie moderne est la même que la γονόρρεια
des Grecs, que les affections dont parle Béthencourt, que l'urine purulente de
Ferrier, etc.

Cette recherche terminée, nous pensons que Cazenave aura établi d'une
manière irréfragable que l'origine réelle de la maladie syphilitique se perd dans
les siècles les plus reculés.

XXI

Sur ce point, si les écrits des anciens ne nous offrent qu'incertitudes ou
erreurs, il ne faut pas s'en étonner, en songeant que la nature virulente de la
blennorrhagie n'est pas établie d'une manière incontestable.

Il est évident que dès les temps les plus reculés toutes les blennorrhagies
syphilitiques connues de nos jours existaient déjà, alors même que la non-appré-
ciation du principe virulent, admis par les modernes, empêchât d'en reconnaître
la nature. Sous le nom générique de gonorrhée, les médecins de l'antiquité com_
prenaient tous les écoulements qui pouvaient avoir lieu par l'urètre !

La théorie du flux involontaire de semence était expliquée alors soit par un
affaiblissement profond de l'économie, soit par une continence excessive. Les
anciens ne comprenaient pas autrement un écoulement qui ne produisait pas du
pus, et qui par conséquent n'était pas le résultat de lésions appréciables pour eux.
Cependant quelques auteurs ont signalé, outre ce flux de semence, l'émission
d'une *certaine sanie*, mot vague qui ne faisait que mettre le doute à la place de
l'erreur. Quoi qu'il en soit, cet écoulement était presque partout considéré comme
une affection immonde. Ce qui est hors de doute, ce que personne ne songe à
contester, c'est que la blennorrhagie a existé de tout temps; ce symptôme de l'antique syphilis se retrouve écrit d'une manière incontestable dans la gonorrhée
des anciens. Mais, comme il fallait à tout prix faire dater la syphilis de l'épidémie du XV° siècle, on a imaginé une gonorrhée dite *virulente*, et par ce mot on a
cru la séparer de l'autre gonorrhée, bonne tout au plus pour les anciens.

A moins de supposer que Fallope n'eût eu aucune idée de la gonorrhée des Grecs, on devait s'attendre à ce que ce symptôme nouveau s'offrirait avec des caractères qu'il n'avait pas eus jusque-là ; mais il n'en est rien, Fallope n'avait fait que rafraîchir la vieille croyance du flux séminal. Seulement l'expérience qu'avait donnée l'épidémie, et la connaissance récente du principe vénérien, avait fait apprécier du temps de Fallope la véritable cause de la gonorrhée, c'est-à-dire la contagion par le coït, et il y avait là une véritable différence avec l'ancienne, que l'on supposait arriver d'une manière ou d'une autre. La découverte du virus était la seule chose qui fût neuve à cette époque; mais l'affection gonorrhéique était toujours la même : la manière dont Fallope et les contemporains en ont parlé en est la preuve.

Ainsi, la *gonorrhée française*, soit qu'elle eût pour caractère le flux de semence, soit qu'elle fût basée sur la théorie de l'*urine purulente*, était le calque exact de la gonorrhée ancienne, et il faut nécessairement conclure de cette identité : que la blennorrhagie, méconnue par les anciens, l'a été de même par les auteurs du xvie siècle, mais qu'elle a existé de tout temps avec les mêmes caractères , qui n'ont rien perdu de leur valeur pour être mal appréciés et mal décrits; que l'erreur des Grecs, continuée par les écrivains de l'épidémie, prouve que rien n'était changé pour ceux-ci dans les signes extérieurs de la gonorrhée, comme rien n'était changé en effet dans les caractères vrais de la blennorrhagie ; que la dénomination de *virulente* ne constitue nullement un symptôme nouveau, mais rend en effet à un symptôme existant de temps immémorial, son véritable caractère, et surtout sa véritable origine; enfin, que la blennorrhagie syphilitique a reconquis sa place dans la symptomatologie de la syphilis, de la même manière que celle-ci a repris le rang qui lui était dû dans la nosologie des affections humaines.

XXII

L'histoire de la maladie syphilique est donc fixée d'une manière irrévocable, et son ancienneté ne peut pas plus être mise en doute que son existence elle-même. Il n'est pas permis d'objecter que les anciens n'avaient pas pu connaître la syphilis moderne, parce qu'ils n'ont fait mention nulle part de cette maladie.

Il est démontré ainsi que tous les symptômes primitifs sont décrits par les auteurs grecs et arabes, et surtout par les arabistes ; mais que la non-appreciation du virus vénérien et de son action mystérieuse avait empêché d'établir un lien d'affinité complète entre les divers symptômes syphilitiques, et surtout de distinguer les symptômes secondaires, malgré le cachet d'individualité dont ils étaient empreints; que pour être méconnue, la syphilis n'existait pas moins avant l'épidémie du xve siècle. La nouveauté de la syphilis ne pouvait s'expliquer que de deux manières, ou par l'origine américaine, ou par une certaine spontanéité épidémique, sans cause médiate ou immédiate connue.

L'origine américaine est une fable inventée dans un intérêt de honteuse politique, fable contredite par l'autorité des dates, et impuissante à expliquer l'explosion presque simultanée de l'épidémie dans dix pays à la fois.

L'opinion de la spontanéité ne peut plus être soutenue, si l'on se rappelle que les symptômes de l'épidémie ne portaient pas empreint d'une manière spéciale le cachet syphilitique ; que le mal français était au contraire une affection complexe où la syphilis a pu jouer un grand rôle, mais ne faisait qu'apporter en aide au fléau la terrible énergie dont elle a laissé tant de trace dans l'histoire des temps anciens !

LIVRE TREIZIÈME

DE LA CONTAGION DES MALADIES VÉNÉRIENNES

CHAPITRE PREMIER

Quand le mal vénérien fit son apparition en Europe, on ignorait qu'il se communiquât par le commerce avec les femmes. Les malades, en effet, pour cacher leur débauche, dissimulaient soigneusement la manière dont ils l'avaient contracté; peut-être aussi ne soupçonnaient-ils pas qu'une si terrible maladie pût ainsi se contracter.

De là vient que les médecins du temps crurent unanimement avoir affaire à une maladie épidémique. Gaspard Torella paraît être le premier qui ait eu quelque soupçon de la contagion de ce mal. Il enseignait, dès l'an 1500, que cette maladie arrivait ordinairement par voie de contagion. Cependant, entraîné par ses préjugés, ou trompé par les mensonges des malades, il y joignait en même temps une autre cause, et soutenait que le mal pouvait encore venir par l'usage d'un mauvais régime. Ce sentiment fut suivi par Jacques Catanée, George Vella, Nicolas Massa.

Quoique ces auteurs avouassent que le mal vénérien se communiquait principalement par la contagion, ils croyaient néanmoins que sans aucune contagion, il pouvait venir aussi par une altération intérieure du sang et des humeurs.

Jérôme Fracastor pensait encore de même en 1546, lorsqu'il écrivait son *Traité des maladies contagieuses*. Car, quoiqu'il convienne que la plupart des gens avaient contracté cette maladie par contagion, il prétend néanmoins qu'on en a remarqué une infinité d'autres, qui en ont été infectés d'eux-mêmes sans aucune contagion.

C'était aussi le sentiment de Benoît Victori qui croit fermement que la contagion n'est pas d'une nécessité absolue pour la production du mal vénérien ; mais que la constitution présente de l'air, jointe à celle des humeurs, qui tendent à la putréfaction, suffit pour cela. Et pour confirmer ce qu'il a avancé par un exemple qu'il croit bien avéré, il ajoute qu'il a vu quelquefois d'honnêtes et de saintes religieuses, exactement cloîtrées dans un couvent inaccessible et inviolable, qui avaient attrapé la maladie vénérienne, à cause de la corruption de l'air et de la mauvaise constitution de leurs humeurs, jointes à la faiblesse de leur complexion !

Mais enfin la vérité s'est fait jour, et l'on sait que le mal vénérien n'est produit ni par un mauvais régime, ni par un vice de l'air, ni par aucun abus des choses non naturelles, ni par une corruption spontanée des humeurs, mais uniquement par la voie de la communication, qui le fait passer d'une personne malade à une personne saine.

Cette communication se fait, ou par la *génération*, les parents transmettant la maladie au fœtus dans le temps de sa formation, ou par la *contagion*, une personne malade infectant une personne saine.

La maladie contractée de la première manière s'appelle *héréditaire*, et de la seconde façon se nomme *accidentelle*.

La vérole héréditaire peut être transmise également au fœtus par le père et par la mère ; par le père, en ce que les particules de la semence communiquent à l'embryon le virus vénérien dont elles sont infectées ; par la mère, en ce que fournissant, pendant les neuf mois de sa grossesse, la nourriture au fœtus, elle lui fait part en même temps du mal dont elle est attaquée. C'est ainsi qu'on a reconnu qu'une mère qui a la vérole, met au monde des enfants faibles, languissants, d'une mauvaise constitution, à demi pourris, couverts d'ulcères, et véritablement vérolés ; que même un père qui a la vérole, engendre aussi des enfants véritablement vérolés et couverts d'ulcères, quoique la mère soit saine, ou du moins sans aucun signe manifeste de vérole, comme si le virus qui infecte l'embryon était incapable de faire impression sur le corps de la mère.

Mais on peut encore chercher à savoir si un père gâté ou une mère infectée peut communiquer à l'embryon un virus vérolique, qui reste caché sans causer de mal, pendant toute la jeunesse, qui renaisse ensuite de lui-même dans un âge plus avancé, et produise, indépendamment d'aucune contagion nouvelle, une vérole vraie et légitime ? C'est ce dont on voit des médecins douter, tandis qu'un grand nombre d'autres admettent ce genre de communication, surtout si l'on entend parler de la vérole véritablement et proprement dite, qui ne se manifeste que longtemps après la naissance.

On voit souvent que des enfants qui naissent d'une mère infectée, naissent eux-mêmes infectés, quelquefois pleins d'ulcères et à demi-pourris ; mais alors c'est une vérole manifeste et déclarée. On voit de même souvent que le *Rachitis*, ou les maladies qui y ont rapport, que les écrouelles, les tumeurs scrofuleuses, que l'atrophie pulmonaire, que la distorsion des os qui rend le corps bossu, et quantité d'autres maladies semblables, qui viennent ordinairement d'une vérole dégénérée, se déclarent peu à peu dans le progrès de l'âge. Mais a-t-on bien observé que des enfants aient apporté du ventre de leur mère la substance d'une vérole proprement dite, qui, après avoir été cachée dans la jeunesse, se manifeste enfin d'elle-même dans un âge plus avancé, sans cause évidente?

On peut, pour le moment laisser la décision de cette question au jugement des lecteurs. Toujours est-il certain que si la contagion qui arrive après la naissance, n'est pas l'unique voie de communication, elle est la plus probable. C'est pourquoi il importe extrêmement de bien connaître toutes les manières dont la vérole se communique.

On sait en général, par l'exemple de plusieurs maladies, que la contagion peut se répandre de trois manières :

1° A une certaine distance, à la faveur de l'air chargé d'exhalaisons vicieuses.

2° De proche en proche, par le moyen d'un *foyer* ou corps, quel qu'il soit, communiquant aux personnes saines les corpuscules contagieux dont il est rempli.

3° Par l'attouchement immédiat de la personne infectée.

Mais ces trois manières ne sont pas également capables de donner la vérole. Ainsi, l'expérience et la raison prouvent qu'elle ne se peut donner à une certaine distance, et qu'on n'a jamais vu que la contagion de la vérole se soit communiquée à des voisins par le moyen de l'air. On peut donc conclure que cette manière de contagion est impossible ; la raison le prouve : le virus vénérien est trop grossier, trop épais, trop fixe pour pouvoir s'exhaler dans l'air en forme de vapeur, et se répandre ainsi jusqu'a une certaine distance.

On ne saurait dire tout à fait la même chose de la contagion par un *foyer*, c'est-à-dire lorsqu'on prend le mal en couchant dans les mêmes draps, en portant les mêmes habits, en buvant dans le même verre, en s'essuyant la bouche et les lèvres avec les mêmes linges.

Nicolas Massa rapporte qu'il guérit un de ses amis, qui avait pris le mal, pour avoir couché seulement une nuit dans les draps qui avaient servi à un homme ayant à la jambe un ulcère vénérien.

Antoine Francatiano dit avoir vu une jeune fille de sept ans, qui avait gagné le même mal, pour avoir porté une robe de peau dont s'était servie une femme vérolée.

Gabriel Faloppe dit s'être entretenu avec un vieillard qui avait chez lui deux vérolés pleins d'ulcères aux parties postérieures, et qui assurait avoir pris le mal par l'usage des mêmes latrines.

Guillaume Fabricius Hildanus cite une jeune fille de quinze ans, faisant le carnaval dans une assemblée de seigneurs, et ayant changé d'habits avec un jeune homme, avait contracté des pustules et des ulcères véroliques aux parties naturelles, par le seul attachement des caleçons qui étaient infectés.

Grégoire Horstius assure qu'une jeune fille d'environ dix-huit ans, qui servait chez un seigneur vérolé, et qui couchait dans le même lit que sa concubine, après différents symptômes de douleurs nocturnes, de serrement de poitrine et autres semblables, se trouva à la fin infectée de pustules véroliques par tout le corps, et de condylomes aux parties honteuses.

Il faut bien remarquer que cette manière de contagion a été observée au temps de l'apparition de la vérole en Europe, c'est-à-dire à l'époque de sa plus grande violence. Mais il ne faudrait pas non plus nier cette voie de contagion, bien qu'il y ait toujours sujet de soupçonner que les hommes ou femmes adultes qui attribuent leur maladie à ces sortes de causes, l'ont gagnée par d'autres voies que la honte leur fait dissimuler.

C'est ainsi que Fallope se moque agréablement de ceux qui, pour défendre l'honneur de certaines femmes, disaient qu'elles avaient pris la vérole par le moyen de l'eau bénite !

La contagion la plus commune est celle qui arrive en quelque partie du corps, par le contact immédiat d'une personne malade avec une saine ; et si ce n'est pas l'unique voie par où se communique la maladie, c'est du moins la plus fréquente, surtout si les circonstances suivantes concourent à en augmenter l'effet, c'est-à-dire, lorsque les parties qui se touchent sont humectées d'une humeur qui sert de véhicule au virus vérolique, qu'elles sont molles, poreuses, faciles à être pénétrées par le virus ; qu'elles sont échauffées et raréfiées, de leur nature, à raison de leur situation, ou par le mouvement qui les agite, et par conséquent, qu'elles en sont plus disposées à s'imbiber du virus.

Ainsi, comme il y a plusieurs différentes espèces de contacts où ces circonstances peuvent se rencontrer, le mal vénérien peut aussi se communiquer par toutes ces espèces de contacts.

1° PAR LE COMMERCE CHARNEL, soit qu'une femme saine s'abandonne à un homme gâté, dont le gland soit couvert de chancres, qui ait une gonorrhée virulente, ou du moins dont la semence soit infectée de virus vérolique ; soit, au contraire, qu'un homme sain ait affaire à un femme gâtée, dont les parties soient rongées de chancres, qui soit attaquée d'une gonorrhée virulente, ou du moins dont l'humeur séminale ne soit pas exempte de virus vérolique.

Dans le premier cas, la liqueur purulente qui coule du gland ulcéré, ou la semence corrompue, s'attache à la vulve, au vagin, à la matrice, parties qui sont alors échauffées, et elle produit en peu de temps la maladie et ses différents symptômes.

Dans l'autre; le gland naturellement spongieux, mais alors dilaté par la tension, et extrêmement raréfié, s'imbibe profondément de la sanie qui sort des chancres de la femme, ou de l'humeur séminale imprégnée de virus vérolique.

Voilà la première source du mal.

On croit aussi qu'un homme sain peut prendre la vérole avec une femme saine, si cette femme, après avoir eu commerce un peu auparavant avec un homme gâté, souffre les approches de l'autre sans s'être lavée : d'autant que les restes de la semence corrompue, qu'elle a reçue depuis peu, et qui est retenue dans la matrice ou dans le vagin, peuvent communiquer au gland de l'homme avec qui elle a ensuite affaire la même corruption que lui communiquerait la semence de cette femme, si elle était elle-même gâtée.

Tout ce qui a été dit de la contagion causée par l'usage naturel des rapports sexuels, doit aussi s'entendre du commerce abominable et contre nature des personnes du même sexe.

2° PAR L'ALLAITEMENT, soit qu'une nourrice gâtée allaite un enfant sain ; car alors le lait qu'elle donne étant infecté, communique la même infection au nourrisson ; soit qu'un enfant gâté tète une nourrice saine, parce qu'alors la salive de l'enfant étant infectée, et s'insinuant dans les mamelons poreux, porte avec soi le virus vérolique dans le sang de la nourrice.

3° PAR DES BAISERS SUR LA BOUCHE, lorsqu'un amant gâté baise une maîtresse saine, ou réciproquement, principalement si l'intérieur de la bouche, comme la luette, le palais, les amygdales, la langue, est attaqué de quelque ulcère vénérien : car la salive de la personne gâtée étant déjà viciée et pleines de gouttes purulentes qui sortent des ulcères, elle doit infecter du même vice les lèvres de la personne saine, et surtout la langue, lorsque l'ardeur des baisers va jusqu'à ce point.

4° EN COUCHANT SIMPLEMENT AVEC UNE PERSONNE GATÉE pendant quelques nuits et dans les mêmes draps, sans avoir avec elle le moindre commerce. Cette espèce de communication a principalement lieu quand la personne gâtée a quelque maladie cutanée qui tire son origine d'une contagion vérolique, comme de la gale, des pustules, des dartres, ou qu'elle sue abondamment dans le lit ; car alors la sanie qui découle de la peau ulcérée, ou la sueur qui en sort, peuvent être facilement reçues par la personne saine qui est couchée auprès, et dont les pores sont ouverts par la chaleur, de sorte que le mal vénérien peut être ainsi communiqué.

5° ENFIN, EN METTANT LE DOIGT OU LA MAIN DANS DES ENDROITS INFECTÉS d'un ulcère ou d'un écoulement vérolique ; par exemple, en examinant avec le doigt des ulcères vénériens, ou en accouchant une femme gâtée, surtout s'il y a au doigt du chirurgien, ou à la main de la sage-femme, quelque plaie ou coupure qui puisse facilement s'imbiber du virus.

A ce sujet, Antoine Lecocq dit avoir connu une sage-femme, qui en accouchant une femme gâtée gagna la maladie.

Jacques Vercelloni témoigne avoir connu un jeune femme, qui, craignant d'habiter avec une courtisane gâtée, avait cru pouvoir se permettre des attouchements, et dont la main devint extraordinairement enflée, et toute couverte de pustules qui auraient été suivies d'une longue maladie, s'il n'avait eu recours à la médecine.

CHAPITRE II

COURTE RÉFLEXION

Nous aurons à revenir sur la contagion, dont la meilleure définition peut se faire en quelques mots, en disant, par exemple, que la contagion est l'acte par lequel une maladie déterminée se communique d'un individu, qui en est affecté, à un individu sain, au moyen d'un contact soit immédiat, soit médiat.

Faisant l'historique des maladies vénériennes, nous devons nécessairement examiner les idées théoriques et pratiques des médecins qui ont précédé notre siècle, et nous n'avons pas cru présenter immédiatement les théories modernes, de crainte d'apporter de la confusion dans l'ouvrage sérieusement mûri et approfondi que nous offrons au lecteur.

Nous n'avons pas besoin d'ajouter, pensons-nous, que cette réflexion s'applique également aux chapitres qui suivent.

CHAPITRE III

NATURE ET QUALITÉS DU VIRUS VÉNÉRIEN

Ainsi, avons-nous dit, les maladies vénériennes ne se répandent que par contagion. Les malades transmettent donc aux personnes saines une certaine infection, qui s'insinue en très petite quantité, et par des voies imperceptibles, dans le corps sain, qui augmente ensuite insensiblement en quantité, en force et en activité, et qui corrompt enfin plus tôt ou plus tard toute la masse des humeurs. Cette infection, quelle qu'elle soit, s'appelle ordinairement, et avec assez de fondement, *levain, venin, virus vérolique.*

Cette manière de se répandre par communication n'est pas particulière à la vérole ; mais elle lui est commune avec toutes les autres maladies qui attaquent par contagion. Ainsi, l'on sait que la petite vérole se communique par le pus que l'on insinue dans une incision faite à la peau ; la peste par le pus qui sort des bubons et qu'on introduit dans la plaie d'un animal ; la gale, les dartres, par la sanie qui découle de la peau malade et qui s'attache à la peau saine ; l'hydrophobie, par la salive du chien enragé, introduite dans la morsure ; le tarentisme, par l'humeur que la piqûre de la tarentule porte dans la peau.

Ce sont là comme autant de levains particuliers.

Or, comme chacun de ces différents levains est d'une nature différente, et tels qu'il faut pour les rendre capables de produire chacun des maladies particulières, le virus vérolique doit également avoir sa qualité propre, et d'autant plus pernicieuse par rapport à celle des autres, que la maladie qu'il produit est plus grave ; ainsi, il est très important de bien connaître la qualité de ce virus afin d'être plus en état de guérir les maladies qui en naissent. Ce serait en vain qu'on chercherait à s'instruire de sa nature par l'analyse chimique, ou en le mêlant avec d'autres liqueurs connues. Ces sortes d'expériences sont absolument impossibles ; et lors même qu'elles pourraient se faire, elles ne seraient pas sûres et exemptes d'erreurs.

L'unique moyen infaillible qui reste pour juger de la nature particulière et des qualités du virus vénérien, c'est de faire attention à ses effets connus.

Ainsi, LE VIRUS VÉNÉRIEN EST INFLAMMATOIRE.

En effet, le virus vénérien cause dans toutes les parties qu'il attaque : rougeur, chaleur, tension, douleur ; en un mot, *phlogose* ou *inflammation.* Les parties du corps auxquelles ce virus s'attache ne manquent point de s'enflammer : par exemple, dans la *gonorrhée,* chez les hommes, l'urètre, les prostates, les vésicules séminales ; — chez les femmes, le vagin, la vulve, les prostates et les glandes de cowper ; dans les *chancres* des hommes, le gland, le frein, le prépuce, et dans ceux des femmes, les nymphes, les caroncules myrtiformes, et le reste de la vulve ; dans le *poulain,* les glandes inguinales ; dans les exostoses, le périoste.

La même chose arrive à toutes les autres parties du corps que ce virus attaque. Ce virus est donc d'une nature *inflammatoire,* c'est-à-dire qu'en causan un resserrement et une crispation dans les filets membraneux des parties dont il pénètre le tissu, et qu'en étranglant les extrémités des vaisseaux capillaires qui arrosent ces filets, il oblige le sang de quitter sa route ordinaire et de se dévoyer dans les vaisseaux lymphatiques latéraux : ce qui produit la *phlogose* ou *inflammation*.

LE VIRUS VÉNÉRIEN EST CORROSIF.

Le virus vérolique, abandonné à lui-même, *ronge* peu à peu, ulcère et consume les parties qu'il a pendant quelque temps enflammées : l'urètre, le vagin, les prostates, le gland, la vulve, la luette, les amygdales, la membrane pituitaire, le vomer, etc. Les particules du virus vérolique sont donc d'une figure, d'une grosseur, d'une mobilité qui les rend capables de couper à la fin, de rompre, de détruire les filets des parties où elles ont produit d'abord le resserrement, la crispation et l'inflammation : ce qui produit l'*érosion* et l'*exulcération*.

LE VIRUS VÉNÉRIEN EST COAGULANT.

Le virus vérolique produit, dans toutes les parties qu'il attaque ou qu'il ronge, des squirres, des tumeurs squirreuses et des callosités. Ainsi, dans la gonorrhée, les prostates, les vésicules séminales, ou les glandes du vagin; dans les chancres des parties naturelles, les bords de ces ulcères; dans le bubon, les glandes des aines; dans les pustules, la base et la circonférence des boutons; dans les exostoses, le périoste et les filaments du périoste qui sont posés entre les lames osseuses, s'endurcissent et deviennent squirreux ou calleux. Ce qui arrive souvent de même aux glandes du mésentère, aux grains glanduleux du foie, aux vaisseaux lymphatiques du poumon. L'efficacité du virus vérolique doit donc être telle, qu'ayant pénétré les parties, s'il n'est pas capable de rompre et d'ulcérer leurs filets, il peut du moins, en épaississant l'humeur lymphatique qui les arrose, les *durcir* et y produire plusieurs sortes de *callosités*.

LE VIRUS VÉNÉRIEN EST FIXE.

Enfin, le virus vérolique ne se transmet jamais à une personne éloignée; il faut pour cela un attouchement *immédiat ;* et même tout attouchement ne suffit pas, tel qu'un attouchement momentané, passager, entre les parties dures, calleuses, froides; il faut que l'attouchement dure un peu, qu'il se fasse entre des parties chaudes, raréfiées, molles et spongieuses.

Le virus n'est donc pas composé de parties ténues, légères, volatiles, pénétrantes, capables de se répandre en l'air, de se porter à un lieu éloigné, de passer promptement à travers les pores les plus étroits; mais, au contraire, de parties grossières, pesantes, *fixes*, qui ne peuvent se communiquer, à moins qu'elles ne soient exaltées par la chaleur, que les parties qu'elles rencontrent ne soient d'un tissu rare, facile à pénétrer, et qu'il n'y ait un attouchement immédiat qui dure assez longtemps.

CHAPITRE IV

ERREURS ET CHARLATANS

Est-il nécessaire de s'arrêter à réfuter les idées de ceux qui croient que le virus vénérien n'est autre chose qu'un essaim nombreux d'animaux très petits, très agiles, très vifs, très féconds, qui, étant une fois reçus, se multiplient vite, se transportent fréquemment dans les différents endroits du corps, qui piquent, percent, mordent les parties où ils s'attachent, qui, par là, les enflamment, rongent, ulcèrent, et qui enfin, sans aucune altération dans les humeurs, produisent tous les symptômes de la vérole?

Si l'on admettait une fois que la vérole fût produite par de petits animaux nageant dans le sang, on aurait tout autant de raison de penser de même, non seulement de la peste, comme certains l'ont cru, mais encore de la petite vérole, de l'hydrophobie, de la gale, des dartres et des autres maladies contagieuses, et, disons-le en un mot, de toutes les maladies, en renversant toute la théorie de la médecine.

Eh bien, il y avait, en 1726, à Paris, un charlatan nommé Boile qui débitait de pareilles extravagances, et cela, avec une adresse dont il n'était pas d'abord facile de se défendre, mais enfin avec un succès qui doit empêcher de suivre son exemple. Cet homme assurait que toutes les maladies étaient produites par de petits animaux renfermés dans le sang; que chaque maladie différente dépendait d'animaux différents; que ces animaux pernicieux avaient chacun en particulier pour ennemis d'autres animaux qui les poursuivaient et les détruisaient, comme les chiens de chasse détruisent les lièvres, ou les éperviers les pigeons; qu'il connaissait parfaitement et les diverses espèces d'animaux qui produisaient chaque espèce de maladie, ainsi que ceux qui leur étaient le plus contraires, et qui pouvaient servir à la guérison des malades; qu'il savait les remèdes où se trouvaient le plus abondamment ces animaux secourables; et qu'ainsi il possédait l'art de guérir radicalement toutes les maladies par une méthode très sûre, très courte et très efficace!

Pour autoriser ces paradoxes, il se servait d'un microscope, avec lequel il se vantait de démontrer à l'œil tout ce qu'il avançait. Ce microscope, qui était assez grand, n'était pas fait comme les microscopes ordinaires, d'un seul tube, mais de cinq qui étaient joints obliquement, et qui formaient, par leur inclination alternative, une espèce de zigzag. Il prétendait que cela servait à grossir l'image des objets, en ce qu'au lieu d'une simple réfraction des rayons à travers les verres, telle qu'elle se fait dans les microscopes ordinaires, il se faisait, dans le sien, des réflexions répétées des mêmes rayons sur des miroirs cachés au dedans de chaque angle; et qu'ainsi la construction de son microscope ressemblait à celle des télescopes du célèbre Newton, qui, quoique beaucoup plus courts que les télescopes ordinaires, étaient cependant plus utiles pour observer les astres, parce que la réflexion qu'on y fait souffrir aux rayons, augmente beaucoup l'effet de la réfraction des autres télescopes.

A l'extrémité du tube le plus éloigné de l'œil, l'auteur du microscope plaçait des verres plans, ou légèrement concaves, qui contenaient quelques gouttes de la sérosité du sang qu'on venait de tirer à un malade.

Ensuite, après avoir ajusté avec art les branches du microscope pour mettre les verres à leur foyer, il faisait voir très distinctement une grande quantité de petits animaux, qui nageaient avec beaucoup de vitesse dans une liqueur limpide, et qui, dans une autre maladie, auraient paru, — disait-il, — sous une autre forme.

Après que les assistants avaient bien vu à leur aise, le charlatan ôtait du microscope ces mêmes verres, sur lesquels il faisait couler quelques gouttes d'une autre liqueur, remplie, à ce qu'il disait, d'autres petits animaux qui devaient donner la chasse aux premiers et les détruire; et, après avoir ajusté de nouveau sa machine, la scène se trouvait changée tout d'un coup, et il ne paraissait plus rien, comme si les petits animaux qui s'étaient montrés d'abord, eussent été dans un instant exterminés et anéantis par les derniers.

Bien des gens furent les dupes de ces prestiges. Mais enfin, après un examen attentif et curieux, il parut évident que les quatre tubes inférieurs du microscope ne servaient aucunement à la vision, et n'avaient d'autre usage que de favoriser la tromperie; que par conséquent les verres qui se plaçaient, avec tant de cérémonie, à l'extrémité du dernier tube, et qui étaient chargés d'un peu de sérosité du sang, ou de quelque autre liqueur, n'étaient là que pour faire illusion, puisqu'on ne pouvait apercevoir ni ces liqueurs, ni les petits animaux qu'elles auraient pu contenir; que la vision ne se faisait que dans le tube supérieur, qui formait seul le microscope; qu'à l'extrémité de ce tube étaient adroitement cachés des verres chargés de quelque liqueur remplie de petits animaux; qu'en même temps que ce fourbe semblait ajuster les autres tubes, pour servir à la vision, il mettait finement au foyer du tube supérieur les verres qui ne paraissaient pas, ou bien il les en retirait à son gré; et que par ce moyen il faisait paraître ou disparaître, à sa fantaisie, les petits animaux contenus dans les liqueurs.

Voilà les artifices que cet adroit et rusé charlatan eut l'impudence d'étaler, dans un siècle éclairé, et dans une ville comme Paris, remplie de tant d'habiles gens !

Qu'espérait-il de ses fourberies ? Toujours est-il qu'il eut la prudence d'éviter, par la fuite, le châtiment qu'il méritait ; car, dès qu'il s'aperçut que ses ruses étaient découvertes, il plia aussitôt bagage et disparut. Ainsi, l'on reconnut les fables dont quelques-uns s'étaient déjà laissé infatuer, et la médecine heureusement vengée fut rétablie dans ses anciennes lois.

Hélas ! qui la vengera de ceux qui la défigurent par de fausses théories, fruits de l'imagination ? L'expérience et l'observation prouvent-elles que le virus vénérien est salso-acide et de nature fixe ? Pourquoi ne pas avouer que ses premières impressions nous sont absolument inconnues, qu'on ne peut déterminer les premiers ravages de ce venin quand il est reçu dans les vaisseaux du corps ? La dureté et le gonflement des parties ne supposent pas un principe coagulant. En même temps qu'il engorge et durcit les glandes des aines, il ulcère, ronge et putréfie d'autres parties.

Trouva-t-on jamais une trace d'acide dans la pourriture ? On dit que le virus est corrosif, ainsi qu'on vient de le voir, — car nous n'avons fait que rapporter exactement, les théories du siècle dernier ; — mais il y a des personnes qui ont les symptômes les plus affligeants, sans ulcération ni corrosion en aucune partie.

Il sera très intéressant maintenant de voir quelles étaient à ce sujet les idées des médecins écossais, ce que nous résumons dans le chapitre suivant.

CHAPITRE V

LE VIRUS VÉNÉRIEN ET LA THÉORIE ÉCOSSAISE DU SIÈCLE DERNIER

Nous ignorons l'intime nature du virus vénérien, aussi bien que celle de la plupart des autres venins ; tout ce que nous savons, c'est, qu'appliqué sur la surface du corps, il produit des effets qui constituent les différentes formes de la maladie dont il est la cause, et que, pour les produire, il faut : 1° qu'il soit dans un état de fluidité ; 2° qu'il touche les surfaces qu'il affecte ; et 3° qu'il soit appliqué lorsque ces surfaces sont en action.

Quant à la première de ces conditions, nous observerons que tous les venins ne peuvent agir dans un état de volatilité ou de fluidité. Dans le premier cas, ils produisent communément différentes espèces d'exanthèmes ; dans le second, ce sont des cachexies. Quoique l'on ait cru, lorsque la maladie commença à sévir, que la contagion pouvait se répandre par l'atmosphère, cependant il est actuellement reconnu qu'elle n'agit jamais que sous la forme de pus ou d'une sécrétion de même apparence, et qui est le produit de l'inflammation.

Quant à la seconde condition, qu'il faut que le virus soit en contact avec les surfaces qu'il doit affecter ; cette circonstance ne suffit pas, car dans l'hôpital de Soek, où les malades, plusieurs dans un lit, sont nécessairement exposés à l'infection, jamais l'on n'a observé, d'après les recherches les plus exactes, que la maladie soit survenue.

Aussi avons-nous osé faire un pas de plus, en avançant qu'il fallait absolument une certaine action sur les surfaces, préliminairement à l'admission du virus. On peut observer, pour expliquer ce phénomène, que les vaisseaux lymphatiques n'absorbent pas toujours dans certains cas, qu'ils ont leur temps d'action, et que, quand ce temps n'a pas lieu, ils tombent dans une espèce d'affaissement qui s'oppose à toute espèce d'absorption.

Ce temps d'action pour les lymphatiques de la verge a toujours lieu lors de l'érection, aussi considérons-nous cet état de vie des absorbants que l'érection amène, comme absolument nécessaire à l'absorption du virus ou à la production de la maladie.

M. Crinkshank a remarqué, pour confirmer cette opinion, que cette observation mérite attention dans l'emploi des remèdes. Il remarque, en effet, le temps où les substances médicamenteuses ne peuvent s'introduire à travers les surfaces, à raison de l'affaissement des absorbants ou de leur defaut d'action, cette introduction était plus facile le matin, lorsque ces obstacles étaient levés.

Il résulte de ceci, que la manière dont on peut gagner la maladie est d'exposer une surface en cet état à l'acte du coït, du baiser, de l'allaitement, ou à la suppuration d'un ulcère vénérien. Mais, pour comprendre quelque chose sur l'action générale du virus dans ces cas, il convient de connaitre un peu la nature des surfaces ou des premières parties sur lesquelles il produit son opération.

On peut diviser ces surfaces en deux especes : les sécrétoires et les poreuses ; chacune possède une organisation differente, et développe différents degrés de sensibilité qui influent singulièrement sur l'action des causes morbifiques qui les affectent. Les premières se distinguent par la finesse de leur sentiment ; elles sont couvertes d'une pellicule très délicate, et forment des conduits qui mènent à des organes particuliers ; elles opèrent une sécrétion, dont la quantité est singulièrement liée avec leur degré de sensibilité.

C'est la variété dans la nature de cette sécrétion qui fait qu'on les divise en deux genres, d'après les intentions differentes pour lesquelles elles ont été disposées. Celles du premier, qu'on peut nommer sérifères, rendent une matière claire, transparente, servant de dissolvant aux substances qu'on leur applique, et augmentant la vivacité de leur action sur la partie. Celles du second ont une structure plus glanduleuse ; elles versent une mucosité douce, épaisse, pour se défendre de l'effet des substances irritantes ; elles sont propres ainsi à émousser la sensibilité naturelle, et à s'opposer aux progrès des matières nuisibles qu'on appliquerait sur elles : nous nommerons celles-ci surfaces muqueuses.

Les surfaces poreuses ou exhalantes sont couvertes d'une peau commune et n'admettent qu'une exsudation insensible qui se fait par les extrémités des pores organisés, toutes les fois que par une diminution de sensibilité, elles sont seulement affectées par des circonstances qui déterminent en elles un état favorable à l'abosrption.

Il résulte d'une pareille structure que les surfaces sécrétoires sont plus favorables à l'admission du virus vénérien, et qu'elles reçoivent communément l'infection, soit dans le moment du baiser, soit dans celui du coït.

Dans l'acte du baiser, il affecte le contour des lèvres ou une surface séreuse. Quand il est introduit de cette manière, il se développe avec une plus grande violence que quand il est reçu par tout autre mode d'infection. En général, il paraît très promptement dans ces cas, et continue avec une rapidité qui est peu ordinaire à la maladie, même quand elle est dans son état confirmé.

Différents docteurs rappellent des faits remarquables de ce genre, entre autres un relatif à une jeune dame chez qui la maladie se développa à la suite de la transplantation d'une dent ; elle fut si opiniâtre qu'elle résista aux remèdes les plus puissants et les mieux combinés ; c'est ainsi qu'on a remarqué que quelques surfaces sécrétoires sont plus susceptibles de recevoir l'infection que d'autres.

Le virus vénérien dans le coït est déposé sur une surface sécrétoire qui tient des deux genres.

1° Sur une surface sérifère, quand le chancre affecte le prépuce ou les parties environnantes, son activité est moindre ici que quand il est disposé de la dernière manière, à cause du frottement qui accompagne l'usage de ces parties, d'où suit la diminution de la sensibilité naturelle ; et aussi à cause de ce que la sécrétion est si petite, qu'elle a peu d'effet, de manière que, par la suite des temps, cette surface approche un peu de la poreuse ou exhalante sur l'article de l'insensibilité ; cependant, chez les jeunes sujets, le chancre, dans une première infection, marche fréquemment avec une rapidité égale à celle qui a lieu dans le cas du baiser.

2° Quand le virus est déposé sur une surface muqueuse, ou sur la membrane de l'urètre, ses effets sont bien différents de ceux qui ont lieu dans les circonstances précédentes ; car à la suite de l'irritation locale succède une augmentation dans la sécrétion naturelle des surfaces qui, émoussant les effets de la cause première, prévient la lésion de la surface, comme cela arrive dans le cas précédent. Alors tous ses effets ne consistent le plus souvent qu'en une simple irritation. La preuve, c'est que l'on peut souvent supprimer entièrement la maladie, en ayant recours, dès la première sensation qu'elle donne, à l'usage d'une injection stimulante qui détermine alors la sécrétion d'une plus grande quantité de mucosité.

Les surfaces poreuses reçoivent le virus lors du coït également comme lors de l'allaitement, et dans chacun de ces cas, l'état des absorbants, qui est des plus sensibles, provient de la turgescence où sont les parties pour remplir leurs fonctions.

Quant à l'absorption du virus dans le cas d'un ulcère vénérien, elle n'a seulement lieu qu'à raison de l'érosion de la peau, ou dans le cas de blessure. De pareils accidents arrivent aux accoucheurs, et leurs mains en éprouvent les premiers effets lorsqu'ils donnent leurs soins aux femmes qu'ils délivrent; dans pareils cas, les matières absorbées sont, par la disposition des lymphatiques, charriées dans la circulation générale par les glandes axillaires.

CHAPITRE VI

COMMENT LE VIRUS VÉNÉRIEN S'INTRODUIT DANS LE CORPS

Le virus vénérien communiqué par la contagion est reçu dans les personnes saines en trois différentes manières.

1° En forme de moiteur, lorsque, aidé seulement du mouvement de fluidité, de chaleur et de frottement, il pénètre insensiblement les pores qu'il rencontre à la superficie de la partie où il s'attache : ce qui lui est commun avec tous les autres fluides.

C'est ainsi que les chancres surviennent aux parties naturelles des deux sexes, si le mal est pris par le commerce vénérien : à la bouche, à la langue, aux gencives, au palais, au gosier, si le mal est pris en tetant ou en faisant des baisers; au bout des mamelles, s'il est pris en allaitant; à l'habitude de la peau, si le mal est pris en couchant avec une personne gâtée; enfin, aux mains et aux doigts, s'il est pris en accouchant une femme, ou en touchant des ulcères vénériens.

2° En forme de vapeur, lorsque les parties de Vénus, atténuées par la chaleur, s'exhalent comme une vapeur et pénètrent dans les parties voisines.

C'est ainsi que dans la gonorrhée des hommes, l'urètre, les prostates, les vésicules séminaires ; que dans celle des femmes, les prostates, l'urètre, les glandes de Cowper ; que dans un enfant qui tette une nourrice gâtée, la trachée-artère, les bronches et les vésicules du poumon sont enflammées, rongées et ulcérées par la vapeur seule du virus.

3° Par l'introduction dans les vaisseaux lymphatiques, lorsque les gouttes du virus s'étant insinuées, à travers les pores des parties, dans les vaisseaux lymphatiques dont la peau est arrosée, sont transportées par le cours de la lymphe dans les glandes conglobées les plus voisines, qui la reçoivent, où elles commencent d'agir.

C'est ainsi que le commerce vénérien avec une personne gâtée, qui a des chancres aux parties naturelles, ou qu'une gonorrhée qui ne coule pas librement, donne lieu ordinairement à des tumeurs ou glandes inguinales.

C'est ainsi qu'aux aphtes véroliques des gencives, de la langue, du palais, ou du gosier, dans les enfants qui tettent, ou de ceux qui ont pris le mal par des baisers, il survient des tumeurs aux glandes maxillaires et aux parotides. C'est ainsi qu'aux rhagades, aux gerçures et aux ulcères véroliques des mamelons des nourrices, il survient des tumeurs aux glandes axillaires ; attendu que, par les lois de circulation de la lymphe, une partie du virus est portée des parties naturelles aux glandes inguinales ; du dedans de la bouche, aux glandes parotides ou aux maxillaires, et des mamelons aux glandes axillaires.

Par conséquent les parties du corps qui ont d'abord reçu le virus vérolique, sont aussi les premières à en ressentir l'impression ; comme les parties naturelles dans les deux sexes, si le mal est venu par l'acte vénérien ; la langue, les gencives, le dedans des joues, le palais, le gosier dans les enfants, si le mal a été pris en tetant, ou bien, dans les amants s'il a été pris en se baisant ; les mamelons dans les nourrices, si elles ont été infectées en donnant à teter ; l'habitude du corps, si on a contracté le mal en couchant avec une personne gâtée ; enfin, les extrémités des doigts, si on l'a pris en accouchant une femme gâtée, ou en maniant des ulcères véroliques. .

Par là, il est facile de découvrir l'artifice des femmes qui, voulant cacher leur dérèglement, allèguent quelquefois des causes fausses et absurdes de leurs maladies ; puisqu'il est clair et certain, par l'expérience, que le virus a été reçu par la partie qui est la première affectée, et qu'il n'est jamais reçu que la partie qui le reçoit ne soit aussi affectée la première.

En vain opposerait-on que la vérole se gagne quelquefois par l'acte vénérien, sans qu'il ait paru aucune altération aux parties naturelles ; c'est un fait qui n'est appuyé d'aucune expérience certaine. Je me souviens bien d'avoir lu dans Bernardin Tomitano, et dans une ou deux observations d'un autre auteur, que quelques personnes, sans avoir été attaquées d'aucune maladie vénérienne, locale ou particulière, n'avaient pas laissé d'avoir une vérole réelle et confirmée, qui, dans le malade de Tomitano, s'était manifestée par un abattement universel, et principalement un dérangement d'estomac, et dans les deux autres, par des pustules répandues sur la peau.

Mais ces exemples ne sont ni en assez grand nombre, ni assez considérables, pour l'emporter sur le sentiment unanime et universel.

Peut-être ces malades se sont-ils trompés en assurant qu'ils n'avaient eu aucune maladie vénérienne locale. Tant de causes ont pu contribuer à leur erreur: c'est ainsi qu'il arrive souvent que les gens peu instruits ne prennent pas garde à des poireaux courts et peu apparents dans les rides du frein : c'est ainsi qu'ils prennent des ulcères vénériens bénins pour des gerçures de la peau : c'est ainsi qu'ils attribuent des gonorrhées légères, quoique véroliques, à la boisson de bière, à l'exercice du cheval, ou à un trop grand excès avec les femmes.

On trouverait assurément bien des gens attaqués de la vérole sans qu'aucune maladie locale eût précédée, si l'on voulait ajouter foi légèrement aux contes ridicules des personnes peu expérimentées, ou suivre leurs préventions.

Peut-être les observateurs eux-mêmes se sont-ils trompés en jugeant que ces malades avaient la vérole. Tomitano ne fait mention que d'un seul signe, savoir : de l'abattement universel et du dérangement d'estomac. L'autre observateur n'en rapporte également qu'un, savoir : des pustules répandues sur la peau.

Mais aucun de ces signes ne suffit pour démontrer l'existence de la vérole. Car, quand on supposerait que l'abattement universel et le dérangement d'estomac fussent des signes de vérole, ce ne seraient pas des signes très équivoques, et par conséquent très incertains. Il est vrai que les pustules de la peau sont une marque plus sûre de la vérole, pourvu qu'elles soient vénériennes, mais toutes les pustules ne le sont pas; et, lorsqu'il s'agit de distinguer celles qui le sont; les plus habiles s'y trompent assez souvent.

Il me semble que pour trancher une question si difficile et si nouvelle, et surtout pour la décider dans un livre que l'on voulait rendre public, il fallait des faits plus certains et en plus grand nombre.

Cependant, quand même on serait d'humeur de regarder ces observations comme variées, que s'ensuivrait-il de là ? qu'on peut avoir quelquefois la vérole sans que la maladie locale l'ait précédée? A la bonne heure ! Mais il faut avouer en même temps que le cas est si rare, en supposant qu'il soit véritable, qu'entre mille malades, que dis-je ? qu'entre dix mille malades on en trouvera à peine un seul exemple.

Une ou deux observations douteuses, ou, pour le moins, très rares, seront-elles donc une règle? Nullement. Il faut s'en tenir à celles qui sont certaines et indubitables.

C'est pourquoi, quand il aura paru des maladies vénériennes locales, on pourra prononcer, d'après des signes assez légers, sur la réalité de la vérole. Mais s'il n'a point paru de maladies de cette espèce, il vaut mieux prendre le parti de la négative, ou, ce qui revient au même dans le fond, il faut attendre pour décider affirmativement, qu'il arrive d'autres signes en grand nombre, plus certains, et qui mettent la question dans une entière évidence.

Le virus vénérien, si on le laisse agir, après avoir infecté les parties par où il s'est introduit, pénètre insensiblement dans le sang qui, arrosant les parties infectées, entraîne en passant, quelque chose du virus; ou par la circulation de la lymphe qui, revenant de ces mêmes parties, porte avec elle dans le sang, où elle se rend par des vaisseaux particuliers, plusieurs gouttes de ce virus.

Mais, de quelque manière que ce virus pénètre dans le sang, il s'y multiplie insensiblement, s'y accroît, s'y fortifie jusqu'au point de détruire ou de déranger la plupart des fonctions.

De quelque manière que le virus s'introduise, en forme de moiteur, en forme de vapeur, ou enlevé par la circulation de la lymphe, c'est toujours à la faveur des petitesses des gouttes qu'il forme, du mouvement de fluidité qu'il a, de la chaleur qui le raréfie, qu'il s'introduit.

Ces causes réunies contribuent à le faire entrer dans les pores dont la peau est toute percée et qui sont toujours ouvertes pour le recevoir. Car, si d'un côté, ces pores sont comme autant de conduits sécrétoires, ou d'émissaires par où la transpiration s'échappe, comme les expériences de Sanctorius le prouvent, ils doivent aussi, de l'autre, être regardés comme autant d'entonnoirs propres à porter du dehors au dedans ce qui est appliqué sur la peau; comme il est aisé de l'insérer de l'usage des bains, des douches, des frictions mercurielles, des cataplasmes, des emplâtres.

CHAPITRE VII

THÉORIE DE LA GONORRHÉE D'APRÈS LES PRATICIENS ÉCOSSAIS

La surface muqueuse sur laquelle le virus, chez l'homme, est communément déposé, à raison de la manière dont l'infection est reçue, est celle de l'urètre. Le premier effet qu'il y produit est d'augmenter la sécrétion qui s'y opère naturellement, et de la convertir en un état morbifique qu'on désigne alors sous le nom de gonorrhée.

Les symptômes de cette maladie chez l'homme sont très nombreux. Sans les énumérer tous, ce qui serait inutile ici, nous devons nous arrêter à ceux qui méritent attention, tels que l'écoulement, l'ardeur d'urine et la cordée.

L'écoulement paraît d'abord pellucide et lymphatique, étant peu changé de son état naturel, si ce n'est en quantité. A mesure que l'inflammation augmente, la matière prend une couleur jaune et verdâtre, et découle continuellement de l'urètre. Après avoir continué un certain temps en cet état, elle acquiert une apparence plus gluante et plus douce; ensuite elle passe à l'état d'une lymphe claire comme auparavant, et dont la quantité diminue en même temps graduellement.

L'ardeur d'urine se fait rarement sentir quelque temps après l'apparition de ce premier symptôme; cependant les malades s'en plaignent beaucoup, quand la maladie est une fois complètement formée; elle est telle qu'ils craignent de rendre leur urine. Quand elle commence, elle se fait sentir près de l'orifice de l'urètre; avec le temps elle gagne plus haut et devient plus étendue. La douleur qu'elle fait alors particulièrement éprouver, est du genre des aiguës, notamment après l'émission des urines.

La cordée, qui est le dernier symptôme, est un serrement ou courbure de la verge, vers le bas, qui devient douloureuse, particulièrement dans l'érection. Ce symptôme provient d'une extravasion de lymphe coagulable dans les cellules du corps spongieux de l'urètre qui, les unissant, produit le serrement dont il s'agit, et ainsi ôte à la verge l'extensibilité dont elle était susceptible.

D'après la considération des symptômes, on peut conclure que la gonorrhée n'est qu'une inflammation de la surface interne de l'urètre; mais un caractère propre à cette inflammation est une certaine faculté circonscrite, que l'action spécifique du virus développe; faculté qui généralement est bornée à la partie de la surface primitivement affectée; quoique, par la structure et la sensibilité naturelles de l'urètre, ses effets puissent s'étendre sympathiquement ailleurs et amener à l'état morbifique, non seulement toute la verge, mais encore les diverses parties voisines.

On remarque que ce sont les glandes muqueuses de la surface de l'urètre qui sont les parties originairement affectées par l'impression du virus et qui continuent à l'être pendant tout le temps de son action.

On est donc porté à les regarder comme le siège principal de la maladie, par les raisons suivantes:

1° Ces glandes, partout où elles se trouvent, ont une plus grande irritabilité que les surfaces environnantes.

2º Le virus manifeste un penchant à se mêler à la matière qu'elles séparent ou à une de nature semblable.

3º Souvent il est emporté par un flot d'urine, ce qui démontre que quand il se dépose, il se mêle d'abord à cette humeur.

4º Enfin, ces glandes muqueuses sont particulièrement grosses vers le gland, lieu où communément les premiers symptômes de douleur se font sentir, et d'où l'écoulement commence à paraître.

Comme ce sont les glandes muqueuses qui sont le siège de la gonorrhée, on divise avec raison l'urètre en deux parties. La première s'étend de l'orifice externe au bulbe où l'action spécifique du virus se développe communément, à raison de ce que les glandes muqueuses y sont très abondantes. La seconde commence du bulbe et va jusqu'au col de la vessie, elle est le siège de différentes affections sympathiques qui surviennent dans les progrès de la maladie ou qui continuent, comme suite de la maladie première.

Mais pour mieux établir notre opinion sur la nature de cette affection, il convient de nous arrêter un peu sur les différentes opinions qui ont prévalu à cet égard.

CHAPITRE VIII

OPINIONS DIVERSES SUR LE SIÈGE DE LA GONORRHÉE

La première opinion est celle qui établit pour siège le principe de l'urètre, lequel seul peut fournir un écoulement de ce genre ; et comme les humeurs qui fluent vers ce lieu paraissent, quand elles sortent, se ressembler beaucoup, les prostates, les vésicules séminales, les glandes de Cowper, furent regardées comme primitivement affectées, selon qu'il plaisait à chaque auteur.

Cependant nombre d'objections insurmontables furent faites contre une pareille opinion.

1º Ces parties sont trop éloignées pour supposer que la matière contagieuse puisse y produire ses effets dans un si court espace de temps, qui se passe ordinairement entre l'absorption du virus et l'apparition de l'écoulement.

2º Il ne peut y avoir aucun écoulement constant de ces deux parties, comme dans le cas de gonorrhée, sans l'une de ces deux circonstances, ou une érosion qui ne peut survenir qu'après la longue continuité d'une inflammation précédente érosion qui alors serait incurable; ou bien une érection, état qui n'a lieu que dans le temps où l'émission se fait complètement.

3° La méthode des injections renverse complètement une pareille idée: on sait, en effet, que par leur moyen on peut arrêter entièrement l'écoulement, ce qui ne pourrait nullement arriver si la maladie siégeait dans les parties susdites car ces injections ne peuvent agir que sur la verge, et la disposition des parties les empêche de parvenir aux vésicules séminales, ou près du col de la vessie.

4° Les prostates manquent chez les chiens, qui n'en sont pas moins sujets à un écoulement par la verge, dont les apparences sont les mêmes que celles de la gonorrhée chez l'homme.

5° Enfin la dissection a montré que ces parties n'étaient nullement affectées par la maladie.

Le premier auteur qui cita les glandes muqueuses comme étant le siège principal de la gonorrhée, fut le Dr Cockburn, qui écrivait au commencement du XVIIIe siècle. Il fut conduit à cette opinion en observant la différence qui survient eu égard à la quantité de la matière séparée dans l'état sain et dans l'état morbifique; en réfléchissant que dans le dernier cas il n'y avait que les glandes muqueuses qui pussent fournir un écoulement suffisant, que les symptômes de la maladie ne pouvaient s'expliquer que par une évacuation qui vient d'une pareille source, et de ce qu'elles étaient, par leur situation, plus exposées que toute autre partie à l'action du virus.

Quoique l'on puisse naturellement conclure que l'écoulement, qui est le principal symptôme de la maladie, provient des glandes muqueuses, on ne saurait cependant ici éviter une question. Ces glandes sont-elles seules le siège de la maladie, ou l'écoulement est-il purement un effet naturel de leur structure particulière? car ces glandes muqueuses ne sont pas plus affectées que les autres parties de la membrane réticulaire, disposées à éloigner la cause irritante comme on le voit à l'égard des yeux, des narines, et des autres organes qui, irrités, produisent une augmentation de sécrétion pour se défendre.

Pour statuer sur ce point, l'on peut remarquer que le virus vénérien semble avoir une affinité particulière avec les glandes muqueuses, qu'il paraît toujours enveloppé dans une matière de cette nature; et que les venins, en général, possèdent une tendance naturelle à affecter certaines parties du système de préférence à d'autres. Ainsi, la matière de la rougeole a une propension à se porter vers le poumon, celle du cancer vers certaines glandes, etc.

L'on peut donc conclure que ces glandes sont réellement le premier siège de l'infection, quoique par la suite le virus ait le pouvoir de s'étendre par lui-même beaucoup plus loin, et ainsi de se frayer route, peu à peu, jusqu'aux parties les plus profondes du canal de l'urètre.

Plusieurs auteurs, pensant que le changement qui arrivait dans la sécrétion des glandes muqueuses ne suffisait pas pour produire la maladie, ont supposé qu'il fallait qu'une ulcération se formât dans quelque endroit de l'urètre. Ils se croyaient fondés dans leur opinion d'après quelques faits fournis par la dissection de ceux chez qui la maladie avait longtemps duré, et aussi d'après l'observation des cas où il semble que l'infection, en concentrant toujours son action, se soit plus particulièrement borné à un lieu, sans se porter plus loin.

Cette opinion n'est nullement fondée.

Quoique l'on ne puisse nier que l'ulcération n'arrive quelquefois, ce cas n'est pas cependant le plus ordinaire, et l'on ne peut point regarder cette circonstance comme étant essentiellement liée avec la nature de la gonorrhée.

D'ailleurs les symptômes de la maladie font rejeter une pareille idée, car:

1° La suppression prompte de la gonorrhée dans nombre de cas est une preuve qu'il n'y a point d'ulcération; autrement l'écoulement eût diminué d'une manière graduée.

2° On observe dans le coryza, qui est un genre d'affection d'une surface semblable, qu'il n'y a aucune ulcération, et que le pus peut se former sans aucune abrasion des solides.

3° L'effet nécessaire de la gonorrhée, si l'ulcération avait lieu, serait, dans tous les cas, la production de la vérole, par la raison que l'absorption par une pareille lésion sur une surface d'une si grande irritabilité, serait même plus considérable que par le chancre.

4° La preuve communément citée et confirmée par les dissections du célèbre Morgagni, les excroissances de l'urètre chez ceux qui sont morts de cette maladie, quand on y fait bien attention, n'établit nullement d'une manière concluante qu'une pareille altération provienne de l'inflammation d'une glande muqueuse. L'intérieur de l'urètre peut se tuméfier et dégénérer en excroissance, sans aucune brèche dans les solides, de la même manière que les verrues et les polypes paraissent dans différentes parties du corps.

On trouve, dans l'ouvrage de Morgagni, que chez le plus grand nombre de personnes mortes ayant cette maladie, l'urètre était seulement un peu plus humide que de coutume, et sa surface un peu plus rouge. Cependant chez la plupart, les glandes muqueuses ou leurs canalicules étaient oblitérés; preuve qu'ils avaient été plus affectés, comme siège principal de la maladie, que toutes les autres parties.

D'autres auteurs n'en persistent pas moins à soutenir l'existence des ulcères.

Mais, en les admettant, on ne saurait s'empêcher d'admettre une grande différence entre les suites accidentelles de la maladie et son caractère ; car l'ulcération ne se présente pas une fois sur cent, et quand elle a lieu, elle constitue alors une tout autre affection qui demande un traitement différent.

D'ailleurs une pareille lésion devait nécessairement avoir souvent lieu en pareille circonstance, dans la pratique des premiers auteurs, par la continuité de l'écoulement qui, naturellement, rendait les surfaces faibles et irritables, et aussi par l'usage irréfléchi des injections qu'on commençait à employer alors, et dont on n'avait point encore fait un choix convenable.

Ainsi, quoiqu'on ne puisse nier le fait comme possible et comme arrivant alors, on doit cependant le regarder comme ayant lieu bien rarement dans des temps plus récents, où le praticien connait la nature de la maladie.

CHAPITRE IX

MULTIPLICATION DU VIRUS VÉNÉRIEN

Le virus vénérien qui entre par une petite étendue de la peau, par des pores imperceptibles, en peu de temps, et, par conséquent, en petite quantité, exerce d'abord son action sur les parties les plus proches et y produit des maladies locales ; ensuite, à moins qu'on n'y remédie promptement, il passe bientôt dans le sang, l'infecte en peu de temps et cause, tant dans les substances des parties que dans l'exercice des fonctions, les différents dérangements qu'on observe quand la vérole est confirmée. Il s'ensuit donc de là que le virus vérolique se multiplie peu à peu dans les personnes qui en sont infectées, à mesure qu'il prend de nouvelles forces.

Le virus vérolique qui infecte la masse du sang dans la vérole confirmée, se communique d'une seule personne gâtée à plusieurs ; par exemple, à dix, à cinquante, à cent, qui sont toutes, en peu de temps, attaquées d'une vérole pareille, et également confirmée, à moins qu'on n'en arrête le progrès. Il s'ensuit donc de là que le virus vérolique se multiplie en se transplantant lorsqu'il se communique d'une personne à plusieurs.

Le virus vérolique s'étend en se transmettant, puisque chacune de ces dix ou de ces cinquante personnes, qui ont pris le mal, peut se donner à dix ou à cinquante autres qui, chacune à leur tour, peuvent en faire part à autant d'autres. C'est de cette manière qu'un petit nombre d'Espagnols, à leur retour de l'île d'Haïti ou Espagnole, répandirent autrefois la vérole dans toute l'Europe, et dans la plus grande partie de l'Asie et de l'Afrique.

Il s'ensuit donc de là que le virus vérolique se multiplie par degrés et acquiert de nouvelles forces à mesure qu'il se répand.

Tout ce qu'on vient de lire de la multiplication du virus ou levain vérolique, a lieu de même pour les autres venins ou levains. Ainsi, un chien enragé donne la rage, par le moyen d'un peu de salive, à plusieurs chiens qui peuvent chacun la donner à autant d'autres. Ainsi, un galeux, par un peu de sanie qui coule de sa peau, communique la gale à plusieurs personnes qui peuvent également la communiquer à autant d'autres. Ainsi le pestiféré donne, par son haleine ou par sa transpiration, la peste à plusieurs personnes, dont chacune peut la donner, par la même voie, à autant d'autres. Ainsi, un peu de pus d'une personne qui a la petite vérole peut en infecter plusieurs autres, dont chacune est en état de communiquer la même infection à tout autant de personnes.

Le même genre de multiplication se remarque jusque dans les choses inanimées. C'est ainsi qu'une livre de levain ordinaire fait lever plusieurs livres de pâte et que chaque livre de cette pâte en fait lever plusieurs autres. C'est ainsi qu'une certaine mesure de levure de bière fait fermenter plusieurs mesures de décoction d'orge et les change en bière, et que chacune de ces mesures de bière fermentée produit le même changement dans autant d'autres mesures d'une nouvelle décoction. C'est ainsi qu'une pomme pourrie en corrompt plusieurs autres placées auprès, qui chacune, en pourrissant, communiquent à d'autres la même corruption jusqu'à ce que tout le monceau soit gâté.

Or, en faisant attention à cette espèce de multiplication, on trouve: 1º qu'elle n'arrive qu'entre des corps capables de fermenter ensemble, tels que sont ceux dont on a parlé, c'est-à-dire entre des corps dont les parties agitées par un mouvement intestin se brisent et s'altèrent mutuellement; 2º qu'elle n'arrive pas même entre tous corps capables de fermentation, à moins qu'il n'y ait entre eux une certaine convenance qui les rende propres à agir l'un sur l'autre.

Ainsi, dans la question présente, l'humeur vérolique provenant du sang d'une personne gâtée, infecte, dans une personne saine, le sang et les humeurs, parce que la nature en est la même.

De là suivent plusieurs conséquences: 1º que par la force du levain, les plus petites particules du fluide sur lequel il agit, sont tellement brisées, atténuées, conformées, que, par rapport à leur volume, leur figure, leur liaison, elles deviennent entièrement semblables à celles du levain même; 2º que les particules du fluide qui doit subir ce changement, y sont d'autant plus propres, qu'elles ont naturellement plus de rapport avec la forme qu'avaient eue auparavant les particules du levain, et qu'elles ont plus de facilité à acquérir celle que les parties du levain ont alors; 3° que ces changements invisibles qui altèrent ainsi les parties du fluide qui doit changer de nature, se font par un mouvement intestin, autrement mouvement de fermentation, comme il est évident dans le pain et dans la bière, et comme il est probable dans les autres fluides; 4° que, par conséquent, le changement que le virus vérolique produit dans le sang et dans les humeurs vient de ce mouvement intestin ou de la fermentation, qui subsiste toujours dans le sang qui circule, et qui convertit le chyle, qui est fourni par les aliments, en sang, et le sang en différentes humeurs.

Ainsi le virus vérolique ayant pénétré dans le sang s'y étend, s'y multiplie par le même mécanisme qui change le chyle en sang et celui-ci dans les autres humeurs.

Il est donc clair:

1° Que la multiplication du virus vérolique dans une personne saine, qui vient d'en être infectée, doit être estimée par rapport à deux chefs. Premièrement, par rapport à la force du virus qui agit sur le sang et les autres humeurs, et qui les corrompt. Secondement par rapport à la disposition du sang et des autres humeurs qui reçoivent l'action du virus.

2° Que la force du virus vérolique doit être estimée par rapport à la quantité qui en est reçue, et à son activité.

3° Que la disposition du sang et des autres humeurs doit s'estimer par leur qualité vicieuse et par les diverses circonstances qui favorisent la multiplication du virus, comme la fièvre, le mauvais régime, les passions violentes, les exercices immodérés, les excès du vin, les veilles, etc.

4° Qu'ainsi l'on doit juger de la manière dont se fait la multiplication du virus, par la différente constitution du sang et des humeurs, où il doit se multiplier, si tout est égal du côté du virus; par les forces différentes du virus, si tout est égal du côté du sang et des humeurs; enfin par la raison composée des raisons des forces du virus, et de la constitution du sang et des humeurs, si tout est inégal des deux côtés.

CHAPITRE X

COMMENT LE VIRUS VÉROLIQUE PEUT DEMEURER PARFOIS LONGTEMPS DANS LE SANG SANS SE DÉCLARER

Les observations ont appris depuis longtemps:

1° Que le virus vérolique, lorsqu'on le détruit, demeure quelquefois plusieurs années dans le sang, sans causer aucune maladie manifeste, et, par conséquent, sans se déclarer en aucune façon ;

2° Mais que, semblable à une hydre, il renaît de lui-même et produit, en peu de temps, les plus terribles symptômes de la vérole confirmée, dès que l'état naturel du sang se trouve altéré par un vice accidentel, sans qu'il survienne d'ailleurs aucun nouveau virus.

Il est véritablement surprenant, d'un côté, qu'un virus aussi pernicieux puisse être si longtemps intimement confondu avec le sang, sans se faire sentir, et, de l'autre, qu'une si petite quantité de virus se conserve, avec toute sa force, dans un liquide continuellement renouvelé. Cependant ces deux propriétés ne sont pas particulières au virus vérolique.

Le virus rabique, qui est plus âcre et plus puissant, demeure caché dans le corps non seulement plusieurs jours après la morsure, mais même quelquefois plusieurs années, avant que d'agir et de produire les symptômes de l'hydrophobie.

Le virus de la petite vérole, que nous apportons en naissant, subsiste aussi très longtemps sans se développer.

Les médecins, pour résoudre cette difficulté, croyaient communément que le virus vérolique demeurait renfermé comme dans des loges qui se trouvent parmi les parties sulfureuses du sang, ou restait caché dans les recoins de certaines glandes, où il est à couvert, et d'où il sort à l'occasion comme d'une embuscade pour corrompre le sang et les autres humeurs.

Mais ce ne sont là que les suppositions dénuées même de vraisemblance.

Pourquoi, d'ailleurs, s'occuper du système fait à plaisir, lorsqu'on peut décider la question par les principes les plus certains de l'économie animale ?

Le chyle qui se forme des aliments est converti en sang dans les vaisseaux, par la fermentation. Le sang qui est formé de ce chyle est chargé, dans les mêmes vaisseaux, par une semblable fermentation, en d'autres humeurs secondaires ; tandis que le sang est pur, il produit d'un bon chyle un sang pur, et d'un sang pur des humeurs qui sont pures de même. Mais si le sang vient une fois à être infecté du virus vérolique, et qu'on n'y mette pas ordre promptement, il communiquera la même infection tant au sang qui se forme du chyle, qu'à toutes les humeurs qui se forment du sang, et par ce moyen, le virus qui n'a été introduit qu'en petite quantité se renouvelle et se perpétue.

Or, cette infection communiquée au sang par le virus peut avoir trois degrés différents, suivant la quantité du virus, ou suivant la nature, la qualité et le caractère du sang qui en reçoit l'action.

1º Elle peut augmenter et se fortifier insensiblement chaque jour, à mesure que le virus se multiplie.

2º Elle peut diminuer et s'affaiblir, à mesure qu'il se dissipe.

3º Elle peut tenir un milieu et demeurer constante dans le même état, le virus se renouvelant sans augmentation ni diminution.

Il se présente maintenant une question à résoudre; la voici :

Une personne qui a en elle-même un virus caché, et qui a commerce avec une personne saine, peut-elle donner le mal à cette dernière ?

Les médecins ont disputé vivement de part et d'autre sur ce point, les uns se prononçant pour l'affirmative, les autres pour la négative; mais comme l'expérience s'accorde quelquefois avec l'une et avec l'autre opinion, il est aisé d'en conclure qu'elles sont toutes deux également vraies.

Un homme donc, ayant un virus caché, peut donner un mal évident à une femme saine, si cette femme, soit naturellement, soit par maladie, soit par sa manière de vivre, se trouve d'un tel tempérament, d'une telle constitution, et dans une telle disposition, que le virus, qui est sans force dans le sang de l'homme gâté, soit en état de corrompre le sang de cette femme; mais il ne pourra lui communiquer aucun mal, si cette femme est vigoureuse, d'une bonne santé et d'un excellent tempérament. Elle élude ainsi la force du virus qui, dans elle comme dans l'homme, se trouvera sans effet.

Qu'on réfléchisse à ceci encore : c'est que parmi plusieurs enfants, nés du même père et de la même mère, on en voit qui sont attaqués d'écrouelles ou de *rachitis*, maladies qui viennent d'une vérole dégénérée, tandis que les autres en sont exempts !

CHAPITRE XI

DE L'INTERVALLE ENTRE L'INFECTION ET L'APPARITION DES SYMPTOMES DE LA GONORRHÉE

Après avoir cherché à établir la nature et le siège de la gonorrhée, il faut considérer le temps qui se passe depuis le moment de l'infection jusqu'à celui où les symptômes paraissent. On ne peut établir sur ce point une règle bien précise; tous les auteurs se réunissent pour reconnaître la grande variété qui a lieu à cet égard ; on s'en tient toujours, dans ces cas, au rapport du malade qui, communément, juge d'après la première apparition de l'écoulement; quoique la maladie en général ait précédé de quelque temps celui où elle s'est manifestée par ce symptôme.

Cependant le terme de son apparition dépend beaucoup de l'irritabilité particulière des parties, dans les différentes constitutions, comme aussi de quelques circonstances relatives à la manière dont le virus a été appliqué : circonstances qui peuvent être inconnues. Le terme s'étend communément depuis quelques heures après s'être exposé à l'infection à un certain nombre de jours, de semaines et même de mois. En général, quand la maladie tarde à faire sa première apparition, les symptômes sont toujours plus doux, et, quoique l'écoulement ne commence pas, on ne sent pas moins dans le canal diverses sensations qui ne sont pas ordinaires.

On a beaucoup disputé sur la manière dont le virus s'introduisait par l'urètre pour former la gonorrhée ; nombre de théories se sont élevées à cet égard pour expliquer cette introduction, mais sur différents principes. Quelques-uns ont considéré la verge dans le temps de l'émission, comme faisant fonction d'un tube capillaire qui pompe invariablement les fluides contigus au vagin, etc. Mais, en général, la théorie la plus récente et la plus reçue est celle de l'absorption ; et cette théorie n'est cependant pas satisfaisante, et, par elle, on ne saurait convenablement expliquer la manière dont se fait l'introduction du virus, n'y ayant point d'absorbants qui se portent de la surface dans la partie où elle est le siège de la maladie.

Le docteur Hunter, pour expliquer la chose, supposait que la peau qui entoure l'orifice de l'urètre étant tendue, elle s'enflammait par le contact du virus vénérien qui se trouvait dans le vagin, et que cette inflammation venant à s'étendre, produisait bientôt une exsudation de la surface interne de l'urètre. Mais si cela se passait ainsi, le contour de l'orifice extérieur serait le lieu principalement affecté, car c'est sur lui que le virus est d'abord appliqué. Or, c'est tout le contraire, cet endroit ne se ressent que légèrement du mal, c'est l'intérieur où siègent principalement la douleur et l'inflammation, et cela même avant qu'aucun hiatus de l'orifice, ou autres signes d'inflammation ne paraissent. M. Cruikshauk va encore plus loin à cet égard ; il suppose que la gonorrhée provient de l'irritation de la matière extérieure, que cette matière ne pénètre point l'urètre ; ce qu'il prouve par le succès qu'ont quelquefois les lotions externes dans certains cas ; mais nombre de faits et l'expérience journalière renversent entièrement cette opinion.

Laissant donc de côté les premières théories sur cette matière, on peut former une explication plus simple en considérant les circonstances qui accompagnent l'émission de la semence du canal de l'urètre pendant que l'érection continue. La verge est composée d'une substance qui n'est point douée de forces musculaires bien considérables, particulièrement vers le gland; et encore cette force diminue-t-elle beaucoup pendant l'érection par l'extension extrême où elle est tenue, en sorte que les fibres ne prêtent pas suffisamment vers son extrémité pour aider à l'expulsion du fluide, il reste quelques portions de semence vers l'orifice lorsque la verge s'affaisse; cette portion est naturellement repompée par l'urètre mêlée avec la matière contigue dn vagin. C'est elle qui, alors appliquée à la surface, excite le sentiment d'une légère piqûre à l'instant même, qui disparait aussitôt, et auquel on ne fait attention que lorsqu'une sensation plus importante se fait sentir.

Comme il arrive raremeut que l'absorption du virus succède à une gonorrhée bien établie, ce qui est bien différent à l'égard de toutes les autres formes sous lesquelles la maladie se présente, les auteurs ont naturellement été conduits à supposer qu'en pareil cas le virus ne pouvait être de la même nature que celui qui, attaquant d'autres parties, produisait une vérole confirmée.

De là est venue la première idée que chacun de ces deux états provenait d'une cause différente, et que l'un et l'autre de ces virus étaient séparément reçus lors de la coïtion; que l'un provenait d'une simple acrimonie, pendant que l'autre devait son origine à l'application d'un virus spécifique.

CHAPITRE XII

NOUVEAUX ARGUMENTS DE LA DOCTRINE PRÉCÉDENTE

On dit que le virus qui excite la gonorrhée ne produit jamais une vérole décidée; nous avouerons qu'il en est toujours ainsi, mais que cela ne provient qu'à raison de la surface sur laquelle le virus est appliqué. En effet, toutes les fois que, par la violence de la maladie, ou par quelque mauvais traitement qui a augmenté l'état inflammatoire, il s'ensuit une brèche sur cette surface, et que la maladie prend le caractère d'un écoulement chronique, le virus recevant une certaine ulcération de l'érosion de la surface, l'absorption a lieu, et les symptômes d'une vérole complète surviennent.

On observe aussi que le catarrhe, qui n'est qu'une simple irritation des glandes bronchiques, se change aussi dans certains cas en une véritable ulcération, quand il est survenu une augmentation dans la cause de la maladie, et que même la phtisie peut proveuir d'un pareil changement, lorsqu'il s'étend de lui-même jusque sur les poumons. On sait encore que la même femme donne souvent la gonorrhée à un homme, et des chancres à un autre ; que quoiqu'on n'observe, peut-être dans un sujet sur cent, aucune ulcération du vagin, ou rien de plus qu'une simple irritation des glandes muqueuses, cependant l'on voit survenir le chancre presque aussi fréquemment que la gonorrhée.

On allègue que le mercure, qui est spécifique dans un cas, ne guérit pas dans un autre, ou que la gonorrhée disparaîtra d'elle-même, pendant que les effets de la vérole n'iront qu'en augmentant. Le première de ces assertions n'est cependant pas absolument vraie, la gonorrhée ayant souvent cédé à un traitement mercuriel; mais quoi qu'il en soit, ce genre de traitement n'est pas celui qui lui convient, à raison de son caractère local; d'ailleurs, l'on sait que nombre d'affections locales résistent aussi bien que la gonorrhée à l'usage des remèdes généraux.

Quant à la seconde observation, c'est une loi générale de l'économie animale, que toutes les maladies aient ordinairement une fin, et cette fin est liée avec certaines inconstances qui dépendent de la structure différente des parties; ainsi, quand une maladie attaque des organes sécrétoires, la fin est accélérée par la fin de la sécrétion même, qui continuellement se renouvelle et entraîne au-dehors la cause. Quand les parties qu'elle affecte ne soint point sécrétoires, le même effet a lieu par la mort des parties affectées.

On assure que la matière de la gonorrhée appliquée à une surface excoriée, né produit point un chancre, et que, si elle occasionne un ulcère, il ne s'ensuivra point la vérole. Mais si nous ne nions point le fait, il faut du moins faire attention à trois circonstances qui influent ici sur l'action du virus, et qui renden suffisamment raison de son manque d'effet.

La première est que dans la gonorrhée, le virus est noyé par son mélange avec les fluides muqueux, et que par cette raison il demande, pour manifester son énergie, d'être retenu un certain temps sur la partie, et que celle-ci conserve encore un certain degré d'irritabilité, telle qu'elle a lieu dans l'urètre quand on rend l'urine.

La seconde est qu'un ulcère ordinaire peut être regardé comme une surface sécrétoire, qui par l'irritation que l'application du virus y produit, fournit aussitôt une matière qui s'échappe par les extrémités des vaisseaux lésés, et dont l'écoulement continuel n'admet aucune pause pendant quelque temps.

La troisième enfin est que le temps où la matière du virus est appliquée, exige par lui-même quelque considération; car selon la plupart des auteurs, le virus est bientôt emporté ou rendu sans action par l'augmentation des sécrétions, et ce n'est alors que le relâchement des parties précédentes à l'irritation, qui continue l'écoulement.

Enfin, l'on pense que l'histoire de la maladie vénérienne explique encore la

différence de ces deux affections, et l'on prétend que cinquante ans après l'apparition de la vérole, aucun auteur n'avait donné une description de la gonorrhée
comme un de ses symptômes précurseurs. Ce qui d'ailleurs est encore confirmé
par ce qui est arrivé lors de l'introduction de la maladie par les Européens dans
l'île d'O-Taïti, où les symptômes de la vérole confirmée parurent sans être précédés d'aucune affection de l'urètre, et où la gonorrhée était encore inconnue.

De tous ces arguments il faut tirer cette conséquence, que les virus qui produisent la gonorrhée, ainsi que la maladie constitutionnelle, sont exactement les
mêmes, et qu'on doit chercher la différence de leur nature dans celle de la structure des parties affectées, et non point dans une différence spécifique de causes,
d'où elle proviendrait.

LIVRE QUATORZIÈME

LA GONORRHÉE CHEZ LA FEMME

CHAPITRE PREMIER

DE LA VAGINITE BLENNORRHAGIQUE

Avant de continuer et de poursuivre immédiatement le cours de notre histo.
rique des maladies vénériennes, en examinant les théories et doctrines des siècles
précédents, relatives à la gonorrhée chez la femme, nous croyons devoir agir
comme nous l'avons déjà fait auparavant, et intercaler ici, afin que le lecteur
puisse faire dès à présent une utile comparaison avec les doctrines et théories con-
temporaines, une très intéressante leçon sur la vaginite blennorrhagique que
nous recueillons dans le service du docteur Gallard.

Voici cette leçon :

On compte plusieurs espèces de vaginites : la vaginite simple qui n'est qu'une
légère inflammation vulgaire de la muqueuse due à un traumatisme, à une action
directe, par exemple à un accouchement. Dans ces cas, le repos seul amène une
prompte guérison. — D'autres vaginites reconnaissent pour cause une excitation
directe, la masturbation ; on remarque cette espèce principalement chez les petites
filles. — L'introduction de corps étrangers dans le vagin produit aussi cette maladie.

Enfin la véritable *vaginite blennorrhagique* ou *virulente*. Il n'y a pas de différences sensibles entre elle et la vaginite simple, soit dans les produits, soit dans
les manifestations symptomatologiques. Dans les deux espèces, le pus est jaune
verdâtre, et le même entozoaire, le *trichomonas vaginalis* s'y trouve.

On constate également la présence de cet infusoire dans les vagins mal tenus
et dans le pus vaginal de certaines leucorrhées. Le microbe caractéristique de la

blennorrhagie virulente, de la chaudepisse, est encore à découvrir. — Les symptômes d'autre part sont les mêmes : il y a rougeur, inflammation et sécrétion purulente.

Le *diagnostic* est, dans certains cas, très difficile à établir. Il faut bien rechercher l'origine, la naissance et la filiation de la maladie. Nous avons eu une malade dont l'observation est intéressante à ce point de vue. Elle était atteinte d'une vaginite virulente des plus intenses : la vulve était enflammée, le vagin rouge, l'introduction du spéculum, du doigt seul, déterminait de violentes douleurs. Le vagin, lubréfié par du mucus abondant, présentait des résistances, des duretés qui s'opposaient à l'introduction facile d'un corps quelconque, il était chagriné, on y rencontrait de petites élevures, des granulations qui sont des papilles *tuméfiées*. Le col de la matrice était rouge, ulcéré, le ventre tendu, douloureux, et l'inflammation propagée à la matrice. Elle pourrait même aller plus loin, de muqueuse en muqueuse, jusqu'aux trompes et aux ovaires, compromettre le péritoine et déterminer une phlegmasie pelvi-utérine. Une ovarite blennorrhagique peut survenir absolument comme une orchite blennorrhagique chez l'homme.

Cette malade est mariée depuis sept ans, les rapports conjugaux ont toujours été très douloureux et fréquemment interrompus. De plus, elle perdait en blanc, et les règles étaient irrégulières.

Cette malade offre un grand intérêt au point de vue du diagnostic. A-t-on eu, dans ce cas, affaire à une vaginite simple ou à une vaginite virulente? D'où est-elle venue et comment s'est-elle produite? Le mari était-il sain (ce que nous ignorons)? et l'affection remontait-elle au début du mariage? — On reste dans l'indécision, mais le traitement est le même dans les deux cas, peu importe l'origine.

Dans le monde, le médecin est fort embarrassé quand il est appelé à connaître l'origine de l'affection. Il est d'autant plus indécis que la vaginite virulente peut se transformer sans contact suspect : une femme n'ayant pas de blennorrhagie peut la transmettre si elle est leucorrhéique. On sait que M. le professeur Gosselin est d'un avis opposé, et pense « que l'on ne peut donner que ce qu'on a. » — D'autres fois, cette dernière a une vaginite, et le mari est indemne ou contracte une balanoposthite qui guérit rapidement par le repos et les émollients. Il en est de même dans le cas où la femme est atteinte de cancer utérin avec écoulement ou d'eczéma de la vulve.

Voici un cas qui ne laisse pas que d'embarrasser également le médecin :

Un commis voyageur bien guéri d'une gonorrhée se marie. Trois ou quatre ans après le mariage, sans avoir jamais eu d'autres rapports qu'avec sa femme, il en contracte une nouvelle qui guérit au bout de quinze jours. La femme est restée indemne. Cette vaginite est un retour et non une nouvelle d'après Ricord; elle s'est reproduite sans contamination sous l'influence de causes quelconques.

Ces retours se produisent également chez la femme. Tel est le cas suivant :
une dame avait été atteinte autrefois d'une blennorrhagie qui lui avait été communiquée par son mari, restée veuve, ayant été bien guérie de cette affection,
elle vivait dans un état de sagesse absolue, ne voyant jamais reparaître aucun
écoulement. Un jour, elle céda et contamina le monsieur. La femme fut examinée ; on constata une petite goutte de pus suintant du canal de l'urètre, sans
rougeur ni trace d'inflammation de la muqueuse vaginale. C'est sans doute à la
suite d'excitations que la blennorrhagie s'est produite. Ainsi, aux approches des
règles, il peut en arriver autant. Il y a des femmes mariées qui donnent la blennorrhagie à leurs amants et non à leurs maris ; on peut donc en attribuer la
cause aux excitations voluptueuses plus grandes qui amènent des sécrétions plus
abondantes.

On a prétendu qu'il n'existait aucune corrélation entre la blennorrhagie et la
syphilis. C'est l'opinion de Ricord. Cependant les arthrites à la suite d'une blennorrhagie surviennent très fréquemment chez les hommes, mais rarement chez
les femmes. Presque toutes celles qu'on a été à même d'observer sur ces dernières
se produisaient sur des rhumatisantes.

Il en est de même d'une autre complication, l'ophthalmie blennorrhagique,
on la constate plus souvent chez l'homme que chez la femme.

Dans la première période dite inflammatoire, que la vaginite soit simple ou
virulente, les antiphlogistiques sont indiqués. Mais on n'aura recours aux émissions sanguines que dans le cas où l'inflammation se propagerait aux ovaires et
au péritoine. On fera des applications humides, des bains, des cataplasmes sur le
ventre et la vulve, des injections émollientes faites avec des décoctions de guimauve, de mauve, de pavot, auxquelles on ajoutera une cuillerée à bouche de
laudanum par litre. L'introduction de la canule étant très douloureuse, et pour
bien faire pénétrer l'injection jusque dans les culs-de-sac qui servent de réceptacles
au pus, il faudra faire coucher la femme sur le dos ; on mettra un coussin sous
elle, afin d'élever le bassin. Cette position permettra d'introduire plus facilement
l'instrument.

Les calmants, les narcotiques et les émollients ne guérissent pas la vaginite
virulente ; au bout de peu de temps, il faut passer aux irritants, aux caustiques.
Le nitrate d'argent est le caustique par excellence ; mais, pour obtenir un bon
résultat, il faut l'appliquer directement ; en cautérisant, il amène une modification de la muqueuse, son exfoliation.

Après les cautérisations, on fera des injections émollientes pour combattre
l'irritation substitutive qui s'est produite. — Dès qu'on voit paraître la sécrétion
muqueuse, il faut avoir recours aux astringents et aux cathétériques, caustiques
faibles dont l'action superficielle ne fait pas d'escarre profonde. On peut employer

aussi l'acide phénique à la dose de 10 grammes dans 200 grammes d'alcool, mais comme succédané : 1 cuillerée de la solution dans une injection. — Le tanin, l'acétate de plomb, le borax et l'alun sont donnés à l'état de solution.

A la fin de l'écoulement, l'usage des astringents solides produit d'heureux résultats : ils assainissent le conduit vaginal, la poudre d'amidon, de fécule de pommes de terre, de riz, associée au sous-nitrate de bismuth (10 grammes de ce sel dans 100 grammes de poudre), arrête la sécrétion et met le vagin à sec.

Nous n'employons pas les *balsamiques* qui n'ont qu'une action purement locale. En voici un exemple. On fit prendre du copahu à un malade atteint d'une fistule urétrale ; la portion urétrale placée derrière la fistule guérit, et l'écoulement continua dans l'autre portion. Ce cas a été observé dans le service de Ricord.

Dans le traitement de la blennorrhagie chez la femme, on ne prescrit jamais les balsamiques, parce que l'urétrite qui accompagne toujours cette affection persiste quand on les emploie. Alphonse Guérin a fourni une explication à ce sujet. Les orifices des canaux glandulaires du canal de l'urètre chez l'homme étant placés d'avant en arrière, l'urine pénètre dans ces canaux. Chez la femme, c'est le contraire ; ils sont placés d'arrière en avant, de sorte que le courant de l'urine passe sans les atteindre.

Les urétrites chez elles sont longues à guérir. Les moyens qui sont indiqués sont l'injection et la cautérisation : dix centigrammes de nitrate d'argent pour 3o grammes d'eau distillée est la dose pour l'injection. Pour cautériser l'urètre, on porte le caustique sur la partie inflammatoire, dans les glandes vulvaires, autour du méat, à l'aide d'un bâtonnet trempé dans la solution de nitrate d'argent ou de teinture d'iode. Les astringents, plus tard, sont indiqués en même temps que les bains de siège et les applications topiques. Il n'y a ni traitement général, ni traitement spécifique pour cette maladie.

A la suite des recherches sur les bactéries, germes de la blennorragie, le docteur Leistikow affirme que l'emploi des injections urétrales au sublimé, un des plus puissants antiseptiques, donne d'excellents résultats dans le traitement de la gonorrhée. Naturellement on devra employer des solutions très faibles, au vingt-millième et au trente-millième. Même à ce degré de dilution, la solution au sublimé développe encore, au contact de la muqueuse urétrale, une sensation douloureuse.

Un compatriote de l'auteur a fait observer à ce propos que les médecins belges emploient avec succès, dans le traitement de la blennorragie, les injections d'eau pure, et il se demande si une solution qui contient une quantité infinitésimale de sublimé agit autrement que l'eau.

Où serait le mal si l'eau seule pouvait amener la cessation des symptômes ? Je suis, pour ma part, bien plus satisfait d'un médicament anodin qui guérit, que des astringents qui, donnant lieu très souvent aux rétrécissements, font tomber les malades de Charybde en Scylla.

M. le docteur Landouzy prétend que le sulfate de quinine à haute dose est très efficace dans la blennorragie, il semble que ce soit l'agent antiseptique de cette maladie. Son emploi donne des résultats merveilleux. M. Landouzy connaît des malades chez lesquels les injections de sulfate de quinine ont guéri des blennorrhagies qui avaient résisté jusque-là à tous les balsamiques, au salicylate de soude, à l'aconit, etc.

Cette digression terminée, nous reprenons l'historique des maladies vénériennes au point où nous l'avions laissé.

CHAPITRE II

LA GONORRHÉE CHEZ LA FEMME

Jusqu'ici nos observations ont été bornées à l'apparition de la gonorrhée chez l'homme : cette maladie n'est pas tout à fait la même chez la femme, elle n'est point si compliquée, les symptômes inflammatoires ne montent point si haut, à raison du manque d'action et de la moindre sensibilité des parties affectées, provenant de la différence de structure que demandait l'exercice de leurs fonctions ; car chez l'homme on trouve nécessairement l'urètre dans des états différents, pendant que celui du vagin est toujours le même.

En général, la gonorrhée chez la femme commence à paraître de la manière suivante :

Bientôt après que l'infection a été communiquée, une irritation se fait sentir dans le vagin, laquelle dégénère bientôt, comme chez l'homme, en un sentiment aigu de douleur. Ce sentiment ne tarde point à être suivi d'une turgescence et d'un resserrement dans toute son étendue, symptômes qui sont augmentés par l'acrimonie de l'urine qui produit une chaleur incommode et un malaise sur les parties extérieures sympathisantes, quand les femmes la rendent.

L'écoulement commence alors à sortir du vagin, en prenant le même caractère, et souffrant les mêmes changements dans ses progrès, que celui qui provient de l'urètre. Il est cependant ici plus abondant, vu la grande surface d'où il provient, et il est semblable à celui de l'homme. Quant aux phénomènes de sympathie, la région de la matrice, particulièrement le long de ses ligaments, la vessie, et quelquefois les reins mêmes sont très affectés.

Quoique ces symptômes chez la femme marquent la présence de la gonorrhée, ce serait à tort cependant que l'on inférerait d'eux seuls son existence absolue. Car, comme on observe souvent que chez l'homme chacun des symptômes de cette maladie provient d'une cause irritante quelconque, appliquée sur la surface de l'urètre, sans que cette cause soit imbue d'une infection spécifique, — de même ils peuvent également arriver chez les femmes, à raison de ce qu'elles sont exposées à l'opération de pareils agents, par la nature de leur constitution et des causes qui existent entre elles. Les hommes en général ne sont sujets à de pareils effets que d'après une intromission qui a précédé, ce qui fait qu'on peut soupçonner chez eux avec plus de raison une infection vénérienne.

La surface du vagin possède donc une même disposition que celle de l'urètre, lorsqu'on lui applique une substance acrimonieuse quelconque, pourvu toutefois que la mucosité naturelle, qui est séparée ici en plus grande quantité que dans l'urètre de l'homme, soit en défaut, ou que la matière acrimonieuse soit si concentrée, qu'elle retienne encore beaucoup de la virulence, quoique mêlée avec elle.

Conséquemment, décider cette maladie chez le sexe est un point plus délicat et plus difficile que chez l'homme, d'autant plus que l'honneur y entre encore pour beaucoup.

Plusieurs tentatives ont été faites pour établir, à cet égard, des diagnostics certains; mais, quoiqu'il n'y ait presque pas d'auteurs qui ne prétendent donner quelques marques au moyen desquelles on puisse assurer sa présence, cependant on n'a encore rien offert de satisfaisant sur ce sujet.

CHAPITRE III

FLEURS BLANCHES

La source des incertitudes que nous venons de signaler, ce sont les fleurs blanches, maladie particulière au sexe, et l'effet naturel de la fabrique du système génital avec qui la menstruation a rapport.

On distingue deux sortes d'écoulements de ce genre ; et pour entendre complètement cette matière, chacune demande une considération particulière. La première peut être considérée comme idiopathique, et dépendante de l'état du système général ; la seconde est l'effet d'une affection purement locale, elle provient d'une disposition particulière des parties génitales, et est le résultat d'une lésion ou de quelques causes irritantes.

Les écoulements de ce genre succèdent à une grande débilité, dont le système génital a éprouvé l'influence, tel qu'un accouchement laborieux, le retour de l'âge; la matière en est claire, ténue et peu abondante d'abord, elle n'occasionne aucun malaise et elle disparaît peu à peu à mesure que la période menstruelle approche. Plus elle avance, plus aussi la quantité en devient abondante, et plus aussi les symptômes de débilité l'annoncent, notamment la douleur de dos et des reins. Les règles ne reviennent point non plus comme à l'ordinaire, mais l'écoulement puriforme et séreux continue constamment le même. Dans cet état, il acquiert fréquemment un degré d'acrimonie, et alors la douleur, l'ardeur d'urine, et autres symptômes qui accompagnent la gonorrhée, commencent à se manifester.

La distinction entre cette espèce de fleurs blanches et la gonorrhée est bien facile, si l'on fait attention à l'écoulement qui avait lieu longtemps avant que paraissent les symptômes de douleurs qui désignent la gonorrhée. Cependant on trouve beaucoup plus de difficulté, et à peine peut-on y réussir, dans la seconde espèce de fleurs blanches, où l'écoulement provient des mêmes lieux qui sont affectés dans la gonorrhée.

D'après la nature des fleurs blanches et la considération des symptômes qu'elles produisent chez les femmes, quelques auteurs ont avancé qu'elles donnaient naissance au virus vénérien. Ils supposent que ce genre d'excrétion du vagin a une nature particulière qui provient de l'organisation et de la partie; et comme les altérations qu'ils allèguent dans les fluides, sont liées avec l'extravasion, l'ulcération d'une partie du vagin produit, selon eux, cette extravasion : dès lors, le fluide épanché acquerra, par la stagnation, un changement et en formera une matière qu'on pourra nommer vénérienne.

En se communiquant à l'homme, cette matière première reçoit alors un plus grand degré de virulence, et son pouvoir d'infection augmente graduellement. De là on a conclu que les hommes ne sauraient originairement engendrer le virus, leurs organes étant dans un état continuel d'action, qui prévient une pareille génération.

Mais, pour répondre à ceci, il est certain qu'un voile sombre cache l'origine de toutes les infections et qu'il nous est impossible de découvrir la cause de leur apparition première, comme la manière dont elle se fait; leur nature spécifique nous échappe; et nous ne pouvons juger d'elles que par leurs effets, tels qu'elles se développent sur le corps. Cependant nous remarquerons que le vagin paraît bien peu disposé à se laisser affecter par le virus vénérien, et qu'au lieu de favoriser son développement, le mucus de ce conduit semble s'y opposer entièrement.

D'ailleurs, le virus, dans quelques cas, infectera l'homme qui verra une femme, sans cependant que celle-ci éprouve aucun des effets de la maladie. D'après cela, on doit moins s'en rapporter, dans l'assertion des faits, au témoignage des femmes qu'à celui des hommes, qui ne peut jamais tromper.

CHAPITRE IV

ESSAIS SUR LA MÉTHODE CURATIVE DE LA GONORRHÉE

Après avoir expliqué la nature de la gonorrhée chez les deux sexes, il convient, avant de passer à la cure et d'examiner les traitements avec lesquels les premiers praticiens la combattaient, d'insister fortement sur ce que la maladie n'est que locale, et que les effets du virus vénérien, en la produisant, se bornent à une simple irritation qui nécessairement détermine une augmentation d'excrétions non seulement du lieu affecté, mais encore des parties sympathisantes qui l'avoisinent, et qui jouissent des facultés sécrétoires.

C'est d'après cette considération que nous osons affirmer que son traitement doit être purement local, et qu'on ne doit employer les remèdes généraux dans aucun cas, quel qu'il soit.

En général, les médecins ont été trop adonnés de tout temps à l'empirisme, et en découvrant les bons effets d'un remède, ils se sont efforcés de l'appliquer à toutes les maladies analogues, sans s'embarrasser des circonstances qui varient considérablement l'action de la cause morbifique. Ainsi le mercure qu'on trouvait si utile dans la vérole confirmée, eut ici son application ; mais l'opiniâtreté de la maladie, qui souvent persistait malgré les salivations répétées, les porta à supposer qu'elle provenait de plusieurs circonstances, ou qu'elle constituait une maladie entièrement distincte.

Ce fut alors qu'ils sentirent la nécessité d'un traitement local. Les empiriques en ceci, comme en la plupart des découvertes, commencèrent à l'admettre, et la pratique raisonnée, en voyant le succès dont il était accompagné, ne tarda pas à le recevoir sous plusieurs points.

Le traitement de la gonorrhée, considérée comme maladie locale, peut donc se réduire à trois méthodes générales, auxquelles se rapportent tous les différents procédés curatifs connus jusqu'ici ; car dans toutes les maladies spécifiques du système de la génération, il se présente deux indications à remplir, savoir : émousser l'irritation qui provient de l'acrimonie des urines, lesquelles nécessairement doivent se faire un passage, et combattre l'inflammation que la cause spécifique détermine.

La première de ces méthodes consiste à déprimer l'irritabilité, en excitant dans les parties une telle insensibilité ou atonie, qu'elle ne puisse répondre à l'action du virus; la seconde, à exciter, soit sur le siège même de la maladie, ou sur les parties contiguës avec lesquelles elle sympathise, une irritation supérieure à celle que la cause morbifique produit; et la troisième, à employer les moyens ordinaires du régime antiphlogistique pour obvier à l'inflammation.

La première de ces méthodes n'a été admise que depuis peu, et c'est d'après l'observation de l'effet des opaciés, pour épaissir la matière de l'écoulement et diminuer l'irritation qui a lieu dans les affections catarrhales, que l'on a remarqué également l'efficacité de ces remèdes lorsqu'on les applique sur les parties affectées. Ces remèdes ne sont cependant point encore devenus universels, et même ceux qui les emploient n'y ont principalement recours que dans la vue de diminuer les douleurs qui accompagnent l'érection.

Mais ces remèdes demandent plus d'extension dans leur prescription; c'est en considérant le véritable caractère de la maladie, que l'on pourra bien en apprécier l'efficacité. La maladie consiste, comme on l'a déjà vu, dans la formation d'une matière âcre, qui n'est que le résultat de l'irritation; or, tout ce qui ôtera l'irritabilité des parties soumises à ce genre d'irritation, doit arrêter en totalité cette formation, ou du moins en diminuer beaucoup la quantité, et contribuer à la formation d'une matière qui soit moins âcre.

Comme l'attention des médecins s'était bornée principalement à l'état inflammatoire de l'urètre, il était naturel de croire que les progrès de l'inflammation devaient continuer, à moins que la cause ne cessât d'agir, soit par la cessation naturelle de l'irritation, ou par l'emploi des remèdes qui en diminuent les effets, ou qui rendent les parties insensibles. Aussi voyait-on les symptômes continuer malgré tous les antiphlogistiques, parce qu'ils provenaient de l'irritation et non point de l'inflammation, car on ne doit considérer la méthode antiphlogistique que comme un préservatif du mal.

Il est cependant une autre indication également importante, qu'on doit chercher à remplir quand on ne peut réussir directement.

Nous observons, comme une dernière preuve de l'importance réelle de cette indication, que la maladie est plus cruelle chez ceux dont la sensibilité des surfaces qui favorisent l'action de la cause morbifique est plus exquise, particulièrement chez les sujets faibles et scrofuleux. En effet, elle est fréquemment opiniâtre dans ces cas aux méthodes ordinaires qu'on a employées communément jusqu'ici.

Nous inférons de ceci qu'il est un état préliminaire à l'inflammation, que l'inflammation seule développe et dont la soustraction est le premier et principal objet à remplir pour parvenir à guérir la maladie.

L'idée de soustraire le virus vénérien, idée que l'on a si longtemps conservée, semble avoir actuellement beaucoup perdu, en ce que le virus est moins engagé dans la matière de l'écoulement qu'il ne l'est sur les parties qui le séparent. Quelques auteurs ont même été au point d'avancer que la rétention de la matière dans l'urètre ne pouvait empirer l'état inflammatoire, et que la matière séparée des parties infectées ne pouvait jamais léser les parties qui la séparent.

Quoi qu'il en soit de ces opinions, la propreté n'en est pas moins à recommander ici, car si la maladie consiste dans la formation de la matière, et que cette matière puisse se communiquer à une personne saine, elle doit aussi plus fortement agir sur une partie malade. En effet, ne voit-on pas les surfaces qui séparent la matière du cancer être rongées et détruites par elle?

Aussitôt que les symptômes de la gonorrhée paraissent, il faut donc tenter la méthode stupéfiante. Ainsi l'on aura recours à l'usage de l'opium en injection, lequel est le plus puissant sédatif que l'on connaisse. La solution que l'on emploiera sera forte, on la répétera souvent, au moins toutes les deux heures, on la fera retenir pendant quelque temps. Ce topique agira immédiatement sur le lieu d'où proviennent les symptômes; si la maladie est légère, il ne faudra presque aucun autre remède; mais si elle a continué pendant quelque temps, ou qu'elle paraisse chez une personne d'un tempérament faible et irritable, il restera communément un écoulement qui provient de l'affaiblissement des parties et auquel on remédiera aisément au moyen de quelques légers astringents.

On combine communément ces derniers remèdes à l'opium, surtout au commencement de la maladie, lorsque l'inflammation est encore légère. Les astringents qu'on préfère ordinairement dans ces cas, comme possédant à un plus haut point la faculté sédatique, et d'une efficacité plus certaine. sont les préparations de plomb.

On jugera de la certitude de la guérison par la disparition de l'inflammation, et principalement par l'absence de la douleur qui indique toujours la force de la maladie et l'ardeur d'urine, des érections et de la cordée.

Lorsque l'on emploiera ainsi les injections, leurs véhicules seront les aqueux, les mucilagineux ou les huileux. Quoique les aqueux laissent au remède toute son activité, cependant il n'en faut pas moins apporter d'attention dans la force de la composition qu'il faut approprier à l'état des parties.

Les huileux comme les mucilagineux tiennent le remède plus longtemps en contact avec la surface, et en émoussant son action stimulante, ils permettent plus à la qualité sédative ou secondaire de produire son effet.

La seconde méthode curative de la gonorrhée consiste à exciter dans le lieu même de la maladie, ou dans les parties voisines qui sympathisent avec lui, une irritation supérieure à celle de la cause morbifique.

La théorie sur laquelle pose la première proposition est la suivante : comme l'action du virus vénérien sur l'urètre ne produit rien autre, sinon une irritation ordinaire sans aucun effet spécifique ou particulier, et comme une augmentation de sécrétion est la suite naturelle de cette irritation, si l'on excite un degré d'inflammation adhésive, le pouvoir de cette sécrétion sera diminué et il se formera une certaine dureté qui rendra la partie incapable d'éprouver l'action ultérieure du virus.

Pour prouver ceci, nous observons que Morgagni dit avoir trouvé en disséquant ceux qui avaient été sujets aux gonorrhées, les glandes muqueuses et les canalicules de l'urètre, qui en sont le siège, plus ou moins détruits, et que dans quelques cas, les glandes étaient totalement oblitérées.

Quoi qu'il en soit, nous croyons devoir dire qu'on ne doit avoir recours à la méthode présente avec assurance de succès, que quand l'inflammation est légère et que la maladie est dans son commencement ou bien quand l'action du virus étant cessée, il reste encore un écoulement provenant de faiblesse, c'est-à-dire d'une disposition à la sécrétion, à raison de la quantité extraordinaire de mucus qui est retenue. En effet, si l'on y a recours dans la violence de l'inflammation, elle doit augmenter la douleur, et souvent produire une lésion sur la surface, qui pourrait donner lieu par la suite à la naissance de la vérole confirmée.

Les remèdes, qui agissent d'après ce principe, sont sous forme solide ou fluide. On applique rarement les premiers, qui sont des bougies que l'on enduit de calomel, avant de les introduire. Mais quoique leurs effets soient plus durables que ceux des remèdes de nature fluide, cependant ils sont sujets à avoir des suites bien fâcheuses, à moins qu'on ne les emploie avec beaucoup de précautions.

Néanmoins, en des mains prudentes, cette méthode peut avoir de grands avantages, et particulièrement dans les cas opiniâtres. En les employant, il faut faire attention à la structure de l'urètre, telle que nous l'avons rapportée, et ne pas passer au delà de la première division, ou de la partie où siège la maladie.

Mais, quoi qu'il en soit, plus on peut se passer de ce moyen, mieux il vaut.

Les remèdes qui agissent sous forme fluide, sont beaucoup plus nombreux, et nous allons les examiner dans le chapitre suivant.

CHAPITRE V

L'application des médicaments liquides à la surface interne de l'urètre constitue ce que l'on appelle communément l'injection.

Le nombre des injections est infini ; car chaque praticien a pensé ou a voulu faire penser à tout le monde que celle qu'il avait adoptée était la meilleure. Mais toutes les inflammations vénériennes de l'urètre se dissipent sous l'influence des injections les plus variées, ce qui vient à l'appui de l'opinion que toutes les maladies de cette espèce se guérissent d'elles-mêmes avec le temps.

Toutefois les injections exercent souvent sur les symptômes gonorrhéiques une influence presque immédiate, et doivent, par conséquent, avoir quelque vertu.

Parmi les injections que l'on emploie contre la gonorrhée, il en est plusieurs qui ont la propriété de faire cesser les symptômes immédiatement, ou du moins très peu de temps après leur application, et qui empêchent la suppuration de s'établir, ce qui a fait naître l'idée qu'elles arrêtent la maladie et la refoulent dans la constitution.

Mais cette hypothèse se trouve directement en opposition avec ce qui a lieu en réalité. En effet, le pus est la seule substance qui serve de véhicule au virus, et la formation de ce dernier est impossible sans la formation du pus. Si donc cette dernière peut être empêchée, la première ne pourra avoir lieu, et alors il n'y aura rien à faire pour l'absorption ; de sorte que le malade n'aura point à craindre une infection générale et ne sera point susceptible de communiquer l'infection à d'autres individus.

Lorsque l'écoulement est l'effet d'une inflammation qui existe actuellement, on peut l'arrêter par des injections, bien que l'inflammation persiste jusqu'à un certain point et qu'elle puisse être dissipée ensuite sans que l'écoulement ait reparu. Mais par cette pratique on gagne peu de chose, car on ne guérit ainsi que l'effet de l'inflammation, et ce n'est pas là la maladie qu'on se propose de guérir. Cependant, on voit dans certains cas le mode de traitement qui arrête l'écoulement guérir aussi l'inflammation, lorsque celle-ci est peu intense.

On divise les injections, d'après leurs effets particuliers sur l'urètre, en quatre classes :

I. — Irritantes.
II. — Sédatives.
III. — Émollientes.
IV. — Astringentes.

§ I. — *Injections irritantes.*

On doit admettre que toutes les injections irritantes, de quelque nature qu'elles soient, agissent en vertu du même principe, savoir : en produisant une irritation d'une autre nature que celles qu'elles sont destinées à combattre, irritation qui doit être plus considérable que l'irritation vénérienne, d'où il résulte que cette dernière est détruite et que la maladie est guérie, bien que la douleur et l'écoulement puissent encore être entretenus par l'injection.

Ces derniers effets ne tardent point à se dissiper quand l'injection est abandonnée, parce qu'ils dépendent seulement des qualités irritantes de celle-ci.

La plupart des injections irritantes ont une action astringente, et ne sont qu'astringentes quand elles sont mitigées ; leur qualité irritante dépend principalement de leur concentration.

Les injections irritantes ne convenant pas contre toutes les inflammations qui dérivent du virus vénérien, il se présente naturellement une question, celle de savoir dans quels cas les injections irritantes peuvent être employées avec avantage. Aussi, les injections irritantes ne doivent-elles jamais être prescrites lorsqu'il y a beaucoup d'inflammation, et surtout chez les sujets dont la constitution n'est pas capable de supporter une forte dose d'irritation, ainsi qu'on peut le savoir dans certains cas, lorsque le malade a déjà été atteint de la même affection. Elles ne doivent pas être prescrites non plus, lorsque l'irritation s'est étendue au delà de la distance spécifique ; ni lorsque les testicules sont douloureux ; ni lorsque ces organes se sont engorgés à la suite de la cessation rapide de l'écoulement ; ni lorsque le périnée est très susceptible d'inflammation, surtout s'il a suppuré antérieurement ; ni enfin lorsque la vessie a de la disposition à s'irriter, ce que l'on reconnaît si le malade a fréquemment besoin d'uriner.

Dans tous les cas de ce genre, les injections ont peu ou point de succès. Non seulement même elles ne font pas de bien, mais encore font-elles souvent du mal, car, si l'on en croit le docteur anglais J. Hunter, il les a vues très souvent déterminer une extension plus grande de l'inflammation dans le canal de l'urètre, et il croit être fondé à leur attribuer la formation de certain abcès du périnée.

Mais lorsque l'inflammation est peu intense, et que la constitution n'est point irritable, ces injections sont souvent suivies de succès et font disparaître la maladie immédiatement. Néanmoins, ce moyen de traitement doit être employé avec précaution, et peut-être ne doit-on y avoir recours que lorsque les moyens plus doux ont échoué. Une solution de deux grains de sublimé corrosif dans deux onces d'eau distillée constitue une des meilleures injections de cette espèce. Mais on peut se servir d'une solution moitié moins forte, lorsqu'on ne se propose pas d'obtenir une guérison aussi prompte. Si cependant, même dans cette dernière proportion, l'injection détermine une vive souffrance ou augmente beaucoup la douleur en urinant, il faut encore l'affaiblir.

II. — *Injections sédatives.*

Les injections sédatives sont toujours utiles lorsque l'inflammation est intense, non qu'elles amendent la maladie en elle-même, mais parce qu'elles diminuent l'intensité de l'action morbide, ce qui permet toujours aux actions naturelles de la partie de se rétablir plus facilement. Elles sont aussi très utiles pour adoucir les sensations douloureuses du malade. L'opium peut être considéré comme le meilleur sédatif que nous ayons, aussi bien lorsqu'il est administré par la bouche ou par le rectum, que lorsqu'il est appliqué sur la partie malade sous forme d'injection. Mais l'opium lui-même ne convient pas à toutes les constitutions et à toutes les parties, et n'agit pas toujours comme sédatif.

Souvent, au contraire, il produit des effets tout opposés, et développe une grande irritabilité. Le plomb doit être rangé parmi les sédatifs, en ce sens qu'il abat l'inflammation, en même temps qu'il agit comme un doux astringent. Quatorze grains d'acétate de plomb dans huit onces d'eau distillée forment une bonne injection sédative et astringente.

L'usage abondant des boissons délayantes peut aussi être considéré comme ayant un effet sédatif, car il fait disparaître quelques-unes des causes d'irritation en rendant l'urine moins stimulante, soit pour la vessie, lorsque cet organe est dans un état d'irritation, soit pour l'urètre, dans son passage à travers ce canal. Il est même possible que ces boissons délayantes diminuent la susceptibilité des organes pour l'irritation.

On a recommandé l'emploi des mucilages qui sont fournis par certaines semences et par certains végétaux, ainsi que celui des gommes émollientes. Mais cette pratique est fondée sur des idées trop mécaniques, et aucune de ces substances n'est d'une grande utilité ; l'avantage qu'on en retire dépend principalement de la quantité d'eau qui est bue, et l'on peut atteindre parfaitement le but qu'on se propose, en ajoutant à l'eau toute substance propre à engager le malade à boire abondamment, pourvu qu'on en écarte les spiritueux.

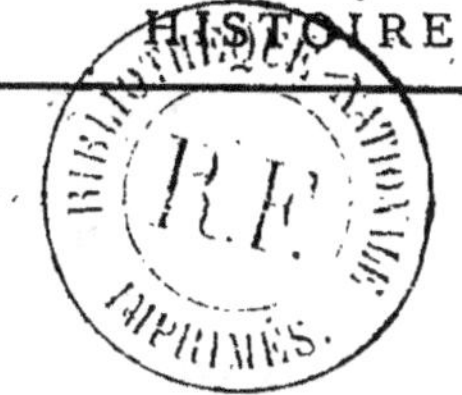

CHAPITRE VI

TRAITEMENT DE LA CONSTITUTION DANS LA GONORRHÉE

Dans le traitement de la gonorrhée, il faut prendre en considération l'état de la constitution autant que celui des parties affectées.

Chez beaucoup de sujets à constitution forte et pléthorique, chez qui la puissance d'action et les actions sont également énergiques, on observe que les symptômes sont violents. Ces constitutions ont généralement une grande disposition pour la fièvre de nature inflammatoire; et ce qui peut être considéré comme étant leur trait caractéristique, c'est que les symptômes locaux ne s'étendent pas au delà de la distance spécifique.

Lorsque la gonorrhée atteint des sujets doués d'une telle constitution, le traitement doit se composer principalement de moyens évacuants, et les meilleurs sont la saignée et les purgatifs doux. Il est nécessaire de suivre un régime sévère et surtout de prendre peu d'exercice. Bien que ce mode de traitement ne fasse pas disparaître l'irritation vénérienne, il diminue la violence de l'inflammation et permet aux tissus malades de se rétablir d'eux-mêmes.

Chez les sujets à constitution faible et irritable, les symptômes se montrent souvent très violents, ce qui dépend de ce que les parties sont le siège d'une action très intense; et l'inflammation, dépassant la distance spécifique, se propage fréquemment le long de l'urètre, et même envahit la vessie. Loin d'employer ici les évacuants, qui aggraveraient les symptômes au lieu de les amender, il faut fortifier la constitution, afin de la rendre généralement moins susceptible d'irritation.

La gonorrhée est si capricieuse dans sa curation qu'on voit quelquefois l'établissement tout accidentel d'une fièvre arrêter l'écoulement, faire cesser la douleur en urinant, et, finalement, la gonorrhée se terminer avec l'affection fébrile.

D'autres fois, la gonorrhée débute d'une manière bénigne, mais il survient une fièvre intense qui dure plusieurs jours, et les symptômes gonorrhéiques s'exaspèrent, puis la fièvre disparaissant, la gonorrhée disparaît avec elle.

Indépendamment de la différence des effets de la gonorrhée suivant les différentes constitutions, il est à remarquer que les symptômes de la maladie sont modifiés d'une manière notable par le régime de vie du malade dans la période inflammatoire, et par l'invasion des autres maladies qui peuvent attaquer la constitution à cette époque.

C'est un fait commun à toutes les maladies, d'ailleurs. En effet, toutes les maladies locales sont toujours affectées par tout ce qui affecte la constitution. La plupart des causes qui précipitent ou excitent la circulation aggravent les symptômes. Tels sont:

Un exercice immodéré;

L'usage trop abondant des liqueurs fortes;

Le choix d'aliments forts et difficiles à digérer, parmi lesquels il en est qui agissent spécifiquement sur les organes affectés, et qui, ainsi, aggravent les symptômes plus puissamment que s'ils se bornaient à échauffer l'ensemble de l'économie, comme les poivres, les épices et les spiritueux.

Il résulte donc que la gonorrhée doit être traitée de la même manière que toute autre inflammation. Dans le cas où la maladie se montre bénigne à son début, où l'inflammation est légère, et dans ceux où les symptômes violents qui ont été décrits ci-dessus ont cédé, on peut administrer, conjointement avec les remèdes locaux indiqués, les médicaments qui ont pour effet de diminuer l'écoulement. Parmi ces derniers, les plus efficaces sont les térébenthines, les cantharides, les sels de quelques métaux, par exemple ceux de cuivre, de zinc et de plomb; quelques sels terreux, comme l'alun, ont été fortement recommandés, à l'intérieur, comme astringents.

Quelle que soit la méthode qu'on ait employée pour la gonorrhée, il ne faut jamais perdre de vue qu'une certaine quantité de la matière de l'écoulement peut être absorbée et se montrer ensuite sous la forme de syphilis constitutionnelle. On peut, pour prévenir cet effet, donner intérieurement quelques doses de mercure.

Il n'est pas facile de déterminer à quelle époque ce traitement mercuriel doit commencer; mais s'il est vrai que la disposition syphilitique une fois formée ne peut point être guérie par le mercure, tandis que cet agent thérapeutique a la propriété d'empêcher pareille disposition de se former, il importe de commencer de bonne heure et de continuer jusqu'à la fin de la maladie, non seulement jusqu'à ce que la sécrétion du pus ait cessé de se faire, mais encore quelque temps après. On peut employer les frictions mercurielles lorsque l'estomac et les intestins ne peuvent supporter le médicament.

Cette pratique est d'autant plus nécessaire que l'écoulement dure depuis plus longtemps, surtout lorsque le traitement s'est borné aux simples évacuants.

Pour empêcher l'établissement d'une syphilis constitutionnelle par suite de l'absorption du pus vénérien, il suffit de prescrire un grain de mercure calciné chaque soir, ou soir et matin; mais il faut en continuer l'emploi en proportion de la durée de la maladie.

On ne peut jamais constater le succès de cette pratique dans aucun cas particulier, parce qu'il est impossible de dire si le pus a été absorbé, excepté dans le cas où il se forme des bubons ; et toutes les fois qu'on reste incertain sur la réalité de l'absorption virulente, il est impossible d'affirmer qu'une syphilis constitutionnelle se serait manifestée, si l'on n'avait point donné le mercure, car parmi les malades mêmes qui n'ont point pris de mercure, on en voit peu qui soient atteints de symptômes constitutionnels consécutivement à une gonorrhée.

Quoi qu'il en soit, il est prudent de prescrire un traitement mercuriel, car on peut admettre avec raison qu'on préviendra souvent ainsi l'établissement d'une syphilis constitutionnelle, comme cela a lieu lorsqu'on l'administre à des malades affectés de chancres ou de bubons qui, sans ce traitement, détermineraient certainement une infection générale.

CHAPITRE VII

EXAMEN DES OBSERVATIONS DE RICORD SUR CE SUJET

Après avoir vu le traitement imposé par les médecins du siècle dernier, notamment par Nisbet et Hunter, en Angleterre, le lecteur lira avec intérêt les observations que, sur le même sujet, a présentées le Dr Ricord, et que nous devons ici analyser et donner comme les résultats de son expérience personnelle.

La blennorrhagie est une maladie primitivement et presque toujours locale.

Le nombre et la gravité des accidents qui peuvent se développer dans des parties voisines sont non seulement en raison de l'intensité de la maladie première, mais encore en raison de sa durée.

La blennorrhagie n'atteint pas tout de suite sa plus grande violence ; elle n'a pas non plus de phases particulières à parcourir, ni un temps de durée limité.

Le Dr Ricord n'admet pas les idées de Hunter, et il est trop éloigné du stahlisme pur pour croire, comme on le fait vulgairement, à la nécessité de la suppuration, et au besoin de laisser aller l'écoulement.

L'abondance de la suppuration est en raison du degré de l'inflammation, et non la cause qui fait diminuer celle-ci. Les prétendus dangers de la répercussion des écoulements ou de leur guérison rapide sont chimériques, et l'on peut établir la proposition contraire, qui veut que plus vite on guérit et plus tôt aussi on se met à l'abri des accidents.

Il en résulte que le traitement de la blennorrhagie doit tendre à empêcher son développement, à diminuer l'intensité de ses symptômes quand on n'a pas pu l'arrêter au début, et enfin, dans tous les cas, à en abréger la durée autant que possible. Il faut donc diviser le traitement en abortif, en palliatif et en curatif.

Les agents de la méthode abortive sont directs ou indirects.

Tant qu'il n'y a pas encore de signes de vive inflammation au premier, au second, au troisième, au quatrième jour, ou même plus tard, on peut employer les injections de solution de nitrate d'argent.

Le nitrate d'argent, d'après Ricord, est un excellent et puissant modificateur des muqueuses enflammées; mais il n'est pas sans inconvénients : il détermine souvent beaucoup de douleurs, et l'inflammation artificielle à laquelle il donne lieu est quelquefois assez vive pour occasionner des accidents qui, bien que passagers, n'en sont pas moins fort désagréables.

S'il existe déjà un peu trop d'inflammation et de douleur, ou que ces conditions se manifestent sous l'influence des injections, il faut renoncer à celles-ci, mais recourir aux moyens internes, cubèbe ou copahu.

Dès que l'état inflammatoire est franchement établi, la médication abortive n'est plus applicable, car elle pourrait plutôt nuire que servir.

C'est le tour du traitement palliatif de la période aiguë.

Le docteur Ricord le résume ainsi :

Repos général de l'individu; mais, par-dessus tout, repos local de la partie malade; usage d'un suspensoir pendant la marche et la station droite; régime sévère, en rapport toutefois avec les forces de l'individu et l'intensité du mal; éviter les excitants de tous genres, et plus particulièrement les liqueurs, la bière, les asperges, etc.

Liberté du ventre à l'aide de lavements et de légers purgatifs; bains entiers tièdes et prolongés, en tenant compte toutefois de leurs effets, quelques malades ne s'en trouvant pas bien; bains locaux comme soins de propreté ou comme sédatifs, en évitant encore qu'ils ne congestionnent ou ne favorisent l'œdème; lotions, fomentations, cataplasmes.

Évacuations sanguines locales quand la maladie existe sans réaction générale, saignée du bras dans les conditions opposées. Dans le premier cas, en donnant la préférence aux sangsues, on doit mettre celles-ci aussi près que possible de l'endroit malade, en évitant, en cas de complication de chancres, les points déclives que pourrait atteindre le pus, et les régions où le tissu cellulaire trop lâche favorise l'œdème et expose à de graves accidents d'inflammation érysipélateuse et même de gangrène.

Lorsque l'état aigu cède, ce qui est indiqué par la diminution ou la cessation complète de la douleur en urinant, bien plus encore que par l'absence de celle-ci dans les érections qui, comme l'observe Hunter, peuvent faire encore longtemps souffrir après la cessation de tout écoulement, il ne faut plus insister autant sur la médication antiphlogistique, laquelle, loin de guérir dans la plupart des cas, tend au contraire à faire passer la maladie à l'état chronique indéfini.

On doit aussitôt abandonner l'usage des bains généraux, qui, non seulement alors pourraient entretenir la maladie, mais qui même la font revenir quand on les reprend trop tôt après la guérison.

Le régime doit être rendu graduellement plus tonique, tandis qu'on va prescrire les antiblennorrhagiques proprement dits. Ici, comme dans la méthode abortive, deux ordres de médications se présentent : moyens directs, moyens indirects.

§ I. — *Traitement curatif, moyens directs.*

Indications : Isoler les muqueuses malades en les empêchant de se toucher entre elles ; s'opposer au séjour ou à la stagnation des sécrétions morbides ; tarir l'écoulement.

La première indication n'est pas facile à remplir dans la blennorrhagie ; quant aux autres, on y satisfait par l'usage des injections.

Parmi les médicaments qu'on emploie sous cette forme, on a mis en première ligne le nitrate d'argent, qui a une action si remarquable dans le traitement de la plupart des inflammations des muqueuses.

Voici la formule à laquelle le docteur Ricord a donné autrefois la préférence, et qui est celle dont on peut se servir dans le traitement abortif :

Nitrate d'argent cristallisé............   10 centigrammes.
Eau distillée.....................   200 grammes.

Les injections doivent être faites à l'aide d'une seringue en verre.

Il faut que les injections soient froides et qu'on ne les empêche pas de parcourir toute la longueur du canal, afin qu'elles puissent atteindre dans tous les cas les régions malades.

Le nombre journalier des injections doit être limité : trois par jour suffisent ordinairement sans fatiguer le canal. Si après un jour ou deux l'écoulement augmente et que surtout il devienne un peu sanguinolent, on les suspend.

Le docteur Carmichael, en Angleterre, en 1841, et M. le docteur Debeney, en France, en 1843, ont proposé les injections caustiques, c'est-à-dire à 80 centigrammes ou à 1 gramme pour 30 grammes d'eau distillée à toutes les périodes de la blennorrhagie.

Cette méthode, vivement attaquée par la docteur Venot, donne souvent des résultats avantageux comme méthode abortive.

Voici d'autres formules auxquelles on peut donner la préférence et qui ont très souvent réussi :

Eau de roses..................	200 grammes.
Sulfate de zinc...............	} de chacune, 2 grammes.
Acétate de plomb.............	
M.	

Eau de roses..................	201 grammes.
Sulfate de zinc...............	1 gramme.
Acétate de plomb.............	2 grammes.
Teinture de cachou...........	} de chacune, 4 grammes.
Laudanum de Sydenham......	
M.	

Avec ces formules, il faut secouer la bouteille chaque fois et faire trois injections par jour, en laissant séjourner le liquide une demi-minute ou une minute s'il n'y a pas trop de sensibilité.

On a reproché aux injections :

1° D'exposer les malades à des attouchements répétés et dangereux. Objection ridicule.

2° On les a accusées de pousser la matière contagieuse plus profondément et de prolonger la maladie. Ce qui serait à prouver.

3° On a pensé qu'elles donnaient souvent lieu à l'inflammation du col de la vessie et aux engorgements des épididymes. Mal administrées et à des degrés de concentration ou avec des substances non convenables, elles peuvent produire ces effets; mais dans ces cas, la faute n'est pas aux remèdes, il faut l'imputer à ceux qui les ont mal administrées.

4° Enfin, l'objection la plus terrible, la plus opiniâtre, est celle qui veut que les injections soient la cause la plus fréquente des rétrécissements de l'urètre.

Les individus qui ont des rétrécissements après avoir fait des injections sont ceux chez lesquels l'écoulement n'a pas été guéri et a entraîné, par sa persistance, l'altération des tissus, comme cela arrive dans toutes les inflammations qui durent trop longtemps.

§ II. — *Moyens indirects.*

On doit y recourir dès que l'on commence les injections.

On peut les ranger, d'après leur plus ou moins d'efficacité, dans l'ordre suivant :

Copahu.

Cubèbe.

Térébenthines.

Purgatifs.

Diurétiques.

Astringents.

Toniques.

Iode.

Révulsifs cutanés.

Le copahu agit sur l'estomac, les intestins, les voies urinaires, la peau et, dans quelques cas, sur les centres nerveux.

Sur l'estomac, il excite des rapports, des nausées, des vomituritions et des vomissements par intolérance, ou bien il détermine des irritations franches et de véritables inflammations.

Dans le canal intestinal, il peut purger simplement, donner quelquefois lieu à de la constipation ou exciter aussi l'inflammation à différents degrés.

Mais l'action la plus puissante du copahu a lieu surtout lorsqu'il est admis à traverser les voies urinaires. Cette action se manifeste par un peu d'augmentation dans la sécrétion de l'urine, dont l'odeur change en se combinant à celle du remède; par une excitation quelquefois assez vive du col de la vessie, qui entraîne de plus fréquents besoins d'uriner; et, enfin, par une chaleur ordinairement accrue dans l'urètre pendant l'émission.

C'est vraiment ici qu'on reconnaît l'action presque spécifique du baume de copahu, et cela est tellement vrai qu'on peut dire qu'il est aussi puissant contre la blennorrhagie urétrale des deux sexes qu'il est nul pour les autres variétés de cette affection.

A l'appui de ce qui précède, nous devons rapporter ici différentes observations faites par le docteur Ricord dans son *Iconographie de l'hôpital des vénériens,* et communiquées à l'Académie de médecine.

CHAPITRE VIII

PREMIÈRE OBSERVATION

Division accidentelle de l'urètre; — Urétrite blennorrhagique; — Urétroplastie. — Tran..., âgé de vingt-six ans, cordonnier, entré le 16 juin 1840, salle 3, n° 25.

Ce malade, à l'âge de sept ans, par un de ces caprices bizarres qui ont donné lieu à tant d'accidents curieux du côté des organes génitaux, imagina de s'étreindre la verge avec un fil. Ce fil, fortement serré un peu en avant de la racine des bourses, amena, dès le lendemain, un gonflement considérable des tissus, au-dessous desquels il disparut bientôt en coupant la peau. A la tuméfaction générale des parties et à la section des téguments se joignait une rétention d'urine que le malade assure avoir été complète pendant quatorze jours.

A cette époque, c'est-à-dire au quatorzième jour, l'urètre fut à son tour divisé par le fil, et il s'échappa une très grande quantité d'urine par l'ouverture accidentelle qui venait d'être opérée.

Ce ne serait alors, s'il faut en croire le malade, qu'à cause des graves accidents qui survinrent et sur la nature desquels il ne sait pas trop s'expliquer, que ses parents, qui jusque-là ignoraient la maladie, durent consulter un médecin. Au bout de six semaines il fut guéri, en conservant toutefois le vice de conformation qu'il venait d'acquérir et avec lequel il s'est présenté à notre observation.

Aujourd'hui la partie spongieuse de l'urètre est divisée dans toute son épaisseur un peu au-devant du scrotum, et le canal est ainsi partagé en deux parties, l'une verticale, l'autre pénienne. Les deux orifices accidentels résultant de cette division, éloignés l'un de l'autre d'environ 2 centimètres et demi, sont un peu boursouflés et offrent un renversement en dehors de la muqueuse, en même temps qu'ils sont dirigés obliquement en bas.

Ils se trouvent, du reste, séparés l'un de l'autre et entourés par le tissu d'une cicatrice profonde et dure qui forme une espèce de virole ou de cercle étreignant la verge dans toute sa circonférence et au même niveau.

Par suite de conditions congénitales, mais surtout par le fait des désordres inflammatoires qui ont précédemment eu lieu, il existe un phimosis qui ne permet en aucune façon de mettre le gland à découvert.

L'érection de la verge est parfaitement droite, avec peut-être un peu de tendance à se courber du côté du pubis. La moitié antérieure de l'urètre ne semble pas participer autant à cette turgescence érective qu'on observe dans l'état normal, et le gland est certainement moins *vultueux*.

Cette partie reste aussi complètement étrangère aux sensations voluptueuses, qui se trouvent limitées à la partie postérieure du canal, de telle façon que la fosse naviculaire n'est plus, chez ce malade, l'aboutissant ou le rendez-vous des sympathies de l'urètre. Du reste, l'éjaculation se fait comme la miction, et ni le sperme, dont la projection est beaucoup moins forte que dans l'état ordinaire, ni l'urine ne traversent la moitié antérieure du canal.

Ce fut dans ces conditions que le 1er juin 1840, et huit jours après un coït, ce malade vit apparaître un écoulement blennorrhagique. L'affection commença d'abord par la portion vésicale de l'urètre, et ce ne fut que quatre jours plus tard que la portion pénienne devint malade à son tour. Alors l'écoulement eut lieu en même temps par l'orifice de la portion vésicale et par les deux orifices de la portion pénienne (méat urinaire et orifice accidentel).

Le 17 juin, l'inflammation est partout très intense; la matière de l'écoulement est très abondante, fortement purulente et verdâtre; toutefois, bien qu'il y ait là des caractères très prononcés d'extrême acuité, la portion vésicale du canal, celle qui seule se trouve traversée par l'urine, est la seule aussi qui soit le siège de douleurs pendant l'émission de ce liquide, et l'autre n'est un peu sensible qu'à la pression. Les érections, du reste, ne sont en aucune façon pénibles, le canal se trouvant divisé dans la partie la plus favorable pour empêcher la formation de ce qu'on appelle vulgairement la *corde*, ou le défaut d'allongement du canal que l'inflammation rend rigide dans la chaudepisse dite cordée. On donne au malade la demi-portion d'aliments, tisanes rafraîchissantes, bains.

Le 19, l'état aigu a presque complètement cédé au repos et au régime anti-phlogistique. Il reste un peu de douleur en urinant; on donne 24 grammes de poivre cubèbe en trois doses; même régime. On suspend les bains.

Le 21, la sécrétion morbide a considérablement diminué du côté de la portion vésicale de l'urètre, tandis que dans la portion pénienne, elle n'a subi aucune modification.

Le 24, l'écoulement a complètement cessé dans la portion vésicale de l'urètre; on continue le cubèbe; le malade reçoit les trois quarts d'aliments.

Le 1er juillet, on abandonne la médication par le cubèbe; aucune trace d'écoulement n'a reparu dans la portion vésicale de l'urètre. L'état de la portion pénienne ne paraît pas modifié; on continue le même régime alimentaire.

Le 6 juillet, la sécrétion morbide reparait dans la portion de l'urètre où elle avait d'abord cessé, et cet accident se trouve peut-être expliqué par ce fait, que pendant l'usage du cubèbe, on tenait les orifices accidentels du canal isolés, tandis qu'après la guérison de la portion vésicale de l'urètre, on permit à la matière morbide, fournie par la portion pénienne, de venir souiller l'orifice du canal qui n'était plus malade.

Le 8, on reprend la médication déjà suivie et l'on administre 24 grammes de cubèbe; même régime.

Le 16, la sécrétion blennorrhagique est de nouveau tarie dans la portion vésicale de l'urètre. On continue le traitement; même régime.

Le 17, on fait pratiquer dans la portion pénienne de l'urètre, des injections avec une solution de nitrate d'argent (10 centigrammes de nitrate d'argent pour

200 grammes d'eau), afin de guérir l'écoulement dont elle est le siège. Même traitement, même régime.

Le 20, sous l'influence des injections au nitrate d'argent, la sécrétion blennorrhagique qui avait son siège dans la portion pénienne de l'urètre a presque complètement disparu. Même régime, même traitement.

Le 22, il ne reste aucune trace d'écoulement en aucun point du canal. On cesse tout traitement ; même régime.

Le 26, la guérison de la blennorrhagie est complète, il n'y pas a la moindre supersécrétion morbide ; désirant laisser au malade quelques jours de repos avant de pratiquer l'urétroplastie que réclame son état, il lui est permis de sortir pour aller mettre fin à des affaires particulières.

CHAPITRE IX

DEUXIÈME OBSERVATION

Blennorrhagie dans un canal urétral divisé à sa partie moyenne, en avant de angle péno-scrotal. — P..., âgé de vingt-quatre ans, est entré à l'hôpital du Midi le 2 février 1849.

A l'âge de sept ans, ce malade avait eu la fantaisie singulière de retenir son urine, en étranglant sa verge avec une ficelle fortement serrée ; la ficelle avait été enlevée au bout de quelques heures ; mais la contraction avait assez duré pour mortifier profondément les tissus, y compris l'urètre, et donner lieu à la lésion que nous allons décrire.

A la réunion des deux tiers antérieurs avec le tiers postérieur de la verge, existe un étranglement circulaire, résultat de la compression de cet organe ; à ce niveau, la peau présente une cicatrice circulaire, sillonnée d'environ deux lignes de profondeur : la portion de la verge antérieure à l'étranglement a atteint son développement normal. Le canal de l'urètre, rompu au-devant de cet étranglement, présente un orifice circulaire nettement limité, par lequel on peut introduire une sonde cannelée. En arrière, la seconde portion de la solution de continuité de l'urètre vient aboutir à un orifice plus évasé, plus inégal que le précédent, à bords très irréguliers et pouvant admettre une sonde de calibre ordinaire. Toute l'urine sort par cette ouverture.

Les érections sont à peu près comme dans l'état normal. Il y a un mois, P....

a contracté une blennorrhagie aiguë qui, jusqu'au jour de son admission à l'hôpital, n'a été soumise à aucun traitement.

A son entrée à l'hôpital du Midi, la maladie occupe les deux portions du canal ; l'écoulement, très abondant, est d'une couleur jaune verdâtre ; la partie postérieure du canal est le siège de douleurs assez vives, pendant et après l'émission de l'urine ; il y a, pendant la nuit, quelques érections à peine douloureuses.

Le 3 février, le malade est soumis à l'usage d'une émulsion de copahu. Pour apprécier-exactement l'effet du médicament dans chacune des parties du canal, le docteur Ricord fait obturer avec soin l'orifice antérieur à l'étranglement à l'aide de diachylon, précaution presque superflue, puisque toute l'urine sort par l'orifice postérieur ; ainsi, l'urine chargée du principe médicamenteux ne balayera que la portion de l'urètre qui est en arrière de la solution de continuité.

Le 6 février, l'écoulement a beaucoup diminué et a changé de couleur et de nature dans cette portion ; la pression des doigts en fait suinter une goutte de muco-pus blanchâtre suspendu dans un liquide clair et filant ; les douleurs ont cessé.

Le 8 février, l'écoulement a complètement disparu dans la portion postérieure ; alors, recommandation au malade, qui continue l'usage du copahu, de faire, dans la partie antérieure qui n'a subi aucune modification, une injection d'arrière en avant (par l'orifice artificiel) de toute son urine, au moment où il vient de la rendre.

Le 12 février, il y a déjà une amélioration notable, la nature de l'écoulement a changé, il est d'une coloration blanc jaunâtre, et beaucoup moins abondant.

Le 15 février, la quantité et la coloration de l'écoulement sont encore modifiées ; trois quarts d'heure après les injections, on obtient à peine par la pression du canal une goutte de muco-pus très clair, à l'orifice du méat naturel.

Le 16 février, l'écoulement est guéri dans toute la longueur du canal.

CHAPITRE X

TROISIÈME OBSERVATION

*Hypospadias accidentel ; blennorrhagie successivement guérie dans les **deux** portions du canal.* — M... était à la fois affecté d'une blennorragie et d'une rupture de l'urètre qui avait produit un hypospadias accidentel à la partie moyenne de la verge. Comme dans l'observation précédente, c'était la constriction exercée par une ficelle qui avait amené la mortification des tissus et la rupture consécutive de l'urètre ; c'était au même âge, à sept ans, que le malade s'était infligé lui-même cette infirmité.

L'urine s'échappait par le méat artificiel ; cependant le malade pouvait lui faire parcourir toute la longueur du canal, en appliquant la portion antérieure de la verge sur la portion postérieure, suivant l'axe de l'organe, de manière à obturer l'orifice traumatique. Le copahu fut donné à l'intérieur, la blennorrhagie cessa en peu de jours dans la partie postérieure que l'on ne faisait pas parcourir par l'urine chargée du principe médicamenteux du copahu.

On continua néanmoins le traitement trois jours encore dans les mêmes conditions. La guérison de la partie postérieure de l'urètre étant alors parfaitement constatée, on continua l'administration intérieure du copahu, mais, cette fois, le malade devait faire parcourir à l'urine toute l'étendue de l'urètre, en prenant la précaution indiquée précédemment ; à l'aide de cette manœuvre, l'urine copahifère opéra la guérison de la partie antérieure du canal, toutefois avec le double de temps qu'avait demandé la guérison de la partie postérieure.

On le voit, c'est dans le point de vue du traitement interne et de l'action des antiblennorrhagiques proprement dits, que les observations qu'on vient de lire offrent de l'intérêt.

LIVRE QUINZIÈME

LES SUITES DE LA GONORRHÉE

CHAPITRE PREMIER

DU GONFLEMENT DU TESTICULE

La première des affections qui se manifestent, soit pendant le cours, soit à la suite de la gonorrhée, est le gonflement d'un ou des deux testicules, que les auteurs appellent communément hernie humorale ; elle a lieu quand la maladie est violente, que l'inflammation, au lieu d'être bornée à la surface, s'étend plus profondément dans l'urètre, en produisant une irritation au commencement de ce canal, vers l'orifice des vésicules séminales.

Les auteurs ont appliqué le terme général de hernie à tous les gonflements qui naissent vers les bourses ; et l'épithète d'humorale a été vraisemblablement ajoutée pour exprimer l'origine du gonflement qui provient d'une impulsion augmentée des fluides propres à produire distension, et non de la protrusion de quelques parties solides. Mais, pour éviter encore toute méprise à ce sujet, quoiqu'il fût assez inutile, ils ont été jusqu'à nous donner le diagnostic de cette maladie, qui est pris de l'affection précédente de l'urètre et de l'apparence du gonflement qui conserve toujours la figure du testicule.

Le premier symptôme de cette maladie est une augmentation de douleur dans l'urètre, douleur qui semble suivre la direction de ce canal en gagnant l'orifice des vésicules séminales, et qui est bientôt suivie d'un certain gonflement du vaisseau déférent qui ne tarde point à se communiquer à l'épididyme. En général, ce gonflement commence ou est précédé par la suppression de l'écoulement gonorrhoïdal; quelquefois cependant on s'en ressent peu et même point, si ce n'est quelque temps après, pendant le cours de la maladie. De l'épididyme, le gonflement gagne bientôt le testicule, et la tuméfaction d'abord molle et pulpeuse devient bientôt dure et douloureuse, s'étendant le long du cordon et occasionnant une sensation inquiétante dans l'aine, etc.

Un sentiment de malaise se fait aussi sentir en d'autres parties, telle qu'une douleur au défaut des côtes, une faiblesse des reins, la colique, des nausées, des inquiétudes, etc. ; symptômes qui sont quelquefois accompagnés d'une strangurie opiniâtre.

Le gonflement ne paraît communément que sur un testicule, quelquefois aussi il attaque tous les deux, ou en quittant l'un il se jette sur l'autre, surtout quand l'irritation de l'urètre continue et que la maladie n'est encore point apaisée. Les auteurs ont disputé sur celui des testicules qui était le plus fréquemment affecté ; certains ont prétendu que c'était le droit, et à la vérité on pourrait déduire des connaissances anatomiques quelques raisons plausibles de cette préférence.

Les opinions des auteurs sur la nature de cette maladie ont singulièrement varié, et c'est d'après leur idée que la gonorrhée était produite par l'action particulière du virus, qu'ils furent naturellement portés à imaginer que la même action spécifique se développait aussi sur les testicules. Les premiers auteurs furent d'autant plus confirmés dans cette croyance, qu'ils regardaient l'écoulement gonorrhoïdal comme un écoulement séminal dont la matière, étant supprimée dans le commencement, était retenue dans le testicule et que c'était cette matière viciée, ainsi retenue, qu'on en devait regarder comme la cause.

Mais l'opinion qui admet l'écoulement, comme étant de nature séminale, étant rejetée, la théorie de la translation fut bientôt reçue et l'on finit dès lors par croire généralement que le virus se déposait lui-même sur le testicule. Telle était la doctrine si fortement soutenue par le docteur Astruc et que le système de la matière morbide, alors en vigueur, aidait aussi à maintenir. Cependant la matière, dont on expliquait cette translation, excita quelques difficultés ; en effet, d'après une connaissance plus exacte du cours des vaisseaux lymphatiques, il fut décidé qu'il n'y en avait là aucun qui pût réellement convoyer le virus vers le testicule sans qu'il entrât d'abord dans le système général.

Or, pour rendre raison de ce phénomène, on crut donc que le virus passait dans les voies de la circulation et que de là il était déposé sur le testicule comme sur une glande sécrétoire ; mais quand le virus est une fois admis dans la circulation, il doit nécessairement s'ensuivre une infection générale ou une vérole complète ; or, dans les cas d'infection générale, on n'observe point une détermination particulière vers le testicule, excepté dans certains, qui sont très rares. Cette opinion, d'ailleurs, est entièrement contre l'ordre dans lequel les symptômes de la maladie paraissent, car en l'admettant, le gonflement devrait alors commencer par le testicule et de là s'étendre à l'épididyme.

Or, on observe ici tout le contraire ; le gonflement commence toujours par le vaisseau déférent, il s'étend ensuite sur l'épididyme et, enfin, à tout le testicule et au cordon spermatique. Le gonflement est aussi d'une nature particulière, il est d'abord mou et pulpeux, et il n'acquiert un certain degré de dureté, de tension et de douleur que par l'irritation que produit sa propre distension ; aussi le docteur Schwediaver remarque-t-il qu'il ne devient jamais tel, si ce n'est cinq ou six jours après qu'il a été distendu à un certain point et que la douleur qui accompagne le gonflement est plus du genre de la gravative, propre à la distension.

Enfin, pour rendre raison de cet accident, on a eu aussi recours à la sympathie ; cette cause n'était pas sans probabilité, d'après l'observation des effets des topiques simplement irritants appliqués vers le principe de l'urètre.

On sait que le gonflement du testicule est souvent survenu à l'opération de la lithotomie ; on l'a également vu paraître à la suite de l'application inconsidérée d'une bougie, et, dans tous les cas, la simple irritation suffisait pour le produire.

Mais même en admettant cette simple irritation comme suffisante, les praticiens n'en ont pas pour cela quitté la théorie de la translation ; ainsi ils ont regardé les progrès ultérieurs du virus dans le canal de l'urètre comme devant nécessairement l'occasionner. Mais quelle nécessité de supposer cette translation ? Quelle évidence en a-t-on ? Le virus vénérien, nous osons l'assurer, ne quitte jamais son siège primitif quand il est une fois déposé sur l'urètre, à moins qu'il ne survienne ulcération, et les symptômes d'irritation qui se manifestent sont un pur effet de l'augmentation de l'inflammation dont est attaquée la partie à laquelle il a été primitivement appliqué, inflammation qui se communique de là par sympathie aux parties les plus reculées de l'urètre.

En effet, il est certain que l'action du virus vénérien est toujours circonscrite, et qu'il affecte particulièrement certaines portions de l'urètre, ainsi qu'on peut le croire d'après les symptômes. D'ailleurs, le virus ne pourrait s'étendre aux parties les plus reculées que par l'absorption, comme on en convient actuellement ; or, les absorbants voisins du siège de la maladie seraient les seuls qui pourraient agir dans ces circonstances ; mais leur direction, loin d'être vers la partie supérieure de l'urètre, est plus intérieurement vers l'aine, ainsi qu'on l'observe dans le cas de bubon, lorsque la gonorrhée a occasionné une lésion des surfaces.

Nous dirons encore plus, si le virus agissait d'une manière spécifique sur les parties supérieures de l'urètre, il devrait nécessairement s'ensuivre deux choses de la violence des symptômes qui accompagnent cette affection , et de la tendance à toujours former de la matière ; ces parties étant naturellement incapas d'en séparer une pour en émousser l'action : 1° une ulcération qui donne it lieu à la vérole ; mais les symptômes de vérole ne succédant point à une hernie humorale ; et 2° un ulcère incurable, ou un écoulement chronique, comme une suite de l'ulcération. Mais il est facile d'observer que durant son action, l'écoulement est en général totalement supprimé, ou s'il revient, il ne se manifeste aucun symptôme qui indique une ulcération.

Les causes qui augmentent l'inflammation de l'urètre, et qui conséquemment occasionnent l'accident dont il s'agit, sont : 1° l'application de quelques topiques froids sur la partie, comme il arrive quand on s'expose à l'air froid, quand on se lave avec de l'eau froide, etc. ; 2° les injections âcres et astringentes ; et ce n'est que de cette manière seulement que les astringents deviennent nuisibles en augmentant l'inflammation et non point en renfermant une matière, conformément à l'opinion commune ; 3° les purgatifs violents ; et de là la raison pourquoi cette affection était précédemment plus fréquente, lorsque ces remèdes étaient si fort en crédit pour le traitement de la gonorrhée ; 4° les excès dans le coït ou d'autres actions violentes qui affectent les parties, comme de monter à cheval, etc.

La durée du gonflement du testicule n'est pas toujours la même, elle dépend beaucoup de l'irritabilité du malade, et de ce qu'il a été précédemment plus ou moins sujet à cet accident ; car alors il y a toujours du danger sur un retour dans les gonorrhées suivantes : il est aussi plus difficile à dissiper d'après le changement qu'il amène, ou sa tendance à altérer l'organisation, tendance qui est commune à toute inflammation. Chez quelques-uns cependant la maladie se termine en peu de jours, pendant que chez d'autres elle continue l'espace d'un mois, avant qu'on s'aperçoive de la moindre diminution dans son volume.

Cette maladie se termine ordinairement par la résolution, la suppuration ne venant pas une fois sur cent. Les auteurs ont même nié qu'elle arrivât jamais, excepté quand elle est une suite de l'infection générale, ce qui s'observe rarement ; cette terminaison arrive cependant quelquefois, quand la maladie dégénère en chronique.

Mais pour que, d'après la complication de la structure de la partie affectée, la résolution ait le plus souvent lieu, des circonstances particulières, qui demandent attention, ne l'accompagnent pas moins ; et ce sont : 1° une dureté générale du testicule, qui reste toujours et qui, par certaines causes dégénère souvent en squirre ; car l'inflammation du testicule, à raison de la structure de cet organe, prédispose toujours à cette affection ; 2° une pareille affection de l'épididyme, avec cette particularité qu'il disparaît entièrement par la suite, et cela sans aucun effet fâcheux ; car, en pareil cas, les hommes conservent toujours le même penchant à la volupté que les autres.

On observe souvent, à la suite de l'endurcissement du testicule, même quand il n'y a point de squirre, un certain gonflement du cordon spermatique ; et c'est d'après lui qu'on peut supposer l'état prochain du squirre, quand cette terminaison n'a point encore eu lieu.

Le pronostic de la hernie humorale doit se tirer du plus ou moins de facilité de la tumeur à céder, facilité qu'on remarque par la diminution de son volume, la cessation de la douleur, le retour de l'écoulement qui avait disparu, et dont la quantité est en général augmentée. Mais quand avec la cessation de la douleur il n'y a aucun changement dans le volume, et que l'écoulement, quand il revient, est en petite quantité, alors il y a à craindre qu'en continuant, il ne dégénère en squirre.

CHAPITRE II

TRAITEMENT DE LA HERNIE HUMORALE

Après avoir cherché à établir la nature de la hernie humorale, continuons par l'examen du traitement qui lui convient. A cet égard, quatre indications se présentent à remplir, trois ont rapport à la nature aiguë de la maladie, et la dernière à son état chronique.

La première, et en même temps la principale, consiste à diminuer le pouvoir de l'irritation sur la partie : 1° en y faisant naître une sensibilité qui énerve son action; 2° en réprimant la force augmentée de la circulation générale.

On satisfait complètement à la première de ces indications sur l'usage des opiacés. On doit beaucoup au docteur Schwediaver pour avoir insisté le premier sur leur succès dans sa pratique particulière. Il n'y a pas à douter que la plupart des praticiens ne les eussent déjà employés dans la simple intention de calmer la douleur. Mais ici ils sont plus spécialement indiqués comme la pratique du docteur Schwediaver l'a confirmé, et ils ne sauraient être trop largement employés dans toutes les maladies locales qui sont l'effet de l'irritation. On peut très bien les donner en lavements, et à grande dose à la fois; on les répète douze heures après, ou plus souvent, selon que l'indiquent la continuation de l'irritation et la violence de la douleur ; car, dans tous les cas d'irritation fixée à une partie, les remèdes ont moins d'effet qu'à l'ordinaire, tout le système nerveux sympathisant à un très haut point avec la partie affectée, raison pourquoi il en faut alors une plus grande dose.

La force augmentée de la circulation générale, le second point de l'indication première à remplir est réprimée : 1° par des saignées générales; 2° par la position et par l'évacuation des matières contenues dans le rectum.

On ne doit jamais chercher à remplir la première de ces indications, à moins que la fièvre ne soit considérable, c'est-à-dire, comme l'exprime le docteur Schwediaver, à moins que le pouls ne soit accéléré, plein et fort, et même alors il ne faut se déterminer que d'après la constitution du malade. Si l'on prend convenablement la maladie dès le commencement, l'augmentation d'action ne surviendra presque jamais, car elle ne paraît seulement que quand l'inflammation établie sur le testicule a continué quelque temps, et elle ne constitue jamais, d'après les observations répétées des auteurs, une partie essentielle de la maladie première.

Néanmoins, quand en pareil cas l'on aura recours aux saignées, il faut qu'elles soient faites largement; car dans toutes les affections des organes particuliers qui possèdent beaucoup de sensibilité, on observe que la méthode antiphlogistique reçue est trop lente dans ces opérations pour avoir beaucoup d'effet.

Quant à la position, elle doit être horizontale, et l'on doit veiller sur ce point, à raison des organes affectés qui naturellement sont pendants. Cette attention à la position, dans la plupart des maladies les plus aiguës, est de la plus grande importance : non seulement elle suspend l'action des muscles qui influent sur la circulation des humeurs qui vont à la partie : mais ici encore elle brise en quelque façon la force de sa quantité, qui serait augmentée par une position verticale; de là, le grand soulagement que les malades ressentent quand ils s'y astreignent; elle rend moins incommunicables les malaises et la douleur que la pesanteur des organes affectés occasionne. La suspension, quoiqu'elle diminue ces accidents, n'est point ici suffisante; elle ne doit jamais dispenser sous aucun prétexte, d'avoir recours à la position horizontale.

La liberté du ventre mérite qu'on y fasse attention, en ce qu'elle favorise un peu l'indication présente, mais plus particulièrement encore, en ce qu'elle permet que l'effet des opiacés locaux qu'on emploie, soit beaucoup plus puissant.

Pendant que la maladie parcourt ses temps, il faut faire observer un régime peut-être plus rigoureusement que dans tout autre maladie. On doit persister sévèrement sur la méthode antiphlogistique et éviter avec la plus grande attention tout ce qui pourrait tendre à exciter l'action des parties.

CHAPITRE III

DE LA GONORRHÉE CHRONIQUE

Quand l'écoulement de la gonorrhée chronique continue dans les deux sexes après que les symptômes actifs de la maladie sont disparus, qu'il est accompagné d'une certaine faiblesse qui n'était point sentie précédemment dans le premier état, ou quand un écoulement semblable au gonorrhoïdal paraît quelque temps après la disparition totale de l'affection précédente, la maladie alors reçoit le nom de gonorrhée chronique; elle diffère de l'autre, et quant à sa nature, et quant à ses causes, elle doit toujours être regardée comme l'effet des excès dans le coït; sa virulence augmente par tout ce qui accélère la circulation générale.

Il n'est peut-être pas d'affection vénérienne si opiniâtre à guérir que la gonorrhée chronique, souvent aussi elle se dissipe d'elle-même après que l'on a inefficacement employé toutes les méthodes connues. Son traitement dépend beaucoup de la connaissance exacte de différentes causes d'où elle provient, lesquelles peuvent se rapporter aux trois suivantes : 1° à un rétrécissement de quelques parties de l'urètre; 2° à une ulcération; 3° à un relâchement des glandes muqueuses qui donnaient la matière du premier écoulement.

Le rétrécissement est peut-être la cause la plus fréquente de l'écoulement chronique; il est l'effet de l'inflammation précédente qui accompagnait le progrès de la gonorrhée.

Ce rétrécissement lui-même provient de différentes causes :

1° De l'épaississement d'une partie de l'urètre;

2° D'une excroissance qui s'élève de sa surface;

3° D'un gonflement de la prostate ou de quelques glandes des environs.

L'existence de quelques-unes de ces causes excite une irritation sur l'urètre, qui donne lieu à la continuation de l'écoulement que l'habitude vient confirmer.

La première espèce de rétrécissement, — celui qui provient d'un épaississement de quelques portions de la substance spongieuse de l'urètre, — est la cause la plus fréquente de la gonorrhée chronique. Ce rétrécissement est occasionné par une extravasion de la lymphe dans la membrane réticulaire, pendant la violence de la cordée; il est particulièrement remarquable par des érections fréquentes qui ont lieu la nuit, et pendant lesquelles un sentiment de tension et de résistance se fait sentir à un lieu déterminé, comme si l'extensibilité de la verge était en quelque façon détruite en cet endroit ; on peut encore le découvrir par l'introduction d'une bougie très fine que l'on sent alors être arrêtée dans sa marche. Ce vice en général augmente en proportion de la fréquence de l'érection, il cède un peu à la force du fluide qui distend la verge.

La seconde espèce de rétrécissement, celle qui provient d'une excroissance ou d'une callosité dans le passage, est moins commune. Le célèbre Daran, le praticien qui s'est adonné au traitement de cette maladie avec le plus de succès, a été singulièrement porté à étendre les difficultés qu'il avait rencontrées ; et à cet égard, il a beaucoup travaillé pour faire croire qu'elles avaient plus souvent lieu qu'on ne le pensait. Il est probable que des verrues peuvent naître sur la surface de l'urètre, aussi bien que sur le prépuce et sur le gland ; mais nous oserons dire qu'elles sont très rares, et que même des praticiens du premier mérite n'en ont jamais observé plus d'un exemple.

La dernière espèce de rétrécissement provient du gonflement de la prostate, du verumontanum ou de quelques glandes environnantes. Ce gonflement est l'effet de l'inflammation gonorrhoïdale précédente, qui s'est communiquée à ces organes par sympathie. On reconnaît particulièrement le gonflement de la prostate par l'introduction du cathéter, qui ne trouve aucune résistance jusqu'à ce qu'il arrive au col de la vessie, et par celle du doigt dans l'anus.

Ce gonflement doit toujours être regardé comme très dangereux. Quand le verumontanum est tuméfié, on reconnaît cet état par une douleur qui accompagne l'émission de la semence.

La seconde cause de la gonorrhée chronique est l'ulcération. On peut, toutes les fois qu'elle a lieu, la regarder comme le signe d'une infection communiquée à toute l'habitude, et l'on doit s'attendre aux symptômes d'une vérole confirmée. Les signes de l'ulcération de l'urètre sont :

1° Des stries de sang qui teignent la matière de l'écoulement ;

2° Du sang en nature qui sort de ce canal ;

3° Une douleur aiguë fixée à un lieu particulier et qui augmente en pressant, en introduisant la sonde ou lorsque l'urine sort.

La dernière cause de la gonorrhée chronique, celle qui provient du simple relâchement des glandes muqueuses, est peut-être la moins fréquente de toutes. La véritable nature de cette cause sera connue :

1° Par la bénignité des symptômes, qui sont ici plus doux que ceux de la gonorrhée primitive ;

2° Par la certitude où l'on est qu'il n'y a point eu de nouvelle infection.

Ceci établi, nous devons examiner comment les médecins traitaient la gonorrhée chronique. C'est ce qui fera le sujet du chapitre suivant.

CHAPITRE IV

TRAITEMENT DE LA GONORRHÉE CHRONIQUE

Il y a deux manières de traiter le suintement habituel : constitutionnellement ou localement.

Les médicaments pris à l'intérieur dans le but de guérir le suintement habituel agissent de l'une des trois manières suivantes :

Comme spécifiques ;

Comme fortifiants ;

Comme astringents.

L'action spécifique des médicaments internes sur les organes en question n'est pas très puissante ; cependant quelques-uns d'entre eux, comme les baumes, les térébenthines, les cantharides, sont utiles lorsque la maladie est intense. Quand ces derniers sont efficaces, ils le sont presque immédiatement, de sorte que si le suintement habituel ne cesse pas, grâce à eux, dans l'espace de cinq ou six jours, on ne doit point en continuer l'emploi.

Il faut remarquer aussi que dans bien des cas il arrive que le suintement habituel, après avoir disparu immédiatement par l'usage du baume de copahu, reparaissait dès qu'on le suspendait.

Les fortifiants généraux de la constitution ne sont utiles que lorsque les parties intéressées agissent simplement comme parties de cette constitution. En disposant tout l'ensemble à agir normalement, on dispose aussi les parties malades à agir de la même manière. Par fortifiants généraux, il faut entendre les bains froids, les bains de mer, le quinquina et le fer.

Les astringents, pris à l'intérieur, n'ont pas une influence bien marquée, et, s'ils étaient plus puissants, leur emploi pourrait être accompagné de dangers, car, une substance capable d'agir sur la constitution avec la force qui serait nécessaire ici, pourrait affecter gravement plusieurs des opérations naturelles de l'économie animale.

La seconde méthode de traitement consiste dans les applications locales. Ces dernières sont de quatre espèces, savoir : les médicaments spécifiques, les astringents, les irritants et ceux qui agissent par dérivation.

Les spécifiques appliqués localement ont dés effets plus marqués que lorsqu'ils sont pris à l'intérieur, parce qu'on peut les employer à un degré de concentration

plus fort que celui auquel ils peuvent être introduits sans danger dans la circulation générale.

Les astringents que l'on emploie communément sont la décoction de quinquina, le vitriol blanc, l'alun et les préparations de plomb.

Les applications irritantes sont des injections, ou des bougies, soit simples,
soit enduites d'une substance irritante. Un violent exercice peut être considéré
comme ayant le même effet. On ne doit jamais recourir à ces applications qu'a-
près que les autres modes de traitement ont été essayés suffisamment et sont
restés inefficaces. Elles diffèrent des précédentes en ce sens qu'elles produisent
d'abord un écoulement plus considérable que celui qu'elles sont destinées à
guérir, et cet accroissement de l'écoulement peut, ou non, continuer aussi longtemps que l'application elle-même. Il en résulte qu'il est nécessaire de rechercher
combien de temps leur application doit durer pour amener la guérison d'un suintement habituel. En général, la durée de cette application doit être proportionnée
à la violence du remède et à la nature des parties qui sécrètent la matière de l'é-
coulement ; elle doit dépendre aussi de la force plus ou moins grande et du degré
d'ancienneté de la disposition, et enfin du plus ou moins d'irritabilité des parties.

On obtiendra une très bonne injection irritante en faisant dissoudre deux
grains de sublimé corrosif dans huit onces d'eau.

Le dernier mode de traitement consiste à produire dans une autre partie du
corps une irritation qui fasse cesser l'action morbide de l'urètre.

Hunter a vu un suintement habituel très opiniâtre, accompagné d'une douleur assez vive de l'urètre, principalement au moment du passage de l'urine,
cesser complètement à l'apparition de deux chancres sur le gland.

Le même auteur signale les cas de guérison de deux personnes par l'application d'un vésicatoire à la région correspondant à la paroi inférieure de l'urètre,
et il a vu l'électricité triompher de plusieurs suintements habituels anciens qui
avaient résisté à tous les moyens employés ordinairement.

Le traitement du suintement habituel chez les femmes est à peu près le même
que chez les hommes, sauf l'emploi des médicaments spécifiques ; car cette affection chez la femme a son siège principalement dans le vagin, et l'on doit penser
que la membrane muqueuse de ce canal n'est pas plus affectée par les térébenthines que les autres parties du corps ; mais le vagin étant moins irritable que
l'urètre de l'homme, les astringents qui y sont injectés peuvent être beaucoup
plus énergiques. L'emploi des bougies n'est point applicable aux cas d'écoulement chronique du vagin ; et, lorsque le suintement habituel a son siège uniquè-
ment dans l'urètre chez la femme, il est à supposer que la maladie n'attire presque
jamais l'attention.

Pour les écoulements qui résistent, la médecine moderne, nous devrions dire plus justement le docteur Ricord, a recours à une puissante médication qui consiste dans la cautérisation à l'aide du nitrate d'argent.

CHAPITRE V

DE LA RÉTENTION D'URINE

La rétention d'urine de cause vénérienne est avec l'histoire de la gonorrhée chronique. On en distingue deux espèces : l'une aiguë, qui paraît pendant la violence de la gonorrhée, et qui n'est pas momentanée; l'autre chronique, qui est souvent la suite de l'affection gonorrhoïdale.

La première de ces affections provient d'une augmentation d'inflammation qui produit une telle irritabilité de la surface que le stimulus de l'urine, du moment qu'elle passe dans l'urètre, détermine sa contraction ou son état spasmodique; ou bien elle reconnaît pour cause un spasme du sphincter lui-même, déterminé par la même cause.

On remarque que les femmes sont également sujettes à cette maladie dans le cours de la gonorrhée.

Cette maladie, étant momentanée, doit être traitée par les remèdes antiphlogistiques ordinaires; et, à cet égard, il se présente deux indications à remplir :

1° Modérer l'irritation qui cause le spasme.

2° Soustraire la distension.

On satisfait à la première par l'usage des opiacés donnés à grande dose en lavements; en général ils réussissent quand la maladie n'est pas trop opiniâtre. On remplit la seconde en introduisant une sonde, quand il convient, pour ôter ce qui est contenu dans la vessie.

Il faut employer ce dernier moyen avec beaucoup de soin et de dextérité, pour éviter toute lésion des organes. Il faut que le volume de l'instrument soit approprié à l'état des parties, car le spasme est si grand dans certaines circonstances qu'il n'y a qu'une corde à violon qui puisse passer, et encore, dans ces cas, faut-il la passer bien doucement, car alors l'irritabilité de l'urètre est mise en jeu, le spasme agit sur toute son étendue, et il faut un certain temps avant qu'il disparaisse, pour que le moyen puisse être porté plus avant.

La seconde indication consiste à exciter une vive irritation sur les parties environnantes, qui puisse attirer vers elles le spasme qui a lieu sur le siège de la maladie, ce qu'on obtient également par l'application des vésicatoires sur le périnée, ou en portant dans le rectum des lavements stimulants.

On trouve, dans la partie de l'ouvrage du docteur Schwediaver qui traite des moyens curatifs de cette maladie, une histoire singulière prouvant les puissants effets de l'irritation par communication de parties, et la grande attention qu'on doit avoir aux lois de la sympathie.

Il dit qu'à l'armée on sauva la vie à un célèbre médecin attaqué d'une rétention d'urine, en couvrant le gland de la verge avec la pellicule fraîche qu'on trouve entre le blanc d'un œuf et la coquille; à peine cette pellicule commençait-elle à se sécher et à se resserrer, qu'elle excita un écoulement d'urine par l'irritation qu'elle détermina sur le gland.

L'observation de ce fait est d'une très grande importance; on sait que le gland est singulièrement sensible; il sympathise d'une manière particulière avec tout le système génital, et il est rare qu'une maladie attaque les organes de la génération sans exciter quelque sensation sur le gland. Aussi cette sensation est-elle communément regardée comme un symptôme pathognomonique.

Si donc une simple irritation sur cette partie a eu de si heureux résultats, que ne doit-on point attendre de l'application des topiques plus puissants sur elle!

Quand le gonflement de la prostate peut être regardé comme cause de rétrécissement, il est nécessaire d'en varier le traitement. On ne connaît guère l'usage de cette glande; mais, toutes les fois qu'elle est affectée, on doit beaucoup en craindre, à raison de sa situation particulière sous l'urètre, qui alors se trouve changé et dans sa figure et dans son volume.

Il n'est aucune partie, de celles qui environnent supérieurement l'urètre, qui soit plus fréquemment affectée, à la suite des causes vénériennes, que la glande prostate; on se ressent rarement de ces affections dans le commencement, ce n'est guère que vers la période avancée de la vie, temps où l'on a oublié la maladie primitive; car alors le fluide qu'elle sépare cessant de couler, elle devient inutile et n'a plus dès lors aucun usage pour la génération. C'est alors que la prostate et les parties environnantes endurcies, occasionnent des douleurs considérables chez ceux qui ont eu des gonorrhées fréquentes; ce qui rend le reste de leurs jours insupportable.

Les symptômes de l'endurcissement de la prostate sont les mêmes que ceux qui indiquent la présence du calcul. La glande, en cet état, resserre le canal de l'urètre, principalement sur le côté, et elle le retire de devant en arrière; une partie se porte dans la vessie, de manière à faire l'office de valvule sur l'origine de l'urètre, ce qui rend difficile l'introduction de la sonde et des bougies. En pareil cas, lorsqu'on sonde le malade et qu'on ne trouve point de pierres, on

peut soupçonner un gonflement de cette glande, et l'on peut s'en assurer aisément en portant le doigt dans l'anus.

Les effets du rétrécissement de l'urètre sur tout le système sont des plus sensibles, principalement ceux de celui qui est proche du col de la vessie. Ils occasionnent souvent la fièvre et des douleurs générales très vives. Cependant ces
accidents diminuent dès que la matière se forme; mais quoique la suppuration
soit complète, les symptômes hectiques ne s'en manifestent pas moins, et ils sont
toujours fâcheux. Il faut, en pareilles circonstances, recourir promptement au
quinquina; les sudorifiques tendent beaucoup à diminuer les symptômes de
malaise qui proviennent de l'augmentation d'action; on remédiera à la douleur
et autres symptômes de malaise par l'usage des opiacés.

CHAPITRE VI

DES SYMPTOMES QUI SUCCÈDENT COMMUNÉMENT A LA GONORRHÉE

Ces symptômes sont principalement une sensation désagréable dans l'urètre,
avec une démangeaison sur le gland; ils paraissent plus particulièrement, si les
primitifs ont été violents, de manière à produire par sympathie une augmentation d'irritabilité dans la vessie. Ils ne sont cependant que momentanés, et ils
s'en vont peu à peu dans un court espace de temps. Les malades néanmoins en
sont inquiets, et au point de douter de leur guérison, en sorte qu'ils deviennent
souvent les dupes des charlatans qui cherchent à leur persuader qu'ils ne sont
point guéris.

Comme ces symptômes proviennent d'une augmentation d'irritation sur la
partie, le traitement consiste à l'apaiser, soit par l'usage des sédatifs ou par l'application d'un vésicatoire sur le périnée.

Quelquefois l'introduction d'une bougie, faite de temps à autre, les fait souvent disparaître: quelquefois aussi ces symptômes augmentent considérablement,
ils sont accompagnés de douleurs pulsatiles dans le corps de la verge, et d'envies
fréquentes d'uriner; les testicules souffrent et sont tiraillés en haut, particulièrement quand les jambes sont tenues très près l'une de l'autre.

C'est au point qu'on pourrait croire les malades tourmentés de la pierre.

CHAPITRE VII

DES MALADIES QUI SURVIENNENT A LA SUITE DE LA SUPPRESSION DE LA GONORRHÉE

Parmi les affections qui proviennent de la suppression de l'écoulement gonorrhoïque, on s'est principalement occupé de l'ophtalmie et de la surdité.

Dans l'ophtalmie, l'œil devient rouge, enflammé et douloureux, il en découle beaucoup de larmes ; les paupières partagent aussi cette affection, elles sont tellement gonflées qu'elles ne peuvent recouvrir l'œil ; leurs glandes sébacées versent une matière épaisse et jaunâtre. Si la maladie continue, elle est bientôt accompagnée d'une opacité dans la cornée ; quoique l'œil soit souvent affecté dans la vérole confirmée, cependant les symptômes de cette affection ne sont jamais si dangereux que dans cette maladie. Car si l'on n'y remédie promptement, la cécité ne tarde pas à s'ensuivre.

On peut diriger le traitement de deux manières :

1° En rappelant la maladie première ;

2° En remédiant à l'inflammation locale, par des scarifications faites sur la conjonctive et par l'application d'autres moyens topiques propres à dissiper l'augmentation d'action.

La surdité, seconde affection qui provient de la suppression de l'écoulement, se manifeste par des symptômes aussi violents que ceux de la première. Les douleurs sont aussi aiguës, et la suppuration ne tarde point à se former, en sorte que l'organisation de l'oreille venant à être détruite, l'ouïe ne peut plus être rétablie par la suite. La méthode curative est absolument la même que celle de l'ophtalmie, toutefois ayant égard à la différence de structure des organes, le grand point dans tous ces cas, est de vaincre l'activité de l'inflammation avant qu'elle ait passé à son second période, celui de la suppuration.

On a cité aussi la paralysie, comme ayant été quelquefois l'effet de la rétropulsion de la matière gonorrhoïdale ; elle est partielle dans ces cas, et cède au traitement mercuriel. Alors à mesure que le traitement avance, l'affection première de l'urètre reparaît avec la même violence, telle enfin qu'elle a lieu dans le commencement de la maladie.

Ces affections métastatiques doivent être regardées comme très rares : nous n'avons point encore assez d'expérience pour établir avec exactitude leur véritable nature. Nous sommes donc obligés de nous en rapporter aux opinions des auteurs, qui en attribuent souvent la cause à la première circonstance qui se présente dans le traitement de la gonorrhée, lorsqu'elle devrait peut-être être rapportée à toute autre; car le succès du mercure et le retour de l'affection première ne sont nullement des marques certaines que la maladie provient de cette cause.

Le mercure guérit nombre de maladies, et sa puissance stimulante est certainement des plus favorables dans nombre de cas pour la guérison de la paralysie; lorsque d'une autre part l'urètre après la gonorrhée, ainsi que toutes les parties sujettes à hémorragies, retient la disposition qu'il a contractée à continuer l'écoulement, et cela surtout quand le mercure opère une accélération dans la circulation générale.

Nous terminons ici l'étude entreprise sur les *Maladies vénériennes* jusqu'à la fin du xviiie siècle. Dans un ouvrage que nous publierons dans un temps prochain, nous entreprendrons l'histoire de ces maladies dans le cours de notre siècle.

Le succès qui a accueilli ce premier essai nous garantit l'accueil qui sera fait à cette seconde et dernière partie.

LES ÉDITEURS.

TABLE DES MATIÈRES

LIVRE VIII

LIVRE IX

LIVRE X

LIVRE XI

LIVRE XII

LIVRE XIII

LIVRE XIV

LIVRE XV

Imprimerie Vormus, 9, passage Saulnier, Paris.

DEUXIÈME PARTIE

DES

MALADIES VÉNÉRIENNES

DE L'OR ET DU MERCURE

DANS LE TRAITEMENT DE LA SYPHILIS

AVANT-PROPOS

Nous donnons dans ce livre la curieuse étude sur la guérison de la syphilis par l'or. Ce consciencieux travail a été fait par le docteur LEGRAND, d'Amiens.

LES ÉDITEURS.

CHAPITRE PREMIER

CONSIDÉRATIONS RAPIDES SUR LA SYPHILIS

1.— L'origine de la syphilis se perd dans la nuit des temps ; elle est très probablement le fruit du libertinage ; une comparaison fera parfaitement comprendre notre pensée. Si l'on verse d'une seule et même liqueur dans un grand nombre de vases, elle pourra se conserver dans chacun d'eux sans s'altérer ; tandis que si l'on verse de plusieurs liqueurs de nature différente dans un même vase, elles réagiront les unes sur les autres et se corrompront rapidement : quelques faits généraux viennent à l'appui de cette théorie. C'est dans les grandes villes d'Europe, où règne le plus la prostitution, que la syphilis exerce ses plus grands ravages, tandis qu'elle est beaucoup moins commune dans les campagnes, non pas que les mœurs y soient beaucoup meilleures, mais il y est assez rare qu'une seule femme se consacre aux plaisirs de plusieurs hommes. Cette maladie est aussi beaucoup moins commune dans les pays où la polygamie existe et où les femmes sont esclaves, parce que là habituellement un homme a plusieurs femmes, mais qu'une femme y a très rarement plusieurs amants.

2. — La prostitution cependant ne deviendra dangereuse, physiquement parlant, que lorsque la femme aura contracté avec le temps quelque affection, suite forcée du libertinage. En effet, les excès vénériens seuls donnent lieu à des écoulements qui aux époques mensuelles acquièrent par l'afflux du sang une grande acrimonie, et sont, comme tout le monde sait, contagieux. Dans ce même temps, la femme a pu se trouver atteinte de quelque lésion mécanique (soit par cause de disproportion entre les parties, soit par la répétition trop fréquente de l'acte vénérien) ; cette blessure insignifiante chez un sujet bien sain, abreuvée par des liquides âcres et viciés, s'agrandit, prend un mauvais aspect, il y a ulcération, chancre : si on ignore les moyens de combattre ces accidents, négligés, ils s'aggravent.

3. — Ces tissus que la nature a consacrés à certaines fonctions, et qu'elle a modifiés de façon qu'ils y soient aptes, abreuvés par des liquides qui sont propres à ces parties, deviennent malades, mais malades à leur manière. Ces mêmes liquides sont toujours sécrétés, mais sécrétés viciés, et viciés d'une certaine façon qui n'est pas la même pour tous les tissus, et qui par conséquent est là spécifique. « La spécificité de l'inflammation, a dit Bretonneau, bien plus que son intensité, bien plus que la nature du tissu qui en est le siège, influe sur le trouble que chaque lésion inflammatoire apporte dans les fonctions. C'est à la spécificité de l'inflammation que se rapportent la durée, la gravité et le danger de la plupart des pyrexies. Aucun tissu peut-être n'est passible d'un seul mode inflammatoire... etc. »

3 bis. — Du reste, la spécificité de certaines affections nous paraît tellement évidente, qu'il nous semble inconcevable qu'on la conteste, nous parlons ici en thèse générale, sans qu'il soit spécialement question de la syphilis, mais d'une infinité d'autres maladies qui ne sont pas moins spécifiques. Cette spécificité proclamée jusqu'à cette époque par tous les écrivains est encore reconnue par es médecins contemporains ; car si certains la repoussent de leurs livres quand elle contrecarre leurs théories, on les voit l'admettre dans leur pratique ; il le faut bien du reste, car il y va de la vie de leurs malades. Sans spécificité, plus de diagnostic, plus de moyens de prévoir l'issue des maladies, plus de méthode thérapeuthique arrêtée. La spécificité rend, à la vérité, difficile l'étude de la

médecine, elle exige du praticien des connaissances fort inutiles aux médecins d'une certaine école, dont les théories mises en pratique réalisent la création du docteur Sangrado de notre Le Sage, qui se faisait fort de donner à son élève, en moins d'un quart d'heure, toutes les connaissances médicales essentielles à celui qui veut pratiquer l'art si difficile de guérir. Au lieu de la saignée et de l'eau chaude, ce sont les sangsues et l'eau de gomme qu'il faut administrer dans le traitement de toutes les maladies.

4. — Si, dans l'état précédemment décrit (2), la femme dont nous traçons l'histoire supposée continue de s'abandonner aux caresses de ses trop nombreux amants, il y aura contact de tissus semblables, sécrétion de liquides pareils, et dans un acte qui s'accompagne de l'exaltation de toutes les facultés locales. D'un côté ces liquides sont viciés ; ceux-ci, déposés sur des tissus sains, sont absorbés ; l'acte lui-même favorise cette absorption ; ils agissent alors à la manière des principes irritants et déterminent sur ces parties le développement d'accidents semblables ou analogues à ceux existants sur les parties malades.

5. — La différence observée dans l'apparition des symptômes syphilitiques chez plusieurs hommes qui ont vu une même femme infectée, n'est point une objection à cette théorie. Le principe morbide est un, la manière dont il se manifeste varie seule. Il y a absorption du virus ; le temps qui en général s'écoule entre le moment de la contagion et l'apparition des symptômes, les prodomes généraux de l'invasion de la maladie, ne laissent pas de doute sur [cette absorption ; mais le virus absorbé, par un concours de circonstances qui échappent à notre investigation, se dirige sur telle ou telle autre partie constituante de l'organe, et selon qu'il porte son action sur l'une d'elles plutôt que sur les autres, il y a production de symptômes divers.

6. — Cependant qu'arrivera-t-il à la longue chez cette femme dont les organes ont été le premier siège de la maladie ? Le virus morbide, toujours sécrété, réagissant sur lui-même, et par le mélange d'autres liquides, acquerra une plus grande acrimonie ; il sera lui-même résorbé par les organes malades qui le sécrètent ; ces symptômes locaux s'étendront sur les parties voisines, soit par le fait de cette absorption, soit par celui du contact du virus sur elles. Celui-ci introduit dans le torrent de la circulation, ira bientôt porter ses ravages sur d'autres parties plus ou moins éloignées, d'abord sur celles qui offriront dans leur structure quelque analogie avec les premières. A la longue, se mêlant à toutes nos humeurs, il attaquera tous les systèmes, même ceux qui diffèrent le plus des parties primitivement malades.

6 bis. — M. Cassan (*Bulletin des sciences médicales*, mai 1826, page 53) donne de l'origine et de la propagation de la syphilis une explication qui a quelque analogie avec la nôtre. Ce médecin ne paraît pas repousser l'existence

du virus syphilitique, et il paraît être convaincu que la syphilis existait dans les temps les plus reculés, mais qu'il est arrivé à cette maladie ce qui advient pour tant d'autres; mal observée, elle n'a point été décrite. « Elle existait, dit M. Cassan, puisqu'elle peut se développer spontanément, et c'est aux lois hygiéniques que certains peuples devaient qu'elle n'exerçât jamais parmi eux de trop grands ravages. » Il prouve ensuite par des faits le développement spontané d'une blennorrhagie contagieuse chez les animaux; blennorrhagie qui peut s'accompagner, même dès le principe, lorsqu'elle est abandonnée à elle-même, de pustules qui s'ulcèrent rapidement. Elle s'observe fréquemment chez la race bovine, et surtout en Suisse, où les vaches et les taureaux en liberté suivent les mêmes pâturages. C'est l'excès du coït qui en détermine le développement : ou un taureau la contracte en s'y livrant avec trop d'ardeur, ou en réitérant cet acte pour féconder un trop grand nombre de vaches, ou en le répétant un grand nombre de fois avec une seule. La vache en chaleur s'en trouve atteinte parce que, suivie par un grand nombre de taureaux, elle n'en est abandonnée que lorsqu'ils ont tous satisfait leurs désirs (2). « Une seule copulation, dit M. Cassan, avec une vache affectée de cette manière, suffit pour qu'un taureau contracte cette blennorrhagie et qu'il se développe des ulcères sur le pénis, si le traitement est mal dirigé. » On trouve dans les recueils de médecine vétérinaire des observations analogues, entre autres celle de ces étalons chez lesquels se développèrent, à la suite d'excès de coït, de nombreux accidents qu'ils communiquèrent à plusieurs juments, accidents qu'il fallut combattre par un traitement long et bien entendu. Mais, chose bien remarquable, c'est que les juments guéries de la maladie communiquée par les étalons, ne peuvent plus engendrer, bien que saillies à plusieurs reprises. (Voy. chap. 11.)

7. — Hufeland paraît attribuer à la syphilis une origine toute différente : voici ce que nous avons trouvé dans un des numéros de son *Journal de médecine pratique*. Une fille de trois ans étant assise sur un marchepied et jouant avec un petit chien qu'elle tenait entre ses jambes de manière que leurs organes génitaux se touchaient pour ainsi dire, provoqua à son insu le chien à l'acte de l'accouplement. Les cris de l'enfant font accourir la mère, qui arrive encore assez à temps pour être témoin de cette scène déplorable. Peu de temps après les parties de l'enfant s'enflamment et se gonflent; il s'y développe de petits ulcères de mauvaise nature et en tout semblables aux chancres vénériens, et qui ne cèdent qu'à un traitement anti-syphilitique. Ce fait, continue M. Hufeland, à l'appui duquel il cite un cas tout à fait analogue, publié par Ruggieri (ce dernier ne diffère du précédent que parce que dans celui rapporté par ce dernier auteur les mêmes ulcères s'étaient développés aux organes sexuels de deux femmes adultes), don-

nerait quelque poids à une opinion émise il y a longtemps, que la syphilis serait le résultat d'un accouplement de cette espèce.

7 bis. — M. Bobilier, tout en repoussant l'existence d'un virus, donne du développement primitif de la syphilis une explication à peu près semblable à celle donnée par M. Cassan (6 *bis*) : il admet d'abord des accidents locaux déterminés par un coït trop répété ou trop prolongé, inflammation primitive qui ne tarde point à se propager aux parties environnantes. Quant à tous les accidents qui viennent à la suite de ceux-ci, ils sont, d'après M. Bobilier, le résultat d'une gastro-entérite chronique déterminée par l'influence sympathique de ceux-ci, ou par le traitement qu'on leur a opposé. Dans tous les cas où il y a des taches à la peau, ajoute-t-il, il y a presque toujours irritation des membranes muqueuses. C'est aussi l'irritation viscérale qui détermine le développement des exostoses, des périostoses, des caries, etc. C'est donc en attaquant cette irritation qu'on parviendra à dissiper les accidents que nous venons de signaler. Mais nous demanderons à M. Bobilier comment il fera quand il n'y aura pas d'irritation viscérale, puisqu'il avoue que c'est seulement presque toujours que cette irritation existe. Nous pensons au contraire que cette irritation a lieu très rarement ; que quand elle se montre, la plupart du temps elle est la suite de l'administration du mercure ; et en cela nous partageons absolument l'opinion de M. Bobilier. Si nous rencontrons dans notre pratique cette irritation viscérale que notre confrère voit presque partout, nous nous gardons du reste bien de la négliger ; qu'elle provienne d'une irradiation du virus sur les muqueuses intestinales, ou d'une irritation causée par le mercure, nous la combattons par des moyens appropriés, avant d'administrer le spécifique qui doit éliminer l'élément syphilitique.

7 *ter.* — Enfin, Autenrieth (*Nye Hygæa*, août 1824), prétend que le Wurtemberg fournit la preuve la plus évidente que la syphilis n'est qu'une modification de la lèpre, qu'elle a remplacée. En effet la syphilis n'a pénétré dans le Wurtemberg qu'un siècle plus tard que dans le reste de l'Allemagne, et pendant ce temps la lèpre continuait d'y régner ; mais à peine la syphilis eut-elle paru que la lèpre disparut complètement.

Nous donnons cette opinion d'un praticien célèbre, sans vouloir la juger. Ce fut aussi celle d'un homme qui ajoui, dans la sphère où il a exercé la médecine, d'une réputation colossale et méritée, qui ne fut pas restée si restreinte s'il eût voulu confier au papier le fruit de ses méditations. Feu le docteur Legrand, dont nous nous honorons d'être issu, avait la conviction (et cette conviction ne pouvait résulter chez lui que de longues études et de mûres méditations) que la lèpre des anciens était une affection syphilitique.

7 *quater.* — Quoi qu'il en soit de l'origine de la syphilis, elle existait bien certainement en Europe avant la découverte de l'Amérique. On trouve dans les

poètes, dans les historiens profanes et sacrés, dans les ouvrages des médecins antérieurs au XVIᵉ siècle, des descriptions qui ne laissent aucun doute sur ce fait important. Du reste cette question a été, dans ces derniers temps, parfaitement éclaircie par M. Jourdan; nous renvoyons nos lecteurs à son ouvrage.

9. — Nous ne saurions donc admettre avec les médecins de la nouvelle école que la syphilis n'a absolument rien de spécifique. On a objecté contre le virus syphilitique, que de reconnaître son existence ne tranchait pas toutes les difficultés; j'en conviens aisément, mais par ce virus admis, un grand nombre sont aplanies, tandis que son exclusion ne facilite en aucune manière la théorie de la production des symptômes syphilitiques. M. Broussais, tout en repoussant l'existence d'un virus, tout en prétendant que la syphilis est une inflammation, a cependant admis qu'elle se distingue par des caractères qui lui sont absolument propres, ce qui revient à dire que c'est une inflammation spécifique; je le veux; que me font en effet les mots ? Une inflammation spécifique est aussi une entité qui permet de donner des phénomènes syphylitiques une théorie aussi bonne qu'en admettant l'existence d'un virus. Il suffira d'établir une distinction bien tranchée entre une inflammation simple et une inflammation spécifique (3). Dans une inflammation simple, l'effet suit généralement de près la cause ; la gastrite se déclare peu d'heures après l'ingestion d'eau glacée, la pleurésie est promptement la conséquence d'une transpiration abondante interrompue par le froid ; tandis que la gonorrhée virulente, les ulcérations ne se montrent dans la plupart des cas que plusieurs jours après l'infection, huit, quinze jours et plus. La gonorrhée bénigne apparaît le plus souvent dans les vingt-quatre heures qui suivent l'action qui l'a provoquée, les ulcérations mécaniques se montrent dans l'instant même : mais ces gonorrhées, ces ulcérations ne sont pas contagieuses. L'on voit, même assez fréquemment, et nous ne faisons aucune difficulté de le dire, des hommes et des femmes affectés d'écoulements abondants, d'ulcérations larges et profondes, de pustules survenues à la suite du coït ou non, ne pas propager leurs maux par le contact.

10. — Notre opinion sur la nature de la syphilis n'est déjà plus douteuse : nous la considérons comme une maladie à virus, exigeant, à cause de sa nature, un traitement spécial. C'est cette opinion que plusieurs médecins physiologistes s'attachent à combattre. Nous n'entrerons point ici dans une polémique qui exigerait, pour administrer des preuves de la virulence et combattre les raisonnements de nos adversaires, presque ce volume tout entier ; nous dirons seulement qu'on a été jusqu'à prétendre que la syphilis n'était pas contagieuse, et on a essayé de soutenir cette opinion, pour le moins extraordinaire, par des faits. Nous rapporterons l'expérience suivante, à laquelle nous aurons de quoi opposer.

11. — M. le docteur Dubled, agrégé stagiaire à la Faculté de Paris, est le premier qui ait élevé la voix en faveur de la non virulence de la syphilis. Ce jeune médecin, dont les débuts permettent de concevoir de si hautes espérances, après deux années d'internat dans l'hôpital des vénériens, envoya vers la fin de 1823 à l'Académie royale de médecine un mémoire, sur lequel nous reviendrons, où il combattit la spécificité de la syphilis. Il n'en resta pas là; il voulut bientôt prouver qu'elle n'était point contagieuse! Voici textuellement la communication qu'il fit à l'Académie de médecine dans sa séance du 11 mars 1824 : « Le 27 février 1824, étant allé à l'hôpital des vénériens, je priai MM. Hutin et Cazeviel, internes dans cet hôpital, de pratiquer sur moi l'inoculation syphilitique. Nous nous rendîmes dans la première salle des malades, et M. Hutin, ayant recueilli sur la pointe d'une lancette du pus provenant de la surface d'un chancre du gland, ainsi que de la matière purulente fournie par le canal de l'urètre, pratiqua sur le milieu de la face dorsale de mon avant-bras gauche l'opération de l'inoculation. Ayant retiré la lancette, en même temps qu'il maintenait le pouce appliqué sur la piqûre, il resta dans cette position pendant quelques minutes; puis nous appliquâmes sur la piqûre une compresse trempée dans l'eau fraîche, et on la maintint par quelques tours de bande.

« La douleur, assez vive dans le moment de la piqûre, alla continuellement en diminuant, et au deuxième jour cette dernière était parfaitement cicatrisée. »

12. — Qu'est-il possible de conclure d'une semblable expérience? Est-ce jamais ainsi qu'on a pratiqué une opération devenue maintenant si vulgaire, grâce à Jenner? Dans quel but l'opérateur a-t-il exercé une pression sur la piqûre? Elle ne pouvait avoir d'autre résultat que d'empêcher l'absorption; et cette compresse trempée dans l'eau fraîche ne pouvait aussi faire autre chose que de délayer le virus, et le rendre moins actif; le froid, en resserrant les bouches des vaisseaux absorbants augmentait encore la difficulté de l'absorption. Du reste M. Dubled lui-même ajoute : « Je suis loin de vouloir conclure de ce fait que le pus vénérien ne puisse pas devenir cause d'une inflammation ulcérative; mais seulement que dans le cas où elle se développe, elle constitue un phénomène purement local ». Il n'y avait pas besoin de l'expérience que nous avons rapportée pour émettre une semblable opinion.

13. — Voici la contre-partie de l'expérience de M. Dubled, que nous avons du reste démontrée n'être nullement convaincante. Trois jeunes élèves en médecine se firent chacun une piqûre au bras avec une lancette chargée de pus fourni par un chancre vénérien. Chez tous les trois se développa au lieu de la piqûre un chancre qui fit des progrès rapides. Deux furent perdus de vue par le jeune médecin (je m'abstiendrai de le nommer, mais c'est un homme digne de foi, dont je m'honore d'être l'ami) qui me donna ces détails. Ils prétendirent tous deux s'être

guéris par l'emploi des émollients. Le troisième, interne, de l'hôpital des vénériens, et camarade de mon ami, en essaya aussi. Lorsqu'il vit le mal empirer malgré le traitement antiphlogistique (j'ai été moi-même témoin de la sévérité de son régime), son imagination se démonta, et placé dans un hôpital où le virus syphilique exerce de si affreux ravages, son esprit se livra à une nouvelle série d'idées. Il se vit en proie à toutes les fâcheuses conséquences d'une infection vénérienne; il ne rêva plus qu'ulcère, que chancre, il se vit tout couvert de pustules. Ce malheureux jeune homme commença un traitement mercuriel, qui sans doute ne marcha point selon ses vues; ce que du reste il voyait journellement dans son service était peu fait pour lui inspirer confiance : aussi n'apercevant point assez promptement de bons effets de ce nouveau traitement, son imagination se frappa de plus en plus fortement; il se vit accablé sous le poids des infirmités que peut causer la syphilis constitutionnelle, il se crut incurable, ne devant plus songer à se marier, à moins d'avoir des enfants qui apporteraient en naissant l'horrible maladie dont il était infecté! Sa tête n'y tint plus, et un matin on le trouva mort dans son lit; il s'était ouvert la veine crurale. On concevra sans peine pourquoi nous avons tu le nom de cet infortuné, mais nous attestons sur l'honneur la vérité de ce récit.

13 *bis*. — Cependant on trouve dans les auteurs des exemples assez nombreux d'affections syphilitiques qui ne se sont pas montrées contagieuses : on en trouvera même des observations dans ce volume; mais il nous semble que dans des cas de ce genre les exceptions viennent prouver la règle. Si la spécificité de l'inflammation variolique et de celle qui suit la vaccine pouvaient être mises en doute, on pourrait tirer quelques conclusions favorables à cette spécificité, des anomalies qu'offre leur contagionibilité. Tout le monde sait qu'il est plusieurs personnes qui peuvent braver impunément la variole, qui ont résisté aux inoculations et aux vaccinations répétées : ces individus ont donc en eux quelque chose de spécifique qui s'oppose à la propagation des virus vaccin et variolique. On a vu du reste ces mêmes individus n'en contracter pas moins la gale, la syphilis. Cette dernière offre aussi parfois des anomalies singulières; nous citerons la suivante, puisée dans l'ouvrage de M. Chrestien. Une courtisane célèbre par ses charmes communiquait aux hommes qui la voyaient des ulcères : ils recouvraient le gland, et s'accompagnaient d'accidents tellement graves, qu'ils occasionnaient rapidement la gangrène et nécessitaient l'amputation du gland. A Marseille, où cette même femme fixa ensuite son séjour, elle se lia intimement avec un jeune homme qui put cohabiter avec elle sans que sa santé en souffrît en aucune façon. Mon père, dans sa longue pratique, a rencontré quelques individus qui pouvaient voir impunément les femmes les plus infectées. Il n'est du reste pas absolument rare de voir la syphilis cesser de devenir contagieuse par cohabitation, quand elle

a été modifiée par des traitements antérieurs, ou quand ses symptômes ne se montrent plus aux parties de la génération. L'ouvrage de M. Niel renferme un fait de ce genre fort remarquable.

13 *ter.* — M. Desruelles s'appuie sur ces anomalies fort rares, pour donner une explication bien bizarre de la contagion, qui contrarie beaucoup les explications qu'il donne du développement et de la marche de la syphilis. «Sous le rapport des formes qu'elles revêtent, les maladies vénériennes n'ont pas un caractère spécial. — Cependant elles sont contagieuses et sujettes à récidiver ; mais la contagion syphilitique est soumise à certaines conditions organiques qu'on ne retrouve pas dans les irritations qui ne sont pas vénériennes. » De sorte que « la contagion des maladies vénériennes n'a lieu que lorsqu'une disposition à l'irritation existe chez les individus qui s'y sont exposés. — 2° L'intensité, et souvent la forme des symptômes est en rapport avec cette prédisposition. — 3° Les symptômes syphilitiques ne se bornent pas à modifier les parties où ils se trouvent, mais ils impriment à l'économie une modification nouvelle qui établit entre elle et la partie malade une sympathie, un rapport analogue de stimulation. — 4° Cette modification organique étant déterminée, la forme d'irritation primitive peut se répéter dans tous les points où une vive stimulation est produite. — 5° C'est à cette modification que l'on doit rapporter le retour des symptômes primitifs après leur guérison, et l'apparition de symptômes secondaires. — 6° Enfin le traitement des maladies vénériennes, récentes et anciennes, consiste à changer la modification que l'organisme a éprouvée, et à déterminer le même effet dans les parties malades. »

M. Desruelles prétend donc qu'il faut être prédisposé d'une certaine façon pour contracter la syphilis : ainsi l'enfant qui l'apporte en naissant ; celui qui, à la mamelle, infecte sa nourrice, ou est infecté par elle ; celui qui la contracte par un baiser lascif, ou en buvant après quelqu'un qui porte des chancres aux lèvres ; ces milliers d'individus de tout sexe, de tout âge, de toute espèce de tempérament, de toute condition, qui s'en trouvent atteints après un coït impur, consommé la nuit ou le jour, avant ou après le repas, en hiver ou en été, au printemps ou en automne, étaient prédisposés. Cette hypothèse est absolument inadmissible, et nos adversaires doivent se confesser battus, si c'est là leur dernier et plus fort raisonnement en faveur de la non spécialité de la syphilis.

14. — Nous croyons la contagion de la syphilis trop bien démontrée pour davantage insister sur ce point. Elle se propage par le contact, et malheureusement les circonstances qui favorisent ce mode de propagation sont trop fréquentes.

15. — Jetons maintenant un coup d'œil rapide sur la série de symptômes par

lesquels elle se manifeste ; on les a divisés en primitifs et secondaires ou locaux et consécutifs, division arbitraire et fort peu importante.

16. — Le symptôme qui se montre le plus généralement dans la syphilis récemment contractée, est l'inflammation (imflammation spécifique, quand il y a vraiment infection syphilitique) des membranes muqueuses qui tapissent les parties de la génération chez l'homme et chez la femme. Dans les deux sexes cette inflammation donne lieu le plus souvent à l'écoulement d'une humeur dont les caractères physiques sont variables. Cet écoulement reçoit pour l'homme le nom générique de gonorrhée ; de blennorrhagie, quand il s'accompagne d'accidents graves ; de blennorrhée quand il a tous les caractères de la bénignité. Chez la femme, on le nomme leucorrhée, et ce nom est indépendant de sa gravité. Les écoulements s'accompagnent d'autres accidents inflammatoires plus ou moins graves. C'est chez l'homme l'inflammation du gland ou balanite ; celle de la face interne du prépuce, phimosis ou paraphimosis. L'écoulement, étant lui-même la conséquence d'une inflammation de la muqueuse urétrale, a reçu le nom d'urétrite. Les écoulements chez la femme ont aussi leurs accidents inflammatoires plus ou moins graves ; mais par suite de la conformation des parties, l'inflammation qui peut avoir son siége sur la muqueuse urétrale ou sur la muqueuse vaginale et sur toutes les deux en même temps, n'acquiert jamais le même degré de gravité et n'a jamais de conséquences aussi fâcheuses.

17. — Il existe une tendance bien marquée à considérer tous les écoulements comme identiques ; les uns les attribuent constamment à l'impression d'un virus contagieux, et cette cause est sans comparaison, dit M. Lallemand, la plus commune. D'autres médecins paraissent vouloir ne plus jamais considérer la gonorrhée comme un symptôme de la syphilis, quand elle apparaît seule. Nous ne voulons à ce sujet entrer dans aucune discussion ; nous nous contenterons d'opposer à cette opinion les faits suivants qui démontreront la virulence, non seulement de la blennorrhagie, mais même de la blennorrhée. Les observ. III et IV (44, 45) nous offrent deux exemples d'une gonorrhée qui paraît céder aux délayants ; mais les deux hommes qui en ont été atteints, ont ensuite des enfants qui succombent à des affections syphilitiques héréditaires dont l'existence est constatée par des symptômes antérieurs et qui ne parviennent à avoir des enfants sains qu'après s'être soumis, eux et leurs femmes, à un traitement par la liqueur de Van-Swieten. Dans ces deux observations, la gonorrhée, tout en exerçant une fâcheuse influence sur les produits de la génération, ne manifeste cependant sa virulence par aucun symptôme extérieur. Il n'en est plus de même pour les Ve et VIIe observ. (48, 51). La première nous offre l'exemple d'un homme atteint de gonorrhée qui communique à sa femme une leucorrhée et des verrues

M. D..., sujet de la VI⁰ observ., a une gonorrhée qui cède aux délayants ; trois ans après s'étant marié, il infecte sa femme et voit reparaître une blennorrhagie accompagnée de plusieurs ulcérations au gland. Les femmes de ces deux hommes mettent aussi au monde des enfants atteints de syphilis.

L'ouvrage de M. Niel contient trois faits non moins concluants que nous devons mentionner. Nous trouvons, plus loin l'observ., d'un militaire qui eut une éruption syphilitique à la suite de plusieurs blennorrhagies supprimées par des injections d'eau de Goulard. Le second est celui d'un homme qui s'étant cru guéri d'une ancienne blennorrhagie, la vit reparaître peu de jours après son mariage. Sa femme de son côté ne tarda point à éprouver une perte assez abondante, de couleur jaune, accompagnée de cuissons et qui fut bientôt suivie de chancres à la vulve. Enfin, la troisième observ. est celle d'un individu qui contracta plusieurs blennorrhagies, qu'il traita lui-même par les boissons émollientes au moment de la diathèse inflammatoire, puis par les astringents : la dernière avait été guérie de cette manière, et cette cure datait de six à sept mois quand il se déclara une ophtalmie vénérienne des plus graves qui céda à un traitement par le perchlorure d'or et de sodium.

17 *bis*. — Le tableau suivant ne doit laisser aucun doute sur la virulence de certaines gonorrhées, puisque, sur vingt-six écoulements, il nous en offre quatorze qui ont produit d'autres symptômes syphilitiques, après leur cure palliative obtenue très probablement (ce tableau est pris dans l'ouvrage de M. Richond des Brus) par les anti phlogistiques.

PHÉNOMÈNES CONSÉCUTIFS A UNE URÉTRITE

Nombre de malades.	Nature de leurs maladies.
12	Urétrites récidivées.
1	Ulcères consécutifs.
1	Ulcères et bubons.
1	Ulcères de la bouche, douleurs ostéocopes.
2	Ophtalmies.
2	Ulcères à la gorge.
1	Excroissance à l'anus.
3	Engorgements des testicules.
3	Bubons.

26

Nous trouvons encore dans les 180 observ. qui terminent ce même ouvrage, et que nous avons analysées, quinze cas de gonorrhées palliées ou non, qui ont été suivis d'autres symptômes syphilitiques. Deux faits non moins probants s'y rencontrent, ce sont deux cas d'urétrites consécutives à d'autres symptômes syphilitiques palliés par le mercure ou les antiphlogistiques. Le tableau (alin. 327) nous offre un cas semblable.

17 *ter*. — OBSERVATION Iʳᵉ. (Extr. du *Journal de la clinique des hôpitaux* du 25 septembre 1827.) Il y a huit ans, blennorrhagie qui se supprime d'elle-même au bout de huit à dix jours ; depuis ce temps pas de nouvelle infection. Il y a cinq mois, céphalalgie, maux de gorge, douleurs profondes dans les membres, éruption pustuleuse sur les extrémités.

OBSERVATION II. (Idem.) Il y a deux ans, blennorrhagie qui se supprime sans traitement au bout d'un mois. Dix mois après, sans nouvelle infection, douleurs lombaires et sciatiques très violentes, douleurs profondes dans tous les membres ; enfin, depuis cinq mois, larges et profonds ulcères aux membres supérieurs.

Les objets de ces deux observations sont actuellement soumis à un traitement mercuriel qui a déjà considérablement amélioré leur état.

17 *quater*. — Il faut dire cependant qu'il peut exister des écoulements qui reconnaissent d'autres causes que le virus syphilitique.

La manière dont ces derniers cèdent en général aux délayants, auxquels on fait succéder les astringents, ou d'autres médicaments appropriés à l'irritation (pour employer le mot le plus à la mode) qui, s'étant déplacée, s'est portée sur la muqueuse urétrale, les différencie assez bien des écoulements syphilitiques. Quand en emploie ces mêmes moyens contre ceux-ci, on parvient aussi à les guérir, quelquefois même avec la plus grande facilité, d'autres fois jamais entièrement. Mais que ces guérisons sont perfides ! combien de fois ne les verrons-nous pas suivies de l'explosion de syphilis constitutionnelles plus ou moins graves (45) ! tandis que les écoulements dépendants d'un vice dartreux, rhumatique, d'une métastase inflammatoire, ainsi que ceux qui reconnaissent pour causes des excès en différents genres, n'ont jamais ces graves conséquences. Quant aux caractères qui distinguent ces diverses espèces d'écoulements, il n'entre pas dans notre plan de les exposer.

18. — La suppression d'un écoulement peut donner lieu, chez l'homme, à l'inflammation du testicule ou orchite : maladie fort grave, entraînant souvent après soi l'ablation de cet organe, qui, après s'être engorgé, devient squirrheux et s'ulcère. Cette modification de la syphilis est maintenant heureusement combattue par le traitement antiphlogistique et l'or. (Voy. les observ. de l'alin. 193.)

19. — L'inflammation urétrale peut se porter, par métastase ou par suite du contact de la matière de l'écoulement, sur la conjonctive et donner lieu à l'ophtalmo-blennorrhée ou flux palpébral, et à l'ophtalmie-blennorrhagique ou gonorrhoïque, si le globe de l'œil est envahi par l'inflammation. Enfin les mem-

branes muqueuses du conduit auditif interne et externe, celles qui tapissent les fosses nasales, sont aussi sujettes à devenir le siège d'écoulements de matières morbides analogues, semblables même aux liquides sécrétés par les muqueuses génito-urinaires. Cette même inflammation envahit souvent la muqueuse qui tapisse l'intérieur de la bouche ; mais là, elle est suivie d'accidents d'un autre genre que nous ne tarderons point à décrire. Si par les suites d'un vice honteux, ou seulement par la disposition des parties, la membrane muqueuse du rectum reçoit le contact de la matière gonorrhoïque, elle peut devenir le siége d'une inflammation qui a quelquefois les suites les plus fâcheuses. Il est bien entendu qu'un écoulement virulent peut seul se modifier de tant de façons.

20. — Mais l'inflammation dont nous venons de tracer l'histoire bien en raccourci se complique souvent d'ulcérations, de chancres. Ces ulcères, ces chancres, que la pratique seule apprend à distinguer, ont leur siège sur la face interne du prépuce, sur le gland, sur la face interne de la muqueuse urétrale. Ils peuvent envahir, en se multipliant, celle qui tapisse les parties de la génération chez la femme. Ils se portent souvent sur le mamelon et l'aréole mammaire, et c'est presque toujours de cette façon que la syphilis se propage de l'enfant infecté à sa nourrice. La membrane muqueuse nasale peut aussi s'ulcérer, de là ces ozènes infects, aussi incommodes pour celui qui en est atteint que pour ceux qui l'approchent. La cavité buccale est très souvent le siège d'ulcérations qui s'y développent sous l'influence d'un contact immédiat ou par l'entremise des rapports sympathiques. Aucune partie de la cavité buccale, ni même du pharynx et du larynx, n'est à l'abri de cet accident, qui peut acquérir le plus haut degré de gravité, puisque la phtisie laryngée, l'une des plus redoutables affections que l'on connaisse, est souvent la conséquence de l'inflammation syphilitique qui a fixé son siège sur la muqueuse buccale. La marge de l'anus et l'intérieur du rectum sont encore des parties où se porte l'inflammation ulcérative. Il en est de même pour la conjonctive oculaire et la conjonctive palpébrale ; ces ulcérations, résultant d'une infection vénérienne, constituent l'ophtalmie syphilitique, qu'on distingue en aiguë ou chronique, selon la gravité des accidents. Enfin, on en rencontre encore, mais fort rarement, sur la muqueuse du conduit auditif externe.

21. — Si l'inflammation virulente se porte sur le tissu glanduleux, soit parce qu'elle se propagera par continuité de tissu, soit par suite de la suppression d'un écoulement et conséquemment par une espèce de métastase, il y aura engorgement de ces glandes, engorgement qu'on nomme communément bubons. On voit des bubons se manifester à l'aine, sous la mâchoire inférieure, au cou, dans le creux de l'aisselle, au coude et le long de la cuisse ; mais le plus fréquemment

ce sont les ganglions placés dans le pli de l'aine qui sont le siège de cette espèce d'engorgement.

22. — Les bubons se terminent par résolution, suppuration, gangrène et induration ou passage à l'état squirrheux. Le premier mode est celui qu'on doit le plus désirer dans le traitement par le mercure, parce que celui par suppuration est rarement heureux ; et cependant la résolution d'un bubon peut s'accompagner d'accidents autrement graves, puisque M. Lemercier l'a vue suivie d'accès d'épilepsie, qu'il n'a fait cesser qu'en rappelant le bubon à l'aide d'applications irritantes.

23 et 24. — La peau devient aussi le siège de phlegmasies et d'ulcérations syphilitiques ; ces symptômes ne sont jamais primitifs.

25. — La syphilis se manifeste encore à l'extérieur par des productions morbides qu'on a nommées excroissances, végétations, et qui se développent quelquefois sur la peau, mais le plus souvent à l'origine des membranes muqueuses. On leur donne beaucoup de dénominations qu'elles tirent de leur ressemblance plus ou moins sensible avec des objets vulgairement connus.

Tous les symptômes dont nous venons de donner un exposé rapide peuvent appartenir à la syphilis primitive, mais la plupart aussi se manifestent dans les affections constitutionnelles ; aussi, en traçant le tableau de cette dernière, en retrouverons-nous un grand nombre.

26. — Le virus vénérien une fois introduit dans notre économie, charrié dans le torrent de la circulation, mêlé à nos humeurs, donne lieu aux désordres les plus affreux, qu'on peut rapporter à des affections des systèmes lymphatique, muqueux, cutané, fibreux, osseux, séreux et nerveux.

27. — 1º *Système lymphatique.* Nous retrouvons ici les bubons passés à l'état d'nduration, squirrheux; des tumeurs plus ou moins dures; le gonflement douloureux ou indolent des glandes lymphatiques ; il faut aussi signaler la viciation l'épaississement de la lymphe qui donne lieu à diverses sécrétions morbides.

28. — 2º *Système muqueux.* Catarrhes aigus ou chroniques de l'urètre, du vagin, des yeux, du nez, de l'oreille, de l'intestin. — Paupières enflammées, épaissies, rouges, ulcérées, cancéreuses; l'œil toujours baigné de larmes et plus ou moins lésé dans sa structure et dans ses fonctions ; cornée transparente obscurcie, altérée; épaississement de l'humeur vitrée, concrétion et opacité du cristallin, fistule lacrymale, diminution ou perte de la vue.— Inflammation et ulcération de l'oreille interne avec des douleurs plus ou moins aiguës (carie des osselets renfermés dans la cavité du tympan) ; écoulement de pus, de sanie ou de sang par le conduit auditif; bourdonnement continuel, dureté ou perte de l'ouïe. — Phlogose de la membrane muqueuse qui tapisse l'intérieur de la bouche et

des narines ; ulcérations de la voûte palatine, de la langue, des gencives, de la luette, des amygdales, de l'arrière-bouche, du larynx, catarrhe pulmonaire, phtisie laryngée, fongosité et cancer des narines ; changement, altération ou perte de la voix ; érosion des gencives, carie, ébranlement, chute des dents, fétidité de l'haleine.

29. — 3° *Système cutané*. La peau se couvre de taches dont la forme, la couleur et l'étendue varient à l'infini. Elle devient le siège d'éruptions nombreuses, sèches ou humides, avec ou sans démangeaison ; de boutons , de pustules, de cette infinité de dartres syphilitiques qui se présentent à l'œil sous tant d'espèces peu importants à étudier, à la vérité, puisque toutes ces éruptions reconnaissent une seule et même cause. D'autres fois ce sont des crevasses ou des gerçures, des végétations ou des excroissances de toute espèce (viciation de la lymphe, 27). — Soulèvement et chute de l'épiderme, tubercules, pustules en différents endroits du corps ; chute des poils, des cheveux, même des ongles. Ulcères du plus mauvais caractère.

30. — 4° *Système fibreux*. C'est à ce système qu'il faut rapporter ces douleurs erratiques souvent insupportables, qui se font ressentir dans presque tout le corps et le plus souvent dans la continuité des membres. Elles simulent quelquefois le rhumatisme et la goutte ; on les nomme douleurs ostéocopes ; on les a rapportées, à tort dans la plupart des cas, à la substance des os : ces douleurs sont tellement cruelles qu'elles peuvent, en privant le malade de sommeil, lui occasionner un amaigrissement rapide et le faire tomber dans le marasme.

31. — 5° *Système osseux*. Nous trouvons ici les périostoses, les gommes, tumeurs qui ont leur siège dans le périoste ; les exostoses, qui sont des excroissances pathologiques des os. Ces accidents sont peu graves auprès de la carie, du ramollissement, de la mortification des os et de leur éburnation : la carie des os entraîne souvent celle des cartilages.

32. — 6° *Système séreux*. Le virus syphilitique étend encore son action délétère sur les membranes séreuses ; s'il attaque celles des testicules, il donne lieu à l'hydrocèle. Assez fréquemment des hydropisies articulaires compliquent les arthrites syphilitiques. Il peut encore occasionner des péritonites partielles, la pleurésie, l'hydrothorax, la phrénésie, l'hydrocéphale et l'ascite.

33. — 7° *Système vasculaire*. On a vu le cœur être le siège d'excroissances syphilitiques ; celles-ci occasionnent des palpitations, une grande gêne dans la circulation, accidents qui à leur tour peuvent déterminer la formation d'anévrismes. On a aussi fréquemment observé, chez les individus atteints de syphilis chronique, des ossifications morbides des artères.

34. — 8° *Système viscéral*. Il n'est pas rare de voir le virus syphilitique porter son action sur nos viscères ; le poumon est l'organe qui en reçoit le plus

souvent les atteintes ; il devient le siège de vives irritations qui occasionnent la pneumonie, l'hémoptysie. La toux, la difficulté de respirer surviennent, les poumons s'ulcèrent, et si la maladie n'est pas convenablement combattue (l'or est le médicament qu'on peut lui opposer avec le plus d'espoir de succès), le malade succombera à une phtisie tuberculeuse. Par suite toujours de cette cruelle action, les viscères du bas-ventre peuvent être engagés, obstrués ; de là des gastrites chroniques, des affections hypocondriaques, mélancoliques ou hystériques.

35. — 9e *Système nerveux*. Il n'est pas rare de voir la syphilis porter ses ravages sur ce système. La surdité et l'aphonie, que nous avons dit être la conséquence de l'inflammation des muqueuses (28), peuvent aussi résulter d'une insensibilité pathologique des nerfs qui se rendent à ses parties. Il nous faut en outre signaler la céphalalgie, les convulsions, le tremblement des membres, l'apoplexie, la paralysie, l'amaurose, la manie et la démence. Nous avons vu plus haut (22) que l'épilepsie pouvait fort bien être déterminée par la résorption du virus syphilitique. Cirillo rapporte deux cas de guérison d'épilepsie survenue après la cure d'une syphilis primitive, qui avait été combattue par les frictions mercurielles. L'épilepsie fut dans ces deux cas guérie par le sublimé administré selon la formule de Cirillo. Thierry de Héry a traité un homme atteint de syphilis et simultanément d'épilepsie. Cet homme fit un traitement mercuriel qui dura six ans ; au bout de ce temps il était guéri et de la syphilis et de son épilepsie.

36. — Les symptômes généraux qui doivent accompagner un grand nombre de ces maladies viennent encore rembrunir ce tableau. Les traits de la face se déforment, le teint devient jaune et plombé. L'insomnie, l'inappétence, la langueur et l'abattement des forces surviennent ; une fièvre lente, la fièvre syphilitique se déclare ; celle-ci précède et accompagne la diarrhée, les sueurs colliquatives, l'amaigrissement rapide. Le malade tombe dans la consomption syphilitique, dans le marasme ; il meurt ! Une terminaison si fatale est rare sans doute ; cependant de Horn rapporte treize observations de syphilis qui se sont terminées par la mort.

On ne doit pas considérer les lignes qui précèdent comme une description de la syphilis ; ce n'est qu'un tableau rapide de ses principaux symptômes.

Nous n'avons point voulu, marchant sur les pas des auteurs qui ont écrit sur la syphilis, décrire soigneusement dans cet ouvrage l'appareil des symptômes qui caractérisent cette maladie. Nous réservons pour d'autres temps d'étudier avec eux et d'après nos propres observations, les modifications que ces maladies reçoivent du tempérament, de l'âge, du sexe, du climat, de la saison, des maladies régnantes. Mais alors nos recherches porteront principalement sur les diverses complications des affections syphilitiques avec d'autres maladies, sur les dégénérations de ces dernières, et sur l'influence mutuelle qu'elles exercent les unes sur les autres.

37. — Il existe cependant un point sur lequel nous devons dès à présent nous arrêter : nous voulons prouver l'action malfaisante exercée par le virus syphilitique sur la génération, qu'elle empoisonne dans ses sources les plus secrètes; nous voulons démontrer son hérédité. Si nous parvenons à éclaircir ces deux points jusqu'à les rendre incontestables, nous aurons assez prouvé que la syphilis a quelque chose de spécifique, et toute polémique à ce sujet deviendra inutile.

CHAPITRE II

DE L'ACTION DÉLÉTÈRE EXERCÉE PAR LE VIRUS SYPHILITIQUE SUR LA GÉNÉRATION ET SES PRODUITS ; DE L'HÉRÉDITÉ DE LA SYPHILIS

38. — C'est à l'aide de faits que nous démontrerons que le principe morbide appelé virus syphilitique attaque la génération dans ses sources les plus secrètes, porte atteinte à ses fruits; de sorte que les femmes qui conçoivent après un commerce impur, ont rarement des couches heureuses, font des fausses couches : les enfants qu'elles mettent au monde, quand ils échappent à une infection syphilitique héréditaire (car je crois peu qu'ils puissent contracter cette maladie au passage), sont malingres; ils apportent en naissant des dispositions à plusieurs maladies, surtout aux affections dartreuses, scrofuleuses et rachitiques. La plupart meurent en bas âge ; s'ils atteignent l'âge viril pour les hommes, l'âge nubile pour les femmes, ils peuvent alors vivre aussi longtemps que les individus les plus sains ; cependant beaucoup sont sujets à diverses indispositions; issus de parents qui ont eu des affections vénériennes, ils ont à leur tour des enfants qui sont souvent atteints de maux analogues à ceux qui ont affligé leurs premières années. Il est vrai de dire qu'on en voit jouir de la plus parfaite santé pendant toute la durée de leur vie, avoir même, mais la chose est plus rare, des enfants fort bien constitués et parfaitement portants.

38 bis. — Ceci s'explique parfaitement par les saines lois de la physiologie. Quand un principe morbide existe en nous, nos forces vitales réagissent sans cesse contre lui ; si celles-ci reçoivent quelques secours d'un bon régime, de conditions hygiéniques favorables, souvent elles triomphent, et le sujet se porte bien.

C'est à l'époque où la nature opère chez l'homme et chez la femme les changements qui vont les rendre aptes à travailler à la conservation de l'espèce, que ce combat, si on peut s'exprimer ainsi, a principalement lieu. L'homme est alors en butte aux atteintes de plusieurs maladies plus ou moins graves, mais la plupart du temps critiques. Cette lutte cependant chez lui se prolonge souvent jusqu'à l'âge de trente ans, au lieu que chez la femme elle est terminée par la menstruation, parce que l'établissement chez elle de cette sécrétion est une crise complète, qui, selon qu'elle s'opère bien ou mal, annonce la bonne santé ou la prolongation indéfinie d'un état valétudinaire. Chez l'homme, le principe morbide souvent n'est éliminé que par des crises insensibles et incomplètes, qui, si elles se répètent assez souvent, usent à la longue le levain pathologique.

38 *ter*. — C'est aussi de cette manière que nous voyons certains individus se guérir avec le temps d'affections spécifiques fort graves. Dans la plupart des cas la peau étant le siège d'une sécrétion morbide continuelle, on voit tous les ans celle-ci diminuer d'intensité et avec le temps cesser absolument. D'autres fois, ce sont les membranes muqueuses qui fournissent la matière critique, ou bien celle-ci est sécrétée par des exutoires naturels.

39. — Le moment où la menstruation s'établit est une époque difficile pour toutes les femmes; mais combien ne l'est-elle pas davantage pour celles qui sont nées de parents qui ont été atteints d'affections syphilitiques. Un de mes confrères m'a souvent parlé de deux jeunes demoiselles, dont le père est né de parents profondément gâtés, qui a eu lui-même une jeunesse assez maladive et une ou plusieurs blennorrhagies. L'aînée a eu toutes les peines du monde à se régler, et quoiqu'elle le soit maintenant depuis près de deux ans, cette fonction ne s'opère point encore avec régularité ; elle offre une déviation de la colonne vertébrale qui menaçait de devenir considérable, mais qu'on est parvenu à enrayer par un traitement convenable. Sa sœur promet aussi d'avoir une menstruation très orageuse; celle-ci a un relâchement des ligaments de l'articulation ilio-fémorale. D'après les propriétés que nous reconnaîtrons plus tard à l'or (86), c'est un des moyens les plus puissants qu'on puisse employer pour favoriser la menstruation, surtout celles retardées par une influence syphilitique ou une disposition scrofuleuse. Nous arrivons aux observations qui doivent prouver ce que nous avons avancé en tête de ce chapitre.

40. — OBSERV. III. Mme C***, ouvrière en linge, âgée de cinquante-quatre ans, issue de parents forts sains, a joui jusqu'à l'âge de vingt-deux ans d'une excellente santé. Elle épousa alors le sieur C... qui avait déjà eu plusieurs maladies vénériennes et n'était pas bien guéri d'une dernière au moment où il se maria. Trois ou quatre mois après la dame C... s'aperçut qu'elle portait quelques rougeurs aux parties génitales, où elle ressentait des démangeaisons et des

cuissons fort vives. Comme ces rougeurs s'étendaient et s'excoriaient, les deux époux allèrent trouver un empirique qui donna deux bouteilles d'une solution de sublimé (deuto-chlorure de mercure), pour être employées en boisson par le mari et la femme, et à celle-ci une troisième bouteille, mais plus chargée du sel mercuriel, pour qu'elle s'en lavât les parties malades. La dame C... ne fit usage que des lotions, qui éteignirent les rougeurs qui l'incommodaient. Ce fut quelque temps après ce traitement absolument local qu'elle accoucha, six semaines avant terme, d'un enfant qui mourut presque en venant au monde.

Après cette couche malheureuse, la dame C... fut incommodée d'hémorroïdes qui devinrent énormes et qu'elle fit brusquement passer en s'exposant à la vapeur de vinaigre très fort, versé sur une pelle rouge. Après leur disparition (il serait permis peut-être de douter que ce furent de véritables hémorroïdes), tout son corps se couvrit d'une éruption croûteuse d'un aspect dégoûtant, fournissant une suppuration âcre et assez abondante; c'étaient de véritables ulcères qui creusaient assez profondément les chairs. Cette éruption fut considérée comme un lait répandu. Jusqu'à l'époque actuelle (décembre 1827), la dame C... n'a pas cessé d'en être incommodée. Elle apparaît d'abord comme un bouton d'un rouge cuivreux; celui-ci entre en suppuration en prenant l'aspect d'un ulcère irrégulier qui laisse après une cicatrice proéminente, squammeuse, aussi d'un rouge cuivreux, et qui s'efface absolument avec le temps. Quand cette éruption se manifeste sur un membre, ce n'est d'abord que sur un point de peu d'étendue ; mais au fur et à mesure que l'ulcère qui vient de se développer, se guérit, un nouveau bouton s'élève à côté, de sorte qu'elle fait le tour du membre. Depuis l'époque de la première apparition de ces syphilides jusqu'en 1825, elles ont diminué sous le rapport de la quantité, et cette marche décroissante des accidents, quoique maintenant plus lente, paraît cependant continuer.

Pendant tout le temps que nous venons de parcourir, la dame C... est encore devenue grosse trois fois. Une première, elle accoucha trois semaines avant terme d'un enfant qui ne vécut que six semaines; la seconde fois elle fit une fausse couche, qui ne fut déterminée par aucune cause appréciable. Enfin, à la troisième couche, à une époque où les accidents que nous avons décrits étaient considérablement diminués, elle eut un enfant mal portant qui vit encore, mais qui est d'une santé extrêmement frêle, que j'ai connu avec mal aux yeux; il porte depuis l'âge de trois ans un vésicatoire.

En 1825, la dame C... étant venue se fixer à Paris, entra à l'hôpital Saint-Louis où elle fut infructueusement soumise à plusieurs traitements sulfureux et mercuriels. Elle a pris du sublimé en dissolution dans le sirop de Cuisinier. Elle s'était parfaitement trouvée de fumigations mercurielles, mais elle n'en a fait que six ; depuis ce dernier essai elle a abandonné toute espèce de traitement : sa maladie n'en continue pas moins d'aller en décroissant.

41. — Voici évidemment une femme sous l'action d'un virus particulier qui se manifeste par une éruption qui ne ressemble point à celle que cause la variole, pas plus qu'aux exanthèmes que déterminent la gale ou la rougeole. C'est bien une éruption vénérienne, sa couleur cuivreuse ne nous laisse aucun doute à ce sujet ; sa progression circulaire vient encore augmenter notre conviction. Quatre fois cette femme devient grosse, et son quatrième enfant, atteint comme les autres, mais moins profondément, par le virus vénérien, est le seul qui résiste à son action délétère ; il est vrai qu'il vient au monde quand cette action commence à s'exercer moins énergiquement (38 ter). Il est difficile de contester ici l'influence fâcheuse du virus vénérien sur les produits de la conception ; si on ne veut pas l'admettre, qu'on me trouve alors une autre cause de la mort des deux enfants et de la fausse couche.

42. — Après l'histoire précédente, il convient de mettre sous les yeux du lecteur les faits suivants, extraits des observ. CCCXLII et CCCXLIII (361). Mme A... devint grosse de son mari, qui avait vu reparaître dans les premiers temps de son mariage, d'anciens symptômes vénériens palliés par des traitements mercuriels antérieurs. Elle accoucha d'un enfant qui mourut à six semaines : des symptômes extérieurs vinrent constater chez ce premier enfant l'existence du virus vénérien. M. A... se soumit à un traitement mercuriel complet, qui assoupit pour un temps assez long tous les symptômes vénériens. Dans cette période d'une santé momentanée, Mme A... devint grosse pour la seconde fois et accoucha d'un enfant bien sain, maintenant âgé de huit ans, et qui n'a pas cessé de bien se porter. Le mal se montra de nouveau chez M. A..., et pendant qu'il existe chez lui des symptômes syphilitiques extérieurs, qui n'avaient cependant point leur siège aux parties génitales, Mme A... devient grosse pour la troisième fois et accouche d'un enfant qui meurt douze heures après sa naissance ; son corps portait aussi des traces de l'infection vénérienne. M. et Mme A... se soumirent alors tous deux à un traitement par l'or. Depuis ce temps, Mme A... est devenue grosse deux fois et est accouchée de deux enfants parfaitements sains. Le premier, cependant, vint au monde mort ; mais l'observation relate la cause de la mort, et elle n'a aucun rapport avec celle qui avait été si fatale aux deux premiers enfants. L'observ. XC (140 bis) nous offre avec celle-ci une analogie bien remarquable. Le sujet de cette observ., atteint de symptômes légers, infecte sa femme ; quelques palliatifs sont opposés aux accidents : cette femme accouche successivement de trois enfants qui succombent en présentant les symptômes les plus hideux de la syphilis héréditaire ; enfin elle-même meurt, couverte d'ulcères. Cet homme se

remarie; sa nouvelle femme, jeune, pleine de santé, résiste à la fâcheuse influence exercée par son mari toujours malade; mais elle avait eu des enfants avec un premier mari, elle ne conçoit point avec celui-ci; enfin, des accidents plus graves forcent cet homme à se soumettre à un traitement. Le perchlorure d'or et de sodium le guérit; la femme devient grosse et met au monde un enfant sain et qui continue de jouir d'une bonne santé.

Les faits suivants ont une grande ressemblance avec ceux qui précèdent.

43. — C'est d'abord une observation extraite de la *Dissertation inaugurale* de M. Vassal.

Observ. IV. Mme N..., étant grosse, fut contaminée par son mari. Les deux époux subirent un traitement mercuriel par les frictions combinées avec les sudorifiques. La femme conserva une leucorrhée bénigne; elle accoucha à sept mois, sans cause occasionnelle, d'un enfant mâle qui ne vécut que trente-six heures. Un an après, elle eut une petite fille qui vint à terme et bien portante, mais qui mourut vers la fin du deuxième mois, offrant tous les symptômes de la syphilis, et après avoir infecté sa nourrice. Mme N... devient grosse une troisième fois (sa leucorrhée persiste toujours); elle accouche heureusement et à terme d'un enfant qui meurt au vingt et unième jour, offrant aussi tous les symptômes de l'infection syphilitique. M. Gauthier, médecin de cette dame, lui fit subir, quoiqu'elle fut vue impunément par son mari, qui avait été bien guéri, un traitement par le deutochlorure de mercure et les sudorifiques. Mme N... eut ensuite un quatrième enfant qui a joui d'une belle santé.

44. — Observ. V, communiquée par M. le professeur Deneux. Gonorrhée, fausse guérison. Fâcheuse influence, exercée sur les produits de la génération, détruite par un traitement mercuriel.

M..., habitant d'A..., contracta une gonorrhée qui, après un traitement prescrit par un empirique, parut guérie. Il y avait quatre mois que l'écoulement avait complètement cessé, quand monsieur se maria. Madame, neuf mois après, accoucha d'un enfant mort peu de temps avant l'accouchement. Sévelle, accoucheur de cette dame, prêta peu d'attention à cet événement. Elle devint grosse une seconde fois, et accoucha d'un enfant à terme qui paraissait fort sain; il fut confié à une excellente nourrice qui habitait sur les lieux : à trois semaines cet enfant commença à dépérir; les fesses, l'intérieur des cuisses et les parties de la génération se couvrirent de pustules; il mourut à cinq semaines. Ce triste événement jeta la désolation dans la famille des deux époux, et il fut résolu, quoiqu'il n'existât aucun soupçon contre la nourrice, que madame nourrirait son troisième enfant, qui, venu au monde à terme et bien portant, prit le sein de sa mère : mais son histoire est en tout semblable à celle du second enfant; à cinq semaines les mêmes accidents eurent lieu; à sept semaines, il était mort dans le même état de dépérissement. Cette fois une consultation eut lieu ; MM. Deneux, Sevelle et mon père réunis, furent d'accord que M... avait été imparfaitement guéri de sa gonorrhée et qu'il était tourmenté par une infection vénérienne latente. Il fut décidé entre ces trois messieurs que monsieur et madame seraient soumis à un traitement antisyphilitique par la liqueur de Van-Swieten. M... prit trente grammes de deutochlorure de mercure, madame une dose moins forte. Pendant toute la durée de ce traitement, il ne fut pas permis aux deux époux de cohabiter ensemble. Depuis qu'il a été terminé, les époux... ont eu trois enfants dont l'un a été nourri par la mère et deux par des nourrices ; tous trois ont toujours joui et jouissent encore, maintenant qu'ils ont atteint l'âge viril, d'une excellente santé.

45. — Observ. VI du même. Gonorrhée, fausse guérison. Fâcheuse influence exercée sur les produits de la génération, détruite par un traitement antivénérien.

Un vitrier d'Amiens avait eu de sa femme deux enfants venus à terme et parfaitement sains; elle les nourrit, ils se sont toujours bien portés.

Pendant le temps des secondes couches de sa femme, cet homme contracta une gonorrhée. Au lieu de s'adresser à M. Deneux, accoucheur de sa femme et son médecin, il consulta un empirique qui le débarrassa assez promptement. Sa femme devint grosse, cette fois elle accoucha avant terme d'un enfant mort et qui paraissait faiblement constitué. M. Deneux fit quelques représentations au mari, elles furent peu goûtées. Cette femme eut un second enfant, venu également à terme et vivant, mais couvert de pustules et qui mourut à six semaines. Alors on écouta les sages avis de M. Deneux, qui défendit la cohabitation et soumit les deux époux à un traitement par la liqueur de Van Swieten : le mari prit trente et la femme trente-cinq grains de deuto-chlorure de mercure. Ce traitement achevé, cet homme revit sa femme, en eut un cinquième enfant qui vint à terme fort sain, bien constitué, et que M. Deneux a toujours vu bien portant tout le temps qu'il a habité Amiens.

Observ. VII. Par M. le docteur Chastaingt, de Pierre-Buffière. (Extr. de la Nouv. Bibliothèque Médicale, XCI, 358.) Anciennement blennorrhagie qui a cédé à l'usage des bains et des boissons mucilagineuses abondantes. Mariage : la femme reste saine ; aucun symptôme apparent, ni chez elle, ni chez le mari; celui-ci cependant ressentait parfois dans le bras droit, et surtout dans les jambes des douleurs qui étaient plus vives la nuit que le jour. Premier enfant, qui fut atteint, peu de temps après sa naissance, d'une ophtalmie, combattue jusqu'à l'âge de six ans par une foule de moyens antiphlogistiques, révulsifs, dérivatifs, etc., etc. A cet âge, l'œil droit est perdu ; on ne conserve l'autre qu'en administrant un traitement mercuriel. Second enfant, venu avant terme, mort et putréfié. Huit mois plus tard, nouvel accouchement de deux enfants jumeaux, venus avant terme, morts et en décomposition. Troisième couche : grandes précautions pour prévenir l'avortement ; enfant vivant, à terme, mais souffrant et débile, couvert de boutons semblables, pour la forme, à ceux de la petite vérole : cet enfant ne tarde pas à succomber. Traitement mercuriel chez les deux époux. Quatrième grossesse : accouchement à terme d'un enfant fortement constitué et très sain.

Observ. VIII. Du même. (Idem.) Une jeune femme, bien constituée, eut en premières noces, d'un mari âgé, mais sain, une fille qui a hérité de sa bonne santé et de son excellente constitution. Elle épouse ensuite un ancien militaire qui a eu, quelques années avant son mariage, une maladie vénérienne qui fut mal traitée. Elle a de suite cinq enfants qui viennent avant terme, morts et putréfiés.

Observ. IX. Du même. (Idem.) Une femme épouse un ancien sous-officier, qui avait eu plusieurs blennorrhagies qu'il n'avait combattues que par des boissons abondantes. En trois couches successives, trois enfants venus au monde à peu près à terme, morts et en décomposition. Traitement antisyphilitique. Deux ans après, quatrième enfant sain et robuste, actuellement âgé de trois ans.

46. — Il nous paraît difficile de répondre à ces faits. L'intermittence d'action prouve bien à notre sens la fâcheuse influence du virus syphilitique sur les produits de la conception. Nous le voyons d'abord sévir avec énergie, son action cesse ensuite, quand le virus morbide a été détruit par un traitement antisyphilitique qui a été véritablement efficace. Le doute pourrait-il exister encore dans l'esprit du lecteur attentif et qui consent à se laisser convaincre, les observations suivantes viendront corroborer cette conviction et démontreront en outré l'hérédité de la syphilis. C'est pour éclaircir ce point de doctrine que M. Vassal a écrit le mémoire dont nous avons déjà extrait une observation. Nous allons donner un aperçu des neuf autres, après les deux suivantes, extraites d'un mémoire consacré à l'examen critique de l'ouvrage de M. Jourdan. (*Archives générales de médecine.*)

47. — Observ. X. « Un jeune homme qui avait eu des symptômes syphilitiques se marie, sa femme devient enceinte, une grossesse arrive ; pendant le cours de la grossesse des ulcérations reconnues syphilitiques se manifestent à l'anus du nouveau marié : on le guérit. La grossesse suit son cours, l'enfant naît bien portant, il est confié à une nourrice. Au bout de trente à quarante jours, l'enfant et la nourrice étant bien portants, il se forme chez le premier des ulcérations dans les plis des cuisses, au pourtour de l'anus, à la bouche. Les seins et la gorge de la nourrice s'ulcèrent, la santé de l'enfant se détériore, et il meurt trois mois après l'apparition du mal. »

Observ. XI. Du même. « Un ménage dont un des membres a eu des maladies vénériennes dans sa jeunesse, mais qui jouit d'une bonne santé sous tous les rapports, a successivement procréé dix enfants chez tous lesquels il s'est manifesté, au bout de quelques semaines de leur naissance, les symptômes qui caractérisent ce qu'on a coutume d'appeler mal vénérien, et qui les ont fait périr.

48. — OBSERV. XII. (Extr. de la thèse de M. Vassal.) Gonorrhée chez le mari ; chez la femme, à la suite de cohabitation avec son mari, leucorrhée et verrues ; guérison par la liqueur de Van-Swieten et le sirop sudorifique ; fausse couche à deux mois. Seconde grossesse, enfant à terme, faible et délicat ; il meurt à deux mois, offrant les derniers symptômes d'une syphilis constitutionnelle.

49. — OBSERV. XIII. (Idem.) Syphilis primitive chez une femme âgée de 28 ans, qui devient grosse après avoir subi un traitement par les frictions et la liqueur de Van Swieten. Son enfant, venu au monde grêle, meurt à sept semaines : il avait les parties de la génération, les fesses, l'intérieur des cuisses, couvertes de pustules humides, et de plus une ophthalmie. Seconde grossesse accouchement aussi heureux ; l'enfant, dans le même état que le précédent, meurt à deux mois, présentant des symptômes syphilitiques encore plus graves que ceux observés chez le premier. Le mari de cette dame meurt d'une fièvre ataxique, sans avoir jamais éprouvé aucun symptôme de syphilis. — Cette dame se remarie ; elle met au monde deux jumeaux encore plus frêles que les deux premiers enfants ; tous deux meurent, l'un au neuvième et l'autre au douzième jour de leur naissance. — Elle devient grosse une quatrième fois, et pour la quatrième fois elle accouche d'un enfant faible et peu développé, qui à sept semaines offrait le symptôme syphilitique connu sous le nom de chapelet de Vénus. Un traitement par la liqueur de Van Swieten a conservé cet enfant à la vie. La conservation de ce dernier enfant est une espèce de contre-épreuve qui fixe nos idées sur la nature des affections qui ont fait périr les trois premiers enfants de madame... ; car il faut faire observer que madame... n'a jamais cessé de jouir d'une fort bonne santé, et n'a jamais rien communiqué aux hommes qui ont cohabité avec elle.

5o. — OBSERV. XIV. (Idem.) Une dame était grosse pour la septième fois (elle avait déjà perdu six enfants qui, malgré plusieurs traitements mercuriels qu'ils avaient subis, avaient succombé tous au deuxième mois) ; elle fut soumise à un traitement par la liqueur et les frictions, qui la débarrassèrent de tous les symptômes syphilitiques qu'elle portait. Son enfant paraissait bien portant, mais à six semaines tout son corps se couvrit de pustules syphilitiques ; on parvint cependant à le conserver, en lui faisant subir un traitement par les frictions mercurielles.

51. — OBSERV. XV. (Idem.) (C'est la huitième et la neuvième du mémoire de M. Vassal.) Elle nous offre encore un exemple d'une gonorrhée qui cède avec la plus grande facilité aux délayants. (17, 17 *quat.*) M. D..., qui en était atteint, après trois années de bonne santé, n'en infecte pas moins la femme qu'il épouse alors, et voit reparaître chez lui une blennorrhée accompagnée de plusieurs petites ulcérations chancreuses à la base du gland. On fait subir aux deux époux un traitement mercuriel ; Mme D.... était alors grosse de quatre mois. Elle accoucha à terme d'un enfant faible, mais bien portant, qui fut confié sur les lieux à une nourrice fraîche et d'une bonne constitution. A quinze jours il se manifesta chez l'enfant une ophtalmie purulente et une tuméfaction érysipélateuse qui affectait la face, les fesses, le scrotum et la verge, avec complication d'un phimosis. Après une desquamation générale, toutes ces parties offrirent des scissures plus ou moins profondes, qui laissaient suinter une matière séreuse, fétide et corrosive ; enfin cet enfant offrait l'image hideuse d'un ulcère qui avait envahi presque toute la superficie du corps : il mourut environ à deux mois. Cette même dame, grosse pour la seconde fois, accoucha à terme d'une petite fille faible, et cependant bien portante, qui fut confiée à une excellente nourrice. A la quatrième semaine de sa naissance, on vit se développer chez elle la même série d'accidents que chez le premier enfant, et la nourrice fut elle-même infectée. Un traitement mercuriel rendit la santé à la nourrice et conserva la vie à l'enfant.

52. — Nous nous abstiendrons de donner la septième observation de M. Vassal ; elle a été recueillie à l'Hôpital des Vénériens, dans le service de M. Gilbert. C'est encore un exemple d'une femme grosse attaquée de syphilis, *guérie* par la liqueur de Van Swieten, et qui n'en accouche pas moins à sept mois, d'un enfant frêle, qui succomba bientôt aux symptômes de la syphilis après avoir infecté sa nourrice.

53. — M. Vassal, qui déclare qu'il eût pu cumuler un plus grand nombre de faits, avait commencé par s'appuyer sur l'autorité des auteurs. Il avait invoqué celle d'Ambroise Paré, de Van Swieten, d'Astruc, de Rosen, médecin suédois, de Levret, de Fabre, de Swediaur, de Jean Hunter, de Nisbeth, de Mahon, qui s'accordent tous sur le point qu'un enfant peut être infecté dans le ventre de sa mère, soit parce que celle-ci est malade, soit parce que c'est le père qui a été contaminé ; mais ces auteurs pensent qu'il faut qu'il existe chez l'un ou chez l'autre des symptômes extérieurs de syphilis ; c'est cette opinion que M. Vassal a eu en vue de combattre. Il me semble que les observations que nous venons de rapporter ne peuvent laisser aucun doute à ce sujet, et il doit être maintenant bien prouvé que la syphilis peut réagir d'une manière fâcheuse dans l'acte de la

génération et infecter ses produits dans le sein de la mère, sans qu'il existe chez le père ou chez la mère de symptômes extérieurs.

Astruc aussi, que nous avons déjà nommé d'après M. Vassal, avait fort bien remarqué la fâcheuse action exercée par le virus syphilitique sur la génération. Les femmes atteintes de syphilis, dit-il, sont stériles ou sujettes à faire de fausses couches, ou bien les enfants qu'elles mettent au monde, naissent avec un érysipèle général, exténués, à demi pourris et couverts d'ulcères.

54. — M. Vassal pense, et nous pensons avec lui, que l'opinion de la contagion au passage n'est pas non plus soutenable. L'influence paternelle et l'absence de symptômes extérieurs chez la mère, sont à mon sens un argument contre l'opinion de l'infection au passage. Il nous paraît si puissant qu'il nous semble inutile de faire valoir le lavage des parties, qu'il faut supposer malades (nous avons vu qu'il n'existe pas toujours de symptômes extérieurs) par l'irruption des eaux, et surtout cet enduit qui recouvre toute la superficie du corps de l'enfant et qui doit être un obstacle insurmontable à ce mode de transmission, que nous ne consentirions à admettre que sur l'exposé de faits bien notoires.

55. — Quand nous avons conçu la pensée de ce chapitre, nous n'avions pas connaissance de la thèse de M. Vassal ; mais nous n'en convenons pas moins qu'il a très bien étudié la question que nous y traitons, et qu'il l'a très bien éclaircie. « La naissance des enfants vérolés, dit-il, est presque toujours prématurée ; les eaux de l'amnios sont verdâtres, troubles et fétides ; ce sont des êtres frêles, maigres et peu développés ; ils sont flasques et ridés comme des vieillards, leurs traits sont ratatinés, leur cri est faible et plaintif ; leur épiderme s'enlève par lambeaux, quelquefois ils n'en ont presque pas ; les glandes lymphatiques sont plus ou moins gonflées, leur peau est livide ou violette. On aperçoit des phlyctènes sur différentes parties extérieures, ou bien des pustules ou des ulcérations caractérisées par une couleur de cuivre ; d'autres fois ce sont des taches semblables à celles des scorbutiques, etc. »

56. — Doit-on conclure *a priori*, quand on rencontre sur un enfant nouveau-né, un ou plusieurs de ces symptômes, qu'il est atteint de la syphilis ? Non certes, car tous ces symptômes que nous avons énumérés d'après M. Vassal, n'appartiennent point exclusivement aux femmes et aux enfants chez lesquels la syphilis exerce ses ravages. Le passé peut seul vous permettre d'asseoir votre jugement ; c'est à vous à savoir l'interroger : cet interrogatoire demande souvent une certaine adresse qu'il faut que le médecin acquière s'il ne l'a pas. Dans des cas de ce genre en effet, où l'on a à lutter contre la honte et quelquefois contre l'importance d'un secret, il faut savoir arriver à la vérité par des voies détournées.

57. — Souvent au moment de la naissance, il n'existe aucuns symptômes.

extérieurs, on ne les voit se développer que plusieurs jours, plusieurs mois, plusieurs années même après : M. Vassal pense que cette bonne santé apparente dépasse rarement le quarantième jour. Il est rare que les enfants qui portent un semblable levain ne soient pas toujours chétifs, et quand la maladie attend long-temps pour se déclarer, elle apparaît rarement sous la forme de syphilis, D'autres fois, les enfants qui depuis leur naissance ont toujours langui, meurent sans cause appréciable, ou de maladies qui sont déterminées par l'influence morbide qui les domine. Du reste, nous ne retracerons point ici l'historique des symptômes de la syphilis héréditaire, qui ne se déclare que quelque temps après la naissance.

58. — Je connais beaucoup un monsieur qui, étant aux armées, a été atteint plus d'une fois de la syphilis ; tous les enfants qu'il a eus avec plusieurs femmes, à l'exception d'un seul, sont morts avant sept ans. On ne saurait réjeter cela sur les femmes, car l'une d'entre elles a eu des enfants d'un autre homme ; ceux-ci vivent, jouissent d'une bonne santé, et ont passé depuis longtemps l'âge si fatal pour les autres. Il vient encore d'avoir deux enfants avec une nouvelle femme ; le premier, qui a deux ans, a joui jusqu'ici d'une bonne santé ; le second est mort à huit jours ; tous ses traits offraient l'aspect de la vieillesse. Un ouvrier, dont l'enfance a été très maladive et qui a contracté plusieurs blennorrhagies, a eu avec une même femme seize ou dix-sept enfants ; trois seulement vivent encore, tous les autres sont morts en bas âge et par des causes inappréciables, à l'exception d'un seul qui a succombé à la petite vérole. Un des trois enfants qui survit (tous trois sont encore très jeunes) a les glandes du cou engorgées ; et une fille, qui a maintenant dix-sept ans, issue d'une autre femme, n'est point encore réglée (39), et a déjà eu plusieurs affections lymphathiques.

M. A..., que j'ai souvent rencontré à Amiens, a eu, pendant qu'il était au service, plusieurs gonorrhées, affections qu'il considère comme absolument bénignes. Rentré dans la vie civile, il s'est marié ; sa femme, qui est bien constituée, après plusieurs fausses couches, a eu un enfant extrêmement délicat, à ce point qu'il est permis de dire qu'il offrait l'aspect d'un petit squelette qu'on aurait revêtu sans soin d'une peau humaine. Cet enfant, confié à une nourrice mercenaire du pays, a succombé à six ou sept mois à une affection rare à cet âge. Mme A..., encore après une ou deux fausses couches, a eu un second enfant qu'elle a nourri. Celui-ci qui vit et probablement vivra, a eu une dentition extrêmement difficile, a marché très tard, et a montré quelques dispositions momentanées au rachitisme. Mme A... a eu un troisième enfant, qu'elle a aussi nourri, mais pas assez de temps, et qui a succombé à un an, sans avoir encore une seule dent, à une affection rachitique. On m'écrit d'Amiens, où j'avais demandé des renseignements, que l'enfant qui a survécu et qui a maintenant dix ans, continue de se bien porter, et que cette jeune dame est devenue grosse une quatrième fois sans avoir éprouvé de nouvelles fausses couches. Le parent de M. A... a eu, étant aussi aux armées, de nombreuses et très graves affections vénériennes ; il est allé se marier dans le midi de la France. On m'écrit que sa femme a d'abord fait une fausse couche ; qu'elle est ensuite accouchée heureusement d'une fille, qui, depuis l'âge de un an (elle en a maintenant sept), est sans cesse tourmentée par un vice scrofuleux.

Enfin, le nommé P***, tonnelier, qui a eu, étant garçon, une affection vénérienne qu'il a communiquée à sa femme, et dont elle a été bien guérie (par le mercure cependant) quant aux symptômes extérieurs, a eu quatre enfants dont les premières années ont été plus ou moins maladives : ils ont eu des engorgements des glandes du cou, la teigne muqueuse, des ophtalmies. J'en traite un dans ce moment qui a une surdité causée, à ce que je présume, par un vice de nature scrofuleuse ; on retrouvera son histoire dans mon second volume.

59. — Il nous resterait d'autres conséquences, non moins importantes à déduire des observations que nous avons rapportées : car si M. Vassal a eu en vue de démontrer (contre le sentiment de Levret, de Mauriceau et de plusieurs auteurs non moins célèbres qui pensent qu'un traitement (mercuriel) méthodique administré pendant la grossesse, met la mère et l'enfant à l'abri du virus syphilitique) qu'une femme atteinte de syphilis est encore susceptible après avoir subi un traitement méthodique (mercuriel), de transmettre ce virus aux enfants qui naîtraient d'elle par la suite ; nous avons en vue, nous, de prouver que c'est par insuffisance de l'action médicatrice du mercure, et non par suite de la difficulté de déraciner le virus morbide, puisque nous démontrerons en même temps et toujours par des faits, que les hommes et les femmes atteints de syphilis, qui ont été guéris par l'or, ont eu ensuite des enfants parfaitement sains.

CHAPITRE III

DE L'OR, DE SES PROPRIÉTÉS PHYSIQUES ET CHIMIQUES, DES DIVERSES FORMES CHIMIQUES
ET PHARMACEUTIQUES SOUS LESQUELLES IL EST ADMINISTRÉ EN MÉDECINE

60. — L'or (poids spécifique, 19,2581), le plus malléable de tous les métaux, est d'une belle couleur jaune, très tenace, très ductile, et susceptible de prendre un poli parfait ; il n'entre en fusion qu'à une température de 32° du pyromètre de Wegwood (2891° centig.), et ne peut être vaporisé qu'au moyen de lentilles puissantes ou à l'aide du chalumeau à gaz oxi-hydrogène.

61. — L'oxygène est sans action sur l'or à la température atmosphérique, et même à la chaleur la plus intense de nos fourneaux ; l'étincelle électrique le réduit en un oxide de couleur pourpre : le chlore liquide le dissout.

62. — L'acide hydro-chloro-nitrique (eau régale) est le véritable dissolvant de ce métal, quoiqu'il soit aussi attaqué par un mélange d'acide chromique et d'acide hydro-chlorique, et qu'il se dissolve fort bien dans le chlore seul (61).

63. — La solution d'or dans l'eau régale, évaporée avec soin au bain marie, reprise avec dix parties d'eau distillée et évaporée de nouveau après l'avoir filtrée, donne de beaux cristaux de couleur topaze. Pour les débarrasser du liquide qui les mouille, on soumet de nouveau la capsule à un feu très doux, en agitant jusqu'à la fin de l'opération la masse avec une tige de verre, et en prenant le soin de ne pas chauffer trop fortement, car une partie du sel serait décomposée ; il s'y mêlerait du sous-chlorure, insoluble dans l'eau, tandis que le deuto-chlorure y est entièrement soluble. C'est ce deuto-chlorure que M. Chrestien employa pour ses premiers essais.

64. — Une dissolution de cinquante grains de ce deuto-chlorure parfaitement séchés, décomposée par le proto-sulfate de fer, a donné 31.25 pour l'or contenu dans ces cinquante grains : une dissolution semblable décomposée par le nitrate d'argent a donné un précipité formé, d'après M. Pelletier, de chlorure d'argent et d'oxide d'or. Ce précipité, lavé et calciné pour réduire l'oxide, pesait 98.70, d'où retirant le poids de l'or de la première analyse, on a eu 67.45 pour le poids du chlore, en admettant que 100 parties de chlorure d'argent représentent 24.561. Le deuto-chlorure d'or, analysé ainsi par M. Chamayou, a été trouvé composé de :

Or	31.25
Chlore	16.565
Eau ou perte	2.185

Ce deuto-chlorure, d'après la loi de composition des chlorures, serait composé de :

Or	65.362
Chlore	34.638

On voit combien est exacte l'analyse de M. Chamayou : cependant, comme nous le démontrerons bientôt (70 *ter*), le proto-sulfate de fer n'est pas un bon précipitant de l'or.

64 *bis*. — L'or est précipité de ses dissolutions par presque tous les corps de la nature (nous en excepterons les acides minéraux) ; cependant cette précipitation s'opère difficilement en entier ; un excès d'acide s'oppose surtout à ce qu'elle soit

complète ; aussi étendre beaucoup les dissolutions d'or, est-il un moyen d'obtenir des précipités plus abondants. Cette difficulté de précipitation tient très probablement à la formation de sels triples.

Un courant de gaz hydrogène sulfuré forme dans les solutions aurifères un précipité noir, qui est, au sentiment de M. Oberkampf, un véritable sulfure d'or.

La potasse caustique en dissolution y forme un précipité noir ou rougeâtre, selon les proportions d'alcali. La soude, la baryte, la chaux, la magnésie, l'ammoniaque, les sulfures alcalins (64 *ter*), presque tous les métaux et leurs sels précipitent l'or de son dissolvant. Le précipité obtenu par l'ammoniaque est un ammoniure d'or ou orate d'ammoniaque (or fulminant) ; ceux obtenus par les sulfures alcalins sont des sulfures d'or (64 *ter*). L'hydriotate de potasse précipite aussi l'or de sa dissolution dans l'eau régale, et il se forme un iodure d'or. L'éther, le naphte et les huiles essentielles séparent l'or de son dissolvant et le retiennent. Ces liquides chargés d'or que les médecins des siècles antérieurs au nôtre savaient fort bien préparer et administraient souvent, étaient connus sous le nom d'or potable.

M. Chamayou pense, et nous partageons sa manière de voir, qu'il serait préférable d'employer la magnésie dans la préparation de l'oxide obtenu par la potasse, comme en devant fournir une plus grande quantité avec plus de facilité dans le procédé. L'étain forme dans la même dissolution un précipité d'une belle couleur pourpre, connue dans les arts sous le nom de pourpre de Cassius.

Ce sont ces deux oxides qui sont employés en médecine ; ils sont solubles dans les acides nitrique et sulfurique concentrés ; mais ces combinaisons sont peu stables : il suffit en effet d'étendre d'eau ces solutions pour en précipiter l'or à l'état d'oxide ou à l'état de métal. Le proto-sulfate de fer précipite aussi l'or de sa dissolution, et c'est un des moyens d'obtenir ce métal dans le plus grand état de pureté et dans le plus grand état de division possible.

64 *ter*. — Le sulfure d'or est une poudre noire que la moindre chaleur réduit en dégageant le soufre.

Au sentiment de M. Oberkampf, le sulfure d'or obtenu de la manière que nous venons de dire, est composé de :

Or..	80.39
Soufre..	19.61

Cette analyse s'accorde avec celle de Bucholz, qui a trouvé :

Or..	82
Soufre..	18

Les quantités de soufre varient un peu dans ce composé ; celle indiquée par Oberkampf indique le maximum.

Les hydro-sulfures alcalins produisent aussi dans les dissolutions d'or un précipité semblable à celui dont il vient d'être question. Le précipité contient plus ou moins de soufre, selon que les hydro-sulfures alcalins sont plus ou moins sulfurés. C'est, du reste, de cette dernière façon qu'il faut opérer pour obtenir les sulfures d'or, qu'on voudrait employer en médecine.

65. — Le perchlorure d'or (1 partie) obtenu précédemment est dissous dans :

> Eau filtrée. .... 15 parties.

Filtrez et préparez une solution alcaline avec :

> Potasse caustique...................... 1 partie.
> Eau distillée. 8

Filtrez et versez-en peu à peu une partie dans la solution de chlorure d'or jusqu'à ce que celle-ci, perdant sa couleur jaune dorée, ait pris une teinte rouge brunâtre. On laisse agir pendant vingt-quatre heures en agitant de temps à autre le vase qui contient les liqueurs. On recueille alors sur un papier joseph le précipité formé, qui est très volumineux ; on expose ensuite pendant une demi-heure la liqueur filtrée à une température de 40° centig.; il se forme un nouveau précipité qu'on réunit au premier. Il est bon d'essayer à plusieurs reprises la liqueur aurifère par la dissolution alcaline et par la chaleur, afin de ne pas éprouver de perte. L'eau-mère contient encore de l'or en dissolution, car il n'est guère possible d'obtenir plus de 40 grains d'oxide, sur 72 de métal dissous; mais le proto-hydro-chlorate d'étain y formera un second précipité dont nous ne tarderons point à nous occuper (69) : il faut donc bien se garder de jeter cette eau-mère.

L'oxide d'or par la potasse, obtenu comme nous venons de le dire, est lavé avec de l'eau distillée bouillante jusqu'à ce que les eaux de lavage n'entraînent plus de chlorure d'or (ce lavage se fait rapidement, car M. Vauquelin a reconnu le premier que cet oxide était en partie soluble dans l'eau). Il faut faire sécher l'oxide d'or par la potasse à l'air libre et à l'ombre, puisqu'il suffit d'une température très peu élevée pour le réduire. Lorsqu'il est parfaitement sec, on le porphyrise.

Cet oxide (M. Chevreul le considère à tort comme un mélange d'oxide retenant un peu de potasse, et conséquemment comme un orate de potasse mêlé à un peu d'or réduit) est pulvérulent, d'un gris noirâtre, ne se dissout que difficilement dans les acides nitrique et sulfurique concentrés. D'après Berzelius, il est composé de :

> Métal. .... 100 parties.
> Oxygène. 12.077

Il est important et en même temps assez difficile de priver l'oxide d'or par la potasse de tout l'acide hydrochlorique qu'il aurait pu avoir retenu. M. Oberkampf a reconnu que c'était à la présence de cet acide, que les précipités retiennent en quantités variables, que sont dues les variations qu'on observe dans leurs couleurs. On les ramènera tous à la même teinte en suivant le procédé suivant. On les lave jusqu'à ce que l'eau n'indique plus aucune trace d'acide muriatique par le nitrate d'argent ; on les traite ensuite par une dissolution peu chargée de potasse parfaitement pure et à l'aide de la chaleur. Par ce moyen tous les précipités prennent une teinte uniforme d'un brun noir ; on lave ensuite à grande eau et on fait sécher avec les précautions indiquées plus haut. Ne négligeons pas de dire que ce précipité se dissout entièrement dans l'acide hydrochlorique sans résidu, preuve que lorsqu'il est bien préparé, il ne renferme point d'or à l'état métallique.

66. — Pour obtenir l'ammoniure d'or on verse de l'ammoniaque très affaibli dans une solution très étendue du perchlorure obtenu plus haut (62.). Si on verse l'ammoniaque en petite quantité, on obtient des flocons jaune rougeâtre, et jaune serin s'il y a excès d'ammoniaque. L'or fulminant est solide, jaune, insipide, inodore, décomposable par la plus douce chaleur, par un frottement subit et vif, par la percussion, décomposition qui s'accompagne toujours d'une détonation violente. Suivant Proust, l'ammoniure d'or est composé de :

Métal...............................	73 parties.
Oxygène............................	8
Ammoniaque.	19

Quelques essais ont été faits pour employer l'ammoniure d'or en médecine comme purgatif (299) ; il est fâcheux qu'ils aient été abandonnés ; nous nous proposons de les reprendre. Du reste on ne peut employer cette préparation aurifère qu'en dissolution dans l'eau, autrement on aurait à craindre les dangers de la détonation.

67. — Il existe divers procédés pour obtenir l'iodure d'or. L'acide hydriodique n'a aucune action sur l'or, mais l'acide hydriodique ioduré le dissout. On obtient ce résultat en faisant bouillir de l'acide hydriodique sur de l'or très divisé, et en ajoutant peu à peu, pendant le cours de l'opération, de petites quantités d'acide nitrique, qui décompose en partie l'acide hydriodique. Il faut toujours que le mélange contienne de l'acide hydriodique ioduré en excès, sinon l'iodure d'or se précipiterait et serait mêlé à de l'or métallique. La liqueur est filtrée bouillante ; par le refroidissement elle laisse déposer l'iodure d'or sous la forme d'une poudre d'un jaune citrin, très brillante, et comme cristalline. On obtient ce qui est resté en dissolution en ajoutant dans la liqueur un excès d'acide nitri-

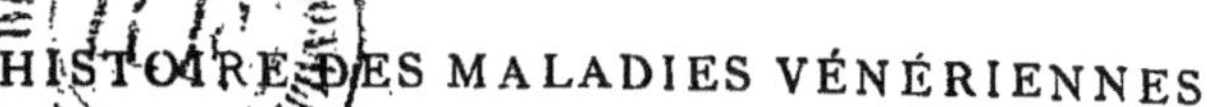

que qui décompose l'acide hydriodique ; et en chauffant pour dégager l'excès d'iode, on a ainsi tout l'iodure d'or sous la forme d'une poudre d'un jaune verdâtre. On peut encore obtenir l'iodure d'or en ajoutant à une solution de chlorure d'or de l'hydriodate de potasse. C'est le procédé le plus simple et qu'il faut suivre. Il faut chauffer les liqueurs pour dégager un excès d'iode qui se précipite avec l'iodure.

L'iodure d'or obtenu par ces divers procédés est parfaitement identique par ses propriétés et ses proportions. Cet iodure est un composé fort stable, insoluble dans l'eau froide ; l'eau bouillante en dissout de petites quantités ; la chaleur le décompose ; les acides ne le décomposent aussi qu'à l'aide de la chaleur ; il n'en est pas de même des alcalis en solution, qui s'emparent avec avidité de l'iode et mettent l'or à nu.

Par des analyses directes et souvent répétées, M. Pelletier a reconnu que l'iodure d'or est composée de :

Iode............................... 34
Or 66

67 *bis*. — Voici le procédé indiqué par Lemery pour obtenir une teinture d'or, or potable de Mlle Grimaldi, encore très usitée vers le milieu du xviiie siècle. On fait dissoudre un demi-gros d'or fin dans deux onces d'acide hydrochloronitrique (62) ; on verse dans cette solution, quand elle est entièrement opérée, une once d'huile essentielle de romarin, et on agite fortement jusqu'à ce que les deux liqueurs soient momentanément mêlées ; quand, par le repos, l'huile se sera séparée de l'acide, qu'elle aura absolument dépouillé sa belle couleur jaune, on l'en séparera à l'aide d'un entonnoir de verre à bec effilé, par lequel en effet s'écoule d'abord l'eau régale ; on retient l'huile au moment où elle commence à passer, en posant le doigt sur l'ouverture du bec de l'entonnoir. Cette huile, reçue dans un matras, sera mêlée avec cinq fois son poids d'alcool à 40°, et le matras étant bouché avec une vessie mouillée, ce mélange sera mis en digestion sur un bain de sable pendant un mois. Au bout de ce temps le liquide aura pris une couleur pourpre et une saveur agréable, quoique un peu amère et astringente. On employait cette teinture dans tous les cas où il s'agissait d'augmenter l'action du cœur et des vaisseaux (85.) : la dose variait de trois à douze gouttes dans une potion appropriée.

Nous nous livrons actuellement à de nombreuses recherches sur l'emploi médical de l'iodure et du sulfure d'or, et simultanément nous expérimentons sur les propriétés thérapeutiques de l'or potable. Ces recherches ne paraîtront pas vaines quand on saura que des médecins des xve et xvie siècles ont opéré des cures nombreuses et brillantes avec des liquides chargés d'or dont ils étaient les inventeurs. La vérité veut qu'on dise que plusieurs de ces liquides, par un vice de préparation, ne contenaient pas d'or ; mais aussi plusieurs en contenaient véritablement, et maintenant qu'il n'est plus permis de dire que l'or est sans action sur notre économie, on ne pourra plus rapporter aux seules menstrues toutes ces belles cures.

68. — Le chlorure d'or (1 partie) obtenu précédemment (62. 63.) est dissous dans : Eau distillée, 15 parties.

On fait chauffer cette dissolution avec un excès de magnésie ; celle-ci s'empare de l'acide hydrochlorique, et précipite l'oxide avec lequel elle se précipite en partie. Ce précipité bien lavé est mêlé avec de l'acide nitrique étendu d'un peu d'eau, qui dissout à l'instant même toute la base terreuse ; on décante et on lave jusqu'à ce que les eaux de lavage n'aient plus de saveur acide, puis on fait sécher le précipité à l'étuve. Ce procédé est, sans nulle espèce de doute, le meilleur pour obtenir l'oxide d'or, et en employant un excès de magnésie il reste peu d'or dans la liqueur.

L'oxide de zinc, au sentiment de M. Van-Mons, est aussi très bon pour se procurer l'oxide d'or ; il faut aussi laver le précipité avec de l'acide nitrique affaibli.

69. — Le chlorure d'or obtenu précédemment (62. 63.) est dissous dans :

<blockquote>
Eau distillée........................   40 parties.
</blockquote>

Filtrez et préparez une autre dissolution avec :

<blockquote>
Proto-hydrochlorate d'étain...........   2 parties.
Eau distillée........................   10
</blockquote>

Filtrez et versez-en une partie dans la liqueur aurifère : il se produit instantanément un précipité de couleur de vin très intense. En tâtonnant, on arrive à ne plus obtenir de précipité, malgré l'addition de nouvelles quantités de réactifs. Quand le précipité est bien établi, on décante, puis on lave plusieurs fois avec l'eau distillée ; on met égoutter sur un filtre et on fait sécher promptement. Il est bon d'essayer encore, et à plusieurs reprises, la liqueur décantée de dessus les premiers précipités, par la dissolution de proto-hydrochlorate d'étain.

69 *bis*. — L'oxide obtenu par ce moyen est d'une couleur pourpre velouté fort agréable ; il est insipide, insoluble dans l'eau quand il a été lavé avec soin, inaltérable par la lumière, plus difficilement réduit par l'action du feu, que l'oxide d'or par la potasse (65). M. Oberkampf a analysé un précipité de couleur violette ; il l'a trouvé composé de

<blockquote>
Or..   39.82
Oxide d'étain.............................   60.18
</blockquote>

Tandis qu'un précipité de même nature, mais de couleur pourpre, a fourni :

Or...................................... 79.52
Oxide d'étain........................... 20.48

Les chimistes sont encore peu d'accord sur la manière dont le pourpre de Cassius est constitué : les uns pensent que l'or y est à l'état d'oxyde mêlé à l'oxyde d'étain, quelques autres croient au contraire qu'il y est à l'état métallique. Ce qu'il y a de certain, c'est que le produit que nous indiquons par le nom d'oxyde précipité par l'étain représente toujours, pour un poids donné, une quantité d'or moindre que celle obtenue par l'alcali. Suivant M. Berzélius, cet oxyde est un stannate d'or, ou un composé de peroxyde d'étain et de deutoxyde d'or. On a reconnu dans l'oxyde précipité par l'étain des propriétés médicatrices beaucoup plus actives que dans l'oxyde par la potasse. Cette observation tendrait à faire admettre qu'il y a combinaison entre les deux oxydes (l'un agissant à la manière des acides); car nous ne pensons nullement que l'étain possède des propriétés analogues aux vertus stimulantes de l'or.

69 *ter*. — Il importe, pour préparer ce dernier oxyde, d'avoir la dissolution d'étain à un degré constant d'oxydation, sans quoi le produit varierait dans sa nature et dans sa quantité. On obtiendra cette dissolution toujours égale en dissolvant des lames d'étain dans l'acide hydro-chlorique à 12 degrés, filtrant et évaporant jusqu'au point de cristallisation. Ce sont ces cristaux qui servent à faire la solution indiquée plus haut. La quantité d'oxyde obtenue dans l'opération que nous venons d'indiquer paraît dépendre beaucoup du plus ou moins d'eau ajouté aux dissolutions d'or et d'étain. Un gros d'or dont la dissolution était étendue de dix pintes d'eau, mêlée à une dissolution d'étain très étendue, a donné près de cinq gros et demi de précipité pourpre très beau.

70. — Le perchlorure d'or (1 partie) obtenu précédemment (62. 63.) est dissous dans :

Eau distillée........................ ... 15 parties.

Filtrez et préparez une autre dissolution avec :

Proto-sulfate de fer. .... 4 parties.
Eau distillée.......................... 16

Filtrez et versez-en peu à peu une partie dans la liqueur aurifère, il se produit instantanément un précipité de couleur brune. Lorsqu'un premier dépôt est bien établi, on décante, et on traite de nouveau la liqueur décantée par le réactif ferrugineux. Il faut répéter plusieurs fois cette opération avec de nouvelles quantités de solutions ferrugineuses, si la première n'a pas suffi, jusqu'à ce que la liqueur mère ne soit plus troublée par la présence du réactif. Tous ces précipités sont réunis et traités par l'acide nitrique affaibli, lavés ensuite à grande eau et séchés ensuite à l'étuve. L'or divisé obtenu ainsi est broyé sur le porphyre et conservé pour l'usage. Ce précipité, chauffé fortement, perd sa couleur brune et prend celle d'or mat ; il a du reste toutes les propriétés physiques et chimiques de l'or.

70 *bis*. — L'eau-mère est décolorée ; elle contient cependant encore près d'un tiers de l'or dissous ; en y ajoutant de petites parties d'acide hydrochlorique, elle reprend sa belle couleur jaune doré et la solution de proto-sulfate de fer y forme encore de nouveaux précipités.

C'est aussi de cette dernière façon qu'il faut traiter tous les résidus des solutions aurifères employés dans les diverses préparations que nous avons décrites. On les essaie par la solution ferrugineuse une première fois ; une seconde fois, quand on leur a rendu leur couleur jaune doré par une addition de petites quantités d'acide hydrochlorique. Il faut même laisser la liqueur aurifère et le réactif en contact pendant une couple de jours, en ayant soin de les agiter de temps à autre. Au bout de ce temps on aura un précipité qu'il faudra recueillir et traiter comme les autres. Enfin, tous ces résidus seront réunis et évaporés au bain de sable ; quand il se sera formé une première cristallisation incolore, on décantera la liqueur qui sera évaporée de nouveau et fournira des cristaux incolores et d'autres colorés ; ceux-ci, séparés avec soin des premiers, seront dissous dans l'eau distillée. Cette solution filtrée, et traitée par la solution ferrugineuse, donnera la poudre d'or. On peut encore réduire tous ces sels mêlés ensemble en les soumettant dans un creuset à l'action d'une chaleur intense, et traiter le résidu par l'acide nitrique, d'abord à froid et ensuite à chaud. On voit, d'après tout ce qui précède, qu'il ne faut jamais jeter les résidus des solutions aurifères ; autrement on ferait des pertes considérables qui augmenteraient de beaucoup le prix des préparations aurifères, dont plusieurs sont déjà assez coûteuses.

70 *ter*. — Parmi les divers sels qui peuvent encore précipiter l'or de ses dissolvants, nous devons signaler avec M. Pelletier l'oxalate acidule et l'oxalate neutre de potasse. Ces deux sels donnent à la dissolution d'or une teinte verdâtre et il se fait en même temps une vive effervescence, et tout l'or est précipité. Cette précipitation s'opère en vingt-quatre heures avec l'oxalate acide ; une heure suffit avec l'oxalate neutre.

M. Laillet ayant répété à plusieurs reprises et ayant bien constaté le vice du procédé donné par M. Chamayou (70), a essayé de la précipitation par l'oxalate neutre ; il a obtenu en moins d'une heure un précipité beaucoup plus beau et n'a éprouvé qu'une perte qui a varié de 3 à 5 grains sur un gros. Il a bien voulu nous communiquer le procédé qui suit. Une partie de perchlorure d'or (62. 63.) est dissoute dans :

        Eau distillée........................   20 parties.

Filtrez et faites une seconde dissolution avec :

        Oxalate de potasse neutre.............   2 parties.
        Eau distillée.................   8

Filtrez et versez-en une seule fois dans la solution aurifère ; quand la réaction sera tout à fait cessée, on décantera et on obtiendra un nouveau précipité en versant à plusieurs reprises une solution d'une partie d'oxalate dissous dans huit parties d'eau. Ce second précipité sera joint au premier et on traitera par l'acide nitrique concentré qu'on étendra peu à peu de beaucoup d'eau. Je pense qu'il faudra aussi employer ce même réactif pour essayer les solutions aurifères qu'on aura employées pour obtenir d'autres préparations d'or. On voit que ce procédé offre de grands avantages, avec économie de temps, et n'entraîne presque pas de perte.

70 *quater*. — L'or s'unit à un grand nombre de métaux ; il a une énorme affinité pour le mercure, avec lequel il forme un alliage qu'on nomme amalgame, et qui est d'autant plus mou que le mercure est dans de plus grandes proportions. On peut de cet amalgame extraire l'or très divisé ; mais Fourcroy pense que le mercure ne peut jamais être entièrement enlevé à cet amalgame, et que l'or en retient toujours quelques parcelles.

71. — Ce procédé est aussi très expéditif. Nous allons l'indiquer, quoiqu'il soit un peu coûteux. Triturez de l'or en feuille avec huit fois son poids de mercure revivifié du cinabre jusqu'à parfait amalgame, ou chauffez dans un creuset les mêmes proportions d'or et de mercure jusqu'à ce que l'alliage s'opère. On pare ensuite le mercure en soumettant l'amalgame à une chaleur extrêmement intense ou en le traitant par l'acide nitrique qu'on verse sur l'amalgame placé dans un mortier de verre pendant qu'on continue de le triturer. On traite ensuite le précipité par l'acide nitrique bouillant, et encore plusieurs fois à froid par le même acide de plus en plus affaibli. On lave enfin le précipité jusqu'à ce que les eaux de lavage n'aient plus de saveur acide.

71 *bis*. — Il nous reste à indiquer quelques procédés qu'on peut encore suivre pour diviser l'or. On le peut faire d'abord à l'aide d'une lime extrêmement douce ; on opère sur de vieux ducats de Hollande ou sur de l'or en lingot sur la pureté duquel on puisse compter. La limaille sera tamisée à travers un tissu extrêmement serré. Ce procédé est le moins expéditif, mais il doit être le moins coûteux s'il est fait avec toutes les précautions convenables pour ne pas perdre de

limaille par la dispersion. Nous l'indiquons du reste pour les personnes qui voudraient diviser leur or elles-mêmes. On peut encore éteindre l'or en cahier (or des peintres) dans le miel, le sirop de sucre ; on le précipite par l'eau.

Il est bon, quand on veut obtenir les diverses préparations aurifères, de toujours agir sur des quantités de métal un peu considérables, une once ou deux. C'est le meilleur moyen de les obtenir plus belles et au plus bas prix possible.

71 *ter.* — M. Chrestien ayant renoncé à employer le perchlorure à cause de sa déliquescence et de sa causticité, ne tarda point à le remplacer par un sel triple, le perchlorure d'or et de sodium. D'après les recherches de Figuier, il n'est pas permis de douter que les deux chlorures ne soient dans un état parfait de combinaison dans les proportions de 5 à 1. M. Pelletier, à qui nous devons de si intéressantes recherches sur l'or et ses composés, a fini par se ranger à l'opinion du pharmacien de Montpellier.

72. — Le chlorure d'or (4 parties) obtenu précédemment (62. 63.) est dissous dans :

> Eau distillée........................ 36 parties.

On prend d'un autre côté :

> Chlorure de sodium purifié et décrépité. 1 partie.

qu'on dissout dans :

> Eau distillée........................ 6 parties.

Ces deux dissolutions étant filtrées séparément, on les réunit dans une capsule en verre d'un poids connu, et on fait vaporiser lentement sur un bain de sable jusqu'à ce que le liquide ne présente plus qu'un poids de 16 parties. On obtient par le refroidissement une première cristallisation qu'on sépare du liquide par décantation. On fait dissoudre et vaporiser une seconde fois et on obtient une cristallisation très régulière de couleur jaune pâle. Ces cristaux, posés sur un papier joseph, sont mis à sécher dans une étuve d'une température peu élevée, car, par une chaleur trop forte, ces cristaux perdent leur diaphanéité et prennent une couleur rouge brun.

73. — Le perchlorure d'or et de sodium cristallise en prismes quadrangulaires allongés ; il n'éprouve aucune altération à l'air libre, à moins que celui-ci ne soit chargé d'humidité. Sa décomposition est opérée par tous les corps qui agissent sur le chlorure d'or.

D'après l'analyse de J. Figuier, le perchlorure d'or et de sodium est formé de :

Perchlorure d'or..........................	69.3
Chlorure de sodium....	14.1
Eau.	16.6

Le calcul donne :

Chlorure d'or.	70.00
Chlorure de sodium.	13.4
Eau.	16.6

résultat presque identique.

74. — Jusqu'ici M. Chrestien n'a employé que les quatre préparations aurifiques pour lesquelles nous venons successivement d'indiquer les procédés d'obtention ; savoir : 1° le perchlorure d'or et de sodium ; 2° l'oxyde d'or par la potasse ; 3° l'oxyde d'or par l'étain ; 4° l'or divisé. L'or divisé s'administre par doses croissantes d'un quart de grain à quatre grains par jour, en frictions sur la langue (cette friction doit être d'une durée de quatre à cinq minutes pour l'or divisé et les oxydes ; une minute suffit pour le chlorure). Je l'administre aussi à l'intérieur, ainsi que toutes les autres préparations d'or, le matin, à jeun, dans une cuillerée de confiture non acide; une demi-heure après, le malade boit un grand verre de petit-lait. L'or divisé s'administre encore en tablettes, en pilules combinées avec l'extrait de thymelée ou d'autres extraits, selon les indications qu'on désire remplir. Il s'emploie aussi à l'extérieur, incorporé dans l'axonge. Les oxydes d'or sont employés sous les mêmes formes que l'or divisé, mais pas habituellement à l'extérieur; le plus ordinairement on les unit au sucre pour former des tablettes. Les oxydes d'or s'administrent à la dose d'un dixième de grain à un grain et même deux grains par jour : l'oxyde d'or précipité par l'étain est plus énergique que celui obtenu par la potasse.

75. — Pommade avec l'or divisé :

Axonge ou cérat.........................	1 once.
Or divisé.......	6 à 12 grains.

Incorporez avec le plus grand soin, à l'aide du porphyre et de la molette, l'or dans la graisse. On doit avoir le soin de n'employer que de l'or absolument en poudre impalpable, car autrement il n'y aurait point absorption du métal, et celui-ci, en particules trop grossières, agirait comme corps étranger et irriterait la plaie. Il faut préférer le cérat à l'axonge et à la pommade de concombre, quand la pommade aurifère doit être employée seulement en pansement.

76. — Tablettes avec les oxydes d'or:

Sucre blanc en poudre.................	1 once.
Oxide d'or (l'un ou l'autre).............	6 grains

Mêlez exactement et faites avec le mucilage de gomme adragant une masse que vous diviserez en soixante tablettes.

Pilules avec les oxydes d'or :

> Extrait de thymelée (ou tout autre extrait).   60 grains.
> Oxide d'or (l'un ou l'autre)..............   6

Mêlez exactement et faites soixante pilules, qu'on prendra le matin à jeun, en commençant par une et allant jusqu'à dix ; on augmente d'une tous les cinquièmes ou huitièmes jours. Les tablettes se prennent par doses également croissantes.

77. — Le perchlorure d'or et de sodium, pulvérisé et mêlé à une poudre absolument inerte, s'administre le plus ordinairement en friction sur la langue, à la dose d'un trentième à un tiers de grain par jour. M. Girardot l'a fréquemment administré à cette dernière dose ; M. Delamorlière, qui nous a déclaré avoir eu à se louer du perchlorure chaque fois qu'il l'a administré, a poussé cette dose jusqu'à un demi-grain par friction, et M. Niel jusqu'à un grain. Le sel aurifère ainsi administré à hautes doses n'a donné lieu à aucun accident ; dans le cas de M. Niel, il y a eu production d'une légère phlogose locale à la troisième ou quatrième friction. On peut aussi pratiquer la friction sur la face interne des joues ou sur les gencives ; mais alors il faut que ce soit fort bas pour que le médicament ne soit pas mis en contact avec les dents, qu'il noircirait : non pas que le sel aurifère attaque leur émail, mais il réagit sur le tartre qui se trouve fréquemment à leur racine ; de là cette coloration en noir qu'on veut éviter. Il est presque inutile que nous disions qu'il ne faut pas faire cette friction sur les gencives chez les personnes atteintes du scorbut. Le mécanisme de cette friction occasionne toujours une sécrétion plus considérable de salive ; M. Chrestien pense qu'après l'avoir gardée quelque temps dans la bouche on peut la rejeter ; Gozzi, au contraire, donne le conseil de l'avaler ; nous nous rangeons à l'avis de ce dernier praticien, et nous pensons que chez les personnes qui absorbent difficilement, il y a risque, en n'avalant pas la salive, de rejeter chaque fois une assez notable quantité du médicament, surtout quand la friction est faite avec l'or divisé ou les oxydes. Cette friction pratiquée avec le doigt lui donne une teinte violette très foncée qui ne s'efface qu'avec le temps ; si on s'essuie le doigt avec du linge, celui-ci reste taché pour toujours. Gozzi propose, pour enlever cette tache, de se laver à plusieurs reprises le doigt avec un peu d'ammoniaque liquide étendu d'eau, en l'essuyant chaque fois avec un linge. Enfin on éviterait absolument ce léger inconvénient, en pratiquant la friction avec la petite éponge placée à l'un des bouts de la brosse à dents. Le malade l'imbiberait de sa propre salive pour qu'en l'imprimant sur la poudre, elle s'y attachât.

78. — La poudre inerte la plus habituellement employée est la poudre d'iris de Florence. On prive cette poudre, qui doit être très fine, de tous les principes qui pourraient agir sur le sel aurifère, en la faisant bouillir d'abord, puis en la faisant digérer dans l'alcool à 34°. On la sèche ensuite parfaitement à l'étuve. M. Laillet l'a traitée en outre par l'éther, et il a ainsi obtenu une poudre parfaitement privée de toute odeur et de toute saveur. On mêle cette poudre au chlorure d'or dans les proportions suivantes :

Perchlorure d'or et de sodium	3 parties.
Iris de Florence en poudre subtile.......	9

A l'aide de la molette, on broie le sel aurifère avec une petite quantité de poudre d'iris bien desséchée sur le porphyre légèrement chauffé ; lorsqu'il est bien pulvérisé, on le tamise à travers un tissu serré ; les parties qui ne passent point au tamis sont de nouveau broyées, et ainsi de suite, jusqu'à ce que le perchlorure soit parfaitement pulvérisé et mêlé à toute la poudre d'iris. On expose ce mélange quelque temps à la chaleur de l'étuve pour le priver du peu d'humidité qu'il aurait pu retenir ; on l'enferme ensuite dans un flacon bien séché qui ferme à l'émeri, où il peut être conservé plusieurs années sans aucune altération, si la poudre végétale a été bien préparée et si on se garde de l'humidité. Ce mélange est d'un jaune grisâtre extrêmement pâle ; la moindre altération dans sa couleur, qui passe au pourpre violet, annonce un commencement de décomposition du sel aurifère. On doit cesser de l'administrer sitôt qu'il offre cette teinte pourpre violette que nous venons de signaler. Trois grains de ce mélange représentent trois quarts de grain de sel aurifère. Ces trois grains sont divisés en trente fractions pour les doses les plus faibles, et en trois pour les plus fortes. On peut remplacer la poudre d'iris, mais avec moins d'avantage, par un mélange à parties égales de charbon de bois, de laque et d'amidon, tous trois réduits en poudre très fine.

79. — Gozzi préfère pour excipient la poudre d'amidon. Cette substance, qui n'a ni saveur ni odeur, n'altère en aucune façon le sel aurifère. Sa grande sécheresse la rend, comme on sait, réductible en poudre extrêmement fine, ce qui favorise la division du sel ; sa blancheur permet à un œil exercé de juger les proportions dans lesquelles le mélange a été opéré, et surtout de prononcer sur son intégrité. Tout en reconnaissant les avantages offerts par la poudre d'amidon, nous attendrons que l'expérience ait constaté sa supériorité sur la poudre d'iris pour la lui préférer. Gozzi ne trouve d'autres reproches à faire à la poudre d'iris que son odeur ; elle n'en a pas quand elle a été bien préparée. Nous trouvons à l'amidon l'inconvénient de se prendre en pâte, et peut-être ainsi d'apporter quelque obstacle au mécanisme de la friction.

80. — On peut aussi administrer à l'intérieur le sel aurifère, ou mêlé à la poudre d'iris, sur de la confiture non acide, ou en dissolution dans l'eau distillée : on ne doit alors donner que les doses les plus faibles que nous avons indiquées. Je ne conseille dans aucun cas d'administrer le perchlorure en pilules, en tablettes, dans des sirops, à moins cependant que le mélange ne soit fait au moment même de l'ingestion, parce qu'il y a toujours décomposition totale ou partielle du sel aurifère ; de sorte que le praticien ne sait plus parfaitement ce qu'il fait.

L'observation avait appris à Figuier qu'à la dose d'un, deux ou trois grains dans quatre onces de sirop de gomme arabique, le sel aurifère est entièrement décomposé dans l'espace de douze heures ; qu'à celle de quatre, cinq ou six grains, la décomposition n'est que partielle en vingt-quatre heures, et qu'elle demande un temps infini pour avoir lieu entièrement ; qu'à la dose de douze à dix-huit grains, elle ne commence à se manifester que deux jours après le mélange, et plus tard même pour dix-huit grains. De ces faits, nous conclurons qu'il serait insignifiant d'administrer de faibles doses de sel aurifère dans des sirops, et qu'il serait dangereux d'en donner de trop fortes ; en somme, ce mode d'administration est absolument vicieux.

81. — Quelquefois, pour augmenter l'action de l'or divisé ou des oxydes, on leur associe de petites doses de perchlorure d'or et de sodium ; mais ce sel est toujours à des doses très faibles à cause de sa grande activité, et d'autant plus faibles qu'il est adjoint à une préparation aurifique plus active.

82. — M. Niel a une fois administré l'or divisé et le perchlorure d'or et de sodium par absorption cutanée ; après avoir, à l'aide d'un vésicatoire, enlevé l'épiderme sur une petite étendue, il fit appliquer sur cette surface ainsi mise au vif un grain d'or divisé incorporé dans un peu d'axonge ; voyant que la plaie avait une grande tendance à se guérir, il remplaça l'or divisé par le sel d'or, à la dose d'abord d'un dixième de grain, et enfin d'un sixième aussi incorporé dans l'axonge, mais au moment même de l'employer. Sous l'influence de ce nouveau pansement, la plaie ne s'est point cicatrisée et il n'y a cependant point eu d'accidents inflammatoires. Notre estimable confrère avait été déterminé à en agir ainsi parce que le mauvais état de la langue et de la bouche du malade ne lui avait pas permis d'avoir recours à la méthode ordinaire. L'oxyde d'or était administré simultanément à très hautes doses à l'intérieur, de sorte qu'il ne m'est point absolument démontré qu'il y ait eu absorption dans ce cas. M. Chrestien a une fois administré avec le plus grand succès, selon la méthode de Cirillo, en frictions sous la plante des pieds, le sel aurifère incorporé à l'axonge, à la dose d'une demi-once de perchlorure pour quatre onces de graisse. On consomme un gros de pommade pour la première friction, et on augmente la dose de temps en temps ;

le mieux serait que cette pommade ne fût préparée qu'au moment d'en faire usage.

83. — Il n'est pas très rare de rencontrer des malades dont l'irritabilité de la langue est telle qu'elle est excoriée à la troisième ou quatrième friction ; il faut alors les faire pratiquer sur la face interne des joues ; mais si la bouche partage l'irritabilité de la langue, il vous reste la face interne des grandes lèvres et la base du gland. Dans les cas de ce genre, j'aime assez à administrer les préparations d'or, le muriate compris, à l'intérieur ; il faut peut-être alors diminuer un peu les doses, et pour le sel aurifère prendre toutes les précautions convenables pour qu'il ne soit pas décomposé. Ainsi, je viens de l'administrer à un enfant de deux ans, dont on trouvera l'observation dans ce mémoire, dissous dans l'eau distillée, par trentième de grain. On a mesuré l'eau avec une cuillère de bois, et c'est avec cette même cuillère qu'on le lui administrait. J'aurais craint que l'emploi d'une cuillère de métal ne décomposât le sel dissous.

84. — Nous avons beaucoup insisté sur les procédés à suivre pour obtenir les préparations d'or usitées en médecine, et aidé de la thèse de M. Chamayou et de quelques recherches faites par M. Laillet ; nous les avons indiqués avec le plus grand soin. Il ne nous reste plus qu'à recommander aux médecins qui voudront les administrer dans leur pratique, d'avoir un pharmacien sur la probité et les connaissances duquel ils puissent compter.

Nous indiquerons pour Montpellier M. Chamayou, qui a succédé à M. Figuier, et pour Paris M. Laillet, rue du Bac, n° 19. Ces deux pharmaciens ont une égale habitude dans la fabrication de ces préparations, qu'ils ne font jamais qu'en grand, ce qui leur permet de les fournir à leurs confrères à un taux très modéré. Nous avons dit que M. Laillet avait rectifié quelques procédés indiqués par M. Chamayou.

CHAPITRE IV

DES PROPRIÉTÉS MÉDICALES DE L'OR, ET DE SON MODE D'ACTION SUR L'ÉCONOMIE

85. — L'or est un médicament excitant ; il paraît porter son action principalement sur les systèmes artériel, veineux et lymphatique. Cette excitation, toujours douce au début, quand elle est produite par des doses convenables, est d'abord reçue par les organes de la digestion. L'estomac, quelque affaibli, quelque délabré qu'il soit par la fâcheuse influence d'un virus morbide, par l'action de

médications malfaisantes, reprend promptement de l'activité par l'administration des premières doses des préparations aurifiques; l'appétit augmente d'une façon quelquefois incroyable, les fonctions digestives sont régularisées. N'est-ce pas déjà beaucoup obtenir que de rétablir dans leur intégrité des fonctions si importantes? Les malades éprouvent un bien-être indéfinissable, ils se sentent plus légers, pour répéter leurs propres expressions, de sorte qu'il est permis de dire que l'or a des propriétés hilarantes. Soit à cause de l'intime sympathie qui existe entre l'estomac et le cerveau, soit parce que les préparations aurifères agissent directement sur ce dernier organe, toujours est-il, que chez un grand nombre de malades on voit les facultés intellectuelles exaltées. On l'a vu produire des salacités érotiques fréquentes, et bientôt un priapisme douloureux. Nous ne donnerons cependant pas l'or comme un médicament aphrodisiaque, malgré l'observ. CCCXLV que nous devons à M. Risuéno (365).

86. — C'est par son action sur le système circulatoire que l'or devient un puissant emménagogue; aussi l'avons-nous toujours vu être efficace pour détruire l'influence morbide syphilitique ou scrofuleuse qui retarde si fréquemment chez les femmes l'établissement de la menstruation (39), et amener cette évacuation périodique qui joue un rôle si important dans leur santé et dans les fonctions qu'elles sont appelées à remplir. M. Souchier, dont le nom se représentera souvent dans le cours de cet ouvrage, a constaté dans sa pratique les vertus emménagogues du perchlorure d'or et de sodium. Ce sel lui a presque constamment réussi quand il l'a administré dans le but de rétablir le flux menstruel, et il possède plus de trente cas dans lesquels il avait mis en vain à contribution toute la classe des toniques et celle des emménagogues les plus usités, et où il a eu à se louer d'une manière toute particulière de l'administration du perchlorure.

87. — Il peut arriver que, l'estomac étant trop fortement excité, des douleurs se manifestent dans cette région; cet accident a surtout lieu quand le malade fait sa friction le matin à jeun; il suffit pour le faire cesser de faire faire cette friction après le premier repas ou le soir avant de se coucher. M. Destouches fait toujours pratiquer la friction après le repas; il pense qu'alors la langue, bien dépouillée, est mieux disposée à une absorption complète du médicament; il fait aussi avaler la salive après qu'on l'a gardée quelque temps dans la bouche. Quand on administre une préparation aurifère à l'intérieur, comme il faut que cette ingestion ait lieu à jeun, on devra combattre l'excitation que peut produire le médicament sur la muqueuse gastrique par des boissons délayantes. Je donne souvent dans ma pratique la préférence au petit lait; si cette boisson fatigue l'estomac, il est facile d'en trouver d'autres pour la remplacer. Les préparations aurifères occasionnent quelquefois la constipation, qu'il faut combattre par les moyens usités;

elle ne sera du reste presque jamais de longue durée. L'excitation peut aussi être portée trop loin, comme on le voit dans l'observ. CCXXVI (250. 251 *bis*.); mais la chose est fort rare, et cette même observation est le seul cas, à notre connaissance, où on ait été obligé de la combattre par la saignée.

88. — L'excitation produite par l'or sur le système artériel doit attirer toute notre attention, car c'est celle-là qui est médicatrice. C'est en effet ainsi que procède la nature dans la plupart des cas, et la fièvre est à juste titre considérée par un grand nombre de praticiens comme une réaction des forces vitales sur les causes morbifiques, c'est le *conamen naturœ*. Toutes les maladies éruptives débutent et se terminent par des accès de fièvre ; tous les mouvements critiques qui annoncent l'issue heureuse ou malheureuse des maladies graves, sont précédés ou accompagnés de fièvre. L'excitation produite par l'or est toujours sans danger, surtout quand elle est graduée et soutenue. « Cette augmentation de tonicité, dit M. Niel, a pour but et pour résultat d'expulser petit à petit, et plus ou moins promptement, par l'exhalation ou toute autre voie d'excrétion, ce que le sang noir peut avoir versé de vicieux dans le torrent circulatoire et dans la lymphe. »

89. — Les préparations d'or guérissent en déterminant la même série de phénomènes que la nature produit lorsqu'elle procède seule et sans secours étrangers à la guérison des maladies. L'or dispose plus ou moins lentement à des évacuations presque toujours précédées elles-mêmes d'un léger état fébrile : il y a augmentation de la chaleur, un peu de fréquence dans le pouls : mais il est extrêmement rare que ces accidents soient assez graves pour empêcher les malades de vaquer à leurs affaires. Bientôt ces premiers mouvements sont suivis d'une transpiration soutenue qui dure plusieurs jours, ou d'un flux d'urines abondant, ou bien encore, mais plus rarement, d'une salivation inodore, qui ne s'accompagne d'aucun des symptômes fâcheux de la salivation mercurielle (289), ou enfin, plus rarement encore, par des déjections alvines. Ces sueurs sont parfois tellement abondantes qu'on les a vues percer des matelas ; tantôt elles ont une odeur alcaline, d'autres fois elles sont extrêmement fétides. A ces grandes sueurs, succède en général une douce moiteur, qui dure quelquefois plus de trois septenaires. Les urines, la plupart du temps, sont aussi très fétides; elles sont chargées, épaisses, donnent des dépôts de diverse nature.

89 *bis*. — M. Niel, qui emploie depuis quinze à seize ans les préparations d'or (*Extrait de sa correspondance*.) est tellement persuadé que ce métal ne doit sa haute efficacité qu'à l'heureuse propriété qu'il possède d'imprimer à l'économie ce mouvement salutaire qui termine toutes les maladies, qu'il ne pense avoir radicalement guéri par leur administration qu'autant qu'elles suscitent une

excitation capable de produire ces évacuations critiques, dont l'appréciation est toujours possible quel que soit le degré où elles arrivent.

90. — L'opinion d'un grand nombre d'auteurs est favorable à cette manière d'envisager la cure d'une maladie et surtout de celle qui est spécialement l'objet de cet écrit. Rauchin, Valsalva, Morgagni, Van Swieten ont considéré l'exercice du corps comme un des plus puissants secours dans le traitement de la syphilis. Arunda, dans la relation qu'il a donnée de sa captivité à Alger, assure qu'un malade atteint de syphilis trouva sa guérison dans le régime et le travail des galères : Falloppe dit aussi avoir vu des galériens guéris de la syphilis par les travaux les plus rudes. Ces témoignages d'anciens praticiens sont confirmés par les observateurs modernes; Gozzi déclare avoir connaissance d'un assez grand nombre de syphilitiques qui ont été guéris après des sueurs, provoquées d'abord par un effort de la nature, et augmentées par un exercice convenable. J'ai connu un jeune homme qui a été fort bien guéri d'une syphilis constitutionnelle en se livrant avec violence à l'exercice de la paume, qui excita chez lui des sueurs extrêmement abondantes et très fétides. C'est cette même pensée que Fracastor a exprimée dans les vers suivants :

> . . . . . Tibi nulla quies, nulla ostia sunto.
> Rumpe moras, agita assiduis venatibus apros
> Impiger, assiduis agita venatibus ursos.
> Nec tibi sit labor aerii cursu ardua montis
> Vincenti, rapidum in valles deflectere cervum,
> Et longâ lustrare altos indagine saltus.
> Vidi ego sæpe, malum qui jam sudoribus omne
> Finisset, sylvisque luem liquisset in altis.
> Sed nec turpe puta dextram summittere aratro,
> Et longum trahere incurvo sub vomere sulcum :
> Neve bidente solum, et duras proscindere glebas,
> Et validâ aeriam quercum exturbare bipenni,
> Atque imis altam eruere ab radicibus ornum,
> Quinetiam, exercere domi quo te quoque possis.
> Parvam mane pilam versa mihi, vespere versa,
> Et saltu et dura potos exudare palæstra.

Il faut fuir le repos et l'oisiveté; il faut, sans retard, vous mettre à la poursuite des sangliers et des ours; que ce soit pour vous un plaisir de suivre un cerf dans sa course, de gravir après lui les plus hautes montagnes, et de descendre dans les plus profondes vallées; tendez aussi des filets dans les bois. J'ai vu souvent la maladie se dissiper ainsi par les sueurs, et exhaler tout son venin dans les bois. Ne rougissez point de mettre la main à la charrue et de tracer un long sillon; remuez la terre avec la bêche et brisez-en les mottes; d'un bras infatigable attaquez avec la cognée le chêne élevé, et arrachez l'orme à ses profondes racines. Vous pouvez encore, sans sortir du logis, vous livrer à de violents exercices. La paume, la danse, la lutte, pourront exciter chez vous ces sueurs salutaires.

91. — C'est donc en éliminant le principe morbide que l'or guérit; cette élimination est le résultat des propriétés excitantes (85) de ce métal qui produisent une réaction du centre à la périphérie du corps, ou vers quelque point de son étendue. Très probablement dans tous les exemples de guérison par l'emploi de ce médicament, constamment l'organisme du malade qui en fait usage, et principalement le système vasculaire, sont excités; et si dans quelques cas, rares à la vérité, cette excitation est peu sensible, c'est que sans doute elle n'a lieu alors que vers un seul point; tels sont les cas où les excrétions morbides déjà existantes sont rendues plus abondantes. Les mouvements critiques se concentrent tous, comme dit Barthez, « vers l'organe qui en est le terme. » Ainsi les ulcères, les chancres existants fournissent une suppuration abondante et de bon caractère; les bubons deviennent de vastes foyers de suppuration, les écoulements uréthraux supprimés sont rétablis, ceux existants sont augmentés; d'autres sécrétions morbides sont momentanément rétablies, des éruptions de boutons, de pustules couvrent toutes les parties du corps; de sorte que les préparations d'or font reparaître des symptômes dont la suppression avait souvent été suivie d'accidents graves. Il n'est pas douteux qu'il ne soit bon dans la syphilis comme dans toutes les autres maladies, de favoriser le développement de ces symptômes extérieurs. Quand il a lieu par les seules forces de la nature, il se fait lentement, mais à la longue la maladie s'use et s'éteint par l'expulsion complète du levain morbide; c'est ce qui arriva pour la dame C*** (observ. III, 40). Cette augmentation de l'état fluxionnaire que nous venons de signaler, met nécessairement obstacle aux autres mouvements critiques; ceux-ci du reste deviennent inutiles, puisqu'il y a toujours, par une autre voie à la vérité, élimination du levain pathologique.

92. — C'est donc en procurant une crise plus ou moins vive par la transpiration, les urines ou toute autre voie, crise qu'on peut nommer expulsive, que les préparations d'or guérissent les affections dans lesquelles leur efficacité a été reconnue. Les efforts du médecin qui administre les préparations d'or doivent donc tendre à produire ces divers mouvements critiques. Mais il faut pour le bien que ces mouvements dépuratoires arrivent insensiblement et après un usage suffisamment prolongé du remède; ils sont alors évidemment critiques et deviennent les plus sûrs garants de la guérison. Si ces évacuations sont prématurées, elles ne seront pas pour cela dangereuses, mais elles pourront bien être beaucoup moins utiles. Il est donc quelques règles à observer pour obtenir ces mouvements critiques; aussi reviendrons-nous sur ce point important de la thérapeutique par l'or.

92 *bis*. — Les effets critiques de l'or ont fort bien été constatés par les méde-

cins de l'hôpital de New-York; ils ont reconnu qu'il donnait lieu à un accroissement considérable dans les urines. Cet effet fut si constant et si prononcé, que
M. Delafield, l'un d'eux, fut conduit à l'administrer contre l'hydropisie, et ce
fut avec succès.

Ce dernier effet critique a aussi été observé dans l'hôpital des Vénériens de
Paris (246). M. le docteur Souchier n'en a point observé d'autre chez les nombreux malades qu'il a traités par le perchlorure.

Gozzi a reconnu aux préparations d'or les mêmes propriétés critiques que
M. Niel, et il les décrit ainsi : « Osservavi che al solito l'infermo prova dopo
alcune ore un po' d'inquietudine e di smania; il di lui calore si accresce, il polso
si fà più frequente, ed acquista dell' uno. Dopo di che le orine diventano via via
più abbondanti, limpide, e di un bel color giallo; poscia si accresce la transpira-
zione; compariscono sudori or parziali, or universali, per lo più in tempo di
notte, i quali successivamente si fanno copiosi, ed anche profusi, si accompagnano
colle orine abbondanti, ed alternano con esse, e sovente al cessare o diminuire
dell' una evacuazione, si accresce o vi subentra l'altra. Questi fenomeni succedono
di rado, o sono rimarchevoli dopo le prime frizioni, ma sene richiedono sei, otto,
ed un numero maggior eziandio dipendentemente a circostanze individuali, e di
più viva reazione. Talvolta la traspirazione soltanto, o le orine si accrescono in
un modo, che possa notarsi dagl' infermi ; conciossia cosa che mi sembra di dover
stabilire in sequela delle mie indagini, che sotto l'uso continuato degli aurifici
abbia sempre luogo un qualche aumento in ambedue le sudette evacuazioni.
Tal altra volta, pervi alcuni termini leggieri, o qualche fugace dolor di stomaco
da ascriversi alla picciola quantità del rimedio inghiottito colla saliva (massime,
se questa non venne trattenuta per un po' di tempo in bocca, e con fretta si pra-
tico la frizione, o la dose particolarmente del muriato d'oro fù generosa), le sca-
riche alvine divengono liquide, frequenti, o succede una diarrea di breve durata,
e di poco incomodo. »

« J'ai observé qu'habituellement le malade, quelque temps après la friction
pratiquée avec le perchlorure d'or et de sodium, éprouve un peu d'inquiétude et
d'impatience; sa chaleur augmente, son pouls devient plus fréquent et acquiert
de la force. Après quoi les urines deviennent par degrés plus fréquentes : elles
sont liquides et d'une belle couleur jaune. Ensuite la transpiration augmente, les
sueurs partielles ou universelles se manifestent bientôt, toujours plus fréquentes
et plus abondantes la nuit que le jour. Elles ne tardent point à venir copieuses et
étonnamment abondantes, s'accompagnant d'un grand flux d'urine ou alternant
avec lui, de sorte que si une évacuation augmente, l'autre diminue. Ces phénomènes sont bien rarement observés après la première friction; il en faut six ou
huit, et même plus, suivant les individus et les circonstances qui peuvent favori-

ser ou retarder la réaction. Cette augmentation dans les urines ou dans les trans_pirations est toujours assez marquée pour que les malades puissent l'observer ; de sorte qu'il me semble devoir établir, par suite de mes recherches, que l'usage prolongé des préparations aurifères doit toujours occasionner une augmentation dans ces deux sécrétions. D'autres fois cependant, après quelques légères coliques ou quelques douleurs passagères à l'estomac, qu'il faut attribuer à la petite quantité du remède qui se trouve entraînée par la salive (surtout si celle-ci n'a pas été retenue un peu de temps dans la bouche ou si la friction a été de trop courte durée, et surtout si elle a été faite avec des doses trop fortes), les évacuations alvines deviennent liquides, plus fréquentes, et bientôt survient une petite diarrhée de courte durée et fort peu incommode. »

Gozzi reconnaît aux préparations d'or les mêmes propriétés critiques que celles que nous avons signalées ; seulement il annonce que le mouvement critique peut s'établir du sixième au huitième jour du traitement, ce qui doit être fort rare chez nous ; ceci tient à la différence des climats, cependant l'observ. XCVI (150), extraite de ma pratique, nous offre l'exemple de l'établissement aussi précoce du mouvement critique ; mais aussi nous nous trouvions placé dans des conditions atmosphériques extrêmement favorables. Gozzi, partageant du reste l'opinion de M. Chrestien, dont il cite les paroles, ajoute que ces mouvements critiques, qu'il pense être toujours nécessaires pour opérer la cure radicale, ne sont jamais à redouter, et qu'il ne faut user que de ces précautions qu'un médecin ne néglige jamais quand il administre un médicament actif ; précautions qu'il indique, mais que nous avons déjà dites avec M. Niel.

Gozzi combine souvent l'emploi d'autres médicaments avec les préparations aurifères, qu'il considère comme des médicaments absolument excitants ; leur associant tantôt les débilitants et les déprimants quand leur action est trop énergique, favorisant au contraire cette excitation par d'autres médicaments aussi excitants, mais produisant une excitation différente. En observant ces règles le praticien de Bologne est parvenu à surmonter et à vaincre les affections vénériennes les plus rebelles. (Ouvrage cité, p. 20.) Il explique aussi parfaitement bien pour quelles raisons certains praticiens n'ont obtenu aucun effet ou que de mauvais effets de l'administration des préparations aurifères, et particulièrement du perchlorure. Ainsi il a vu, par l'administration d'une dose excessive, les urines et surtout les sueurs se supprimer, la maladie devenir stationnaire ou même s'aggraver, les malades se plaindre de malaise, de chaleur inusitée ; mais ces accidents et d'autres que nous avons signalés prouvent-ils contre la bonté du médicament ? Un grain d'émétique administré à propos peut mettre obstacle au développement de graves maladies ; dix grains dans d'autres cas pourront causer la mort. Gozzi signale aussi les avantages d'une saison sèche et chaude, et les inconvénients d'une saison froide et surtout froide et humide, ces dernières conditions atmosphériques exigeant plus de précautions par des raisons que nous dirons.

93. — Les préparations d'or n'ont pas toutes le même degré d'activité : le perchlorure d'or et de sodium (72, 73) tient le premier rang ; viennent ensuite l'oxide précipité par l'étain (69, 69 *bis*), et celui précipité par la potasse (65), ou la magnésie (68) ; et en dernière ligne l'or divisé (70, 71, 71 *bis*), qui est la plus douce, la plus innocente, mais aussi la plus sûre des préparations aurifères. Quelque grande que soit l'activité du perchlorure (nous avons dit à quelles doses minimes (77) on l'administre); elle ne doit pas être redoutée, et à cause même de son activité cette préparation offre de grands avantages sur les autres quand elle est bien maniée.

94. — Nous devons signaler ici un grand avantage offert par l'emploi du perchlorure d'or et de sodium : c'est, à cause de l'exiguité des doses, le peu de dépense qu'il nécessite, considération importante pour son administration dans les hôpitaux. Les autres préparations aurifères sont plus coûteuses.

95. — On conçoit déjà aisément que toutes les formes médicamenteuses que l'or est susceptible de recevoir ne conviennent point également aux mêmes individus et aux mêmes maladies. Les femmes délicates et nerveuses, les enfants, ne s'accommodent pas toujours du perchlorure d'or et de sodium, tandis qu'ils supportent très bien l'or divisé, les oxides en frictions, sur la langue ou à l'intérieur. Chez ces mêmes individus et chez toutes les personnes irritables, les préparations d'or les plus douces préparent parfaitement aux effets du perchlorure. Le perchlorure peut être administré avec plus de hardiesse dans les climats et les saisons froides et humides; il faut l'employer avec plus de circonspection dans les saisons et les climats secs et chauds. On peut cependant dire, en thèse générale, qu'entre des mains habiles nulle saison, nulle condition constitutionnelle, nulle complication ne s'opposent à l'administration des préparations aurifères.

96. — Les règles à suivre dans la graduation des doses dépendent des mêmes circonstances : les tempéraments sanguins, bilieux, irritables, ne s'accommodent au début surtout, que de faibles doses ; les constitutions molles, les tempéraments lymphathiques, exigent des doses plus élevées; ils demandent souvent même qu'intervertissant la marche accoutumée, on arrive tout à coup aux doses les plus élevées.

M. Niel insiste beaucoup, et avec raison, sur la nécessité, dans un grand nombre de cas, d'imprimer une forte secousse à l'économie par cette transition brusque. Mais il faut aussi prendre garde de causer une trop forte excitation, en prolongeant outre mesure ce noaveu mode d'administration : il faut tour à tour le suspendre et le reprendre, jusqu'à ce qu'on ait provoqué un mouvement critique qu'il ne s'agit plus ensuite que d'entretenir par des doses modérées.

97. — On devra aussi en agir autrement selon qu'on aura à traiter une affection aiguë ou une affection chronique. Dans les affections chroniques, il faudra
marcher d'autant plus franchement vers le but désiré, qu'on aura affaire à des
sujets moins irritables. C'est dans des cas de ce genre, c'est chez des sujets de cet
acabit, qu'il faut administrer le perchlorure d'or et de sodium, et l'administrer à
hautes doses. Souvent aussi, même dans le traitement des affections chroniques,
chez des sujets irritables (96, 99), il faudra aller avec plus de ménagement et souvent préférer au perchlorure l'or divisé et ses oxides. Dans les affections récentes,
tout en cherchant à obtenir la crise désirée, on devra user de précautions, laisser
en général écouler le temps de la diathèse inflammatoire, ou au moins pendant
qu'on administre force délayants et forces émollients, commencer par des doses
très minimes et veiller à ce que l'irritation que produisent toujours les préparations d'or, ne fasse pas renaître cette diathèse. Il faudra encore user de plus de
soins si le sujet est irritable.

97 *bis*. — La syphilis primitive s'accompagne presque toujours d'accidents
inflammatoires plus ou moins graves. M. Niel veut qu'avant d'administrer le
chlorure ou toute autre préparation aurifère, on combatte d'abord ces accidents,
et qu'on ne commence le traitement que lorsqu'ils sont absolument calmés. Les
observations 9 et 12 de la dissertation de M. Destouches signalent un grave inconvénient du traitement antiphlogistique local poussé trop loin : il plonge les
tissus dans l'atonie, et s'oppose ainsi à la cicatrisation des chancres et des ulcères;
il devient alors nécessaire, ou de les toucher avec le nitrate d'argent, de les panser
avec la pommade aurifère, ou d'administrer des doses plus élevées de la préparation aurifère dont on a fait choix, et aussi de prolonger le traitement de la
syphilis primitive, des accidents inflammatoires; mais je me tiens dans un juste
milieu entre la conduite de M. Niel et celle de M. Destouches : le premier insiste
trop sur le traitement antiphlogistique préparatoire, tandis que le second néglige
absolument les accidents inflammatoires. Il faut que les accidents inflammatoires
soient bien graves pour que je n'administre pas de suite le perchlorure d'or e
de sodium; je me contente de commencer par des fractions d'autant plus faibles
que ces accidents sont plus graves ; je les combats du reste par les moyens usités,
je saigne même, s'il le faut; mais du moins je me mets en garde par l'administration de la préparation aurifère, quoiqu'à faible dose, contre l'effet débilitant
et atonique des délayants. Je préfère en général les pansements avec le cérat de
Galien, aux bains locaux adoucissants; quand je les conseille j'ai toujours soin
qu'ils ne soient pas trop prolongés, à moins cependant que, pressé d'opérer la

guérison, je ne me sois vu forcé d'administrer de suite de fortes doses de perchlorure.

98. — On parviendra encore à produire des effets critiques en variant les préparations d'or. Du reste, ces crises se font plus ou moins attendre, sont plus ou moins évidentes, selon le degré d'ancienneté, la nature, la complication de la maladie, le plus ou moins d'irritabilité du sujet. Elles sont favorisées par un temps sec et chaud, peu contrariées par le temps sec et froid, pourvu que celui-ci ne soit pas trop rigoureux ; la chaleur humide et surtout le froid humide s'y opposent presque absolument. Ainsi il faut administrer des doses considérables de préparations aurifères et même de perchlorure, à Varsovie, à Pétersbourg, en Hollande et à l'île Bourbon, tandis que des doses très faibles sont suffisantes en Espagne, en Italie, dans le midi de la France.

99. — Quant aux doses nécessaires pour obtenir la guérison d'une syphilis, nous devons dire qu'elles sont infiniment variables : pour le chlorure elles sont comprises entre les limites de trois à quarante grains ; quant aux autres préparations il n'y avait rien de fixe, mais ces doses sont toujours assez considérables, surtout pour l'or divisé. Cinq grains de chlorure, en commençant par un seizième et allant à chaque grain par dose croissante, de façon que le dernier grain soit administré par douzième, suffisent, dans un très grand nombre de cas, pour les maladies vénériennes récentes (pour celles-ci c'est même souvent assez de trois grains), et même pour celles de date ancienne, pourvu toutefois qu'elles ne soient pas dégénérées, compliquées, ou qu'elles ne s'accompagnent pas de symptômes très longs à détruire par leur nature ou leur siège ; car dans ces cas, il faut administrer de bien plus hautes doses du sel aurifère. Dans le service de M. Lallemand, pour le traitement par le perchlorure d'or, on débute d'ordinaire par un grain divisé en seize doses ; le second l'est en quatorze, ainsi de suite, jusqu'à ce qu'il ne soit plus divisé qu'en six fractions. Ces six grains suffisent en général pour les 19/20 des affections récentes. Pour les malades en plus petit nombre, qui sont traités par l'or divisé, on en consomme, dans le même hôpital, de quarante à soixante grains. Dans des cas d'une grande gravité, quelquefois le chlorure échoue, parce que le virus morbide s'étant porté sur le système nerveux, le sel aurifère est alors trop irritant : il faut le remplacer par une autre préparation, c'est alors l'or divisé qu'on devra lui substituer ; car c'est toujours de l'or en substance dont on doit attendre les meilleurs effets. Cependant il ne faut pas absolument négliger les oxides ; Gozzi les préconise et les administre de préférence dans les cas où la maladie se complique d'affection scorbutique, et de ces graves accidents qui sont si fréquemment la suite de l'administration du mercure.

99 *bis*. — M. Chrestien a toujours observé (extrait de sa *Correspondance*) que l'exercice, la fatigue même (90), ajoutent à l'efficacité des préparations d'or,

et il se demande, en me faisant cette communication, si c'est par le ton que l'exercice donne à l'économie que l'action des préparations d'or est augmentée, ou par les sueurs qu'il provoque? C'est avec très juste raison qu'il ajoute que c'est en augmentant la tonicité. Les bains domestiques, ajoute-t-il, quand on en fait un usage trop fréquent, retardent les effets du muriate. Ce moyen thérapeutique augmente, à la vérité, la transpiration ; mais comme il diminue la tonicité, c'est une transpiration passive ; pour que la crise causée par les préparations d'or soit efficace, il faut qu'elle soit active. Il n'existe certes pas de toniques plus énergiques que la chaleur, aussi voyons-nous, dans tous les pays où règne une température chaude et sèche, les médicaments dont les effets sont critiques y être beaucoup plus efficaces que dans les pays froids. Les observations que nous avons extraites de la dissertation du docteur Destouches viennent fortement à l'appui de l'opinion de notre respectable ami.

En effet, M. Destouches déclare qu'il a été rarement obligé d'employer plus de trois grains pour obtenir la guérison des syphilis primitives ; deux grains ont généralement suffi pour dissiper les symptômes, et le troisième n'a été administré que pour assurer la guérison. Nul accident n'a fait suspendre l'emploi du remède, quoique les malades traités par M. Destouches fussent exposés à toutes les intempéries atmosphériques. Mais les sujets de ces observations étaient soldats dans un corps de génie : leur vie continuellement active a favorisé les effets du médicament, et a mis obstacle aux mauvais effets qui auraient pu résulter des écarts de régime et des conditions atmosphériques défavorables dans lesquelles ils étaient continuellement placés.

100. — Il faut bien se garder de contrarier les effets critiques des préparations aurifères par l'exposition à l'humidité et au froid, par l'ingestion de boissons glacées; en se découvrant, en prenant des bains froids, et même des bains tièdes (99 *bis*), en s'exposant à l'air humide du soir : parce que, en arrêtant le mouvement critique, on refoule la réaction produite par le remède, et non seulement on détruit les bons effets déjà obtenus, mais on donne aussi lieu à de légers accidents inflammatoires qu'il est quelquefois nécessaire de combattre par les moyens ordinaires; on recompose en quelque sorte une nouvelle maladie, dont il faut recommencer le traitement sur de nouveaux frais ; du reste il n'en résulte pas d'autres inconvénients. Quand les mouvements critiques commencent à s'établir, il est bon quelquefois de les favoriser par quelques boissons légèrement diurétiques, quoique cela ne soit pas bien essentiel. M. Niel, quand il voit la crise éliminatrice bien établie, et que les symptômes les plus graves sont disparus, est assez dans l'usage de suspendre l'administration du remède. Ce mode peu fort bien convenir sous des latitudes plus chaudes que les nôtres, et où règne une température plus constante ; mais dans nos climats dits tempérés, il ne faut point

en user ainsi ; on peut seulement modérer les doses, ou les éloigner, mais on courrait quelques risques de voir le mouvement critique s'arrêter si on ne le soutenait pas en continuant l'administration du médicament.

101. — Quant au régime, il n'y en a guère d'autre à prescrire que celui basé sur les règles de la sobriété. Du reste, le malade peut se livrer à tous les exercices (99 *bis*) qu'il avait coutume de faire, à moins qu'il n'en soit empêché par la nature des symptômes. De sorte qu'on peut faire un traitement par l'or sans interrompre ses travaux, en voyageant par plaisir ou par état. M. Chrestien a vu de ses malades partir munis de leurs petites provisions de chlorure, et revenir guéris, malgré les fatigues de la route et tous les inconvénients qu'entraîne un voyage ; on voit que les écarts de régime ne donnent pas lieu à des accidents fort graves. Certes, nous croyons pouvoir le dire hautement, il n'existe pas de médicament plus commode, nous ajouterons qu'il n'en existe pas dont l'usage puisse être plus secret.

102. — Cette grande commodité résulte encore de ce que la plupart du temps il n'est besoin ni d'avoir recours à l'excision des excroissances, ni de faire usage d'aucune application topique. Les excroissances sont résorbées, les chancres, les ulcères se cicatrisent par les seuls soins de la propreté ; il est extrêmement rare qu'il soit nécessaire d'user des caustiques. Il est cependant bon quelquefois de panser des ulcères qui ont un mauvais caractère avec la pommade aurifère, afin de leur donner un meilleur aspect, d'exciter la suppuration, ou de lui enlever ses mauvaises qualités. Il est aussi la plupart du temps inutile d'avoir recours aux applications d'emplâtres fondants sur les bubons : l'or résout les tumeurs indolentes ; il fond, atténue et guérit celles qui sont passées à l'état squirrheux. Cependant des frictions pratiquées avec la pommade aurifère sur les tumeurs de ce genre ne peuvent être qu'avantageuses, surtout quand il y a complication de scrofules.

103. — Les préparations d'or agissent quelquefois fort longtemps après qu'on les a abandonnées ; du reste les phénomènes produits alors sont analogues à ceux que l'on remarque le plus ordinairement pendant leur emploi. M. Niel pense que dans les cas de ce genre il faut peu compter sur un véritable succès ; il me semble qu'il serait aisé de l'assurer en reprenant leur usage au moment de l'apparition des prodromes de la crise. Ce phénomène, du reste, quand il s'observe (et la chose est fort rare), ne se montre guère que sur des individus atteints d'affections scrofuleuses fort anciennes, ou d'affections syphilitiques dégénérées. En effet, lorsque le principe morbifique s'est ainsi assimilé à nos humeurs, il est on ne peut plus tenace et rend l'économie peu susceptible de recevoir l'impression des agents auxquels on a recours pour l'émouvoir. D'autres fois ce sont seulement certains symptômes qui ne disparaissent que longtemps après la

cessation des crises provoquées par l'or, et qu'on en a suspendu l'usage. Ainsi, notre respectable ami M. Chrestien (ouv. cité p. 425) cite l'observation d'un enfant scrofuleux, chez lequel un goître énorme persista après la disparition de tous les autres symptômes, qui étaient de la plus grande gravité. Après la suspension de toute médication la tumeur se dissipa insensiblement : il lui fallut un an pour se fondre complètement. M. Niel (ouv. cité page 119) cite l'exemple d'un marin guéri par l'emploi du muriate : une exostose de la pommette droite avait résisté à l'emploi du sel aurifère ; elle ne commença à se dissoudre qu'après la cessation de tous les mouvements critiques ; sa résorption ne fut complète qu'au bout de deux mois.

104. — Il nous reste à parler de l'or comme topique. On peut employer de cette façon le perchlorure d'or et de sodium en dissolution dans l'eau distillée, et l'or divisé et les oxides incorporés dans l'axonge, le cérat ou la pommade de concombre : le cérat est l'excipient le plus convenable quand on veut employer la pommade aurifère en pansements; il faudra faire choix de la pommade de concombre ou de l'axonge si on veut en user en frictions. La solution de muriate a déjà été plusieurs fois employée avec succès à l'intérieur; je me propose d'en continuer l'usage de cette façon et d'en essayer aussi à l'extérieur. L'or divisé, employé comme topique, a réussi parfaitement à M. Niel, pour calmer les douleurs causées par des ulcères syphilitiques ; dans un cas de ce genre il l'a administré à la dose d'un gros par once de cérat. Je l'administre généralement à celle de dix grains sur la même quantité d'excipient ; une fois je fus obligé de réduire cette dose de moitié, tant la pommade aurifère à dix grains avait agi énergiquement sur un ulcère scrofuleux dont elle rongea les chairs au point de le rendre creux de saillant qu'il était. L'effet le plus habituel de cette pommade est de donner un meilleur aspect aux ulcères syphilitiques et scrofuleux, de les déterger et de leur faire fournir un pus de bonne nature. Elle me réussit aussi parfaitement employée en frictions sur les engorgements lymphatiques, de quelque nature qu'ils soient.

Nous allons maintenant, par de nombreuses observations, constater l'efficacité des quatre préparations d'or que nous avons fait connaître, pour guérir la syphilis récente et invétérée. Dans cette première série d'observations, on ne trouvera que des affections vénériennes qui ont été combattues par les préparations aurifères seules. Ce n'est qu'après avoir signalé, dans un chapitre particulier, les dangers des préparations mercurielles, que nous donnerons une nouvelle série d'observations qui prouvera que l'or n'est pas moins bon pour guérir les syphilis qui, ayant été rebelles au mercure, ont altéré profondément la constitution des individus malades, et ont revêtu les formes les plus singulières et les plus tenaces.

CHAPITRE V

OBSERVATIONS DE SYPHILIS PRIMITIVE GUÉRIE PAR L'EMPLOI DES PRÉPARATIONS
D'OR SEULES

105. — Tout en reconnaissant qu'il pouvait exister des écoulements bénins
(17 *quater*), nous croyons avoir aussi démontré qu'il était impossible de révoquer en doute l'existence de la gonorrhée virulente (17). On ne s'étonnera donc
pas que dans la plupart des cas nous conseillions aux malades qui nous consultent pour une blennorrhagie simple, un traitement spécifique, qui a le grand
avantage de les préserver de tous les accidents consécutifs qu'on est en droit de
redouter quand on ne suit point cette méthode. Voici en général comme nous
procédons : nous laissons passer la diathèse inflammatoire, nous la combattons
même par les adoucissants, les délayants, les émissions sanguines locales, ou
générales si nous le jugeons nécessaire; puis nous administrons le perchlorure
à la dose d'un quinzième. Le premier effet du sel aurifère est, dans la plupart des
cas, d'augmenter l'écoulement, puis il diminue et se tarit quelquefois absolument. J'ai dit quelquefois, car dans un grand nombre de cas il subsiste un léger
suintement, une blennorrhée, qu'il faut combattre par les boissons tempérantes
et les balsamiques. Je suis dans l'usage, quand l'écoulement persiste après
l'emploi du second grain de perchlorure, d'adjoindre à un troisième grain le
baume de Copahu, que j'administre sous la forme de pilules.

Pilules de baume de Copahu :

Baume de Copahu......................	ʒ v.
Lessive de savon......................	ʒ j.
Huile d'amandes douces.................	ʒ j.
Eau commune.	ʒ iv.

Faites bouillir à feu doux dans une capsule, en agitant continuellement jusqu'à parfaite évaporation de toute humidité ; ajoutez à la masse savonneuse :

Poivre de cubèbe......................	ʒ j.

Pour faire cent soixante pilules qu'on prendra matin et soir par doses d'abord
croissantes, et décroissantes quand l'écoulement est considérablement diminué
ou qu'il est tari.

La vérité veut que nous disions que cette manière d'administrer le baume de Copahu ne nous a pas constamment réussi. M. Laillet pense que cette inefficacité du baume de Copahu dépend de ce qu'il y a dans cette préparation perte considérable d'huile essentielle, qui est sans doute la force médicatrice du baume de Copahu. Aussi est-il infiniment préférable de suivre. pour solidifier le baume de Copahu, un procédé indiqué tout dernièrement dans les journaux de médecine : il consiste à le mêler avec un dix-septième de son poids de magnésie bien calcinée ; au bout de quelques jours le baume est solidifié de manière à former une masse pilulaire assez solide pour pouvoir être divisée ; il est facile de la rendre plus ferme en y ajoutant le poivre de cubèbe ou une poudre inerte. Du reste, sous quelque forme qu'on emploie le baume de Copahu, qu'on n'oublie pas, si on veut réussir, qu'il faut l'administrer à hautes doses, à celles d'une demi-once, une once, et même deux onces par jour.

Nous avons aussi administré et avec succès, l'huile essentielle de Copahu administrée dans une potion gommeuse, aux doses de deux, trois et quatre gros par jour. Ce nouveau médicament, que l'on doit aux recherches de M. Dublanc, pharmacien, a tous les avantages du baume de Copahu, de plus il offre un volume beaucoup moins considérable ; et comme en versant dans cette huile essentielle quelques gouttes d'acide sulfurique elle se colore en rose et perd son odeur désagréable, son ingestion est beaucoup plus facile.

105 *bis*. — MM. les professeurs de Montpellier sont éloignés de considérer la blennorrhagie comme une simple inflammation, et ils soumettent la plupart du temps les malades qui en sont atteints à un traitement spécifique. Voici ce que nous trouvons dans le tableau de la clinique de M. Broussonnet (*Ephémérides*, I, pag. 199) : « Sur six malades atteints de blennorrhagie, quatre présentant des symptômes inflammatoires subirent un traitement préparatoire par la saignée, l'émétique et les purgatifs, et furent ensuite mis avec les deux autres qui n'avaient pas les mêmes symptômes à l'usage du perchlorure d'or en friction sur la langue, en débutant par un quinzième de grain. Quand ces malades eurent pris deux grains à deux grains et demi du sel aurifère, on leur administra une potion balsamique.

Baume de copahu......................	ʒ ij.
Sel d'absinthe........................	℈ ij.
Sirop de capillaire....................	℥ ij.
Eau de fleurs d'oranger................	℥ β.
Eau de tilleul........................	q. s.

Pour ℥ vj de potion ; par cuillerées à bouche, matin et soir.

Sept à huit jours suffirent constamment pour arrêter l'écoulement, qui n'avait été que diminué par l'emploi des premiers moyens ; ces six malades sont sortis parfaitement guéris après trente-cinq ou quarante jours de séjour à l'hôpital. Quand la blennorrhagie est plus ancienne, les malades sont soumis au même traitement, mais ils prennent une plus grande dose du sel aurifère; du reste, on a fort bien observé aussi à Montpellier que le premier effet du perchlorure, administré pour combattre la blennorrhagie, était dans la plupart des cas d'augmenter l'écoulement. »

ro5 *ter*. — Avant de passer aux observations que nous avons à rapporter, nous n'oublierons pas de nous élever fortement contre l'usage qui nous vient d'Angleterre, et qui est fort répandu maintenant, de supprimer, sitôt qu'elle apparaît, la blennorrhagie survenue à la suite d'un coït suspect. Nous opposerons à cette méthode l'observation suivante.

Observ. XVI. Par M. Fenoglio, médecin à Turin (extr. du *Journal universel*, XLIX, 116). Gonorrhée bénigne, inefficacité des délayants, du baume de Copahu; suppression subite obtenue en plongeant deux fois la verge dans de l'eau glacée; trois jours après trismus des plus violents, qu'on ne parvient à guérir qu'en rappelant l'écoulement.

Le docteur Louis Tati, partisan du traitement antiphlogistique, s'est aussi élevé fortement (*Nuov. Giornale dei letterati,* mars et avril 1823) contre la suppression brusque des écoulements. Il rapporte à ce sujet quatre observations de personnes guéries momentanément par ce mode de traitement, et qui furent quelque temps après attaquées de symptômes assez graves. Tous les faits qui constatent la virulence de la blennorrhagie, et il n'en manque pas dans cet ouvrage, peuvent être victorieusement opposés à la méthode que nous attaquons. Que d'ophthalmies, et des plus violentes, qui surviennent après la répercussion d'une blennorrhagie (17). L'observ. LX (134) nous offre l'exemple d'un homme atteint d'une blennorrhée qui a succédé à une blennorrhagie qu'on a traitée par les antiphlogistiques : il infecta sa femme, qui contracta une leucorrhée et des chancres à la vulve. Chez le sujet de l'observation LXXIV (140), c'est un chancre et un bubon survenus après la suppression d'une blennorrhagie; chez celui de l'observation CXXXVI (177), ce sont des ulcérations consécutives à la suppression d'une blennorrhée. L'observation CLXXXI (198) nous offre le spectacle d'un enfant atteint de syphilis héréditaire, ·dont le père n'avait eu que deux blennorrhagies, qui avaient été traitées sans méthode (199); les observations CCII et CCIII nous montrent encore des symptômes consécutifs après des blennorrhagies traitées et guéries par des émollients. Nous pourrions à ces faits en ajouter beaucoup d'autres, toujours puisés dans notre ouvrage, mais il me semble que ceux-ci doivent suffire pour prouver que nos assertions ne sont pas dénuées de tout fondement. (*Voy*. chap. 1er, 17, 17 *bis*, 17 *ter*.)

105 *quater*. — Observ. XVII, par M. Jalaquier. Blennorrhagie. Guérison par quatre grains de perchlorure.

« Un voyageur, âgé de vingt-deux ans, d'un tempérament sanguin, vint me consulter pour une blennorrhagie qu'il croyait avoir contractée depuis trois jours. La douleur qu'il éprouvait dans toute l'étendue du canal lorsqu'il voulait uriner ou quand il était en érection était des plus vives; la matière de l'écoulement était blanchâtre et de peu de consistance. Le malade avait de la fièvre; il était sans sommeil et sans appétit. Je lui conseillai de demeurer à Montpellier jusqu'à ce que la période d'irritation fût passée, et dès le jour même je lui fis appliquer huit sangsues à la face inférieure de la verge, sur le trajet même de l'urètre; je prescrivis l'eau de veau, les bouillons, les bains locaux, et une émulsion pour le soir. Ces moyens ayant produit l'effet avantageux que j'avais droit d'en attendre, le malade voulut partir, mais je le prévins qu'il n'était pas encore guéri.

« Au bout d'un mois, repassant par Montpellier pour se rendre chez lui, il vint me consulter de nouveau sur son écoulement, qui était devenu plus consistant et plus abondant. Il m'engagea surtout à lui donner un remède sûr et d'un usage facile. Je lui prescrivis quatre grains de muriate d'or (divisés par seizièmes, quinzièmes, quatorzièmes et treizièmes) à prendre en frictions sur la langue. Deux mois après, il m'écrivit que son écoulement avait diminué, qu'il n'apercevait plus rien depuis quelques jours, et qu'il se croyait bien guéri. Je l'ai vu assez souvent depuis cette époque, et il m'a assuré que le traitement avait été couronné d'un plein succès. »

Observ. XVIII, du même. — Blennorrhagie accompagnée de symptômes inflammatoires très graves; verge courbée, phimosis, fièvre, langue sèche, altération vive, dégoût, insomnie. Saignée, diète, boissons délayantes et tempérantes, cataplasmes émollients sur toute l'étendue du pénis, huit sangsues sur le trajet de l'urètre. Lorsque l'irritation fut bien calmée, applications résolutives qui dissipent le phimosis. L'écoulement persiste. Guérison obtenue par cinq grains de perchlorure.

106. — Ces deux observations constatent encore l'existence de gonorrhées dépendant d'un virus vénérien; et dans un moment où l'on conteste même la spécialité des plus affreux ravages causés par la syphilis, il importe d'établir par des faits irrésistibles que cette maladie peut avoir pour unique symptôme un écoulement par le canal de l'urètre. N'oublions pas de faire remarquer quelle série d'accidents viennent compliquer le début de ces blennorrhagies syphilitiques : toutes deux ont d'abord été méthodiquement combattues par les antiphlogistiques; ceux-ci n'ont rien fait autre chose que de calmer les accidents inflammatoires; mais l'écoulement, conséquence aussi d'une inflammation (je le veux !).

mais d'une inflammation *sui generis* (9), a persisté, et il a fallu un traitement spécial pour éteindre dans ces deux cas cette inflammation spéciale, qui a résisté même aux sangsues ; je dis même aux sangsues, parce que je m'entends toujours répéter qu'il n'est pas de blennorrhagie qui résiste à ce moyen. Les deux faits suivants vont encore prouver le peu de vérité de cette assertion.

107. — Observ. XIX (extraite d'une lettre de M. Duffour à M. Chrestien, du 11 mars 1818). Blennorrhagie, symptômes inflammatoires très graves. Après un traitement antiphlogistique préparatoire, guérison par le perchlorure.

« J'avais engagé un jeune homme de vingt et un ans, qui avait une blennorrhagie accompagnée de dysurie et de strangurie, à se faire saigner une à deux fois du bras, à prendre des bains tièdes, et à boire beaucoup de petit-lait ou d'eau de chiendent édulcorée avec le sirop d'orgeat. Ce jeune homme ne crut pas devoir faire précéder par ce traitement antiphlogistique l'usage du muriate d'or. Il fut atteint d'une inflammation des plus intenses dans les parties de la génération ; elle céda à un traitement des plus antiphlogistiques et à la diète la plus sévère ; il fut ensuite guéri par le muriate d'or à l'intérieur et en frictions sur la langue. »

Quant à ces accidents inflammatoires, existants déjà et exaspérés par le perchlorure, M. Duffour fait observer que « si ce malade avait eu recours au sublimé corrosif ou à toute autre préparation mercurielle, avant un traitement antiphlogistique préparatoire, les mêmes accidents auraient eu lieu, comme je l'ai observé plusieurs fois, ce qui ne doit pas faire tirer la conséquence que dans les maladies syphilitiques récentes le muriate d'or ne doit pas être employé comme dans les anciennes affections vénériennes. »

108. — M. Duffour, dont le témoignage a quelque poids (il était médecin de l'ancien directeur Barras et ami intime du doyen des médecins de France, le respectable M. Portal), avait commencé sa lettre par ces mots : « J'ai administré cette préparation (le perchlorure d'or et de sodium) à plusieurs malades atteints de maladies vénériennes récentes et anciennes, et j'ai obtenu des guérisons sans accidents, excepté une fois. » (C'est l'observation que nous venons de rapporter dont M. Duffour veut parler.) Cette même lettre, il la termine ainsi : « J'ai guéri par le muriate d'or des maladies vénériennes qui n'avaient pu l'être par l'emploi des frictions avec l'onguent napolitain double, l'usage de la liqueur de Van Swieten et les différents robs et sirops dépuratifs connus pour avoir guéri souvent. » Ces mots constatent l'efficacité du perchlorure d'or et de sodium, et l'inefficacité trop fréquente du mercure et des dépuratifs. Les faits, du reste, ne nous manqueront pas pour donner à ces propositions la force de chose jugée.

109. — Observ. XX, extraite de ma pratique. Blennorrhagie avec phimosis et balanite. Guérison par le perchlorure. Les délayants et les bains généraux et locaux lui sont adjoints.

« M***, garçon papetier, quelques jours après un coït impur, éprouva les symptômes suivants : écoulement d'une matière épaisse et verdâtre, phimosis léger, inflammation du gland, qui est recouvert d'un enduit visqueux : le malade ressent en outre une douleur assez vive à l'aine droite, les cordons testiculaires forment, le long de leur trajet, un bourrelet bosselé. Je prescris des bains à un jour de distance, des bains locaux adoucissants et des injections de décoction de racine de guimauve sous le prépuce; j'engageai en outre le malade à se noyer, pendant trois ou quatre jours, d'une tisane de chiendent et de réglisse; il commença en même temps l'usage du perchlorure d'or en frictions sur la langue. Le premier grain, divisé en quinze doses, fut consommé sans que j'aie observé aucun changement dans l'état du malade; cependant le facies est meilleur, l'inflammation a cédé aux délayants; le pouls donne quatre-vingts pulsations par minute : cet état se maintient pendant l'emploi d'un deuxième grain, divisé en douze frictions : un bubon commence à se montrer à l'aine droite. Un troisième grain, divisé en quinze doses (deux frictions par jour, l'une le matin, l'autre le soir), est consommé, sans encore aucun changement bien marqué; le malade se trouve, à la vérité, mieux; il a un excellent appétit; il remarque une légère augmentation dans ses urines et se plaint d'érections douloureuses pendant la nuit : je lui recommande de s'entourer, le soir en se couchant, la verge dans des compresses imbibées d'une décoction de racine de guimauve. Un quatrième grain, divisé en douze frictions (on continue d'en faire deux par jour), est achevé, les aines sont toujours engorgées. L'écoulement est un peu diminué, il conserve la même couleur; les érections sont moins douloureuses et moins fréquentes, les urines continuent d'être toujours plus abondantes. L'appétit est encore augmenté d'une manière très marquée; le malade a tous les dehors d'une santé parfaite. Un cinquième grain, divisé en six doses, est commencé par le malade; il ne doit plus faire qu'une friction par jour, le soir. Je cesse de le voir dès ce moment, mais j'apprends par un de ses amis qu'il est parfaitement guéri; enfin, je le rencontre lui-même en juin 1824; il me confirme ce qui m'avait été dit, et me déclare que depuis l'époque de sa guérison (mars 1823), il n'a plus éprouvé aucun accident. »

109 *bis.* — Observ. XXI, par M. Sauvé. Blennorrhagie. Guérison par de hautes doses de perchlorure.

« M. Slivocki, officier du régiment des uhlans de la garde impériale russe, témoin de la prompte guérison de M. Riezelmann (observ. XXII), ayant contracté une blennorrhagie, vint me prier de lui administrer le même traitement. Autant la constitution du premier était vigoureuse, autant celle de M. Slivocki était débilitée. Cet officier, de vingt à vingt-deux ans, d'une stature allongée, maigre, d'un teint jaune, d'un caractère brusque et très irascible, avait éprouvé plusieurs accidents dépendants de sa profession : il avait eu, entre autres choses, les pieds gelés, et en avait perdu les orteils et deux os du métatarse. Slivocki s'impatienta de ne pas se voir guéri après une semaine d'usage du muriate d'or, et de ce que je ne voulais pas consentir à lui doubler et même lui tripler la dose journalière du remède, nous rompîmes ensemble. Au bout de quelques semaines que je le revis, il m'annonça sa guérison, qui, disait-il, avait eu lieu au bout de peu de jours d'usage du sel aurifère qu'il avait acheté lui-même et préparé à sa fantaisie. D'après mon ordonnance, il en avait pris un grain divisé en huit doses ; il en avait douze grains qu'il avait consommés en douze jours environ, de sorte qu'il avait pris à peu près un grain du sel aurifère par jour. Cet officier s'est toujours fort bien porté pendant six mois que j'ai pu l'observer après ce traitement. »

Observ. XXII, du même. M. Riezelmann, capitaine des hussards de la garde lithuanienne, trente-six ans, haute stature, constitution forte, tempérament sanguin. Blennorrhagie aiguë, avec fièvre. Guérison par 4/8 de grain de muriate et une forte décoction de chenevis (octobre 1824).

Observ. XXIII, du même. Tempérament lymphatico-sanguin. Gonorrhée dans son passage de l'état aigu à l'état chronique. Guérison par cinq grains de muriate, divisés par dixièmes, huitièmes, septièmes, sixièmes et quarts.

109 *ter*. — Observ. XXIV, extraite de ma pratique. Blennorrhagie légère. Guérison par quatre grains de perchlorure et le baume de Copahu.

M... vint me consulter dans les premiers jours du mois de décembre 1827 : il avait un écoulement qui lui était survenu quatre à cinq jours après un coït qu'il lui était permis de suspecter. L'écoulement était peu abondant ; il s'accompagnait de symptômes peu graves : comme il n'existait aucun symptôme inflammatoire, je lui fis faire usage de suite du perchlorure d'or et de sodium en frictions sur la langue à la dose de 1/15 ; il faisait la friction le matin à jeun en se levant, une demi-heure après buvait un grand verre d'eau d'orge et déjeunait une nouvelle demi-heure après. Je lui recommandai en outre de boire dans le courant de la journée quelques verrées de la même boisson, l'abstinence des viandes de porc, de liqueur, et un régime alimentaire non excitant. Le malade exerce un état qui exige beaucoup d'exercice, il le continua sans relâche pendant son traitement. L'usage du premier grain augmenta considérablement l'appétit. Les deuxième et troisième grains furent divisés par seizièmes, mais M... pratiqua deux frictions par jour, l'une au matin, la dernière le soir en se couchant. A la fin de ce troisième grain, l'écoulement commença à diminuer d'une manière sensible. Cette diminution continua pendant le quatrième grain divisé par quinzièmes, mais consommé seulement le matin ; le malade prenait simultanément des pilules de baume de Copahu (105). Il restait encore un petit suintement qui fut tari absolument par l'usage de l'huile essentielle de Copahu.

110. — Observ. XXV (extraite de l'ouvrage de M. Niel, page 5). Blennorrhagie avec balanite et uréthrite. Traitement préparatoire antiphlogistique. Guérison par quatre grains de perchlorure; crise par des urines copieuses et sédimenteuses.

A la suite de cette observation, M. le docteur Niel déclare que l'emploi du sel aurifère lui a constamment réussi dans le traitement de cette modification syphilitique, que depuis deux ans (1821) il n'attaque plus que de cette façon, en usant d'abord d'un traitement préparatoire antiphlogistique : trois ou quatre grains de perchlorure suffisent ordinairement pour la cure, il est rarement obligé d'en administrer un cinquième. Dans deux cas seulement, une irritation précoce le força à remplacer le perchlorure par l'or divisé, qu'il administra à la dose d'un grain par jour aussi en friction sur la langue. La guérison fut complète chez l'un et chez l'autre malade, mais se fit un peu plus attendre qu'avec le triple sel.

Voilà comme agissent les médecins qui n'ont pas prononcé *à priori* qu'un médicament est mauvais; quand ils le voient ne pas produire l'effet désiré sous telle forme, ils en essaient sous une autre.

111. — Il paraît que M. Niel considère toujours la gonorrhée comme un symptôme d'une infection syphilitique. Nous ne partageons certainement pas son opinion (17 *quater*) : mais nous ne pouvons pas nous empêcher de convenir que la méthode du praticien de Marseille, prenant en considération la difficulté du diagnostic de la gonorrhée, offre l'avantage immense de ne jamais craindre de voir succéder à cette affection des symptômes syphilitiques consécutifs. Je conviens aisément qu'il doit arriver fréquemment à notre honorable confrère de faire un traitement, je ne dirai point inutile, puisqu'il guérit, mais du moins qui aurait pu être remplacé par d'autres moyens plus prompts; le baume de Copahu, par exemple, qui nous a toujours parfaitement réussi pour arrêter les écoulements que nous avons présumés ne pas être de nature syphilitique.

J'ose du reste penser qu'avec une certaine habitude, des renseignements bien pris, il est permis de juger la nature d'un écoulement; mais dans le doute, il ne faut point hésiter, mais faire comme M. Niel, avoir recours à l'or. Quand on administre habituellement le mercure, l'hésitation est permise à cause des dangers qui accompagnent son administration; mais elle ne l'est pas aux partisans de la méthode aurifère.

112. — M. Niel a administré, comme nous venons de le voir, deux fois avec succès l'or divisé pour le traitement de la gonorrhée. La même préparation a aussi parfaitement réussi à M. Chrestien et à d'autres praticiens en correspondance avec lui.

Observ. XXVI (extraite de l'ouvrage de M. Chrestien). Blennorrhagie avec grande irritation. Guérison rapide par l'or divisé.

M. Portalès, médecin à Anduse, a fourni à M. Chrestien quatre observations de blennorrhagies qui ont été guéries par l'or divisé.

M. Dazet, depuis que la méthode aurifère est connue, ne traite la blénnorrhagie que par le perchlorure, qu'il administre même au début; il a assuré à M. Chrestien avoir ainsi obtenu des succès constants, et sans avoir recours à aucune boisson. La vérité veut que nous opposions à ces témoignages en faveur de l'or, celui de M. Roucher, qui dit avoir rarement vu la blennorrhagie céder à l'emploi du sel aurifère. Les témoignages favorables étant plus nombreux et s'étayant de notre propre expérience, nous sommes obligé de penser que M. Roucher a échoué sans doute par l'inobservation de quelques règles importantes à suivre dans l'administration des préparations d'or.

113. — Ainsi, quoi qu'il en soit des caractères qui différencient bien la blennorrhagie bénigne ou blennorrhée de la blennorrhagie syphilitique, il n'en reste pas moins vrai que le muriate et les autres préparations d'or les guérissent très bien. Il faut l'administrer dès l'apparition de l'écoulement : le premier et le second grain augmentent sensiblement l'irritation qui souvent accompagne cette sécrétion ; celle-ci devient plus abondante ; mais pendant l'emploi du troisième grain les accidents s'amendent, quoiqu'on ne leur ait opposé aucun moyen adoucissant, et le quatrième grain tarit en général l'écoulement. Un médecin d'une bonne foi rare, mort depuis quatre ans, a affirmé à mon honorable ami, M. le docteur Chrestien, qu'il traitait toutes les blennorrhagies vénériennes comme nous venons de le dire; mais ce que pouvait faire ce médecin, placé à la tête d'un établissement de charité, ne peut pas toujours être fait dans la pratique en ville; dans la plupart des cas, le malade, qui voit les accidents augmenter sous l'influence du traitement, se refusera à le continuer. Dans ces cas il est plus sage de laisser passer la diathèse inflammatoire : c'est ce que fait M. Chrestien, qui n'hésite jamais à administrer le muriate lorsqu'il n'a pas l'assurance que la blennorrhagie n'est pas bénigne ou de nature dartreuse, psorique ou rhumatique. On me demandera si le perchlorure ou toute autre préparation d'or, administrée dans un cas de blennorrhagie bénigne ou de blennorrhée qui ne sera pas syphilitique, en opérera la guérison? J'en doute, mais ce que je ne craindrai pas d'affirmer, c'est que son administration sera sans inconvénient, et qu'elle aura cet avantage certain de préserver les malades de toutes les suites fâcheuses d'un écoulement qui, étant de nature syphilitique et supposé bénin, aurait été traité dans cette hypothèse. Aussi toutes les fois que j'aurai à traiter des écoulements dont la nature me laissera quelque doute, et que j'aurai affaire à des malades que leur confiance illimitée en moi mettra absolument à ma disposition, je leur ferai,

après la diathèse inflammatoire passée, subir un traitement par le perchlorure ou par toute autre préparation d'or. Ce traitement, du reste, n'aura jamais aucun inconvénient, quelle que soit la nature de l'écoulement.

114. — Observ. XXVII, par M. Souchier. Chancres. Guérison par cinq grains de perchlorure.

« Rosalie G..., âgée de vingt-sept ans, fille de service fort robuste, vit, dix-sept jours après un coït suspect, apparaître sur les grandes et les petites lèvres des chancres nombreux. Toutes les parties génitales et celles environnantes, inondées par un flux gonorrhoïque, étaient dans un état de phlogose considérable. La malade me consulta le 6 juin 1825. Je prescrivis l'application de dix-huit sang-sues à quelque distance des parties extérieures de la génération, et je fis recouvrir les piqûres ainsi que tous les organes enflammés avec des cataplasmes émollients renouvelés trois fois par jour. Ce même jour je lui fis commencer un traitement par le muriate d'or (cinq grains divisés, le premier en seize doses, le deuxième en quatorze, le troisième en douze, et le quatrième et cinquième en dix fractions). Le quatrième jour, je fis réappliquer douze sangsues, malgré le bon effet de la première application ; les cataplasmes furent remplacés par des fomentations émollientes, répétées trois ou quatre fois en vingt-quatre heures. Cette dernière saignée locale acheva d'enlever toute l'inflammation simple ; celle résultant du virus syphilitique, que j'appellerai spécifique, en parut également diminuée d'une manière notable. Les régions inguinales cessèrent, à la fin du troisième grain, d'être douloureuses ; l'engorgement de quelques glandes situées dans la même région se dissipa sans qu'il fût nécessaire d'avoir recours à aucune application topique ; l'écoulement était réduit presqu'à rien, près des deux tiers des chancres cicatrisés, et ceux qui persistaient considérablement diminués : Rosalie reprit alors ses travaux. A la deuxième friction du cinquième grain, je ne pus plus retrouver aucun symptôme vénérien. »

Cette malade, que M. Souchier a eue à traiter, dans l'automne de 1826, d'une fluxion de poitrine, interrogée ces jours derniers (du 19 mars 1828), lui a déclaré n'avoir vu reparaître, depuis l'époque de sa guérison, aucun symptôme vénérien.

Observ. XXVIII, par M. Bourquenod (extraite du mémoire de M. Chrestien). Chancre rongeant. Guérison par six grains de perchlorure.

« M*** âgé de cinquante-six ans, d'un tempérament bilieux, fortement entaché d'âcre dartreux héréditaire, s'aperçut trois ou quatre jours après avoir eu un commerce avec une femme suspecte, d'une excoriation autour de la couronne du gland : elle eut bientôt fait place à un ulcère rongeant, avec inflammation vive et étendue. L'irritation des parties affectées étant très forte, je prescrivis des boissons délayantes et un régime analogue. Après quelques jours de leur usage, et sans les abandonner, le sujet commença l'emploi du muriate triple d'or et de soude suivant les règles prescrites par M. Chrestien. Les premières doses du remède, administré à un quinzième de grain par jour, n'eurent aucun effet avantageux sur l'ulcère ; il acquit, au contraire, de l'étendue, et rongea profondément la base du gland. Les choses en étaient à ce point, lorsqu'une fièvre vive se déclara ; le prépuce s'engorgea considérablement ; il s'établit un phimosis qui rendit impossible de découvrir le gland ; il s'écoula en même temps d'entre le gland et le prépuce une sanie purulente d'une odeur fétide ; et comme le malade se plaignait d'avoir la bouche mauvaise, on attribua cet orage à un embarras gastrique. L'usage du muriate fut suspendu, et l'on employa un émétique et un purgatif qui dissipèrent les symptômes gastriques, mais qui n'opérèrent aucun changement sur le phimosis, auquel j'opposai d'abord des injections émollientes, et ensuite, lorsque l'irritation fut diminuée, avec une dissolution de muriate d'or. Les frictions sur la langue furent reprises et continuées sans interruption. A la fin du second grain, les urines augmentèrent d'une manière sensible. Pendant l'emploi du troisième, le phimosis diminua, ainsi que l'écoulement, et après le quatrième, on put découvrir le gland. L'ulcère était cicatrisé, et il ne restait qu'une légère excoriation au prépuce, avec des duretés à la place que le chancre avait occupée ; ce qui me décida à porter la dose du muriate jusqu'à six grains. Après quoi M*** fut parfaitement guéri. Il ne garda l'appartement que pendant le cours de l'affection gastrique. »

115. — Cette affection syphilitique s'est, comme on a vu, momentanément compliquée de ce qu'on nomme encore à Montpellier embarras gastrique, qui n'a en aucune façon fait empirer le chancre de la verge ; celui-ci est seulement resté stationnaire parce qu'on a suspendu le traitement. Le traitement par les évacuants n'a point aggravé la gastro-entérite et n'a pas réagi d'une manière fâcheuse sur l'affection qui avait son siège à la verge, ce qui démontre combien est exagérée l'opinion des médecins qui voient partout à la moindre aggravation des accidents des sympathies gastro-intestinales.

116. — Observ. XXIX, par M. Tailhaud (extraite du mémoire de M. Chrestien). Chancres profonds, à bords durs et calleux, sur le gland ; phimosis. Traitement local, cataplasmes de mie de pain, injections entre le gland et le prépuce avec l'eau végéto-minérale. Guérison par le perchlorure ; destruction de quelques bourgeons charnus avec le nitrate d'argent.

Observ. XXX, par M. Poujol (extraite du mémoire de M. Chrestien). Chancre à la base du gland. Guérison par trois grains de perchlorure ; pansement avec le cérat simple. Aucun mouvement critique sensible.

117 et 118. — M. Poujol prend la précaution, que je crois très sage, de faire faire la première friction sous ses yeux : en effet, toute simple que soit cette petite

opération, il peut encore advenir qu'elle soite faite assez maladroitement pour compromettre l'effet qu'on attend du médicament.

119. — Observ. XXXI, par M. Mignot. Chancres. Guérison par le perchlorure.

« Ragot, sergent, âgé de vingt-huit ans, d'une constitution bilieuse, vint me consulter : il était atteint de trois chancres profonds qui s'étaient déclarés douze jours après un commerce impur. Les bords étaient durs et le fond de mauvais aspect; l'inflammation n'était pas considérable. Les plus grands soins furent apportés pour tenir ces ulcères propres, et un traitement par le muriate d'or fut commencé. A la dix-huitième friction tout était dans le meilleur état lorsqu'un ictère se déclara; je suspendis le muriate et employai les moyens indiqués en pareil cas. Après dix jours d'interruption, je continuai le sel triple, et en trente jours de traitement la cure fut complète. »

Observ. XXXII, du même. « Chez une femme à laquelle j'administrai le muriate à la même époque pour des chancres et une blennorrhagie, il se manifesta aussi un ictère à la vingt-troisième friction. J'usai des mêmes précautions que ci-dessus, et obtins une guérison parfaite. »

Je ne pense pas qu'il faille attribuer la manifestation de ce double ictère à l'action du sel aurifère, et, à mon sens, ces deux cas sont fortuits.

120. — Observ. XXXIII, par M. Weter (extraite du mémoire de M. Chrestien). Chancres. Guérison par sept grains de perchlorure; irritation causée par de trop hautes doses de sel aurifère.

« Un homme de trente ans, qui avait la face interne du prépuce couverte de chancres, fut mis à l'usage du muriate. Dans l'espoir d'être guéri plus vite, il en consomma, sans que je le lui eusse conseillé, deux prises par jour; et, comme il est très sanguin et très irritable, il s'en trouva mal. Cependant, malgré son imprudence, qui avait donné lieu à une grande irritation locale que j'étais parvenu à calmer, en substituant momentanément l'oxide d'or pur à la potasse de muriate, il ne guérit pas moins par l'administration de sept grains de muriate et quelques grains d'oxide. Il ne lui était resté après son traitement que le désavantage de ne pouvoir pas découvrir le gland, mais cet inconvénient a disparu sans aucun moyen. »

121. — « Messieurs les médecins de Bâle, qui n'étaient point partisans de la méthode de M. Chrestien, sont revenus de leurs préventions, depuis qu'un homme ruiné par la maladie vénérienne et par le mercure qu'ils lui avaient administré, a été complétement guéri par l'or. »

122. — Observ. XXXIV, par M. Fleury. « Portal (Louis) avait des chancres vénériens primitifs sur le gland : il est resté soixante-sept jours à l'Hôtel-Dieu, où il a pris quatre grains de perchlorure d'or et de sodium qui l'ont guéri. »

Observ. XXXV du même. « Bois (Jacques), ayant des chancres vénériens primitifs sur la couronne du gland, a pris trois grains de perchlorure; il est sorti guéri de l'hôpital, après cinquante-deux jours de traitement. »

Observ. XXXVI, du même. « Stable (Etienne), ayant des chancres vénériens primitifs sur la couronne du gland, a pris six grains de perchlorure; il est sorti guéri de l'hôpital, après soixante-quatorze jours de traitement. »

122 *bis*. — Observ. XXXVII, par M. Caisergues (extraite du mémoire de M. Chrestien). Chancres. Guérison par trois grains de perchlorure.

M***, âgé de quarante-huit ans, d'un tempérament sec et bilieux, ayant déjà eu plusieurs maladies syphilitiques dont il avait été radicalement guéri, contracta, dans le mois de septembre 1812, une affection du même genre, qui se manifesta par un chancre, quinze jours après un commerce avec une femme plus que suspecte. Ce chancre, qui occupait une partie de la couronne du gland, et s'étendait sur le prépuce, était très profond et faisait tous les jours de grands progrès, quoiqu'il fût accompagné de peu d'inflammation. Le 25 septembre, ce malade fut mis à l'usage du muriate triple d'or et de soude associé à l'iris de Florence. L'affection locale fut traitée tout simplement avec une lotion d'eau de mauve répétée trois fois dans la journée. Lorsque le malade eut employé un grain de muriate en quinze frictions sur la langue, les progrès du chancre s'arrêtèrent. Ce remède fut continué et porté à un quatorzième de grain. Après l'usage de ce second grain, le chancre commença à se cicatriser; enfin il disparut entièrement par l'administration d'un troisième grain donné en treize frictions.

M. L***, depuis son traitement, qui date d'un an, jouit d'une bonne santé. »

Quatorze nouvelles années se sont écoulées depuis que M. Caisergues s'exprimait ainsi, et cette cure ne s'est pas plus démentie que dans le cours de la première année.

122 *ter*. — Observ. XXXVIII. M. Duportal (extr. des Annales de chimie) a déclaré avoir retiré les meilleurs effets de l'administration des préparations d'or dans les maladies vénériennes : il en a obtenu des avantages réels chez un jeune homme atteint d'un chancre, qui rongeait l'un des corps caverneux.

Observ. XXXIX, par M. Golfin (ext.. du mémoire de M. Chrestien). Tempérament sanguin, très irritable, quarante-huit ans. Trois chancres autour de la couronne du gland, un sur le prépuce. Guérison par six grains de perchlorure. Dix-sept années écoulées depuis l'instant où cette cure a été opérée, ne laissent aucun doute sur sa solidité.

Observ. XL (extrait de l'ouvrage de M. Niel, page 209). Chancre profond, sordide; ulcération de toute la surface du gland. Guérison de cet accident par l'onguent aurifère. Ensuite traitement suivi de succès, par le perchlorure.

Observ. XLI (extr. de l'ouvrage de M. Destouches, p. 14). Quarante-quatre ans, tempérament sanguin, bonne constitution ; chancres sur le gland. Guérison par trois grains de perchlorure. Cure de deux ans et demi.

Observ. XLII (idem, page 15). Vingt-six ans, tempérament sanguin, bonne constitution ; chancres sur le gland, phimosis : traitement antiphlogistique préparatoire. Guérison par trois grains de perchlorure. Cure de deux années.

Observ. XLIII (idem, page 18). Vingt-deux ans, tempérament sanguin ; chancres nombreux qui recouvrent toute la surface du gland, phimosis : traitement local antiphlogistique. Guérison par quatre grains de perchlorure. Cure d'une année et demie.

Observ. XLIV (idem, page 24). Vingt-huit ans, tempérament bilieux, bonne constitution ; chancres nombreux sur le gland, phimosis : traitement préparatoire par les délayants. Guérison par quatre grains de perchlorure. Cure d'une année.

123. — Chez ces deux derniers malades, on fut obligé d'avoir recours à un traitement topique : chez le premier, on toucha les chancres avec le nitrate d'argent ; chez le second, on les pansa avec la pommade aurifère, parce que chez les deux sujets ils restaient stationnaires. M. Destouches crut d'abord voir là une insuffisance du perchlorure ; mais l'expérience lui apprit bientôt que cette apparence d'inefficacité du sel aurifère, dépendait de l'état d'atonie dans lequel il avait plongé les tissus malades en insistant trop sur le traitement antiphlogistique local. Ayant en effet cessé d'en user ainsi, il vit les chancres se cicatriser par les seules forces médicatrices de l'agent thérapeutique employé. Ces faits me paraissent peu favorables à la méthode antiphlogistique.

Observ. XLV (idem, page 27). Vingt-six ans, bilieux, bonne constitution ; chancre à la face interne du prépuce : de suite administration du perchlorure, bains locaux émollients. Engorgement très dur succédant à la cicatrisation de l'ulcère. Guérison par quatre grains de perchlorure et frictions locales avec la pommade aurifère. Cure de six mois.

Observ. XLVI (idem, page 28). Vingt-neuf ans, sanguin, forte constitution. Chancre à la racine du gland. Guérison par trois grains de perchlorure.

Observ. XLVII (idem, page 29). Vingt-neuf ans, bilieux, forte constitution. Chancres sur le gland. Guérison par trois grains de perchlorure ; bains locaux au début, ensuite pansement avec le cérat Galien.

Nous ne manquerons pas de faire observer que dans ces deux derniers cas, où M. Destouches ne fit pas de traitement local adoucissant, ou en fit un peu prolongé, les chancres se sont cicatrisés sans qu'il ait été nécessaire de recourir à des applications topiques. Ces faits parlent d'eux-mêmes.

124. — Observ. XLVIII, par M. Canonge (extr. du mémoire de M. Chrestien). Chancres. Guérison par dix grains d'oxide d'or.

« Dans les premiers jours de mars 1811, un jeune homme des environs de Nismes, vint me consulter pour se délivrer de sept chancres qu'il portait sur le prépuce depuis quinze jours, et qui étaient survenus après un commerce impur. Je le soumis de suite aux frictions sur les gencives avec l'oxide précipité par la potasse, à la dose d'un quart de grain par jour, en lui recommandant pour topique des lotions faites matin et soir avec l'eau tiède. Après huit jours de traitement, les chancres furent presque cicatrisés ; malgré ce bien étonnant, je n'en fis pas moins continuer le remède pendant encore un mois. Peu de temps après sa guérison, ce jeune homme se maria, et il jouit, ainsi que sa femme et un enfant qu'il a de son mariage, d'une santé qui ne laisse rien à désirer. »

125. — Observ. XLIX, par M. Bourquenod (extr. du mémoire de M. Chrestien). Bubon. Guérison par cinq grains de perchlorure.

« M. ***, docteur en médecine, d'un tempérament sanguin, ayant la poitrine faible au point que trois ou quatre ans auparavant un médecin d'un grand nom l'avait jugé phthisique au second degré ; jouissait d'une assez bonne santé, grâce aux secours hygiéniques et thérapeutiques qu'il avait mis en usage, lorsque ayant eu commerce avec une fille de mauvaise vie, il contracta une maladie vénérienne. Il vint réclamer mes soins au mois de novembre 1812 : j'appris du malade que quelques jours après le coït, il s'était manifesté un bouton de mauvaise nature à la lèvre supérieure, et un autre sur le prépuce, dont on avait arrêté les progrès en les cautérisant ; bientôt après, un bubon se montre à l'aine gauche et occasionne une fièvre violente. Le malade, sans s'occuper d'opérer la résolution du bubon, prit des bains et une tisane appropriée, dans laquelle il n'entrait aucune préparation mercurielle. Voyant que le bubon tendait à suppurer, il l'ouvrit avec la potasse caustique. Quand je vis M. *** pour la première fois, il avait une peine extrême à marcher, le bubon était gros comme le poing, il était dur, très douloureux, et une matière purulente s'écoulait de sa partie inférieure. Je conseillai aussitôt l'application d'un plumasseau enduit de cérat de Galien et d'un cataplasme fait avec la farine de graine de lin qu'on ferait bouillir avec une tête de pavot dans quantité suffisante d'eau commune, et je mis le malade à l'usage du muriate triple d'or et de soude en frictions sur la langue : je fis débuter par un quinzième de grain. Après sept à huit frictions, le bubon était notablement diminué, il n'y avait plus de douleur, la plaie était belle, le malade avait une démarche assurée ; et après un peu de fièvre, les urines étaient augmentées, la transpiration de la nuit avait été plus considérable. Ce malade partit parfaitement guéri, après avoir employé cinq grains de muriate triple d'or et de soude. Il y a un an que cette cure a eu lieu, et j'ai la certitude que nul accident n'a reparu et que le sujet jouit de la meilleure santé. »

Il y a maintenant dix-sept années écoulées depuis que cette cure a été opérée, et aucun accident n'est encore venu la démentir.

Observ. L, par M. Mignot. Bubon très volumineux, inflammations et douleurs très considérables. Applications émollientes. Guérison par quatre grains de perchlorure. Suppuration du bubon.

Observ. LI, par M. Fleury. « Gay (Pierre), ayant un bubon primitif à l'aine droite, a pris quatre grains de perchlorure ; il est sorti guéri de l'Hôtel-Dieu, après soixante et un jours de traitement. »

Observ. LII (extr. de l'ouvrage de M. Chrestien, p. 349). Bubon. Guérison par le perchlorure. Cette cure, qui en 1811 datait de sept ans, ne s'est point encore démentie depuis.

Observ. LIII (idem, page 405). Bubon, peu de jours après une déchirure sur le gland. Hautes doses de perchlorure, administrées sans préparation; inflammation et suppuration du bubon ; guérison.

Cette observation démontre encore qu'on peut administrer le perchlorure à hautes doses sans aucun danger.

Observ. LIV (extr. de l'ouvrage de M. Niel, p. 30). Bubon. Guérison par cinq grains de perchlorure ; crise par la suppuration du bubon, et flux abondant d'urines. En 1821 cette cure datait de 1812 ; elle ne s'est point encore démentie depuis : elle est donc confirmée par une période de seize années.

Observ. LV (idem, page 31). Bubon. Guérison par trois grains et demi de perchlorure. *Crise* par une suppuration abondante du bubon et des sueurs copieuses.

126. — Observ. LVI. par M. Chrestien. Bubon. Guérison par l'or limé.

« Un malade d'un tempérament bilieux, doué d'une constitution très forte, me présenta pour symptôme un bubon à l'aine gauche de la grosseur d'un œuf de dinde, très dur, procurant des douleurs vives pendant la marche, avec engorgement prononcé dans les glandes de l'aine droite. L'apparition du bubon datait d'un mois et demi; l'engorgement du côté droit était moins ancien. Ce malade menait une vie très active et pénible, étant debout presque toute la journée et faisant fréquemment des efforts considérables de corps. Il prit en frictions sur la langue l'or limé, à un grain par jour. Après douze frictions, la dose pour chaque prise fut augmentée de demi-grain ; à l'époque de cette augmentation le bubon était moins douloureux, les urines coulaient plus abondamment ; l'artère était plus développée, elle donnait des battements plus forts et plus rapprochés ; il n'y avait pas plus de soif, mais l'appétit était plus vif ; les digestions n'en étaient pas moins aisées, les selles moins régulières; il n'y avait pas le moindre trouble dans le sommeil. Après quatorze frictions faites à un grain et demi chacune, l'engorgement de l'aine droite fut presque dissipé, la douleur que procurait le

bubon, évanouie; celui-ci était sensiblement diminué de volume. Des circonstances étrangères à la maladie et aux effets du traitement firent suspendre pour
deux jours l'administration du remède qui fut repris à deux grains par friction;
après la troisième, il y eut deux jours de suspension; elle eut encore lieu après
la sixième, les occupations du malade l'ayant empêché de venir chez moi où je
l'obligeai de se rendre chaque jour; je voulais être sûr que le remède était employé
et bien administré, l'emploi de l'or limé exigeant une friction plus longue que
les autres préparations de ce métal, sans en excepter l'or divisé par le mercure,
qui présente des molécules plus ténues et plus sphériques. Pendant ces dernières
frictions, l'excitation générale parut augmentée, mais elle dut se faire sentir plus
particulièrement sur les organes épigastriques et sur le tube intestinal, le malade
ayant, contre son ordinaire, matin et soir une garde-robe bien naturelle. La diminution très marquée du bubon me faisant penser que, quoique la dose totale de
l'or employé n'eût été portée qu'à trente-cinq grains, il était possible qu'elle eût
donné une impulsion qu'il suffirait de soutenir pour opérer la guérison, je
réduisis donc à un grain par jour la quantité du remède. Après la seconde friction
il n'y eut qu'une garde-robe, les urines, toujours plus abondantes qu'avant le
traitement, diminuèrent un peu, et l'appétit, toujours très décidé, fut moins vif.
Cinq jours s'étaient écoulés depuis la réduction de la dose du remède; le malade,
par des circonstances afférentes à ses occupations, suspendit pendant quinze
jours son traitement. Par cette suspension l'excitation devint moindre, mais sans
augmentation du bubon. Le traitement fut repris à un grain pendant six jours,
dose qui fut doublée pendant sept autres, et abandonnée après l'emploi de
soixante-huit grains d'or, nul symptôme n'existait plus; la santé du malade est
parfaite depuis dix-huit mois, et elle a continué de l'être depuis 1813. »

127. — Est-il nécessaire que je fasse remarquer combien la rédaction de cette
observation est parfaite ; combien elle démontre les excellentes propriétés que j'ai
données à l'or métallique (85) ? L'or, avons-nous dit, excite les facultés digestives
et les régularise. C'est ce que nous avons été à même de bien observer chez un
jeune scrofuleux que nous traitons actuellement par les préparations aurifères.

128. — Observ. LVII, par M. Canonge (extr. du mémoire de M. Chrestien).
Poireaux. Guérison par neuf grains de perchlorure.

« Un homme de cette ville (Nîmes), après un commerce avec une femme infectée du virus syphilitique, vit paraître sur la couronne du gland un poireau
qui était de la grosseur d'une noisette, le 12 septembre 1811, jour où je fus consulté (l'infection datait de deux mois). Je prescrivis le muriate triple d'or et de
soude associé à l'iris de Florence. Chaque grain de ce sel fournit quatorze frictions sur la langue, une chaque jour. Ne voulant employer aucun moyen pour
hâter la chute de ce poireau, je poussai la dose du muriate à neuf grains, sans

que le malade en éprouvât aucune incommodité. L'excroissance se flétrit et se dissipa peu à peu. Il y aura bientôt deux ans de ce traitement, et le sujet se porte toujours fort bien. »

129. — En envoyant l'observation que nous venons de transcrire, et plusieurs autres qu'on retrouvera dans la suite de ce mémoire, M. Canonge déclarait à M. Chrestien qu'il aurait pu lui en faire remettre un bien plus grand nombre.

130. — Quant à la marche de la cure, cet habile praticien n'a observé rien autre chose qu'une diminution successive des symptômes. Il n'a eu du reste recours à aucun autre moyen auxiliaire, et a laissé ses malades se livrer à leurs occupations ordinaires, ne leur imposant que la sobriété pour régime (101).

131. — Observ. LVIII, recueillie par M. Souchier, élève interne à la clinique de M. Lallemand, revue et approuvée par ce professeur. Végétations. Guérison par quatre grains de perchlorure.

Le nommé Charbonnier (Étienne), âgé de trente-deux ans, d'une forte constitution, entra le 18 mars 1823, pour des excroissances énormes, choux-fleurs, etc., autour du gland (bains pendant trois jours, tisane émolliente). Le 19, soulagement bien marqué; le malade souffrait beaucoup. Quatre grains de muriate d'or, savoir : les trois premiers divisés en seize, quatorze et douze fractions; le quatrième en dix, ont guéri ce malade. Le quatrième grain a été administré par surcroît de précaution, car, vers la fin du troisième, tous les symptômes étaient dissipés.

Obser. LIX, par M. Fleury. « Journot (Pierre), ayant des végétations vénériennes autour du gland et de l'anus, a pris quatre grains de perchlorure; il est resté cinquante-six jours à l'hôpital, d'où il est sorti guéri. »

Observ. LX (extr. de l'ouvrage de M. Niel, page 16). Poireaux. Guérison par trois grains de perchlorure.

Il ne m'a pas paru prouvé que ces poireaux fussent de nature syphilitique, et je pense qu'ils ont surtout été guéris par l'excision. Le sel aurifère a bien pu cependant empêcher leur retour.

132. — Observ. LXI, recueillie par M. Soucher, élève interne à la clinique de M. Lallemand, revue et approuvée par ce professeur. Blennorrhagie, chancres. Guérison par cinq grains de perchlorure.

Le nommé Brock (Pierre), soldat au 13e léger, âgé de vingt-sept ans, doué d'un tempérament lymphatico-sanguin, entra à l'hôpital Saint-Éloi, le 19 mars 1823 (salle Saint-Maurice, n° 6), avec les symptômes suivants : écoulement urétral, deux chancres très enflammés sur le gland; ces derniers s'étaient manifestés treize jours après l'apparition de l'écoulement (vingt sangsues à l'anus, bains, tisane mucilagineuse). Le 20, mieux; répétition des mêmes moyens, à l'exception des sangsues. Le 21, les douleurs sont entièrement dissipées (un douzième de grain de muriate d'or en frictions sur la langue; même tisane). Le malade en continua l'usage jusqu'au 1er avril. Le chancre était tout à fait cicatrisé à cette époque, et l'écoulement, que les antiphlogistiques avaient considérablement diminué, était tari absolument depuis deux jours. Le traitement fut porté jusqu'à cinq grains, divisés, le premier, comme on a dû le voir, en douze fractions; le second en dix, le troisième en huit, le quatrième et le cinquième en six. Le malade est sorti parfaitement bien portant le 2 mai 1823.

Observ. LXII, idem, idem. Blennorrhagie, chancres à la verge. Guérison par l'emploi des antiphlogistiques d'abord et par cinq grains de perchlorure. Les symptômes avaient été dissipés à la fin du troisième grain de sel aurifère.

133. — La marche suivie dans les observations précédentes est celle généralement adoptée par M. Lallemand. Cet habile praticien combat d'abord les symptômes inflammatoires aigus par les antiphlogistiques, avant d'attaquer le virus syphilitique par les préparations aurifères. Il craindrait, s'il n'agissait point ainsi, vu que leur effet général sur notre économie est de produire une réaction qui exalte les propriétés vitales (85), qu'elles n'exaspèrent la maladie, si elles étaient appliquées sans ce soin. Nous avons vu que M. Niel observe les mêmes règles dans sa pratique; tout en les approuvant, nous avons signalé les inconvénients du traitement antiphlogistique local et général (89 *ter*. 123).

134. — Observ. LXIII et LXIV, par M. Cuilset (extr. du mémoire de M. Chrestien). Blennorrhagie, blennorrhée virulente, chancres communiqués à la femme. Double guérison par le perchlorure.

« M*** était atteint d'une blennorrhagie; étant sur le point de se marier, il employa à l'intérieur et en injections des substances astringentes qui arrêtèrent l'écoulement. Douze ou quinze jours après son mariage, il se manifesta chez la femme une leucorrhée qui fit éprouver de justes alarmes au mari. Celui-ci m'ayant prié d'examiner sa femme, je découvris, outre la leucorrhée, deux chancres sur la grande lèvre gauche. Il est à observer que le mari n'avait plus qu'un léger écoulement passif. Il ne peut pas être cependant ici mis en doute que l'infection ne se soit communiquée du mari à la femme, car Mme *** a toujours été d'une conduite irréprochable. Je fis choix du muriate d'or comme le plus propre à tenir le traitement caché : la malade fut donc soumise à son usage. Elle n'en avait pas employé deux grains en trente prises, frictionnées sur la langue, après dîner, que les chancres et l'écoulement eurent disparu. Pour être plus sûr de la guérison, je fis continuer le remède pendant quinze jours encore. La malade et son mari, que j'avais soumis au même traitement, jouissent l'un et l'autre, depuis plusieurs mois, de la meilleure santé. »

135. — « Pendant le traitement, Mme S*** eut deux fois les règles plus abon-

dantes qu'à l'ordinaire, quoique je fisse suspendre l'usage des frictions quelques jours avant. »

Nous n'avons pas oublié de signaler les vertus emménagogues des préparations aurifères (86) ; mais M. Cuilset a pris une précaution inutile en faisant suspendre le perchlorure au moment de l'évacuation menstruelle : car l'excitation produite dans ce cas par le sel aurifère n'est jamais dangereuse.

136. — Observ. LXV, par M. Thibal (extr. du mémoire de M. Chrestien). Blennorrhagie, chancre. Insuffisance du traitement antiphlogistique. Guérison par le perchlorure.

« Un homme de trente-six ans avait contracté une blennorragie qui devint cordée, et un chancre sur le gland. Des douleurs vives me firent recourir à la saignée et prescrire une boisson délayante. La douleur se calma, les érections ne urent pas si fréquentes, mais le chancre, au lieu de diminuer, prit de l'accroissement. Quoique l'écoulement eût perdu de sa couleur, il était toujours très abondant; j'insistai sur les mêmes moyens, qui, à certains égards, avaient été utiles ; le mieux n'augmenta pas : le chancre s'agrandit, le gland se gonfla beaucoup, ce qui me détermina à soumettre le malade au traitement qui m'avait constamment réussi en pareil cas. Le muriate fut donc employé à un quinzième de grain par jour, ensuite à un douzième, dose que je ne dépassai pas. Dans deux mois la guérison fut opérée, et tout me la fait regarder comme parfaite, nul symptôme n'ayant reparu depuis longtemps, et le sujet jouissant d'une santé qui ne lui laisse rien à désirer. »

137. — Observ. LXVI, par M. Mignot (extr. du mémoire de M. Chrestien). Blennorrhagie, chancres nombreux sur le gland. Traitement antiphlogistique préparatoire. Guérison par quatre grains de perchlorure.

Observ. LXVII, du même (idem). Blennorrhagie, chancres. Guérison par trois grains de perchlorure. Le militaire sujet de cette observation n'a point interrompu son service.

138. — Observ. LXVIII, par M. Vessière (idem). Blennorrhagie, bubon. Guérison par six grains de perchlorure.

« M. ***, affligé d'un bubon vénérien et d'une blennorrhagie cordée contractée récemment, a été guéri par l'emploi de six grains de muriate, et celui d'une boisson mucilagineuse prise jusqu'à ce que l'irritation du canal eût cessé. La résolution du bubon s'opéra assez promptement sans l'application d'aucun topique. »

Observ. LXIX (extr. de l'ouvrage de M. Niel, page 33). Leucorrhée, bubon. Guérison par cinq grains de perchlorure. Crise par une suppuration abondante du bubon et une éruption presque générale et légèrement suppurative.

Observ. LXX (idem, page 67). Blennorrhagie, bubon. Délayants d'abord.

Guérison par sept grains de perchlorure. *Crise*, suppuration du bubon, flux d'urines abondant et prolongé.

139. — Observ. LXXI, par M. Canonge (extr. du mémoire de M. Chrestien)· Blennorrhagie, bubon. Guérison par vingt grains d'oxyde d'or par l'étain,

« Un jeune homme de cette ville vint réclamer mes soins pour un bubon très volumineux à l'aine droite, suite de la suppression d'une blennorrhagie : vingt grains d'oxyde d'or précipité par l'étain, employés en frictions, dans l'espace de sept semaines, suffirent pour opérer les résolutions du bubon, et assurer à ce jeune homme une santé qni n'a pas été troublée depuis deux ans et demi. »

140. — Observ. LXXII, extraite de ma pratique. Chancres, phimosis, bubon. Guérison par seize grains de perchlorure.

M. Adolphe G***, âgé de dix-huit ans, d'un tempérament lymphatique, vint me consulter après de nombreux excès vénériens. Il offrait les symptômes suivants : chancre à la base du gland (ce chancre offrant d'abord l'aspect d'une morsure de puce, avait en trois jours perforé le frein); érections nocturnes fort douloureuses; mal de gorge; cette partie est en effet le siége d'une légère inflammation. Bains, tisane de chiendent et de réglisse, pansement avec le cérat simple. Après quelques jours de ce traitement préparatoire, le malade commence à faire usage du chlorure d'or et de soude en frictions sur la langue (le premier grain en quinze, le second en douze doses). Le chancre menace de détruire le frein; j'insiste sur le traitement antiphlogistique local et général : le malade fait à mon insu quelques pansements avec le cérat mercuriel; mais, n'en éprouvant aucun soulagement, il y renonce bientôt. Vers la fin du deuxième grain, apparition de trois nouveaux chancres, commencement de phimosis, qui s'accroît rapidement, au point de ne plus permettre la sortie du gland. Des marches forcées, de nombreux écarts de régime font développer de nouveaux symptômes : gonflement douloureux des glandes de l'aine gauche, inflammation considérable du gland et du prépuce; suppuration assez abondante d'un fort bon caractère, fournie par les chancres que recouvre le prépuce. Bains généraux et locaux, injections de décoction de guimauve entre le prépuce et le gland. Les occupations du malade ne lui permettent pas de prendre de repos. Il a bon appétit et dort bien. Un troisième grain en douze frictions est sur le point d'être achevé; le malade remarque chez lui une grande disposition à suer; tous les matins il est en moiteur; augmentation dans les urines, qui sont en outre fétides, rouges, et déposent beaucoup. Ces symptômes critiques ne cessent point de se manifester pendant que le malade consomme un quatrième grain en neuf, et un cinquième et sixième en douze doses. Les accidents aussi diminuent d'intensité; on ne tarde point à pouvoir découvrir le gland, dont tous les chancres marchent vers une prochaine guérison; le frein, détruit, s'est reformé plus bas. La douleur inguinale gauche passe au

côté droit avec gonflement considérable, chaleur, pulsations et douleurs vives ;
ce nouveau bubon diminue. Le malade séjourne quelque temps dans un lieu
fortement chauffé ; de retour chez lui, il a un accès de fièvre assez forte, suivie de
sueurs abondantes ; comme il se plaint de maux d'estomac, je lui conseille de
faire ses frictions après son déjeuner, je lui prescris un septième grain en douze
frictions, deux par jour, une le matin et une le soir.

Un nouvel ulcère se montre sur le prépuce ; il augmente rapidement. Cet
accident, auquel je ne devais pas m'attendre, me fait soupçonner une nouvelle
infection. J'obtiens du jeune homme l'aveu qu'il s'est exposé de nouveau. Du
reste, mon jeune malade ne me montre aucune confiance ; il ne me dissimule pas
qu'il doute beaucoup de l'efficacité des préparations d'or : je ne vois d'autre
moyen pour le convaincre que d'accélérer sa guérison. J'insiste en conséquence,
sur l'emploi du sel aurifique, et il consomme ainsi successivement cinq grains
(huitième, neuvième, dixième, onzième et douzième), divisés chacun en six
doses ; une seule friction par jour après le déjeuner ; l'ulcère du prépuce n'en
fait pas moins de progrès considérables : la tumeur inguinale est repassée au côté
droit. M. Adolphe G*** travaille beaucoup, passe des nuits, et cependans sa santé
générale est visiblement meilleure que le jour où il est venu me consulter pour
la première fois. Vers la fin du douzième grain, le malade se plaint de digestions
difficiles, ce qui ne m'empêche pas de lui prescrire un troisième grain par tiers.
Ces trois prises occasionnent un grand mouvement critique ; le pouls est fort et
vite (100 pulsations par minute. Mon malade est grand, et, comme je l'ai dit,
d'un tempérament lymphatique. Avant le commencement du traitement, son
pouls avait 60 pulsations : il en avait 80 avant l'emploi de ce dernier grain divisé
par tiers). Ses urines, plus abondantes, sont d'un rouge de brique ; il transpire
au moindre effort musculaire ; ses nuits sont agitées, et il éprouve pendant leur
durée un grand abattement. Le bubon est considérablement augmenté ; il est
dur, très douloureux ; on y sent des pulsations. Quoique l'ulcère du prépuce
semble encore faire quelques progrès, il me paraît moins profond et m'offre un
meilleur aspect ; il est guéri après l'emploi d'un quatorzième grain divisé en six
doses. Le bubon, quoique légèrement diminué, reste douloureux au toucher ; il
gêne toujours la marche. Un quinzième et un seizième grain, chacun divisé en
neuf doses, sont encore consommés par le malade. Pendant qu'il consomme le
premier, l'ulcère du prépuce se cicatrise absolument, et le bubon continue de
diminuer ; enfin le dernier grain n'est point encore achevé que tous les symptômes ont disparu. Je cesse tout traitement le 1er décembre 1882 : je l'avais commencé le 1er août de la même année. A peine guéri M. Adolphe G*** reprit son
ancien train de vie, qui n'était rien moins que régulier, et auquel il n'avait
jamais absolument renoncé, et s'étant livré à des femmes de mauvaise vie, il

contracta de nouveaux accidents vénériens qu'il combattit par un traitement mercuriel suivi dans une maison de santé, où il demeura fort long-temps.

Observ. LXXIII, par M. Weter (extraite du mémoire de M. Chrestien). Chancre, bubon. Guérison par trois grains de perchlorure. Résolution du bubon, quoiqu'on y sentît de la fluctuation au commencement du traitement.

Observ. LXXIV, par M. Bastide fils (idem). Chancres sur la couronne du gland, dont un pénétrant jusqu'à l'urèthre; paraphimosis, bubon (tous ces symptômes sont survenus à la suite d'une blennorrhagie supprimée). Guérison par trois grains de perchlorure. Crise, suppuration des chancres, le bubon s'abcède.

Observ. LXXV, par M. Cuilset (idem). Chancre à droite et à gauche du frein, bubons inguinaux. Guérison par le perchlorure. Crise, suppuration des deux bubons.

Observ. LXXVI, par M. Estor (idem). Chancres, bubon; guérison par quatre grains de perchlorure.

« Au mois de janvier 1811, le nommé T***, maçon, vint me consulter; il avait depuis quelques jours un bubon à l'aine droite et plusieurs chancres autour du gland.. Il répugnait infiniment à prendre du mercure, à cause de l'impossibilité où il était de garder le régime, de faire usage des préparations indispensables quand on use de ce remède, et à cause du besoin où il était de travailler. Je lui conseillai les frictions sur la langue avec le muriate d'or. Quatre grains de ce sel triple, employés dans l'espace de deux mois, et sans aucun moyen auxiliaire, suffirent pour opérer une cure radicale : le malade jouit en effet depuis plus de deux ans de la meilleure santé. »

M. Estor a déclaré à M. Chrestien qu'il possédait un grand nombre d'observations semblables.

Observ. LXXVII, par M. Mignot. Chancre et bubon. Guérison par trois grains de perchlorure.

« Rouxel, canonnier, âgé de trente ans, d'une forte constitution, fut atteint de chancres et d'un bubon à l'aine gauche, après un commerce avec une femme suspecte. Je lui administrai le muriate à la dose d'un dixième; à la vingtième friction le bubon avait entièrement disparu, et les chancres étaient cicatrisés. Je lui ai administré trente frictions, et cet homme a recouvré une parfaite santé sans avoir été nullement détourné de son service. »

Observ. LXXVIII, par M. Fleury. « Philippe Claude, ayant un ulcère vénérien primitif sur le gland et un bubon à l'aine gauche, a pris deux grains et trois douzièmes de perchlorure d'or et de sodium ; il est resté trente-six jours à l'hôpital, d'où il est sorti guéri. »

Observ. LXXIX, par M. Fleury, « Fermis (Bernard), ayant un ulcère vénérien primitif sur la face interne du prépuce et un bubon à l'aine gauche, a pris quatre grains sept dixièmes de chlorure ; il est resté soixante cinq jours à l'Hôtel-Dieu, d'où il est sorti guéri. »

Observ. LXXX, par M. Méjean (extraite du mémoire de M. Chrestien). Bubons, ulcère sur la fourchette suppurant beaucoup, gonflement et engorgement considérable des grandes et petites lèvres droites, inflammation vive. Administration du perchlorure sans traitement préparatoire, et guérison par cinq grains. Une expérience de deux ans confirme la solidité de cette cure.

Observ. LXXXI, du même. Chancres à la base du gland, bubons volumineux aux aines. Délayants. Guérison par trois grains de perchlorure.

Observ. LXXXII, du même. Chancre à bords durs et élevés, bubons. Guérison par trois grains de perchlorure, résolution des bubons.

Observ. LXXXIII, de M. Golfin (extr. du mémoire de M. Chrestien). Chancres sur le gland, bubon, accidents inflammatoires. Traitement antiphlogistique énergique. Guérison par le chlorure. Crise, suppuration du bubon. Le sujet se marie, il a un enfant fort sain, et lui, sa femme et son enfant comptent de quinze à dix-sept années de bonne santé.

Observ. LXXXIV (extr. de l'ouvrage de M. Chrestien, p. 404). Chancres nombreux, bubon à chaque aine. Guérison en quinze jours par de hautes doses de perchlorure.

Cette cure, dont la solidité a été constatée par le temps, prouve l'innocuité du sel aurifère.

Observ. LXXXV (idem, page 424). Bubon survenu après la disparition d'un chancre. Guérison par une pommade (perchlorure d'or et de sodium 3 β, axonge iv) employée en frictions sous la plante du pied (méthode de Cirillo). Crise, suppuration du bubon. Quatre années écoulées depuis que cette cure a été opérée prouvent sa solidité.

Observ. LXXXVI (extr. de l'ouvrage de M. Niel, p. 207). Chancre, bubon. Guérison par cinq grains de perchlorure. Crise, salivation, flux d'urine.

Observ. LXXXVII (extr. de l'ouvrage de M. Destouches, page 26). Dix-neuf ans, sanguin, forte constitution. Chancre, bubon. Guérison par trois grains de perchlorure. Résolution du bubon qui était déjà fluctuant. Cure de six mois.

Observ. LXXXVIII (idem, page 27). Trente-trois ans, bilieux, bonne constitution. Chancre sur le gland, bubon à chaque aine, dont un ulcéré et l'autre extrêmement dur. Disparition rapide des accidents. Guérison par trois grains de perchlorure. Cure de six mois.

Observ. LXXXIX (idem, p. 26). Vingt-huit ans, bilieux, forte constitution. Chancre à la face interne du prépuce, bubon. Guérison par trois grains de perchlorure. Résolution du bubon. Cure qui date de six mois.

140 *bis*.— Observ. XC, par M. Thibal (extrait du mémoire de M. Chrestien).

Chancres, bubon. Fâcheuse action du virus syphilitique sur la génération et ses produits. Guérison par trois grains de perchlorure, qui détruit cette fâcheuse influence.

« Un ancien militaire, âgé de cinquante-cinq ans, avait eu dans sa jeunesse une blennorrhagie avec chancres. De retour en congé chez lui, un mois après la disparition de ces accidents, à la suite d'un traitement administré par le chirurgien de son régiment, il épousa une demoiselle très fraîche et bien constituée. Je fus appelé après les couches de cette dame pour remédier à quelques excoriations, suite, disait on, de mauvaises manœuvres. Je découvris plusieurs chancres qui occupaient l'intérieur du vagin et les grandes lèvres, les ayant jugés de nature syphilitique, je conseillai au mari de faire un nouveau traitement; il s'y refusa, se prétendant bien guéri. Sa femme, à son insu, usa de quelques palliatifs qui la soulagèrent beaucoup; quoiqu'elle ne fût pas guérie, elle cessa tout traitement. Deux ou trois mois après sa couche, il survint à l'enfant un érysipèle sur la poitrine; ce fut bientôt une plaie hideuse qui s'étendit sur tout le ventre et fit en peu de jours périr le jeune malade. Nouvelles instances de ma part auprès du mari, mais encore en vain. Cette dame devint grosse une seconde fois; l'enfant qu'elle mit au jour fut tout couvert de tumeurs qui s'abcédèrent; avant un mois, il avait succombé. Nouvelle grossesse : le sort de ce troisième enfant fut en tout semblable à celui du second. La mère de ces trois infortunés ne se releva pas de ses dernières couches ; une fièvre lente se déclara, tout son corps se couvrit d'ulcères,   et elle périt au bout de trois mois, victime de l'entêtement de son mari.

Quelques années après, cet homme se remaria. Sa seconde femme était une veuve encore jeune, qui avait eu plusieurs enfants de son premier mariage ; elle n'en eut pas de quelque temps de son second mari. Elle paraissait cependant jouir d'une bonne santé ; mais l'époux me manda pour un *clou* qu'il avait sous l'aisselle, et dont il souffrait beaucoup, et pour une espèce d'égratignure qu'il avait au gland. Je trouvai un bubon et un chancre qui occupait tout le dessous du gland et s'étendait sur le prépuce. Comme ce monsieur avait gardé la foi conjugale, je parvins enfin à le convaincre qu'il n'avait point été bien guéri, et il reconnut avec chagrin qu'il avait été cause de la mort de sa première femme. Je le soumis de suite à un traitement par le muriate d'or à la dose d'un quinzième, enfin d'un neuvième de grain ; tous les symtômes se dissipèrent rapidement et le malade jouit bientôt d'une excellente santé. Ce qu'il y a de fort remarquable, c'est que sa femme est toujours restée exempte d'infection. Si quelque chose avait pu me faire douter de la parfaite guérison du sujet, opérée en quatre-vingts jours, j'aurais été complètement rassuré en voyant sa femme, devenue grosse quelque temps après le traitement, accoucher d'un enfant très vigoureux, très sain et qui jouit, ainsi que son père et sa mère, d'une santé brillante. »

Cette observation a beaucoup d'analogie avec l'observ. III (40) ; aussi l'avons-nous donnée par extrait au même alinéa. Elle constate bien l'hérédité de la syphilis. Ne permettrait-elle pas aussi de supposer une action délétère du virus syphilitique sur les forces génératrices de l'homme ? En effet, le sujet de cette observation a d'abord des enfants avec une première femme. Mais la syphilis le pénétrant de plus en plus, sans le rendre impuissant, le rend inepte à procréer ; en effet, sa seconde femme a eu des enfants avec un premier mari, et avec ce second époux n'en a pas tout le temps qu'il est sous l'influence du virus syphilitique ; cette influence est détruite par le perchlorure d'or, et sa femme devient grosse et accouche d'un enfant venu bien sain et à terme. Je conviens que c'est un fait isolé, mais la contre-épreuve lui donne un bien grand poids.

141.— Observ. XCI, par M. Canonge (extrait du mémoire de M. Chrestien). Chancres, bubon. Guérison par quatre grains d'oxide d'or par la potasse.

« Le 27 novembre 1811, un jeune homme atteint d'un bubon vénérien et de trois chancres au prépuce, contractés depuis peu, se présenta chez moi pour que je lui prescrivisse un traitement sûr et facile. Je le mis de suite à l'usage de l'oxide d'or précipité par la potasse en frictions sur la langue ; la dose fut de demi-grain par jour. Six semaines suffirent pour procurer une guérison qui ne s'est point démentie depuis près de deux ans. »

142. — Observ. XCII, par M. Niel. Chancres, balanite, poireaux. Guérison par quatre grains de perchlorure.

« Un garçon perruquier, âgé d'environ 20 ans, d'un tempérament sanguin, fut atteint, dix à douze jours après un commerce impur, d'une vive inflammation du gland, de chancres et de poireaux autour de la base de cet organe. Des applications émollientes, des boissons mucilagineuses, le régime convenable, diminuèrent notablement la phlegmasie et le léger phimosis qui accompagnait l'inflammation du gland. Dix jours après la première visite l'inflammation était complètement calmée et tous les phénomènes de la vie présentant une marche uniforme et régulière, je prescrivis le muriate d'or en frictions sur la langue.

« En raison du tempérament, de l'âge, de la susceptibilité du sujet, je graduai l'emploi du remède de la manière suivante : un grain en seize fractions, un autre en quinze et deux en quatorze et treize doses. Deux chancres à bords irréguliers, plus longs que large et assez profonds, se trouvèrent cicatrisés un peu avant la consommation du second grain ; quatre poireaux un peu moins gros qu'un petit pois, diminuèrent insensiblement de volume, et se trouvèrent réduits à celui d'un grain de millet, immédiatement après l'emploi du troisième grain. Depuis ce moment il se passa quatorze jours sans que je revisse le malade. Il me fit appeler, je le trouvai tenu au lit par la fièvre, depuis deux jours et demi ; cet accident l'avait obligé d'abandonner son traitement. Cette fièvre survenue spontanément et sans cause appréciable, offrait les caractères ordinaires de la fièvre critique la plus bénigne.

« En effet, déjà elle s'accompagnait d'un léger ptyalisme qui en diminuait l'intensité. Elle dura jusqu'au commencement du quatrième jour et se termina par une diaphorèse abondante, avec continuation de la salivation. L'une et l'autre se soutinrent pendant deux ou trois jours, pendant lesquels les traces superficielles des poireaux s'effacèrent entièrement. »

143. — Chez le sujet de cette observation, M. Niel n'a pas pensé qu'il fût nécessaire d'administrer de nouvelles doses du sel aurifère. La crise qui a terminé la maladie ne lui laisse aucun doute que la guérison ne soit durable. M. Niel est donc guidé dans l'administration du sel aurifère par la marche que suit la cure, et non par la seule disparition des symptômes. Chez un autre sujet (146.147.), aucun travail critique n'annonçant l'élimination du virus, M. Niel a continué d'administrer le remède, quoiqu'il n'existât plus de symptômes vénériens, et il en a poussé la dose assez loin ; tandis que chez le sujet de cette dernière observation, la crise qui amène la guérison la lui fait juger solide et lui fait penser qu'il est inutile de continuer l'usage du sel triple au delà du quatrième grain ; il est difficile de ne pas reconnaître que ces règles pour l'administration des préparations d'or créées par M. Niel, sont dictées par la sagesse et l'expérience ; aussi engageons-nous fortement nos confrères qui voudront administrer ces préparations à les suivre religieusement : il n'y aurait qu'une longue expérience de l'emploi des remèdes aurifères qui pourrait permettre qu'on s'en écartât. En outre, il est une considération qui doit encourager à forcer les doses du sel aurifère, pour être bien certain de la solidité de la cure, c'est l'innocuité des préparations d'or.

144. — Observ. XCIII, par M. Golfin (extr. du mémoire de M. Chrestien) Chancres, phimosis, poireaux. Guérison par le perchlorure.

« Je fus consulté, le 28 septembre 1812, par un jeune homme de vingt-deux ans, d'un tempérament bilioso-sanguin, qui, quinze jours après l'infection vénérienne, fut atteint d'un chancre au prépuce; huit jours après, ce chancre avait envahi le tiers à peu près de la circonférence de la couronne du gland. Le dixième jour il survint un phimosis considérable avec suppuration abondante.

« Je conseillai d'abord des moyens capables de calmer l'irritation et de guérir le phimosis. Huit jours après leur usage, ces symptômes furent complètement dissipés. Le prépuce ne conservait pas le plus petit degré d'engorgement ; il fut renversé avec facilité. Un autre chancre et trois poireaux de moyenne grosseur avaient paru sur le gland malgré de fréquentes injections entre celui-ci et le prépuce. La suppuration des chancres était considérable, mais le canal de l'urètre n'était affecté d'aucun écoulement. Le 9 octobre, le malade commença l'usage du muriate d'or et de soude, par un quinzième de grain en friction sur la langue.

Je lui prescrivis la tisane d'orge perlé, pour affaiblir seulement l'action stimulante du remède sur son tempérament très irritable. A la dixième friction, j'observai que les chancres diminuaient d'étendue. Ce bien s'accrut si rapidement qu'à la vingt-cinquième friction tous les chancres furent parfaitement cicatrisés. Ce ne fut qu'à la quarantième que les poireaux commencèrent à se flétrir d'une manière notable. Un d'eux avait complètement disparu à la cinquante-quatrième, et les deux autres étaient très diminués à la soixante-quinzième friction ; il ne resta plus qu'un poireau extrêmement petit et ridé ; je fis suspendre les frictions pendant huit jours, pour voir si ce poireau tomberait par la continuité de l'action des doses déjà administrées ; mais il continua seulement de se flétrir davantage. N'observant aucun phénomène d'irritation, je conseillai un grain de muriate en huit prises, pour attaquer ce symptôme opiniâtre. A la sixième friction le poireau se détacha, et le rétablissement du jeune homme fut parfait. Sa santé, aujourd'hui, ne lui laisse rien à désirer. Quatre-vingt-trois frictions ont été employées pour ce traitement, qui aurait été infiniment plus court, si la maladie ne se fût manifestée que par les chancres, puisqu'ils furent cicatrisés vers la fin de l'emploi du second grain de muriate ; je n'aurais pas eu même besoin de pousser aussi loin que je le fis la dose du remède, si j'eusse voulu employer contre les poireaux des topiques dont il est souvent impossible de se passer quand on administre les préparations mercurielles même les plus actives ; mais je voulus m'assurer si le muriate seul détruirait ce symptôme syphilitique très rebelle. »

Observ. XCIV, par M. Thibal (idem). Chancre au prépuce et bubon. Guérison par quatre grains de perchlorure. Cette cure est confirmée par le bon état d'un enfant que le sujet eut de sa femme, postérieurement à sa guérison.

145. — Observ. XCV, par M. Embry (extr. du mémoire de M. Chrestien). Chancres, crêtes de coq à la marge de l'anus. Guérison par l'or divisé.

« Un jeune homme avait contracté un chancre sur le gland et des crêtes à la marge de l'anus : il vint demander mes conseils. L'occasion d'essayer l'or en nature ne pouvait être plus favorable ; je fis réduire en limaille très fine, par un horloger, une pièce d'or ancienne qu'on pouvait plier dans les doigts avec un peu de force ; dix-huit grains en trente-six paquets furent remis au malade pour les employer selon la méthode prescrite par M. Chrestien. Je le revis après l'emploi qu'il avait fait de ces premières doses ; le changement favorable que j'aperçus m'étonna. Le chancre qui rongeait la partie supérieure et un peu latérale du gland était réduit de moitié sans bords renversés et presque sans profondeur ; plusieurs crêtes étaient disparues. Cette amélioration sensible m'engagea à faire remettre au sujet vingt-deux grains d'or. A la troisième visite qui me fut faite après l'emploi de cette dernière dose, il ne paraissait plus aucune trace des premiers symptômes. Le chancre, qui avait la superficie d'une pièce de trente sous, était parfaitement guéri ; on ne voyait plus de crêtes, mais on remarquait, au pourtour de l'anus, un suintement incommode d'une humeur âcre et épaisse ; ce qui détermina ce jeune homme à continuer l'usage de la poudre d'or ; il lui en fut donc remis vingt-quatre grains ; mais j'ai su que les derniers grains avaient été donnés à deux de ses amis, et qu'il ne les avait pas employés lui-même. Dans le temps des chaleurs, il vint me dire qu'il était incommodé par un suintement qui, surtout par des écarts de régime et la fatigue des voyages, augmentait. Une conduite plus régulière, des applications et des lotions non mercurielles l'ont enfin débarrassé de cette incommodité. »

Observ. XCVI (ext. de l'ouvrage de M. Chrestien, p. 366). Chancres sur le gland, poireaux sur le prépuce. Guérison par l'or divisé.

146. — Observ. XCVII, par M. Niel. Bubon, poireaux. Guérison par huit grains de perchlorure d'or et de sodium.

« M. Ragand, pharmacien de Marseille, me présenta, vers la mi-novembre 1825, un commis-voyageur atteint, quinze jours après un commerce impur, d'un bubon à l'aine droite et d'une couronne de poireaux autour du gland. Ces phénomènes venant à peine de se manifester et le malade éprouvant d'ailleurs de légers frissons, quelques bouffées de chaleur vers le soir et beaucoup de variations dans le pouls, je conseillai, au début, le repos, un régime doux et l'usage des boissons mucilagineuses. Le bubon augmenta rapidement de volume et les poireaux de longueur ; dix jours après la première entrevue, tout me parut disposé à rester dans un état stationnaire. A cette époque, les frissons, les bouffées de chaleur, les variations dans le pouls avaient disparu, et aux symptômes syphilitiques près, les phénomènes physiologiques étaient dans leur état normal. La crudescence de la maladie me paraissant totalement terminée, je crus pouvoir recourir à l'usage du muriate triple ; vers le milieu de l'emploi du premier grain divisé en quatorze fractions, le bubon s'enflamma et marcha promptement vers la suppuration ; il fut ouvert au moyen de l'instrument tranchant, vers le quinzième jour du traitement par l'or, et la plaie fut cicatrisée au trente-unième ; alors les poireaux avaient disparu insensiblement, à l'exception d'un seul qui, fort renflé dans son milieu, très épais et évasé en éventail à son sommet, fut lié à sa base ; tombé cinq jours après la ligature, le point mis à découvert par ce genre de section fut le surlendemain entièrement cicatrisé. »

147. — Deux grains et demi de chlorure d'or et de sodium avaient suffi pour faire disparaître tous les symptômes syphilitiques. Cependant M. Niel crut devoir faire encore consommer à son malade six grains du triple sel, afin de bien consolider une cure qui ne s'est point encore démentie (avril 1828). M. Niel ajoute qu'il a vu dans un petit nombre de circonstances quatre grains à quatre grains et demi de muriate suffire au traitement entier de la syphilis récemment contractée.

Il pense que ce sont des exceptions qu'il faut bien se garder de prendre pour base dans l'emploi de la nouvelle méthode, et qu'on s'égarerait à coup sûr si on se laissait guider par de pareils exemples, à moins cependant qu'une certaine série de phénomènes critiques ne viennent garantir la certitude du résultat. M. Niel se méfie, et ce n'est sans doute pas sans quelque raison, de ces cures trop rapides obtenues par de faibles doses de muriate, cependant il a dit dans le fascicule dont nous avons extrait cette observation et la précédente : « 1° Il est des cas dans lesquels une somme très faible de muriate ou de toute autre préparation aurifère fait disparaître les symptômes de la maladie contre lesquels on l'applique. 2° Il en est où cette même dose suffit pour opérer une guérison radicale. 3° Enfin il en existe où les symptômes ne disparaissent qu'un certain temps après la cessation de l'emploi des médicaments. »

148 — Observ. XCVIII recueillie par M. Souchier, élève interne à la clinique de M. Lallemand, et revue par ce professeur. Chancres, fistules à l'anus. Guérison par cinq grains de perchlorure.

« Le nommé Chenat (Louis), caporal des carabiniers, au 8ᵉ léger, âgé de vingt-cinq ans, d'une constitution forte, entra à l'hôpital le 15 mars 1823, pour des fistules à l'anus et des chancres qui couvraient tout le gland. A son arrivée, M. le professeur Lallemand lui fit prendre un bain, précédé de l'application de quinze sangsues au pourtour de l'anus, et suivi de l'application d'un cataplasme émollient sur le gland. Soulagement entier le lendemain et commencement du traitement par le muriate d'or, de la manière suivante : le premier grain (le malade en a pris cinq grains) divisé en seize fractions, le deuxième en huit, le troisième en dix, ainsi que les deux derniers. Les chancres furent guéris au bout de huit jours ; ils avaient sans doute été bien enrayés dans leur marche par les antiphlogistiques employés au début. Les fistules n'ont été parfaitement cicatrisées qu'après l'emploi de trois grains et demi de muriate. A son entrée, Chenat se plaignait de douleurs aux jambes, plus particulièrement à la gauche ; et il est sorti jouissant d'une fort bonne santé. »

149. — Les partisans du traitement antiphlogistique ne manqueront certes pas d'invoquer cette observation comme venant à l'appui de leurs idées pratiques. Nous sommes bien éloigné de prétendre que le traitement antiphlogistique local ne puisse offrir, dans des cas assez nombreux, de grands avantages ; nous pensons même que, convenablement administré, il sera d'un puissant secours pour faire rapidement disparaître les accidents locaux et servir de contre-poids à la trop vive excitation que peut, dans certains cas, produire le perchlorure. C'est ainsi que nous voyons cette méthode combinée réussir parfaitement entre les mains de M. Lallemand. Mais ce jeune et savant professeur ne sait pas moins très bien que le traitement antiphlogistique est insuffisant pour chasser de notre économie

cette disposition maladive, créée par la présence d'un levain particulier qu'on a nommé virus syphilitique, et il nous a communiqué lui-même une observation d'un haut intérêt (371, 371 *bis*), qui démontrera pleinement l'insuffisance des antiphlogistiques seuls. Tout en admettant que dans bien des cas le traitement antiphlogistique local offre de grands avantages, n'oublions pas de rappeler que nous avons signalé ses inconvénients (123).

15o. — Observ. XCIX, extraite de ma pratique. Chancres à la verge, pustules muqueuses dans le cuir chevelu. Guérison par trois grains de perchlorure.

« M. Del***, âgé de vingt-sept ans, d'un tempérament bilieux, contracta dans le courant de septembre dernier (8 juin 1827), après un coït impur, une affection vénérienne, dont le seul symptôme fut un petit chancre à la base du gland. Le malade se mit à l'usage d'une tisane rafraîchissante et se pansa avec des plumasseaux de charpie imbibés d'une solution d'alun ; la guérison du chancre fut rapide. Huit jours après, M. D*** éprouva un mal de gorge qui, sans être violent, l'incommodait cependant ; une application de sangsues autour du cou l'en débarrassa. Six mois environ après, à la suite d'un violent exercice et de nombreuses excitations morales, il aperçut à la base du gland une infinité de petits points rouges ; il y fit peu attention et continua un genre de vie très échauffant. Mais bientôt tous ces petits points rouges prirent l'aspect de véritables chancres syphilitiques ; il lui survint presque en même temps au cuir chevelu une éruption pustuleuse qui laissait suinter une sanie abondante, presque sans odeur. M. D*** était dans cet état quand il vint me consulter. »

Je prescrivis de suite le chlorure d'or et de soude par douzième de grain, en frictions sur la langue, le matin à jeun ; la tisane de chiendent et de réglisse, un régime presque végétal, peu de vin ; abstinence absolue de toutes les autres liqueurs fermentées et de café ; je lui recommandai en outre de baigner fréquemment la verge, et de panser les chancres avec du cérat simple ; je lui permis du reste de vaquer à ses affaires, en évitant cependant de faire des marches trop longues. Le malade fit sa première friction le 8 juin ; dès les premiers jours, le pansement et les bains locaux calmèrent les douleurs, qui étaient fort vives, et le 17, les accidents inflammatoires furent presque entièrement dissipés : les chancres ne faisaient plus souffrir, et ils paraissaient déjà marcher vers leur guérison, au point que le malade put monter à cheval sans en éprouver d'incommodité. Dès les premiers jours, il y avait eu une grande augmentation dans les urines ; ce premier mouvement critique ne dura point quant à la quantité ; d'abondantes transpirations lui succédèrent, le malade leur trouva l'odeur de muriate d'or ; les urines sont très colorées, elles déposent et ont une odeur forte. Le 20, M. D*** commence le deuxième grain divisé en 11 doses ; l'éruption de la tête fait moins souffrir et diminue ; mais comme il a des boutons à la figure, qu'il souffre des yeux et éprouve un sentiment de chaleur interne, je le fais insister sur le régime adoucissant, d'autant plus que les localités ne lui permettent pas de prendre de bains. Le 23 juin, quinzième jour du traitement, tous les chancres sont guéris ; il est permis d'en dire presque autant de la tête ; enfin M. D*** est entièrement débarrassé lorsque le deuxième grain est achevé, c'est-à-dire le vingt-troisième jour du traitement. Les transpirations n'ont pas cessé depuis le moment où elles ont paru, et elles persistent même pendant l'emploi d'un troisième grain, que je conseille au malade par surcroît de précaution.

151. — M. D***, que j'ai souvent occasion de revoir, s'est depuis livré à de nombreux excès vénériens, au point de s'excorier la peau du gland, et cependant il ne lui est rien survenu, et cette excoriation, qui n'était point envenimée par un *virus*, s'est guérie dans l'espace de vingt-quatre heures. Voilà de ces accidents que M. Jourdan cite comme propres à occasioner le développement d'accidents vénériens ; des faits infiniment nombreux prouvent que des accidents inflammatoires locaux du genre de ceux-ci ne déterminent jamais, quand ils ne sont qu'inflammatoires, le développement des symptômes que nous continuons de considérer comme produits par un principe morbide d'un genre particulier. M. D*** (mars 1828) continue de se bien porter.

152. — Observ. C, par M. Balagnier (extraite du mémoire de M. Chrestien). Blennorrhagie, chancre, bubon. Guérison par le perchlorure.

« Un voyageur, âgé de trente ans environ, arriva à Montpellier dans le mois de mars 1812, pour des affaires commerciales et pour raison de santé. Ce voyageur, quinze jours après un commerce avec une fille suspecte, et vingt jours avant son arrivée à Montpellier, se trouva atteint d'une petite éruption dont le siège était entre le gland et le prépuce, d'un engorgement des glandes de l'aine droite, et d'une blennorrhagie. Lors de l'apparition de ces symptômes, il avait consulté ; mais les moyens qu'il avait mis en usage n'avaient pas pu enrayer les progrès du mal, puisque je vis, là où avait été l'excoriation, un chancre rongeur d'un mauvais aspect, un bubon d'un gros volume. La blennorrhagie était aussi intense : ces symptômes s'accompagnaient de beaucoup d'irritation, de douleur, d'inflammation et d'insomnie. Mon premier soin fut de calmer l'état inflammatoire ; quand j'y fus parvenu, je m'occupai de détruire l'élément dont la nature n'était point douteuse. « La confiance que j'ai dans les préparations d'or de M. Chrestien, confiance que plusieurs de mes collègues partagent, d'après les effets qu'ils en ont retirés dans le traitement des maladies vénériennes récentes ou anciennes », me fit donner la préférence à la méthode de ce médecin sur toutes les autres. « Deux raisons décidèrent mon choix ; l'efficacité bien reconnue du remède, et la commodité que son administration offre à un voyageur. » Le malade fut donc soumis à l'emploi du muriate triple d'or et de soude associé avec l'iris de Florence, en frictions sur la langue. Un grain divisé en quinze prises et administré en quinze jours, sous mes yeux, améliora l'état du malade à un tel point qu'il put se mettre en route en continuant son traitement. Une correspondance suivie m'a donné l'assurance que quatre grains de muriate (le second en quatorze prises, le troisième en treize et le quatrième en douze) avaient suffi pour procurer une guérison parfaite qui se soutient depuis plus d'un an.

« J'ai, depuis cette cure, obtenu par ce même remède des succès pareils sur deux individus atteints de syphilis caractérisée par les mêmes symptômes. »

Observ. CI, par M. Pourché. Constitution athlétique. Blennorrhagie avec hématurie et phimosis, chancres à la face interne du prépuce, bubon. Traitement antiphlogistique très énergique, saignée générale, application de sangsues sur le trajet de l'urèthre, idem répétée sur le bubon ; opération du phimosis ; pansement des chancres avec le cérat chargé d'oxyde d'or. Guérison par quatre grains de perchlorure d'or et de sodium. Depuis quatre ans (octobre 1827) ce malade n'a vu reparaître aucun symptôme syphilitique.

Observ. CII, par M. Boistard (extraite du mémoire de M. Chrestien). Blennorrhagie, chancres, tuméfaction douloureuse des glandes de l'aine. Guérison par quatre grains de perchlorure.

Observ. CIII, par M. Lescure (idem). Tempérament sanguin, sensibilité vive. Écoulement sanguinolent, chancre sur les grandes lèvres, bubon et engorgement des glandes de l'aisselle. Guérison par le perchlorure.

Observ. CIV, par M. Poujol (idem). Blennorrhagie, chancre, bubon. Guérison par trois grains de perchlorure.

Observ. CV, par M. Mignot. Vingt-huit ans, tempérament sanguin. Blennorrhée, chancres, bubon. Guérison par trois grains de perchlorure.

153.—Observ. CVI (extr. de l'ouvrage de M. Niel, p. 10). Leucorrhée, chancres autour de la vulve. Délayants, régime calmant ; emploi de six grains de perchlorure ; exposition à un froid humide. Réapparition des chancres, avec bubon. Guérison par quatre nouveaux grains du sel aurifère. Crise par les sueurs.

Observ. CVII (idem, page 17). Blennorrhagie, chancre, bubons ; délayants, saignée. Guérison par huit grains de perchlorure : elle fut un peu retardée par le mauvais effet momentané qui résulta d'une exposition au froid. Crise par des sueurs copieuses alcalines longtemps prolongées ; suppuration d'un bubon.

Ces deux observations viennent à l'appui de ce que nous avons dit (100), d'après M. Niel, de l'importance de ne point contrarier les effets critiques produits par l'or. Mais, nous le répéterons aussi, ces inconvénients se bornent à retarder la cure ; et il s'en faut qu'il en soit ainsi dans un traitement mercuriel !

154. — Observ. CVIII, par M. Lescure (extr. du mémoire de M. Chrestien).

Blennorrhagie, chancres, engorgement de l'aine droite. Guérison par cent quarante grains d'oxyde d'or.

« Le nommé V***, d'une petite ville, à quatre lieues de Montélimart, se présenta chez moi, le 10 d'avril 1811, pour me consulter sur l'état que je vais décrire : blennorrhagie cordée existante depuis trente jours, avec deux chancres à la base du gland, et un léger engorgement dans l'aine droite. Le malade n'opposait à cet état qu'une tisane de chiendent nitrée, et des émulsions. Je luis fis faire, tous les jours et sous mes yeux, deux frictions sur la langue, avec un grain d'oxyde d'or qui me venait de M. Figuier, pharmacien à Montpellier, n'ayant pas pu m'en procurer ici. Après quelques jours d'usage de cet oxyde, le malade se refusa à continuer son traitement, sous prétexte qu'il était trop simple, et qu'il était impossible qu'une aussi petite quantité de poudre le retirât de l'état où il se trouvait, et qu'il voyait comme très alarmant. En vain le sollicitai-je de poursuivre ; rien n'était capable de le faire changer de résolution : plus il opposa de résistance, plus je mis d'opiniâtreté ; il se rendit enfin, mais en exigeant ma parole d'honneur qu'il serait radicalement guéri dans trois mois. Quoiqu'il ne faille jamais *verba jurare magistri*, la grande confiance que j'ai en la probité de M. Chrestien, et le ton de vérité qui règne dans ses observations, me firent prendre l'engagement que le malade voulut : les frictions furent donc continuées. Après vingt-cinq jours de leur emploi, il y eut une amélioration sensible ; elle fut toujours croissante, ce qui inspira la plus grande sécurité au sujet, et lui fit croire que je ne m'étais pas engagé en vain : enfin, ce traitement, soutenu pendant soixante-dix jours, procure une guérison complète. Je dois ajouter que le malade ne prit, en usant de l'oxyde, que quelques verres d'une tisane faite avec le chiendent et les fleurs de mauve blanche, et que depuis plus de deux ans il jouit de la meilleure santé. »

155. — Observ. CIX (extr. de l'ouvrage de M. Chrestien, page 356). Blennorrhagie, bubons, ulcérations du prépuce. Guérison par cent trois grains d'or divisé. Pendant le traitement, amélioration de toutes les fonctions. Cette cure, qui datait d'extrêmement longtemps, ne s'est point encore démentie.

155 *bis.*— Observ. CX, par M. Pourché. Vingt-sept ans, blennorrhagie, chancres au prépuce et poireaux nombreux sur le gland ; ardeur d'urine, érections fréquentes et douloureuses. Traitement préparatoire, saignées, diète, boissons adoucissantes ; application de sangsues au périnée, bains généraux et locaux. Cautérisation des chancres, excision des excroissances, pansement avec du cérat contenant de l'oxyde d'or. Emploi simultané à ces derniers moyens de quatre grains de perchlorure d'or et de sodium. Cette cure date de cinq ans (octobre 1827) ; elle ne s'est point un instant démentie.

Observ. CXI, par M. Pourché. Blennorrhagie, bubons, poireaux. Guérison par dix grains de perchlorure.

« Le sieur D. B., étudiant en médecine, âgé de 23 ans, d'un tempérament sanguin, contracta une blennorrhagie, des poireaux à la base du gland, et deux bubons qui se développèrent à peu d'intervalle l'un de l'autre. Il avait de fréquentes érections; l'émission de ses urines s'accompagnait de beaucoup de cuisson; les bubons étaient douloureux à la pression. Des boissons mucilagineuses, des bains, une saignée et deux applications de huit sangsues remédièrent aux symptômes inflammatoires : au quinzième jour il n'en existait plus aucun ; la matière de l'écoulement était abondante, épaisse et verdâtre; les bubons avaient chacun la grosseur d'un œuf de poule et ne paraissaient pas avoir de tendance vers la résolution. Le traitement antisyphilitique consista dans l'emploi de frictions avec le muriate d'or mêlé à l'amidon, sur le gland, et dans celui d'une pommade composée de six grains de muriate et de six onces d'axonge frictionnée sur les bubons. Ces dernières avaient pour objet de résoudre ces tumeurs. Parvenu au troisième grain, le malade suspendit, d'après mes conseils, pendant quatre jours, les frictions sur le gland, à cause d'un mouvement fébrile qui lui était survenu. A cette époque ses urines furent très copieuses; à tout moment le besoin de les évacuer se manifestait. Alors aussi les bubons se ramollirent, diminuèrent et disparurent rapidement. L'écoulement passa successivement du jaune au blanc et cessa tout à fait après deux mois de durée. Les poireaux résistèrent quinze jours de plus; ils cédèrent à des pansements faits avec la pommade d'axonge et de muriate d'or. La quantité de ce muriate fut, pour tout le traitement, de quatre grains pour les frictions sur le gland, et de six pour les frictions sur les bubons; ainsi que pour les pansements des poireaux. Depuis un an que je vois cet élève, il ne s'est pas présenté chez lui le moindre indice d'un reste du principe syphilitique. »

155 *ter*.— A la suite de cette observation, M. Pourché déclare avoir noté une trentaine de cas relatifs à la guérison de symptômes vénériens primitifs par l'emploi de l'or, sans qu'il ait eu aucun exemple de rechute. Ce médecin, recommandable autant par ses talents que par sa bonne foi, avoue qu'il a eu pendant plusieurs années une sorte de prévention contre les préparations d'or dans le cas de symptômes primitifs de syphilis. L'expérience lui a démontré, et il déclare hautement qu'il a reconnu que l'or n'est pas seulement un médicament excitant, mais qu'il jouit d'une véritable spécificité, et qu'il est préférable au mercure sous mille rapports, et surtout sous celui de sa constante innocuité. Il ajoute encore que plusieurs observations recueillies par divers élèves de médecine à la maison centrale de Montpellier, ne laissent aucun doute sur l'impossibilité de remplacer l'or dans le traitement des syphilis anciennes, chez les individus d'une suscepti-

bilité telle que la plus légère dose de mercure ne manquerait pas d'occasionner un ptyalisme opiniâtre ou quelque cachexie fâcheuse.

155 *quater*. — Les maladies qui règnent à la maison centrale de Montpellier ont presque toutes le caractère chronique. La syphilis s'y rencontre fréquemment compliquée de scrophules, de scorbut et de dartres. Voilà déjà un assez grand nombre d'années que M. Pourché emploie les préparations d'or dans ces circonstances, et il est tout disposé à certifier qu'il n'y a pas de moyen plus économique, plus simple dans son administration et plus efficace dans ses résultats. Aucun malade ne répugne à son emploi, qui n'exige pas la moindre sévérité dans le régime. « L'économie en est si évidente, que les entrepreneurs de la maison centrale, termine M. Pourché, m'adressent souvent des remerciements sur le peu de dépense qu'exige la guérison des maladies syphilitiques. Quant à l'efficacité, elle est incontestable, et viendra le moment, j'en suis certain, que personne n'aura plus le moindre doute sur les propriétés antisyphilitiques des préparations d'or. »

Nous joignons nos vœux à ceux de M. Pourché, et c'est pour leur accomplissement que nous avons écrit ce livre.

156. — Observ. CXII (extraite de l'ouvrage de M. Niel. page 15). Blennorrhagie, poireaux; délayants pendant quinze jours. Emploi de six grains de perchlorure. Refoulement, par un bain de mer, de l'excitation déjà produite; pustules sur toute l'habitude du corps. Guérison par six nouveaux grains de perchlorure. Crise peu marquée par les urines.

157. — Observ. CXIII (idem, page 52). Leucorrhée, ulcères chancreux, verrues au bord des grandes lèvres. Guérison par neuf grains de perchlorure. *Crise* par une salivation douce. Les verrues ne se sont séchées que six mois après la fin du traitement. Cette cure, qui en 1821 avait eu huit années de durée, ne s'est point encore démentie depuis.

158. — Observ. CXIV, par M. Souchier. Blennorrhagie, chancres à la verge, engorgement d'un testicule. Guérison par cinq grains de perchlorure.

« Je fus consulté au mois d'août dernier,(19 février 1827), par M. *** père, riche propriétaire d'Émeux (Drôme), pour une affection syphilitique qu'il venait de contracter à l'âge de soixante-trois ans. Les symptômes consistaient en un écoulement uréthral abondant et en une quantité considérable de chancres à l'extrémité du prépuce et du gland. De plus, six jours après l'apparition de ces premiers symptômes, le testicule gauche se gonfla et fit souffrir le malade. Je fis appliquer quinze sangsues au périnée, et je prescrivis qu'après leur chute, les piqûres fussent recouvertes d'un cataplasme émollient renouvelé trois fois par jour, et de recouvrir en même temps aussi de cataplasmes émollients tout le testicule malade; je recommandai en même temps une diète assez sévère. Après quatre jours de ce traitement antiphlogistique, je fis commencer au malade l'usage d'une potion balsamique (potion avec le baume de Copahu), dont il devait prendre une cuillerée à bouche au moment de chaque repas, et il commença en même temps le traitement par le muriate d'or et de soude. Au bout de six jours de ce traitement, l'écoulement était arrêté et les chancres annonçaient déjà une guérison prochaine. Dès ce moment, je conseillai au malade de pratiquer deux frictions par jour avec le muriate à cause du peu d'excitabilité qu'ont les organes à un âge aussi avancé, et je recommandai de faire la friction de sept à huit minutes à cause des difficultés d'absorption que j'avais déjà observées chez les mêmes individus. Vers la fin du quatrième grain les chancres étaient complètement cicatrisés et le testicule, qui depuis le commencement du troisième grain avait commencé à diminuer de volume, était à peu de chose près ramené à son état naturel. La guérison fut parfaite avant la fin du cinquième grain. Comme l'affection était récente, je ne crus pas devoir pousser plus loin le traitement. Cinq grains m'ont toujours suffi pour les affections récentes, et j'ai même toujours constaté leur guérison avant la fin du traitement. »

Cette cure ne s'est point encore démentie. (Avril 1818.)

159. — Notre honorable confrère de Romans sait fort bien que dans un grand nombre de cas il pourrait se dispenser de prescrire le baume de Copahu pour combattre ces écoulements vénériens, et que le chlorure d'or et de soude seul les guérirait très bien. Plusieurs faits déjà cités ont dû amener cette conviction dans l'esprit de nos lecteurs ; mais M. Souchier retire de cette médication ce grand avantage, de faire cesser de suite un des accidents qui gênent le plus le malade, et de ne pas avoir là une cause persistante d'irritation. Ses observations constatent aussi l'efficacité du baume de Copahu.

160. — Observ. CXV, par M. Niel (extraite du mémoire de M. Chrestien). Blennorrhagie, engorgement des glandes de l'aine et du testicule (orchite). Guérison par quatre grains de perchlorure. Crise, moiteur douce pendant la nuit, urines abondantes et sédimenteuses.

Observ. CXVI, par M. Mignot. Blennorrhagie qui se supprime, chancre à la base du gland, orchite. Guérison par quatre grains de perchlorure.

161. — Observ. CXVII, par M. Cuilset (extraite du mémoire de M. Chrestien). Blennorrhagie, chancre, phimosis, orchite. Guérison par le perchlorure.

« M. D*** était atteint depuis deux mois d'une blennorrhagie pour laquelle il avait été soigné par différentes personnes de l'art : voyageant par état, il se trouva forcé pendant sa maladie de consulter dans les différents lieux où il se trouvait lorsqu'il lui survenait quelque accident. A la suite d'un violent exercice, le testicule droit s'engorgea considérablement et il survint un phimosis. Je fus appelé.

Les moyens auxquels j'eus recours eurent tout l'effet qu'on pouvait en désirer. Le prépuce devenu libre, je découvris le gland, qui m'offrit à sa base un chancre assez large. De suite je conseillai l'usage du muriate d'or, qui me réussit parfaitement bien. Pendant le cours de son traitement, M. D*** éprouva quatre ou cinq fois un écoulement, léger à la vérité, par le canal de l'urèthre (91).

« Je pourrais ajouter plusieurs autres observations à celle-ci, mais comme elles diffèrent peu entre elles, je m'en abstiendrai. »

162. — Observ. CXVIII (extr. de l'ouvrage de M. Chrestien, page 348). Bubons, poireaux, ulcérations du gland recouvertes par le prépuce, chez un enfant de sept ans. Excision du prépuce. Guérison par trois grains de perchlorure.

C'est le seul cas où M. Chrestien ait eu besoin d'avoir recours à une opération chirurgicale.

163. — Observ. CXIX, par M. Chrestien. Phimosis, bubon, poireaux. Guérison par l'or divisé mécaniquement.

« Un tailleur d'habits, d'une constitution délicate, d'un tempérament mixte, mais plus sanguin que bilieux, portait depuis trois mois, à l'aine droite, un bubon de la grosseur d'un petit œuf de poule, sous lequel on remarquait un bourrelet du volume et de la longueur du petit doigt : la couleur en était vineuse ; le sujet avait de plus un chancre au bout du prépuce et un phimosis. Je mis le malade à l'usage de l'or limé administré en frictions sur la langue ; un grain par jour fut la dose employée chaque matin pendant douze jours ; elle fut augmentée d'un quart de grain, après et pour un pareil terme, et portée ensuite à un grain et demi pour tout le reste du traitement, pendant lequel je n'employai que quarante neuf grains et demi de matière. Au sixième jour le chancre avait disparu, mais je ne tirai aucune conséquence favorable de cette disparition, parce qu'elle pouvait être attribuée à des bains locaux dans une décoction de fleurs de sureau et de mauve animée par un peu d'eau-de-vie, Ce qui est digne de remarque, c'est qu'au dixième jour j'observai une diminution sensible du bourrelet, moins de sensibilité, plus de souplesse dans le bubon, et une augmentation dans la quantité des urines, quoique le malade ne bût pas plus que dans son état ordinaire de santé. A cette même époque le pouls était plus plein et plus fort, toutes les fonctions se faisant d'ailleurs avec plus d'énergie. Vers le vingtième jour le bourrelet était presque effacé, le bubon beaucoup moindre, et je pus sans un grand effort découvrir le gland. A quelques lignes de sa base, j'aperçus deux chancres de la grandeur et de la forme d'une semence moyenne de courge ; ils commençaient à se cicatriser ; en outre deux poireaux occupaient la base du prépuce : l'un, à base large, offrait le volume d'une petite mûre ; l'autre, en éventail, ayant trois ou quatre lignes de hauteur sur un peu plus de longueur, était soutenu par un pédicule extrémement mince. Je jugeai qu'ils avaient dejà été attaqués par le

remède, qui fut continué encore pendant quinze jours. Avant la fin du traitement, qui dura trente-neuf jours, tous les symptômes avaient disparu, à l'exception du poireau à pédicule que je ne voulus point extraire : il fut tout à fait
dissipé au bout de cinq jours. Il y a plus de deux ans (et maintenant dix-sept)
que le sujet jouit d'une bonne santé. »

Observ. CXX (extraite de l'ouvrage de M. Chrestien). Poireaux sur le prépuce et sur le gland, bubon, chancre sur le scrotum. Guérison par l'or divisé,
résolution du bubon.

164. — *Syphilis primitive. Complications.* La syphilis est certes une maladie
assez grave par elle-même pour qu'on redoute que d'autres affections qui ne
sont souvent pas dangereuses viennent la compliquer, et rendre sa cure beaucoup
plus difficile. D'autres fois c'est la syphilis elle-même qui, réagissant d'une
manière fâcheuse sur la nouvelle maladie ou sur celle existante, qu'elle vient
compliquer, rend la cure impossible. Du reste, sur ce point il reste encore beaucoup à désirer. Les complications des affections syphilitiques avec d'autres maladies, leur dégénérescence, ainsi que l'influence mutuelle qu'elles exercent les
unes sur les autres, ne sont point encore bien connues. Dans le traité de la
syphilis que nous nous proposons de publier, nous tâcherons de faire ressortir
de faits nombreux, exacts et bien analysés, les règles de conduite qu'il faut
suivre dans ces circonstances. La condition la plus fâcheuse, c'est que le plus
souvent la seconde maladie contre-indique l'emploi des médicaments propres à
combattre la syphilis. Ceci, presque toujours vrai quand on emploie le mercure,
rencontre des exceptions extrêmement nombreuses quand on administre les
préparations aurifères. Je sais bien que les partisans de la méthode antiphlogistique prétendent que leur thérapeutique convient indistinctement à toutes les
maladies, de sorte qu'ils redoutent peu les complications, puisqu'ils traitent de
même la syphilis et la seconde complication ; mais nous aurons à leur répondre
que tous les jours on reconnaît l'insuffisance de cette thérapeutique dans les
maladies les plus simples, et que nous la prouverons pour la syphilis.

165. — Observ. CXXI, par M. Bastide fils (extr. du mémoire de M. Chrestien). Blennorrhagie, chancres, rhagades, boutons hémorrhoïdaux ; complication
d'un egastro-entérite. Guérison par le perchlorure.

« Mademoiselle ***, âgée de vingt ans, était affectée depuis deux mois
d'une maladie syphilitique caractérisée par une blennorrhagie et six chancres sur
la surface des grandes lèvres, dont un placé sur l'orifice de l'urèthre ; aucun
n'excédait la grandeur d'une pièce de dix sous. Des rhagades garnissaient le
pourtour de l'anus ; deux boutons hémorrhoïdaux se faisaient voir à l'entrée du
rectum. Toutes les parties affectées étaient dans un état de phlogose et d'engorgement, et causaient à la malade beaucoup de douleur. La maladie se compliquait

d'une dysenterie gastrique bilieuse avec fièvre. Dans cette complication je n'hésitai pas, je négligeai l'élément syphilitique pour remplir des indications que je regardai comme plus pressantes. Aux hémorrhoïdes j'opposai l'application de deux sangsues au fondement. Cette application, qui avait été suivie d'un prompt soulagement, fut répétée avec le même avantage. Des fomentations émollientes, des bains de vapeurs furent dirigés contre l'inflammation locale ; j'en vins enfin, et à plusieurs reprises, à l'ipécacuanha administré comme émétique; il fit rejeter une grande quantité de bile, et toujours avec succès. Alors tout se présenta sous un meilleur aspect ; les douleurs furent calmées ; les rhagades du fondement qui auparavant étaient dans un état de roideur et d'irritation vive, prirent une autre forme et s'offrirent comme des crêtes de coq très souples, mais trois chancres se manifestèrent à leur surface. Les parties sexuelles avaient repris leur souplesse et ne procuraient presque pas de douleur; l'appétit était devenu bon et tout annonçait la complication détruite, il me resta à combattre la syphilis.

« Je me disposai à administrer le muriate d'or dès le lendemain; mais quelle fut ma surprise de trouver la malade au lit, dans les souffrances les plus terribles, qui s'augmentaient encore au moindre mouvement! Elles avaient leur siège aux parties sexuelles; je les trouvai très gonflées et très irritées. Les chancres étaient d'un rouge noirâtre. J'attribuai tout ce désordre à une cause d'abord mécanique, il me fut difficile d'en obtenir l'aveu ; on me le fit avec peine. Mes soupçons éclairés, je me bornai à l'application de cataplasmes émollients et à prescrire une diète et des boissons antiphlogistiques. Dans huit jours les souffrances furent dissipées, et je pus sans crainte, administrer le muriate. Trois grains de ce sel suffirent pour parvenir à une entière guérison, dans l'espace de deux mois y compris quelques jours de suspension. La malade n'eut pas pris un grain et demi de muriate, que l'écoulement blennorrhagique eut disparu, et que les chancres, de même que les excroissances du fondement, eurent diminué de moitié. Avant d'avoir épuisé la totalité des trois grains, toujours en frictions sur la langue, la guérison fut opérée. Pendant l'administration du muriate, nulle application ne fut faite ; seulement, tant que dura la blennorrhagie, la malade usa d'une décoction d'orge ou de toute autre analogue, et elle suivit un régime doux. Si les frictions furent suspendues quelquefois, ce ne fut que par la crainte de voir reparaître les hémorrhoïdes, qui menaçaient de se reproduire. »

Observ. CXXII, par M. Thibal (extraite du mémoire de M. Chrestien). Chancre, bubon, complication d'une gastro-entérite. Guérison par le perchlorure.

« Le 14 mars 1810, on me fit voir un jeune homme âgé d'environ dix-sept ans, qui portait depuis deux mois, entre le prépuce et le gland, un chancre qui avait presque dévoré ces parties, et deux bubons, chacun de la grosseur d'un œuf de dinde. A ces symptômes bien évidents de syphilis se joignait une fièvre bilieuse, avec des redoublements en double tierce qui avaient lieu le soir, se prolongeaient bien avant dans la nuit, et se terminaient par une sueur si abondante que le malade mouillait cinq ou six chemises; la faiblesse et la maigreur étaient extrêmes.

« Malgré l'intensité des symptômes vénériens, je me vis forcé de les négliger, pour ne m'occuper que de la maladie aiguë. Celle-ci terminée, je proposai aux parents du malade de le soumettre à un traitement mercuriel par les frictions; ma proposition fut rejetée. On désira un traitement moins dispendieux. Je n'en connaissais pas de plus propre à remplir les vues qu'on me manifestait, que celui par le muriate suroxigéné de mercure. Il répugnait à ma conscience d'employer cette dissolution qui m'inspirait des craintes, et sur l'efficacité de laquelle j'étais autorisé de lever des doutes. Je ne connaissais pas les bons effets du muriate d'or, M. Chrestien n'ayant pas encore publié sa découverte. J'écrivis à ce médecin, non pour lui demander son remède, mais pour le prier de m'aider de ses conseils dans un cas qui m'embarrassait par le refus qu'on faisait de la seule méthode qui me paraissait convenir. Il eut la bonté de me répondre et de me confier son remède, en m'indiquant la manière de l'employer, et en m'enjoignant de faire enlever tous les topiques que je mettais en usage, et de tenir seulement le chancre propre au moyen de lotions avec la décoction de fleurs de mauve.

« Ce fut en frictions sur la langue que le muriate fut administré : j'ignore à quelle dose pour chaque friction, parce que M. Chrestien m'envoya pendant tout le traitement les paquets préparés; mais je sais que le premier contenait quinze prises, le second quatorze, et que chaque nouveau paquet en renfermait de moins que le précédent. A la vingt-cinquième friction, le chancre fut cicatrisé et les bubons eurent perdu au moins la moitié de leur volume ; le jeune homme avait déjà repris des forces et des chairs; il se livrait un peu à ses occupations ordinaires. Je fis suspendre, ainsi qu'il m'avait été recommandé, les frictions pendant cinq ou six jours. Dans ce délai, le jeune homme commit plusieurs imprudences en fait de régime. Des signes de gastricité s'annoncèrent, les bubons acquirent leur premier volume. Cette augmentation brusque ne m'effraya pas; je ne la considérai que comme lymphatique, et je fus assuré d'avoir bien vu; car un émétique et un purgatif ramenèrent les bubons au point où ils étaient lors de la suspension du muriate, dont l'usage fut repris, comme auparavant, le matin à jeun. Lorsque le malade eut atteint la cinquantième friction, compris les premières, il survint une fluctuation sensible dans les tumeurs, réduites au volume d'une noix ordinaire. Quelques jours après elles s'ouvrirent spontanément, et sans que j'eusse fait aucune application. Alors seulement je mis sur chaque tumeur un emplâtre de Vigo simple et de ciguë. Quinze jours après il n'exista pas vestige de tumeur, depuis longtemps la cicatrice du chancre était faite. L'appétit du malade était excellent ; il avait acquis plus de force et d'embonpoint qu'à son ordinaire. Soixante-cinq frictions suffirent, administrées dans le courant de deux mois et vingt jours. Sa guérison a été si parfaite, que sa santé n'a éprouvé aucun dérangement depuis cette époque, malgré la fatigue de l'état militaire qu'il a repris, et de plusieurs campagnes très pénibles. »

Observ. CXXIII, par M. Dazet (extraite du mémoire de M. Chrestien). Chancres, menace de mortification prochaine de la verge, complication de gastrite. Guérison par quatre grains de perchlorure.

« Le nommé Joseph T***, de cette ville (Montpellier), âgé de cinquante-six ans, né de parents sains et robustes, d'un tempérament bilieux sanguin, me fit appeler, le 22 septembre 1812. Je trouvai le malade fatigué d'une fièvre très forte, avec céphalalgie ; la langue était sèche : il présentait enfin l'ensemble d'une maladie très grave. Les boissons humectantes furent prescrites. Le lendemain, des signes de gastricité me firent ordonner un émétique, qui produisit par haut et par bas tout l'effet que je pouvais désirer : un purgatif me parut nécessaire, et il fut administré. Le lendemain de ce purgatif le malade se plaignit d'avoir éprouvé une violente hémorrhagie par la verge. Je m'empressai de visiter la partie qui avait fourni le sang, et j'aperçus un écoulement très abondant, provenant des chancres qu'il y avait entre le gland et le prépuce ; un gonflement très considérable de la verge, avec toutes les apparences d'une mortification très prochaine, un point en paraissait déjà frappé ; cette infection datait de loin. De suite je prescrivis le muriate d'or. Ce fut le 24 septembre que le malade dut en commencer l'usage en frictions sur la langue, à la dose d'un quinzième de grain par jour. Par un malentendu, il fut fait huit frictions en vingt-quatre heures, ce que j'appris le 25 à ma visite du matin. Je ne fus pas peu étonné de voir mon malade levé, mais surtout de trouver, dans l'examen de la partie affectée, une diminution considérable du gonflement de la verge, qui avait repris sa couleur naturelle, excepté dans le point où la mortification m'avait paru commencer. Un des chancres avait percé le prépuce, et fournissait une suppuration abondante. J'engageai le malade à ne faire qu'une friction par jour ; ce qu'il exécuta ponctuellement jusqu'à ce qu'il eût employé quatre grains de muriate, en divisant chaque grain en une fraction de moins que le grain précédent. En poursuivant ainsi le traitement, et à la huitième friction du second grain, le chancre qui avait percé le prépuce fut entièrement cicatrisé ; quand le point qui avait paru se mortifier eut repris sa couleur naturelle, bientôt tous les autres chancres furent guéris, et le malade, avant d'avoir épuisé le quatrième grain de muriate, avait repris une santé parfaite en tous points, sans avoir associé aucun autre moyen à celui-ci, et en suivant même un très mauvais régime, celui qui est familier aux gens de la campagne, occupés à travailler la terre. »

Cette cure ne s'est pas démentie pendant les seize années qui se sont écoulées depuis qu'elle a été opérée (avril 1828).

166. — Ces trois observations méritent toute notre attention ; elles nous offrent en effet le spectacle d'une complication de gastro-entérite avec la syphilis ; or, plus tard, nous verrons encore (7.115.) qu'on a été jusqu'à prétendre que les symptômes de ce que nous nommons syphilis, doivent être rapportés à une inflammation gastro-intestinale. Si le « sublata causa tollitur effectus » est vrai, une fois l'inflammation gastro-intestinale dissipée, les symptômes apparus sympathiquement aux parties de la génération devraient se dissiper ; il n'en a rien été. Ils se sont légèrement améliorés, ont empiré dans le second cas, quand la gastricité a reparu : bien ! nous sommes parfaitement d'accord sur ce point, qu'il existe un lien sympathique entre tous nos organes, qui fait qu'il est difficile que lorsque l'un d'eux est fortement frappé, tous les autres ne s'en ressentent pas plus ou moins ; mais quand un d'eux n'est affecté absolument que par sympathie, il cesse de l'être aussitôt que celui vraiment malade revient à l'état normal ; ainsi la céphalalgie qui provient de besoin cesse quand on commence à remplir l'estomac. La dernière observation démontre bien la haute efficacité du sel aurifère, qui a enrayé dans ce cas la marche de la gangrène qui menaçait déjà le membre viril.

167. — Observ. CXXIV (extr. de l'ouvrage de M. Chrestien, page 420). Chancres sur le prépuce, bubon à l'aine gauche, poireaux. Amélioration par le perchlorure, quand il survint une complication de rhumatisme goutteux dont le malade avait déjà souffert : il fallut suspendre le traitement, tous les symptômes syphilitiques s'aggravèrent. Après qu'on fut parvenu à calmer la nouvelle maladie, reprise du traitement par le perchlorure, et guérison.

Je pense aussi que dans un cas de complication de ce genre, il faut, bon gré, mal gré, suspendre l'administration d'un médicament aussi excitant que le perchlorure ; mais il me semble qu'on pourrait, sans aucun inconvénient, lui substituer l'or divisé, et qu'ainsi on éviterait le grave inconvénient du retour des symptômes syphiliques.

CHAPITRE VI

OBSERVATIONS DE SYPHILIS ANCIENNE ET CONSTITUTIONNELLE GUÉRIE PAR L'EMPLOI DES PRÉPARATIONS AURIFÈRES SEULES.

168. — Rien de difficile et d'arbitraire comme la distinction qu'on a faite de la syphilis en récente et constitutionnelle, et celle des symptômes en primitifs et secondaires ; et quand nous avons voulu classer nos observations d'une manière un

peu méthodique, nous nous sommes presque trouvé arrêté à chaque pas ; voici cependant l'ordre que nous avons suivi: nous avons considéré comme primitits tous les symptômes qui apparaissent aux parties de la génération et dans le voisinage (ces affections ont fait l'objet du chapitre précédent) ; comme secondaires, ceux au contraire qui se montrent loin de ces mêmes parties. Nous avons nommé anciennes ou invétérées toutes les affections syphilitiques dont les symptômes persistaient depuis six mois à un an, et les avons ensuite classées selon qu'il y avait prédominance de symptômes primitifs ou secondaires. Nous avons enfin désigné par l'épithète de constitutionnelle, toute syphilis qui, ayant fixé son action désorganisatrice sur un ou plusieurs de nos systèmes, portait en même temps atteinte à la santé générale de l'individu.

169. — Observ. CXXV, par M. Sauvé. Blennorrhée ancienne; guérison par un grain de perchlorure.

« M. Kruszewski, jeune officier du 4ᵉ régiment de lanciers, avait conservé d'une ou plusieurs gonorrhées, une blennorrhée qui durait depuis dix-huit mois. Il prit un grain de muriate d'or et de soude, en six frictions sur la langue, et se trouva guéri ; ce qui le détermina à ne pas pousser plus loin le traitement. Depuis près de deux années qui ont suivi cette guérison, j'ai toujours vu M. Kruszewski, et il n'a pas cessé de se bien porter. »

Observ. CXXXVI, *du même*. Blennorrhée depuis plus d'un an. Plusieurs traitements inefficaces par le baume de copahu et divers médicaments astringents. Guérison par cinq grains de perchlorure.

Observ. CXXVII (extr. de l'ouvrage de M. Niel, page 123). Leucorrhée qui date de deux ans. Guérison par quatre grains de perchlorure. Pas de mouvement critique sensible.

Observ. CXXVIII (idem, page 167). Leucorrhée depuis douze ans; gerçures profondes à la vulve, à la marge de l'anus, à la face interne des cuisses, causées par l'âcreté de la matière de l'écoulement; état voisin du marasme. Guérison par huit grains de perchlorure. Crise par les urines. Cette cure, qui était déjà ancienne en 1821, ne se dément pas (avril 1828).

170. — Le diagnostic des écoulements auxquels les femmes, et surtout celles habitant les grandes villes, sont malheureusement trop sujettes, est encore plus difficile que celui de la blennorrhagie et de la blennorrhée (17.106.). Le nombre des leucorrhées bénignes (flueurs blanches) est immense. Chez certaines femmes, cet écoulement est tellement abondant qu'elles sont obligées de prendre contre lui les mêmes précautions que pour l'évacuation menstruelle. Quand, chez les femmes, ils ne reconnaissent pas les mêmes causes que la blennorrhée chez les hommes (17.), ils dépendent, tantôt d'un peu de relâchement de la membrane muqueuse qui tapisse les parties de la génération; d'autres fois

d'une affection de l'utérus, et enfin, le plus souvent, ils sont sous la dépendance d'affections que la nouvelle médecine a rendues bien fréquentes, de la gastralgie et de la gastro-entéralgie, qui peut se compliquer de gastrites et de gastro-entérites. Le séjour de la ville influe tellement sur l'existence de ces écoulements, que nous connaissons beaucoup de nos riches clientes qui les voient disparaître lorsqu'après un hiver passé dans le tourbillon des plaisirs elles vont chercher à leurs campagnes un peu de repos, de bon air, de santé, et reprendre aux champs de nouvelles forces pour faire face aux nouvelles fatigues qui les attendent. N'oublions pas de signaler les leucorrhées causées par le principe scrophuleux ; elles sont alors toujours un des symptômes du manque de menstruation et de la chlorose ou pâles couleurs.

171. — Les écoulements qui dépendent d'un relâchement de la muqueuse vaginale sont peu redoutables. Des soins de propreté, des bains froids dans la bonne saison, quelques injections astringentes ne les font pas toujours disparaître, mais du moins les empêchent d'augmenter. Nous devons dire que ces écoulements, en devenant trop considérables, peuvent à la longue altérer la santé générale, donner lieu à des affections nerveuses gastro-intestinales, à l'épuisement et au marasme. Ils peuvent surtout finir par affecter sympathiquement l'utérus. Les écoulements qui reconnaissent pour cause une affection de cet organe (ils sont malheureusement plus fréquents qu'on ne pense), sont, pour les femmes qui en sont incommodées, une menace continuelle d'affection future de l'utérus ; menace qui cependant ne se réalise pas toujours. Il faut opposer aux leucorrhées de ce genre les bains de siéges, les injections avec une décoction de soucis (calendula arvensis), très rapprochées ; les pilules d'extrait de la même plante, et enfin les oxides d'or. Quant aux écoulements qui sont la conséquence d'une affection nerveuse de l'estomac, c'est cette dernière maladie qu'il faut traiter ; et, à ce sujet, nous ne pouvons rien faire de mieux que de renvoyer nos lecteurs à l'ouvrage de notre estimable confrère le docteur Barras, et conseiller, comme le remède par excellence, le séjour à la campagne. Quant aux écoulements symptomatiques de la chlorose, et dépendants d'un épaississement de la lymphe, nous prouverons, dans notre second mémoire, qu'il n'existe pas de meilleur moyen de les combattre que les préparations aurifères.

172. — L'ophthalmie syphilitique est un des symptômes secondaires les plus fréquents de la syphilis, et surtout de la blennorrhagie virulente : c'est souvent une affection d'une grande gravité, et contre laquelle le traitement antiphlogistique le plus énergique et le plus méthodiquement administré est toujours sans efficacité : cette modification de la syphilis nous prêtera des armes puissantes contre cette méthode. Il n'est en effet aucune ophthalmie qui, convenablement traitée par les antiphlogistiques, ne leur cède, à moins d'un tel degré de gravité

qu'il doive y avoir désorganisation de l'organe. Les ophtalmies syphilitiques (il en faut dire autant de celles qui dépendent du principe scrophuleux) ont très rarement ce grand degré de gravité ; les symptômes inflammatoires sont même la plupart du temps peu intenses. Le traitement antiphlogistique ne fait jamais qu'amender ces derniers symptômes ; mais une fois la maladie ramenée à la période de chronicité, ils deviennent absolument inefficaces, ainsi que tous les révulsifs imaginables. Les faits qui vont suivre viendront à l'appui de ce qui précède.

173. — Observ. CXXIX, par M. Niel (extr. du mémoire de M. Chrestien). Ophthalmie avec tache de la cornée. Guérison par trois grains de perchlorure.

« Un enfant âgé de quatre ans était atteint d'une ophthalmie invétérée et contre laquelle l'emploi des moyens les plus recommandables avait échoué. Le père avait eu et avait communiqué à sa femme, pendant qu'elle était grosse, une gonorrhée qui fut accompagnée de poireaux à la vulve. Quoique ces individus eussent subi un traitement méthodique (par le mercure sans doute), leur enfant ne s'était jamais bien porté depuis sa naissance, et avait même infecté d'ulcères le sein de deux nourrices. Il était pâle et un peu bouffi, lent dans toutes ses actions et presque indifférent au plaisir comme à la douleur. Il avait les ailes du nez un peu rouges et écartées dans leur commissure avec la lèvre. On remarquait parfois de très petites pustules qui s'ulcéraient pendant quelques jours, disparaissaient ensuite et reparaissaient encore ; il portait de plus, depuis neuf mois, une inflammation à l'œil droit avec une taie de deux lignes environ de diamètre. Ce petit malade fit usage de trois grains de muriate d'or et de soude, divisés chacun en seize fractions. Cette dose suffit pour obtenir sa guérison, que pourrait au besoin attester M. Chirol, pharmacien de cette ville (Marseille), parent de l'enfant. Après la septième ou huitième friction, l'appétit fut considérablement augmenté, les facultés vitales reçurent une nouvelle énergie, et la peau prit un coloris qu'elle n'avait jamais eu. La bouffissure, qui était habituelle, se dissipa vers la vingtième ou vingt-cinquième friction ; alors disparut aussi cette espèce de phlogose qui s'était fait remarquer aux ailes du nez ; et les pustules qui ne disparaissaient guère que pendant une huitaine, ne se montrèrent plus, ni durant, ni après le traitement. Ce ne fut qu'après la trente-sixième friction que l'inflammation du globe de l'œil fut guérie ; cette guérison s'accompagna de la disparition de la taie. »

174. — Observ. CXXX, extraite de ma pratique. Ophthalmie double : inutilité des traitements antiphlogistiques.

« Je connais une petite fille de quatre à cinq ans, aussi atteinte d'une ophthalmie et dont l'histoire offre avec la dernière observation une grande analogie ; elle nous donnera un exemple bien notable de l'inutilité des médications antiphlogistique et révulsive dans des cas de ce genre. Son père, artiste distingué, a eu, étant garçon, quelques affections syphilitiques qu'il n'a jamais combattues que par les préparations mercurielles ; la mère a toujours joui de la meilleure santé. Cette petite fille a eu une enfance maladive, a toujours été pâle, un peu bouffie, lente dans toutes ses actions et presque indifférente au plaisir comme à la douleur. Il y a deux ou trois ans, nous aperçûmes dans un des deux yeux une petite tache, que j'ai essayé vainement de dissiper par l'insufflation de poudres irritantes. Plus tard une ophthalmie double, mais plus grave du côté primitivement affecté, s'est déclarée : je l'ai d'abord combattue par quelques applications de sangsues faites aux genoux ; elles n'ont point eu tout le succès que j'en attendais. D'après le conseil d'un autre médecin, on en appliqua aux tempes ; il s'ensuivit une amélioration bien notable mais de courte durée. Depuis ce temps j'ai cessé de traiter cette petite malade pour laquelle j'ai déclaré n'y avoir qu'un moyen de salut : c'est un traitement par l'or, comme on le pense bien. D'abord confiée à un oculiste célèbre, elle a été soumise à un traitement antiphlogistique des plus sévères ; sangsues près et loin du mal, bains tièdes tous les jours, régime adoucissant, vésicatoire au bras : amélioration momentanée, mais jamais qu'a-mélioration, et cette petite infortunée a failli succomber à ce traitement trop débilitant ; on a été obligé d'y renoncer. La muqueuse nasale est devenue très malade, les yeux de suite l'ont été moins, ils ont même paru guéris, sauf les taies, qui ont persisté. Nous avons oublié de dire qu'il y avait eu ulcération de la cornée, et qu'on avait craint pour un moment la fonte de l'œil. Le nez s'est guéri, l'ophthalmie a reparu avec le même degré d'intensité. On a alors transféré le vésicatoire à la nuque ; il a fait peu de bien ; mais dans le même temps cette petite malade a été envoyée à la campagne. Là, un changement merveilleux s'est opéré dans son état ; elle a grandi, a pris de l'embonpoint, des couleurs, de la gaieté ; ses yeux se sont guéris, à l'exception d'une toute petite taie qui persista ; le nez seulement resta malade, et j'annonçai que son retour à la ville ferait renaître l'ophthalmie ; elle avait conservé son vésicatoire à la nuque. Ma triste prédiction ne s'est que trop réalisée ; l'ophthalmie est revenue plus grave, et un grand chirurgien de cette capitale a conseillé le séton au lieu du vésicatoire. Ce moyen a procuré en trois ou quatre mois la guérison de l'ophthalmie, sauf les taies, qui persistent. Cette cure sera-t-elle durable ? l'ophthalmie ne revien-dra-t-elle point quand on supprimera le séton ? Il est permis d'espérer une gué-rison radicale par les seules forces de la nature si, au retour de la bonne saison, on place de nouveau l'enfant à la campagne. Cependant il ne faut pas dissimuler qu'il existe contre cette petite fille une menace continuelle de perdre l'organe de la vue, et à son âge critique, la vie, à moins qu'un traitement par l'or ne vienne détruire le levain morbide qui la mine lentement. Au défaut de l'or, ce serait encore à un traitement spécial qu'il faudrait avoir recours ; et on aurait le mercure, l'iode, le chlorate de potasse. Mais pourquoi avoir recours à ces moyens dangereux et peu sûrs, quand on a l'or, dont l'efficacité est égalée par l'innocuité. »

175. 176. — Observ. CXXXI (extraite de l'ouvrage de M. Chrestien, page 416). Ophthalmie syphilitique (après une infection par dépôt de matière virulente sur le gland; phimosis, ulcération, blennorrhagie, gonflement des glandes de l'aine. Traitement adoucissant et topique, disparition de ces symptômes. Quelques années après, sans que le sujet se soit exposé de nouveau d'aucune façon, chancres sur le gland ; guérison par des topiques). Guérison par le perchlorure.

Observ. CXXXII (extr. de l'ouvrage de M. Niel, page 48). Ophthalmie syphilitique très grave, après plusieurs blennorrhagies guéries par des émollients, et ensuite les astringents. Guérison par six grains de perchlorure. Crise, retour de la blennorrhagie.

Observ. CXXXIII (idem, page 73). Ophthalmie, tumeurs volumineuses au cou, après la résolution précoce d'un bubon. Guérison par six grains de perchlorure. Crise, suppuration de la tumeur, sueurs et urines excessives.

Observ. CXXXIV (extr. de l'ouvrage de Gozzi, page 8). Ophthalmie double syphilitique depuis dix mois ; le malade ne saurait souffrir la moindre lumière, douleurs atroces, épiphora considérable, perte momentanée de la vue. Inefficacité d'un traitement antiphlogistique. Guérison par le perchlorure.

Observ. CXXXV (idem, page 9). Ophthalmie avec larmoiement considérable, après une blennorrhagie et un bubon. Le premier symptôme ayant disparu, douleurs atroces dans les extrémités inférieures, qui cessèrent par le retour de l'écoulement; celui-ci s'arrêta de nouveau ; survint alors l'affection des yeux. Guérison par vingt-quatre frictions pratiquées sur la langue avec le perchlorure. Crise, urines copieuses et sueurs nocturnes. Vingt-quatre jours de traitement sans interruption de travaux pénibles.

M. Gozzi invoque, pour la vérité de cette cure, les témoignages des docteurs PietroMalaguti et Mauro Landuzzi.

177. — Observ. CXXXVI (extr. de l'ouvrage de M. Chrestien, page 378). Ulcère très ancien et profond à l'insertion du gland et de la verge, et qui menace le canal de l'urèthre ; ulcère aussi très profond dans le pli de l'aine. Ces accidents sont survenus après la suppression d'une blennorrhée. Guérison par l'oxide d'or par la potasse.

178. — Observ. CXXXVII, extraite de ma pratique. Ulcérations primitives dans l'intérieur de la bouche et dans la gorge. Guérison par le perchlorure.

« Eugène H***, né de parents extrêmement sains et fortement constitués, fut retiré de nourrice à l'âge de dix mois ; ses parents furent prévenus à cette époque de se méfier de la femme à laquelle ils avaient confié leur enfant. Quelques mois après il eut une teigne muqueuse qui envahit tout le cuir chevelu, et s'accompagna de l'engorgement des glandes du cou. Cette affection, que les gens du peuple considèrent comme un *bénéfice de nature*, à cause de sa fréquente innocuité, se dissipa spontanément. A dix-neuf mois, il lui survint un petit bouton à la face interne des cuisses, tout près du pli de l'aine. Un médecin de l'endroit (le Point-du-Jour près Paris), consulté, le toucha avec la pierre infernale. L'eschare tombée, le mal grandit, et quand on me consulta, il m'offrit un exanthème grand comme une pièce de cinq francs, irrégulièrement sphérique. Il avait en outre plusieurs boutons ulcérés aux lèvres ; l'intérieur de la bouche et la gorge étaient parsemés de chancres, l'haleine était fétide, et l'enfant expuait une salive abondante, filante et de mauvaise odeur. L'infection vénérienne était plus que probable ; cependant, imitant la conduite de M. Lallemand (370), je fis laver la plaie de la cuisse avec une solution de deuto-chlorure de mercure ; elle marcha rapidement vers la guérison. Cette épreuve confirmant mes probabilités, je fis administrer à cet enfant une solution de perchlorure d'or et de sodium (eau distillée, trente cuillerées à bouche, perchlorure un grain), par cuillerées à bouche tous les matins à jeun ; une demi-heure après il buvait un verre de petit lait (on fit usage d'une cuillère en buis). A la quinzième prise, un dévoiement de dentition fit suspendre le traitement, je revis l'enfant ; l'exanthème était presque guéri, il ne restait qu'une légère rougeur. Tous les ulcères des lèvres et de la bouche marchaient déjà vers la guérison, la salivation était considérablement diminuée, l'haleine plus fétide. Ce petit malade a éprouvé une augmentation d'appétit étonnante ; il a eu quelques sueurs ; le front a été le siége d'une éruption de boutons qui, après avoir un peu suppuré, se sont rapidement desséchés. Je fais reprendre le traitement, et, un second grain consommé de la même façon, la cure est complète : un petit ulcère à la commissure des lèvres persiste cependant ; quelques lotions avec une solution légère de perchlorure d'or en opèrent la guérison. Cette cure, encore toute récente (nov. 1827), s'est opérée au milieu du travail de la dentition. »

Observ. CXXXVIII, par M. Massel. Ulcération qui a rongé la luette avec inflammation violente de tout le voile du palais ; passage des liquides par les narines, difficulté d'avaler les solides. Après une saignée du bras et une application de sangsues au cou, et les rafraîchissants et la diète lactée pendant un mois, usage du perchlorure d'or. Guérison obtenue par quarante-huit frictions de ce sel.

179. — Observ. CXXXIX, par M. Audibert. Ulcérations des fosses nasales et du pharynx. Guérison par neuf grains de perchlorure.

« Un officier, après avoir subi un traitement à Montpellier, vint rejoindre son régiment à Gap; un mois après, il fut forcé d'entrer à l'hôpital, où il resta quinze jours avant d'être évacué sur celui de Mont-Dauphin ; cet officier arriva dans un état de maigreur extrême, avec des ulcérations effrayantes dans les fosses nasales et au pharynx. Ce militaire, au huitième grain de muriate, expulsa, en se mouchant, le vomer tout défiguré par la carie. A cette époque le malade avait pris de l'embonpoint, ainsi que les couleurs du *facies* presque naturelles ; je lui fis encore employer un neuvième grain par dixième. Après quatre mois et demi d'hôpital, il sortit parfaitement guéri. Il m'écrivit un an après, de Talaveira-de-la-Reyna (Espagne), qu'il jouissait de la meilleure santé. »

179 *bis*. — Le même médecin a eu à traiter plusieurs affections de même nature, il a toujours obtenu des résultats aussi satisfaisants en employant le muriate d'or.

180. — Observ. CXL, CXLI et CXLII, par M. Souchier. Ulcération de l'arrière-bouche et du voile du palais. La mère infecte son enfant, celui-ci sa nourrice. Triple guérison par le perchlorure.

« La femme J***, de Romans (Drôme), avait eu dans l'espace de cinq années deux gonorrhées ; la première simple, mais la seconde beaucoup plus douloureuse et compliquée de chancres aux grandes lèvres. On n'employa pas d'autre traitement que les émollients, qui dissipèrent les accidents. Un léger écoulement uréthro-vaginal, qu'on présenta au malade comme un écoulement sans importance, fut le seul symptôme qui persista pendant huit années qui s'écoulèrent depuis la dernière infection, jusqu'à cette époque (avril 1823, la malade a quarante-deux ans), sans que sa bonne constitution parût en aucune façon altérée. Ce fut alors que la femme J*** se plaignit de maux de gorge qui la fatiguaient beaucoup. La cause étant méconnue, ils résistèrent aux légers traitements administrés pour les combattre. Je fus consulté par cette femme en décembre 1824 ; les symptômes qu'elle m'offrit alors, les signes commémoratifs ne me laissèrent aucun doute sur l'existence du virus vénérien. Je trouvai l'arrière-bouche et le voile du palais, vers son pilier du côté droit, ulcérés ; mais, de plus, l'enfant de cette femme portait au gosier et à la commissure gauche des lèvres plusieurs chancres. Sa nourrice se trouvait aussi être infectée, et depuis peu de jours qu'elle l'allaitait (il est certain qu'elle était saine auparavant), les deux mamelons étaient entourés de chancres nombreux ; il n'existait de symptômes vénériens sur aucune autre partie du corps de cette femme.

« Cette nourrice fut de suite soumise à un traitement par le muriate d'or (cinq grains divisés, le premier en seize doses, le deuxième en quatorze, le troisième en douze, et les quatrième et cinquième en dix frictions) ; elle et son nourrisson furent entièrement guéris avant la fin du quatrième grain. Le troisième était à peine consommé que les chancres des seins de la femme R*** (c'est le nom de la nourrice), commencèrent à se cicatriser ; l'enfant, déjà bien soulagé, ne sécrétait plus une salive abondante mêlée de mucosités fétides ; enfin, avant l'emploi de la dernière fraction du quatrième grain, il n'existait plus chez l'enfant, comme chez R***, de symptômes d'infection. Je n'en prescrivis pas moins le cinquième grain et même un sixième divisé en dix-huit fractions ; le cas était assez grave pour exiger ce surcroît de prudence. Cependant la guérison de la femme ***, aussi soumise au même traitement, ne s'opérait pas moins rapidement. Dès le commencement de l'emploi du cinquième grain, la voix avait absolument repris son timbre naturel : l'amélioration avait commencé dès la fin du troisième grain. L'ancienneté de l'infection me fit porter le traitement jusqu'à neuf grains. Les quatre derniers (donnés pour consolider la guérison) furent divisés le premier en quatorze doses, le deuxième en seize, le troisième en dix-huit, et le quatrième en vingt fractions. Depuis cette époque ces trois malades continuent de jouir d'une santé remarquable (avril 1828). »

M. Souchier pense que la femme J*** avait une phthisie laryngée, à laquelle elle eût infailliblement succombé si la cause continuant d'en être méconnue, on ne lui eût point opposé un traitement spécifique.

181. — Observ. CXLIII, par M. Fleury. « Coussy (Eugène), ayant un chancre vénérien consécutif au voile du palais, a pris quatre grains de perchlorure d'or et de sodium, et est sorti de l'hôpital radicalement guéri, après un séjour de soixante-cinq jours. »

Observ. CXLIV, du même. « Chabannier (Étienne), ayant un chancre vénérien consécutif au voile du palais, a pris sept grains et quatre sixièmes de chlorure; il est resté cent six jours à l'hôpital, d'où il est sorti guéri. »

Observ. CXLV (extraite de la thèse de M. Destouches). Vingt-huit ans, tempérament sanguin, bonne constitution. Un an après un léger écoulement et des chancres sur le prépuce qui disparurent sans traitement, ulcères aux commissures des lèvres et aux deux amygdales. Guérison par trois grains de perchlorure. Cette cure date de deux ans et demi et ne s'est pas démentie.

Observ. CXLVI et CXLVII (extraites de l'ouvrage de M. Chrestien, p. 411). Après la guérison d'une blennorrhée, épaississement de la langue, qui devient raboteuse et tailladée; déglutition et parole difficiles. Guérison par le perchlorure. Chez la femme, qui fut infectée, leucorrhée, douleurs ostéocopes. Guérison par le perchlorure.

182. — Observ. CXLVIII (idem, page 361). Fluxions fréquentes, gonflement considérable des gencives, perte des dents (dix-huit ans auparavant blennorrhagie, ulcérations qui reparaissent et disparaissent). Guérison par l'or divisé.

183. — Observ. CXLIX, par M. Niel. Verrues nombreuses au pourtour de

l'anus, tumeur suppurante, condylômes, poireaux à la vulve. Guérison par douze grains de perchlorure.

« Une ouvrière en piqûres avait été infectée par son mari, marin de profession, et avait eu pour symptômes primitifs deux bubons inguinaux qu'elle porta plusieurs mois sans en être beaucoup incommodée ; ceux-ci étant passés à l'état inflammatoire, et causant des douleurs très aiguës, la malade recourut à un homme de l'art, qui, après les avoir amenés à suppuration, administra une douzaine de frictions mercurielles sur les extrémités inférieures. La cicatrisation s'étant opérée sous l'influence de ce court traitement, et aucun autre phénomène pathologique ne s'étant déclaré d'ailleurs, la malade fut déclarée parfaitement guérie. Six ans après, et sans avoir eu de nouveau commerce avec son mari mort au service de l'État, cette femme ressentit des douleurs vives à l'anus, et bientôt des déchirement indicibles dans cette partie, soit qu'elle voulût aller à la garde-robe, soit qu'elle tentât l'introduction d'une canule dans le rectum. On crut d'abord que cet état était occasionné par des hémorrhoïdes ; mais une tumeur s'étant formée non loin de l'orifice anal et ayant exigé un examen attentif, la malade se confia à mes soins. L'ayant visitée, de concert avec M. Magail, chirurgien expérimenté, nous reconnûmes un rétrécissement considérable de l'orifice, occasionné par une foule de petites verrues qui en occupaient tout le pourtour ces corps durs et calleux s'étendaient aussi de gauche et de droite, et occupaient extérieurement un diamètre d'environ dix lignes. La tumeur dont j'ai fait mention était en suppuration ; elle offrait le volume d'une grosse noisette et gisait à environ deux travers de doigt et demi de l'anus ; un nombre assez considérable de condylômes s'étendaient de la face interne des fesses jusqu'au périnée ; cinq ou six poireaux se faisaient aussi remarquer autour de la vulve. Cet appareil excluait toute espèce de doute. Après avoir fait donner issue à la matière enfermée dans la tumeur, afin d'éviter un point fistuleux, j'administrai les préparations d'or. Neuf grains de muriate triple, depuis un quinzième jusqu'à un quart de grain par jour, furent graduellement appliqués sur la langue, sans produire le moindre changement dans l'ensemble des phénomènes physiologiques, et sans manifester le moindre effet à l'égard des symptômes de la maladie ; seulement la petite plaie résultant de l'ouverture de l'abcès commençait à se cicatriser. Cette lenteur m'aurait découragé si plusieurs exemples ne m'avaient déjà appris l'utilité d'activer, en pareille occurrence, l'excitation générale en modifiant les formes de la médication ; je pris ce parti, et l'oxide d'or par la potasse, donné d'abord deux fois par jour, sous forme pilulaire, à la dose d'un huitième de grain, et successivement trois et quatre fois, sembla réveiller un instant l'énergie vitale, mais sans profit pour l'avancement de la cure. Ce moyen ne me réussissant pas, je revins au muriate, et après la troisième application d'un tiers de grain par jour de ce sel sur la langue, il se développa une fièvre modérée dont la durée se prolongea un peu au delà de trois jours. Sa chute fut suivie de sueurs abondantes, d'une odeur pénétrante, qui pendant une quinzaine de jours se renouvelèrent chaque nuit (c'était au cœur de l'hiver), et se reproduisaient dans le jour par le moindre exercice du corps. Quoique rien ne fût changé dans l'ensemble des phénomènes morbides, je cessai dès lors tout traitement, non seulement dans la crainte de développer une vive irritation, mais encore dans la confiance de l'entière guérison. Ce sentiment ne fut point trompé, et deux ou trois mois après les évacuations mentionnées, il n'exista plus de trace du mal. Les verrues, les condylômes, les poireaux, étaient insensiblement disparus ; la plaie résultant de l'ouverture du dépôt s'était cicatrisée, et les déjections alvines s'opéraient sans la moindre sensation pénible : cette cure ne s'est point démentie depuis deux ans et demi. »

184. — Cette observation nous offre un exemple de la lenteur avec laquelle agissent quelquefois les préparations d'or (103), « de sorte que, dit M. Niel, si la rapidité des effets de l'or par rapport aux symptômes primitifs, a été capable d'abuser certains malades et même des médecins irréfléchis, l'élément inverse a trop souvent découragé ou induit à erreur les expérimentateurs peu familiarisés encore avec ce genre de médication. Quoique les maladies vénériennes récentes ne soient pas entièrement à l'abri de cet inconvénient, c'est principalement dans les maladies invétérées qu'il se fait le plus communément remarquer. Dans ces derniers cas, il n'est pas rare de voir les symptômes ou ne disparaître qu'un certain temps après la cessation du traitement, ou bien ne s'user que fort lentement et d'une manière presque inappréciable. Dans la première catégorie on a pour garant et pour guide l'augmentation prononcée de l'excitation générale et les évacuations critiques qui suivent cet état insolite ; dans l'autre, l'entière disparition des phénomènes morbides et l'entier rétablissement de la santé. »

185. — Malgré ma propension à suivre toutes les règles données par M. Niel, qui est, sans aucune espèce de doute, le praticien qui a le mieux étudié les préparations d'or, je pense qu'il est préférable, au lieu de suspendre absolument l'administration du sel aurifère, de soutenir le mouvement critique en continuant l'administration à des doses plus faibles, à moins cependant que cette crise ne soit violente.

186. — N'oublions pas de dire qu'à la fin de l'observation que nous avons rapportée, M. Niel déclare qu'il pourrait ajouter l'histoire de plusieurs autres cures de même espèce, dont la solidité est constatée depuis plusieurs années par la plus brillante santé.

187. — Observ. CL, par M. Massel. Trente-sept ans, constitution très affaiblie par des traitements débilitants antérieurs ; depuis cinq ans, pustules cristal-

lines, ensuite condylômes qu'on extirpe et qui reparaissent. Guérison par six grains de perchlorure; pansement avec le précipité rouge.

Observ. CLI, par M. Weter (extraite du mémoire de M. Chrestien). Poireaux au périnée. Guérison par le perchlorure. Pendant le traitement, chancres au gland et sur la verge; éruption de pustules sur le bas-ventre, les testicules; chute des cheveux.

Observ. CLII, par M. Passaguay (idem). Poireaux après des chancres traités fort légèrement. Guérison (disparition très rapide des symptômes) par cinq grains de perchlorure. Cure qui date de dix-sept années.

Observ. CLIII, par M. Benaben (extraite du Journal universel des sciences médicales, XLI, 117). Il y a huit mois, chancres nombreux sur la face interne du prépuce. Traitement local par les émollients, diète sévère, délayants. Ces chancres, pansés avec un onguent où il entre du calomel, se cicatrisent rapidement ; mais leurs cicatrices se couvrent bientôt d'excroissances qui, coupées, repullulent sans cesse ; enfin chancre dans l'intérieur des narines. Guérison par dix grains de perchlorure ; deux grains avaient suffi pour faire disparaître tous les symptômes. Crise, sueurs assez abondantes, flux d'urines si considérable qu'il donna de l'inquiétude au malade et au médecin. Cette cure ne s'est point démentie depuis plus de deux ans qu'elle a été opérée.

Observ. CLIV (extraite de la thèse de M. Destouches, page 18). Poireaux énormes sur le gland. Guérison sans excision, par trois grains de perchlorure. Cette cure date de deux ans.

Observ. CLV (extraite de l'ouvrage de M. Gozzi, p. 12). Excroissances piriformes sur les bras et le dos des mains (deux ans avant, ulcères à la vulve). Guérison par le perchlorure, quoique la femme restât toute la journée, par état, exposée aux intempéries de l'air, et qu'on fût dans la mauvaise saison.

Observ. CLVI et CLVII (extraites de l'ouvrage de M. Niel, page 37). Ulcère profond à l'une des grandes lèvres, guéri par des lotions détersives ; excroissance sur le clitoris, condylôme à la marge de l'anus. — Chez le mari, chancre sur la face interne du prépuce, et poireaux à la base du gland. Guérison de ce dernier par six grains de perchlorure. Crise par des sueurs copieuses, suppuration de bonne qualité fournie par le chancre. La femme guérit par onze grains de perchlorure. Crise, éruption presque générale de boutons qui s'ulcérèrent et fournirent un pus de fort mauvais caractère ; salivation qui survint quelques jours après la cessation du traitement.

188.— Observ. CLVIII (extraite de l'ouvrage de M. Chrestien). Bubon squirrheux. Guérison par l'oxide d'or précipité par l'étain. Cure confirmée par neuf années écoulées depuis qu'elle a été opérée.

189. — Observ. CLIX (extraite de l'ouvrage de M. Niel, page 133). Éruption

sur toute l'habitude du corps, mais notamment à la face et au bas-ventre, de très petits boutons miliaires, rouges, isolés, produisant une démangeaison vive et mordicante ; insomnie, mauvaises digestions, diarrhée et constipation alternatives, marasme. Guérison par huit grains de perchlorure. Crise, sueurs copieuses.

Observ. CLX (idem, page 147). Affection absolument semblable à la précédente. Guérison par cinq grains de perchlorure. Crise, flux d'urines limpides, phlegmons qui suppurèrent assez abondamment. Ces deux cures datent de 1811, et depuis cette époque aucune ne s'est encore démentie (avril 1828).

190. — M. Niel croit être le premier qui ait observé cette singulière modification de la syphilis. Nous ne sommes pas assez érudit pour savoir si sa prétention est fondée : ce qu'il y a de certain, c'est que, connaissant sa probité, nous pouvons affirmer que s'il dit avoir décrit cette maladie le premier, c'est qu'il le pense ; nous ajouterons qu'ayant parcouru depuis quelque temps un assez grand nombre d'ouvrages qui traitent de la syphilis, nous n'y avons rien trouvé d'analogue.

191. — Nous devons faire observer que cette modification syphilitique ressemble à ce que les médecins de la nouvelle école nommeraient gastro-entérite avec éruption cutanée : c'est, du reste, ainsi que ces messieurs nomment la variole, la rougeole, etc. Nous serions curieux de savoir quel résultat aurait eu, dans un cas de ce genre, un traitement antiphlogistique un peu sévère ; pour nous, il n'est pas douteux qu'il n'eût causé la mort de ces deux malades, en augmentant rapidement l'état de faiblesse dans lequel ils étaient déjà plongés, tandis qu'une médication spécifique, en détruisant la cause latente de leur maladie, les a rendus à la santé. Qu'on n'oublie pas que cette médication était, je ne dirai pas tonique, mais toute excitante, par conséquent propre à augmenter la gastro-entérite, s'il y eût eu vraiment gastro-entérite ; et on ne saurait mettre en doute le mauvais effet du perchlorure dans cette hypothèse, si on se rappelle combien il porte son action sur le tube intestinal (87), qu'il excite puissamment, sans cependant donner lieu à des symptômes d'irritation.

192. — Observ. CLXI (extraite de l'ouvrage de M. Chrestien). Alopécie sur le bas d'une joue et tout le menton du même côté, avec décoloration désagréable de la peau. Guérison par l'or divisé.

Observ. CLXII (idem). Même effet chez une femme qui avait perdu les sourcils par cause syphilitique.

Il faut entendre là, par guérison, le retour des poils tombés par l'influence du virus syphilitique.

193. — Observ. CLXIII, extraite de ma pratique. Engorgement du testicule. Guérison par six grains de perchlorure.

« M. D***, âgé de vingt-cinq ans, d'une excellente constitution, contracta, il y

a environ quatre ans, une gonorrhée qui fut traitée avec négligence, et céda facilement par l'administration de quelques adoucissants. Il n'a rien ressenti jusqu'à
cette époque (décembre (1823), où il se plaignit à moi de douleurs assez vives
dans le testicule droit et le long du trajet du cordon spermatique. Le malade ne
peut assigner aucune cause actuelle à cet accident. L'ayant attentivement examiné, je trouvai la peau des bourses légèrement enflammée, et le testicule droit fort dur, très douloureux au toucher et le double de grosseur de l'autre;
le cordon est engorgé et aussi douloureux. Je prescrivis une application de
quinze sangsues sur la partie malade, de nombreux cataplasmes émollients, de
modération dans le régime, et une tisane de chiendent nitrée. Les sangsues saignèrent avec abondance et pendant plus de douze heures. Pendant une courte
absence que je fus obligé de faire, les premiers accidents reparurent ; à mon retour, je fis appliquer deux fois, à deux jours d'intervalle, dix sangsues. Après la
seconde application, le testicule malade avait cessé d'être sensible, même au toucher ; M. D*** put se lever, ce qu'il n'avait point encore pu faire sans éprouver
des tiraillements douloureux et une augmentation subite de la tumeur ; les cataplasmes sont continués pendant quelques jours : mais le testicule est toujours
aussi gros, quoique moins dur. Voyant tous les accidents inflammatoires calmés,
je fis commencer un traitement par le perchlorure d'or et de sodium en friction
sur la langue, le soir en se couchant. Pendant l'usage du premier grain, divisé
en quinze fractions, le malade ne remarque qu'une augmentation bien marquée
dans son appétit. Muni d'un suspensoir, il peut faire les nombreuses courses
que nécessitent ses occupations. Le malade consomme un deuxième grain en
treize doses, un troisième en onze, et un quatrième en dix doses, et je l'examine
avant qu'il commence son cinquième grain, divisé en neuf fractions. L'engorgement est presque entièrement dissipé, et il n'en reste plus aucune trace quand
ce cinquième grain se trouve consommé : ce n'est que par un surcroît de précaution que je lui en fis encore prendre un sixième grain, divisé comme le cinquième.
Depuis que le malade a commencé l'usage du quatrième grain du sel aurifique,
il a eu des transpirations assez abondantes, sans fièvre, presque toutes les nuits,
et le côté droit des bourses, correspondant au testicule malade, a été le siège d'une
moiteur continuelle qui persista plus de quinze jours après toute cessation de
médicament, et que je favorisais en conseillant au malade de porter un suspensoir
dont les poches fussent doublées de flanelle. Voici aujourd'hui (avril 1828) quatre
ans que cette cure a été opérée, et aucun accident n'est venu la démentir. »

Observ. CLXIV, par M. Sizaire. Sarcocèle volumineux chez un jeune homme
de vingt-quatre ans, survenu après une chute dans l'eau froide, au moment d'une
transpiration abondante ; du reste aucun indice d'affection vénérienne ni scrophuleuse. Guérison par des frictions pratiquées dans les aines et sur le scrotum

avec deux onces de pommade aurifère (dix grains d'or sur une once d'axonge).
Crise par un flux d'urines floconneuses.

Observ. CLXV, par M. Souchier. Engorgement squirrheux du testicule.
Guérison par six grains de perchlorure d'or et de sodium.

« R***, habitant de Valence, homme entièrement adonné à la débauche, avait
si souvent eu la syphilis, qu'il ne comptait plus, disait-il, lorsque son testicule
droit se gonfla et se durcit prodigieusement. En moins de trois mois il avait
acquis, lorsqu'il réclama mes soins, le volume des deux poings du sujet ; jamais
je n'en avais vu de pareil. Le malade y éprouvait presque continuellement des
douleurs lancinantes qui l'alarmaient à juste titre, et qui me firent craindre la
dégénérescence cancéreuse de cet organe et la nécessité de son extirpation. Je ne
perdis cependant pas tout espoir, mais le danger était imminent. Comme j'avais
à faire à un sujet fort peu irritable, je fis commencer de suite mon traitement par
le muriate, mais je fis prendre double dose de sel aurifique, une le matin et l'autre le soir, au lieu d'une seule par jour ; et en outre je prescrivis des frictions
deux fois par jour sur l'organe malade, avec un gros, pour chaque friction, de
pommade aurifère, sur cinq onces de laquelle j'avais fait ajouter huit grains
d'extrait gommeux d'opium. Chaque friction devait avoir une durée de cinq à
six minutes ; et, tous les quatre jours, on devait augmenter d'un tiers la dose
consommée à chaque friction. Je ne revis mon malade qu'un mois après ; il avait
terminé son quatrième grain de muriate et consommé cinq onces de la pommade
aurifère : le testicule n'avait plus alors que le double du volume naturel ; il
avait cessé d'être douloureux déjà depuis dix à douze jours, quoiqu'il fût le siège
d'un travail intérieur que le malade ne pouvait point décrire. Après l'emploi du
cinquième grain, et surtout d'un sixième grain divisé en dix fractions, toutes
mes craintes furent dissipées : le testicule malade était revenu à son état normal;
et quoique depuis R*** ait contracté une nouvelle gonorrhée que je crus devoir
traiter seulement par les antiphlogistiques et ma potion balsamique, rien n'est
encore (avril 1828) venu démentir cette belle cure. »

M. Souchier a appris depuis que plusieurs médecins avaient déclaré qu'il y
avait squirrhe du testicule, et avaient proposé l'opération comme le seul moyen
à employer dans un cas semblable.

Observ. CLXVI, par M. Golfin (extraite du mémoire de M. Chestien). Tempérament muqueux, irritable ; engorgement considérable du testicule, extrêmement douloureux ; forte fièvre. Pendant la durée d'un traitement fortement antiphlogistique qui favorise la réapparition de l'écoulement, ulcération considérable
de la luette, phlogose de toute l'arrière-bouche, haleine fétide ; on insiste en
vain sur le traitement adoucissant. Guérison par neuf grains de perchlorure.
Cette cure ne s'est pas démentie pendant dix-sept années qui se sont écoulées

depuis qu'elle a été opérée ; seulement une blennorrhée a persisté, et a résisté à tous les moyens imaginables. Cet écoulement, dont le sujet du reste ne paraît nullement incommodé, n'est pas contagieux. Nous sommes assez tenté de l'attribuer au traitement antiphlogistique trop longtemps prolongé.

Observ. CLXVII (extraite de l'ouvrage de M. Chrestien, page 440). Sarcocèle présumé de nature syphilitique, et qui date de deux ans : de la partie antérieure du testicule partait un corps en forme de corne, très dur et très sensible, d'un pouce et demi de longueur, et se dirigeant vers le raphé. Guérison par le perchlorure à l'intérieur, associé aux extraits de garou et de ciguë.

Observ. CLXVIII, prise dans la clinique de M. Lallemand. Un malade placé dans les salles de ce professeur, et qui avait un gonflement énorme et indolent du testicule (affection ancienne qu'on soupçonna de nature vénérienne) fut guéri par quatorze grains de perchlorure. Le testicule a repris son volume ordinaire, mais il est resté déformé, ce qui prouve la gravité de cette maladie.

Observ. CLXIX, par M. Sizaire. Sarcocèle, bubons, chancres, verrues, ulcérations supérieures. Guérison par l'or divisé et l'oxide d'or divisé.

« F. A..., jeune homme de Peyriac, se retira du service dans le mois d'août 1824, avec un sarcocèle vénérien, produit par la métastase d'une gonorrhée virulente supprimée trop tôt par des injections astringentes. Deux bubons à l'aine droite, des chancres et des verrues autour du prépuce, des aphthes et des ulcères à la bouche et au gosier, ne laissaient aucun doute sur la nature vénérienne de la tumeur, et sur l'infection générale. Encouragé par les succès que j'avais déjà obtenus par les préparations aurifères, craignant d'ailleurs d'exciter la salivation et l'irritation générale par des préparations mercurielles, je conseillai d'abord, pour modérer la douleur et la sensibilité des ulcères, d'appliquer l'or divisé sur les parties irritées, et de suspendre les topiques fondants qu'on mettait sur les bubons. Après avoir calmé l'excitation générale par un bon régime de vie, les tempérants, les délayants et quinze jours de l'emploi topique de l'or divisé, je conseillai l'or limé frictionné pendant trois minutes sur le gland. Ce traitement, continué pendant trois mois, procura un écoulement abondant d'urines troubles et blanchâtres. J'associai ensuite à l'or divisé l'usage de l'oxide d'or à la dose d'un quart, puis d'un demi-grain, incorporé dans de la mie de pain. Ces moyens, combinés et gradués selon les dispositions médicatrices de la nature, l'excitabilité générale et l'excitation locale, augmentèrent l'énergie du système artériel, rendirent la circulation plus active, produisirent une espèce d'hilarité, de gaieté vive (85), que le malade, naturellement bilieux, triste et morose, n'avait jamais ressentie. Vers la fin du mois d'octobre, les ulcères du gosier, les excroissances syphilitiques du prépuce et le sarcocèle avaient disparu ; néanmoins je continuai le traitement pendant vingt jours encore pour consolider la guérison, qui a été parfaite, puisque F. A. n'a plus rien ressenti depuis ce moment, et n'a rien communiqué à sa femme et à son enfant (septembre 1827). Cette cure continue de se montrer solide (avril 1828). »

193 *bis*. — A la suite de cette observation M. Sizaire s'exprime ainsi : « Je pourrais multiplier les observations constatant l'efficacité des préparations d'or de M. Chrestien, car depuis quatre ans que je les emploie, j'en ai retiré des succès marqués sur plus de trente malades affectés de syphilis. La plupart de ces observations offrent peu d'intérêt puisqu'elles se ressemblent ; trois ou quatre seulement seront importantes, mais comme elles sont trop récentes, je veux attendre que le temps ait constaté la solidité de la guérison. »

194. — Observ. CLXX (extraite de l'ouvrage de Gozzi, page 14). Anciens ulcères au frein, testicule double de l'autre, très dur, très sensible ; douleurs ostéocopes vagantes. Guérison par l'oxide d'or par l'étain. Crise par des urines abondantes pendant toute la durée du traitement, et par des sueurs, toutes les nuits, d'abord irrégulières, mais devenues abondantes vers la fin.

195.— Observ. CLXXI (extr. de l'ouvrage de M. Niel, page 195). Leucorrhée, chancres à la vulve depuis deux ans. Guérison par le perchlorure. Crise par une salivation qui dura quinze jours.

Observ. CLXXII (idem, page 115). Blennorrhagie et chancre depuis neuf mois ; inefficacité des délayants et d'un régime adoucissant ; toux sèche, amaigrissement, pesanteur à l'estomac. Guérison par quatre grains de perchlorure. Crise, augmentation de l'écoulement, salivation qui dure quinze jours.

Observ. CLXXIII (idem, page 106). Blennorrhagie depuis quatre ans, tubercules ulcérés depuis trois ans. Guérison par six grains de perchlorure. Crise, augmentation de l'écoulement, sueurs très copieuses avec odeur alcaline, suivie d'une moiteur qui a duré plusieurs semaines.

196. — .Observ. CLXXIV, par M. Fleury. « Hugueneau (Jean), ayant une blennorrhée, des végétations vénériennes à l'anus, est resté cinquante-trois jours à l'Hôtel-Dieu, d'où il est sorti guéri après avoir pris trois grains et neuf onzièmes de perchlorure d'or et de sodium. »

197. — Observ. CLXXV, recueillie à la clinique de M. Lallemand, par M. Souchier. Vingt et un an, tempérament bilioso-sanguin. Depuis cinq mois fistules à l'anus, excroissances au scrotum (huit mois après deux bubons résous par les cataplasmes émollients, et plusieurs chancres autour du gland guéris par la cautérisation). Guérison par cinq grains de perchlorure ; tous les symptômes étaient dissipés au troisième grain.

197 *bis*. — Observ. CLXXVI (extraite de l'ouvrage de M. Niel, p. 104). Bubon indolent depuis dix-huit mois, poireaux. Guérison par six grains de per-

chlorure. Crise, démangeaison par tout le corps, sueurs copieuses suivies d'une moiteur qui s'est soutenue plus d'une semaine.

198. — Observ. CLXXVII, CLXXVIII, CLXXIX et CLXXX, par M. Ménard. Éruption presque générale de boutons rouges, blennorrhagie, chancres sur les grandes et petites lèvres, bubons ; infection de deux enfants et d'une nourrice. Quadruple guérison par le perchlorure.

« Une dame âgée de vingt-quatre ans, d'une constitution forte, étant au septième mois de sa seconde grossesse, fut infectée par son mari, qui avait eu une blennorrhagie avec engorgement des glandes de l'aine, qu'on avait traitée fort légèrement : écoulement blennorrhagique, chancres répandus en grande abondance sur les grandes et les petites lèvres ; bubon dans les deux aines ; éruption de boutons rouges, enflammés, sur les cuisses, la poitrine, autour du front, et s'emparant enfin de tout le cuir chevelu comme une teigne farineuse. Je soumis de suite la malade aux frictions sur la langue avec un douzième de grain de muriate d'or, et continuai ensuite sans interruption jusqu'au jour de l'accouchement. Madame *** en consomma ainsi sept grains, diminuant progressivement chaque grain d'une, quelquefois de deux fractions, quelquefois m'en tenant à la même dose. Pendant l'emploi des trois premiers grains la maladie prit une telle intensité que je crus un instant que le moyen que j'avais prescrit serait infructueux. Les boutons pullulèrent en plus grand nombre, s'étendirent sur les parties de la génération, et envahirent tout le cuir chevelu en s'accompagnant de démangeaisons insupportables. Il fallut couper les cheveux, raser les parties couvertes de poils, tenir constamment des fomentations tempérantes et mucilagineuses sur tous les lieux infectés, soumettre la malade à des bains prolongés. Comme de plus il y avait insomnie, agitation et sensation de chaleur vive à l'intérieur, avec une soif ardente, et un pouls plein et dur, je pratiquai une saignée ; on n'en continuait pas moins les frictions, qui étaient alors d'un dixième de grain. Ces divers moyens procurèrent du calme et une diminution bien marquée dans tous les phénomènes de l'excitation générale. A la cinquième fraction du cinquième grain, divisé en neuf doses, les chancres commencèrent à se cicatriser, les boutons se couvrirent de croûtes, ainsi que l'éruption qui occupait tout le cuir chevelu. Le sixième grain fut employé en huit fractions avec amendement progressif dans les symptômes ; mais l'insomnie et l'agitation générale étant revenues de nouveau malgré la continuation des bains, l'usage du petit-lait et du lait d'amandes, il fallut faire dix fractions du septième grain, qui fut consommé la veille de l'accouchement. A cette époque les parties de la génération, les cuisses, la poitrine et le front étaient purgés de toute éruption : le cuir chevelu seul restait encore couvert de croûtes sèches ; aussi je ne crus pas la cure parfaite.

« Le traitement fut suspendu. Le nouveau-né ne présentait aucun symptôme d'infection, mais il était faible. La mère le nourrit pendant vingt jours. Alors il fut convenu entre l'accouchée et la nourrice de son premier-né, âgé de treize mois, qu'elles feraient un échange. Cet arrangement eu lieu à mon insu ; il en résulta l'infection du premier enfant par sa mère, et de la nourrice par le dernier né. Celle-ci eut au bout de huit jours de grandes cuissons aux mamelons, et il s'y développa bientôt des chancres, et un entre autres au sein droit, à un pouce au-dessous du bout, qui fit des progrès si rapides, qu'en cinq jours il était grand comme une pièce de deux francs et offrait une aréole enflammée très étendue. Dans le même temps, le voile du palais devint rouge, se gonfla, la déglutition fut gênée. Cette femme, qui ne se doutait pas de la nature de sa maladie, vint me consulter. J'examinai l'enfant, je lui trouvai la bouche saine, mais il avait des excroissances à l'anus et des plaques d'un rouge pâle à la partie interne des cuisses et sur la poitrine. Cinq grains de muriate d'or, employés avec régularité, depuis un sixième jusqu'à un huitième de grain, dissipèrent sans retour et son affection et celle de l'enfant qu'elle allaitait. Le chancre placé sur le sein droit fut pansé constamment avec du cérat animé par l'oxide d'or. Chez cette femme, les symptômes s'amendèrent comme à vue d'œil, et la guérison paraissait assurée avant l'administration du cinquième grain, qui ne fut conseillé que par surcroît de précaution. Du reste, je n'ai remarqué chez le sujet de cette observation aucune évacuation critique, soit du côté des urines, soit par les sueurs ; à moins qu'on ne veuille noter comme telles une transpiration bien sensible pour la malade, qui eut lieu tous les matins pendant l'usage du quatrième grain. »

« Madame*** avait donc, de son côté, donné son sein à son premier-né ; en moins de dix jours il eut les commissures des lèvres entamées ; le bout de la langue et l'intérieur de la bouche présentèrent quelques boutons qui s'ouvrirent, se creusèrent et offrirent un fond blanc et des bords enflammés. La mère se soumit avec empressement au traitement par le muriate d'or : sa guérison et celle de son fils étaient parfaites avant la fin du troisième grain administré par dixièmes. Je présume que le système de cette femme étant déjà pénétré d'une assez forte quantité du remède antisyphilitique, cette légère dose a suffi pour anéantir la maladie. »

« Cette guérison des quatre sujets a été parfaite. Je ne puis en douter, puisque madame *** est depuis devenue mère d'un enfant vigoureux, qui a déjà cinq mois, qu'elle nourrit elle-même ; son premier-né, qui a quatre ans, jouit d'une brillante santé, et la nourrice n'a pas cessé de se bien porter. A la vérité, l'enfant qui avait reçu le jour pendant la maladie de sa mère n'existe plus ; mais il a succombé a une dentition difficile qui s'est accompagnée d'une diarrhée chronique. »

198 *bis*. — M. Ménard avait fait précéder cette observation des lignes qui sui-

vent : « Je n'affirmerai point que les préparations aurifères, dont vous avez enrichi la matière médicale (cette lettre était adressée à M. Chrestien), n'ont jamais manqué le but contre lequel je les avais dirigées pendant le cours d'une longue pratique, ce serait mentir à la vérité ; mais je dois en même temps ajouter qu'elles ont rempli mes vues dans le plus grand nombre des cas, et que leur vertu antisyphilitique est aujourd'hui si bien prouvée pour moi, que je leur donne pour toujours la préférence sur toutes les autres préparations pharmaceutiques qui jouissaient au plus haut degré de cette réputation ; et les motifs de cette préférence sont encore basés sur l'innocuité qui accompagne sans cesse leur emploi méthodique. »

198 *ter*. — Observ. CLXXXI et CLXXXII, par M. Souchier. Enfant au sein, pustules cuivreuses sur tout le corps, chancres dans la bouche et dans la gorge. Il infecte sa nourrice ; chancres au pourtour du mamelon. Double guérison par cinq grains de perchlorure, administrés à la nourrice seule.

La petite fille de M *** était en nourrice depuis deux mois à Chabreuil, quand tout son corps se couvrit de pustules. M. Souchier, appelé, les soupçonna, à cause de leur couleur, de nature syphilitique. Il connaissait très bien la nourrice et son mari ; il ne pouvait être formé aucun soupçon sur leur compte ; tous deux étaient sains, robustes, bien portants ; leur enfant, sevré depuis un mois, était parfaitement sain. Les mamelons de la nourrice ne tardèrent point à porter sur leur pourtour des chancres nombreux. La petite fille en avait l'intérieur des lèvres tapissé, ainsi que le fond de la gorge. La nourrice ne se doutait en aucune façon de la nature des accidents qu'elle éprouvait. De suite M. Souchier la soumet à un traitement par le perchlorure d'or et de sodium en frictions sur la langue matin et soir ; il fut suivi du résultat le plus satisfaisant. En moins de trente-cinq jours la cure était parfaite chez la nourrice comme chez l'enfant qu'elle allaitait, et aucun accident, depuis deux ans et demi (avril 1828), n'est venu démentir ce beau résultat.

199. — « Mes recherches, ajoute M. Souchier à cette observation, m'apprirent que M*** avait eu, quelques années avant son mariage, et à peu de distance l'un de l'autre, deux écoulements blennorrhagiques qui furent regardés comme de peu d'importance, et traités comme tels. On les jugea ainsi parce qu'ils n'étaient accompagnés d'aucun autre symptôme d'infection. C'est à tort que la plupart des praticiens prononcent ainsi, à priori, sur l'innocuité d'un écoulement (17 à 17 *quat.*). Qu'ils observent comme je l'ai fait, et l'expérience leur démontrera la fréquence des gonorrhées syphilitiques qu'il ne suffit pas de détruire même par les balsamiques, dont il faut toujours combiner les effets avec l'emploi du muriate d'or (105) : cette médication seule sera suivie de cures solides. Si l'on n'emploie que les balsamiques ou les antiphlogistiques seuls ou combinés avec les premiers,

l'on ne guérira pas plus une gonorrhée que des chancres ou des bubons : on fera disparaître les symptômes vénériens, mais gare aux suites plus ou moins éloignées et toujours si terribles. J'ai de trop nombreux exemples de ce que j'avance pour ne pas conclure en toute sûreté que les écoulements, comme les chancres et les bubons, etc., sont des symptômes primitifs que les émollients et les antiphlogistiques font disparaître, qui disparaissent même spontanément : mais ces cures ne sauraient être considérées comme radicales, si on ne cherche point à neutraliser le virus syphilitique par un traitement spécifique (105 *ter*). »

200.— Observ. CLXXXIII (extr. de la thèse de M. Destouches, page 18). Syphilis constitutionnelle contractée d'emblée. Tempérament bilieux. Ulcères sur la membrane pituitaire et les commissures des lèvres ; condylômes à l'anus. Guérison par quatre grains de perchlorure. Les condylômes ont été touchés avec le nitrate d'argent. Cette cure date de dix-huit mois.

201. — Observ. CLXXXIV, recueillie par M. Souchier, élève interne à la clinique de M. Lallemand, revue et approuvée par ce professeur. Vingt-six ans, tempérament bilieux,.fortement constitué. Chancres qui garnissent toute l'arrière-bouche, fistules à l'anus. Ces symptômes datent de cinq mois. Traitement antiphlogistique local. Guérison par cinq grains de perchlorure. Excitation des fonctions digestives, hilarité.

202. — Observ. CLXXXV (extr. de l'ouvrage de M. Niel, page 182). Leucorrhée, chancres à la vulve, guérison rapide. Deux mois après, douleurs de plus en plus vives dans la cuisse ; quinze jours après l'accouchement, le corps se couvrit de la tête aux pieds de petits tubercules rapprochés, ternes, durs au toucher, insensibles ; ophthalmie sèche violente, nourrisson émacié, couvert de plaques rougeâtres et de petites pustules rendant une matière sanieuse; il ne tarde point à mourir. Guérison par six grains de perchlorure. *Crise*, sueurs copieuses et d'une odeur pénétrante pendant neuf à dix jours. Cette cure, qui était confirmée en 1821 par sept années de bonne santé et la naissance de deux enfants bien sains, ne s'est pas démentie depuis cette dernière époque (avril 1828).

203. — Observ. CLXXXVI (idem, page 198). Blennorrhagie depuis huit mois, chancre profond sur le gland, bubon indolent, divers engorgements lymphatiques. Guérison par sept grains de perchlorure. Crise, flux excessif d'urine avec sédiment muqueux grisâtre.

204. — Observ. CLXXXVII (idem, page 100). Leucorrhée depuis deux ans, rhagades à la marge de l'anus, bosselures brunâtres, irrégulières, à la face interne des cuisses. Guérison par sept grains de perchlorure. Crise, flux très abondant, qui dura quinze jours, d'urines sédimenteuses. Cette cure, qui date de 1818, ne s'est point encore démentie,

205. — Observ. CLXXXVIII (idem, page 56). Leucorrhée, excroissance à la vulve, bubon indolent. Guérison du premier symptôme par sept grains de perchlorure. Crise, démangeaison par tout le corps, sueurs pendant la nuit. Excision de l'excroissance, pansement avec la pommade aurifère : cicatrisation rapide. Résolution du bubon obtenue par des frictions faites avec la pommade aurifère.

206. — Observ. CLXXXIX et CXC, par M. Estor (extr. du mémoire de M. Chrestien). Chez le mari, chancre au gland, bubon indolent ; chez la femme, chancre et excroissance. Ces symptômes existent chez tous deux depuis longues années. Guérison du mari par dix grains, et de la femme par six grains de perchlorure. Ces cures dataient d'une année quand l'observation a été recueillie.

207.— Observ. CXCI (extr. de l'ouvrage de M. Chrestien, page 357). Bubons, chancre, excroissances. Guérison par soixante grains d'or divisé. Crise, éruption de grosses pustules sur plusieurs parties du corps. Cette cure eut d'abord une durée de deux ans ; au bout de ce période (le sujet continuant de vivre avec la femme à laquelle il devait sa première infection), blennorrhagie, écoulement d'une matière extrêmement épaisse. Guérison par cent cinq grains d'or divisé. La durée de cette cure fut de trois ans. Au bout de ce temps (commerce continué avec la même femme), dérangement lent et progressif de la santé. Le malade succombe enfin à une phthisie laryngée qui avait détruit en entier la luette, les amygdales, le voile du palais et du pharynx.

207 *bis*. — Cette observation fort remarquable nous donne un exemple des dangers qu'on peut courir à vivre habituellement avec une femme profondément infectée, qu'il y ait ou qu'il n'y ait point de symptômes extérieurs. C'est une jouissance qu'on paie par la perte de la santé et même de la vie. Nous avons beaucoup connu à Abbeville une jeune dame qui jusqu'à l'époque de son mariage avait toujours joui d'une excellente santé. Elle épousa un ancien militaire qui pendant un séjour aux armées avait contracté plusieurs affections vénériennes, qui furent mal guéries par les préparations mercurielles, puisqu'il eut après son mariage, à plusieurs reprises, la figure couverte d'une éruption d'un aspect dégoûtant. Je voyais cette jeune dame dépérir sans cause bien appréciable ; elle offrait même quelques premiers symptômes de phthisie. Je lui recommandai d'avoir avec son mari le moins de fréquentation possible. Depuis ce temps, sa santé s'est rétablie et n'a cessé d'être bonne.

208. — Observ. CXCII, par M. Souchier. Système lymphatique. Cancer de la lèvre inférieure. Guérison, après l'opération, par six grains de perchlorure et cent quarante-quatre grains d'or limé en topique.

« C*** de C*** (Ardèche), avait eu, depuis vingt jusqu'à quarante-sept ans, cinq affections vénériennes bien caractérisées, soit par des chancres au gland, au

prépuce, soit encore par des bubons aux aines ou par des écoulements blennorrhagiques qui avaient toujours compliqué les autres symptômes. La dernière de ces affections (le malade avait alors quarante-quatre ans), qui peut
être considérée comme entée sur les quatre premières, puisque le malade
ne leur avait jamais opposé que des palliatifs insignifiants, consistait en
deux chancres considérables situés sur la face dorsale du gland et un écoulement uréthral assez intense ; celui-ci avait été guéri presque un mois et
demi après son apparition, par l'usage d'une tisane diurétique et un régime
sévère pour le malade, qui dans ce cas s'abstenait entièrement de vin, qu'il aimait
autant que les femmes. C*** avait quarante-cinq ans et demi quand il lui survint
des chancres au gosier, et à la lèvre inférieure, vers sa commissure droite, une
tumeur qui par ses progrès rapides le força d'aller chercher du secours dans le
grand Hôtel-Dieu de Lyon, où il fut opéré avec un succès apparent, car la plaie
fut bientôt cicatrisée. Quant au vice vénérien, on ne le combattit qu'en soumettant le malade pendant un mois environ à l'usage d'une tisane sudorifique ;
aussi, peu de temps après vit-on se développer aux environs de la glande sous-
maxillaire une nouvelle tumeur qui s'étendit rapidement sur la joue correspondante. La peau en rapport avec cette tumeur prit une teinte cuivreuse foncée, se
ramollit, s'ulcéra, et participa ainsi à la dégénérescence cancéreuse de la tumeur,
qui avait acquis un volume presque égal à celui d'un pain d'une livre. »

Le malade étant dans cet état, consulta M. Souchier le 14 septembre 1825 ;
ce praticien habile, fort du consentement du malade, que le refus qu'on lui avait
fait dans l'hôpital de Lyon avait mis au désespoir, plein de confiance dans son
talent opératoire et dans le traitement antivénérien qu'il se proposait de faire
subir au malade, tenta avec succès une opération qui aurait fait honneur au
chirurgien en chef de l'Hôtel-Dieu de Paris. Il ne s'agissait de rien moins en
effet que d'enlever une tumeur qui, recouvrant tout un côté de l'os maxillaire
inférieur, s'étendait depuis son angle inférieur jusqu'à huit lignes au-dessous du
menton, et, descendant sur le côté latéral du cou, reposait dans une étendue
considérable sur les muscles superficiels, y adhérait plus ou moins intimement,
pénétrait entre leurs fibres, se rapprochait de la carotide, qu'il ne fallait point
intéresser ; supérieurement comme on l'avait fait intérieurement, il fallut par une
lente dissection conserver la peau qui était restée saine, et respecter le canal
salivaire. Il fallut avec la gouge et le maillet enlever dans une largeur de huit
lignes sur vingt-deux lignes de longueur la lame externe de l'os, qui était frappée
de nécrose. La tumeur enlevée, toute la plaie fut cautérisée, aussi profondément
que la prudence pouvait le permettre et l'exiger, avec le fer rouge, et ses bords
réunis par des points de suture. Le malade, après une opération si majeure, fut
deux fois largement saigné, et mis à une diète sévère qui fut sagement prolongée

pendant trois semaines. La suppuration s'établit le quatrième jour de l'opération, et fut assez abondante pour exiger deux pansements par vingt-quatre heures. Du neuvième au onzième jour toutes les escarres tombèrent. Jusqu'au quatorzième jour de l'opération le pansement ne fut fait qu'avec des plumasseaux de charpie enduits de cérat simple. C'est à cette époque que M. Souchier fit commencer un traitement antivénérien par l'or. A chaque pansement il fit frictionner la plaie avec une once de cérat dans laquelle étaient incorporés deux gros d'or divisés par la lime; chaque friction était de cinq à six minutes; on pansait ensuite avec un plumasseau enduit de la même pommade. En outre tous les matins à jeun C*** faisait une friction sur la langue avec un dixième de grain de perchlorure : ces pansements et ces frictions furent continués pendant un mois. La plaie étant parfaitement cicatrisée, on cessa les pansements; mais, quoique les chancres de la gorge fussent aussi guéris, M. Souchier fit continuer les frictions sur la langue avec le muriate, mais en doses décroissantes; le quatrième grain était divisé par seizièmes, le cinquième par vingtièmes, et le dernier grain par vingt-quatrièmes. « Il ne se présenta, pendant tout le temps que dura cette médication heureuse, d'autre particularité digne d'être notée, qu'une sueur considérable qui s'établit au moment où le malade commença le troisième grain, et se maintint dans toute sa force jusqu'à quinze jours après la cessation de tout remède. »

A la suite de ce traitement C*** reprit ses travaux; il avait recouvré son ancienne bonne santé, son embonpoint habituel; sa voix avait repris son timbre naturel, son haleine n'était plus fétide; il avait été enfin entièrement régénéré. Le temps n'a pas démenti cette heureuse guérison, et le 13 mai 1827 il jouissait encore d'une santé excellente quand il mourut empoisonné par des champignons.

209. — Je le demande, quel chirurgien eût osé entreprendre cette opération sur un malade qui paraissait si profondément infecté? quel médecin aurait eu assez de confiance dans l'efficacité du mercure pour le conseiller, pour s'en promettre le moindre succès ? l'or seul, oui, nous le disons hautement, l'or seul pouvait effectuer une semblable guérison, un *pareil miracle*; c'est le mot propre, et nous ne craignons pas de l'employer. Ce n'est pas, du reste, dans le seul hôpital de Lyon qu'on opère sans s'inquiéter des suites de l'opération. Nous avons vu enlever avec une grande habileté une lèvre inférieure cancéreuse ; nous avons vu l'opération suivie du plus brillant succès, nous avons vu une cicatrisation rapide s'opérer ; mais nous avons aussi vu, et de nos propres yeux vu renvoyer le malade quand les glandes sous-maxillaires ont commencé à s'engorger, et quelques journaux scientifiques retentiront peut-être un jour des détails pompeux d'une opération qui aura été suivie du plus brillant succès, quoique le malade ait succombé six mois après, des suites de cette même opération; et *c'est ainsi qu'on écrit l'histoire !*

210. — Observ. CXCIII, par M. Weter (extr. du mémoire de M. Chrestien). Système fibreux. Rhumatisme syphilitique, ophthalmie. Guérison par le perchlorure.

« Un jeune homme âgé de vingt-quatre ans n'avait jamais eu qu'une blennorrhagie, qui avait été arrêtée dès son apparition. Il s'ensuivit une maladie rhumatico-arthritique qui porta ses effets sur les articulations des extrémités inférieures au point d'empêcher la marche ; sur le poignet droit, qui était engourdi et considérablement tuméfié ; et enfin une ophthalmie double, se dissipant quelquefois, toujours très grave quand elle avait lieu, et existant lorsque ce jeune homme fut soumis à un traitement par le muriate d'or du docteur Chrestien. J'administrai ce remède à un quinzième de grain par jour. Après six semaines de son usage, et sans aucune application sur les yeux, l'ophthalmie fut entièrement dissipée pour ne plus revenir. Quelques semaines de plus, et la marche devint facile, le gonflement diminua d'une manière sensible. Ce jeune homme se porte bien depuis longtemps, cependant il conserve une disposition arthritique qui le force à garder la chambre de temps à autre. »

Observ. CXCIV (extr. de l'ouvrage de M. Chrestien, p. 414). Douleurs ostéocopes, insomnie, grande faiblesse, après un chancre guéri par des applications caustiques. Guérison par le perchlorure.

Observ. CXCV (idem, page 403). Tumeur blanche au genou, chancre sur le gland (après la suppression spontanée d'une blennorrhagie). Guérison par le perchlorure.

Observ. CXCVI (idem, page 296). Rhumatisme chronique (après la disparition subite d'un chancre par une forte pluie), privation du sommeil, amaigrissement. Guérison par le perchlorure et l'oxide d'or par la potasse. Huit années écoulées sans récidive des accidents doivent donner toute confiance dans la solidité de cette cure.

Observ. CXCVII (extr. de l'ouvrage de Gozzi, page 9). Douleurs extrêmement aiguës dans les côtes et les muscles pectoraux, avec respiration très pénible (après la disparition d'ulcères sur le gland, guéris par des applications caustiques). Guérison par le perchlorure. *Crise* par des urines de plus en plus abondantes et des sueurs. Cinquante jours de traitement.

211. — Observ. CXCVIII (extr. de l'ouvrage de Gozzi, page 14). Leucorrhée, douleurs dans les articulations supérieures et inférieures. Guérison par l'or divisé par le miel. *Crise* produite dès le quatrième jour, urines qui furent abondantes pendant tout le temps du traitement, et qui ne tardèrent point à s'accompagner de sueurs copieuses, surtout pendant la nuit.

Observ. CXCIX (extr. de l'ouvrage de M. Chrestien). Ulcères à la gorge, douleurs ostéocopes. Guérison par l'or divisé.

212. — Observ. CC, par M. Gay (extr. du mémoire de M. Chrestien). Exostose sur l'os coronal, chancres nombreux à la verge, condylômes à l'anus. Guérison par le perchlorure.

Observ. CCI (extr. de l'ouvrage de M. Niel, page 205). Il y a cinq ans, chancres qui reparaissent et disparaissent par de simples traitements palliatifs. Il y a dix-huit mois, bubon, guérison incomplète. Un an après, douleurs ostéocopes, gerçures assez profondes à bords durs et calleux, placés aux commissures des orteils. Guérison par huit grains de perchlorure. *Crise*, sueurs copieuses, soutenues, et d'une odeur très pénétrante. Cette cure, qui datait de deux ans en 1821, ne s'est point encore démentie.

Observ. CCII, par M. Souchier. Exostoses, ulcérations de la membrane pituitaire, éruption pustuleuse. Guérison par six grains de perchlorure.

« M. le comte de *** avait eu plusieurs blennorrhagies, auxquelles on n'opposa jamais que des émollients. La dernière qu'il contracta pendant l'hiver de 1825, et pour laquelle il réclama mes soins, éveilla des douleurs articulaires dont il avait été tourmenté à plusieurs reprises, et notamment pour la première fois à l'âge de vingt-trois ans, un an après sa première gonorrhée. » (Cette gonorrhée ne fut combattue que par les émollients, et cependant elle fut grave à ce point qu'il avait fallu avoir recours à la sonde pour remédier à une rétention d'urine causée par la trop vive irritation. Ce moyen chirurgical, sans doute mal dirigé, avait donné lieu à des accidents assez graves vers la vessie.) « La dernière gonorrhée ne fut pas moins grave que la première, et le malade craignait d'être obligé d'avoir de nouveau recours à l'usage de la sonde ; mais une application de dix-huit sangsues au périnée rendit libre l'émission des urines, et douze cuillerées à bouche d'une potion balsamique dont le baume de Copahu faisait la base (une once par six onces de véhicule) tarirent entièrement l'écoulement uréthral. M. le comte de *** était ravi de cette disparition d'un symptôme qu'il s'était, disait-il, exagéré, et il voulait retarder un traitement par le muriate d'or que je lui présentai comme indispensable pour prévenir les suites des gonorrhées, toujours à craindre quoiqu'en disent la plupart des médecins, et détruire par cet excellent moyen le virus syphilitique dont la présence était constatée par une odeur plus ou moins forte de la bouche, une susceptibilité à avoir le gosier irrité, et enfin par deux ulcérations anciennes, opiniâtres, plus larges que profondes, et situées sur la membrane pituitaire des deux fosses nasales antérieures. Cependant le malade ne tarda point à ressentir des douleurs très profondes à la jambe gauche, vers le milieu du tibia ; je trouvai cet os gonflé. Des douleurs semblables se manifestèrent bientôt à la jambe opposée, et, après cinq ou six jours de durée, une exostose qui eut bientôt acquis le volume de celle développée antérieurement sur le tibia gauche. Le malade avait de la fièvre, il était sans appétit, sans sommeil. Je lui déclarai que ces nouveaux accidents étaient des symptômes d'une infection syphilitique profonde ou constitutionnelle ; il cessa alors d'alléguer ses soixante-deux ans, et me pria de lui faire subir un traitement (cinq grains divisés, le premier par seizièmes, le deuxième par quatorzièmes, le troisième en douze doses, et les quatrième et cinquième en dix fractions). Le troisième grain était commencé que déjà les douleurs térébrantes des os avaient cessé (ces douleurs avaient d'abord été apaisées par l'usage de l'acétate de morphine administré à petites doses). Vers le même temps, tout le corps du malade, à l'exception de la face, se couvrit de pustules superficielles cuivreuses ; elles eurent bientôt acquis la largeur d'une pièce d'un franc pour la plupart, et le long de la crête du tibia elles étaient plus larges qu'aucune de celles que j'ai vues chez d'autres malades. Je prescrivis des bains domestiques pour calmer le prurit douloureux que causait cette éruption, et je fis adjoindre au traitement déjà suivi l'usage d'une infusion de salsepareille et des frictions pratiquées sur tout le corps avec une pommade aurifère. La combinaison de ces moyens produisit de si prompts et si heureux effets qu'avant la fin du cinquième grain il ne restait plus de traces de ce fâcheux exanthème ; il en était de même des deux exostoses. Cependant le malade consomma encore un sixième grain de muriate d'or divisé en quinze fractions et continua pendant quinze jours les bains et la tisane. Depuis M. le comte de *** a toujours joui et jouit encore (avril 1828) de la meilleure santé. »

Observ. CCIII, par M. Silhiol (extr. du mémoire de M. Chrestien). Blennorrhagie guérie sans méthode, sept mois après la disparition de ce symptôme, engorgement du testicule et du cordon, que dissipa l'emplâtre de *Vigo cum mercurio*, et jusqu'en 1812, apparition et disparition successive et fréquente, sur diverses parties du corps, de boutons. En novembre de cette même année, exostoses sur le sternum et le tibia, après quatre mois de douleurs aiguës dans ces parties ; ulcérations dans l'arrière-bouche. Guérison par sept grains de perchlorure. Cette cure, qui date de 1813, ne s'est point un instant démentie (avril 1828).

213. — On voit, d'après ce qui précède, que les médecins qui emploient l'or dans le traitement des maladies vénériennes savent aussi, quand il le faut, avoir recours à d'autres moyens. Chez ce malade l'écoulement uréthral donnant lieu à de graves accidents (une rétention d'urine qui pouvait mettre en danger la vie du malade), que fallait-il faire ? avant toutes choses combattre les accidents inflammatoires ; aussi M. Souchier fit-il appliquer des sangsues. Personne en effet ne pense à nier que des accidents inflammatoires, qui seuls dans bien des cas constituent la maladie, ne puissent venir se sur-ajouter à une inflammation spéciale, et que dans ce cas il ne faille de prime-abord les combattre par les moyens usités. En outre, dans ce cas, l'écoulement pouvait être la source d'une affection mortelle ; il fallait à tout prix le tarir ; aussi M. Souchier administra-t-il

le baume de Copahu, médicament qui agit aussi d'une manière spécifique sur le canal de l'urèthre.

214. — Observ. CCIV, par M. Golfin (extr. du mémoire de M, Chrestien). Douleurs térébrantes dans la tête, blennorrhagie ancienne, chancres nombreux à la verge et dans l'intérieur de la bouche ; fièvre, maigreur et affaiblissement considérables. Guérison par neuf grains de perchlorure.

« M***, âgé de trente-six ans, d'un tempérament bilieux, excessivement nerveux et irritable, contracta, le 5 mars 1811, une syphilis qui se manifesta d'abord par un chancre au prépuce et deux au gland ; ceux-ci suppuraient très abondamment. Ils furent pansés avec l'onguent brun ; quelques jours après ce pansement, phimosis, auquel succéda un paraphimosis. Deux nouveaux chancres existaient sur le gland. Après une saignée du bras, le paraphimosis fut réduit avec la plus grande facilité, mais le phimosis ne tarda point à reparaître. Un mois après, M*** fut atteint d'une céphalée qui en peu de jours devint très violente. C'était principalement la nuit que les plus fortes douleurs se faisaient sentir par des élancements très intenses, de courte durée, qui revenaient toujours plus violents après un instant d'intervalle. Dans le jour, les douleurs étaient très supportables, et les intervalles de repos plus longs. Le 15 juin, M*** vint me consulter ; il était beaucoup plus malade : la céphalée était insupportable le soir comme la nuit. La bouche était parsemée de petits ulcères, les gencives étaient engorgées et saignaient par la plus légère pression. La blennorrhagie était cordée, l'écoulement très abondant ; on comptait six chancres sur le prépuce et quatre sur le gland ; un, par son étendue et sa profondeur, avait dévoré le frein. Le renversement du prépuce était possible, quoiqu'il fût engorgé. Le malade portait en outre à l'aine gauche un bubon de la grosseur d'un œuf de pigeon ; le cordon spermatique du même côté était engorgé. La fièvre s'était déclarée depuis huit jours ; la maigreur et la faiblesse furent en peu de temps considérables. Avant de soumettre mon malade à l'usage du muriate d'or et de soude, je voulus apaiser le spasme du système nerveux, l'irritation générale et la fièvre. Je prescrivis des demi-bains tièdes, des décoctions mucilagineuses pour boisson, et des pilules avec le camphre, le nitre et l'extrait gommeux d'opium ; des bains locaux avec l'infusion de sureau, et le pansement avec le cérat galien. Après vingt jours de ce traitement, l'urétrite était considérablement diminuée, les douleurs de tête étaient de courte durée et supportables. L'usage des pilules fut supprimé et le muriate administré. Le malade en commença l'usage à la dose d'un seizième de grain ; et à la quinzième friction la céphalée était diminuée, à la trentième elle était dissipée. A cette même époque, à l'exception de la suppuration du gland, tous les symptômes étaient beaucoup amendés. Les frictions furent continuées en augmentant progressivement la dose du muriate jusqu'à un dixième de grain, à laquelle on se borna. La diminution dans l'intensité des symptômes devenait chaque jour plus sensible; leur disparition successive commença à la quarante-quatrième friction. L'ulcération de la bouche fut la première qui disparut, les gencives se raffermirent et cessèrent de fournir du sang, le bubon et l'engorgement du cordon spermatique et du prépuce se dissipèrent par degrés, et les chancres étaient parfaitement cicatrisés à la soixante-quinzième friction. L'embonpoint et les forces étaient revenus. Le muriate fut encore continué pendant vingt jours. Il en fut employé en tout neuf grains. Ce traitement dura à peu près quatre mois. Longtemps après la disparition de ces symptômes, une blennorrhée bâtarde subsistait; je l'attribuai à l'irritation procurée par l'action du perchlorure. Le petit-lait, les boissons mucilagineuses, des bains locaux adoucissants en amenèrent la guérison. » Cette cure, qui, en 1811, datait d'un an, ne s'est point encore démentie depuis cette époque.

Observ. CCV (extr. de thèse de M. Destouches, page 21). Vingt-quatre ans, tempérament bilieux. Affection syphilitique d'une nature fort singulière, survenue un an après une blennorrhée qui avait cédé à de simples délayants. Douleurs (sans doute nerveuses, puisqu'on n'a trouvé aucune lésion organique ni autre) tellement horribles au moment de la défécation, que le malade préfère endurer le supplice de la faim. Inutilité des applications de sangsues, d'un traitement par les délayants et les opiacés. Guérison par trois grains de perchlorure. Cette cure est confirmée par un intervalle de plus d'une année écoulée depuis le moment où elle a été opérée.

215. — Je ne crois pas qu'on puisse contester l'existence de la phtisie causée par une influence syphilitique ; cependant, voulant ne négliger aucun fait qui puisse éclairer tous les points qui ont trait à la syphilis, dans un moment surtout où, sur ce sujet, on semble vouloir tout remettre en question, j'ai cru devoir, avant de donner des observations de phtisies syphilitiques guéries par l'or, rapporter la suivante, qui m'a paru de nature à résoudre presque à elle seule la question.

Observ. CCVI, par M. Dufau (extr. du Journal général de médecine, mai 1826). Un jeune homme de vingt ans eut en mars 1818 un catarrhe pulmonaire qui parut céder aux saignées et aux boissons adoucissantes. Cependant une toux qui avait persisté et d'autres symptômes le forcèrent à s'aliter vers la fin d'avril. La douleur, l'oppression, les crachats, tout annonçait une phtisie pulmonaire qui se compliquait d'une gastro-entérite assez violente. L'état du malade avait été jugé désespéré. M. Dufau fut consulté par sa servante, chez laquelle il reconnut une affection vénérienne. Celle-ci affirma n'avoir jamais eu de rapports qu'avec le malade, qui avoua à son tour avoir eu, l'année d'avant, une maladie vénérienne assez légèrement traitée. On reconnut sur son corps quelques taches cuivreuses. Il fut guéri parfaitement par un traitement mercuriel et les sudorifiques.

Swédiaur est très éloigné de mettre en doute l'existence de la phtisie syphilitique, et il déclare en avoir guéri plusieurs par des traitements mercuriels. Branbilla rapporte l'exemple d'une phtisie dont on n'avait pas soupçonné la nature, qui fut guérie par l'emploi de l'onguent mercuriel à l'intérieur.

Observ. CCVII et CCVIII, par M. Amons fils (extr. du mémoire de M. Chrestien). Phtisie syphilitique, douleurs générales, verrues sur le corps. Guérison par quatre grains de perchlorure.

« Une dame âgée de vingt-six ans était depuis quatre ans dans un grand état de dépérissement par l'effet du virus vénérien dont son mari l'avait infectée. Il s'était d'abord manifesté chez elle par une gonorrhée qui s'accompagna de beaucoup de cuissons ; cet écoulement avait paru à la suite de ses premières couches : il lui succéda une leucorrhée qui cessait pendant quinze jours pour reparaître. Le médecin qui traitait cette dame lui faisait user de quelques astringents et de tisanes adoucissantes. Il ne prit point en considération l'état du mari, et la véritable cause de la situation pénible de cette dame, dont la maladie empirait au point de faire craindre une phtisie tuberculeuse. Des verrues se montraient sur plusieurs parties de son corps, elle éprouvait des douleurs générales ; cet état fâcheux était aggravé par les soins que cette dame prodiguait à son mari, qui mourut d'une maladie chronique de poitrine, avec engorgement considérable de toutes les glandes du cou. J'avais lu l'ouvrage de M. Chrestien, qui, par amour de l'humanité, avait rendu publique son importante découverte. Je savais pouvoir avoir confiance aux observations qu'il y rapporte, car j'avais été à même d'apprécier sa bonne foi. Je conçus l'espoir de guérir cette dame, et lui proposai l'usage du muriate d'or et de soude. Elle accepta, et partit avec sa provision pour la campagne. Les deux premiers grains avaient suffi pour rendre les apparences de la santé. Elle avait associé à l'usage du perchlorure celui d'une décoction de grande consoude, qu'elle avait continuée, quoiqu'elle l'eût prise longtemps sans succès, dans l'intention d'arrêter sa perte. Elle poussa la dose du sel aurifère jusqu'à quatre grains en soixante frictions : avant d'être parvenue aux dernières, elle avait recouvré une santé parfaite et se trouvait délivrée des verrues ainsi que de la perte. A cette époque les gencives étaient douloureuses et très légèrement enflammées, elles saignaient même quelquefois.

. « Les deux premiers enfants de cette dame étaient morts de la syphilis. Le troisième était, comme le second, couvert de verrues, inquiet et languissant : il fut mis à l'usage du sel aurifère par trentième de grain en frictions sur les gencives, comme sa mère. La plus grosse des verrues ne tarda point à tomber, et il n'en reparut pas de nouvelle à la place qu'elle avait occupée. Beaucoup d'autres disparurent, celles qui restaient étaient à peine perceptibles ; le sujet avait pris du coloris, de l'embonpoint, la gaieté ordinaire à son âge, lorsqu'il fut atteint de la coqueluche, qui fit cesser le traitement. Quelque temps avant l'administration du muriate, l'enfant portait au cou des engorgements glanduleux ; ils disparurent rapidement par l'usage du sel triple. »

Observ. CCIX, par le même. « Un paysan qui portait depuis cinq mois trois chancres à la verge fut soumis au même traitement ; ils furent cicatrisés en quinze jours : il fut heureux pour ce malade que la cure ait marché aussi vite, car un des chancres aurait atteint dans moins de quatre jours au canal de l'urètre et aurait ouvert une fistule urinaire. »

Observ. CCX, par M. Dazet (extr. du mémoire de M. Chrestien). Phtisie, fièvre hectique, chancres dans l'intérieur du vagin, écoulement d'une matière fétide, poireaux aux grandes lèvres, bubons, crêtes de coq à la marge de l'anus et fistule. Guérison par six grains de perchlorure. Crise, suppuration des bubons. Voilà dix-sept années que cette cure a été opérée ; elle ne s'est point encore démentie.

216. — Observ. CCXI (extr. de l'ouvrage de M. Chrestien, page 379). Phtisie syphilitique, à la suite de la cohabitation avec un mari à qui il restait d'une ancienne syphilis des douleurs ostéocopes. Guérison par l'oxyde d'or par la potasse, qui a dissipé en même temps une douleur inquiétante vers la matrice.

217. — Observ. CCXII (idem, page 364). Bubons, chancres aux parties génitales, ulcères dans la gorge, maigreur excessive, menace d'affection grave de poitrine. Guérison par l'or divisé.

218. — Observ. CCXIII, par M. Pourché. Tempérament bilieux. En juillet 1823, dix-huit mois après une blennorrhagie et des chancres guéris spontanément, chancre rongeant sur le gland ; sur tout le corps taches et pustules qui laissent suinter une matière fétide, douleurs ostéocopes très cruelles, périostoses considérables. Guérison (au bout de quatre mois de traitement) par quarante grains d'oxyde d'or par l'étain à l'intérieur et en pansements, et quinze grains de perchlorure en frictions sur la langue. Cette cure ne s'est point encore (avril 1828) démentie.

Observ. CCXIV, par M. Massel. Douleurs violentes dans presque toutes les articulations, principalement la nuit, depuis huit mois ; depuis deux seulement, petites exostoses très douloureuses sur la crête de chaque tibia. Guérison par cinq grains de perchlorure. Six mois après le sujet se maria, et n'en a pas moins continué de jouir d'une fort bonne santé.

Observ. CCXV (extr. de l'ouvrage de Gozzi, page 10). Exostose volumineuse sur la partie supérieure du sternum et s'étendant sur la clavicule, grande difficulté pour mouvoir les bras, sensibilité et gonflement considérable d'un genou ;

douleurs dans cette partie, surtout la nuit; presque marasme : après plusieurs syphilis, caractérisées par des blennorrhagies, des ulcères sur le gland; traitées sans méthode, avec un mauvais régime, et guéries toujours imparfaitement. Guérison par le perchlorure; deux mois de traitement. *Crise* par des urines et des sueurs abondantes, transpiration continuelle; le sujet n'interrompit son travail que pendant cinq jours. Quatre années écoulées depuis qu'elle est opérée ont confirmé la solidité de cette cure.

219. — Observ. CCXVI, par M. Thibal (extr. du mémoire de M. Chrestien). Après un chancre sur le gland et un bubon guéri par divers moyens : douleurs ostéocopes, appétit languissant, amaigrissement, teint jaune, mélancolie, excroissance au fondement, réapparition des bubons. Guérison par six grains de perchlorure. Cette guérison date de 1812, et elle ne s'est pas démentie pendant cette période de dix-sept années.

220. — Observ. CCXVII (extr. de l'ouvrage de M. Niel, page 119). Douleurs ostéocopes avec demi-paralysie des membres inférieurs, exostose, tumeur gommeuse (à la suite d'un grand nombre de maladies vénériennes, contractées dans la jeunesse et traitées sans méthode). Guérison par six grains de perchlorure. *Crise*, suppuration de la tumeur, flux abondant d'urines, salivation douce qui se maintient pendant plus d'un mois.

221. — Chez certains individus les symptômes secondaires se montrent avec la plus grande promptitude, et la plupart du temps les symptômes primitifs ne disparaissent point; de sorte qu'il y a un mélange de symptômes primitifs et de symptômes secondaires qu'il est assez curieux d'étudier; c'est ce que nous allons faire dans quelques observations qui offriront ce mélange.

Observ. CCXVIII, par M. Golfin (extr. du mémoire de M. Chrestien). Tempérament muqueux, sujet très irritable, dix-neuf ans. Blennorrhagie, chancres et poireaux sur le prépuce et le gland. Taches brunes sur toutes les parties du corps, gonflement et ulcération des amygdales. Long traitement préparatoire. Guérison par l'oxide d'or, par la potasse et le perchlorure à petites doses. La solidité de cette cure se trouve confirmée par une expérience de dix-sept années.

Observ. CCXIX et CCXX (extr. de l'ouvrage de M. Chrestien, page 363). Chancre sur le prépuce, ulcération de l'amygdale. Guérison par l'or divisé, au milieu des fatigues d'un long voyage et malgré un fort mauvais régime. — Chez la femme de ce sujet, chancres à la face interne des grandes lèvres. Guérison aussi par l'or divisé. *Crise* par une sueur abondante, qui s'est soutenue pendant une semaine.

222. — Continuant de suivre la même marche, tant pour les affections invétérées que pour la syphilis primitive (114), nous terminerons ce chapitre par l'exposition de divers cas de syphilis invétérée ou constitutionnelle, qui se com-

pliquent d'autres maladies. Ces cas offrent, comme on le pensé, encore un plus grand degré de gravité que les premiers, et par cela même plaideront hautement en faveur des préparations d'or.

Observ. CCXXI, par M. Estor (extr. du mémoire de M. Chrestien). Poireaux autour du gland, engorgement des glandes de l'aine et d'un testicule; complication, fièvre quarte. Guérison des deux maladies par le perchlorure mêlé à l'oxide. Cure dont la solidité est confirmée par les dix-sept années qui se sont écoulées depuis qu'elle a été opérée.

222 *bis*. — Observ. CCXXII, par M. Arnal (extr. du mémoire de M. Chrestien). Syphilis ancienne; complication de rhumatisme.

Antoine Ch***, travailleur de terre, âgé de trente-deux ans, vigoureusement constitué, sujet à des douleurs rhumatismales, vint me consulter le 4 juillet 1812 : l'hiver qui avait précédé cette époque, il avait été retenu au lit pendant trois mois par ces mêmes douleurs. Il venait réclamer mes soins pour une violente douleur lombaire et un engorgement des glandes inguinales droites. Ce dernier accident avait été précédé et accompagné jusqu'à ces derniers temps d'hématurie; les alentours du méat urinaire étaient phlogosés, et l'on voyait une inflammation érythématique à la base du gland : il n'y avait point d'écoulement; le malade assurait même qu'il ne s'était point exposé à un commerce impur; mais il confessait avoir eu, il y a une dizaine d'années, une gonorrhée qui se dissipa presque sans le secours d'aucun remède. En outre sa femme, qui n'était point sujette aux pertes blanches, en avait éprouvé une depuis, il y avait quatre à cinq mois; elle avait été très abondante, et s'était accompagnée de dysurie. Cette perte s'était aussi supprimée spontanément, laissant après elle une blennorrhée dont la malade ne tenait pas compte. Toutes ces circonstances réunies me convainquirent de l'existence du vice syphilitique, associé peut-être à un vice rhumatismal. La fièvre et la gastricité qui compliquaient cet état avaient été combattues par les moyens convenables. Le 8 juillet, je mis le malade à l'usage du muriate d'or, à la dose d'un seizième de grain pour chaque friction. Le 14, la tête faisait parfois un peu de mal; il y avait de loin en loin de petits mouvements de fièvre; le bubon était un peu diminué de volume, et les douleurs y étaient plus supportables. Le 28 juillet, les selles avaient été un peu dysentériques pendant quelques jours; le malade avait eu des alternatives de froid et de chaud; il se plaignait d'ardeur en urinant, et il s'était aperçu d'un flux uréthral qui laissait sur la chemise une tache d'un brun foncé; diminution du bubon. Continuation du muriate, qui avait été suspendu pendant cinq à six jours, à la dose d'un quinzième de grain. 21 août, le bubon est douloureux, enflammé vers le centre; l'écoulement est diminué. Un troisième grain en quinze doses fut prescrit. 28 août, le bubon s'ouvrit sans que le volume en fût ensuite sensiblement diminué. Éruption boutonneuse, inflammation prurigineuse dans l'intérieur de la cuisse. Rougeur érythématique au bout du gland et du prépuce; léger écoulement, moitié séreux, moitié purulent; continuation. 8 septembre, il restait au centre du bubon une petite plaie et un noyau assez considérable, mais indolent. L'éruption de l'intérieur des cuisses était presque disparue, l'écoulement était à peu près tari; mais l'extrémité du gland et les environs du méat urinaire étaient encore rouges. Un quatrième grain, divisé en douze prises, a complété la guérison. Au 26 novembre suivant, le bubon était guéri, mais le malade souffrait d'une douleur de sciatique, et par intervalles il éprouvait un léger écoulement. Je pense que l'une et l'autre ont dû céder d'eux-mêmes, le malade n'étant pas venu de nouveau réclamer mes conseils. »

222 *ter*. — Cette dernière observation a la plus grande analogie avec la CXXV⁰ (167); la seule différence est que dans celle prise à M. Chrestien, l'apparition du rhumatisme a forcé à suspendre le traitement, tandis qu'il ne l'a point fallu dans celle que nous venons de rapporter : mais, dans l'une comme dans l'autre, le sel aurifère a été inefficace pour dissiper l'affection rhumatismale, et il en eût été de même par toute autre préparation aurifère. L'or ne sera sans.doute employé avec succès dans le traitement de semblables maladies, que lorsqu'elles dépendront évidemment d'un vice syphilitique. On voit que nous ne partageons point l'espoir de M. Arnal, et nous pensons que le sieur Antoine n'est pas revenu demander des conseils à notre confrère pour une affection qui le tourmentait depuis longtemps, et à laquelle il était pour ainsi dire habitué. Il serait revenu si l'écoulement avait persisté; et nous ne doutons pas qu'il ne se soit promptement tari, à moins toutefois qu'il ne fût entretenu par le vice rhumatique. Nous devons aussi dire que les deux affections auront pu cesser de tourmenter le malade, si elles étaient toutes deux la conséquence de la gonorrhée que le malade avait contractée dix années auparavant.

223. — Observ. CCXXIII, par M. Estor (extr. du mémoire de M. Chrestien). Végétations et chancres aux grandes lèvres, complication d'une hydropisie ascite. Guérison par l'oxide d'or.

« Madame de***, âgée de quarante-deux ans, habitante d'une petite ville d'un département voisin, vint me consulter à Montpellier, le 4 juin 1811. Elle avait le ventre très distendu, depuis six mois le flux menstruel était supprimé; elle se plaignait de vives douleurs aux grandes lèvres. Par un examen attentif, je reconnus que ce qu'on avait pris pour une grossesse était une hydropisie ascite, et qu'elle portait aux grandes lèvres des crêtes, des poireaux et plusieurs chancres. Cette dame, que je crus devoir éclairer sur son état, me dit que son mari avait eu souvent la syphilis. J'attribuai l'hydropisie à l'abus qu'elle avait fait des liqueurs spiritueuses. En indiquant les moyens propres à combattre cette première affec-

tion, j'attaquai le virus syphilitique par l'oxide d'or précipité par l'étain, que je
fis employer en friction sur la langue, en commençant par un demi-grain ; j'augmentai ensuite cette dose. La crainte que le mercure n'aggravât l'hydropisie, me
fit donner la préférence aux préparations d'or ; j'étais encore confirmé dans ce
choix par le mauvais état des gencives qui étaient pâles, saignantes, et menaçaient presque d'un commencement de dissolution. Ces différents moyens, aidés
d'un régime approprié, produisirent en peu de temps un changement favorable.
La malade ayant quitté Montpellier, revint un mois après ; son état était on ne
peut plus satisfaisant. Je conseillai d'augmenter la dose de l'oxide. A la fin du
second mois de l'usage de ce remède, tous les symptômes vénériens eurent disparu ; mais, d'après mes conseils, l'oxide fut continué. Le troisième mois du traitement expiré, l'hydropisie fut entièrement dissipée. Cette dame, que j'ai eu occasion de voir plus d'un an après sa guérison, jouissait de la santé la plus parfaite. »

Observ. CCXXIV (extr. de l'ouvrage de M. Chrestien, page 401). Bubon à
chaque aine, ulcère profond à chaque amygdale. Complication d'hydropisie ascite.
Guérison de la syphilis et de la complication par le perchlorure. Crise, urines
abondantes et ſgarde-robes répétées. Cure dont la solidité est confirmée par un
intervalle de neuf années écoulées depuis qu'elle est opérée, et la possession d'enfants très sains.

224. — Eût-il été possible d'administrer le mercure dans ces deux cas ? Pour
le premier, je ne pense pas qu'on ose ıe prétendre ; pour le second, c'est encore
douteux. Chez la dame de l'observation de M. Estor, il eût fallu, avant tout, administrer les toniques pour relever les forces vitales tombées dans l'affaissement ;
et, si on y était parvenu, qui pourrait me répondre que l'influence fâcheuse du
mercure n'eût pas fait renaître la diathèse scorbutique ? Je veux cependant admettre qu'on l'eût administré dans l'un et l'autre cas, peut-être aurait-il dissipé
les symptômes syphilitiques : mais l'hydropisie ? il serait resté certainement impuissant contre elle, si toutefois il ne l'avait point augmentée ; tandis que l'or,
qu'il ne faut pas craindre de qualifier de restaurateur des forces vitales, a dissipé
rapidement l'une et l'autre maladie.

225. — Observ. CCXXV, par M. Souchier. Taches cuivreuses sur tout le
corps, chancres dans la gorge. Complication, luxation et fracture du fémur. Guérison et consolidation de la fracture par sept grains de perchlorure.

« P..... se luxa (le 8 novembre 1826, il avait cinquante-deux ans) le fémur,
qui fut en même temps fracturé vers son col. Doué d'une forte constitution, il
avait toujours résisté à plus de quinze syphilis entées successivement les unes sur
les autres, et aux remèdes de cheval, comme il les appelait, qu'on lui avait fait
subir à diverses reprises à Grenoble, à Romans ou ailleurs. Appelé auprès de

P..... pour son dernier accident, je m'aperçus, après la réduction de la luxation et de la fracture du fémur, qu'il était aussi infecté que possible par le virus vénérien. Tout son corps, mais plus particulièrement la partie supérieure et antérieure du thorax, et les membres thoraciques, étaient recouverts de gourmes très étendues ; il avait une blennorrhagie extrêmement intense et des chancres nombreux dans le gosier. Cet état me fit vraiment horreur. Je ne laissai pas de craindre, si je ne parvenais pas à guérir ce malheureux d'une syphilis constitutionnelle si grave ; je craignis, dis-je, l'impossibilité de la réunion des parties fracturées, que je venais de coapter, et que j'avais maintenues réduites à l'aide d'un appareil convenable. En même temps que, par une saignée de seize onces, semblable à celle que j'avais pratiquée, avant de tenter la réduction, je m'occupais à combattre les accidents inflammatoires simples ou blennorrhagiques, en administrant simultanément les émollients, je fis commencer un traitement aurifique aussitôt que le malade fut en état de faire les frictions. En effet, lorsque P..... avait fait sa chute de cheval, qui avait eu pour lui de si tristes conséquences, il était ivre, et outre la fracture, j'eus à combattre de graves accidents inflammatoires ; le bas-ventre principalement fut entrepris. Je prescrivis des fomentations émollientes, longtemps continuées et souvent répétées sur cette région, une diète on ne saurait plus sévère, et quelques boissons adoucissantes. Au huitième jour de ce traitement, l'inflammation étant calmée, je pus administrer trois cuillerées par jour de ma potion balsamique, avec addition de quelques gouttes de laudanum, pour m'opposer à l'effet purgatif du baume de Copahu. Au cinquième jour de ce traitement antiblennorrhagique, l'écoulement fut complètement tari. P..... n'en continuait pas moins le traitement antivénérien. Vers la fin du deuxième grain, les chancres du gosier étaient moins nombreux et moins étendus, la teinte cuivreuse des gourmes moins foncée. Au commencement du quatrième grain, les chancres et les autres symptômes de l'affection vénérienne étaient disparus, ou du moins ne présentaient plus que l'aspect de cicatrices blanchâtres presque insensibles. Quoique le traitement que j'administre habituellement pût me paraître suffisant, je n'en fis pas moins prendre un sixième et un septième grain (le premier divisé en dix fractions et le deuxième en douze) pour proportionner en quelque sorte le traitement à l'ancienneté du mal. Au bout de soixante-dix jours d'une immobilité absolue, je permis au malade de donner quelque exercice aux membres abdominaux, et bientôt la fracture se trouva parfaitement consolidée. » Aucun accident n'est encore (avril 1828) venu démentir cette belle cure.

226. — Cette observation est certainement la plus remarquable de toutes celles déjà si notables fournies par l'habile praticien de Romans. Quoi qu'on en puisse dire, le virus syphilitique, qui se porte si volontiers sur le système osseux,

surtout quand il infecte depuis longtemps l'économie, doit être un obstacle puissant à la consolidation des fractures. Que de précautions ne faut-il pas prendre, j'en appelle à M. le docteur Lagneau (*Exposé des symptômes de la maladie vénérienne*, cinquième édition, page 525), quand on administre un traitement mercuriel dans les cas de syphilis compliquée de fracture ! et il s'agissait ici d'un des genres de fractures des plus graves, celle du col du fémur. Il faut, disent les auteurs, dans les cas de fractures, s'abstenir de tout traitement quand il existe des symptômes inflammatoires. Je le demande aux partisans des préparations mercurielles, quand auraient-ils osé administrer le mercure chez le nommé P.....? Eussent-ils attendu trois semaines à un mois que ces symptômes fussent absolument calmés? et pendant ce temps perdu, j'en appelle à leur bonne foi, le virus syphilitique ne se fût-il pas porté très probablement sur l'os fracturé? qu'en serait-il résulté? et si le mercure enfin administré, s'était montré insuffisant, que serait devenu le malade pendant qu'on aurait fait des essais infructueux pour trouver une préparation mercurielle qui fût efficace? Oui, je le dis hautement, le malade aurait succombé, victime infortunée de la syphilis et de l'inefficacité du mercure.

227. — Observ. CCXXVI, par M. Pourché. Syphilis constitutionnelle, complication de scrophules. Guérison par le perchlorure et l'oxide d'or par la potasse.

« Un nommé Vergès, détenu, âgé de douze ans, entra à l'infirmerie de la maison de détention, dans le mois de juin 1822. Les symptômes syphilitiques qu'il présentait étaient un choufleur de la grosseur des deux poings, tenant par un pédicule d'à peu près deux pouces de circonférence à la marge de l'anus, trois ou quatre condylômes occupant le périnée, une carie de la voûte palatine, des douleurs ostéocopes et des engorgements des glandes du cou. L'indication la plus pressante fut de le débarrasser de son choufleur, qui le faisait beaucoup souffrir, surtout quand il allait à la garde-robe. L'ablation fut faite au moyen des ciseaux. Les restes de cette excroissance et les condylômes furent cautérisés avec de l'acide nitrique et pansés avec une pommade composée d'axonge et du muriate d'or. Des frictions avec le même sel, des pilules contenant chacune un dixième de grain d'oxide précipité par la potasse, quelques préparations opiacées de temps à autre pour remédier aux douleurs ostéocopes, et une forte décoction de salsepareille, furent les moyens thérapeutiques employés pendant quatre mois. La carie borna ses progrès dès l'emploi du sixième grain; je fermai par un obturateur l'ouverture qu'elle avait occasionnée et qui donnait passage aux aliments. Vergès sortit de l'infirmerie guéri de sa maladie vénérienne, mais non pas absolument de l'affection scrophuleuse qui la compliquait, après avoir employé dix-huit grains tant de muriate que d'oxide. Au bout de six mois il y rentra, se plaignant d'une tumeur dans l'articulation huméro-cubitale gauche. Des vésicatoires furent appliqués aux environs, et d'autres frictions avec le muriate d'or furent faites. Il en résulta une disparition complète de l'engorgement des glandes jugulaires et une amélioration notable dans les symptômes de la tumeur articulaire. Après trois ou quatre mois de traitement le malade n'éprouvait plus qu'une gêne dans les mouvements de la partie affectée ; aussi réclama-t-il sa sortie. Une chute, dans laquelle cette partie fut violemment heurtée, le força à rentrer encore dans l'infirmerie. L'inflammation envahit les extrémités des os composant l'articulation, les ligaments et la capsule synoviale ; la suppuration en fut le résultat, malgré tous les moyens propres à la prévenir. L'amputation, sollicitée à grands cris par le malade, fut pratiquée, il y a six mois (mars 1823), en présence d'un grand nombre d'élèves, et ce prisonnier jouit maintenant (avril 1828) d'une fort bonne santé. »

Le succès de l'opération ne laisse aucun doute sur la solidité d'une cure qui du reste ne s'est pas démentie depuis plus de quatre ans. La chute qu'a faite le malade doit être considérée comme la seule cause des accidents qui ont nécessité l'opération. Un reste de diathèse scrophuleuse, que le temps et l'exercice, à défaut d'un traitement par l'or limé, auraient parfaitement dissipé, a favorisé le développement de ces accidents.

228. — Nous ajouterons à cette observation les suivantes, quoiqu'elles ne nous offrent que des symptômes primitifs de syphilis. Mais en les insérant ici, nous avons un double but : 1° celui de les opposer à quelques assertions de notre respectable ami le docteur Chrestien, assertions que nous ne tarderons pas à combattre (245 *ter.*); 2° de donner une idée de l'efficacité des préparations d'or dans le traitement des scrophules, efficacité que nous démontrerons, comme nous l'avons déjà annoncé, dans notre second mémoire.

Observ. CCXXVII, par M. Pourché. Tempérament lymphatique, vingt ans. Depuis la plus tendre enfance, engorgements scrophuleux dans diverses parties du corps, qui ont été en vain combattus par tous les antiscrophuleux imaginables. En 1819, quelques jours après un coït impur, blennorrhagie, chancres et deux bubons. Guérison rapide de la syphilis par quatre grains de perchlorure et un pansement avec du cérat contenant du même sel. Après une suspension, administration de six nouveaux grains du sel aurifère, qui en six mois dissipent toutes les glandes du cou, dont plusieurs suppurèrent ; cinq de ces glandes, de la grosseur d'un œuf de pigeon et d'une dureté extrême, furent extirpées. « Depuis « lors (octobre 1827), le sujet n'a plus éprouvé, ni de symptôme syphilitiques, « ni de symptômes scrophuleux. »

Observ. CCXXVIII, par M. Roucher (extr. du mémoire de M. Chrestien). Cinq semaines après un coït impur, chancre primitif, bubon, chez une jeune fille, issue d'un père qui dans son enfance avait eu des écrouelles, et qui avait plusieurs glandes du cou et de l'aisselle engorgées. Guérison des deux maladies par quatre grains de perchlorure. La cicatrisation du chancre s'est plus fait attendre que la résolution du bubon.

228 *bis*. — M. Roucher termine cette observation en faisant « remarquer que de tous les symptômes vénériens, le bubon a été constamment celui sur lequel l'action du muriate a été la plus prompte et la plus efficace, aussi l'ai-je employé avec succès dans toutes les affections dépendantes de l'épaississement de la lymphe. »

228 *ter*. — Dans notre travail sur les scrofules nous signalerons l'insuffisance du mercure, du reste bien reconnue, dans le traitement de ces maladies. Dans les complications du genre de celles qui précèdent, le mercure serait donc bien certainement sans efficacité pour une des deux maladies, mais en outre dans presque tous les cas il serait nuisible. Il a été bien constaté à la clinique de M. Lallemand (Éphémérides médicales de Montpellier, 1826, I, page 12), « que le muriate d'or et de soude convient mieux aux tempéraments lymphatiques que le sublimé : ce qui serait au reste parfaitement d'accord avec les effets bien constatés de ces deux espèces de médications sur l'économie. On sait que les mercuriaux laissent souvent, après leur emploi prolongé, une profonde impression qui porte principalement sur le système lymphatique, tandis que les préparations d'or sont employées avec avantage contre les scrofules. Quand ces deux affections se rencontrent réunies, le traitement le plus avantageux doit être celui qui les combat en même temps. »

M. Lallemand vient ajouter son témoignage à ce qui précède ; il signale aussi (Observ. sur les maladies des organes génito-urinaires) les avantages des préparations d'or dans les cas de complication de scrofules et de syphilis ; il considère même leur efficacité comme généralement reconnue : ce qui est vrai à Montpellier mais pas du tout à Paris. M. Plaindoux aussi, dans sa thèse inaugurale, rend le même hommage à ces mêmes préparations : seules, dit-il, elles guérissent ces complications qui font le désespoir des praticiens.

229. — Nous allons maintenant traiter d'une complication bien grave de la syphilis, de l'engorgement du col de l'utérus. Nous disons complication, mais ce serait bien le cas d'examiner si, dans les cas de syphilis constitutionnelle que nous allons rapporter, et dans tous ceux analogues, l'affection de l'utérus, au lieu d'être envisagée comme une complication, ne devrait pas plutôt être considérée comme une suite, un nouveau symptôme de l'infection syphilitique : et nous ferons remarquer à ce sujet que lorsqu'on trouve cette grave affection chez des femmes atteintes de la syphilis, cette maladie est toujours chez elles profondément constitutionnelle. Quoi qu'il en soit, nous ne voulons point traiter ici cette

question, nous le ferons dans un autre moment. Qu'il nous suffise ici d'établir que l'or guérit parfaitement la syphilis, même quand elle se complique d'engorgements de l'utérus. Nous démontrerons dans un troisième travail, qui suivra immédiatement notre mémoire sur l'emploi de l'or dans le traitement des scrofules, que l'or doit être considéré comme le seul agent thérapeutique qu'on doive et qu'on puisse opposer avec presque certitude de réussite aux affections de l'utérus et des ovaires.

230. — Observ. CCXXIX, par M. Arnal (extr. du mémoire de M. Chrestien). Syphilis constitutionnelle. Complication d'engorgement du col de l'utérus. Guérison des deux maladies par six grains de perchlorure.

« Marie M***, âgée de vingt-quatre ans, bien constituée, et d'un tempérament lymphatique, réclama, le 11 novembre 1811, mes soins pour une perte blanche considérable qui, parfois, s'accompagnait de dysurie et de chaleur aux parties sexuelles. Cette perte datait de cinq ou six mois ; elle était survenue à la suite d'un commerce suspect. Deux mois après les menstrues s'étaient supprimées et n'étaient plus reparues. A l'inspection des parties, je les trouvai phlogosées et mouillées par une leucorrhée sanieuse, abondante ; trois ou quatre condylômes de forme irrégulière, d'environ trois lignes d'élévation sur autant de largeur et le double de longueur, avaient leur siège sur les grandes lèvres, et un autre beaucoup plus considérable à la marge de l'anus. Le col de la matrice était engorgé et dévié vers le rectum. Je mis de suite Marie à l'usage du muriate d'or en frictions sur la langue à la dose d'un quinzième de grain par jour. 19 novembre, les condylômes étaient diminués de volume ; les règles, supprimées depuis quatre mois, avaient reparu dès la seconde friction (86). 7 décembre, les excroissances et la perte continuaient de décroître notablement, quoique les frictions eussent été suspendues, à cause d'une forte toux survenue sur ces entrefaites : un second grain de muriate, 17 janvier 1812, les frictions avaient été suspendues depuis près de trois semaines. La malade se croyait guérie parce que les excroissances étaient disparues, mais, depuis quelques jours, celle de la marge de l'anus était revenue ; la blennorrhée était d'ailleurs peu de chose, et la malade ne souffrait plus ni en urinant ni en marchant. Les menstrues étaient régulières : troisième grain de muriate en quinze prises. 30 janvier, le condylôme de la marge de l'anus persistait ; il était mouillé par une mucosité purulente. La malade y ressentait du prurit, ainsi qu'aux grandes lèvres : elle avoua avoir pris l'habitude de se masturber. Un quatrième grain fut prescrit, avec recommandation expresse de garder la continence ; 11 février, les premiers symptômes d'irritation étaient dissipés. La perte était presque nulle, quoique la malade eût fait peu de cas de ma recommandation. L'excroissance de la marge de l'anus fut touchée avec le caustique liquide de Plenck. Un cinquième grain fut prescrit avec recommanda·

tion plus forte de renoncer à des manœuvres pernicieuses. 18 février, le caustique, appliqué trois fois, avait constamment procuré une vive cuisson ; la perte blanche, presque nulle, ne laissait sur le linge qu'une tache incolore ; les parties sexuelles avaient l'aspect de la santé, le condylôme de la marge de l'anus s'affaissait de plus en plus ; continuation de l'application du caustique sur les condylômes, et des frictions avec le muriate sur la langue. 3 mars, menstrues abondantes pendant cinq jours ; il ne restait déjà plus qu'un peu de rudesse et de dureté sous-cutanée au lieu du condylôme ; la malade y ressentait aussi un léger prurit. Je prescrivis, par excès de précaution, un sixième grain et l'application du caustique de loin en loin. Le 29 du même mois il ne restait plus de vestige de maladie. Cette jeune personne a joui depuis d'une bonne santé. »

Depuis 1812 que cette cure a été opérée, elle ne s'est point encore un instant démentie ; elle offre donc une garantie de dix-neuf années.

Observ. CCXXX, du même. Leucorrhée épaisse, fétide et abondante ; inflammation et flaccidité des organes externes de la génération ; crête à la marge de l'anus, éruption de plaques rouges et de bubons sur plusieurs parties du corps ; engorgement du col de l'utérus, menstruation irrégulière. Guérison par trois grains de perchlorure.

Observ. CCXXXI, par M. Cathala (extr. du mémoire de M. Chrestien). Tempérament délicat, quarante ans. Il y a huit ans, gonorrhée supprimée par les astringents ; il y a trois ans, gale guérie par des lotions de décoction de tithymale. Maintenant (décembre 1811) ulcérations des grandes lèvres, des mamelons, des doigts des pieds ; gonflement très marqué du col de la matrice. Guérison des deux maladies par cinq grains de perchlorure. Cure de deux ans et demi.

Observ. CCXXXII et CCXXXIII, par M. Silhiol (extraites du mémoire de M. Chrestien). Ulcère sur le prépuce qui date de cinq ans et a été guéri un grand nombre de fois par des lotions répercussives. — Chez la femme, leucorrhée, ulcération aux parties externes de la génération ; ces accidents datent de quinze mois. Pesanteur dans la région de l'utérus, menstruation irrégulière. Guérison du mari par cinq grains et de la femme par neuf grains de perchlorure.

231. — Nous ne saurions mieux terminer ce chapitre que par le tableau suivant. C'est un état des vénériens traités dans l'hôpital militaire du Mont-Dauphin, qui ont été traités tous par le perchlorure pendant les années 1823, 24, 25 et 1826.

Exercice de 1823

Nombre des vénériens traités à l'hôpital 85.

Exercice de 1824

Nombre des vénériens traités pendant cette année, 53

Exercice de 1825

Nombre des vénériens traités pendant ce service, 68

Exercice de 1826

Nombre des vénériens traités dans cette année, 60

Ce qui forme, jusqu'au 12 novembre 1826, un total de 266 vénériens qui ont tous été traités et guéris par le perchlorure. Pendant ces quatre exercices, il a été consommé neuf cents grains de sel aurifère. Cet état, que M. Chréstien doit aux bons soins de M. Audibert, a été extrait des régistres de l'hôpital militaire de Mont-Dauphin, et signé par le régisseur de cette maison. M. Audibert ajoute à cette intéressante communication qu'il ne faut pas calculer la consommation des remèdes en raison du nombre des malades; en effet, dans un si grand nombre, il y a eu plusieurs affections légères qui n'ont point nécessité l'emploi de l'or. Mais toutes les autres maladies récentes, graves et anciennes ont été combattues par le muriate.

232. — Sur la demande de M. Chrestien, quelle était la dose la plus ordinaire du sel d'or employé contre les syphilis récentes et primitives, M. Audibert a répondu qu'il a observé qu'elles cédaient généralement au quatrième ou au cinquième grain ; cependant, dans quelques cas graves, la dose en a été portée à neuf et dix grains.

233. — Une chose bien digne de remarque c'est que sur un aussi grand nombre d'affections syphilitiques traitées à l'hôpital militaire de Mont-Dauphin, il n'est rentré qu'un seul malade ayant déjà fait usage du muriate, et chez lequel conséquemment la maladie avait résisté à l'action médicatrice du sel d'or ; mais restaient encore à employer contre cette affection rebelle les oxides et l'or divisé, qui, sans aucune espèce de doute, l'eussent guéri radicalement.

233 *bis.* — M. le docteur Audibert est un chaud partisan des préparations aurifères, et il écrivait (30 juillet 1824, antérieurement à la communication précédente), à M. Chrestien, la lettre suivante, que ce dernier nous a communiquée.

« Je voulais, en vous remerciant de votre ouvrage sur les préparations d'or, vous faire part des belles observations que j'ai recueillies sur les bons effets du muriate d'or, depuis deux ans, particulièrement contre la syphilis : aujourd'hui elles seraient trop nombreuses et mes occupations trop multipliées pour vous donner tous les détails. Je me bornerai à vous assurer que pendant ce laps de temps, j'ai guéri cent quatre-vingt-six vénériens seulement par le muriate ; que j'ai été assez heureux pour ne pas avoir perdu un seul malade. Le régiment qui depuis dix-huit mois compose la garnison du département m'a fourni l'occasion d'observer qu'il n'est point rentré à l'hôpital un seul malade de ceux que j'avais déjà traités. Vous ne devez pas douter que, parmi ce grand nombre, j'ai eu des maladies graves, chroniques et récentes. Je dois également vous dire combien, dans ma pratique civile, votre muriate m'a été utile pour les pauvres et pour quelques autres individus guéris en secret au sein de leur famille sans aucunn inconvénient. »

234. — A l'hôpital des vénériens, on ne veut point administrer le sel du praticien de Montpellier. Il est vrai que dans les essais (246) qu'on en a faits, on a été moins heureux qu'à Mont-Dauphin. Sur treize malades traités en 1811 par le perchlorure, on n'en a guéri que deux ; et trois sur le même nombre traité en 1816 par le même moyen. Nous essaierons plus tard de concilier de semblables résultats.

234 *bis*. — Après tant de faits qui rendent incontestable la haute efficacité des préparations aurifères pour dissiper les affections vénériennes récentes, nous ne craignons point de publier la lettre suivante de M. Martin aîné, médecin à Lyon. Ce médecin, après avoir obtenu à grand'peine du perchlorure d'un pharmacien de cette ville, a fait quelques essais. C'est après qu'il écrivait (20 janvier 1811) à M. Chrestien :

« Je l'ai (le perchlorure) déjà administré à huit sujets, tous les huit atteints de symptômes graves, vainement combattus par les traitements mercuriels et sudorifiques. Je le donne à un huitième de grain, mêlé avec la poudre d'amianthe, et jusqu'ici je n'ai qu'à me louer de ses effets. Chez un de ces huit malades, il a fait disparaître, dans l'espace de vingt jours, une exostose du volume d'un œuf de pigeon.

« Je viens aussi de l'essayer dans une syphilis récente, caractérisée par des chancres au prépuce et deux très gros bubons, mais le succès n'a pas été le même ; l'inflammation est devenue excessive, et j'ai été forcé de le suspendre, en me réservant toutefois d'y revenir. »

Plus tard, M. Martin ne fut pas plus heureux dans le traitement des affections primitives, et le 13 mars 1813, il écrivait à M. Chrestien : « Le muriate d'or m'a réussi dans les cas d'affections syphilitiques anciennes dégénérées, portant leur action sur les tissus osseux, cartilagineux ou ligamenteux, après plusieurs espèces de médications mercurielles administrées infructueusement ; également chez les malades atteints de chancres au voile du palais, de condylômes et de fongus de la marge de l'anus et de la couronne du gland. Le plus ordinairement j'ai fait commencer les frictions sur les gencives par un sixième de grain ; la plus haute dose.employée dans le cours de vingt-quatre heures n'a jamais excédé un tiers de grain. J'ai toujours été obligé de seconder l'action générale du remède par son application topique sur les parties affectées. J'ai fait préparer une pommade avec huit grains de muriate d'or et une once et demie d'axonge, et je l'ai employée avec un succès constant en frictions sur les exostoses, les condylômes et les rhagades. En général l'action du remède appliqué sur la muqueuse de la bouche est très lente ; on obtient au contraire des effets très prompts de son application topique sur les parties affectées.

« Je n'en ai recueilli aucun effet dans les contagions récentes, quoique je ne l'aie mis en usage qu'après la cessation des accidents inflammatoires ; et, après cinq ou six épreuves, j'ai été contraint d'y renoncer tout à fait. Il me reste bien prouvé que le muriate d'or est un médicament précieux dans les affections vénériennes chroniques et dégénérées. »

Si nous n'avions point à opposer la masse des faits que nous avons exposés aux assertions de notre honorable confrère, nous serions fort embarrassé pour expliquer ses insuccès dans les cas de syphilis récente. Certes il y avait quelque vice, soit dans le mode d'administration, soit dans la manière dont le médicament avait été préparé. Il eût fallu assister aux expériences de M. Martin pour voir en quoi ce praticien, très habile du reste, a manqué, et pour parvenir à expliquer ses assertions, contradictoires avec celles de tant de confrères non moins estimables. Une chose seulement qui nous a frappé, et que nous devons faire remarquer, c'est la haute dose par laquelle il débutait. Cette dose, si élevée au début, ne suffirait-elle point pour expliquer les mauvais succès obtenus dans le traitement des syphilis récentes ?

CHAPITRE VII

L'OR RESTE-T-IL QUELQUEFOIS SANS EFFICACITÉ CONTRE LES AFFECTIONS SYPHILITIQUES ? SON ADMINISTRATION PEUT-ELLE DONNER LIEU A QUELQUES ACCIDENTS ?

235. — Telles sont les deux questions que nous allons examiner dans ce chapitre, et nous le ferons, quelque délicates qu'elles soient, avec une bonne foi parfaite. Nous allons, pour les résoudre, exposer et discuter de nouveaux faits. Mais avant de nous livrer à l'examen de la première, n'oublions pas de poser comme un principe que nous croyons incontestable, qu'il n'existe pas de médicament toujours et absolument efficace.

235 *bis*. — Observ. CCXXXIV, par M. Arnal (extraite du mémoire de M. Chrestien). Blennorrhée. Cure commencée par le muriate, terminée par les pilules mercurielles.

« M. R***, propriétaire cultivateur, âgé de quarante-cinq ans, d'une belle corpulence, d'un tempérament lymphatico-sanguin, éprouvait (le 18 mars 1812), depuis à peu près un mois, un peu de chaleur en urinant, une tension douloureuse au périnée, un petit écoulement puriforme par le méat urinaire, et une rougeur érythématique sur tout le gland ; il ne se sentait pas d'ailleurs malade ; sans se croire tout à fait à l'abri d'une infection syphilitique, il faisait observer qu'il avait fatigué, qu'il avait éprouvé des contrariétés et des peines domestiques; il ajoutait que, quelques années auparavant, il avait eu la gale, et s'en était guéri par des topiques. Je prescrivis la tisane d'orge et de chiendent nitré, des bouillons et un régime adoucissant. Au bout d'une douzaine de jours de ce traitement, les symptômes inflammatoires avaient beaucoup baissé ; je mis alors le malade à l'usage du muriate d'or, en frictions sur la langue, à la dose d'un seizième de grain. Quinze jours écoulés, le malade se croyait guéri, le flux était moins abondant et plus clair ; néanmoins il y avait un peu de titillation en urinant. Après l'emploi du second grain de muriate l'écoulement était à peu près tari, les érections nocturnes moins douloureuses et moins fréquentes ; la tension du périnée avait disparu ; je conseillai cependant, pour consolider la cure, un troisième grain de muriate, divisé en treize prises. Le bien-être du malade le rendit indocile ; il commit des écarts dans le régime ; il usa du coït, il fatigua beaucoup. L'écoulement reparut ; le méat urinaire fut entouré d'une aréole rouge qui s'étendit sur une grande partie du gland ; l'émission des urines s'accompagna d'une sensation pénible. Nouvelle prescription de muriate à un quatorzième de grain ; nouvel amendement dans les symptômes, qui font que le malade se relâche une seconde fois sur l'emploi du remède, pour se livrer à de nouveaux écarts. Dans la vue de prévenir l'ennui qui naît de l'uniformité, plus que dans celle d'user d'un remède plus efficace, je prescrivis un régime convenable, la tisane de salsepareille avec la racine de bardane, et une masse de pilules faites avec un gros d'oxide gris de mercure, et deux gros d'extrait mou de réglisse pour soixante pilules, à prendre deux le jour ; au bout d'une vingtaine de jours de ce traitement, le mercure parut porter à la bouche ; tous les symptômes étaient à peu près dissipés, il ne restait qu'une petite rougeur à l'extrémité du gland, et une sorte d'humidité qui salissait seulement la chemise, et que le malade préféra à l'assujettissement que lui occasionnaient les remèdes. Depuis il m'a assuré avoir repris une santé parfaite, quoiqu'il n'ait pas fait d'autre traitement, et qu'il ait au contraire fatigué et commis des écarts dans le régime. »

236. — Que prouve cette observation ? rien autre chose, ce me semble, sinon

que le perchlorure d'or peut fort bien guérir la blennorrhée (105 quater à 113. 169.), mais qu'il faut en administrer une dose convenable, et que surtout il ne faut pas, avant que la maladie soit absolument guérie, s'exposer à de nouvelles causes d'irritation. Elle prouve encore que les pilules mercurielles peuvent ache⁴ ver une cure que le muriate a laissé inachevée par la faute du malade, qui a pris de trop faibles doses du sel aurifère.

237. — Observ. CCXXXV, du même (idem). Leucorrhée. Insuffisance d'un traitement par le perchlorure, et ensuite par les pilules mercurielles.

« La femme de M. R***, âgée de trente-cinq ans, parfaitement réglée, mais excédée de peines et de chagrins, d'un tempéramment lymphatique, sujette à une ophthalmie palpébrale qui avait disparu depuis quatre ou cinq mois, se plaignait, au 18 mars 1812, depuis près de six semaines, d'une perte blanche considérable, d'un prurit aux parties sexuelles, de chaleur en urinant, de difficulté pour aller à la selle, et d'une douleur faible et profonde au bas-ventre. Elle ne pouvait point assigner de cause probable à ses maux ; elle disait seulement avoir eu la gale, en même temps que son mari, et l'avoir traitée comme lui, par des topiques. Les aveux de ce dernier m'avaient porté à croire à l'existence du virus syphilitique, et je prescrivis, à titre de préparation, les bains domestiques, les lavements émollients, la tisane d'orge et de chiendent nitrée, des bouillons appropriés, et un régime de vie adoucissant. Peu de jours après les menstrues coulèrent, et en abondance ; la malade se plaignit d'une douleur brûlante dans l'intérieur du vagin ; la dysurie et le prurit augmentaient. Un verre d'émulsion pris le soir fut ajouté aux remèdes précédents.

Vers la fin du mois, la leucorrhée fut diminuée, et le prurit moins incommode. Je substituai aux remèdes dont elle usait les frictions sur la langue avec le muriate d'or, à la dose d'un seizième de grain par jour. 10 avril, dysurie, leucorrhée, prurit et chaleur du vagin diminuées. La malade allait plus facilement à la garde-robe ; les urines laissaient au fond du vase de nuit un dépôt floconneux et comme purulent ; l'inflammation palpébrale était revenue (21 avril), l'écoulement était moins abondant, la matière en était plus épaisse. Un second grain de muriate divisé en quinze prises est administré, 9 mai : menstruation abondante (86.); leucorrhée tantôt plus, tantôt moins considérable, envies fréquentes d'uriner, et parfois sorte d'incontinence d'urines, prurit insupportable ; on continue les frictions. 19 mai, appétit indécis ; langue chargée, coliques, fièvre. La malade fait observer qu'après les frictions elle éprouve parfois un resserrement dans les deux mâchoires, une sorte de constriction dans toute la bouche, au point qu'elle l'ouvrait avec peine et qu'elle parlait difficilement. Une limonade anglaise, en quatre verres, que je prescrivis, produisit peu d'effet. Les signes de gastricité et les symptômes d'irritation persistèrent, et je substituai au muriate d'or le petit-lait. Les menstrues parurent; elles furent moins abondantes qu'à la dernière époque (86.). La perte blanche, qui leur succéda, fut aussi moins abondante, moins épaisse, et le resserrement spasmodique des mâchoires moins fort. 4 juin, menstruation préludée par des coliques et par une diarrhée bilieuse. Les symptômes d'excitation avaient cédé à l'usage du petit-lait, et le dix-sept, les frictions sur la langue furent reprises. 1er juillet : même état, urines chaleureuses, prurit aux parties sexuelles; douleurs hypogastriques sourdes. La leucorrhée laissait une tache jaune verdâtre sur la chemise, les tisanes rafraîchissantes, les bains domestiques, etc., remplaçaient de nouveau le muriate, et on ne tarda pas à apercevoir un amendement dans les symptômes. 10 juillet : menstruation régulière suivie de leucorrhée. Le quinze, la malade après quelques bains fut mise à l'usage d'une tisane avec les racines de bardane et de salsepareille, et des pilules mercurielles, dont elle devait prendre une le matin, et une le soir. 27 juillet, les pilules commencèrent à porter à la bouche, et elles furent discontinuées pour n'être reprises que le 3 août suivant, à la dose d'une seule par jour. 10 août : menstrues régulières : elles parurent augmenter la démangeaison; la perte blanche était, à peu de chose près, la même : ennuyée des remèdes, fatiguée du mal, Madame R*** se décida à aller le 25 à la campagne. Le 24 septembre l'écoulement avait beaucoup diminué, il n'y avait plus ni prurit ni douleurs aux parties sexuelles. Depuis, le mieux a été croissant, la santé s'est rétablie, à l'exception de l'ophthalmie palpébrale, à laquelle la malade a toujours été sujette.

238. — Que conclure de cette observation? rien, absolument rien! Madame R*** avait une leucorrhée bénigne (fleurs blanches) entretenue peut-être par un vice dartreux, car il n'est rien moins que prouvé qu'elle fût de nature syphilitique. Le perchlorure d'or et de sodium, les pilules mercurielles, ensuite, ont été impuissants contre cette leucorrhée; nous ne pouvons à ce sujet mieux faire que de renvoyer le lecteur à ce que nous avons dit sur la leucorrhée bénigne (170), dans les premières pages du chapitre précédent. Si cette leucorrhée dépendait d'un relâchement de la muqueuse vaginale, le perchlorure n'avait aucun titre à la guérir; si elle dépendait d'un vice dartreux, elle eût peut-être cédé à l'emploi du sulfure d'or (67 bis); mais nous n'avons point entrepris de démontrer en ce moment s'il existe quelque préparation d'or qui soit efficace contre les affections purement dartreuses.

239. — M. Arnal, qui a fourni au mémoire de M. Chrestien plusieurs observations de cures opérées par le perchlorure, observations qui se retrouvent entières ou par extrait dans notre livre, a déclaré, dans une lettre écrite à M. Chrestien, qu'il avait six fois administré le sel d'or sans en avoir obtenu aucun succès. Les deux observ. précédentes font partie de ces six cas. Les sujets de trois autres

étaient atteints de maladies qui avaient résisté à toute espèce de traitement antérieur à l'emploi du perchlorure, et contre lesquelles d'autres traitements entrepris après ne furent pas plus efficaces. Le quatrième sujet avait une affection dartreuse de la partie interne du prépuce : c'était un homme marié, qui n'a jamais rien communiqué à sa femme. On voit que les six cas d'insuccès observés par M. Arnal se réduisent à bien peu de chose; et il y a eu une rare bonne foi de la part de M. Chrestien de les avoir rapportés. En effet, nous n'avons jamais prétendu, et M. Chrestien pas plus que nous, que le perchlorure ne pouvait pas trouver d'affection rebelle. Mais nous devons faire observer qu'il est bien à regretter que dans ces trois cas où le perchlorure a été impuissant, on n'ait point essayé des autres préparations d'or; c'est du reste un point sur lequel nous reviendrons plusieurs fois. Quant au cas de dartre, nous répéterons que nous n'avons point encore cherché à établir l'efficacité d'aucune préparation d'or dans le traitement des dartres pures. Je dois cependant convenir que c'est sans doute à une excitation trop vive, causée par le perchlorure, qu'il faut attribuer ce resserrement spasmodique de la bouche survenu chez la dame de l'observation CCXXXV : cet accident est tout-à-fait semblable à celui survenu chez la malade qui fait le sujet de l'observation CCXLVII (252 *ter*.)

239 *bis*. — Observ. CCXXXVI, par M. Roucher (extraite du mémoire de M. Chrestien). Un adolescent, après un coït impur, vit paraître un écoulement par l'urètre, de couleur jaunâtre, avec ardeur d'urine, cuisson, et ensuite deux chancres, dont l'un était à côté du frein, l'autre à la partie inférieure du prépuce. Trois grains de perchlorure d'or et de sodium, administrés en friction sur la langue et le prépuce, firent cicatriser les ulcères. L'écoulement persista, et ne céda à la longue qu'aux toniques, et surtout aux injections.

Pourquoi avoir suspendu l'emploi du perchlorure quand un symptôme syphilitique persistait encore, et surtout un symptôme souvent si tenace? J'apprendrais que cette guérison a été suivie d'accidents consécutifs, que cela ne m'étonnerait en aucune façon. Je crois bien qu'il peut arriver, rarement cependant, qu'on rencontre dans la pratique des blennorrhées venues à la suite des blennorrhagies traitées par le perchlorure, qui ne cèdent point à ce médicament; mais elles se tariront seules quelque temps après la cessation du traitement, qu'il ne faudra jamais cesser que lorsqu'il aura été prolongé assez longtemps, et qu'il aura été administré à des doses assez considérables du médicament pour qu'on puisse avoir quelque sécurité malgré la persistance de la blennorrhée. Les trois observations suivantes se trouveront parfaitement placées à la suite de celle-ci.

239 *ter*. — Observ. CCXXXVI *bis*, extraite de ma pratique. Ulcérations

dans l'intérieur de la bouche, végétations à la marge de l'anus, après une syphilis mparfaitement guérie par de trop faibles doses de perchlorure.

M....., âgé de trente ans environ, est venu me consulter dans le courant de janvier de cette année (1828); il m'était adressé par M. Chrestien. En 1825, ce monsieur avait contracté des chancres au gland; il vit mon honorable ami, qui lui conseilla un traitement par le perchlorure; il devait en consommer six grains par doses croissantes; le premier grain était divisé en seize prises, le dernier en dix fractions. Avant que le second fût entièrement consommé, les symptômes étaient disparus; M..... cessa son traitement sans consulter personne. Il fut ainsi, sans presque rien éprouver, jusqu'à la fin de 1827 : il ressentait cependant dans la gorge un sentiment de gêne qui lui avait commencé peu de temps après le traitement dont nous avons parlé. A cette dernière époque, des végétations se manifestèrent au pourtour de l'anus, et l'arrière-bouche devint le siége de plusieurs ulcérations. Il lui restait quatre grains de son premier traitement; il en consomma trois sans presque en éprouver aucun bénéfice. L'inspection des paquets qu'il me remit, me convainquit qu'avec le temps le sel aurifère s'était altéré. Les végétations étaient pourtant diminuées et le gênaient fort peu. Il avait dans l'intérieur de la bouche trois ulcérations; deux, dont une assez considérable, étaient situées vers l'isthme du gosier; la troisième occupait le sommet de la voûte palatine. Comme il y avait fort peu d'inflammation, et que je devais croire le malade un peu préparé par l'usage des trois grains du sel aurifère altéré, je conseillai de suite l'usage de nouveau perchlorure pris chez M. Laillet, par douzièmes, en friction sur la langue; je prescrivis de faire la friction après le premier repas. Il les fallut suspendre à la quatrième dose, à cause du développement d'accidents inflammatoires dont l'arrière-bouche et la voûte palatine devinrent le siége. Je prescrivis un régime doux, délayant, des gargarismes adoucissants, et l'application de cataplasmes de farine de graine de lin autour du cou, et de reprendre l'usage du sel aurifère par seizièmes seulement, quand ces accidents inflammatoires seraient calmés. Je n'ai plus revu ce malade, et tout me fait présumer qu'il a donné sa confiance à un partisan du mercure, qui, après l'avoir guéri, pourra publier cette observation comme une preuve de l'inefficacité du perchlorure d'or et de sodium.

Observ. CCXXXVII (extraite de l'ouvrage de Gozzi, p. 13). Syphilis constitutionnelle contractée d'emblée. A la suite d'un coït avec un homme infecté constitutionnellement, ulcères à la vulve, douleurs dans les articulations des extrémités supérieures et inférieures; exostose sur les os du crâne, céphalée violente, alopécie partielle. Guérison par l'oxide d'or par l'étain : les cheveux reviennent. Par une exposition prolongée à l'air froid du matin, peu de temps après la cessation du remède, retour des douleurs de tête au point de donner des inquiétudes pour la vie de la malade, qui est hystérique et d'une constitution faible. Guérison définitive, et qui ne s'est pas démentie pendant quatre ans, par le même oxide. Crise par les urines et par des sueurs abondantes.

239 *quat.* — La première de ces deux observations prouve les inconvénients qui peuvent résulter pour un malade de ne pas se laisser diriger dans un traitement quelconque par le médecin qui l'a conseillé; lui seul en effet peut juger s'il a été assez longtemps suivi. Il est bien évident que le sujet de cette observation n'était pas guéri. La douleur qui s'est manifestée presque de suite à la gorge ne laisse aucun doute à ce sujet, et les ulcères qui se sont plus tard déclarés, se seraient peut-être montrés pendant l'usage d'un troisième grain, qui aurait certainement été prescrit par tout médecin qui connaît le mode d'action des préparations aurifères; et il n'y a dans ce cas aucun reproche à faire au perchlorure d'or. Rien, que la disparition rapide des symptômes, n'avait annoncé la guérison, et il aurait fallu, pour qu'on crût réelle cette cure si rapide, qu'elle se fût accompagnée de quelques mouvements critiques, comme la chose est arrivée pour le sujet de l'observation XCIX^e (150), qui fut débarrassé de tous les symptômes étant à peine parvenu à la moitié du second grain; et quoique cette disparition se fût accompagnée d'urines copieuses, puis de sueurs abondantes, je n'en administrai pas moins un troisième grain du sel aurifère. La rechute arrivée à Gozzi peu de temps après la cessation du remède, prouve encore qu'on n'en avait point assez prolongé l'administration. Cette dernière observation vient surtout à l'appui des opinions de M. Niel, qui veut qu'on ne croie à la solidité d'une cure qu'après avoir obtenu un mouvement critique plus ou moins prononcé, qui arrive en bon temps, et soit assez prolongé (143. 147). Il n'est pas non plus impossible que cette rechute n'ait été produite par le refoulement d'un mouvement critique alors existant (100), et qu'elle n'eût point eu lieu si la malade ne se fût point exposée au froid. Du reste, la seconde cure, constatée par un mouvement critique bien marqué, s'est montrée solide, ce qui fortifie les précédentes observations.

239 *quint.* — Observ. CCXXXVIII, par M. Silhiol (extraite du mémoire de M. Chrestien). Syphilis secondaire après un traitement mercuriel incomplet. Traitement aussi incomplet par le perchlorure; syphilis constitutionnelle. Guérison définitive par neuf grains de perchlorure.

« En novembre 1812, M***, négociant de cette ville (Clermont, département de l'Hérault), d'un tempérament bilieux, ayant le genre nerveux sensible et mobile, eut, après s'être exposé à une infection vénérienne, deux chancres au gland, et, par l'urètre, un très léger suintement muqueux et blanchâtre : ces symptômes cédèrent à l'application de l'onguent brun, à l'usage, pendant une quinzaine de jours, du petit-lait et d'une solution de muriate de mercure suroxygéné, qu'avaient précédé quelques bouillons tempérants et cinq ou **six** frictions mercurielles sur les extrémités inférieures, pendant lesquelles le malade avait pris quelques pilules où entrait aussi le mercure. A peine M*** se crut-il guéri, qu'il se développa un engorgement au cordon spermatique et au testicule gauche ; l'application d'un emplâtre de *Vigo cum mercurio* fit disparaître ces symptômes. Dès lors M*** jouit en apparence d'une santé parfaite jusqu'aux mois de juin et de juillet. Pendant ces deux mois, il s'aperçut de l'apparition et disparition fréquente de petites pustules à la poitrine, au visage et à la tête ; il éprouva des douleurs vagues, profondes, plus vives la nuit ; il remarqua un engorgement douloureux et passager au cordon spermatique et au testicule, tantôt d'un côté, tantôt de l'autre, et quelquefois des deux ; enfin, celui de quelques petites glandes au pubis, au cou et derrière les oreilles.

C'est dans cet état, et à la fin de juillet, que le malade fut consulter M. Chrestien : ce médecin lui prescrivit six grains de muriate triple d'or et de soude, uni à l'iris de Florence, divisés, le premier en quinze fractions, le second en quatorze, et ainsi de suite, de manière à ne faire que dix fractions du dernier. Le malade mit dans l'emploi du remède des interruptions fréquentes et plus ou moins prolongées : néanmoins, les pustules ayant disparu, les petites glandes s'étant résolues, les douleurs et l'engorgement du testicule étaient à peine sensibles ; M*** crut encore être guéri et avoir assez fait (c'était à la fin de décembre 1812). Cependant, peu de temps après, les testicules s'engorgèrent de nouveau ; des douleurs plus fortes que les premières se fixèrent au tiers supérieur du sternum et au corps du tibia gauche ; ces parties furent bientôt le siège d'exostoses naissantes ; le malade se plaignit d'une irritation dans l'arrière-bouche, qui s'ulcéra : de petites glandes reparurent en plus grand nombre sur le pubis, au cou, derrière les oreilles, et même dans le cuir chevelu ; enfin, le malade commençait à perdre l'appétit et se sentait dépérir, lorsqu'à la fin de mars il vint réclamer mes soins. Reconnaissant que si le muriate d'or, dont j'avais éprouvé plus d'une fois l'efficacité, n'avait pas atteint le but dans ce cas, ce n'était dû qu'à l'irrégularité du traitement, je proposai d'y revenir, en faisant précéder son usage de quelques bouillons adoucissants et légèrement diaphorétiques. Neuf grains, préparés et divisés comme les premiers, en allant de quinze fractions à sept, furent consommés pendant ce second traitement, et ont procuré une cure radicale.

« M. *** s'aperçut d'une amélioration à la trente-troisième friction ; l'ulcère de l'arrière-bouche fut guéri, les exostoses étaient sensiblement diminuées, ainsi que les douleurs ; l'appétit s'était réveillé. Quoique le cordon spermatique, le testicule et les glandes sous-cutanées fussent à peu près dans le même état à la cinquante-huitième friction, les douleurs et les exostoses étaient absolument dissipées, et l'engorgement du testicule et des glandes notablement diminué ; le malade avait repris des forces. A cette époque, s'étant gratté à la jambe gauche, où il sentait un léger prurit, il en résulta une pustule, et bientôt un petit ulcère rond qui persistait encore à la soixante-neuvième friction. Je conseillai alors à M***, dont le moral paraissait s'affecter, de se rendre chez M. Chrestien. Ce médecin, instruit que le malade avait été atteint de la gale bien des années auparavant, que cette maladie n'avait pas été traitée d'une manière bien méthodique, pensa que l'élément galeux compliquait la syphilis, et conseilla de persévérer dans l'usage du muriate d'or, en élevant progressivement les doses, assurant qu'après que ce remède aurait détruit le vice syphilitique, il agirait comme dépurant, et détruirait l'élément galeux. M. Chrestien ne se trompa point. Que la syphilis ait été compliquée ou non, il n'en est pas moins constant qu'à la quatre-vingt-troisième friction l'ulcère de la jambe fut cicatrisé ; que, des glandes sous-cutanées, il n'en resta que trois fort petites ; qu'on reconnaissait à peine l'ulcération du testicule et du cordon spermatique ; que le malade avait repris toute sa vigueur, et qu'enfin, à la quatre-vingt-dix-neuvième et dernière friction la cure fut complète. » Elle ne s'est pas démentie (avril 1828) depuis le moment (1812) où elle a été ainsi opérée.

239 *sext.* — Il y a peu de choses à dire après cette observation, les faits y parlent assez hautement. La manière dont le perchlorure, administré avec méthode et persévérance, a triomphé la seconde fois d'une affection aussi grave que celle qui en fait le sujet, prouve bien évidemment que c'était absolument par la faute du malade s'il n'avait point aussi bien réussi la première fois, et c'est un cas fort bon à opposer aux détracteurs de la méthode de M. Chrestien, bien loin qu'il leur fournisse des armes contre nous. Cependant cette observation entre les mains d'un antagoniste de la méthode aurifère aurait cependant été exploitée ; on l'aurait citée comme un exemple de l'inefficacité du sel aurifère ; on aurait soumis ce même malade à un traitement mercuriel qui aurait pu le guérir, et on aurait opposé le second traitement au premier.

240. — Observ. CCXXXIX, par M. Fleury. Syphilis constitutionnelle. « Vidal (François) avait des ulcérations vénériennes consécutives au voile du palais, sur la membrane palatine, et un gonflement vénérien des os du nez, que quatre grains et trois dixièmes de perchlorure d'or et de sodium n'ont pu guérir, pendant un séjour de quatre-vingt-un jours à l'Hôtel-Dieu. »

Observ. CCXL, par le même. Syphilis constitutionnelle. « Breuil (Pierre), ayant une syphilis constitutionnelle, a pris sans succès apparent six grains de chlorure ; il est resté cent cinquante-deux jours à l'Hôtel-Dieu. »

241. — Faut-il conclure de ces deux observations que le perchlorure d'or et de sodium ne guérit pas toujours la syphilis? c'est une concession que nous

avons faite de prime abord, et l'on trouvera dans le cours de cet ouvrage plusieurs observations où il a fallu abandonner l'usage du sel aurifère, et lui substituer les oxides, mais particulièrement l'or divisé. Mais si nous n'avions pas fait
cette concession, ces deux faits ne prouveraient encore rien; en effet, chez ces
deux malades, on a administré de très faibles quantités de sel aurifère; il fallait
persévérer; il fallait, comme le conseille M. Niel (146. 147.), par des transitions
brusques, administrer des doses un peu fortes, et par ce moyen exciter fortement
l'économie des deux individus sujets de ces observations; provoquer chez eux
quelque mouvement critique, et n'y renoncer qu'après avoir constaté son inefficacité par son administration longtemps prolongée, et que lorsqu'on s'y serait
trouvé forcé par quelques accidents produits par le médicament. Mais dans ces
deux hypothèses, que moi je n'admets pas; pour ces deux cas enfin, restait la
ressource de changer le mode d'administration du même sel, soit en le donnant
à l'intérieur, dissous dans l'eau distillée, en faisant faire des lotions avec la même
solution, ou enfin selon la méthode de Cirillo. Mais ce qui eût été préférable,
c'était de lui substituer une autre préparation d'or. Nous ferons en outre observer
que les malades sujets des observations que M. Fleury a envoyées à M. Chrestien, ont fait usage pendant toute la durée de leur traitement de bains domestiques. Les individus atteints de syphilis primitive se sont peu ressentis de leurs
effets répressifs, à cause des accidents inflammatoires qui se montrent toujours
plus ou moins au début de la maladie; mais il est probable que ces bains ont
mis obstacle à la guérison de ces deux syphilis constitutionnelles, parce que chez
les sujets dont la constitution est atteinte, la sensibilité étant la plupart du
temps émoussée, il leur faut une excitation plus forte et que rien ne contre-
balance; il faut aussi qu'elle soit plus longtemps soutenue.

242. — Observ. CCXLI (extraite de la thèse de M. Destouches, page 14).
Le nommé Trouillaud avait en 1816 un engorgement au testicule gauche, qui
était survenu après une blennorrhée dissipée sans traitement; le malade fut
guéri par les frictions mercurielles, mais deux mois après son front se couvrit de
pustules, et une exostose parut sur le tibia droit. M. Destouches mit ce malade à
l'usage du perchlorure; il en prit six grains, qui firent disparaître tous ces symptômes. Six semaines après, il fut pris de douleurs ostéocopes aux jambes. On le
mit cette fois à l'usage des pilules, dont M. Destouches ignora la composition,
mais qui très probablement contenaient du mercure. Il fut débarrassé de ses douleurs, et en 1819 il y avait deux années d'écoulées depuis cette dernière guérison,
qui ne s'était pas démentie dans ce laps de temps.

243. — Cette observation démontre que pour qu'il ne reste aucun doute sur
la certitude de la cure d'une syphilis constitutionnelle, il faut prolonger le traitement même après la disparition des symptômes, à moins qu'elle se soit accom-

pagnée de quelque mouvement critique bien marqué (100). La syphilis de Trouillaud était une de celles qui exigeaient cette prolongation de traitement. Après sa rechute (cas semblable, alinéa 233.) d'ailleurs, pourquoi ne pas l'avoir soumis à un nouveau traitement par le perchlorure, puisque celui-ci n'avait donné lieu à aucun accident? Un premier traitement avait été insuffisant, il fallait essayer d'un second; alors on aurait acquis la certitude que le sel aurifère pouvait être inefficace dans quelques cas d'affection vénérienne. Mais après l'inefficacité reconnue du chlorure, n'eût-il pas fallu essayer des oxides, de l'or divisé (239.)? Parmi le grand nombre d'observations que nous rapportons, il en est plusieurs qui nous offrent des exemples de la nécessité où l'on a été d'abandonner le chlorure, à cause de la trop vive excitation qu'il cause, et des accidents qui peuvent être la conséquence de cette trop vive excitation. Mais je dois faire observer que je n'ai point écrit pour prouver l'efficacité du deutochlorure de mercure seul. Prouver que l'or considéré comme agent thérapeutique est en tout préférable au mercure, aussi considéré comme médicament, tel a été notre but; et nous croyons avoir déjà rempli une grande partie de notre tâche en prouvant que l'or est un puissant antisyphilitique, qui dissipe rapidement les symptômes primitifs, et avec une vitesse relative, les symptômes consécutifs, et que les guérisons obtenues par ce métal ne sont pas sujettes à rechute comme celles obtenues par le mercure.

244. — Je ne crois pas qu'on essaie de m'opposer l'observation suivante extraite de l'ouvrage de M. Niel, pour me prouver que l'on ne guérit pas toujours par l'or, thèse du reste que nous n'avons pas voulu soutenir; car tout en proclamant hautement qu'il n'est point encore venu à notre connaissance qu'une maladie vénérienne ait résisté à ce métal, nous ne voyons pas pourquoi il ne pourrait pas se rencontrer une affection de ce genre contre laquelle l'or fût impuissant. Voici le fait rapporté par M. Niel :

Observ. CCXLII. Un sexagénaire, après une affection syphilitique combattue un grand nombre de fois par des traitements mercuriels les plus énergiques et les mieux dirigés, et qui avaient réussi à faire disparaître momentanément les symptômes, consulta enfin M. Niel. Il avait alors le corps couvert d'une gale pustuleuse, contre laquelle un mode de traitement mercuriel souvent efficace avait été inutilement administré, puisqu'au contraire le mal était augmenté. Le malade était âgé, dans un état presque cachectique; malgré cela M. Niel entreprit sa guérison, et lui administra le perchlorure à très haute dose, puisqu'il en prit un grain à la fois. N'en obtenant aucun effet, il administra un oxide d'or (il ne dit pas lequel) à l'intérieur, en débutant par un demi-grain jusqu'à un grain et demi par jour. Le malade, ennuyé de ne voir aucun effet produit, renonça à ce traitement, après l'avoir suivi seulement pendant six semaines.

Deux mois après il se manifesta, après un sentiment de chaleur insolite, un mouvement critique qui augmenta pendant sept à huit jours, se soutint à son plus haut degré pendant quatre à cinq ; il s'établit une salivation abondante qui se prolongea un peu plus d'un mois. Pendant la durée de cette crise, des ulcères qui étaient survenus aux jambes et au cuir chevelu, au moment où le malade consulta M. Niel, se cicatrisèrent, et une grande partie des tubercules se dissipa ; l'autre ne s'est jamais effacée, mais a cessé de faire aucun progrès pendant les dix-huit mois environ que vécut encore le sujet de cette observation. Il succomba à une hydropisie de poitrine dont il avait déjà eu des atteintes cinq années auparavant.

245. — Outre que cette observation prouve que l'or peut encore agir longtemps, même après qu'on en a cessé l'usage, phénomène que nous avons signalé plus haut (103.), elle prouve aussi, et prouve incontestablement, à notre sens, et les lecteurs de bonne foi partageront notre opinion, l'étonnante efficacité de l'or. Je suis intimement convaincu que si, au moment où la crise a commencé à s'établir, M. Niel eût administré à l'intérieur quelques doses d'or divisé, il fût parvenu, en favorisant ainsi ce mouvement critique, à dissiper tous les symptômes de la maladie : du reste, dans un cas de ce genre, j'eusse donné la préférence à l'or en nature sur les oxides. Je ne doute pas que le métal seul, mais plus longtemps administré (et administré à l'intérieur et en topique) et à de très hautes doses, n'eût parfaitement guéri le malade sujet de l'observation que nous venons de rapporter. Du reste nous jugeons ici bien à notre aise la conduite de M. Niel, car il nous a semblé qu'il avait eu affaire dans ce cas à un malade bien récalcitrant, et qu'il n'a fait que le mieux qu'il a pu.

245 *bis.* — Observ. CCXLIII (extraite de l'ouvrage de M. Chrestien, p. 418). Huit mois après un coït impur, bubon à l'aine droite, chancre sur le prépuce Traitement par le perchlorure. Le chancre, en se cicatrisant, offrit un bourrelet considérable et très dur, et le bubon, au lieu de se résoudre, acquit du volume et de la dureté. On insista en vain sur le traitement ; on associa au sel aurifère un sirop sudorifique et fondant ; on appliqua très souvent le caustique sur le chancre ; des cataplasmes résolutifs furent constamment tenus appliqués sur le bubon. Cependant dans le cours du cinquième mois les symptômes disparurent complètement.

Observ. CCXLIV (idem, page 418). Un homme avait un chancre et un bubon considérable. Soumis à un traitement par le perchlorure, le chancre se cicatrisa, mais le bubon acquit du volume et de la dureté. On eut recours aux cataplasmes résolutifs, qui améliorèrent l'état du malade ; mais dans les premiers jours du troisième mois du traitement, le malade, ayant changé de résidence, le cessa.

245 *ter.* — M. Chrestien attribue ces deux cas de difficile succès à une com-

plication du vice scrophuleux avec le vice syphilitique. D'abord cette complication ne me paraît point parfaitement établie, quoique nous admettions fort bien
l'hérédité des scrophules, et que le père du premier malade ait éprouvé des accidents qui décelaient la présence de l'élément scrophuleux. Du reste mon honorable ami a grand tort de manquer de confiance dans ses préparations aurifères
contre les cas de complication dont il est ici question. J'opposerai à son opinion
les observ. CCXXVI, (227.), CCXXVII, CCXXVIII, 228.), et l'opinion de
M. le professeur Lallemand (228 *bis*), qui se fortifie encore de celle de M. Plein-
doux. Ces observations, auxquelles nous renvoyons le lecteur, nous offrent des
exemples bien saillants de complications fort graves des principes scrophuleux et
syphilitique, qui ont cependant fort bien cédé à l'emploi de l'or en nature et
même à l'état de sel. Mais dans des cas de ce genre, c'est surtout à l'or en nature
qu'il faut donner la préférence, quoique le perchlorure puisse fort bien réussir.

245 *quáter*. — Pour en revenir aux deux observations qui précèdent, nous
ferons d'abord observer que la seconde est absolument incomplète, puisque le
traitement n'a pas été même prolongé trois mois entiers, et qu'il n'est pas rare de
rencontrer des affections syphilitiques qui exigent des traitements de quatre à
cinq mois ; quant au peu d'efficacité du sel aurifère, nous ne l'attribuons point
à une complication de scrophules, mais nous pensons que cela a tenu à l'idiosyncrasie de ces deux individus. Du reste, dans des cas de ce genre nous associons
les oxides à l'intérieur avec l'extrait de thymélée au perchlorure, ou nous ces-
sons ce sel, et nous lui substituons l'or divisé, dont, nous le répétons, l'effet est
plus lent mais plus sûr (93). Or, en médecine, la question de promptitude est,
en définitive, peu importante ; guérir et bien guérir, voilà le but à remplir : que
la guérison se fasse ensuite un peu plus ou un peu moins attendre, si une fois
obtenue elle est solide, peu importe, surtout si l'agent thérapeutique employé
n'exerce aucune fâcheuse action sur notre économie, et que par conséquent on
n'ait point à redouter que ses effets soient plus ou moins prolongés.

246. — Voici donc le médicament dont il a été écrit dans le Dictionnaire des
sciences médicales (nous transcrivons textuellement) : Le muriate d'or n'est
point antivénérien, n'est pas le spécifique de la syphilis ! Nous avons déjà répondu
à cette étrange assertion par plus de deux cents observations. Cependant ce jugement résulte d'expériences tentées dans l'Hôpital des Vénériens pour juger de
son efficacité. D'abord nous ignorons si les expériences ont été faites avec le
chlorure ou le deuto-chlorure d'or, ou avec le sel triple de M. Chrestien : on a
sans doute suivi les procédés opératoires indiqués dans le Codex, et ainsi on n'a
eu qu'un deuto-chlorure (muriate) d'or, avec addition d'un peu de chlorure de soude
(sel). Quoi qu'il en soit, il est fort digne de remarque, qu'on ait constaté dans cet
hôpital le contraire de ce que constatèrent plus tard les honorables commissaires

de l'Académie des sciences, chargés de faire un rapport sur le mémoire de M. Chrestien. On lit en effet dans le même Dictionnaire : Il y en a eu quelques-uns (malades atteints de syphilis récente, comme chancres, bubons, pustules) dont les symptômes ont été guéris, d'autres dont les symptômes ont été seulement diminués, d'autres dont les symptômes ont été exaspérés. Les symptômes consécutifs se sont montrés en général bien plus opiniâtres, et s'il y a eu quelques améliorations, elles n'ont été que momentanées. On lit au contraire dans le rapport de Percy : Dès notre début, nous nous sommes aperçu que cette substance (le muriate d'or) réussit mal dans ces affections lorsqu'elles sont récentes, et pour ainsi dire aiguës ; mais si on fait choix de malades depuis longtemps contaminés, ayant déjà suivi plusieurs traitements, et chez lesquels le virus dégénéré ne se manifestait plus que sous des formes chroniques et par des effets dits consécutifs, c'est alors le triomphe de l'usage de l'or. Qu'en pense l'expérimentateur de l'Hôpital des Vénériens ? Dans cet hospice, une première année (en 1811), sur treize malades atteints de syphilis primitive, deux seulement eurent toutes les apparences de la guérison. Une deuxième année (1816), trois, sur le même nombre de malades, furent guéris. Je ne doute pas que si on eût voulu continuer ces essais les années suivantes, les guérisons n'eussent continué d'aller en proportions croissantes !

246 *bis*. — Du reste, le même praticien n'a pas toujours absolument persisté dans ses préventions contre le perchlorure d'or ; il a fini par lui reconnaître quelques vertus antisyphilitiques. Nous lisons dans un journal de médecine (*Bulletin des sciences médicales*, juillet 1825), qu'il l'a administré « à un certain nombre de malades, d'âge, de sexe et de constitution différentes, affectés de syphilis récente, ulcères, bubons, excroissances, ou de maladie invétérée, ulcères à la gorge, à la voûte palatine, aux fosses nasales, aux parties sexuelles, etc., exostoses et périostoses, pustules cutanées, douleurs ostéocopes et douleurs vagues. Dans les cas de la première série, les effets du sel à base d'or ont été aussi prompts que ceux du mercure chez quelques malades. » Prenons acte de l'aveu ! Mais « ces effets ont été moins avantageux dans quelques cas, nuls quelquefois, il a fallu revenir au mercure. » Allons, un nouvel essai, et ce même praticien ne pourra plus douter de l'efficacité du sel d'or, pour combattre les affections qu'il doit si bien connaître. Qu'il daigne étudier dans notre livre les diverses manières d'administrer le perchlorure d'or ; qu'il apprenne à faire usage des autres préparations aurifères, et il se convaincra qu'elles guérissent infailliblement la syphilis, quelque forme qu'elle affecte ; mais que lorsqu'on échoue avec une première préparation, au lieu de revenir au mercure il faut essayer d'une autre.

246 *ter*. — Parmi les divers praticiens qui ont fait usage des préparations d'or, les uns parlent de leur efficacité dans la syphilis récente, les autres préten-

dent au contraire qu'elles restent sans effet dans les cas de ce genre, tandis qu'au contraire elles triomphent des affections invétérées. M. le chirurgien en chef de l'Hôpital des Vénériens offre à lui seul ces étranges contradictions. Dans ses premières expériences, il a triomphé d'affections invétérées ; dans celles-ci, ce sont des affections récentes qu'il a combattues avec succès. « Dans les maladies consécutives, il n'a obtenu que quelques effets favorables ; les symptômes ont été modifiés en bien chez deux ou trois sujets, un seul a été guéri complètement. Dans les autres cas, il a été administré en vain. Un jeune homme, militaire, très susceptible d'être irrité par le mercure, qui d'ailleurs en avait employé des quantités énormes, avait le cubitus et le tibia exostosés, des ulcères sinueux au cou et aux aines. Il fut mis à l'usage du muriate d'or, il en prit jusqu'à un quart de grain par jour ; la dose totale fut portée à trente ou quarante grains ; il n'y eut presque aucun résultat, quoiqu'il n'en fût pas du tout incommodé. Un homme de quarante et quelques années, attaqué de pustules consécutives sur diverses parties de la surface cutanée, auquel les moindres doses de mercure sous forme quelconque causaient des accidents, soit du côté de la tête, soit du côté des voies digestives, fut complètement guéri par l'usage du muriate d'or, et la guérison s'est maintenue. Il y a eu des cas intermédiaires, c'est-à-dire des malades chez lesquels il y a eu des améliorations plus ou moins marquées. »

247. — Mais d'où peut provenir cette dissidence entre les expérimentateurs ? De ce que les hommes qui sont véritablement savants, et que ceux qui se donnent pour tels, ne veulent pas se donner la peine d'étudier les nouveaux procédés qu'on soumet à leur jugement ; de ce qu'ils ne consentent pas à être écoliers avant d'être expérimentateurs. Si on eût bien étudié la méthode que l'art de guérir doit à mon respectable ami le docteur Chrestien, on n'eût point administré un sel simple au lieu de son sel triple. A l'Hôpital des Vénériens de Paris on eût choisi pour excipient du perchlorure la poudre inerte qu'il indique, et non, comme je l'ai vu faire de mes propres yeux, la gomme arabique réduite en poudre, la poudre de guimauve, substances qui réagissent bien certainement sur le sel aurifère et le décomposent (77) ; de sorte que je ne puis expliquer les *deux et trois* cures opérées par le muriate, qu'en admettant des circonstances fort favorables qui n'ont pas permis sa décomposition entière ou ont favorisé la cure ; et cependant ce sel aurifère, très probablement mal préparé, mêlé à une substance qui doit le décomposer, administré par l'expérimentateur de l'Hôpital des Vénériens, a guéri la syphilis constitutionnelle, comme l'attestent deux observations extraites du même article ; trois cas de guérison et trois d'amélioration sur sept observations de l'emploi du même sel, que l'auteur du même article se contente d'indiquer (le septième cas a offert une rechute) ; et enfin plusieurs observations que nous avons nous-même recueillies à l'Hôpital des Vénériens, et la petite his-

toriette qui couronne l'une d'elles (351). Nous ajouterons à tout cela notre éternelle remarque, que ce n'est pas le muriate d'or que nous considérons comme antisyphilitique par excellence, mais bien l'or métallique. Du reste on a reconnu, toujours dans le même hospice, que le muriate d'or était tonique, qu'il agissait puissamment sur le système artériel, et qu'il excitait des sueurs.

247 *bis*. — Nous devons à la vérité de dire que M. Cullerier a fait quelques progrès dans l'art d'administrer le perchlorure d'or. Son excipient n'est plus maintenant de la poudre de réglisse et de guimauve; et il a reconnu que le sel aurifère, mêlé à ces poudres, se décomposait. L'amidon (79), la poudre de lycopode, lavée à l'alcool, sont les substances qui lui ont paru le mieux conserver le sel d'or : mais pourquoi ne pas observer, dans le mélange de la poudre mixte et du sel, les proportions indiquées par l'inventeur de la préparation dont on veut faire usage, et pourquoi l'étendre dans quatre, six, huit, dix, douze et même quinze fois son poids de la poudre inerte? M. Cullerier n'a donc pas songé aux inconvénients qui résultent de cette infinité de proportions, parmi lesquels il faut placer en première ligne la confusion dans la prescription, qui fait craindre une erreur de la part de celui qui est chargé de l'exécuter? Mais il nous reste un doute, et il serait bien important qu'il fût dissipé. Est-ce le sel triple de M. Chrestien, tel qu'on le fabrique à Montpellier, que M. Cullerier a administré, ou est-ce celui du Codex? Nous avons démontré que ce dernier (63) n'est qu'un chlorure d'or; et nous craignons encore que ce ne soit lui qu'a employé le chirurgien en chef de l'Hôpital des Vénériens.

247 *ter*. — Du moins M. Cullerier ne nie plus qu'on ne guérisse fort bien la syphilis en administrant le perchlorure, car l'article dont nous avons extrait les lignes qui précèdent, avoue leur efficacité; mais il croit devoir conclure des brillants succès (expression textuelle) obtenus par les médecins de Montpellier et du midi de la France, par ceux qui exercent en Espagne et en Italie, et des demi-succès obtenus à Paris, que les préparations d'or ne paraissent pas réussir aussi généralement sous des climats aussi septentrionaux. Nous opposerons à cette opinion le témoignage d'Hufeland, qui déclare dans son journal qu'Ohelius a publié sept observations de syphilis invétérée qui avaient résisté au mercure, et qui furent guéries par les frictions aurifères. Cependant, encore au dire d'Hufeland, les premiers essais faits par les médecins allemands sur l'emploi de l'or, ne furent pas couronnés de succès; mais Schulzenheim, Gahn, Pontin et Gadelius ayant expérimenté avec des sels aurifères préparés par Berzelius, réussirent parfaitement. Hufeland cite, entre autres faits, un cas de syphilis des plus constitutionnelles, qui fut complètement guérie en quatre semaines. Grotzner, médecin allemand, n'a pas été moins heureux que ses compatriotes dans l'emploi du sel aurifère contre la syphilis. (*Bulletin des sciences médicales*, novembre 1816,

page 269.) Le perchlorure a aussi été employé avec succès à l'hôpital de New-York, par M. Édouard Delafield. Ce médecin, dans un rapport adressé à M. A.-L Samuel Mitchill, médecin par quartier, rapport qu'on trouvera en entier dans l'ouvrage de M. Niel (ouvrage cité, page 85), lui avait envoyé une liste de quatre-vingt-un cas de maladies syphilitiques (récentes) qu'il avait traitées par le muriate d'or. Ce mode de traitement, employé pour la première fois en 1811 dans l'hôpital de New-York, par M. Mitchill, et qui y avait eu beaucoup de succès (with great success), totalement négligé jusqu'en 1816, y fut depuis fréquemment administré « and with a success which, in my mind, has established the efficacy of the remedy in an incontestable manner » (avec un succès qui établit, selon moi, dit M. Delafield, l'efficacité de ce remède d'une manière incontestable). Toutes les précautions ont été prises pour que l'efficacité du remède fût bien constatée, et des circonstances subséquentes ont démontré, autant que la chose peut avoir lieu dans un hôpital, la solidité de la cure, à l'exception d'un seul malade qui a offert des symptômes consécutifs ; et M. Delafield fait observer que ces accidents sont toujours à redouter dans un hôpital, où il est souvent impossible de forcer les malades à prolonger leur traitement après la disparition des symptômes locaux. Les docteurs John K. Rogers et Warbuton, le premier chirurgien, et le second médecin dans le même hôpital, n'ont pas eu, au dire de M. Delafield, moins de succès que lui en administrant le sel aurifère.

Enfin, le médecin américain s'exprime en ces termes : « The result of experiments made with this remedy, seems very fairly to prove that this metal is fully equal in power to mercury in curing the primary syphilis. In some instances, it is true a more rapid cure has taken place than I have ever known produced by mercury. » Le résultat des expériences faites avec l'or paraît prouver clairement que ce métal jouit d'une efficacité pareille à celle du mercure dans la cure de la syphilis primitive. Dans quelques circonstances, la guérison s'est opérée avec une rapidité inouïe, et telle qu'elle n'a jamais été produite par le mercure lui-même.

Le temps n'a fait que confirmer les premiers succès obtenus à New-York de l'emploi du perchlorure. Voici en effet ce qu'écrivait (14 novembre 1819) le docteur Pascalis, médecin de cette ville, à M. Chrestien, qui nous a communiqué sa lettre :

« Le docteur Félix Pascalis a l'honneur de présenter ses respects au docteur Chrestien de Montpellier ; et, en réponse aux questions qui lui sont proposées de sa part, sur certains effets et manières d'administrer le muriate d'or, par son ami le docteur Valentin, il a l'honneur de répondre : 1° qu'il est fâché de ne pouvoir offrir des résultats bien assurés et assez nombreux de sa propre pratique, n'en ayant pas assez suivi l'observation sur un nombre suffisant d'individus, ni varié les expériences qu'il n'est pas toujours au pouvoir d'un praticien de faire, si d'ailleurs il est fort occupé; 2° qu'il s'en est rapporté à un plus jeune médecin, qu'il sait avoir constamment employé le remède en question depuis l'année 1812, et dont les talents et le zèle méritent le plus de confiance. Son nom est John C. Cheesman, docteur médecin de la société des quakers. Par sa lettre du 11 du courant, il m'assure que pour le traitement des symptômes primitifs et secondaires, il a toujours administré le muriate par la déglutition; qu'il n'a jamais fait usage des frictions ni de l'or limé, mais qu'il s'est servi avec grand avantage de la solution du muriate dans l'eau pure, pour tous les cas qui exigent des caustiques ou des stimulants; 3° qu'il a invariablement administré le muriate depuis un quart de grain, à la pilule, l'augmentant graduellement jusqu'à la quantité de douze grains dans vingt-quatre heures, excepté quand elles ont excité des douleurs d'estomac et des douleurs de tête; 4° qu'il a toujours préparé son muriate d'or selon la méthode qui en est donnée dans l'ouvrage du docteur Chrestien; 5° qu'il n'emploie le mercure qu'à la demande particulière et sur les instances des malades, parce que l'or lui a toujours bien réussi, et que seulement dans trois cas de syphilis confirmée il a été obligé de joindre à l'usage de l'or celui des décoctions sudorifiques, salsepareille, etc.; 6° qu'il a toujours observé des succès plus rapides du remède dans les temps chauds que pendant l'hiver, et qu'il croit aussi que les vicissitudes de notre climat doivent sans doute s'opposer à la plus grande efficacité du muriate d'or dans les maladies constitutionnelles; 7° qu'il se propose de faire des expériences régulières sur un nombre de malades, par la méthode des frictions de muriate et de l'or limé. »

Le docteur Pascalis ajoute qu'il est fâché de remarquer que très peu de médecins, dans cette ville, ont jusqu'ici travaillé à étendre le moyen du docteur Chrestien, mais qu'il espère néanmoins que ses avantages lui assureront tôt ou tard une administration générale dans les grandes villes des États-Unis.

Enfin, nous-même, n'avons-nous point à opposer aux assertions de M. Cullerier les observations du baron Girardot qui, à Varsovie, obtient de si brillants succès par l'administration du perchlorure d'or et de sodium dans le traitement de la syphilis et des écrouelles. La véritable cause du peu de succès qu'on en obtient à Paris, est qu'on ne sait pas les employer, et l'abandon presque général qu'on en a fait ne reconnaît pas d'autre cause de défaveur. A Paris, on ne connaît que le perchlorure d'or, et il semble qu'on n'ait jamais entendu parler de l'or divisé et des oxides d'or; on ne sait même pas administrer le sel triple de M. Chrestien; bien plus, peu de pharmaciens savent le préparer; la plupart ne connaissent que celui du Codex (63, 72).

Qu'on ne croie pas cependant que le perchlorure n'a trouvé dans le Nord que des panégyristes. Le docteur Otto, qui a appris de M. Chrestien la méthode aurifère, lut à Londres, et plus tard à la Société royale de médecine de Copenhague, des mémoires sur cette méthode; le dernier fut inséré dans la *Bibliothèque danoise des médecins;* il y fait connaître la préparation du nouveau médicament et les essais faits en France. Notre confrère suédois se montre peu favorable à la méthode aurifère; il termine son mémoire en disant que le remède de notre respectable ami, trop loué par les uns, et trop blâmé par les autres, est quelquefois utile. Le quelquefois est heureux. Du reste il arrivera à la longue en tout pays ce qui est arrivé à Bâle. M. Weter, qui a fourni bon nombre d'observations au mémoire de M. Chrestien, nous apprend que les médecins de cette ville n'étaient pas partisans de la méthode aurifère, mais ils sont revenus de leurs préventions depuis qu'un homme ruiné par la maladie vénérienne et par le mercure qu'ils lui avaient administré, a été complétement guéri par l'or.

248. — L'administration des préparations d'or peut-elle être suivie de quelques accidents? Nous répondrions hautement non! s'il s'agissait de l'or en nature : nous devons encore dire non des autres préparations aurifères, quand elles sont administrées par un médecin qui sait les manier, et même par un praticien habile qui a eu occasion dans sa pratique d'employer les médicaments héroïques. Nous devons encore le répéter (89), les préparations d'or ne guérissent qu'en modifiant notre économie, et qu'en donnant lieu à des mouvements critiques. Mais ces mouvements, quelque grande que soit leur utilité, doivent avoir un terme; et s'il peut y avoir du danger à s'opposer à leur développement, à les enrayer quand ils ont lieu, il y en a sans doute aussi à vouloir les pousser trop loin, quoique, dans ce dernier cas, le danger doive toujours être fort peu grand, car tout ce que nous avons vu et lu n'a point encore diminué notre croyance sur l'innocuité des préparations d'or. Le but qu'on se propose dans l'administration de ce médicament est de produire une excitation générale qui d'abord modifie le principe morbifique, puis l'expulse par des émonctoires que la nature se choisit. Mais alors, dira-t-on, pourquoi graduer les doses? pourquoi ne pas administrer sur-le-champ celles qui peuvent produire l'effet qu'on désire? La réponse est facile. Le praticien habile tâche toujours, en général, d'imiter le travail de la nature, de produire des phénomènes analogues à ceux produits par elle : or celle-ci ne se livre jamais tout à coup à un travail critique; elle y arrive presque toujours graduellement. En outre, qui ne sait que notre organisme doit s'accoutumer peu à peu à l'action des médicaments énergiques; que ce n'est que graduellement que ces puissants modificateurs de notre économie produisent sur elle les effets qu'on attend d'eux? De plus encore, en administrant des doses graduées, on peut mieux diriger les effets, on craint moins les accidents qu'ils peuvent produire si leurs forces médicatrices prennent une mauvaise direction; mais aussi faut-il savoir s'arrêter quand l'excitation est parvenue au degré que le

malade peut supporter sans danger. Ajoutons encore une considération empruntée à M. Niel sur la nécessité des doses graduées; il se demande avec raison si le principe morbifique n'a pas besoin d'être modifié par l'action du médicament, avant que le travail éliminatoire s'établisse avec profit. Les mouvements brusques imprimés à l'économie sont d'ailleurs rarement assez soutenus pour opérer des guérisons radicales; ils sont rarement assez généraux pour ne pas occasionner des irritations locales, dont l'intensité est toujours en raison du peu d'étendue qu'elles occupent : quoique ces irritations soient, à notre sens, peu dangereuses, il est toujours bon de les éviter. « Mais s'il est utile, ajoute M. Niel, de graduer l'application des préparations d'or, afin que, modifiant le principe morbifique, et le poussant du centre à la circonférence, soit par leurs propriétés physiques, soit par l'action qu'elles déterminent de la part des solides sur les liquides, » il n'est pas moins important de porter le remède à une dose assez élevée pour que son effet ne soit pas manqué, car si on veut que ces évacuations ne soient pas stériles, il faut qu'elles soient soutenues; et on obtiendra cet effet en continuant l'administration du remède, en le maintenant aux doses qu'on avait atteintes, ou même en administrant des doses décroissantes. Aussi, en cela, ne partageons-nous pas absolument l'opinion de notre honorable confrère de Marseille, qui suspend toute administration du médicament quand il voit le mouvement critique bien établi, quoique cela lui ait toujours parfaitement réussi.

249. — Cependant nous devons convenir que le perchlorure d'or et de sodium, comme tout médicament héroïque administré par une main peu exercée, pourra donner lieu à des accidents qui cependant n'offriront que bien rarement le degré de gravité des observations suivantes.

Observ. CCXLV (extraite du mémoire de M. Chrestien). M. Chrestien fut consulté par un jeune homme de vingt-deux ans, d'une forte constitution, qui depuis plusieurs semaines était atteint d'une maladie syphilitique caractérisée par deux chancres sur le prépuce, un bubon à l'aine gauche et une blennorrhagie. Le muriate d'or fut administré en débutant par un quinzième; avant la fin du quatrième grain tous les symptômes étaient disparus, quand le malade, à l'insu de son médecin, s'avisa de s'administrer deux nouveaux grains divisés, l'un en onze fractions, l'autre en dix. A peine eut-il achevé cette dernière dose qu'il lui survint un engorgement hémorrhoïdal très considérable, des excroissances vers l'anus en très grand nombre, accompagnées d'un écoulement abondant d'une matière séreuse. M. Chrestien ne vit là que les effets d'une excitation exubérante sur le système lymphatique, et ne trouva aux excroissances aucun caractère syphilitique. Bientôt la bouche se remplit d'aphthes, la langue s'ulcéra dans plusieurs points, les cheveux, les sourcils et la barbe tombèrent. Des bains, des boissons rafraîchissantes, un régime adoucissant, des lotions avec l'eau fraîche, et plus que tout cela l'éloignement de l'époque où l'excitation fut produite, réparèrent tout ce désordre momentané; le malade retrouva une santé qui ne s'est pas démentie depuis 1815.

Observ. CCXLVI (idem). Un malade qui avait des chancres et des bubons en fut débarrassé par l'administration de quatre grains du sel aurifère. Deux nouveaux grains qu'il prit sans nécessité donnèrent naissance à des excroissances qui s'étendaient depuis le gland jusqu'au-dessus de l'os sacrum. Quelques verres de sirop d'orgeat, des lotions d'eau fraîche et du repos dissipèrent ces accidents.

250. — Nous allons présenter l'histoire d'accidents beaucoup plus graves causés par l'emploi du perchlorure d'or et de sodium.

Observ. CCXLVII (extrait de l'ouvrage de M. Niel). Un orfèvre âgé d'un peu plus de quarante ans, après avoir été guéri d'un chancre à la face interne du prépuce et d'un bubon au pli de l'aine, au moyen du muriate d'or et de soude, s'en administra encore trois grains à de trop fortes doses, malgré les avis du médecin qui le traitait (feu M. Bertrand). « Pendant l'usage du dernier grain, démangeaisons insupportables par tout le corps, lesquelles furent bientôt suivies d'une éruption de tubercules dont plusieurs se couvrirent ensuite de croûtes dartreuses. » Ces accidents se compliquèrent bientôt d'un bourdonnement continuel et de battements perceptibles à l'œil des carotides et des temporales. « La véhémence de ces battements était extrêmement incommode, et si forte qu'aucun moyen usité ne pouvait les calmer; l'inquiétude à laquelle ils donnaient lieu, et qui mettait le malade dans un état continuel d'agitation, tenait presque du délire. Les tubercules acquirent un volume plus considérable et la dureté de la corne; un commencement de goutte sereine vint se joindre à cet ensemble de maux. » Il faut faire observer que le malade, pendant la durée de ce prolongement de traitement, se livra à de graves écarts de régime, et notamment à l'usage fréquent du café et des liqueurs alcooliques.

251. — En lisant et relisant cette histoire, je me suis plusieurs fois demandé si l'éruption dartreuse et la goutte sereine ne devaient point être attribuées au virus syphilitique. Même remarque pour l'observ. CCXLVI, extraite du mémoire de M. Chrestien, qui a pensé devoir attribuer à son médicament les excroissances survenues après la disparition des autres symptômes. Dans l'une et dans l'autre le sel aurifère a donné, à notre sens, un double exemple de la manière dont il peut favoriser le développement des symptômes syphilitiques. Si, dans le cas rapporté par M. Chrestien, ils ont cédé avec tant de facilité, c'est que leur apparition était critique et annonçait la guérison de la maladie. En effet, comment croire que le sel aurifère eût produit, dans ces deux seuls cas, où il fut administré en définitive à des doses modérées, de semblables effets, quand nous voyons notre ami, M. le docteur Delamorlière, l'administrer une fois à la dose d'un demi-grain

et en se maintenant quelque temps à cette dose, sans qu'il ait donné lieu à d'autres accidents qu'à un peu de céphalalgie? M. le baron Girardot disait, dans une de ses dernières lettres à M. Chrestien, qu'il avait donné le sel aurifère pendant des mois entiers à la dose journalière d'un tiers de grain, sans qu'il lui vît jamais produire aucun accident? M. Niel lui-même n'a-t-il pas poussé cette dose jusqu'à un grain par friction, sans qu'il en soit résulté d'autres accidents que des locaux (244) que nous n'avons même pas rapportés, tant ils nous ont offert peu d'importance. Nous opposerons au fait rapporté par M. Chrestien plusieurs observations qui font partie de ce travail et qui nous offrent des exemples de doses surabondantes de perchlorure qui n'ont cependant donné lieu à aucune espèce d'accident. Parmi celles-ci nous devons citer l'observ. CLIII, rapportée par M. Benaben (187), dont le sujet a pris huit grains de perchlorure après la disparition de tous les symptômes, sans qu'il en ait été en aucune façon incommodé. L'observation CLVII (187), qui appartient à M. Niel, ne nous offre-t-elle point aussi l'exemple d'une éruption générale de boutons, qui s'ulcérèrent et fournirent un pus de fort mauvais caractère? Cette éruption fut critique; mais pourquoi celle de la dernière observation ne le serait-elle point aussi?

251 *bis*. — Nous convenons cependant que la vive excitation du système artériel a été causée en partie par l'action stimulante du perchlorure, qui s'est trouvée considérablement augmentée par l'abus du café et des liqueurs alcooliques. Nous verrons encore, dans plusieurs des observations qui suivront, le sel aurifère donner lieu à une excitation trop vive ; nous verrons les praticiens forcés d'abandonner son usage et le remplacer par une autre préparation d'or. En effet quand il produit cette surexcitation, qui n'a du reste rien de précisément dangereux, il se montre quelquefois inefficace contre les symptômes syphilitiques. Cette surexcitation, au lieu de se porter sur le système artériel, peut fort bien agir sur le système lymphatique. Ainsi M. Chrestien (ouvrage cité, p. 410) donne l'observation d'un malade chez lequel, après l'administration pendant quarante jours du muriate selon la méthode ordinaire, il survint un gonflement très prononcé des glandes de l'aine, quoique les autres symptômes eussent disparu. Ce phénomène se dissipa peu de jours après la cessation du remède.

252. — Nous trouvons encore ici M. Cullerier en contradiction avec lui-même. Collaborateur du Dictionnaire des sciences médicales, il avait écrit que le perchlorure n'avait point de propriétés antisyphilitiques. Cependant tout adversaire qu'il se montra alors de cet agent thérapeutique, il n'observa sans doute aucun mauvais effet de son administration, puisqu'il n'en signala aucun. Nous avons vu que maintenant le même chirurgien veut bien lui reconnaître ces propriétés qu'il niait alors ; mais il signale de nombreux accidents qui, selon lui, accompagnent son administration. Voici comment M. Cullerier décrit les effets

généraux qui surviennent après l'administration de l'hydrochlorate d'or et de soude ; ce sont : 1° une chaleur interne ; 2° céphalalgie ; 3° sécheresse de la bouche et du gosier ; 4° oppression ; 5° irritation gastrique, intestinale, constipation ou diarrhée ; 6° accélération de la circulation, fièvre, etc. : examinons ces diverses assertions.

252 bis. — Nous n'avons jamais observé cette chaleur interne, cette oppression, ces irritations gastrique, intestinale. Mais cette céphalalgie, signalée par M. Cullerier, nous reconnaissons qu'elle est parfois produite. Chez quelques individus, immédiatement après la friction, il survient une céphalalgie sus-orbitaire qui s'accompagne d'un léger gonflement des paupières ; cet accident se dissipe rapidement et ne doit inspirer aucune inquiétude. Cependant cette céphalalgie peut, très rarement à la vérité, se montrer constante ; il faut alors la combattre par la saignée du bras ou des applications de sangsues à l'anus. Nous avons dû, tout dernièrement et pour cette même cause, suspendre l'emploi du perchlorure chez un jeune enfant auquel nous l'avions administré pour dissiper une diathèse scrophuleuse. J'avais conseillé une application de sangsues pour contrebalancer l'action du sel aurifère, qui excitait évidemment le transport du sang au cerveau ; le jeune malade n'y ayant point consenti, je me propose de substituer l'or divisé au perchlorure.

Quant à la sécheresse de la bouche et du gosier, c'est un fort petit accident que nous n'avons point encore observé ; il est probablement causé par le mécanisme de la friction ; ce n'est du reste jamais qu'une légère irritation locale.

Comme nous l'avons dit, le perchlorure employé en friction sur la langue peut, quand la friction est faite à jeun, en excitant trop fortement l'estomac, donner lieu à des douleurs de cet organe (87). C'est aussi en excitant trop les fonctions digestives qu'il donne quelquefois lieu à la constipation, qui ne sera du reste que momentanée, et qu'il faudra combattre par les moyens ordinaires. La diarrhée se voit aussi, mais bien plus rarement, chez quelques individus, et c'est alors un mouvement critique. Nous administrons dans ce moment le perchlorure à un vieillard chez lequel tous les deux ou trois jours il excite une ou deux garde-robes de plus que celle journalière. Nous pensons cependant que c'est un mouvement critique, qu'il faut surveiller, souvent modérer en suspendant l'usage du sel aurifère, ou en en diminuant et en en éloignant les doses.

Quant à l'accélération de la circulation, nous l'avons signalée comme un des principaux effets produits par l'or ; c'est par ce moyen qu'il guérit (88.). Cette accélération peut aller jusqu'au point qu'il y ait fièvre, mais ce mouvement fébrile n'est point à redouter ; il précède ordinairement, quand le perchlorure a été administré sagement, cette crise éliminatrice qu'il est si important de produire (89.). Du reste, c'est à cette excitation du système artériel qu'il faut rapporter cette apparition d'hémorrhoïdes que nous avons notée chez deux ou trois malades traités par le perchlorure; elles se sont dissipées d'elles-mêmes quand le traitement a été achevé.

252 *ter*. — Un des inconvénients du perchlorure qui paraît avoir échappé à M. Cullerier, et qui est plus réel que ceux qu'il a signalés, c'est l'excitation nerveuse à laquelle il donne lieu ; nous en parlons, parce que le veut ainsi la vérité; elle est cependant fort rare. Un de nos malades, celui qui fait le sujet de l'observation CCCIII (344), n'a nullement été incommodé par le perchlorure, sauf que tous les matins dans son lit il éprouvait une agitation nerveuse qui se manifestait par des mouvements presque involontaires des bras, des pandiculations après le lever ; cet état cependant a cessé vers la fin du traitement, quoiqu'il fût arrivé à prendre du sel des doses assez considérables. Nous avons dû renoncer à son emploi chez une de nos malades, à cause de la manière dont il irritait le système nerveux. L'observation suivante va nous donner un exemple d'un de ces accidents nerveux, qui, lorsqu'ils deviennent trop forts, doivent faire renoncer au perchlorure pour lui substituer l'or divisé.

Observ. CCXLVIII, par M. Arnal (ext. du mémoire de M. Chrestien). Syphilis constitutionnelle, accidents nerveux causés par le perchlorure. Guérison par ce sel.

« Une dame, âgée de vingt-huit ans, fut infectée du virus syphilitique par son mari. Les symptômes de cette infection furent un écoulement gonorrhoïque et un léger gonflement aux deux aines. Elle subit un traitement mercuriel; à la suite de ce traitement parurent des hémorrhoïdes (cette dame n'y était pas sujette); plusieurs bourgeons hémorrhoïdaux s'ulcérèrent, et l'un d'eux devint fistuleux, ce qui nécessita l'opération de la fistule à l'anus ; la cicatrice fut longtemps à se fermer ; elle suintait toujours un peu, et était environnée de petits ulcères lardacés. Je soupçonnai que le virus syphilitique existait encore et qu'il donnait lieu à ces accidents. Je conseillai le muriate d'or et de soude, à la dose d'un douzième de grain, chaque jour, mêlé avec la poudre de réglisse, et absorbé au moyen des frictions faites sur la langue. La malade était au second grain de ce remède, lorsqu'un matin, après avoir fait la friction, elle éprouva un tremblement à la mâchoire inférieure avec menace de trismus ; j'attribuai cet accident nerveux à la vertu trop irritante du muriate. Je fis suspendre le remède pendant six jours ; après ce terme, les signes de l'existence du virus syphilitique n'étant point entièrement détruits, je conseillai de combiner l'emploi du muriate avec celui de l'oxide d'or. Ce traitement, continué pendant un mois, fit disparaître tous les symptômes vénériens. La malade n'éprouva aucun accident nerveux, et elle jouit depuis d'une santé parfaite. »

C'est un accident absolument analogue qui est arrivé à la malade qui fait le sujet de l'observ. CCXVIII (221); chez cette malade, absolument à la fin d'un traitement par l'oxide d'or par la potasse et le perchlorure à très petite dose, la langue a acquis une certaine raideur qui a empêché l'articulation de certains mots. Cet accident, peu grave, qu'on pourrait peut-être attribuer au mécanisme de la friction aussi bien qu'à l'effet irritant du traitement, s'est dissipé seul.

M. Chrestien (Méthode ïatraleptique, page 341) cite l'observation d'un homme chez lequel le muriate a aussi donné lieu à une irritation nerveuse : ce malade très irritable, venait de prendre les eaux sulfureuses en bains et en boissons pour combattre une affection rhumatique. Atteint d'une affection vénérienne récente, il prit deux grains un quart de perchlorure; il se déclara une affection nerveuse assez grave, avec dégoût, insomnie, et augmentation de la mélancolie à laquelle ce malade était sujet.

252 *quater*. — Nous n'avons jamais rencontré, comme M. Cullerier, de malades qui ne pussent en aucune façon supporter l'action du sel aurifère ; cependant nous rapporterons le fait d'une dame dont il parle dans sa seconde note. Cette malade, âgée de quarante à quarante-cinq ans, avait des ulcères aux fosses nasales. « M. Cullerier lui administra d'abord le remède à la dose d'un quinzième de grain ; à la deuxième prise, irritation gastrique, rougeur de la gorge, sécheresse de la langue, puis douleurs d'entrailles, dévoiement; à un vingtième de grain essayé de nouveau, lorsque les premiers symptômes furent arrêtés, mêmes effets. »

Nous ne trouvons pas non plus des cas d'une susceptibilité aussi grande dans le grand nombre d'observations qui ont été mises à notre disposition. Aussi ce fait augmente-t-il le soupçon que nous avons émis, que M. Cullerier n'a point encore fait d'expériences avec le sel triple du praticien de Montpellier. S'il les entreprend un jour, en se conformant aux règles que nous donnons, il n'aura plus que des succès à compter. Seulement, quand il rencontrera des malades susceptibles, comme celle qu'il cite, il lui faudra recourir à l'or divisé, qui guérira sans donner lieu au moindre accident.

252 *quint*. — M. Percy, qui n'a pas trouvé que l'or fût sans action sur notre économie, a aussi signalé les mauvais effets que pouvait produire le muriate d'or. Dans son rapport à l'académie des sciences, il a dit : « Nous devons l'avouer, il (le muriate d'or) n'agit pas toujours aussi heureusement : dans un petit nombre de circonstances il n'a opéré d'aucune manière appréciable ; dans quelques autres il a excité une salivation, des sueurs, ou d'autres évacuations tout à fait stériles. Dans plusieurs il a éveillé une sensibilité générale, il a converti l'état indolent des tumeurs, soit osseuses, soit glanduleuses, en un état d'exaspération et d'inflammation qu'il a été difficile de calmer; et les événements orageux,

quand on a pu les maîtriser, n'ont ensuite ni facilité, ni déterminé l'éradication du mal essentiel. »

253. — Ne manquons pas de faire remarquer que messieurs les commissaires de l'académie des sciences ont fort bien observé les mouvements critiques produits par le muriate d'or. Ils ont observé la salivation, mais ils n'ont pas vû qu'elle fût accompagnée d'aucun des symptômes graves qui rendent la salivation mercurielle si redoutable; car certes ils n'eussent pas manqué de le dire. Ces évacuations ont été stériles ! parce que, sans doute, produites par une préparation d'or autre que celle donnée à l'art de guérir par M. Chrestien, elles ont été trop précoces, ou parce que, arrivées en bon temps, elles n'auront point été favorisées ou bien encore auront été mal dirigées.

« Chez deux malades, le muriate, quoique donné à des doses modérées et en frictions, a produit une gastrite ou phlegmasie de l'estomac très alarmante. Nous l'avons vu chez deux autres occasionner de violents accès de fièvre et de très fortes coliques. Il a une fois couvert le corps d'une espèce de herpe, après la disparition de laquelle tous les symptômes antécédents se montrèrent avec la même intensité. Une périostose volumineuse, jusque-là exempte de douleurs, en causa à la dixième prise de très lancinantes, qui amenèrent bientôt une dégénérescence carcinomateuse, à laquelle le sujet succomba. »

254. — Nous sommes avec MM. les commissaires de l'académie des sciences dans une position fausse et difficile; en effet, ils ont expérimenté avec un muriate d'or qui n'est pas celui de M. Chrestien. En suivant la formule du Codex, ils ont obtenu et employé le perchlorure d'or seul, à l'usage duquel M. Chrestien a renoncé à cause de sa trop grande causticité, de son activité, et de la difficulté qu'il y avait de le manier (71 *ter*). Avec le perchlorure d'or et de sodium, il n'y aurait point eu de gastrites de produites, ni de violents accès de fièvre, ni de coliques, et encore moins la dégénérescence carcinomateuse d'une périostose.

255. — Il nous semble qu'il eût fallu, rapportant aux effets produits par un médicament une issue si fatale, dire au moins dans quel état était le malade, sujet de l'observation, au moment où a commencé le traitement. La périostose est un symptôme beaucoup moins grave que l'exostose : elle résiste en général moins au traitement, quel qu'il soit; se dissipe avec plus de facilité. Celle-ci s'était sans doute montrée rebelle à des traitements antérieurs ; elle était devenue considérable ; enfin elle a dégénéré en carcinome, et au dixième jour du traitement ! Il fallait que la santé du malade fût dans un bien grand état de délabrement pour qu'il ait si rapidement succombé, quel qu'eût été du reste le traitement. Nous ne craignons pas de le dire, le perchlorure de M. Chrestien, même administré à haute dose, n'aurait su causer une semblable issue. Cependant il n'est point impossible que de trop hautes doses de muriate d'or du Codex (71 *ter*),

en produisant un travail critique prématuré chez un sujet affaibli par la maladie et par des traitements antérieurs, et chez lequel la nature ne réagissait plus, il n'est point impossible, dis-je, que ce sel trop irritant n'ait occasionné une dégénérescence vicieuse, et ainsi avancé de quelques jours la mort du malade. Nous le répétons, le perchlorure de Chrestien, administré à doses convenables, n'eût jamais produit un semblable résultat, et l'or divisé eût peut-être guéri cette grave affection.

256. — Gozzi affirme qu'il n'a vu résulter de l'administration des préparations d'or, et même du perchlorure, aucun inconvénient, ni local, ni général ; que celui-ci peut quelquefois donner lieu à une légère inflammation de la langue, des gencives et de l'arrière-bouche, qui n'exige du reste aucun traitement pour sa guérison ; et cependant il l'a administré à des doses assez élevées. Ainsi, un jeune homme qui, par erreur, s'administra un grain à la fois, en frictions sur la langue, au lieu d'un sixième, n'en éprouva d'autre accident qu'une phlogose légère des joues, qui survint après la deuxième friction, et fut assez considérable après la troisième, mais se dissipa facilement par l'administration de quelques antiphlogistiques. Une erreur semblable fut commise pour une dame à laquelle un pharmacien remit sept grains de chlorure au lieu d'oxide d'or qui avait été prescrit. Les mêmes accidents en furent la suite et se dissipèrent avec autant de facilité. A la vérité, si la friction est faite dans l'intérieur des joues, le tartre des dents s'en trouvera noirci ; mais Gozzi affirme que le sel aurifère n'attaque en aucune façon l'émail, et que les dents cariées n'en deviennent même pas plus douloureuses. Du reste, on évite le contact du perchlorure sur les dents en faisant la friction sur le milieu de la langue.

M. le baron Girardot, avant d'administrer le perchlorure à ses malades, a fait avec ce sel quelques essais sur lui-même : il en a consommé six grains en frictions sur la langue, ayant commencé par un huitième, et ayant terminé par un cinquième de grain. Il n'en a éprouvé aucun malaise, mais seulement une grande augmentation dans la sécrétion de ses urines. A l'hôpital de New-York, le sel aurifère a été administré jusqu'à la dose d'un grain et demi par jour, et il n'a donné lieu à aucun accident. Malheureusement il nous est permis d'avoir des doutes sur la nature du sel aurifère employé dans cet hôpital, ainsi que sur la bonté du procédé d'administration (247 *ter.*). A Montpellier les préparations du docteur Chrestien sont vulgairement employées, et presque toujours avec succès, dit M. Eugène Delmas (*Ephémérides de Montpellier*). « Leur administration, continue le même auteur, ne nous a pas encore offert les symptômes alarmants qu'on leur attribue. Nous l'avons même employé à dessein chez des individus pléthoriques et robustes, et leur usage, sagement combiné, a mis les malades à l'abri des moindres accidents. »

256 *bis*. — On l'a vu, les opinions varient à l'infini parmi les praticiens qui ont entrepris une série d'expériences sur l'emploi thérapeutique des préparations d'or. Pourquoi cette diversité, cette opposition ? parce que, avant d'entreprendre leurs essais, les expérimentateurs n'ont point assez étudié les procédés qu'il faut suivre pour obtenir les préparations aurifères ; parce qu'ils ont cru pouvoir négliger les règles que l'inventeur avait prescrites pour l'administration de son remède ; parce que quelques-uns ont expérimenté avec le désir d'échouer (ce reproche s'adresse sans doute au plus petit nombre. En effet, on n'entend parler que d'observations heureuses aux praticiens qui se sont assurés avant de l'administrer, de la bonté du médicament, et qui avaient bien étudié d'abord dans Chrestien, plus tard dans Niel, son mode d'action. D'autres n'ont, de prime abord, obtenu aucun succès ; mais, pleins de confiance dans la probité reconnue de M. Chrestien, ils ont recherché les causes de ces insuccès ; ils les ont trouvées dans un vice de préparation, de conservation ou d'administration du remède ; ils ont répété leurs expériences et n'ont plus compté que des succès ; si toutefois ils ont employé, quand il l'a fallu, d'autres préparations aurifères que le perchlorure, qui, comme nous l'avons déjà dit plusieurs fois, à cause de son action trop énergique sur certaines idiosyncrasies, échoue quelquefois.

257. — M. Niel, dans les notes qu'il a eu la bonté de joindre aux observations qu'on a trouvées dans le cours de cet ouvrage, signale des causes bien vraies qui ont retardé et retardent encore les progrès de la méthode aurifique dans le traitement de la syphilis. « Sans parler, dit-il, de ce sentiment bas qui nuit constamment à ce qu'il touche, mais dont le temps fait toujours justice, je me bornerai à citer la légèreté dans l'expérimentation, le découragement des expérimentateurs dans certains cas opiniâtres, et dans une foule d'autres les aperçus de la fausse expérience. » Et comme ce qui vient le mieux à l'appui des assertions, ce sont les faits, il raconte le suivant :

« Un professeur en chirurgie, habile dans la pratique des opérations, fut consulté à Marseille par un habitant de cette ville. Le malade, atteint dès son bas âge d'une affection lymphatique, sur le caractère de laquelle il était impossible de se méprendre, était attaqué depuis quelque temps d'une amaurose incomplète. Un médecin dont la réputation est devenue européenne avait déjà jugé que la diathèse constitutionnelle produisait seule ce phénomène, et pouvait être avantageusement combattue dans ses effets par les préparations d'or. Sans décrier la bonté du moyen, le professeur en chirurgie le repoussa cependant, par le seul motif de la trop lente action du médicament.

« Si le chirurgien en question était ici de bonne foi, ainsi que je le suppose, comment parviendra-il à se rendre raison du cas suivant : Deux militaires, chez lesquels deux grains de muriate d'or et de soude avaient fait disparaître des chancres et des poireaux primitifs, furent un an auparavant, déclarés par lui radicalement guéris et renvoyés à leurs corps respectifs. Sans rien préjuger de sa réponse, je ferai seulement remarquer que dans le premier cas il s'est montré peu conséquent, et a exposé, dans le second, deux infortunés à devenir un jour victimes du vice dont leur économie devait nécessairement être encore imprégnée.

« Ces erreurs en pratique ne sauraient être trop déplorées de la part des bons esprits! mais que doit-on penser des impressions dangereuses et hasardées, des assertions controuvées et dirigées par certains écrivains contre des méthodes dont ils méconnaissent et la marche et les effets les plus ordinaires? Telles sont en particulier celles que M. Magendie a laissé glisser dans la cinquième édition de son *Formulaire*, etc., etc. » Nous ne pousserons pas plus loin la citation, parce que nous sommes informés que notre honorable ami, M. le docteur Chrestien, doit très incessamment publier un Mémoire écrit dans le seul but de répondre aux assertions erronées de M. Magendie. Du reste, nous sommes intimement convaincus, tant est grande notre confiance dans le beau caractère de ce savant médecin, que les assertions émises par lui n'ont point été dictées par aucun sentiment bas, et qu'elles résultent de mauvaises informations et d'expériences qui n'ont été faites ni par lui ni sous ses yeux.

258. — Nous terminerons ce chapitre en rapportant textuellement et en entier les conclusions du rapport de M. Percy; on y trouvera la répétition de nos pensées, qui recevront un nouveau poids d'un semblable assentiment.

« Que faut-il conclure de cette opposition, de cette diversité d'effets ?

« 1° C'est qu'il s'en faut bien que l'or et ses préparations aient l'inertie et l'impuissance dont les accusent plusieurs auteurs et praticiens modernes, d'ailleurs très recommandables.

« 2° C'est que ceux qui les ont louées comme ceux qui les ont blâmées, ne sont point, les uns et les autres, fondés dans leur sentiment respectif, ne les ayant jugées que d'après les succès qu'ils en avaient obtenus, ou d'après les revers qu'ils avaient à leur imputer; manière toutefois fausse et dangereuse d'apprécier les choses, surtout quand la louange et le blâme sont portés trop loin, et vont jusqu'à la prévention.

« 3° C'est que ces substances sont douées de propriétés médicamenteuses qu'on ne saurait révoquer en doute; qu'elles sont éminemment excitantes; qu'elles agissent sur l'économie et sur l'organisme; qu'elles y produisent des mouvements de perturbation faciles à constater, et qu'elles provoquent des évacuations et des dépurations sensibles.

« 4° Enfin, c'est qu'une étude plus approfondie des conditions de ce genre de médication, une observation plus attentive des phénomènes qui lui sont propres, une direction plus rationnelle de l'activité qui fait son essence, et un renoncement plus franc aux préventions qui, de part et d'autre, ont le plus contribué à rendre problématique le mérite du remède, restitueront définitivement à l'art de guérir un secours puissant qu'il n'a pu encore se décider à adopter, faute d'être suffisamment rassuré sur son utilité et sur son innocuité, l'une et l'autre en question et en litige depuis trop longtemps. »

259. — Cette dernière partie des conclusions du rapport de M. Percy exprime le but de notre travail. Éclairé d'abord, et bientôt convaincu par notre expérience propre, et par celle des autres, que l'or à l'état métallique ou modifié de diverses façons par les agents chimiques, possède de très excellentes propriétés médicamenteuses, persuadé autant de son utilité que de son innocuité, nous désirons faire partager notre conviction à ceux de nos confrères qui daigneront nous lire. Nous avons voulu en outre que ceux pour lesquels le litige n'existerait plus, trouvassent dans notre livre les procédés d'obtention, les règles d'administration, et toutes les notions, enfin, nécessaires pour leur assurer le succès, chaque fois que l'occasion leur sera offerte d'administrer ces préparations.

Note importante. Le malade qui fait le sujet de l'observation CCXXXVI *bis* (239 *ter.*), est venu me consulter de nouveau aujourd'hui (25 avril 1828). Après les accidents inflammatoires calmés, il reprit ses frictions : deux grains environ du sel aurifère amenèrent la cicatrisation des ulcères supérieurs et dissipèrent les végétations de l'anus ; un petit point fistuleux a seul persisté : ce point, marqué par deux petits caroncules, suinte légèrement. Le malade éprouve en outre des douleurs vagues dans la continuité des membres. Je n'ai pas de mal à lui persuader qu'il n'est point entièrement guéri, et je lui conseille l'usage prolongé, pendant au moins deux mois, de pilules, avec un grain d'extrait de thymelée et un dixième de grain d'oxide d'or par la potasse. Je suis déterminé à apporter cette modification à son traitement, par la disposition qu'éprouve le malade à ce que le sang se porte vers le cerveau, disposition qui avait été considérablement accrue au moment des frictions avec le sel aurifère.

CHAPITRE VIII

DU MERCURE, DES DIVERSES FORMES QU'ON LUI FAIT PRENDRE POUR L'ADMINISTRER ; DES DANGERS QUI ACCOMPAGNENT SON ADMINISTRATION, ET DE SON INEFFICACITÉ DANS UN GRAND NOMBRE DE CAS.

260. — Le mercure est un métal tellement connu qu'il nous parait peu utile de parler de ses propriétés physiques et chimiques. Cependant, parmi les pre-

mières, nous croyons devoir rappeler que c'est un métal liquide (poids spécifique, 13.568), et qu'il doit à sa liquidité la propriété bien importante à signaler
de s'évaporer à une basse température (expériences de M. Faraday, *Annales de
Physique et de Chimie*, XVII, 77.). Disons aussi pour les secondes, qu'il se
combine difficilement à l'oxigène, et que conséquemment ce se sont point ses
oxides qui agissent d'une manière si fâcheuse sur notre économie dans les travaux où on l'emploie.

261. — Quoique toutes les préparations mercurielles administrées en médecine soient bien connues des médecins et des pharmaciens qui les préparent,
nous pensons devoir passer rapidement en revue, sinon la totalité, du moins les
principales.

262. — Le mercure s'emploie en médecine à l'état métallique (c'est sa forme
médicamenteuse la plus ancienne), dans un grand état de division ; ou par le
moyen des fumigations (poudre mercurielle simple, poudre mercurielle double,
poudre mercurielle alumineuse de Lalouette). Ces poudres, qui ne sont que du
mercure divisé en molécules extrêmement fines par divers procédés chimiques,
ont été administrées à l'intérieur (mercure soluble de Moscati ; mercure saccha-
rin, miel mercuriel, mercure térébenthiné ; baume mercuriel ; pilules de Belloste,
mercure gommeux de Plenck, etc., etc.). L'administration en onguent (pommade
mercurielle simple et double, onguent napolitain) constitue le traitement par les
frictions ; ces mêmes onguents s'administrent aussi à l'intérieur : c'est encore du
mercure très divisé par son incorporation dans un corps gras qu'un travail ma-
nuel fort long et fort pénible interpose entre ses molécules.

263. — Les frictions mercurielles constituaient deux méthodes, l'une par salivation, l'autre par extinction. On crut dans les premiers temps que la salivation
seule déterminait la cure de la syphilis, et en conséquence de cette opinion, on
administrait des doses considérables de mercure. Les dangers effrayants qui accompagnent la salivation mercurielle firent qu'on se demanda si on ne pouvait
point obtenir la guérison sans occasionner cette crise, dont les conséquences
peuvent être si terribles ; on revint alors à la méthode par extinction, antérieure
à celle que nous avons primitivement décrite. Celle-ci consiste à administrer les
frictions avec les plus grandes précautions, et à les faire alterner avec les bains
et les purgatifs. Cette méthode est la plus infidèle, et l'on revient maintenant
à la première, malgré ses dangers.

264 et 265. — Comme on avait pensé et qu'un grand nombre de médecins
pensent encore, que dans les pommades et onguents mercuriels ce métal est
oxidé, et que cette oxidation est nécessaire pour qu'il puisse guérir la syphilis,
on imagina assez naturellement d'administrer les oxides de mercure. Le protoxide de mercure, connu jadis sous les noms d'éthiops minéral et de turbith mi-

néral (mercure soluble de Moretti), est la plus douce des préparations mercurielles ; c'est celle qu'administre le docteur Hahnemann. Ce savant médecin allemand, d'après ses propres idées théoriques, considère le mercure comme le seul
médicament qui puisse combattre efficacement la syphilis : il n'en trace pas
moins un tableau vraiment effrayant des accidents auxquels donne lieu la préparation mercurielle qu'il affectionne le plus.

266. — Quant au deutoxide de mercure (précipité rouge, précipite per se,
arcane corallin), il n'est plus guère employé que comme escarrotique (onguent
brun, cérat rouge ou cérat brun). On en fait aussi usage en frictions ; il remplace
alors l'onguent mercuriel.

267. — Après les oxides viennent les chlorures de mercure. Le protochlorure
de mercure, connu depuis longtemps sous les noms pompeux de panacée universelle, et sous ceux plus modestes d'aquila alba, mercure doux, calomélas, a
des propriétés antivénériennes peu prononcées ; aussi est-il généralement peu
employé pour le traitement de ces maladies, malgré la célébrité momentanée
que lui avait donnée Clare, qui eut l'idée de l'administrer en frictions sur la face
interne des joues : c'est cette méthode que M. Chrestien a imitée pour l'administration de ses préparations aurifères. L'emploi du calomel expose encore plus
que toute autre préparation mercurielle à des salivations qui éclatent très promptement et deviennent fort orageuses ; en outre il irrite violemment la muqueuse
intestinale en déterminant de fortes purgations ; M. Bretonneau a signalé tous
les dangers de cette préparation. Nous tracerons bientôt avec lui le tableau des
horribles accidents que peut occasionner le mercure doux.

268. — Le deutochlorure de mercure (sublimé corrosif) est sans contredit la
préparation mercurielle qui a acquis le plus de célébrité. Paracelse est, sinon le
premier, du moins un des premiers médecins qui l'aient administré à l'intérieur pour le traitement de la syphilis, et c'est lui, et surtout ses disciples, qui
ont rendu son usage vulgaire. Les médecins arabes ne l'employaient que comme
escarrotique. On a a administré le deuto-chlorure d'une foule de manières, mais
il est vrai de dire qu'il n'en existe qu'une seule bonne ; c'est dissous dans l'eau ;
(liqueur de Van-Swieten). C'est en l'administrant sous cette forme que Locker,
disciple de Van-Swieten, et médecin d'un des hôpitaux de Vienne, prétendit
avoir traité et guéri par cette méthode, dans l'espace de huit années, quatre mille
huit cent quatre-vingts vénériens.

Le sublimé corrosif est aussi employé à l'extérieur, en frictions, en bains, en
lotions. Nous trouvons ici la méthode de Cirillo, qui consiste à administrer une
pommade deutochlorurée en friction sous la plante des pieds, celle des bains antisyphilitiques de Baumé, et la méthode de M. Meirieu, qui assure avoir retiré

de grands avantages de l'emploi en frictions sur les membres, de la solution aqueuse de sublimé.

269. — Le sulfure de mercure (éthiops mercuriel) a été principalement employé en fumigations contre les éruptions syphilitiques. Les iodures (proto et deuto-iodures) de mercure sont aussi administrés, surtout pour le traitement des ulcères chroniques et dans les cas de complication de syphilis avec les affections scrofuleuses. Quant au cyanure de mercure, il est d'un emploi trop récent pour que nous en parlions d'une manière bien arrêtée.

270. — Les sels mercuriels sont maintenant peu usités en médecine; on a essayé de plusieurs dans le traitement des maladies vénériennes : tels sont les sulfates, les nitrates, l'hydrochlorate ammoniacal, les phosphates, les acétates, les tartrates et l'hydrocyanate de mercure.

271. — Le sous-deuto-sulfate (turbith minéral) conserve encore quelque réputation pour l'administration à l'extérieur dans le traitement des pustules vénériennes de la peau; il ne saurait être administré à l'intérieur à la dose de plus d'un quart de grain; en plus grande quantité, il excite des vomissements et des coliques.

272. — Le sur-deuto-nitrate (eau mercurielle, remède du duc d'Antin, remède du capucin), après avoir eu quelque réputation sous ces deux dernières dénominations, n'est plus employé qu'à l'extérieur pour toucher les ulcères vénériens chroniques. M. J. Cloquet, par l'organe de M. Godart, a fait connaître, après Swediaur, qui avait déjà préconisé ce moyen (*Archives générales de médecine*, tome XII), les bons effets qu'il en avait obtenus pour amener à cicatrisation des ulcères vénériens qui s'étaient montrés rebelles aux traitements mercuriels les mieux dirigés. Ce sel servait à préparer l'onguent citrin.

273. — Nous ne mentionnerons le proto-nitrate que parce qu'il formait la partie active du sirop de Bellet, il est maintenant tout à fait tombé en discrédit, ainsi que l'éther mercuriel de M. Chéron. Nous avons parlé du sous-proto-nitrate de mercure et d'ammoniaque (précipité gris, précipité cendré, mercure soluble de Hahnemann) au titre de protoxide de mercure : cette préparation mercurielle jouit, comme nous l'avons dit (264 et 265), d'une grande réputation en Allemagne, malgré tous les accidents auxquels elle peut donner lieu.

274. — L'hydrochlorate ammoniaco-mercuriel (précipité blanc) n'est plus employé qu'à l'extérieur pour détruire les excroissances et les végétations. Le sous-phosphate de mercure et le phosphate ammoniaco-mercuriel (précipité rose, rose minéral) sont aussi tombés dans l'oubli, quoiqu'ils aient été bien préconisés contre les affections vénériennes rebelles et dégénérées.

274 bis. — Keyser, qui, à l'aide de ses pilules (dragées de Keyser) fit une fortune considérable, nous force à dire un mot du proto-acétate de mercure (mer-

cure acété, terre foliée mercurielle). Cette préparation n'est pas plus efficace que les autres.

Il faut ranger sur la même ligne que le précédent le proto-tartrate de mercure (mercure tartarisé, sel tartareux mercuriel, eau végéto-mercurielle de Pressavin, liqueur fondante de Diener, précipité jaune de Würz, poudre constantine). Toutes ces préparations sont oubliées.

Quant à l'hydrocyanate de mercure, ses effets et son emploi sont analogues à ceux du cyanure de mercure (269) : il est aussi employé en onguent.

275. — Quoique, aidé de l'ouvrage de M. Jourdan, nous ayons donné une assez longue nomenclature des préparations mercurielles qui ont été les plus usitées en médecine, nous n'avons pas la prétention de croire que nous les ayons toutes mentionnées ; un volume ne suffirait pas pour donner seulement les noms de tous ces arcanes, dont la multiplicité prouve le peu d'efficacité de tous ceux préconisés avant le dernier paru, ainsi que l'impuissance du mercure et de ses divers composés dans un grand nombre de cas.

276. — Pour bien connaître les effets du mercure sur notre économie, il faut d'abord les étudier sur l'homme sain. En effet, si nous voyons ces fâcheuses influences se répéter sur l'homme malade, nous aurons alors la certitude qu'ils appartiennent au médicament et non à la maladie contre laquelle on l'administre. Descendons donc dans les mines où on l'exploite, visitons les ateliers où on l'emploie dans les arts ; c'est dans ces lieux que nous pourrons nous faire une juste idée de ses horribles effets sur notre économie. Les faits notoires ne nous manqueront point ensuite pour prouver la présence de ce métal dans notre économie, présence qu'on veut en vain nier.

277. — Ce n'est point quand il est introduit en masse dans notre intérieur que le mercure y cause les ravages que nous allons signaler ; et on a souvent administré le mercure coulant, mercure cru, dans diverses affections, sans qu'il en résultât aucun inconvénient ; on peut dire qu'il passe debout ; cependant faut-il encore qu'il soit parfaitement pur. Il n'en est plus de même quand, mis dans un grand état de division, il est absorbé, se mêle à nos humeurs, pénètre dans la substance intime de nos solides. Dans les arts, c'est surtout sous la forme de vapeurs que le mercure s'introduit dans notre économie ; et cette vaporisation se fait avec une telle abondance que nous trouvons, dans un Mémoire de M. le docteur Alexandre Colson (*Archives générales de médecine*, tom. XII, pag. 68 et suiv.), que M. le professeur Duméril a été témoin qu'on avait recueilli du mercure métallique dans la poussière provenant du grattage des murs d'une salle de vénériens qui avaient été soumis à un traitement mercuriel. Souvent les élèves internes chargés d'un service dans ces mêmes salles éprouvent des accidents

qu'il est impossible de rapporter à autre chose qu'à des émanations métalliques, ce qui prouve qu'on y est plongé dans une atmosphère mercurielle.

278. — Mais ces accidents ne sont rien ; c'est, comme nous l'avons déjà dit, dans les mines qu'il faut descendre, et nous pourrons nous faire une juste idée des ravages causés par le mercure. C'est là, ainsi que dans les ateliers et les manufactures où on l'emploie, que l'on rencontre des hommes encore jeunes, déjà accablés d'infirmités, décrépits avant d'avoir vieilli, et tous, jeunes et vieux, en proie à des maladies aiguës et chroniques qui attaquent indistinctement tous les systèmes : s'ils ne sont pas suffoqués dans les premiers temps qu'ils se livrent aux travaux de l'exploitation de la mine, le mercure, qui pénètre leur corps, les fait périr de langueur, dit Édouard Brown. Les ouvriers consacrés à ces travaux ne s'y livrent que six heures par jour, et cependant, au rapport de Walter Pope, ils n'y résistent pas longtemps ; ils deviennent tous paralytiques, les uns plus tôt, les autres plus tard, et ils meurent de consomption.

279. — Pour se faire une juste idée des désordres causés par la vapeur mercurielle, il faut lire (*Archives générales de médecine*, tom. IV. pag. 282) ce qui s'est passé à bord du vaisseau *le Triomphe,* qui se trouva par hasard chargé de cent trente tonneaux de mercure. Le mercure était contenu dans des sacs de peau ; ils se crevèrent, le métal se répandit dans les tonnes, de là dans le vaisseau. Après quelques jours d'une température élevée et humide, un grand nombre d'hommes de l'équipage, et même plusieurs officiers, furent atteints d'un ptyalisme violent, et, dans l'espace de trois semaines, deux cents hommes furent affectés de salivation, d'ulcérations de la bouche et de la langue, accompagnées, dans beaucoup de cas, de paralysies partielles et de dérangement des intestins. La vapeur mercurielle avait tellement pénétré partout, que ces accidents continuèrent à bord du vaisseau *le Triomphe,* quoiqu'on eût changé toutes les provisions du navire, qu'on l'eût purifié par des lavages et qu'on eût tout renouvelé, le lest même.

280. — « Les effets d'une atmosphère chargée de vapeurs mercurielles ne se firent pas seulement sentir sur les officiers et l'équipage du vaisseau, mais aussi sur les animaux qu'on avait à bord. Les moutons, les cochons, les chèvres, les volailles, etc., succombèrent sous l'influence de cette cause pernicieuse. Les souris, les chats, un chien, et même un serin, éprouvèrent le même sort. Il est à remarquer que la graine dont on nourrissait cet oiseau était enfermée dans une bouteille hermétiquement bouchée. »

281. — Cette épidémie mercurielle s'est accompagnée de plusieurs circonstances pathologiques qu'il est important de relater.

« Avant cet évènement, l'équipage du vaisseau avait déjà beaucoup souffert. Un grand nombre d'hommes avaient été atteints d'ulcères malins (malignant ulcers). La plupart de ceux qui en avaient eu, quoique complètement guéris depuis longtemps, en furent atteints de nouveau sans s'être fait même la moindre écorchure à la peau, et en peu de temps ces plaies prirent un aspect gangréneux.

« Les vapeurs mercurielles furent encore très nuisibles à ceux qui avaient une disposition aux maladies de poitrine. Trois hommes qui n'avaient jamais été malades, ou qui étaient en bonne santé avant de respirer la vapeur mercurielle, moururent phthisiques en très peu de temps ; un quatrième, qui avait eu une pneumonie dont il avait été parfaitement guéri, et enfin un cinquième, qui n'avait jamais eu de maladie de poitrine, furent laissés à Gibraltar dans un état de phthisie confirmée.

« Deux seulement, sur le grand nombre de ceux qui en avaient été atteints, moururent de ptyalisme : ces deux hommes avaient d'abord perdu toutes leurs dents, et ensuite la gangrène s'était emparée des joues et de la langue. Une femme retenue au lit par une fracture perdit non seulement toutes ses dents, mais éprouva en outre des exfoliations assez considérables des os maxillaires supérieurs et inférieurs. »

282. — Ramazzini, dans son *Traité des maladies des artisans*, qui a été traduit de l'italien par Fourcroy, témoigne que de toutes les émanations métalliques il n'en est aucune qui soit plus à craindre et qui conduise plus tôt les mineurs à leur perte, que celles qui proviennent des mines de mercure.

283. — Si l'on rapproche des frais précédents ceux consignés par M. Gaspard (*Journal de physiologie expérimentale*, tome Ier, page 165), qui a constaté par l'expérience que les émanations mercurielles, dont il prouve aussi la subtilité, sont un poison mortel pour les fœtus des animaux ovipares, il restera prouvé qu'il n'est pas un être vivant sur lequel les émanations du mercure volatilisé n'agissent d'une manière plus ou moins fâcheuse.

284. — Une chose bien digne de remarque, et qui doit mettre en garde contre l'administration du mercure, c'est la faiblesse des doses suffisantes pour donner lieu aux accidents les plus graves. Ainsi Belle fait mention de salivations rebelles et très longues occasionnées par quelques grains de calomel (proto-chlorure de mercure), et même de faibles doses d'æthiops minéral (264 et 265. 304.). M. Colson, dont le travail nous est si utile, a vu une salivation qui a duré plusieurs mois, survenir après l'emploi de cinq grammes (un gros et dix-huit grains) d'onguent mercuriel en frictions, et une autre fois une salivation excessive causée par l'administration d'un grain de sublimé en trois doses. Enfin le même observateur a vu des accidents d'empoisonnement se manifester après l'injection dans l'estomac d'un quart de grain de sublimé dissous dans leau.

285. — Il est peu de maladies contre lesquelles on ait créé autant de méthodes thérapeutiques que contre la syphilis, ce qui s'explique parfaitement par la ma-

nière dont cette maladie sévit contre l'humanité. Les limites que nous nous sommes imposées ne nous permettent pas d'entrer dans de grands détails sur ce sujet et de nous livrer à un examen critique de toutes ces méthodes : il nous suffira d'emprunter à la thèse du docteur Destouches une nomenclature parfaitement bien faite : «... Tous les règnes de la nature ont été mis à contribution. Le règne organique a fourni aux expérimentateurs un grand nombre de végétaux ; car indépendamment des racines et des bois sudorifiques indigènes et exotiques en tisanes, sirops, robs, etc., nous trouvons que Carrère et Girtanner se louent de la douce-amère, Vendt et Hecktel de la chélidoine ; que Jurine préconise la saponaire ; que Storck, Lauth, Quarin, Grant et autres assurent avoir trouvé dans l'extrait de ciguë un secours efficace contre quelques symptômes syphilitiques ; que Mueller vante la clématite, Biornlound l'écorce de prunus padus, Hollère et Storck l'aconit, Kalm et Bartram la racine de la lobelia syphilitica, Munch la racine d'atropa belladona, Crichton, Winters et Endter l'astragalus exscapus, Home, Russel, Kennedi et Girtanner l'écorce de la racine de daphne mesereum ; Kortrewski la gratiole ; que Thuessinck, Michaelis, Grant, Saunders, Merlin, Hamilton, Pasta, Carminati, etc., préconisent beaucoup l'opium. Parmi les substances animales les uns ont cru reconnaître quelques propriétés antisyphilitiques dans les cloportes, la chair de vipère et dans celle du lézard anolis, de ce nombre sont Flores, Mea, Paletta ; et d'autres, comme Blegni et Peyrilhe, les ont trouvées dans l'ammoniaque. » Toutes ces substances, dont la plupart furent employées par les expérimentateurs pour remplacer le mercure, contre lequel, à cause de ses mauvais effets, on faisait des efforts sans cesse renaissants, ne doivent rigoureusement être considérés que comme des moyens auxiliaires, dont le mercure, si souvent impuissant, a un grand besoin, mais qui sont presque toujours inutiles quand on emploie l'or.

286.— Les dangers qui accompagnent l'administration du mercure sont donc constatés par les efforts que l'on fait depuis longtemps pour lui substituer d'autres médicaments qui aient une efficacité pareille sans les mêmes inconvénients. De là, toutes ces recettes, ces compositions, toujours tirées du règne végétal, ces remèdes secrets, reconnus la plupart du temps inutiles ou dangereux. Toujours il a fallu revenir au mercure ; et cependant, dit Gozzi (ouvrage cité) : I migliori pratici diffati convengono che l'usa de'mercuriali è sovente accompagnato e susseguito da funesti accidenti, malgrado tutta l'avvedutezza e cautela nell' amministrarli.

287. — Le mercure porte peu son action sur le tube intestinal, même quand il est administré à l'intérieur ; en effet, on n'a jamais constaté que des lésions fort légères de cet organe, chez les individus qui avaient succombé par suite de l'administration de ce métal. Ce n'est pas là l'opinion des médecins de la nou-

velle école, et M. Charnay, un de leurs organes, qui a publié des observations (*Journal universel de médecine*, XXVII, 217.) sur des ulcères insidieux causés par l'abus des mercuriaux, prétend que son action désorganisatrice est presque sans fin. Une irritation gastrique, résultat d'un seul traitement mercuriel mal dirigé, n'exige pas moins de six mois ou un an pour être détruite. Quoique nous admettions fort bien que l'administration du mercure à l'intérieur soit fréquemment suivie de tranchées, que les solutions de sublimé causent presque toujours des vomissements, nous ne voyons là qu'une irritation momentanée, qui prend fort rarement un grand degré de gravité. C'est en se mêlant (310.) à nos humeurs, en les viciant, qu'il cause tous les désordres qu'on lui attribue avec raison. Ainsi la diarrhée, et même la dysentérie, qui succèdent fréquemment aux tranchées que nous venons de signaler, résultent de la sécrétion augmentée et viciée des cryptes muqueux qui tapissent tout le tube intestinal ; et si la muqueuse gastro-intestinale offre des traces d'inflammation, elles sont consécutives, elles ont été causées par l'action irritante exercée par un liquide qui ne doit habituellement que la lubrifier. Pour que la dysenterie survienne, il faut que des quantités assez notables de mercure aient été introduites dans notre économie, que le sang s'en soit chargé ; il devient alors plus liquide, et il s'échappe par les vaisseaux exhalants qui se trouvent à la surface interne des gros intestins.

288.— Cette décomposition de nos humeurs peut causer la mort, et même assez rapidement, témoin l'observation suivante, puisée dans l'ouvrage de M. Horne[s].

Observ. CCXLIX. Cécile, 20 ans, bien constituée. Syphilis primitive, gonorrhée, chancre, ulcère sanieux, excoriations chancreuses au vagin, au pli de l'aine et à la marge de l'anus ; condylômes ulcérés au même lieu. Premier traitement par le sublimé ; la malade en prend deux grains en huit jours, la salivation survient. Second traitement par les lavements mercuriels ; au dixième jour, salivation à laquelle succède une diarrhée très grave avec fièvre (fièvre putride, gastro-entéro-colite). La gangrène se mit à l'ulcère de l'anus, et la malade succomba au cinquantième jour de cette maladie mercurielle, quatre-vingt-quatre jours après son entrée à l'hôpital.

288 *bis*. — Au rapport de M. Pearson, il meurt, dans l'un des hôpitaux de Londres, un ou deux malades qui succombent à ce qu'il désigne par le non d'éréthisme mercuriel. Il en donne ainsi les symptômes : prostration complète des forces, anxiété extrême à la région précordiale, soupirs fréquents, tremblement, pouls petit, vite, intermittent, vomissements, facies pâle, refroidissement général, et rapidement la mort. Les anciens médecins, du reste, considéraient le mercure comme un poison, et ne l'administraient jamais. Il en faut cependant excepter quelques empiriques : Paul d'Egine (VIIe siècle) en parle dans ses écrits.

Swediaur partage aussi cette opinion si peu favorable à l'administration du mercure, quand il dit qu'il est un véritable poison pour certains malades.

D'après l'opinion de M. Richoud, que nous sommes très disposé à partager, souvent le mercure, en irritant, comme nous venons de le dire, les follicules muqueux et sébacés, les met dans des conditions favorables au développement de l'irritation syphilitique, et qu'ainsi le mercure, bien loin de mettre les malades à l'abri des phénomènes consécutifs, les y prédispose fort souvent. Cette opinion, ajoute M. Richoud, a été savamment soutenue en 1747 par Laurent-André Ritter, et en 1776 par Kornbeck.

289. — L'extrémité céphalique du tube intestinal est le siège d'un accident causé fort fréquemment par le mercure, et qui ne dépend pas plus d'une irritation gastro-intestinale, que ceux dont l'extrémité pelvienne est le siège ; nous voulons parler de la salivation mercurielle, dont les conséquences peuvent être quelquefois si terribles. Nous allons la décrire, mais nous nous garderons bien de le faire avec nos propres observations, nous craindrions qu'on ne nous taxât d'exagération, nous aimons mieux transcrire textuellement celle donnée par M. Lagneau dans son *Exposé des symptômes de la maladie vénérienne.* « Cette évacuation (la salivation) s'annonce par les symptômes suivants : le malade éprouve de la chaleur, de la douleur et un léger gonflement aux gencives, qui deviennent pâles et blafardes, excepté vers le collet de la dent, où elles sont rougeâtres ; la langue se salit, l'haleine prend une odeur fétide insupportable, et qui est particulière à cet état maladif.

« Si, à cette époque, et dans cet état de choses, on ne cesse pas l'état du mercure, la tuméfaction des gencives augmente, gagne les joues, les glandes parotides, les maxillaires, ainsi que la langue, dont le volume devient quelquefois si considérable qu'elle ne peut plus être contenue dans la bouche et dépasse les bords alvéolaires ; il survient une excrétion abondante et continuelle de salive claire et d'une odeur infecte ; les gencives saignent à la moindre pression, et elles commencent à s'ulcérer autour des dents, dont elles se détachent avec facilité ; ces dernières se couvrent, ainsi que la langue, d'une couche muqueuse, jaunâtre, très épaisse et d'une puanteur extrême. L'accident fait-il de nouveaux progrès, le pouls devient fréquent, la tête douloureuse, la force et l'appétit diminuent, le sommeil disparaît ; le gonflement qui se communique à la gorge prend un tel accroissement que le malade ne peut quelquefois ni entendre, ni parler, ni avaler ; enfin toute la membrane muqueuse qui tapisse les gencives, les joues et la langue se couvre d'ulcères.

« Quelquefois le ptyalisme est accompagné d'une irritation si violente, que les dents s'ébranlent et tombent ; qu'une partie des bords alvéolaires se nécrose (281.), ou bien même que les joues ou la langue sont frappées de gangrène. »

Empruntons un dernier trait à M. Jourdan, et nous aurons une idée tout à fait juste de cette horrible affection que le mercure cause si fréquemment. « La fièvre qui existe à un certain degré prend l'usage du mercure, acquiert plus d'intensité le pouls devient fréquent, la tête est douloureuse, les forces s'anéantissent, le sommeil disparaît, l'exhalation cutanée diminue beaucoup, la soif est très vive et la constipation habituelle ; quelquefois il survient des crachements de sang, un délire frénétique, un flux dysentérique, et enfin la mort (281.). »

290. — Nous convenons aisément que cette horrible série de phénomènes se présente rarement ; mais cependant il faut toujours la redouter quand on administre le mercure, car il n'est point nécessaire que le malade ait pris de grandes quantités de mercure pour voir la salivation mercurielle se déclarer. On devra toutefois être prévenu, dit M. Lagneau, qu'il n'est pas toujours nécessaire pour observer la salivation à un degré aussi effrayant, que le malade ait pris une grande quantité de mercure. Plusieurs observations consignées dans les auteurs le prouvent évidemment, et nous en avons eu nous-même dès exemples depuis plusieurs années ; quoi que nous en ayons dit, la salivation mercurielle n'en est pas moins quelquefois suivie de la mort, comme les faits l'ont déjà prouvé (281.) ; l'observation suivante prise dans l'ouvrage de de Horne ne laisse aucun doute à ce sujet.

Observ. CCL. Élisabeth, dix-neuf ans, bien constituée, est atteinte d'une syphilis primitive ; chancres à la fourchette, au vagin ; excroissances fongueuses et poireaux sur les nymphes ; poireau considérable et tumeur à l'anus. Premier traitement par les lavements mercuriels ; second traitement par les frictions et les fumigations mercurielles. Douleurs au bras et à la tête ; tous les symptômes énumérés ont disparu, à l'exception de la tumeur de l'anus ; bientôt elle augmente ; bubons. On continue le traitement indiqué : ces derniers symptômes s'amendent, mais la fièvre survient ; peu de jours après son invasion, il se déclare une salivation mercurielle avec ulcérations à la langue et au palais. On combattit vainement cette grave affection ; les ulcères de la bouche firent des progrès, la gangrène s'y mit ainsi qu'à l'ulcère de l'anus, qui avait commencé à faire de nouveaux progrès, et la malade succomba au cinquante-huitième jour de cette salivation mercurielle, sept mois après son entrée à l'hôpital.

291. — La salivation mercurielle survient avec la plus grande facilité chez les scorbutiques. Lombard, Graincer, parlent de cas de salivation déclarée chez des scorbutiques, le surlendemain d'une seule friction mercurielle d'un demigros. Enfin la salivation est tellement à redouter chez les individus attaqués simultanément du scorbut et de la syphilis, que les plus grands partisans de la thérapeutique mercurielle n'osent point l'administrer à ces individus. Le mercure, dit M. Lagneau, serait autrement dangereux dans cette complication, quel que

fût son mode d'administration, car il ne pourrait qu'augmenter l'atonie générale. Tous les auteurs, du reste, sont d'accord sur les dangers d'administrer le mercure dans les cas de complication de la syphilis avec le scorbut. Graincer cite l'exemple d'un individu attaqué de scorbut et de syphilis, qui, pour avoir pris un seul gros d'onguent mercuriel en friction, eut une salivation sanguinolente avec débilité générale, mortification des gencives, dont il crachait des lambeaux putréfiés. Hempel est le chirurgien qui a le mieux signalé les inconvénients qu'entraîne l'administration du mercure dans les cas de scorbut, et il en a tracé un tableau qui devra faire reculer le mercuriel le plus endurci. Il a vu fréquemment la bouche se gangrener, et les malades mourir des suites de cette gangrène. Goulard parle d'un soldat scorbutique qui succomba rapidement à une salivation mercurielle; il n'avait fait que fréquenter la salle où l'on traitait des vénériens par des frictions. Swédiaur avait aussi donné le précepte de ne point administrer le mercure dans le cas où le scorbut complique la syphilis. Ses dangers, dans des complications de ce genre, seront parfaitement compris par les personnes qui voudront se rappeler le mode d'action du mercure sur nos humeurs (287.) et le symptôme pathognonomique du scorbut. Qui ne sait que le scorbut se manifeste par une décomposition de nos humeurs? si on administre le mercure, cette décomposition est horriblement hâtée par deux principes désorganisants, l'un morbide, le second véritable poison métallique (288.).

292. M. Jourdan, et sans doute d'autres praticiens de la même école, considèrent la salivation mercurielle comme le symptôme d'une irritation gastro-intestinale causée par le mercure. Cette opinion nous avait paru, *à priori*, absolument erronée; le docteur John Bostock, auquel on doit de fort intéressantes recherches sur la nature chimique de la salive, a, par un second travail, prouvé incontestablement que cette opinion n'était pas fondée. Il a en effet constaté par l'analyse qu'il a faite (*Medico-chirurgical Transactions, published by the medic. and chir., society of London, vol.* 13) de la salive provenant d'un individu atteint d'une salivation mercurielle tellement abondante que la quantité écoulée par jour a été évaluée à près de deux litres, qu'elle était altérée profondément dans sa composition chimique : cependant il n'a point été possible d'y constater la présence du mercure, quoiqu'il ait employé des moyens de réaction qui eussent dénoté la présence d'un dix-millième de ce métal. Une contre-épreuve fut faite, la salive de ce même individu, après une suspension de seize jours de l'emploi de la préparation mercurielle, fut analysée de nouveau, elle avait repris en grande partie ses propriétés physiques et chimiques; cependant l'action du médicament sur les glandes salivaires existait toujours puisque l'augmentation de la sécrétion, quoique diminuée, avait persisté. Nous devons encore faire connaître la conséquence que M. Bostock tire de cette altération de la salive, sans présence

du mercure, c'est que ce médicament agit sur l'économie en général, et qu'il est permis de présumer qu'il réagit de même sur tous les organes chargés de quelque sécrétion, et qu'il altère les fluides sécrétés (287.).

292 *bis*. — L'action stimulante du mercure est presque toujours morbide ; elle donne presque toujours lieu à une perturbation générale, et dispose fortement les membranes muqueuses à s'irriter et à devenir le foyer d'une fluxion sanguine. Aussi faut-il s'abstenir de l'administrer chez les femmes qui ont une menstruation orageuse ; les accidents qui se montrent dans ces cas seraient exaspérés par le mercure. On doit se garder encore bien plus de l'administrer aux femmes récemment grosses, car il déterminerait vers la matrice un effort hémorrhagique qui amènerait l'avortement ; il ne faut pas plus le donner aux femmes qui sont près d'accoucher, ni à celles qui viennent de le faire. L'observation suivante, que nous prenons encore dans l'ouvrage de de Horne, viendra parfaitement à l'appui de ce que nous venons d'annoncer.

Observ. CCLI. Marie-Louise, dix-huit ans, non réglée. Syphilis primitive (deuxième infection), gonorrhée, phlogose à la vulve, excoriations aux mamelons ; la gale. Traitement par les lavements mercuriels et la liqueur de Van-Swieten. Le dix-septième jour irruption subite des règles ; le lendemain suppression tout aussi subite sans aucune cause, vomissement de sang considérable, mort en quelques minutes. A l'autopsie, muqueuse de l'estomac, substance pulmonaire gorgées de sang.

Peu d'observations constatent aussi bien les effets désordonnés causés par le mercure. L'or eût aussi provoqué l'irruption des règles, mais d'une manière douce, sans crise violente, et surtout n'eût point sur-irrité la muqueuse intestinale, l'organe de la respiration, sur-irritation qui a appelé vers ces organes un grand afflux de sang, a causé la suppression des menstrues et l'apoplexie pulmonaire à laquelle a succombé la malade sujet de cette observation.

293. — Le mercure porte fréquemment aussi son action délétère sur l'organe respiratoire, et nous avons déjà acquis la preuve qu'il cause assez fréquemment la phtisie pulmonaire (281.) ; c'est un fait que Carrère avait déjà signalé. Cette action est indépendante de la maladie contre laquelle le mercure est administré, quoique la syphilis puisse fort bien causer la phthisie (215.) : la phthisie mercurielle se montre en effet indifféremment chez l'homme et chez les animaux. L'ouverture des cadavres d'animaux morts à la suite d'expériences faites avec une préparation mercurielle quelconque, a presque toujours montré le parenchyme pulmonaire enflammé, et des lésions de la muqueuse bronchique. Souvent encore on a trouvé cette muqueuse ou la substance même du poumon ecchymosée. Une action semblable s'explique facilement. La phlegmasie, quand elle a lieu, provient du mélange d'un corps étranger qui circule mêlé au sang (310), dans

les vésicules pulmonaires, dont la délicatesse d'organisation est nécessairement exquise, et conformée de telle sorte, que tout liquide autre que celui que leur structure leur permet d'admettre, ne peut agir autrement qu'en irritant leur substance. Cette irritation suffirait déjà pour occasionner des épanchements à l'extrémité des vaisseaux exhalants; mais comme dans le scorbut le sang est vicié, il acquiert par l'action du mercure une plus grande liquidité (287); de là ces ecchymoses semblables à celles qui se montrent dans cette maladie.

293 *bis*. — Les observations suivantes pourront servir de démonstration à l'alinéa précédent.

Observ. CCLII (extr. de l'ouvrage de de Horne). Marie-Madeleine, vingt-deux ans. Syphilis constitutionnelle, combattue en vain par deux traitements mercuriels. Aménorrhée depuis vingt-trois mois, leucorrhée très ancienne, chancres et poireaux à la vulve, crêtes de coq à l'anus, douleurs dans tous les membres, céphalalgie violente, fièvre lente, insomnie, toux fréquente, expectoration de mauvais caractère. Troisième traitement par le sublimé; au bout de huit jours, dévoiement. Quand ce symptôme est apaisé, quatrième traitement par les frictions mercurielles; le troisième jour de ce traitement on le suspend : il avait augmenté la toux et l'expectoration des crachats purulents, tout en amendant les autres symptômes syphilitiques. Des sueurs nocturnes, un dévoiement colliquatif, surviennent et enlèvent la malade, qui succombe après deux mois et demi de traitement. La malade avait pris deux grains de sublimé en solution, et dix gros de pommade mercurielle en frictions.

Observ. CCLIII (idem). Vingt-quatre ans. Syphilis primitive. Premier traitement; pendant toute sa durée, aménorrhée, rhume opiniâtre, crachement de sang; cure palliative des symptômes syphilitiques. Réapparition de ces symptômes (gonorrhée, bubons); persistance des autres accidents. Second traitement par les lavements mercuriels, qu'on suspend au bout de huit jours; fièvre lente, marasme, mort.

Ces deux malades ont donc succombé à une phthisie syphilitique ou mercurielle ? il importe peu; il y aura toujours eu inefficacité ou mauvaise action du mercure. Cependant nous devons faire observer que la phtisie syphilitique a une marche beaucoup plus lente; que la plupart du temps elle est d'abord amendée par le traitement mercuriel, quelquefois même guérie, quoique fort rarement, au lieu que dans ces deux cas, les accidents ont toujours été en croissant sous l'influence de l'administration du mercure.

Observ. CCLIV, de Vigarous. Syphilis constitutionnelle. Premier traitement par les frictions mercurielles : les symptômes s'aggravent et se compliquent d'une inflammation très grave de la gorge, qui fut suivie d'ulcérations. Second traitement par le sublimé corrosif et les pilules Keyser : amélioration momentanée. Troisième traitement par les frictions mercurielles : tous les symptômes s'aggravèrent à un point effrayant. La fièvre lente, les sueurs nocturnes, le cours de ventre, le marasme et la prostration absolue des forces, furent les conséquences de ce dernier traitement, qui faillit faire succomber la malade. Elle fut rendue à la vie, et plus tard à la santé, par un régime analeptique et un traitement dépuratif sagement administré.

Observ. CCLV, recueillie par moi à l'Hôpital des Vénériens de Paris (clinique de M. Cullerier neveu). Syphilis constitutionnelle. Traitement par le mercure : phthisie mercurielle; mort.

Duval (Madeleine), âgée de trente-cinq ans, entrée le 10 juin 1823, eut, il y a sept ans, un écoulement qui diminua au moment où il se déclara une arthritis au genou; elle fit alors, mais avec négligence, un traitement qui fit momentanément cesser les accidents. Deux ou trois ans après, il lui survint une angine, suivie d'une ulcération au pharynx; elle subit un traitement dans cet hôpital; elle en sortit guérie après un séjour de six mois, dont une grande partie passée à l'infirmerie. (Les malades y sont beaucoup mieux soignés.) Il revint à cette malade guérie une nouvelle angine qui ne fut précédée d'aucuns nouveaux symptômes primitifs. Cette seconde inflammation fut, comme la première, suivie d'un chancre qui exerça sur le pharynx d'assez grands ravages.

C'est à cette même époque (voilà de cela deux ou trois ans) que le tibia droit fut le siège, dans sa partie supérieure, d'exostoses, dont le développement fut précédé de violentes douleurs ostéocopes, qui se sont fait aussi ressentir dans le tibia gauche, sur la surface duquel on sent quelques inégalités. Depuis ces derniers accidents, la malade affirme avoir fait chez elle trois traitements mercuriels fort réguliers pendant la durée desquels la maladie s'aggrava. Dès son entrée à l'hospice (10 juin) elle fut mise aux frictions mercurielles; le 21, il fallut les suspendre (seize grammes ou quatre gros d'onguent napolitain avaient été consommés), pour cause de salivation, et d'autres accidents moins graves. La boisson était le lin miellé. — Le 2 juillet, application de dix sangsues au cou, et de cataplasmes émollients, potions calmantes. — Le 4, on reprend les frictions, qu'il faut encore suspendre le 15 (vingt-huit grammes ou 7 gros de pommade mercurielle), pour salivation. — Le 7 juillet on avait réappliqué des sangsues (douze) sous la mâchoire inférieure; on insista sur les potions calmantes (potion avec l'acétate de morphine); on fit des embrocations opiacées. — Le 21 juillet les frictions sont reprises; il faut les suspendre le 7 août (seize grammes ou quatre gros d'onguent). Dès ce moment, expectoration abondante, sentiment de gêne et douleur dans la poitrine. On reprend cependant encore les frictions le 12 août, pour les suspendre pour la quatrième fois le 10 septembre (soixante-six grammes ou dix-neuf gros vingt grains de pommade). Pendant cette dernière période j'ai vu la malade maigrir et dépérir tous les jours, ses joues se caver ; les douleurs de poitrine ont augmenté, malgré un large emplâtre de poix appliqué sur le dos, malgré l'administration de looks adoucissants avec le sirop de diacode, des pectoraux, du sirop de grande consoude. Cependant les symptômes syphilitiques ne s'amendent en aucune façon, et, par un aveuglement inconcevable, on reprend les frictions. Le 28 septembre elle avait consommé de cette manière cent soixante-quatorze grammes (quarante-trois gros et demi). Les douleurs de poitrine sont encore plus vives, et se font surtout ressentir au côté droit, où elles sont pungitives. La malade quitte les Vénériens dans les premiers jours d'octobre, portant encore tous les symptômes syphilitiques qu'elle avait quand elle y est entrée, et va mourir à l'Hôpital de la Charité, d'une *phtisie mercurielle*.

Que de tristes réflexions fait naître dans l'esprit une semblable observation ! Quel inexplicable entêtement à toujours revenir à une médication si évidemment malfaisante ! Ne vaut-il pas mieux abandonner les malades atteints de syphilis à leur malheureux sort, comme le faisaient nos pères, que de les assassiner ainsi ?

294. — La suppuration des plaies, des tumeurs, est souvent un mouvement critique qu'il est bon de favoriser, mais dans un traitement mercuriel elle ne met point à l'abri des dangers les plus communs du traitement mercuriel ; bien loin de là, il n'est pas rare, pendant ce mode de traitement, de voir la suppuration entraîner des accidents prolongés, et opposer des obstacles à la guérison, et toujours par le même motif, parce que l'humeur sécrétée change de caractère, parce que le pus, de blanc, bien lié qu'il était, devient sanguinolent, fétide ; ce n'est plus ce liquide à l'aide duquel la nature opère le phénomène de la cicatrisation, ce n'est plus qu'une sanie purulente. Aussi quand on emploie les mercuriaux, faut-il tendre vers la résolution des bubons. Il est souvent, en effet, difficile d'en régulariser la marche, de prévenir les dégénérescences des ulcères qui en résultent, ou d'en modérer les effrayants progrès. M. le docteur Dubled a fort bien signalé les dangers du mercure dans le traitement du bubon syphilitique. Mais d'ailleurs n'avons-nous déjà point dit que la présence du mercure au milieu de nos humeurs faisait rouvrir des ulcères déjà cicatrisés depuis longtemps (281) ? La moindre lésion en fait naître où il n'y en avait jamais eu. Car M. Bretonneau a reconnu qu'il fallait une lésion antérieure pour provoquer l'apparition des ulcérations mercurielles. Ainsi c'est presque toujours au-devant des dents canines qu'il a vu la lèvre supérieure s'ulcérer, successivement ensuite apparaissent de nouvelles érosions sur tous les points correspondants à des éminences dentaires, sur les bords de la langue, qui sont sans cesse en contact avec les dents. Les plaies existantes deviennent des plaies de mauvais caractère, elles sont baveuses, versent une sanie fétide et sanguinolente. Si on méconnaît la nature des ulcères mercuriels, dit Swediaur, et qu'on insiste, malgré leur présence, sur l'emploi du

métal, ils deviennent très dangereux, plus dangereux même que les ulcères syphilitiques.

294 *bis*. — Les observations suivantes pourraient servir de démonstration à la proposition précédente.

Observ. CCLVI (extr. de l'ouvrage de de Horne). Denys, trente-six ans, faiblement constitué. Syphilis primitive; bubon considérable à la suite de chancres et d'une gonorrhée guéris par un traitement local. Ce bubon s'abcède, et il en résulte une plaie qui s'étend sur le bas-ventre. Traitement par les frictions mercurielles; amendement d'abord, mais la fièvre survient, ainsi qu'un dévoiement colliquatif; la plaie prend tous les jours un plus mauvais aspect; marasme et mort, cent douze jours après son entrée à l'hôpital.

Cette observation nous offre l'exemple d'une gastro-entéro-colite causée par la propagation de l'inflammation d'une plaie très vaste sur le tube intestinal, propagation favorisée par l'action irritante du mercure, et le malade succombe épuisé par une suppuration abondante et viciée que fournit une plaie sur-irritée par la réaction gastro-intestinale, en même temps qu'à une diarrhée, symptôme de l'inflammation de la muqueuse intestinale, et surtout de la surexcitation des glandes qui la tapissent, ainsi que de la viciation des humeurs qu'elles sécrètent habituellement (287).

Observ. CCLVII (idem.) Catherine, trente-deux ans, tempérament phlegmatique. Syphilis ancienne, gonorrhée, chancres et poireaux à l'anus; bubons. Traitement par le sublimé et les frictions; au dixième jour on suspend, pour cause de salivation abondante. Les bubons s'abcèdent et fournissent un pus ichoreux et très fétide. Huit jours après l'ouverture du dernier bubon, la suppuration, jusque-là très abondante, s'y tarit tout à coup, et la gangrène s'y déclare. On enlève avec le bistouri tout ce qui est sphacélé; mais, malgré un pansement antiseptique des plus énergiques, la gangrène reparaît encore plus horrible, et, malgré tous les remèdes les plus capables d'en arrêter le cours, la malade meurt totalement gangrenée.

Cette observation démontre bien évidemment les dangers que nous venons de signaler, de la terminaison des bubons par suppuration, dans un traitement mercuriel.

Observ. CCLVIII. Marie, trente-huit ans, constitution délicate. Syphilis constitutionnelle qui date de six années et n'a été combattue par aucun traitement méthodique; menstruation souvent immodérée, gonorrhée très ancienne, ulcère rongeant et condylômes à l'anus; tumeur considérable à l'articulation cubito-humérale droite; douleurs aiguës et continuelles, avec redoublement, la nuit, dans les extrémités supérieures et inférieures; insomnie. Traitement par le mercure gommeux; le dix-huitième jour, suspension pour cause de salivation.

Reprise après neuf jours d'interruption : dévoiement le onzième jour de cette reprise. Ce dévoiement cède après vingt-sept jours de suspension de l'emploi du mercure et d'un traitement qu'on ne trouverait pas rationnel à l'époque où nous vivons. Mais, six jours après, la suppuration qui abreuvait la tumeur du bras se tarit tout à coup, et la malade meurt comme suffoquée.

Si le mercure, au lieu de vicier la suppuration, l'excitait doucement comme fait le perchlorure d'or (91); s'il n'irritait pas toujours un peu la muqueuse gas-tro-intestinale; s'il n'excitait point une sécrétion morbide de la part de cette même muqueuse, il n'y eût point eu dans ce cas une métastase qui a rapide-ment causé la mort. La rapidité de cette terminaison fâcheuse ne permet pas de croire que cette métastase se soit opérée sur le tube intestinal.

295. — Le mercure porte aussi son action malfaisante sur les systèmes fibreux et osseux. Ainsi il occasionne souvent dans les articulations et dans la continuité des membres, des douleurs analogues à celles causées par le principe rhuma-tique; on les nomme douleurs mercurielles : elles sont très probablement causées par le mélange du mercure à nos humeurs (310), et par sa circulation dans les tissus qui en sont le siège (293). L'expérience démontre journellement ce que Hunter avait observé, que le mercure détermine le développement d'exostoses et de périostoses. Les faits suivants seront une preuve qu'il peut occasionner la carie des os.

295 bis. — Le docteur Penada rapporte, dans les Mémoires de l'Institut im-périal et royal du royaume lombardo-vénitien, l'observation d'une chute de la majeure partie de la mâchoire inférieure, par l'effet des fumigations mercurielles. (Bulletin de M. de Férussac.) G. Fracchia, âgé de trente ans, portait à la luette, aux amygdales et au voile du palais des ulcères qui avaient été rebelles à tous les remèdes. (On pense bien que les mercuriaux n'avaient point été oubliés.) Un charlatan conseilla au malade des fumigations mercurielles avec le sublimé cor-rosif et d'autres substances qui n'étaient point connues de celui-ci; la vapeur était dirigée, à l'aide d'un tube, sur les parties affectées. Dès le septième jour de l'emploi de ce remède, Fracchia fut pris d'une forte fièvre; toute la tête, les lèvres, l'intérieur de la bouche, se gonflèrent; des vertiges, des faiblesses, de la cardialgie, des efforts violents de vomissement se joignirent à un ptyalisme très abondant : la salive sanguinolente avait une odeur infecte. Le malade cependant se rétablit; mais il s'aperçut que ses dents vacillaient au point qu'il les arrachait sans effort. Un jour, ayant saisi une dent molaire qui vacillait, pour l'arracher, il enleva avec la dent la majeure partie de l'os maxillaire inférieur encore garni de dents contenues dans leurs alvéoles : le malade n'éprouva point de douleur à la suite de cet accident; mais le mauvais état des gencives rendit toujours la mastication difficile. On trouve dans l'ouvrage de M. Bretonneau (page 193),

une observation qui a une grande analogie avec celle-ci. « Une jeune fille avait été guérie du croup par un traitement mercuriel. Elle avait eu de la salivation, ses dents avaient été ébranlées, et trois ou quatre d'entre elles étaient tombées. Cette jeune fille resta exposée jour et nuit, à cause de la misère et de l'incurie de ses parents, à toute la rigueur du froid. Sa guérison datait déjà d'un mois, que la malade se plaignit tout à coup d'un point pleurétique, qui céda en deux jours à un traitement antiphlogistique.

Le troisième jour elle se plaignit d'une douleur intolérable dans la jambe droite, et succomba le quatrième, après avoir jeté des cris toute la nuit. A l'autopsie, on trouva le tiers du poumon gauche hépatisé. La jambe qui avait été le siège de si vives douleurs ne présenta rien de remarquable ; mais plusieurs dents étaient encore ébranlées, les gencives n'adhéraient plus à leur collet, elles cédaient au moindre effort ; et, en enlevant avec soin le périoste, M. Bretonneau découvrit une nécrose complète des deux bords alvéolaires, qui se fussent certainement exfoliés si le sujet eût survécu, car le travail du séquestre se trouvait déjà ébauché. Cette affection du tissu osseux de la mâchoire explique, à mon sens, fort bien la nature des douleurs de la jambe ; les épouvantables douleurs qui avaient tourmenté la malade résultaient d'une irritation mercurielle qui avait son siège dans le tibia, et qui eût sans doute amené la carie partielle ou totale de cet os, si la mort ne fût pas survenue. Car, je le répète, cette jambe n'offrit rien de remarquable. « On ne découvrit aucune lésion appréciable dans le névrilème ni dans les filets nerveux du tronc sciatique. »

Observ. CCLIX (extr. de l'ouvrage de Cirillo). Un soldat d'un tempérament athlétique, après une guérison palliative d'une syphilis constitutionnelle avec tumeur gommeuse, obtenue par le sublimé corrosif administré selon la méthode de l'auteur, se vit assailli de douleur dans les articulations, et vit reparaître plusieurs gommes ; il lui survint, après de nouveaux traitements mercuriels, tant internes qu'externes, une nouvelle gomme au front, qui s'accompagnait de carie de l'os frontal, et bientôt il se déclara une diathèse scorbutique à laquelle le malade succomba.

Branbilla rapporte l'histoire d'un jeune homme qui, à la suite d'un traitement par le mercure, perdit le voile du palais, eut une carie profonde de la mâchoire supérieure, et succomba.

L'observation suivante, prise dans de Horne (*ouvr. cit.*), sera une nouvelle preuve à l'appui de l'action désorganisante exercée par le mercure sur le système osseux.

Observ. CCLX. François, cinquante-deux ans, tempérament pituiteux. Trois infections antérieures traitées sans méthode. Depuis six mois, bubon qui s'était ouvert spontanément et était devenu squirrheux. Traitement par le sublimé et les frictions mercurielles. Amendement ; mais au trente-cinquième jour de ce traitement, invasion subite d'une esquinancie inflammatoire, avec une tumeur considérable à la mâchoire inférieure, et gonflement de toutes les parties internes de la bouche. Mort rapide, malgré un traitement antiphlogistique très actif. A l'ouverture du cadavre, on découvrit une carie considérable à l'os maxillaire, qui pénétrait jusqu'au sinus.

Je conviens bien aisément qu'on pourra prétendre que cette carie, qui a amené un résultat aussi fatal, avait bien pu être causée par l'action du virus syphilitique : je le veux bien, mais il faudra du moins me concéder que le mercure, loin d'enrayer la marche de la maladie, l'a accélérée. Mon opinion personnelle, malgré cette concession, est que la carie fut causée par le mercure ; de Horne le pensait aussi.

296. — En parcourant cette longue série d'accidents causés par l'administration du mercure, on ne peut pas s'empêcher d'observer que plusieurs symptômes que fait développer la syphilis, sont souvent déterminés par le mercure. En faudra-t-il conclure, avec nos réformateurs modernes, que la plupart des accidents qu'on attribue à la syphilis sont produits par ce métal seul ? Il y a beaucoup d'exagération dans une semblable proposition, quoiqu'elle contienne quelque chose de vrai. M. Jourdan n'insiste que sur les accidents osseux, dont il prétend que la fréquence dépend du traitement. MM. Rose, Guthrie et Thomson vont beaucoup plus loin, et disent n'avoir jamais rencontré d'exostoses ou de périostoses chez les malades qui avaient été traités sans mercure ; les faits démentent absolument cette assertion. Cependant Fallope, Fernel et Paulmier faisaient aussi dépendre formellement ces accidents du mercure. Gozzi déclare aussi qu'il a rencontré plusieurs malades chez lesquels le mercure, et surtout l'onguent mercuriel, causait des douleurs excessives qui duraient quelquefois plusieurs années. Il a vu aussi les mêmes préparations déterminer l'apparition d'ulcères, causer des paralysies, accidents qui étaient nécessairement aggravés par ces mêmes médicaments. S'il est exagéré de dire que le mercure occasionne le développement des mêmes symptômes que la syphilis, il faut du moins convenir qu'il en augmente presque toujours la gravité ; et nous partageons l'opinion de M. Jourdan, qui assure que la fièvre syphilitique s'observe beaucoup plus fréquemment, et cela de l'aveu de tous les auteurs, lorsqu'on a administré le mercure. Notre savant confrère prétend que cet effet dépend de l'action irritante du mercure sur l'appareil digestif : nous avons démontré que cette action était pour le moins douteuse (287).

297. — C'est peut-être sur le système nerveux que le mercure porte le plus souvent son action délétère : ainsi Blegny lui a vu causer la détérioration de l'organe de l'ouïe, Fabrice de Hilden, la cécité, par suite de la paralysie des

nerfs acoustique et optique; M. Larrey a présenté à l'Académie de médecine (séance du 14 janvier 1823), un militaire qui était devenu sourd et muet à la suite d'un traitement antivénérien. Quelquefois le mercure donne lieu à une exaltation pathologique du système nerveux : on en trouve un exemple dans M. Lagneau. C'est un jeune homme qui, à la suite d'un traitement mercuriel, était devenu tellement irritable que le moindre bruit, le moindre attouchement produisait sur lui l'effet d'une forte commotion électrique; et si on le heurtait, il y avait bouleversement momentané de ses facultés intellectuelles. Cet infortuné jeune homme ne fut pas guéri de la syphilis contre laquelle on administra le mercure qui le mit dans un si fâcheux état. Les personnes qui travaillent le mercure sont encore sujettes aux convulsions, à des paralysies du sentiment ou du mouvement, à la manie.

298. — Une autre névrose que le mercure produit aussi très fréquemment, c'est le tremblement métallique. M. Colson, dont les travaux nous ont fourni tant de motifs d'accusation contre le mercure, a lu à l'Académie de médecine des observations de cette maladie à la suite de traitements mercuriels.

Observ. CCLXII. Syphilis chez une fille de trente-deux ans (hôpital des Vénériens). Après huit jours de l'emploi de la liqueur de Van-Swieten, traitement mercuriel. Suspension du traitement pendant huit jours. On le reprend : retour du tremblement, qui cette fois persista pendant quarante jours.

Observ. CCLXIII. Syphilis chez une fille de dix-neuf ans (hôpital des Vénériens). Tremblement mercuriel après vingt doses de sublimé. On reprend l'administration du sel mercuriel après une suspension qui fait cesser le tremblement. Il reparaît, et cette fois persiste plusieurs semaines.

Observ. CCLXIV. Syphilis chez une jeune fille de dix-neuf ans (Maison royale de santé). Après huit jours d'un traitement par les frictions (un gros d'onguent par jour), le tremblement survient, et cesse par cinq jours d'interruption du traitement; celui-ci est repris : le tremblement reparaît et dure deux mois.

Les trois autres observations rapportées par M. Colson, offrent une parfaite analogie avec celles-ci de sorte que nous nous abstiendrons de les transcrire.

M. Desgenettes, au sujet de ces observations, a rappelé que Bordeu avait, dans son travail sur l'*Analyse du sang*, fait connaître que Rouelle le chimiste, et Keyser, aussi grand manieur du mercure, avaient succombé tous deux à un tremblement mercuriel. M. Villermé, qui a observé cette maladie sur un grand nombre d'individus travaillant dans les mines de mercure, a vu qu'elle persiste pendant un temps assez long après que ceux qui en sont atteints ont cessé de travailler à l'extraction de ce métal. Le même praticien ayant aussi observé chez les ouvriers étameurs de glaces le tremblement dû à l'action des vapeurs mercurielles, a trouvé qu'il était moins grave que chez les mineurs.

299. — Il ne pouvait point entrer dans notre plan d'indiquer les moyens de combattre la salivation et les autres maladies mercurielles, puisque nous voulons qu'on renonce à l'usage de cet agent thérapeutique ; nous dirons cependant que M. Colson n'a pas trouvé de meilleur moyen pour traiter le tremblement mercuriel, que les bains et les sudorifiques, qui ne peuvent avoir d'autres effets que l'élimination du métal empoisonneur par les pores de la peau. L'efficacité du traitement proposé par M. Colson a été constatée par MM. Mérat et Marc, dans la discussion ouverte au sein de l'académie de médecine, sur le Mémoire de M. Colson ; ce travail a obtenu l'approbation de ce corps savant.

Swediaur parle d'un médecin de réputation, qu'il ne nomme malheureusement pas, qui a préconisé l'emploi de l'or fulminant (66) dans le traitement de la salivation mercurielle ; il le donnait tous les soirs à la dose de trois à cinq grains. Nous ne laisserons point échapper, comme on le pense bien, quand elle se présentera, l'occasion de vérifier cette propriété de l'ammoniure d'or. Rien ne doit être négligé pour une affection aussi grave que le ptyalisme mercuriel, qu'il est si souvent difficile d'arrêter, de modérer même. Swediaur a vu plus d'un malade que la salivation a tué en épuisant leurs forces (290 bis). D'autres n'y succombaient pas de suite, continue ce même auteur, mais ils demeuraient languissants pendant des mois, des années entières, et plusieurs finissaient par mourir phthisiques (281).

300. — Il est facile de juger, d'après ce qui précède, que le mercure porte son action sur le cerveau ; il affaiblit les facultés intellectuelles, produit la stupeur, la perte de la mémoire, l'imbécillité et la folie. Il y a déjà du temps que l'aliénation mentale a été rangée parmi les maladies que peut occasionner l'emploi du mercure, puisque le père Edme, chirurgien de l'Hospice de Charenton, avait remarqué que sur vingt individus placés dans cette maison pour y être traités de la folie, il y en avait dix-neuf qui avaient été soumis à des traitements mercuriels. Il n'est certainement pas permis de conclure de ce fait que ces dix-neuf aliénés le fussent par le fait du mercure ; mais comme le père Edme a constaté que le désordre de l'organisation était d'autant plus grand que les traitements avaient été plus longs et plus souvent répétés, il faut admettre que si le mercure n'avait point agi sur les dix-neuf malades comme cause efficiente, il avait du moins agi comme cause aggravante. Aillaud, qui s'est attaché à suivre les effets du mercure sur l'économie animale, a vu souvent des accès de manie se déclarer dans le cours même d'un traitement mercuriel. M. Jourdan (ouvrage cité), enfin, en a vu un exemple fort remarquable.

301. — Quant à l'épilepsie, nous n'avons pu acquérir de notions précises

sur la question de savoir si elle pouvait être occasionnée par le mercure. Notre savant et aimable confrère le docteur Georget, auquel nous nous sommes adressé, nous a bien dit qu'on rencontre un grand nombre d'épileptiques qui ont subi des traitements mercuriels; mais on reconnaît aussi chez ces mêmes individus, une infinité d'autres causes qui ont dû concourir à produire cette cruelle maladie; de sorte qu'il n'est pas permis, quand on a de la bonne foi, de les attribuer au métal empoisonneur contre lequel nous avons déjà tant administré de motifs de griefs. Quoi qu'il en soit, d'après l'influence que le mercure exerce dans un grand nombre de cas sur le système nerveux, nous ne pouvons nous empêcher de croire qu'il ne puisse occasionner quelquefois l'épilepsie.

302. — Dans ce grand nombre de maladies plus graves les unes que les autres, que peut produire le mercure. nous n'avons point encore décrit, à cause de ses symptômes nombreux qui ne permettent pas sa classification parmi les premières, une affection exanthématique que les médecins allemands et anglais ont désignée sous les noms d'exanthème mercuriel ou hydrargyrie. Nous emprunterons cette description à M. Jourdan, qui l'a lui-même puisée dans les écrits de M. Mullin : ce médecin l'a décrite avec le plus grand soin; il la partage en trois périodes.

« La première période débute par de l'abattement, de la lassitude, des frissons. A ces symptômes succèdent la chaleur, la vitesse du pouls, la céphalalgie, le dégoût et la soif. Il y a gêne de la respiration, anxiété, sentiment de tension à la région épigastrique. La langue est ordinairement humide, couverte d'un enduit blanc et visqueux. La peau est chaude et pruriteuse. En général il y a constipation; mais la moindre cause suffit pour faire naître la diarrhée. Le premier ou le second jour, il s'établit une éruption érythémateuse d'un rouge plus ou moins foncé. Les vésicules sont d'abord isolées; quelquefois, mais rarement, l'exanthème ressemble à celui de l'urticaire, et alors il est très bénin. Le plus souvent les vésicules deviennent confluentes, à tel point qu'elles forment une rougeur étendue qui disparaît par la pression. Dans la plupart des cas l'éruption commence au scrotum, au côté interne des cuisses, à l'avant-bras, ou dans l'endroit sur lequel on fait les frictions. La peau des parties affectées se tuméfie beaucoup. On a vu quelquefois l'éruption pourprée, sans vésicule, se répandre rapidement sur tout le corps : mais ce cas est fort rare, et le plus souvent l'exanthème se manifeste à la fois par plusieurs plaques, qui prennent peu à peu de l'extension, jusqu'à ce qu'elles soient réunies ensemble. La fièvre est très intense pendant le cours de l'éruption, et augmente même encore après que celle-ci est terminée; ordinairement le pouls bat entre cent vingt et cent trente fois par minute. La soif est vive, l'agitation extrême, et le malade dort rarement d'un sommeil calme. Au bout de quelques jours, l'épiderme se détache et tombe sous la forme d'écailles minces et blanchâtres. La desquamation suit le même ordre que l'exanthème avait observé dans son apparition ; à cette époque la gorge s'excorie, la langue se tuméfie, et les yeux paraissent un peu gonflés.

L'étendue de cette première période varie beaucoup ; elle dure dans certains cas dix à quatorze jours, et dans d'autres moitié moins. Quand l'affection a été légère, le malade se trouve guéri immédiatement après la desquamation ; mais assez souvent la peau prend un nouvel aspect, qui signale l'invasion de la seconde période. Elle se couvre d'une infinité de petites vésicules remplies d'un fluide transparent, dont l'apparition est annoncée par un prurit de plus en plus vif, et par le sentiment d'une chaleur brûlante dans les parties sur lesquelles la desquamation avait eu lieu. Ces vésicules restent parfois stationnaires pendant un jour ou deux ; mais en général elles s'ouvrent immédiatement après leur formation, parce que le malade ne peut s'empêcher de se gratter pour apaiser ses démangeaisons. Il s'en échappe un liquide séreux, dont l'odeur, assez désagréable pour inspirer du dégoût aux assistants et au malade lui-même, est si particulière, disent les médecins anglais, qu'il suffit de l'avoir sentie une fois pour la reconnaître toujours. Le fluide coule en plus grande quantité du scrotum, des aines, du côté interne des cuisses, de toutes les parties où la peau forme des plis et offre des glandes sébacées abondantes. En se desséchant avec l'épiderme, il donne naissance à des croûtes dont on considère la formation comme constituant une troisième période.

- « Ces croûtes sont ordinairement très grandes ; elles conservent après leur chute la forme des parties de la surface desquelles elles se sont détachées. Leur couleur est jaunâtre, quelquefois aussi plus foncée. Celles de la face et d'autres parties du corps se fendillent quelquefois avant de tomber ; ce qui, joint à leur teinte sale, leur donne un aspect dégoûtant. La gorge est plus affectée que jamais, les yeux ne peuvent plus supporter la lumière, les paupières s'enflamment et se renversent, ou bien demeurent fermées, à cause du gonflement général de la face. Le cou et le cuir chevelu, parties toujours le plus épargnées, sont quelquefois parfaitement sains, même lorsque la maladie a atteint un très haut degré. Le malade est obligé de s'interdire tout mouvement quelconque, parce que le moindre effort lui cause des douleurs aussi vives que si on le déchirait. Les croûtes se dessèchent en si grande quantité qu'on dirait que le lit a été couvert de cônes de houblon. A cette époque tous les symptômes vont en croissant, et la maladie prend le caractère d'un véritable typhus. Le pouls est faible et irrégulier, la langue noire et fendillée ; enfin surviennent la diarrhée, le délire, les convulsions, la gangrène à la surface du corps, et la mort. »

303. — Qu'on ne pense point qu'une seule préparation mercurielle ou un certain nombre d'entre elles aient les nombreux inconvénients que nous venons

de signaler ; elles les ont toutes, elles ne varient que par le plus. Ainsi les anciens avaient parfaitement reconnu les fâcheux effets causés par les onguents mercuriels, quoiqu'ils ne les missent en usage que pour détruire les insectes parasites, et combattre les maladies de la peau ; aussi essayèrent-ils de tempérer la fâcheuse action du mercure en l'associant à d'autres médicaments, de là ces onguents sarrasins qu'il serait même trop long d'énumérer. Rien du reste ne démontre mieux l'influence délétère du mercure sur notre économie, que son administration par les frictions ; en effet, c'est celle qui donne lieu au plus grand nombre d'accidents ; qui les détermine avec la plus grande facilité, surtout la salivation, et c'est du mercure en nature qu'on administre. Au sentiment de Swediaur, les frictions mercurielles, quand elles ne guérissent pas, donnent lieu à des symptômes très fâcheux, tels que la salivation, les vertiges, la chaleur fébrile, le tremblement des extrémités, et des douleurs violentes dans les membres. C'est surtout dans le traitement des bubons ulcérés que, d'après le même médecin, elles peuvent donner naissance aux symptômes les plus dangereux. Ainsi, sur soixante malades qui furent soumis à un traitement par les frictions mercurielles, il fallut chez plus de la moitié, qui avaient des bubons en suppuration, en inciser les bords décollés.

La plupart du temps on traite un nourrisson atteint de syphilis, par les frictions mercurielles administrées à la mère ou à la nourrice ; c'est en effet le moyen d'introduire dans l'économie la plus grande quantité possible de mercure. Le lait devenu mercuriel, quoique l'analyse n'y ait point encore démontré la présence de ce métal, détermine de vives tranchées, suivies bientôt du dévoiement qui épuise le jeune malade et le fait souvent périr. C'est cependant là le meilleur mode d'administrer le mercure aux enfants.

On reproche encore avec raison au traitement par les frictions sa malpropreté, les embarras qu'il entraîne, la mauvaise odeur que le malade exhale, la perte du linge, dont il faut de grandes quantités ; considération importante dans les hôpitaux ; sa longueur, les précautions infinies qu'il exige : ainsi, dans la mauvaise saison, il faut absolument garder la chambre ; les cas nombreux où il échoue, l'impossibilité de déterminer, même d'une manière approximative, la quantité de mercure absorbé, etc., etc.

304. — Nous allons donner, d'après Hahneman (264, 265), le tableau des symptômes que détermine l'administration de l'oxide noir de mercure (*Journal des progrès et institutions médicales*, tome I, page 13), en faisant observer que le praticien allemand a fait choix de cette préparation parce qu'il la considère comme la moins nuisible : Céphalée profonde ; Tintement d'oreille ; — Ulcération de la face interne de la lèvre inférieure ; — Tuméfaction des glandes du cou et de l'oreille ; — Gonflement douloureux de la gencive, avec ul-

cération; — Aphthes; — Salivation fétide; — Ulcération des amygdales; — Douleur pongitive en avalant; — Goût putrescent dans le gosier; — Dégoût des viandes; — La saveur du mercure devient insupportable; — Borborygmes; — Coliques; — Constipation; — Selles peu abondantes, muqueuses, âcres, corrodant l'anus; — Selles sanguinolentes; — Douleur brûlante à l'anus; — Urines troubles et sédimenteuses dès leur évacuation; — Gonflement du prépuce; — Prurit, chaleur, ulcération du gland ou du vagin; — Gonorrhée; — Leucorrhée; — Gonorrhée bâtarde; Sentiments de chaleur alternant avec des frissons; — Téguments peu sensibles au toucher. »

Ce tableau pourra paraître exagéré, mais cependant il doit être exact, car il a été tracé par un partisan de l'emploi du mercure dans le traitement de la syphilis; par un chef de secte, qui, pour créer son système, a dû se livrer à une étude spéciale de la manière d'agir des médicaments sur notre économie. Quant au précipité per se (266), il est fort peu usité à l'intérieur; Swediaur a observé que cette préparation donne presque toujours lieu à des tranchées.

305. — Le calomel produit des accidents qui ne sont pas moins graves que ceux qui résultent de l'administration des autres mercuriaux. M. Bretonneau, qui l'a fréquemment donné dans le traitement de la diphthérite, a reconnu qu'il faisait naître une angine couenneuse analogue à celle qu'il est appelé à combattre, à ce point qu'il est assez difficile de distinguer les membranes morbides produites par l'administration du mercure, de celle qui résulte de la diphthérite elle-même; cette angine mercurielle est plus grave que l'autre. « Les surfaces enflammées laissent exsuder du sang; dès le début la phlogose mercurielle envahit les deux côtés de la bouche; les bords de la langue tuméfiée reçoivent et conservent l'empreinte des dents : des érosions multipliées, peu étendues, se recouvrent d'un enduit concret peu adhérent qui a peu d'analogie avec les membranes et les tissus organiques. » Cette membrane se forme sans qu'il y ait de fièvre, la déglutition ne devient même douloureuse que lorsque la maladie a fait de grands progrès; Schmidt cite un exemple de salivation très grave survenue après quatre jours de traitement pendant lesquels le malade avait pris sept grains de calomel.

306. — M. Bretonneau voyant le calomel produire de si fâcheux effets, voulut s'éclairer par quelques expériences sur les animaux : il administra en conséquence ce sel et l'onguent mercuriel à plusieurs chiens. Un chien auquel on fit prendre le calomel et l'onguent mercuriel pendant environ quinze jours, succomba dans le dernier marasme (283). On observa un commencement de nécrose sur le pourtour de l'alvéole des dents canines. Un second chien succomba à une érosion gangréneuse fort étendue de la surface du gland. Il faut faire observer que cet animal, dans le temps qu'il commençait à éprouver les effets du calomel, avait fait de nombreux efforts pour couvrir une chienne plus

grande que lui. Ces expériences ne suffisent certes pas pour bien spécifier tous les accidents que le mercure peut causer sur l'économie des animaux; mais du moins elles démontrent une action délétère analogue à celle qu'on observe chez l'homme, et c'était un point assez important à constater.

306 bis. — Il existe peu de pays où l'on fasse plus d'abus du mercure et surtout du calomel qu'en Angleterre. La réputation de cette dernière préparation est si bien établie, qu'il y a peu de maisons où l'on ne trouve une boîte de blue pills, et l'on en offre presque comme en France des pastilles de chocolat. C'est cette manie qui a dicté un mémoire à M. Henri Robertson (*De l'effet du mercure sur le corps humain*). Il y énumère tous les cas dans lesquels il y a eu maladie, et maladie grave, par suite de cet abus ; il cite même des cas où il a causé la mort des individus. Le plus souvent il donne lieu à une espèce de scorbut mercuriel, que les Anglais nomment hydrargyrie ; affection qui, dans la plupart des cas, est plus difficile à traiter que la syphilis elle-même.

307. — Le deutochlorure de mercure (268), plus commode à administrer que les autres préparations mercurielles, n'en est pas moins dangereux. Ainsi Brambilla démentit l'assertion de Locher, qui assurait avoir administré le sublimé à quatre mille huit cent quatre-vingts malades, sans avoir observé aucun accident à la suite de son administration. Il affirma qu'entre les mains du disciple de Van-Swieten, le sublimé avait déterminé un grand nombre d'hémoptysies, de phthisies, de cécités, de surdités et d'avortements. Van-Swieten lui-même interdisait sa liqueur à ceux qui avaient la poitrine délicate, aux personnes trop irritables, et à celles qui étaient sujettes aux hémorrhagies. La solution de sublimé agit si énergiquement sur certains estomacs, qu'il faut user de mille soins préparatoires pour l'administrer ; et c'est un poison tellement violent, qu'il est quelquefois permis à peine de débuter par un huitième de grain de sel mercuriel. Un grand nombre de médecins se sont déclarés les partisans de l'emploi du sublimé; ils ont prétendu que, malgré sa grande énergie, c'est le remède le plus doux quand on le manie avec habileté; mais un plus grand nombre de praticiens lui ont reproché avec bien plus de raison de provoquer des gastrites, des entérites, des hépatites chroniques et surtout beaucoup de phthisies pulmonaires. Il n'est pas plus certain que le traitement par les frictions; il ne guérit pas plus souvent la syphilis que toute autre méthode, et fait seulement disparaître les symptômes pour quelque temps; ce médicament enfin, toujours redoutable entre des mains inhabiles, expose les malades à tous les dangers qui peuvent résulter d'un défaut de prudence ou d'attention. Swediaur a fort bien aussi signalé les mauvais effets du sublimé : il lui a vu produire le dégoût des aliments, causer des tranchées bientôt suivies de dévoiement; occasionner des céphalalgies, la fièvre, l'oppression de poitrine et même le crachement de sang, sans guérir et même sans apporter le

moindre amendement aux symptômes contre lesquels il était administré, il existe un assez grand nombre d'individus auxquels on ne peut jamais administrer ce sel mercuriel sans danger.

307 bis. — Nous allons démontrer, par des observations prises dans l'ouvrage de Cirillo, qui a été un des plus grands partisans qui aient existé de l'emploi du sublimé, que ce médicament donne véritablement lieu aux diverses maladies que nous l'avons accusé de produire.

Observ. CCXIV. Un cavalier, d'un tempérament sanguin-bilieux, fut guéri d'une syphilis constitutionnelle par le sublimé dissous dans l'alcool, auquel Cirillo associa une excessive quantité de lait. La cure s'annonça par une prodigieuse quantité d'une sueur fétide et puante ; mais il fallut quatre ans à ce même malade pour se bien rétablir des désordres qu'avait causés le sel mercuriel dans son économie. Pendant tout ce temps il resta faible et attaqué d'une grande susceptibilité à être incommodé par la plus petite cause, malgré un régime extrêmement régulier et très sévère. Deux fois, la première à un intervalle de deux années de la fin de son traitement, et la seconde deux années encore après ce premier accident, il eut un crachement de sang abondant, qu'on guérit chaque fois par une diète sévère et les humectants.

Observ. CCLXV, du même. — Un lieutenant général, âgé de soixante-quatre ans, d'un tempérament robuste et bilieux, fut traité par le sublimé corrosif, d'une affection qui fut supposée de nature syphilitique. Trois mois après il se déclara chez ce malade une gastro-entéro-colite avec hépatite et évacuation par haut et par bas de sang veineux et de matières extrêmement noires (morbus niger d'Hippocrate), à laquelle il succomba.

Observ. CCLXVI, du même. — Un soldat, peu de temps après avoir pris des doses excessives de sublimé corrosif administrées contre une syphilis constitutionnelle très invétérée, fut attaqué d'une gastro-entéro-colite avec hépatite à laquelle il succomba rapidement, malgré un traitement plus rationnel que celui qui fut administré dans le cas précédent. A l'ouverture du cadavre, on trouva tout le tube intestinal rouge et recouvert d'une matière purulente le foie tellement augmenté qu'il recouvrait l'estomac, et celui-ci perforé vers son arc inférieur, et squirrheux dans toute cette partie. Le pancréas était extrêmement grossi, dur et squirrheux.

307 ter. — L'observation suivante prouvera que le deuto-chlorure de mercure peut causer l'avortement.

Observ. CCLXVII, recueillie par moi, à l'hôpital des Vénériens (clinique de M. Cullerier neveu). Écoulement, pustules muqueuses. Grossesse de six mois.

La demoiselle Prévot (Hortense), âgée de vingt ans, entrée le 26 août, grosse de six mois, offre les symptômes suivants : écoulement vaginal peu abondant, qui dure depuis six semaines ; pustules muqueuses discrètes, répandues sur les diverses parties de la vulve : elles sont apparues il y a quinze jours et paraissent déjà marcher vers la guérison. Il existe des cuissons et de la rougeur aux parties sexuelles. Le lendemain de son entrée, cette malade est mise sur-le-champ à la liqueur, et en prend la demi-dose ; pansement avec cérat mercuriel, boisson émolliente. La malade vomit la liqueur ; on la suspend, pour la reprendre au bout de quatre jours. Elle prend alors une demi-dose tous les matins, pendant quatre jours : le quatrième jour, épistaxis (saignement au nez), céphalalgie intense, saignée du bras. Aussitôt après la saignée, douleurs lombaires et utérines, avortement le 31 août, dans la nuit : enfant mort qui n'est point à terme. La malade reprit son traitement le 17 septembre, elle sortit guérie le 21 octobre : le 4 octobre, elle éprouva des douleurs dans le bas-ventre, qui nécessitèrent un bain de siège et le lin miellé : elle a pris dix-huit doses de la liqueur de Van Swieten. Cette observation n'est certes pas la moins remarquable de toutes celles que nous avons recueillies ; elle constate une des plus fâcheuses propriétés du mercure, sa puissance abortive, qui doit être bien connue à l'hospice des Vénériens ! On ne l'y administre pas moins avec la plus grande insouciance.

307 quater. — A l'extérieur le deutochlorure de mercure a presque autant d'inconvénients. Les bains avec une solution de sublimé donnent souvent lieu au gonflement des gencives, à des ardeurs d'urine, des démangeaisons à la peau. Ils produisent sur presque toute la surface du corps une éruption de larges plaques rouges qui s'accompagnent d'un prurit insupportable ; de plus ils altèrent la souplesse de la peau et la couleur des ongles.

307 quint. — Tout nouveau qu'est le cyanure de mercure (269), une triste expérience a déjà appris qu'il détermine des vomissements, des selles, la salivation, des aphthes et des ulcérations dans la bouche. C'est du reste un médicament fort peu usité, et qui probablement n'est pas appelé à le devenir davantage.

308. — Parmi les sels mercuriels (271), l'hydrochlorate ammoniaco-mercuriel et le sous-phosphate de mercure, les seuls un peu usités, ainsi que le surdeutonitrate de mercure, pour l'administration à l'intérieur, ont été absolument abandonnés, parce que les cures qu'ils procurent ne sont que palliatives ; que de plus ils excitent des nausées, des vomissements même, et surtout affectent fortement les gencives. Il en est de même pour le sel mercuriel désigné en dernier (272) ; il a fallu renoncer absolument à son usage interne, parce qu'il occasionnait souvent des gastrites, des gastro-entérites, et même des affections de poitrine.

308 bis. — Nous terminerons cette énumération des maladies et des accidents qui peuvent être occasionnés par le mercure, en mettant sous les yeux du lecteur les opinions de M. Bretonneau sur l'action vénéneuse du mercure (ouvrage cité, page 195) ; elles méritent toute notre attention. C'est, comme nous l'avons dit

(305), en employant les préparations mercurielles dans le traitement de la diphthérite (nouvelle dénomination du croup et de diverses angines), que ce judicieux observateur a reconnu l'action délétère du mercure, et a été amené à faire quelques expériences à ce sujet; de sorte qu'on ne pourra pas dire que c'est dominé par une idée principale qu'il a expérimenté; et quand il a vu ce qu'il a relaté, on peut compter qu'il l'a bien vu et sainement vu. Il est une autre considération qui augmente l'importance des faits observés par M. Bretonneau. On n'a guère jusqu'ici signalé les fâcheux effets produits par le mercure, que dans des cas où ce métal est administré contre la syphilis ; mais alors les accidents produits peuvent être attribués, sinon absolument à la maladie, du moins presque autant à elle qu'au médicament; au lieu que dans les observations que nous devons au praticien de Tours, les mauvais effets sont produits par le mercure seul, indépendamment de toute autre cause délétère.

« Administré sous toutes les formes, dit M. Bretonneau (ouvrage cité, page 195), quelquefois pour combattre de prétendus symptômes syphilitiques qui eussent cédé aux moindres soins de propreté, les préparations mercurielles peuvent occasionner des phlegmasies ulcéreuses, graves et rebelles de la peau et du tissu muqueux; souvent les os eux-mêmes se trouvent aussi affectés.

« Ordinairement de nouvelles médications mercurielles sont opposées à ces inflammations causées par le mercure ; et quelques faits me portent à croire que, dans certains cas, elles peuvent en dissiper les symptômes en reportant l'affection chronique à l'état aigu ; mais le plus souvent la maladie est exaspérée. . .

« Cette différence d'action du mercure, ou plutôt cette action en sens opposé, me semble se rapporter principalement au mode d'administration, tantôt brusque et énergique, tantôt lent et mitigé.

« C'est après les méthodes altérantes au moyen desquelles ce métal est introduit dans l'économie, à des doses réfractées, que ses effets les plus délétères se manifestent. On a pu remarquer dans les observations précédentes » (guérisons de diphthérite par le calomel à l'intérieur et les frictions mercurielles), « que des quantités considérables de calomel ont été administrées dans un laps de temps très court, sans qu'il en soit résulté de fâcheux inconvénients. Cette diversité des effets du mercure mérite toute l'attention du praticien. J'ai la certitude que trois grains de calomel ont suffi pour occasionner la salivation; que cinq grains de la même substance, préparés avec les soins convenables, divisés en trois doses inégales, et pris dans l'espace de six jours, ont également produit la salivation et déterminer à la surface des gencives, sur les bords de la langue et sur les parois des joues, des ulcérations couenneuses qui ont résisté pendant plusieurs semaines à une multitude de moyens thérapeutiques.

« La nature chimique de la préparation, la température, le régime, l'âge, influent beaucoup sur le résultat, moins cependant que les dispositions vitales des tissus organiques qui reçoivent l'action immédiate et directe de la médication. L'exhalation, par exemple, n'étant point augmentée que l'absorption ne diminue, c'est en sens inverse que s'exercent ces fonctions. Ainsi il peut arriver que l'ingestion de quelques grains de calomel, si elle est suivie de constipation, provoque la salivation ; et un tel effet sera d'autant plus prompt, qu'une fluxion entretenue par la carie d'une dent ou toute autre irritation préexistante, attirera vers la bouche l'action de la préparation métallique qui a été avidement absorbée.

« Souvent c'est dans un temps fort éloigné, après des années, que se montrent les altérations morbides qui proviennent des traitements mercuriels prolongés. La plus redoutable de ces affections est peut-être un état cachectique qui ressemble à quelques égards au scorbut des gens de mer, mais qui s'en éloigne par plusieurs conditions spéciales, et surtout parce qu'il résiste à la plupart des moyens hygiéniques qu'on oppose avec tant de succès au véritable scorbut. Les gencives deviennent rarement fongueuses, et quelque quantité de sang qu'elles laissent échapper, l'écoulement n'en est pas provoqué au moindre attouchement ; mais l'exhalation qui se fait à leur surface se suspend et revient par paroxysmes. »

309. — Que de précautions ne doit pas exiger l'administration d'un métal dont la présence dans notre économie peut occasionner de si graves et si nombreux accidents ! aussi le traitement mercuriel exige un régime sévère, et pendant sa durée il est de la plus haute importance de se préserver du froid. Swediaur a vu plusieurs personnes qui, pour avoir négligé ce précepte, ont ruiné leur santé et leur constitution pour plusieurs années et même pour la vie. M. Bretonneau a parfaitement reconnu que c'est surtout par l'influence du froid que les conséquences du traitement mercuriel deviennent redoutables. Le froid humide surtout, qui favorise si puissamment les progrès de la cachexie scorbutique, rend ceux de la cachexie mercurielle si rapides qui devient impossible d'en prévenir les funestes conséquences. Ainsi, sous cette influence du froid, la cachexie mercurielle peut devenir rapidement mortelle. C'est à cette influence que M. Bretonneau attribue la mort de plusieurs de ses malades, traités par le calomel ou l'onguent gris (308) : ils étaient déjà entrés en convalescence quand le froid a fait développer chez eux une nouvelle série d'accidents. Une hémorrhagie intestinale annonce la fâcheuse issue de la cachexie mercurielle et précède la mort de quelques instants. A l'ouverture du cadavre, outre les ulcérations mercurielles, on trouve les poumons ecchymosés (293) ; du reste on n'observe, à vrai dire, aucune altération bien notable des viscères, même de ceux contenus dans le bas-ventre (287), chez les malades qui ont succombé à une cachexie mercurielle.

On n'aura pas de mal à me croire quand je dirai maintenant qu'il faut à tout moment suspendre les traitements mercuriels pendant leur durée. La moindre des fièvres, la salivation, les tranchées, la diarrhée, suffisent pour déterminer le médecin à prescrire cette suspension. Aussi que de maladies contre-indiquent l'emploi du mercure! 1° toutes les affections qu'on désignait anciennement sous les noms de fièvre nerveuse, putride, hectique, inflammatoire ; 2° les affections gastriques; 3° les affections cérébrales; 4° le scorbut (291); les plaies et les fractures, etc.

310. — Il nous faut maintenant discuter un point de fait qui n'est pas sans intérêt et sans importance. On a vu plus haut que nous admettions l'absorption du mercure : son passage dans le système circulatoire, sa présence dans nos humeurs, dans la substance intime de nos solides ; les partisans de la médecine physiologique nient ces différents points ; ils ne considèrent les divers accidents attribués au mercure que comme sympathiques de l'irritation exercée par les préparations mercurielles sur la muqueuse intestinale. Un praticien, un de ceux qui ont le plus dans leur vie administré de mercure, déclare absurde l'opinion de la présence du mercure et dans nos solides et dans nos fluides.

Nous ne dirons pas qu'il est absurde de ne pas croire à l'absorption du mercure, à sa présence dans notre économie, car nous sommes trop poli pour qualifier ainsi des opinions que nous ne partageons pas; il nous suffira de dire, parce que nous le pensons, qu'elles sont erronées, et de donner des faits à l'appui des nôtres.

311. — Administrons donc des preuves matérielles de la présence du mercure à l'état métallique dans l'économie des individus qui ont été placés dans les conditions qui amènent son absorption. Walter Pope, dans les Transactions philosophiques, année 1665, déclare avoir vu, dans les mines de mercure du Frioul, un homme qui était si rempli de mercure, que lorsqu'il mettait une pièce de cuivre dans sa bouche, elle devenait aussitôt blanche comme de l'argent; il en était de même lorsqu'il la frottait avec ses doigts. M. Colson entreprit aussi de faire quelques essais pour constater la présence du mercure dans le sang des personnes soumises à un traitement mercuriel, et ces expériences, faites comparativement sur le sang provenant des personnes qui n'avaient jamais subi de traitement mercuriel, n'ont laissé aucun doute sur la présence du mercure dans le sang des premiers. Ce fait confirme le dire de Zeller, qui déclare avoir obtenu du mercure par la distillation du sang et même de la bile des personnes qui étaient actuellement soumises à un traitement mercuriel. Fourcroy rapporte que des phlyctènes survenues aux jambes d'un doreur sur métaux fournirent une sérosité qui contenait beaucoup de globules mercurielles. Enfin les travaux de M. Cantu (*Ann. de physique et de chim.*, XXVII, 332), qui a analysé les urines

d'un grand nombre de syphilitiques soumis à divers traitements mercuriels, y ont constaté la présence du mercure. M. Chevalier (*Journal de chimie médicale*, avril 1825) a constaté les changements physiques et chimiques arrivés dans l'urine d'une femme soumise à un traitement mercuriel. Elle était blanche, laiteuse; l'analyse a constaté qu'elle était privée d'urée et contenait une portion beaucoup plus grande d'albumine mêlée de matière grasse ; elle ressemblait enfin à de l'urine qui a été exposée à l'air pendant longtemps et qui a subi la fermentation : celle-ci ne contient pas non plus d'urée. Pour être arrivé dans l'urine, le mercure a dû passer par le sang; il n'a pu y arriver que par l'entremise de ce fluide. Les expériences de M. Chevalier prouvent que lorsque le mercure n'est point mêlé à nos humeurs en assez grande quantité pour qu'on puisse constater sa présence par l'analyse, il signale sa présence en viciant (287) les liquides excrétés.

Nous emprunterons au mémoire de M. Colson, dans lequel nous avons puisé déjà si largement, l'énumération des auteurs qui ont retrouvé le mercure dans les divers tissus de ceux qui en avaient pris comme médicament ou autrement : Antonius Gallus, Gabriel Fallope, Antonius Musa, Brassavole, Fernel, Alexander-Trajanus, Petronius, l'ont trouvé dans les os; Zwinger, Renodœus, Garner, Schenkius, Bonet, dans l'arachnoïde et les ventricules du cerveau; MM. Orfila et Pickel l'ont obtenu par la distillation de la substance cérébrale de l'encéphale et des nerfs. Fontanus, Rhodius, l'ont trouvé dans les capsules synoviales; A. Moulin dans les plèvres; Hovius, Vieussens, Woolhouse, dans les humeurs de l'œil; Mead dans le tissu cellulaire du périnée. Sur un nombre d'environ deux mille cadavres disséqués par M. Duméril ou sous ses yeux, ce savant professeur a observé huit ou dix fois des globules mercuriels dans diverses parties du corps. Swediaur rapporte qu'on a trouvé des globules de ce métal dans les poumons d'un homme qui avait longtemps fait usage des préparations mercurielles. Enfin chez les animaux dans les veines desquels on injecte du mercure cru ou modifié par les agents chimiques, l'on trouve ce métal dans les tissus du tube digestif et principalement dans les poumons, où il excite une vive inflammation. » Fallope a trouvé du mercure à l'état métallique, dans une tumeur qu'il ouvrit chez un homme qui en avait fait usage trois ans auparavant. Fernel l'a perçu en gouttes mobiles dans une partie osseuse qui avait été attaquée de carie vénérienne. Scholtzius l'a vu distinctement dans les veines d'un infortuné qui en avait pris de grandes quantités; cet individu fut attaqué d'un flux hémorrhoïdal qui le fit mourir. Enfin, encore tout dernièrement (*Journal des progrès des sciences médicales*), on a trouvé, par l'analyse faite dans le laboratoire de la Faculté de médecine, du mercure à l'état métallique dans le mésentère, le gros intestins, les glandes salivaires d'une femme qui avait succombé à une péritonite puerpérale, et qui avait été soumise à des frictions mercurielles à hautes doses (douze onces six gros, dans l'espace de seize jours).

312. — Le mercure une fois introduit dans notre économie, en est éliminé par la voie des urines, des sueurs, de la transpiration insensible, par la salivation, la suppuration des surfaces ulcérées, par les garde-robes et une infinité d'autres voies ; mais cette élimination se fait-elle rapidement ? Des faits malheureusement trop nombreux prouvent qu'elle peut opérer avec la plus grande lenteur. Ainsi l'ouvrier dont nous avons parlé d'après Walter Pope, a conservé plus de six mois la propriété de blanchir les pièces de cuivre qu'il maniait.

Linné, dans sa *Flora suecica* parle d'un ptyalisme excité par l'usage imprudent du mercure, qui avait duré plus d'un an. Swediaur, qui est le médecin qui a peut-être le mieux étudié les effets du mercure, a observé des cas de ptyalisme invétéré qui ont duré des années, et ne se sont terminés que par l'épuisement et la mort. M. Colson a lui-même vu un malheureux homme affecté d'une salivation excessive qui durait depuis six ans, et contre laquelle l'art fut impuissant.

313. — La présence du mercure dans notre économie ne se manifeste pas toujours pendant ou immédiatement après un traitement mercuriel : Swediaur rapporte qu'il a vu la salivation ne se déclarer qu'après plusieurs mois ; M. Cullerier l'a vue survenir trois mois après ; M. Colson a observé des faits absolument semblables. Enfin certains cas pourraient faire penser que chez plusieurs individus l'élimination n'est jamais complète. Telle est l'observation rapportée par le docteur William Fordyce, d'un vieillard qui avait des retours de salivation qui duraient plusieurs semaines, ils s'accompagnaient d'une saveur métallique à la bouche : il y avait alors douze ans que ce vieillard n'avait fait usage d'aucune préparation mercurielle. M. Colson a vu un ancien chirurgien militaire qui, plus de huit années après avoir subi un traitement mercuriel, vit ses gencives se tuméfier ; bientôt la salivation survint, des ulcérations se déclarèrent à la bouche, aux lèvres, à l'arrière-bouche et sur les côtés de la langue ; ces accidents s'accompagnèrent de la fétidité de l'haleine et de la saveur métallique, symptôme qu'il est bien permis de regarder comme caractéristique.

314. — S'étonnera-t-on, après tout ce qui précéde, que les gouvernants aient intervenu pour modérer l'emploi d'un médicament qui fait tant de mal pour si peu de bien ? Vers la fin du xviiie siècle, plusieurs auteurs recommandables tracèrent un tableau si vrai et en même temps si affligeant des accidents que peut causer le mercure, que plusieurs gouvernements en interdirent l'usage. Ainsi, en 1730, les magistrats de la ville de Padoue le proscrivirent dans les hôpitaux ; et Swediaur rapporte que cet exemple fut suivi par d'autres états d'Italie. Dans les pays où règne une température chaude et sèche, et où la syphilis se guérit par

l'emploi de plusieurs végétaux indigènes, on a contre le mercure une juste horreur, et on considère sa présence dans notre économie comme une maladie; à ce point, que, de son temps, dit Swediaur, chez les Malais et les Indous il existait une classe particulière de médecins qui se consacraient absolument au traitement des affections mercurielles.

315. — Après avoir signalé, je ne dirai pas tous les inconvénients du mercure, à peine si la chose est possible, mais du moins le plus grand nombre et les plus graves, et démontré ainsi, qu'une absolue nécessité peut seule engager un médecin à se servir d'un agent thérapeutique si dangereux, prouvons que c'est doublement à tort qu'il y a recours, puisque c'est un médicament infidèle. Nous invoquerons à l'appui de notre proposition le sentiment des auteurs et quelques faits, et parmi ceux-là il y en aura dont il ne sera pas permis de récuser le témoignage.

316. — Le mercure ne guérit pas toujours les maux vénériens; nous prenons acte de cet aveu, échappé à la plume de M. Cullerier (*Archives générales de médecine*, tome XII, page 427), que nous ferons suivre de la transcription d'un passage entier de ce même médecin (page 28). Quoique nous regardions, dit-il, avec tous les auteurs et la plupart des médecins, le mercure comme le meilleur remède des maux vénériens, nous savons qu'il faut en surveiller l'emploi avec le plus grand soin, en observer avec attention les effets; nous savons qu'il ne convient pas dans tous les cas, à toutes les époques de la maladie; qu'il est des individus pour lesquels il doit être sévèrement écarté. Nous pouvons citer des exemples de personnes tellement susceptibles, qu'une très petite quantité de sel mercuriel, introduite à l'intérieur, quelques grains d'onguent appliqués en frictions, ont déterminé une excitation générale, des vertiges, une exaltation marquée des facultés mentales, une acuité plus grande des sens de la vue, de l'ouïe, etc... Nous avons rencontré des malades chez lesquels la phlegmasie qu'on nomme salivation, se manifestait au plus haut degré dès les premières doses. Dans certaines circonstances, il exaspère les symptômes, lors même qu'il paraît le mieux indiqué, et rend le traitement plus difficile. » M. Cullerier n'en pense cependant pas moins que le mercure guérit dans le plus grand nombre des cas; il prétend, en outre, que les accusations contre le mercure ont été exagérées; il cite l'exemple de personnes qui en ont pris des doses considérables, sans en ressentir le moindre effet fâcheux, etc... Aussi se contente-t-il de terminer la phrase que nous avons mise en tête de ce chapitre : donc il ne faut pas se borner au mercure dans leur traitement. Je dirai : outre que les préparations mercurielles ne guérissent pas, comme elle nuisent presque toujours à notre économie, il faut presque absolument les rejeter de la thérapeutique des maladies vénériennes; et je le

dirai tout en convenant qu'on leur doit de fort belles cures; mais il était bien de l'employer quand on n'avait que lui.

317. — Astruc lui-même, cet auteur qui s'est montré si grand enthousiaste pour les préparations mercurielles, a dressé une liste des affections vénériennes que le mercure ne guérit pas, et ce tableau comprend presque tous les symptômes de la syphilis :

1º Maladies qui ont résisté à l'usage des frictions mercurielles, mais qui sont cependant curables : la gonorrhée, les poireaux, les condylômes, crêtes de coq et autres excroissances de l'anus et des parties naturelles; les dartres et la grattelle, les ulcères opiniâtres, les différentes espèces de carie des os.

2º Maladies presque incurables qui résistent quelquefois aux préparations mercurielles : l'engorgement des testicules, les courbures de la verge dans l'érection, l'impuissance, l'engorgement des ganglions lymphatiques, les tubercules, les tumeurs gommeuses, les nodus, les exostoses; les douleurs ostéocopes : les cancers, les ulcères de la matrice, la paralysie, le tremblement, l'alopécie, quand ces dernières maladies sont causées par l'action délétère du virus syphilitique.

317 *bis*. — Le mercure se montre fréquemment inefficace pour dissiper les exostoses. Les exostoses, dit Swediaur, restent souvent dans cet état de tuméfaction toute la vie, quoique le virus syphilitique soit radicalement détruit. Pour ce qui est des exostoses anciennes, dit M. Lagneau, il est bon d'être prévenu que, malgré le traitement antisyphilitique le mieux dirigé, elles restent assez ordinairement dans l'état où elles étaient auparavant, sans éprouver la moindre diminution de volume. Il serait, dans ce cas, inutile et même dangereux d'insister sur l'usage des remèdes : lorsqu'on les a continués assez longtemps pour être assuré de l'entière destruction du vice intérieur, il faut s'arrêter, et laisser ces tumeurs à elles-mêmes.

Astruc, Swediaur, M. Lagneau, s'accordent donc à reconnaître l'impuissance du mercure pour dissiper les exostoses : mais si ce dernier n'avait pas cru trop aveuglément aux paroles du maître; s'il n'avait point accepté sans examen les fallacieuses expériences entreprises à l'hôpital des Vénériens, il n'eût point écrit ces lignes que nous avons transcrites. Les essais qu'il eût pu faire dans sa pratique lui eussent appris que, si les exostoses résistent dans un grand nombre de cas à l'administration des mercuriaux, ce n'est point à leur incurabilité qu'il le faut attribuer, mais bien à l'impuissance de cette classe de médicaments; car il eût vu que les préparations aurifères dissipent parfaitement bien ce symptôme syphilitique, surtout lorsqu'on aide leur bienfaisante action par des applications locales d'extrait de thymelée, quoiqu'elles ne soient point absolument essentielles.

318. — Enfin, presque tous les auteurs s'accordent à dire que le mercure ne guérit pas toujours la syphilis.

Fabre reconnaît l'existence de quelques cas de syphilis qui résistent à toutes les préparations mercurielles imaginables. Il a vu des ulcères qui, ayant résisté au mercure administré de toutes façons, ont pris un tel caractère de gravité, que les malades qui en étaient atteints en sont morts. '

Blegny avait reconnu par sa pratique, que non seulement le mercure ne guérit pas constamment, mais que même son administration peut donner lieu aux symptômes de l'empoisonnement (288).

Swediaur avoue qu'il est peu de praticiens qui n'aient rencontré dans leur pratique des exemples de syphilis qui se sont montrées rebelles au mercure; et il ajoute qu'il n'est pas très rare de voir le mercure produire des accidents ou rester sans efficacité.

Louis, qui avait dans le mercure une très grande confiance, reconnut cependant qu'il peut échouer; que son emploi n'est pas sans danger, et que son administration n'empêche pas toujours le développement de nouveaux symptômes.

Bromfeil a constaté qu'un grand nombre de cures obtenues par le mercure ne sont que palliatives, et que les symptômes reparaissent quand on en cesse l'administration.

Van-Swieten accuse de mensonge les auteurs qui prétendent que le mercure guérit toutes les affections syphilitiques; car lui a rencontré de ces maladies contre lesquelles il avait en vain administré toutes les préparations mercurielles imaginables.

Alexandre-Trajan Petronio a été plus loin, il a en effet déclaré qu'il avait reconnu que le mercure était un médicament tellement incertain, qu'on n'est jamais sûr du succès quand on l'emploie. Si, retenu par la crainte de nuire, ajoute-t-il, on l'administre avec parcimonie, on ne guérit pas; si on en donne des quantités un peu notables, on fait mal; de sorte qu'il est extrêmement difficile de le bien régler dans son administration.

Boerhaave a signalé l'impuissance du mercure contre la carie vénérienne; Astruc a aussi confessé l'inefficacité de son spécifique contre des affections de ce genre.

319. — Ce qui démontre bien que les cures obtenues par le mercure ne sont que palliatives, c'est l'action que le virus syphilitique continue d'exercer sur les produits de la génération, quoiqu'il ait été combattu une ou plusieurs fois par les préparations mercurielles. Ainsi la dame N..., sujet de l'observation IVe (43), conserve une leucorrhée à la suite d'un traitement mercuriel qui a dissipé d'autres symptômes syphilitiques. Elle n'en a pas moins successivement trois enfants qui succombent à une syphilis héréditaire. L'observation Xe (49) nous offre l'exemple d'une femme contaminée, qui, après avoir subi un traitement mercuriel qui a fait disparaître les marques extérieures du mal, a quatre enfants atteints

de syphilis héréditaire; trois en meurent. La dame sujet de l'observation XI°
(5o), perd six enfants de la syphilis héréditaire, quoiqu'elle ait subi plusieurs
traitements mercuriels très méthodiquement administrés. Enfin madame D.....
(observ. XII°-52), étant grosse, est contaminée par son mari; elle subit un traitement mercuriel qui la guérit; mais son enfant succombe, ayant apporté en
naissant les symptômes de la syphilis. Un second enfant offre ces mêmes symptômes; il infecte sa nourrice. L'alinéa (52) offre encore un fait à peu près semblable. Cependant Levret, Mauriceau, ont écrit qu'un traitement mercuriel administré méthodiquement à une femme grosse, atteinte de syphilis, devait la guérir
et préserver son fruit de la contagion.

320. — Nous pensons ne pouvoir rien faire de mieux que d'accumuler à la
fin de ce chapitre un certain nombre de faits qui démontreront l'inefficacité du
mercure contre la syphilis. Nous suivrons toujours le même ordre que précédemment dans la classification de ces observations.

Observ. CCLXVIII, recueillie par moi à l'hôpital des Vénériens (salle 2°, clinique de M. Cullerier neveu). Syphilis très ancienne, ulcères à la gorge, destruc-
truction du voile du palais, fausses guérisons obtenues par le mercure.

Vigneron (Marie), âgée de trente-deux ans, entrée le 8 août 1823, a eu, il y a
dix ans, des végétations à la vulve, pour lesquelles elle a subi plusieurs traitements mercuriels. Ces traitements ont consisté : le premier, en deux bouteilles
de liqueur de Van-Swieten ; le second, en deux cents pilules de savon et de mercure; le troisième, qui seul réussit à faire disparaître les végétations en soixante-
cinq frictions avec l'onguent mercuriel : ces frictions furent prolongées bien
après la disparition des symptômes. Dans les derniers jours de mai 1823, elle
commença à être sujette à de fréquents maux de gorge, qui disparaissaient chaque
fois que la malade faisait usage de la liqueur de Van-Swieten, pour reparaître
sitôt qu'elle cessait cette médication. Les règles ne se montrèrent plus au moment
de l'apparition de ces maux de gorge. Aujourd'hui le voile du palais est en partie
détruit, et paraît adhérer par sa face postérieure au pharynx, et oblitère presque
totalement l'ouverture pharyngo-nasale. Les amygdales sont ulcérées, la déglutition est gênée, et le passage de l'air par les fosses nasales est, sinon impossible,
du moins très difficile. Après quelques jours d'un régime adoucissant, on met la
malade à l'usage (14 août) de la liqueur de Van-Swieten, dont elle prend treize
doses trois quarts jusqu'au 11 septembre, que l'on suspend cette médication.
Cette suspension seule réussit à calmer un violent mal de gorge développé pendant cette première période, et contre lequel avaient échoué une double application de sangsues, des pédiluves irritants et l'usage d'une tisane adoucissante. Le
20 septembre, on reprend la liqueur; on la suspend de nouveau le 13 novembre
à cause d'une sur-irritation. La malade a pris cinquante-sept doses de liqueur, et

les accidents ne sont cependant nullement amendés. On revient cependant encore (20 novembre) à la liqueur, qu'on suspend enfin définitivement le 8 décembre, à cause de nouveaux accidents. La malade avait pris en tout soixante-huit doses de la solution de sublimé; on y avait adjoint les sudorifiques. Le 14 décembre, Marie Vigneron fut mise à l'usage de la tisane de Feltz, dont elle but seize bouteilles jusqu'au 31 du même mois; il fallut alors suspendre ce nouveau traitement, à cause d'une sur-irritation gutturale. On le reprit le 9 janvier 1824; mais, à cette époque, je cessai de suivre la clinique de M. Cullerier. Il n'est du reste pas impossible que la malade ait guéri ; car je dois à la vérité de dire que j'ai vu quelquefois cette tisane réussir, là où toutes les préparations mercurielles avaient échoué.

Observ. CCLXIX (extr. du Mémoire de M. Dubled). Syphilis constitutionnelle à la suite d'un grand nombre d'infections qui furent toutes traitées avec un succès apparent par les mercuriaux. Ulcère dans l'arrière-bouche.

Premier traitement par la tisane, le sirop sudorifique et la liqueur de Van-Swieten; cure palliative. Huit mois après, réapparition de l'ulcère. Second traitement pareil au premier, nouvelle guérison aussi peu solide que la première, puisque deux mois et demi après l'ulcère se montre de nouveau. Troisième traitement par les frictions mercurielles; pendant la durée de celui-ci, ulcérations, nécroses, perforation de la voûte palatine, douleurs ostéocopes, exostoses sur le tibia gauche, qui résiste aux frictions locales ; abcès sur l'apophyse acromion, carie et exfoliation insensible de cette saillie osseuse; exostoses sur le coronal, nécrose et séquestre partiel de cet os, ainsi que de l'os nasal droit. Quatrième traitement par la tisane de Feltz, aucune amélioration. Après six mois de repos. Cinquième traitement par les frictions mercurielles; nouvelle exostose, douleur générale très vive, du reste, même état. Sixième traitement par la tisane de Feltz, amendement de peu de durée. Septième traitement par les anti-scorbutiques, tous les symptômes sont aggravés, à l'exception des douleurs, qui sont moins aiguës. Formation d'un abcès au-dessus d'une exostose de l'os frontal, dont l'ouverture spontanée donne lieu à l'écoulement d'un liquide rougeâtre et fétide. Amaigrissement sensible de l'individu, sans lésion bien notable d'aucune fonction prise en particulier. Enfin, au moment où cette observation fut rédigée, la malade, réduite au marasme par la fièvre hectique et l'abondance de la suppuration, est sur le point de succomber.

Observ. CCLXX, du même. Syphilis constitutionnelle, après plusieurs affections vénériennes combattues par divers traitements mercuriels qui occasionnèrent la salivation et des ulcérations à la gorge; ces dernières reparaissaient avec la plus grande facilité; chancre à la gorge. Traitement par les frictions mercurielles, qui n'entrave en rien la marche de la maladie, à laquelle le malade ne tarda pas à succomber. L'autopsie montra la paroi postérieure du pharynx entièrement détruite, ainsi que le tissu cellulaire qui l'unit aux parties voisines; les muscles petits et grands droits antérieurs de la tête, longs du cou, étaient entièrement dénudés.

Observ. CCLXXI, recueillie par M. Godart à la clinique de M. J. Cloquet (mémoire cité (272)). Ulcère au voile du palais après une gonorrhée. Cet ulcère faisait tous les jours des progrès malgré un traitement antisyphilitique bien dirigé (liqueur de Van-Swieten, décoction de salsepareille, sirop sudorifique, gargarismes émolli ents, puis acidulés.)

Observ. CCLXXII (idem). Ulcère syphilitique à la gorge (après chancre et gonorrhée) qui faisait tous les jours des progrès, malgré un traitement mercuriel.

M. J. Cloquet a, dans ces deux cas, obtenu la guérison de ces ulcères en les touchant avec une solution de deuto-nitrate de mercure (272).

320 bis. — Le mercure n'est pas plus efficace, au sentiment de M. Dubled, contre les chancres primitifs. Il cite l'observation d'une malade qui subit cinq traitements mercuriels sans qu'on ait pu guérir un chancre situé sur le meat urinaire. Comment, en effet, aurait-on pu obtenir cette guérison, ajoute toujours notre auteur, puisque sans cesse l'urine devenait cause d'ulcération, en frappant cette dernière? Ici, comme ailleurs, le tissu sous-jacent devint squirrheux, et le fer et le feu purent seuls être employés avec succès. Le fer et le feu n'ont cependant point empêché le contact de l'urine, qui ne met nullement obstacle à la cicatrisation des ulcères du vagin, quoiqu'elle les abreuve sans cesse. Mais le fer et le feu ont fait ce que le mercure n'avait pu faire, ce que l'or eût fait seul, ils ont modifié l'état inflammatoire, et de morbide qu'il était, l'ont rendu sanabile.

321. — M. Dubled affirme encore que c'est surtout dans le traitement des végétations que le mercure se montre le plus insuffisant, et cette proposition résulte d'un grand nombre d'observations recueillies avec soin. Nous partageons facilement l'avis de M. Dubled, quant au mercure; mais notre honorable confrère verra, s'il daigne toutefois nous lire, combien l'or a d'efficacité pour dissiper ce symptôme syphilitique, sans qu'il soit nécessaire, du moins que très rarement, d'avoir recours à l'excision ou à la cautérisation.

Observ. CCLXXIII, du même. Syphilis constitutionnelle, végétations extrêmement nombreuses, couvrant la face interne des grandes et des petites lèvres. Traitement par les frictions mercurielles, qui fut suivi pendant onze mois; dans cet intervalle, on pratiqua l'excision des végétations un nombre de fois presque indéfini. La malade sortit de l'hôpital avec les végétations qu'elle y avait apportées.

Observ. CCLXXIV (extr. de l'ouvrage de M. Richond des Brus). Syphilis primitive, uréthrite ancienne, ulcère du prépuce. Premier traitement par les frictions et la liqueur. Guérison le trente-deuxième jour. Le trente-quatrième, ulcère à la lèvre inférieure. Second traitement par les mêmes moyens ; la guérison a lieu le soixante-septième jour de ce second traitement. Un mois après, syphilis constitutionnelle, pustules à l'anus, ulcères sur la langue et dans la bouche.

Observ. CCLXXV du même. Syphilis constitutionnelle très grave après une affection primitive à laquelle on opposa un premier traitement par la méthode de Cirillo; apparition de symptômes consécutifs. Second traitement mercuriel très prolongé, les symptômes s'aggravent. Troisième traitement par les mercuriaux et les sudorifiques combinés, la maladie ne fit encore que s'aggraver. La guérison fut cependant obtenue par un quatrième traitement antiphlogistique et mercuriel combiné.

Observ. CCLXXVI, recueillie par moi à l'hospice des Vénériens (salle première). Leucorrhée, végétations. Insuffisance de quatre traitements mercuriels.

Gage (Marie), âgée de 32 ans, est entrée le 22 août 1823. Cette malade eut, il y a quatre ans, un écoulement vaginal qui existe encore. Liqueur de Van Swieten. — Un an après excroissance à l'anus; même traitement. — Au bout de quelque temps, réapparition des mêmes symptômes; traitement nouveau, aussi inefficace que les trois premiers, puisque la malade offre aujourd'hui les symptômes suivants : écoulement peu abondant, cuissons en urinant, excroissances à l'anus (deux sont ulcérées), selles douloureuses, menstruation régulière, mais d'abondance différente. Après un long traitement préparatoire, la malade est mise à l'usage des pilules de savon et de mercure. A cette même époque je perdis cette malade de vue. Toute incomplète qu'elle est, je n'en ai pas moins transcrit cette observation; elle prouve, en effet, comme les autres, l'insuffisance des traitements mercuriaux.

Observ. CCLXXVII (idem). (Clinique de M. Cullerier oncle.) Écoulement, chancre, engorgement du testicule. Ulcère serpigineux à la jambe. Plusieurs fausses guérisons; impuissance absolue du mercure. Durée de dix-sept ans.

Ménard (Antoine), âgé de 45 ans, entré le 26 juillet 1823, contracta à 28 ans un écoulement et un chancre; il fit un traitement mercuriel irrégulier, qui cependant le débarrassa momentanément. Cinq ans après, il lui survint à un testicule un engorgement, qui se dissipa par un nouveau traitement mercuriel fait dans cet hôpital. Après un nouvel intervalle de cinq ans, à peu près à la même époque de l'année, les jambes devinrent le siège d'ulcères qui se dissipèrent par l'usage de la liqueur de Van-Swieten (il en prit soixante-cinq doses). Deux ans après cette seconde guérison, ces mêmes ulcères reparaissent; on recommence le même traitement, mais absolument en vain. Après sept à huit mois de séjour dans cet hospice, Ménard en sort portant toujours des ulcères qui parcourent successivement toute la face externe de la jambe. En vain le malade a pris cent douze doses de liqueur; en vain on y a adjoint les sudorifiques. Le malade a parfaitement supporté les médicaments, il n'en a été nullement incommodé, mais ils n'ont absolument rien fait, et sous ce rapport cette observation nous démontre bien l'insuffisance du mercure dans certains cas d'affection vénérienne. En effet, il était loisible au médicament de faire tout le bien possible, puisqu'il avait affaire à une individualité qu'il n'incommodait en aucune façon.

M. Dubled prétend (Mémoire cité) qu'il est rare qu'on ait jamais pu obtenir une disparition complète des écoulemeuts par le mercure seul, de quelque manière qu'il ait été administré. Il prétend qu'il a toujours fallu lui adjoindre les saignées locales, les applications émollientes, les injections astringentes et un régime adoucissant. M. Dubled, du reste, s'explique peu sur la nature de ces écoulements.

Observ. CCLXXVIII (ext. du mémoire de M. Dubled). Syphilis constitutionnelle, inefficacité d'un premier traitement par le sublimé, d'un second par les pilules de savon et de mercure et les sudorifiques, d'un troisième par les frictions mercurielles, d'un quatrième par la tisane de Feltz. La malade est enfin sortie de l'hôpital non guérie.

Observ. CCLXXIX, de Deidier. Syphilis constitutionnelle, sept ans après une syphilis primitive combattue par un premier traitement, par les pilules mercurielles et les sudorifiqnes. Second traitement pour des douleurs ostéocopes et des exostoses, par les frictions mercurielles et les fumigations de cinabre. La cure fut cependant obtenue par un troisième traitement mercuriel dirigé avec une grande prudence.

Observ. CCLXXX, recueillie par moi, à l'hospice des Vénériens (clinique de M. Cullerier, salle de chirurgie, n° 4). Syphilis constitutionnelle, douleurs ostéocopes, exostoses, destruction du voile du palais ; phthisie laryngée. Divers traitements par les mercuriaux. Mort après onze mois de séjour.

Souvigny (Marie/, âgée de dix-neuf ans, est entrée en novembre 1822 ; elle offrait les symptôme suivants : écoulement, maux de gorge, qui furent suivis d'une ulcération du voile du palais ; ces accidents s'accompagnaient de céphalalgie. Elle fut soumise à un traitement (il dura trois mois) par la liqueur de Van-Swieten : amélioration notable, mais réapparition des accidents un mois après. Second traitement par les frictions mercurielles et les sudorifiques; il fut commencé en avril 1823 et cessé en juillet de la même année. Ce traitement fut suivi d'une nouvelle amélioration qui ne fut pas de longue durée. Peu de temps après la cessation du dernier traitement, elle éprouve des douleurs de tête qui sont plus intenses la nuit, et les accidents suivants se développent successivement : gonflement et saillie des os du nez, destruction d'une portion de la cloison, à partir d'un demi-pouce de son bord antérieur; mucus nasal abondant, jaunâtre et fétide; passage de l'air difficile par les fosses nasales, voix voilée. Ce dernier symptôme subsiste depuis l'époque de l'entrée de la malade à l'hospice (novembre 1822), ainsi que les douleurs au larynx, qui commencèrent à tourmenter la malade dans le même moment, et qui furent toujours accompagnées d'accès de suffocation, symptôme ordinaire de la phthisie laryngée; bientôt, congestion cérébrale, mouvements convulsifs, étouffements, froid des extrémités. Le 17 septembre au matin, décubitus sur le dos, pâleur de la mort empreinte sur la face, suffocations, écoulement d'une eau rousse par la commissure des lèvres, râle; vésicatoires aux jambes : mort à quatre heures du soir. Pendant cette dernière période de la maladie, quatre doses de liqueur de Van-Swieten ont été administrées; il a bientôt fallu y renoncer. On a essayé des frictions mercurielles (trente grammes, huit gros d'onguent napolitain) sans un meilleur succès. Des sangsues ont été appliquées à la base du nez; on a administré des potions adoucissantes et calmantes, des pédiluves: le tout en vain, rien n'a pu enrayer la marche rapide de la maladie.

Cette observation nous offre un triste exemple des ravages que peut causer la syphilis, et de l'insuffisance des mercuriaux pour les enrayer. Les divers traitements ont exaspéré la phtisie laryngée, qui a fait succomber cette malade.

325. — J'ai recueilli à l'hôpital des Vénériens de Paris, *quatre vingts* observations (clinique de MM. Cullerier, 1822 et 1823). Les malades qui sont l'objet de ces observations étaient des deux sexes, mais je ne l'ai indiqué que lorsque la chose m'a paru nécessaire. Tous ont été traités par les diverses préparations mercurielles : liqueur de Van-Swieten, pilules de savon et de mercure, frictions avec l'onguent napolitain, etc.

Il a fallu suspendre le traitement chez trente et un de ces malades.

Dix-huit n'ont été suspendus qu'une fois.

Six, sans indication bien motivée, pour des accidents peu importants : quatre, pour salivation, irritations et ulcérations mercurielles; trois, pour embarras gastriques (embarras des premières voies), et douleurs à l'épigastre; deux, pour céphalalgie; un, pour fièvre; un, pour douleurs de poitrine.

Neuf ont été suspendus deux fois.

Quatre, pour des motifs extrêmement légers; quatre pour salivation, ulcéracérations mercurielles; un, la première fois pour salivation, gastrite, coliques, constipation : la seconde fois parce que le malade (il est du sexe masculin) accuse le sentiment d'un point douloureux qui parait partir comme une boule de l'épigastre et remonter vers le cou.

Trois ont été suspendus trois fois.

Deux, pour salivation, ulcérations mercurielles; un la première et deuxième fois pour salivation ; la troisième pour cause de suppression des règles.

Une malade a été suspendue quatre fois: le première pour inflammation de la gorge, la deuxième fois pour céphalalgie, la troisième pour accidents forts légers, la dernière fois enfin pour fièvre.

326. — Voici une analyse aussi exacte que possible de cent quatre-vingts observations qui terminent l'ouvrage de M. Richond. Nous devons, avant tout dire que cet auteur prétend que les sujets de ces observations ont été guéris tous (à l'exception de quatre, dont la cure a été opérée par les préparations mercurielles) à l'aide d'un traitement antiphlogistique, aidé de l'iode dans tous les cas de récidive après ce dernier mode de traitement, ou après celui par la méthode mercurielle.

La critique veut que nous fassions observer que nous avons rencontré un assez bon nombre d'observations dont la nature syphilitique nous a paru ne pas être bien démontrée; outre toutes celles que l'auteur avoue ou prétend souvent très légèrement ne pas être vénériennes.

Sur dix cas d'ulcères récidivés, neuf l'ont été après un traitement mercuriel, un après un traitement antiphlogistique.

Nous trouvons quarante observations de symptômes consécutifs de diverse nature; trente et une de ces affections secondaires sont survenues après un traitement par les mercuriaux; neuf seulement après celui par les antiphlogistiques.

Nous comptons vingt-huit observations de bubons récidivés ou consécutifs ; dix-sept l'ont été après l'emploi du mercure; onze après celui des sangsues et des émollients.

Les diverses affections qui surviennent consécutivement à l'anus (rhagades, excroissances, condylômes) remplissent quarante et une observations. Dans vingt-huit cas, les préparations mercurielles administrées une fois n'ont pas empêché le développement de ces symptômes consécutifs; dans treize autres, les antiphlogistiques n'ont pas été plus efficaces.

Sur ces cent quatre-vingts observations, nous trouvons cent seize cas de syphilis qui ont résisté à un traitement mercuriel ; quatorze à deux, trois cas à trois traitements, un à quatre, et six à plusieurs traitements mercuriels.

Toujours sur ce même nombre d'observations, douze fois le mercure n'a amendé en aucune façon les symptômes syphilitiques; dans dix cas, il ne s'est opposé en aucune façon au développement de douleurs ostéocopes; on peut croire même que sur plusieurs des malades, sujets de ces observations, il a favorisé ou occasionné le développement de ces douleurs.

Sur ces cent quarante cas de rechute, nous trouvons encore cinq cas d'exostoses contre lesquelles le mercure a été absolument impuissant. Sur quatre-vingt-

douze autres observations de syphilis constitutionnelle, survenues après des affections primitives palliées par diverses préparations mercurielles, nous trouvons
que onze malades ont subi deux traitements, un quatre, six plusieurs, et un
douze, qui n'ont point empêché le développement d'accidents consécutifs de plus
en plus graves.

327. — Les tableaux suivants, pris aussi dans l'ouvrage de M. Richond, nous
fourniront de nouvelles preuves de l'inefficacité du mercure. Sur onze cent quarante-deux malades qui ont été soumis à divers traitements mercuriels, nous
trouvons soixante-trois cas de récidive, ou un cas de récidive sur dix-huit malades
traités par le mercure.

PHÉNOMÈNES CONSÉCUTIFS A UN TRAITEMENT MERCURIEL

6 Ulcères récidivés.
1 Ulcère récidivé, avec ulcères de la gorge.
1 Uréthrite consécutive à des ulcères, suivie d'ulcères et de poireaux.
1 Ulcères et poiraux récidivés.
7 Poireaux consécutifs à des ulcères.
12 Bubons récidivés.
5 Bubons consécutifs à des ulcères.
9 Affections diverses de l'anus consécutives.
3 Affections de l'anus avec lésion de la gorge.
1 Ulcère de la conjonctive consécutif.
11 Ulcères de la muqueuse bucco-pharyngienne.
1 Taches de la peau.
1 Douleurs ostéocopes et taches de la peau.
1 Pustules, ulcères de la gorge.
1 Dartre squameuse étendue.
1 Phlegmasie de la vessie, de la prostate.

Quoique le second tableau ne nous permette d'établir aucun résultat numé-
rique, puisque le nombre total des malades traités est ignoré, cependant, comme
il offre quarante-trois cas de récidive après des traitements par les mercuriaux,
nous le transcrirons aussi.

PHÉNOMÈNES CONSÉCUTIFS A UN TRAITEMENT MERCURIEL APPLIQUÉ A UN NOMBRE
INDÉTERMINÉ DE MALADES

2 Ulcères récidivés.
8 Poireaux consécutifs.
2 Bubons récidivés.

1 Bubon consécutif.

11 Affections de l'anus.

4 Affections de l'anus et de la gorge.

5 Affection de la muqueuse bucco-gutturale.

1 Dartre et excroissance à l'anus.

1 Dartre, excroissances à l'anus et sur les amygdales.

1 Excoriations à l'anus, avec douleurs ostéocopes.

3 Douleurs ostéocopes.

3 Exotoses et divers autres phénomènes.

1 Taches de la peau.

CHAPITRE IX

DU TRAITEMENT ANTIPHLOGISTIQUE, DE SES DANGERS ET DE SON INEFFICACITÉ

328. — Nous nous trouvons entraîné à parler d'une nouvelle méthode de traitement qui s'est introduite déjà dans plusieurs hôpitaux militaires et civils d'Angleterre, d'Amérique, de France, et même d'Allemagne, où les saines doctrines médicales sont cependant généralement honorées. Quelques médecins, ne voyant partout avec M. Broussais qu'irritation et inflammation (13 *ter.*), ont voulu réunir la syphilis à cette classe unique qu'ils ont créée, et qui, d'après leur dire, comprend toutes les maladies qui affligent l'espèce humaine. Pour eux la syphilis est une inflammation ordinaire qui n'exige qu'une médication semblable à celle qu'ils administrent contre leurs gastrites et gastro-entérites. En cela M. Broussais diffère d'opinion avec un grand nombre de ses adeptes : tout en admettant que la syphilis est une inflammation, il prétend qu'elle a quelque chose de spécial et exige une médication spéciale. Si M. Jourdan, qui occupe avec justice un rang distingué parmi les sectateurs de la nouvelle méthode, diffère avec M. Broussais sur le caractère de la maladie, il pense comme lui qu'il est souvent nécessaire d'avoir recours à une médication spécifique. Voici l'exposition des idées de ce savant auteur sur le traitement de la syphilis.

329. — M. Jourdan admet trois méthodes de traitement qu'il désigne sous les noms de révulsive, d'antiphlogistique et de perturbatrice. La première est la méthode d'un traitement par un médicament spécifique ; notre honorable confrère prétend que l'or, le mercure, les sudorifiques, l'iode, l'ammoniaque, etc., etc. (285), ne produisent qu'un effet immédiat qui est toujours une irritation

développée sur un point plus ou moins éloigné du siége de la maladie, et que, quand ils exercent une action médicatrice, ce qui n'arrive pas toujours, à beaucoup près (dit M. Jourdan, et il a parfaitement raison pour le mercure), c'est à l'influence dérivative de la nouvelle irritation qu'on doit attribuer ce résultat salutaire.

La méthode antiphlogistique, qu'on peut nommer, avec Sterne, le califourchon de quelques médecins de cette époque, consiste dans un traitement local par les émollients, et les sangsues si la chose est nécessaire, et dans un traitement général par les délayants, et même des sangsues à l'épigastre, si le médecin traitant a enfourché le califourchon au point de ne voir dans la syphilis qu'une gastrite ou gastro-entérite. Enfin la méthode perturbatrice est l'application, sur les symptômes locaux, de substances irritantes et même corrosives ; cette dernière est presque toujours dangereuse, et il faut très rarement, à notre sens du moins, y avoir recours.

Voyons comment M. Jourdan s'exprime au sujet de ces trois méthodes. « Les maladies vénériennes étant toutes, quelques excroissances seules exceptées, les produits d'une inflammation, c'est par les antiphlogistiques que le raisonnement indique d'abord de les attaquer. Mais l'observation nous apprend que la méthode révulsive réussit très souvent aussi, que l'application des irritants sur le siége même du mal est également suivie de quelque succès, enfin que le traitement externe échoue fréquemment, lorsqu'il n'est pas secondé par le traitement interne. L'art consiste à savoir choisir celle des trois méthodes qui réunit le plus de chances en sa faveur, dans une circonstance donnée et suivant l'exigence des cas ; à les combiner ensemble, à les substituer l'une à l'autre, à les employer alternativement.

330. — Nous partageons la manière de voir de M. Jourdan, avec quelques modifications théoriques et pratiques. Nous pensons que toutes les fois qu'on a des raisons de croire à l'existence de la syphilis, il faut avoir recours à la méthode révulsive, c'est-à-dire administrer un traitement spécifique ; mais qu'il faut savoir combattre par les antiphlogistiques les accidents inflammatoires locaux et généraux. Cette méthode a été du reste préconisée par Swediaur, qui fait bien remarquer que, s'il est impossible de faire développer des accidents inflammatoires sur certaines plaies vénériennes, il en est d'autres qui s'enflamment avec la plus grande facilité, et qu'il faut alors les traiter par des saignées générales. Cependant, ajoute-t-il, les sangsues, ou à leur défaut les scarifications sur les parties affectées, sont souvent préférables aux saignées générales. (On voit que si la méthode antiphlogistique, comme système, est toute moderne, il n'en est pas de même de son emploi.) Dans quelques cas fort rares, il faut recourir aux applications caustiques, à la méthode perturbatrice.

N'oublions pas de relever les expressions de notre honorable confrère : Les maladies vénériennes étant toutes, quelques excroissances seules exceptées, les produits d'une inflammation, etc... Pourquoi cette exception ? Quel est donc le principe qui produit les végétations ? Est-ce un principe spécial ? Alors toutes les idées théoriques de M. Jourdan se trouvent renversées.

330 *bis*. — Avant d'aller plus loin, il nous semble bon d'exposer avec quelques détails le traitement suivi dans les hôpitaux d'où le mercure est proscrit. Le docteur Otto, partisan de la méthode antiphlogistique, l'a étudiée surtout dans les hôpitaux du docteur Thomson, à Édimbourg, et des docteurs Rose et Guthrie, à Londres, et il l'a largement décrite dans un mémoire lu à la Société royale de médecine de Copenhague, en mars 1823. (De la Méthode anglaise de traiter la syphilis sans mercure.) Voici les points principaux sur lesquels insistent les médecins qui traitent la syphilis sans mercure.

Pour les gonorrhées, les chancres, les bubons et les excroissances : 1° il faut que le malade garde le lit jusqu'à la fin du traitement.

2° Pendant le premier septénaire ou jusqu'à ce que l'inflammation soit combattue, et jusqu'au commencement de la convalescence, toutes les viandes sont interdites aux malades, et plus tard même ils ne peuvent en manger que très peu.

3° Dans les cas de pléthore sanguine, on saigne.

4° Il faut tenir le ventre libre en donnant des sels neutres, du jalap ou de l'huile de ricin deux ou trois fois par semaine.

Ces quatre points sont tellement importants, que l'expérience prouve que les malades en convalescence rétrogradent dès qu'ils quittent le lit ou changent de régime.

Le traitement local consiste à tenir toujours les parties humides par des cataplasmes émollients ou des compresses imbibées d'eau blanche, ou d'une dissolution de sulfate de cuivre ou de zinc, d'aqua mercurialis nigra, ou d'eau froide.

L'inflammation gangréneuse est traitée par les saignées générales et locales. Pour les bubons, on saigne et on purge, et on emploie la compression, les lotions d'eau saturnée, et les épispastiques pour obtenir leur résolution.

La syphilis négligée, ou traitée sans mercure, est souvent suivie de chancres à la gorge, de pustules à la peau, de l'iritis et de périostoses ou d'exostoses. Contre les premiers accidents, on prescrit des gargarismes astringents et acidulés, ou de l'eau mercurielle, ou un vésicatoire ; contre les squames et les tubercules cutanés, on prescrit l'unguentum hydrargyri nitratis, et contre les pustules, une dissolution de sulfate de cuivre. L'iritis se guérit par les saignées, les purgatifs, l'extrait de belladone, les fomentations chaudes, puis l'instillation des teintures vineuse et aqueuse d'opium et des solutions de sulfate de zinc et de cuivre. Les périostoses se guérissent par les remèdes antimoniaux, les diaphorétiques calmants, les bains chauds, et surtout les épispastiques, une diète antiphlogistique et le repos.

C'est cette méthode que M. Fricke a introduite dans les hôpitaux de Hambourg.

Il est évident que le traitement que nous venons d'exposer n'est pas toujours antiphlogistique ; il est souvent révulsif ; il est surtout dépuratif, ce qui est conforme à nos idées sur la syphilis (38 *bis*).

330 *ter*. — Le traitement suivi au Val-de-Grâce diffère de celui que nous venons d'exposer. Le régime le plus sévère est recommandé ; on ne permet aux malades que des potages légers maigres au lait, des fruits cuits. On ne permet du pain, et encore en petite quantité, que lorsque les symptômes marchent vers la guérison. On ne permet des viandes blanches que lorsque le régime est assuré : ce régime, il faut encore le garder quelque temps après l'entière guérison. Les boissons sont délayantes. Mais le séjour au lit est un des principaux moyens de guérison, surtout pendant l'hiver ; la transpiration que les malades y éprouvent leur est très favorable. L'exercice aussi est utile dans un grand nombre de cas. On a encore recours à la tisane de Feltz sans addition de mercure ; l'opium et l'extrait de jusquiame sont souvent utilement employés. On prescrit aussi les bains sulfureux et les bains de vapeur ; enfin, on le voit, le traitement antiphlogistique est toujours insuffisant. Quant au traitement externe, il est semblable à celui de Thomson, sauf un grand nombre de cas où il faut se garder des applications locales de sangsues, parce que les piqûres sont bientôt autant d'ulcères.

Avant d'aller plus loin, signalons l'incommodité de ce traitement, l'impossibilité évidente de l'employer dans la pratique en ville : ces deux points ressortent tellement de l'exposition de cette méthode de traitement, que nous croyons inutile de nous y arrêter davantage.

331. — Voici donc la méthode sur laquelle il faut que nous donnions notre opinion ; la vérité veut que nous disions qu'elle est bien récemment employée pour la bien juger.

Cependant ce traitement a contre lui de nombreuses causes de défaveur : il n'est adopté que par un très petit nombre de médecins ; et il faut le dire avec vérité, on compte à peine parmi eux trois ou quatre hommes dont les noms aient quelque illustration ; et ceux-ci, tout en se déclarant les propagateurs des idées théoriques desquelles est déduit le traitement antiphlogistique, s'en montrent à peine partisans. On les voit lui adjoindre des médicaments qui, par leurs propriétés excitantes, peuvent bien éliminer le virus syphilitique. Ainsi M. Richond a recours à l'iode ; M. Guthrie administre la salsepareille et l'antimoine ; Fergusson, que M. Richond invoque bien à tort, lui adjoint le mercure, à doses très minimes à la vérité, mais Hahnemann ne prétend-il pas guérir en l'administrant par millièmes et millionièmes de grain, sans avoir recours au traitement antiphlogistique ! M. Jourdan dit que, dans un grand nombre de cas, il faut avoir recours à la méthode révulsive (328); M. Broussais déclare, en répondant à M. Dubled, que la syphilis étant une inflammation spéciale, il la faut combattre par un médicament spécifique. Le docteur Fricke emploie aussi, fort rarement à la vérité, les bois sudorifiques. Mais si le mal ne guérit pas par son traitement, si même il paraît augmenter, et que le malade désire être guéri très promptement, alors le docteur Fricke, après avoir essayé pendant huit ou quinze jours la méthode antiphlogistique, se décide à administrer le mercure, mais à des doses extrêmement petites ; les symptômes se dissipent alors très promptement. Il en faut conclure qu'un traitement antiphlogistique préparatoire dispose parfaitement à l'application d'un médicament excitant, ce que nous sommes assez disposé à croire, quoique nous ayons démontré plus haut (97 *bis*, 123) l'inconvénient de trop prolonger le premier.

Cette méthode, malgré le succès de M. Thomson, n'est point admise, au dire de M. Otto, qui s'en étonne, par les autres médecins d'Édimbourg, et la flotte consomme chaque année une quantité considérable de mercure. Enfin les faits, cette grande raison médicale, ne sont pas toujours favorables à la nouvelle méthode, quoiqu'il faille convenir que plusieurs symptômes primitifs, et même secondaires, cèdent à l'emploi des antiphlogistiques.

Observ. CCLXXXI, par M. Mordret, médecin par quartier de l'hôpital civil et militaire du Mans (ext. du Journal général de médec., C. 188). Tempérament nerveux-sanguin, quarante ans. Dix jours après un coït suspect, symptômes généraux, bubon. Traitement antiphlogistique, application de sangsues, cataplasmes émollients, régime très sévère. Le bubon ne s'en abcède pas moins, fournit un pus ichoreux. Guérison rapide par un traitement mercuriel.

Observ. CCLXXXII, par le même (idem). Trois mois après un coït impur, bubon qui s'abcède après une application de sangsues et un régime tempérant, il se guérit. Santé en général chancelante. Trois semaines après, nouveau bubon, même traitement, suppuration, guérison. Quinze jours après, troisième bubon qui est ouvert avec le bistouri ; suppuration extrêmement abondante, mauvais aspect de la plaie. Guérison rapide et complète par un traitement mercuriel.

Observ. CCLXXXIII, par le même (idem). Dix jours après un coït suspect, bubon. Application de soixante sangsues, en trois fois ; cataplasmes, régime extrêmement sévère : le bubon s'abcède et fournit un pus peu louable, qui se tarit sous l'influence des cataplasmes émollients. Nouveau bubon à l'autre aine ; même traitement, même succès ; les deux plaies suppurent, leurs bords deviennent calleux ; altération profonde de la santé. Infection de la femme ; chez elle aussi, bubons; même traitement, même succès. Double traitement mercuriel, guérison rapide des deux malades.

Observ. CCLXXXIV, par M. Pinel (ext. de la Nouv. Bibl. médic.). Blennorrhagie traitée par les antiphlogistiques ; quelques jours après, ulcérations dans l'intérieur de la bouche et aux amygdales. Même traitement. Progrès de ces chancres; nouveau chancre à l'avant-bras gauche ; engorgement d'un testicule. Traitement par la liqueur de Van-Swieten, qui n'empêche pas les progrès du mal. Cautérisation des chancres avec le nitrate d'argent, sudorifiques et régime lacté ; amélioration momentanée; retour avec aggravation des accidents. Traitement par les sangsues et le mercure à petites doses. Le mal fait de nouveaux progrès. Dix mois de traitement par la cautérisation, l'onguent mercuriel et la tisane de Feltz procurent enfin la guérison.

Observ. CCLXXXV, par le même (idem). Après plusieurs blennorrhagies négligées ou traitées seulement par les antiphlogistiques, bubon, balanite. Nouveau traitement par les antiphlogistiques; les bubons s'abcèdent, le gland augmente de volume, toute la peau se couvre de pustules ; amélioration par la liqueur de Van-Swieten, les sudorifiques et un régime lacté pendant six mois ; mais au moment où la cure est presque définitive, ulcération à la luette, périostoses aux jambes, accidents inflammatoires. Guérison par les frictions, après l'emploi des antiphlogistiques.

332. — L'observation suivante est d'une bien haute importance; elle est de M. Bobillier, chirurgien-major au 61ᵉ de ligne (Journal universel, XL, 257) qui considère les symptômes de la syphilis comme résultant d'une irritation du tube intestinal : ce fait seul signalera hautement les dangers du traitement antiphlogistique.

Observ. CCLXXXVI. M. D..., tempérament nerveux, sec et maigre. Gonorrhée en 1822, qui fut suivie de surdité, et céda à l'usage du purgatif de Leroy, après avoir résisté à plusieurs traitements. En février 1827, nouvelle infection, ulcère au prépuce, que le malade panse avec l'onguent mercuriel; simultanément usage d'une tisane de salsepareille et de sassafras ; bientôt chancres profonds à la base du prépuce, et, sur son bord libre, phimosis, quoique le malade ait renoncé au pansement mercuriel, et malgré des bains locaux émollients et des bains généraux. M. Bobillier prescrit l'application de deux sangsues sur la surface du chancre du bord libre du prépuce, qui se cicatrise ensuite en peu de jours. Les chancres de la base du prépuce font des progrès rapides, deviennent douloureux. — Insomnie, inappétence, langue chargée, constipation; le malade fait usage du remède de Leroy, à l'insu de M. Bobillier, qui, afin de ne pas être accusé de n'avoir employé aucun moyen pour détruire le virus, fit frictionner son malade avec un

gros d'onguent mercuriel, chaque jour, sur les aisselles et entre les orteils, alternativement.

Cependant les chancres continuaient de faire des progrès : toute la face interne
de la paroi antérieure du prépuce était ulcérée, ainsi que le côté correspondant de
la base du gland. Le malade n'ayant point consenti à l'incision du prépuce, jusqu'à sa base, M. Bobilier fit appliquer quelques sangsues sur le bord libre du prépuce et sur sa surface externe ; cette application fut suivie d'un gonflement général
qui se dissipa en partie par l'usage de cataplasmes de jusquiame et de mauve. Le
malade consent à se laisser inciser le prépuce : on trouva le gland presque entièrement détruit antérieurement, ainsi que les parties latérales de sa couronne ; le
prépuce avait des ulcères très étendus, dont les bords endurcis furent enlevés avec
l'instrument. Après avoir laissé saigner longtemps, les surfaces saignantes
furent recouvertes de plumasseaux opiacés, et les parties ulcérées d'un cataplasme
qui entourait toute la verge.

« La suppuration s'établit, les douleurs cessèrent ; des bourgeons charnus se
développèrent sur les lambeaux résultant de l'incision, et firent tant de progrès
vers la guérison, qu'en peu de temps ils se cicatrisèrent; mais l'ulcération du
gland au contraire s'agrandit. » M. Bobillier proposa d'y appliquer des sangsues ;
refus de la part du malade, qui, sur l'avis d'un autre médecin, prit le sublimé
corrosif à doses réfractées dans le sirop de Cuisinier; pour boisson, une tisane de
salsepareille, pour aliments, des potages et des côtelettes. — Peu de jours après
ce nouveau traitement, bouche pâteuse, langue chargée, inappétence, la surface
des ulcères un peu plus rouge. — Lotions alcalines sur les ulcères, bains généraux. — Agrandissement des ulcères, qui se couvrent d'une couenne blanchâtre
et deviennent plus douloureux; l'estomac s'irritant de plus en plus, dit M. Bobillier, sans le prouver, une consultation eut lieu entre lui, M. Schall et Richond.
Le malade est mis au bouillon d'herbes, à l'usage de la fécule de pomme de terre ;
les bains seuls sont continués de l'ancien traitement. — Application d'une à
deux sangsues sur les ulcères, qu'on panse avec des cataplasmes. Après un mois
de ce traitement, le prépuce était affaissé et cicatrisé, ainsi que l'ulcère du corps
caverneux, excepté vers un point voisin de l'orifice de l'urèthre, qui était souvent
en contact avec l'urine; au moment des chaleurs du mois d'août, à la suite de
quelques promenades, et après avoir trop serré la verge, l'inflammation renaît;
c'est en vain que, pour en arrêter les progrès, on applique les sangsues par deux
fois; l'extrémité du gland se mortifie et tombe en eschare. Nouvelles applications
de sangsues sur la petite ulcération qui restait, et M. Bobillier était parvenu à la
ramener dans un état assez satisfaisant; elle était même près de se cicatriser; mais,
bien malheureusement pour le malade, M. Bobillier fut obligé de partir, et le
malade d'entrer à l'hôpital de Strasbourg, où il fut soumis à un traitement par

les frictions et la liqueur. — L'ulcère resta stationnaire. — Douleurs par tous les membres; toux fatigante jour et nuit. Ces symptômes étaient consécutifs, au sentiment de M. Bobillier et de M. Colin, son aide-major, à une gastrite chronique. Enfin, par un simple régime adoucissant, cet éternel ulcère guérit (une sonde à demeure a empêché le contact de l'urine sur la plaie), et, après un congé de convalescence, M. D... ne tousse plus et n'a plus de douleurs dans les membres; il avait bon appétit et digérait bien; mais M. D... revient à son corps, et des écarts de régime lui rendent ses douleurs; elles ont leur siège dans les épaules et les genoux, et le malade ne se meut qu'avec difficulté. Il est presque inutile que nous disions que la gastrite est revenue, car M. D... éprouve des alternatives de diarrhée et de constipation.

Il parait qu'on a accusé M. Bobillier d'avoir sacrifié M. D... à son système; on a sans doute eu grand tort, et je me garderai bien de lui adresser aucun reproche de ce genre. Je me suis contenté de rapporter les faits en raccourci; mais probablement plus d'un lecteur trouvera que M. D... est tourmenté (du moins en 1825 était tourmenté) par une syphilis constitutionnelle, caractérisée par des douleurs ostéocopes. un dérangement de fonctions digestives, consécutive à une syphilis primitive contre laquelle un traitement antiphlogistique et plusieurs traitements mercuriels ont été impuissants.

332 bis. — Nous opposerons au fait emprunté à M. Bobillier l'observation CXXIII (165). Le nommé Joseph T... avait une syphilis ancienne; M. Dazet fut appelé auprès de lui pour une gastrite qu'il traita par l'émétique1 Aussi, diront les antiphlogisticomanes, quand le médecin découvrit l'existence de l'infection syphilitique, trouva-t-il la verge sur le point de tomber en gangrène par la réflexion de l'inflammation gastro-intestinale sur ces parties. Je serais fort disposé à juger de même, si de hautes doses de perchlorure d'or et de sodium (qui n'est rien moins qu'antiphlogistique) n'avaientpoint enrayé la marche dévastatrice du mal. Dans ce cas mon opinion, absolument opposée à celle de M. Bobillier, est-elle que les symptômes de gastricité dépendaient de l'intensité de l'inflammation spéciale (9), et non celle-ci de la première.

Du reste, l'observation précédente n'est pas la seule, parmi les dix-sept que rapporte M. Bobillier, qui constate les dangers du traitement antiphlogistique; plusieurs de ces observations offrent l'ensemble de symptômes fort graves que M. Bobilier a toujours soin de rapporter à des écarts de régime. Ainsi nous y trouvons un cas de pourriture d'hôpital, quoique cette maladie ne fut point régnante, et des cas très nombreux de gonorrhées presque interminables.

333. — Nous nous trouvons bien naturellement amené à parler du traitement antiphlogistique administré contre l'uréthrite. Swediaur a préconisé l'emploi de la saignée locale et des applications émollientes dans les cas de go-

norrhée. Nos réformateurs affirment qu'il ne faut avoir recours à aucune autre méthode pour traiter la blennorrhagie; nous venons de voir, quelques lignes plus haut, qu'elle ne leur réussit cependant pas toujours. M. Vallée, chirurgien-major au 2° corps du génie (*Mémoire sur l'uréthrite, lu à l'Académie de médecine*), ayant été en position d'essayer toutes les méthodes préconisées pour le traitement de cette affection, a reconnu que les antiphlogistiques étaient souvent insuffisants. Il n'est donc pas rare qu'ils ne produisent aucune amélioration, et alors l'écoulement se prolonge indéfiniment. Du reste, le fait reconnu par M. Vallée est indépendant de la nature de l'écoulement (17 à 17 *quat.*, 106). Ce chirurgien préconise l'emploi du baume de Copahu, non comme révulsif, mais comme spécifique. Notre pratique nous a démontré les avantages de ce médicament, que nous n'administrons cependant que lorsque toutes les probabilités existent que l'écoulement n'est pas de nature syphilitique, et dans le cas de blennorrhée qui succède à une blennorrhagie préalablement combattue par les préparations d'or (105.)

333 *bis*. — Les faits observés à Montpellier ont été peu favorables au traitement antiphlogistique. Voici ce qu'en dit M. Eugène Delmas (*Éphémérides de Montpellier*, II, 1) : « Quoique bien éloigné de l'opinion de ceux qui pensent que la maladie vénérienne n'est due qu'à une inflammation et nullement à un virus particulier, nous avons plusieurs fois employé leur traitement, et nous avons pu nous convaincre que son efficacité n'est pas aussi grande que le publient des enthousiastes ; nous pourrions même ajouter que nous avons eu dans nos salles des victimes de leur méthode. »

334. — Les praticiens diffèrent considérablement sur les rapports à établir entre la syphilis secondaire et la syphilis primitive traitées par le mercure. Au sentiment de James Mac-Gregor, ils seraient comme 1 : 55,5. M. Becker, qui cite ce résultat dans un mémoire sur le traitement de la syphilis sans mercure, le trouve trop favorable : en effet ceux qu'il donne ensuite entre les syphilis secondaires et celles primitives traitées sans mercure, sont éloignés de l'être autant. La syphilis consécutive est à la syphilis primitive (combattue par un traitement antiphlogistique), au sentiment de Mac-Gregor, comme 1 : 20.5; au sentiment de Hill comme 1 : 13; au sentiment de Thomson, comme 1 : 12 ou 15; au sentiment de Hennen, comme 1 : 8.25.

MM. Mussay, Evans et Brown ont traité, en France, sans mercure, cent trente-quatre malades atteints de syphilis ; ils ont vu, une fois sur dix, survenir des symptômes consécutifs, et cela seulement dans le cours d'une année.

Thomas Rose et Guthrie avouent qu'ils ont vu survenir des accidents consécutifs à peu près chez un tiers des malades traités par les antiphlogistiques. Il est vrai qu'ils prétendent que ces symptômes secondaires étaient si légers, qu'il fallait une grande attention pour les reconnaître. Je ferai observer à M. Rose, et à M. Richond, qui s'appuie sur son dire, que les malades qui ont des affections si légères qu'il faut la plus grande attention pour les reconnaître ne rentrent point à l'hôpital. Ces deux messieurs conviendront que la proportion d'un tiers est effrayante.

M. Guthrie n'ose point affirmer que chez le grand nombre de malades qu'il a traités sans mercure la proportion des symptômes consécutifs qui se montrèrent fut moins grande que chez ceux qu'on avait traités par le mercure, elle parut l'être. Ce elle parut, sorti de la plume d'un écrivain qui, d'après le besoin qu'il éprouve de faire triompher ses théories, ne saurait être parfaitement impartial, signifie pour moi qu'elle fut plus grande, et de beaucoup. Il faut ajouter que s'il est vrai que M. Guthrie n'emploie pas le mercure, il a recours à la salsepareille et à l'antimoine (331); que ce n'est pas là un traitement antiphlogistique : qui conteste, du reste, que la salsepareille et l'antimoine, seuls ou réunis, ne puissent quelquefois guérir la syphilis?

MM. Gregor et Francklin seraient les médecins à qui le traitement antiphlogistique aurait le mieux réussi : car sur 1940 cas ils n'auraient eu que 96 rechutes (1 sur 19), et de plus ces symptômes consécutifs auraient cédé rapidement au traitement antiphlogistique.

M. Thomson, à Edimbourg, a été plus heureux que tous ses confrères : tous les malades qu'il a traités en s'abstenant sévèrement du mercure ont tous parfaitement guéri. Qui veut trop prouver, ne prouve rien. De plus, il aurait fallu nous dire si on s'était abstenu également d'administrer tout autre médicament antisyphilitique.

M. Hill pense que les chancres indolents et de longue durée guérissent plus vite par le mercure. Ce qui est arrivé au docteur Brown, à l'hôpital de Glascow, vient à l'appui de cette dernière assertion. Ayant essayé de la méthode antimercurielle, la guérison traîna tellement en longueur, et ses salles furent si encombrées, que, malgré le succès, M. Brown s'est vu dans la nécessité de revenir au mercure. (Plaisant succès, vraiment!) A l'un des hôpitaux de Dublin on a fait la même observation, et l'on y a même remarqué une foule d'accidents secondaires. Le docteur Colles, à l'hôpital de Stevens, a essayé aussi de cette méthode, pour y renoncer; car là même où elle paraissait réussir, il a souvent observé un grand nombre d'accidents. A l'hôpital militaire (the king's infirmary, la quantité d'accidents secondaires et la longueur du traitement ont fait renoncer à cette méthode.

M. Otto termine son mémoire en disant que la syphilis peut incontestablement se guérir (dans des cas fort rares, à notre sens) par la méthode simple (elle ne nous semble pas si simple) qui vient d'être décrite; mais le traitement est plus long, et la diète qu'il faut observer est plus sévère et plus nécessaire ; les accidents secondaires et les rechutes sont plus fréquents. Ce fait est hors de doute, mais nous ne partageons point la fin de l'opinion de l'auteur, qui prétend que ces accidents ne sont pas opiniâtres, et que la guérison en est prompte. Enfin M. Otto pense que cette méthode est peu applicable à la pratique des hôpitaux ; il nous semble qu'elle l'est encore bien moins à la pratique en ville.

M. Barthlet me paraît être celui qui a été le moins heureux dans le traite ment par les antiphlogistiques : sur cent quarante-sept malades qu'il traita d'ulcères primitifs, vingt-quatre ont éprouvé des symptômes consécutifs, c'est un cas de récidive sur six.

Seize ont eu diverses affections cutanées :

Trois des ulcères au voile du palais ;

Deux des iritis ;

Trois des exostoses.

Il fallut avoir recours, pour ces affections consécutives, aux diaphorétiques, aux purgatifs, aux antimoniaux et au gaïac, et enfin au mercure, qui fut cependant employé sans aucun succès dans un des trois cas d'exostoses.

Sur cent cinquante cas de syphilis traités par M. Richond, par les antiphlogistiques, ce traitement a permis la récidive de symptômes anciens, ou le développement de symptômes nouveaux, trente-quatre fois ; ce qui fait une fois sur cinq ; proportion fort considérable. Ajoutons que, dans presque tous ces cas de rechute et dans beaucoup d'autres, M. Richond administre l'iode à l'intérieur ou en frictions. Certes, s'il est un médicament actif, c'est l'iode ; c'est un puissant excitant du système lymphatique, et pour cela même il peut être administré avec succès dans un grand nombre d'affections vénériennes. Mais les succès de l'iode prouvent contre la méthode antiphlogistique, et M. Richond n'a sans doute eu recours à ce puissant agent thérapeutique que parce qu'il a senti l'insuffisance des sangsues et de la décoction de guimauve.

334 *bis.* — Les deux tableaux pris aussi dans l'ouvrage de M. Richond des Brus nous offriront encore de nombreux cas de récidive après le traitement antiphlogistique.

Sur neuf cent vingt-trois malades qui ont été soumis à un traitement de ce genre, nous trouvons vingt-quatre cas de récidive, ou un cas de récidive sur trente-neuf malades traités par les antiphlogistiques.

PHÉNOMÈNES CONSÉCUTIFS A UN TRAITEMENT ANTIPHLOGISTIQUE

2 Ulcères récidivés.

4 Poireaux consécutifs.

6 Bubons récidivés.

4 Bubons consécutifs.

5 Affections de l'anus.

2 Affections de la bouche.

1 Pustules, durillons, excroissances à l'anus.

PHÉNOMÈNES CONSÉCUTIFS A UN TRAITEMENT ANTIPHLOGISTIQUE APPLIQUÉ A UN NOMBRE INDÉTERMINÉ DE MALADES

1 Bubon consécutif.

3 Affections de l'anus.

1 Lésions de l'anus produites par des caustiques.

1 Pustules à l'anus, produites par une affection psorique.

Ces deux tableaux, que l'auteur a placés en regard de deux autres que nous avons donnés plus haut (327), parlent, à son sens, hautement en faveur de la méthode antiphlogistique. En effet, il oppose les nombres 1 sur 18 pour les cas de récidive après un traitement mercuriel, à 1 sur 39, après le traitement antiphlogistique, et 6 à 43. Au premier examen ces nombres ne laissent rien à répliquer; mais en réfléchissant bien, on verra facilement qu'il n'y a point encore grand sujet à s'enthousiasmer. D'abord les chiffres 6 et 43 ne signifient absolument rien, et ils nous sont même favorables; car le nombre de malades traités par le mercure est, au nombre de ceux traités par la nouvelle méthode, dans une proportion bien plus forte que celle de 43 à 6 : quant à l'autre résultat, je répondrai, attendons; voyons l'application de la nouvelle méthode, à la pratique en ville; là on ne perd point ses malades de vue, on peut les suivre longtemps; ils se marient, ils ont des enfants : ce sont ces épreuves qui constatent la solidité d'une cure de syphilis. Ce n'est pas quand une méthode curative compte à peine trois années d'existence qu'elle est absolument jugée, surtout quand il s'agit d'une maladie dont le diagnostic est souvent si difficile; en outre, d'autres praticiens, partisans de la même méthode, sont éloignés d'avoir obtenu des résultats aussi avantageux. Voici toujours un point extrêmement important éclairci, c'est que la guérison d'une syphilis obtenue par le traitement antiphlogistique est pour le moins aussi fallacieuse que celle obtenue par le mercure; le temps nous apprendra probablement qu'il n'y faut même pas compter; les résultats obtenus par Barthlet permettent de former cette présomption.

334 *ter*. — Le traitement antiphlogistique, qui déjà tombe dans le discrédit sera bientôt jugé. L'Académie de médecine, section de chirurgie, dans une de ses séances de janvier 1828, a mis au concours cette question pour 1829 : Déterminer, par des expériences faites sur les animaux et par des observations recueillies sur l'homme, si la syphilis peut être radicalement guérie par les antiphlogis-

tiques, et s'ils doivent être préférés aux mercuriaux et aux sudorifiques, employés jusqu'à ce jour. M. Lisfranc, rapporteur de la commission, en proposant cette question, à rappelé à l'académie, qu'en Angleterre la nouvelle méthode était proscrite par l'autorité, dans les établissements publics, où depuis dix ans on avait renoncé aux mercuriaux; et qu'on y avait observé un si grand nombre de rechutes sur les hommes traités dans les hôpitaux de la marine et de la guerre, que l'on avait pris un arrêté pour ordonner l'emploi du mercure sur tous les sujets atteints de maladies vénériennes.

M. Renoult, chirurgien militaire connu par sa probité et son savoir, continue M. le rapporteur, nous a communiqué les faits suivants : Dans une grande ville frontière de France où siège une faculté de médecine, un chirurgien militaire est connu pour traiter les maladies vénériennes sans mercure. Les soldats sortant de l'hôpital militaire arrivent dans un tel état de faiblesse qu'ils ne peuvent reprendre leur service, et lorsque les forces commencent à revenir, les accidents syphilitiques reparaissent. Il en résulta que ces militaires allaient acheter du mercure, et se traitaient eux-mêmes avec tous les inconvénients des traitements mal dirigés. Les chirurgiens-majors ayant constaté ces faits, les colonels ont adressé des réclamations à l'autorité supérieure. Le chirurgien de l'hôpital militaire, interpellé, a répondu qu'il ne devait compte de sa méthode de traitement qu'à ses chefs de service. Les chirurgiens-majors ont continué à traiter aux casernes, par les préparations mercurielles, les hommes sortis de l'hôpital, et prétendus guéris : les traitements des maladies vénériennes sont ainsi tombés à la charge des corps.

Les choses se passent de même à Naples : voici ce que M. Vulpès, médecin fort distingué de cette ville, racontait à M. Bell, sous-bibliothécaire à la Faculté de médecine, qui a eu la bonté de nous le redire. Lui et un de ses confrères ont chacun une salle dans un hôpital consacré au traitement des maladies vénériennes. Ce dernier ne combat cette maladie que par les antiphlogistiques; M. Vulpès, qui administre le mercure, s'est arrangé de manière que les malades traités par son confrère lui revinssent dans le cas d'apparition d'accidents consécutifs, et il affirme avoir eu à soumettre à un traitement mercuriel presque tous les malades qu'avait guéris son confrère !

CHAPITRE X

OBSERVATIONS DE SYPHILIS PRIMITIVE, ANCIENNE ET CONSTITUTIONNELLE, QUI ONT RÉSISTÉ AUX MERCURIAUX ET ONT CÉDÉ A L'EMPLOI DES AURIFÈRES

335. Dans ce chapitre nous réunirons toutes les observations de syphilis primitives, anciennes et constitutionnelles, qui, ayant résisté au mercure, auront cédé à l'emploi de l'or. Comme on doit aisément le pressentir, c'est surtout des dernières qu'il contient le plus; aussi est-ce ici que nous aurons plusieurs fois l'occasion de tracer les horribles ravages que le mercure peut exercer sur notre constitution, et ce chapitre viendra fortement à l'appui de tout ce que nous avons dit dans les précédents en faveur de l'or. Autant il sera favorable à cet agent, autant au contraire il parlera contre le mercure. En effet, dans toutes les histoires de maladies qui vont passer sous les yeux du lecteur, il aura d'abord été essayé du mercure, et il aura fallu y renoncer, soit parce qu'il donnait lieu à des accidents, soit parce qu'il restait inefficace. Les conséquences nécessaires de cette inefficacité seront qu'une maladie souvent fort peu importante aura pris à la longue un horrible degré de gravité.

336. — Observ. CCLXXXVII, par M. Mignot. Bonne constitution, vingt-deux ans. Plusieurs maladies vénériennes antérieures; blennorrhée depuis un an, après un traitement mercuriel complet administré contre une blennorrhée virulente avec hémorrhagie par le canal de l'urèthre; de plus, depuis peu de temps, tumeur de la grosseur d'une fève de marais au côté droit du canal de l'urèthre, au-dessous du gland, avec inflammation générale, et difficulté dans l'émission des urines. Traitement antiphlogistique d'abord, puis par le muriate, qui dissipe la tumeur en dix-neuf jours. Exposition à un courant d'air, qui détermine une otite et un catarrhe : ces deux affections font suspendre le traitement antisyphilitique; la blennorrhée persiste.

Nous regrettons vivement que cette observation soit incomplète quant au fait de la guérison de la blennorrhée; cependant le symptôme le plus grave ayant été dissipé par l'or, il est plus que probable qu'il en aura été de même pour le suintement uréthral.

Observ. CCLXXXVIII (extr. de l'ouvrage de M. Chrestien, page 358). Blennorrhagie ancienne qui a résisté à toute espèce de traitement. Guérison par le perchlorure uni à un oxide. Crise par l'expulsion, après de violentes douleurs d'une matière muqueuse durcie.

Sur trente-deux malades atteints de blennorrhagie ancienne, et traités, dans l'hôpital Saint-Éloi de Montpellier, par les antiphlogistiques, le Copahu, etc., un seul a résisté à tous ces moyens ; il a été guéri par huit grains de perchlorure d'or et de sodium.

Observ. CCLXXXIX. M. Lallemand cite (Observations sur les madadies des organes génito-urinaires) l'exemple d'un malade atteint de blennorrhée, qu'il avait traitée en vain par la cautérisation. Il essaya le Copahu, le poivre cubèbe, la potion de Chopart, un traitement mercuriel. Comme tout annonçait, dit M. Lallemand, un tempérament lymphatique très prononcé, j'imaginai de lui donner le muriate d'or : déjà au bout d'un mois l'écoulement était moins épais et moins abondant ; au bout de trois mois il avait cessé, et le malade jouissait d'une bonne santé. »

Rien ne prouve que cet écoulement fût de nature syphilitique ; M. Lallemand ne paraît pas le penser : nous serions tenté de croire qu'il dépendait d'un vice scrophuleux.

337. — Observ. CCXC (extr. de l'ouvrage de M. Chrestien, page 415). Ophthalmie après la suppression d'une blennorrhagie. Perte de l'œil droit, malgré l'administration des mercuriaux. Conservation du second œil, déjà fortement affecté, par le perchlorure.

Observ. CCXCI (extr. de l'ouvrage de M. Niel, page 77). Ophthalmie très douloureuse, après une blennorrhagie supprimée par les injections. Inefficacité des pilules mercurielles. Calme rapidement obtenu par l'oxide d'or par la potasse, à l'intérieur. Guérison par sept grains de perchlorure. Crise, salivation qui dura trois semaines.

338, 339 et 340. — Observ. CCXCII (extr. de l'article OR du Dictionnaire des sciences médicales). Chancre large et profond sur le prépuce, depuis neuf à dix mois. Inutilité des préparations mercurielles, dont les moindres doses excitent la salivation. Nouvelle administration du mercure : on y renonce pour le même motif. Guérison en quarante jours par le perchlorure.

L'auteur de l'article qui nous fournit cette observation termine ainsi : Je n'ai pu savoir si cette guérison s'était soutenue. Je me permettrai de faire observer que le malade ayant été adressé par un médecin de province, ancien élève des Vénériens, il ne s'agissait que de lui écrire pour savoir de lui si la guérison s'était soutenue.

Observ. CCXCIII, prise à la clinique de M. le professeur Lallemand (extr. de la thèse de M. Plaindoux, page 54). Syphilis invétérée, ulcères anciens. Double traitement mercuriel peu prolongé inutile : le premier par les frictions, le second par la méthode de M. Lallemand. Guérison par l'or divisé, le matin, le perchlorure le soir, et une tisane de salsepareille.

Observ. CCXCIV, par M. Canonge (extr. du mémoire de M. Chrestien). Chancre sur le prépuce; cure palliative par le mercure; peu de temps après, réapparition du même symptôme. Guérison par l'oxide d'or par la potasse. Le sujet de cette observation se marie : il continue de jouir, ainsi que sa femme, de la plus excellente santé.

341. — Observ. CCXCV, par M. Massel. Constitution irritable. Chancres à bords calleux à la racine du prépuce, malgré un traitement par le sublimé et les frictions mercurielles, qui dure depuis trois mois, et pendant lequel la syphilis s'est compliquée d'une toux fréquente avec expectoration de crachats légèrement rosés, et d'un tremblement presque général. Après l'usage des gommeux, des bains, et la diète lactée pendant un mois, frictions avec le muriate d'or et bains domestiques qu'on cesse au bout de vingt jours. Guérison radicale après soixante-neuf frictions.

342. — Observ. CCXCVI, par M. Weter (extr. du mémoire de M. Chrestien). Chancres au prépuce, plusieurs traitements mercuriels et douze bouteilles de rob de Laffecteur sans succès. Guérison difficilement obtenue par huit grains de perchlorure. Vers la fin du traitement, chute des cheveux, déterminée, sans aucune espèce de doute, par l'influence syphilitique, et non par le fait du traitement, puisque de nouveaux cheveux croissaient pendant que les anciens tombaient. Les frictions ont déterminé quelques excoriations sur les côtés de la langue.

343. — Observ. CCXCVII et CCXCVIII, par M. Weter (extr. du mémoire de M. Chrestien). Bubons chez l'homme et chez la femme; cure palliative par un traitement mercuriel; huit mois après, réapparition des bubons, qui acquièrent un très gros volume, et qui furent dissipés chez ces deux malades par trois grains de perchlorure. Deux années écoulées depuis le moment qu'elles ont été opérées, assurent la solidité de ces cures.

Observ. CCXCIX (extr. de l'ouvrage de M. Niel, page 58). Bubons douloureux, exaspérés par l'emplâtre de Vigo. Guérison par sept grains de perchlorure. Crise, suppuration abondante d'un bubon, résolution du second, après un flux abondant d'urines qui se prolongea pendant dix jours.

Observ. CCC (idem, page 70). Chancres, rhagades à la marge de l'anus; cure palliative par un chocolat et des fumigations mercurielles. Engorgement des glandes maxillaires et axillaires; inutilité des frictions mercurielles, qui causent des vertiges et des douleurs de tête. Guérison par huit grains de perchlorure. Crise, suppuration de la glande de l'aisselle, salivation. Cette cure date de 1821, et ne s'est point encore démentie.

Observ. CCCI (idem, p. 173). Bubon abcédé. Formation, sous l'influence

d'un traitement mercuriel parfaitement dirigé, d'un ulcère profond, à bords frangés, saignants, renversés et douloureux ; suppuration jaunâtre et fétide. Guérison par deux grains de perchlorure et la pommade aurifère en pansement (un
gros d'or divisé sur une once de cérat). Crise, suppuration abondante, mais d'un
bon caractère.

344. — Observ. CCCII, extraite de ma pratique. Végétations nombreuses et
considérables. Guérison par sept grains de perchlorure d'or et de soude.

M***, âgé de vingt-sept ans, d'un tempérament un peu sanguin, eut, en 1821,
une blennorrhée qui fut guérie d'abord par les rafraîchissants, par la potion de
Chopart. En 1824, il contracta un second écoulement ; celui-ci, arrêté aussi par
la potion de Chopart, fut suivi de deux chancres à la base du gland, de chaque
côté du filet. Il fit un traitement mercuriel qui consista dans l'usage de quatre
bouteilles de liqueur de Van Swieten, à huit grains (trente-deux grains de sublimé pour le traitement), et des lotions avec l'eau blanche. Les chancres résistèrent, et, pour en obtenir la guérison, il fallut les toucher avec le nitrate d'argent.
Le caustique donna lieu à une inflammation qui dura deux jours, mais la guérison des chancres n'en eut pas moins lieu. Cependant, peu de jours après, un
nouveau chancre reparut à la même place, mais il ne dura que vingt-quatre
heures. M***, par surcroît de précaution, fit trente frictions sur les membres abdominaux, avec un gros, pour chaque friction, d'onguent mercuriel double.
M*** n'éprouva aucun amendement sensible des deux premières bouteilles de
liqueur de Van Swieten ; mais les personnes qui l'approchaient le virent maigrir
et pâlir d'une manière surprenante ; pendant l'usage de la dernière bouteille, il
survint une irritation vive de poitrine avec angine, salivation un peu forte et
inappétence absolue ; ce furent ces accidents qui firent cesser le traitement.

Dans les premiers jours de 1827, des végétations survinrent sur les mêmes
points où furent les chancres, et pullulèrent bientôt sur les lieux circonvoisins.
Pendant les trois années qui s'écoulèrent entre la disparition des chancres et ces
nouveaux accidents, M*** a observé que le cuir chevelu a été fréquemment le
siège d'une éruption miliaire ; il lui est survenu deux fois dans l'intérieur des
cuisses une large plaque d'un rouge vif, d'une apparence dartreuse, sans douleur
ni prurit. Il lui arriva de se couper en se rasant ; cette plaie, dont la cicatrisation,
avant l'infection de 1824, était si prompte et si rapide, donna lieu à une cicatrice rouge et avec un engorgement qui fut fort long à se dissiper. M***, pour se
débarrasser de ses végétations, essaya de nouveau de seize frictions mercurielles,
avec un gros d'onguent mercuriel double pour chaque friction ; et pendant leur
usage, il les toucha avec la liqueur de Plenck, qui les fit d'abord dessécher. Elles
ne tardèrent point à surgir avec une nouvelle intensité et en plus grande abondance, et quand le malade vint me consulter, toute la base du gland en était cou-

verte, plusieurs avaient plusieurs lignes de longueur, et l'une d'elles avait presque un pouce. Je conseillai l'usage du perchlorure d'or, selon la méthode de mon respectable ami le docteur Chrestien, à la dose d'un quinzième par friction. Pendant l'usage de ce premier grain, M*** toucha de nouveau la végétation la plus considérable avec la liqueur de Plenck ; elle se dessécha, tomba, reparut, mais sa croissance, très lente, s'arrêta bientôt. M*** avait passé au second grain, divisé par treizièmes, puis à un troisième grain divisé par douzièmes et dizièmes. Avant de commencer l'usage de ce troisième grain, M*** vit ses végétations diminuer ; du reste il n'éprouva aucun autre effet du sel aurifère qu'une agitation nerveuse qui se manifesta tous les matins avant son lever par des mouvements presque involontaires des membres, des pendiculations. Ces mouvements nerveux cessèrent pour ne plus se représenter pendant l'usage du quatrième et du cinquième grain, aussi divisé en dix doses ; les végétations continuent de diminuer. Le perchlorure a agi d'une manière toute différente sur M*** que le sublimé ; son appétit, qui était bon avant le traitement, ne fut point augmenté, mais il s'est maintenu toujours aussi fort ; il était toujours resté assez maigre, il prit de l'embonpoint d'une manière sensible pour lui et pour ceux qui vivent avec lui. Cependant M***, qui est un bon vivant, a suivi un fort mauvais régime ; il mange de tout sans exception, boit non seulement du vin pur, mais aussi du café et des liqueurs spiritueuses en quantité assez notable Il est toujours allé régulièrement à la garde-robe. M***, après le cinquième grain, en a encore consommé deux grains divisés en dix doses pour achever de dissiper quelques traces presque insensibles de ces anciennes végétations qui étaient si considérables. Après les agitations nerveuses que nous avons signalées, M*** a éprouvé quelques étourdissements qui n'ont pas persisté. Voilà aujourd'hui trois mois que cette cure a été définitivement opérée, et M*** continue de jouir de la plus excellente santé.

Observ. CCCIII, idem. Gonorrhée, il y a dix-huit mois (mars 1823) ; elle parut huit jours après un coït impur, et fut guérie par les pilules mercurielles. Depuis ce moment, la base du gland a toujours fourni une sécrétion morbide. Nouveau coït avec la même femme ; trois mois après, au même lieu que plus haut, végétations qui pullulent et croissent rapidement. Guérison par trois grains de perchlorure, sans qu'on ait eu recours ni à l'excision, ni à aucune application topique, et malgré deux longues interruptions que le malade crut devoir observer à cause de deux rhumes qui lui étaient survenus. Crise par des sueurs abondantes, qui ont duré près d'un mois. Cette cure ne s'est point encore démentie (mai 1827).

Observ. CCCIV, recueillie par M. Souchier, élève interne à la clinique de M. Lallemand, et approuvée par ce professeur. Vingt-six ans, tempérament bilioso-sanguin. Crêtes de coq entre le prépuce et le gland ; inefficacité des mercuriaux à l'intérieur et des applications caustiques. Guérison par quatre grains cinq dixièmes de perchlorure et l'excision.

345. — Observ. CCCV (extr. de l'ouvrage de M. Chrestien, page 372). Constitution faible, dix-neuf ans. Il y a deux ans et demi, blennorrhagie, phimosis, bubon : celui-ci seul, et le phimosis en partie, cédèrent à un traitement par les frictions mercurielles. Excroissance sur la face interne du prépuce; le phimosis reparaît, le rob de Laffecteur le fait disparaître de nouveau. Accroissement considérable des végétations, les topiques corrosifs les font encore augmenter. Inefficacité de la liqueur végéto-minérale de Pressavin et de la liqueur de Van Swieten. Deux excroissances énormes, sensibles, entourées de veines variqueuses ; douleurs aiguës qui se propagent dans les membres, et font craindre la dégénérescence carcinomateuse. Complication, hémoptysie périodique. Guérison sans aucune opération ni application topique, par l'oxyde d'or divisé par la potasse. Guérison aussi de la complication. Cette cure, en 1811, comptait déjà douze années de durée; elle ne s'est pas démentie depuis.

245. — Observ. CCCVI, par M. Sauvé. Squirre d'un testicule, après plusieurs affections vénériennes guéries par le mercure. Cure palliative par de trop faibles doses d'oxide d'or. Engorgement squirreux de la parotide droite, cure définitive par la même préparation d'or.

« Le nommé Federowitch, sous-officier au quatrième régiment de hullans de l'armée polonaise, âgé de trente à trente-six ans, faible, de petite stature, ayant les chairs pâles et flasques, avait contracté dans le cours de son service plusieurs maladies vénériennes dont il fut traité à l'hôpital du régiment par la solution de sublimé, et par la poudre d'oxyde noir de mercure. Outre ses excès vénériens, cet homme s'enivra souvent avec l'eau-de-vie de grain. Dans le courant de l'année 1815, en hiver, il vint de nouveau à l'hôpital pour y être traité de nouveaux symptômes syphilitiques, et six semaines après, durée ordinaire de nos traitements, il en sortit guéri. Au printemps de l'année, il se représenta avec un énorme gonflement du testicule droit; le malade assurait qu'il ne s'était point exposé de nouveau à contracter la syphilis, et la tumeur était assez indolente. Je soumis le malade à un traitement par les frictions mercurielles, avec toutes les précautions convenables. Ce fut en vain : la tumeur, au lieu de diminuer, fit des progrès, la santé du malade se détériorait ; enfin, regardant l'affection comme squirreuse, j'administrai l'opium, l'extrait de ciguë à haute dose, les cataplasmes de joubarbe. La tumeur continua de grossir, des douleurs lancinantes passagères s'y firent ressentir ; enfin je craignis le développement d'un cancer, et je me déterminai à pratiquer l'opération de la castration avant que le cordon ne s'engorgeât. Cependant, avant d'en venir à cette extrémité, je voulus essayer de l'oxyde d'or précipité par l'étain, et je l'administrai de suite en pilules, à la dose d'un dixième de grain par jour ; il en usa à peu près de la sorte trois ou quatre grains. En outre, on incorporait la poudre d'un ducat de Hollande, qu'on fit limer par un horloger, à l'emplâtre de savon, de mélilot et de ciguë, qu'on tenait sans cesse appliquée sur la tumeur. Tous les jours on voyait celle-ci se fondre à vue d'œil, et le testicule reprit en peu de temps son volume et sa consistance naturels. Nous engageâmes le malade à continuer ce traitement, que nous regardions alors comme incomplet ; il n'en voulut rien faire, et sortit de l'hôpital. Trois mois après, il y revint avec un engorgement considérable de la parotide droite ; je ne balançai pas à le regarder comme un squirre, produit par une métastase de la matière cancéreuse, et pour cette fois j'augurai mal des suites de cette maladie. Quoi qu'il en fût, je soumis Federowitch au même traitement, par l'oxyde d'or, en lui faisant continuer son service. Quatre semaines après tout était dissipé, et depuis deux ans il n'a pas cessé de se bien porter, quoique ayant toujours l'aspect d'un homme faiblement constitué. »

Observ. CCCVII et CCCVIII, par M. Souchier. Depuis vingt-deux ans jusqu'à trente-trois, cinq affections vénériennes qu'on n'a jamais combattues que par les antiphlogistiques et les sudorifiques simples. Après la cinquième syphilis, guérie par les mêmes moyens, le sujet se marie. Deux mois après, chez la femme, blennorrhagie, chancres nombreux sur les grandes lèvres ; grossesse. Chez le mari, augmentation du flux blennorrhagique, qui n'avait jamais été absolument tari depuis la dernière infection, c'est-à-dire depuis dix-huit mois. Les testicules deviennent douloureux, se gonflent et s'abcèdent. Double traitement (mai 1825), par le perchlorure d'or et de sodium, fomentations émollientes sur les grandes lèvres, cataplasmes adoucissants sur les testicules. Double guérison par six grains de sel aurifère. Il fallut combattre une blennorrhée persistante chez le mari par le baume de Copahu. Accouchement à terme d'un enfant très beau et très sain, et qui continue (mai 1828), ainsi que son père et sa mère, de jouir d'une excellente santé.

Observ. CCCIX, par M. Sizaire. Cinquante ans ; depuis plusieurs mois, sarcocèle considérable et douloureux ; excroissances syphilitiques dans le canal de l'urèthre, émission des urines difficile et douloureuse ; ulcères au voile du palais et à la luette. Après deux traitements mercuriels, scorbut syphilitique qui donne un aspect hideux au malade. Friction matin et soir, sur le prépuce, avec un grain d'or divisé, mouillé avec la salive du malade ; toucher des ulcérations de la bouche avec du sirop tenant en suspension de l'or divisé (six grains pour une once) ; injections dans le canal avec une décoction émolliente tenant aussi de l'or divisé (un grain pour chaque injection) en suspension. Pendant tout l'hiver, la maladie reste stationnaire, malgré l'humidité de l'habitation du malade ; mais au printemps de 1825, disparition assez prompte de tous les symptômes de cette horrible maladie, sans aucune crise apparente. Depuis trois ans (mai 1828) cette cure ne s'est pas démentie.

347. — Observ. CCCX par M. Ladevèze (extr. du mémoire de M. Chrestien). Spermatocèle très volumineux, après un chancre, qui avait résisté à deux traitements, par deux méthodes mercurielles différentes, jusqu'à salivation. Guérison obtenue en six semaines, par trente grains d'oxide d'or par l'étain. Le malade voyage depuis un mois à cheval : quoiqu'il continue de se bien porter, il persévère encore dans l'usage de l'oxide.

348.— Observ. CCCXI, prise dans la pratique de M. le professeur Lallemand (ext. de la thèse de M. Plaindoux, page 54). Sexe féminin, vingt-deux ans, tempérament bilioso-nerveux. Blennorrhagie, chancre. Guérison par les antiphlogistiques et le baume de Copahu. Six mois après, ulcérations dans la bouche ; essai de divers traitements mercuriels (liqueur de Van-Swieten, deutochlorure et protochlorure, selon la méthode Clare) : les accidents produits y font renoncer. Nouveau traitement par le rob de Laffecteur, et qui fut inefficace ; amélioration obtenue par l'usage du lait d'ânesse et de la tisane de saponaire. Guérison par six grains de perchlorure.

Observ. CCCXII, par M. Guiran. Tempérament lymphatico-sanguin, vingt-huit ans. A vingt ans, chancres vénériens aux grandes lèvres ; ils sont dissipés par l'usage, pendant un mois, de pilules mercurielles et d'une tisane sudorifique. Ils reparaissent trois mois après et se compliquent d'une blennorrhagie. Liqueur de Van-Swieten (seize grains de sublimé furent consommés) et tisane de salsepareille. Nouvelle guérison qui se soutient pendant quatre années. Au bout de ce temps, après des symptômes d'inflammation, ulcérations profondes dans l'arrière-bouche, avec une phlogose assez étendue des parties affectées. La face interne des ailes du nez est aussi ulcérée et enflammée, et des pustules croûteuses sont disséminées çà et là dans le cuir chevelu. Avec ces symptômes, inappétence, insomnie, maigreur extrême, grand abattement moral. Après quinze jours d'usage du lait d'ânesse, des crèmes de riz et des bains, guérison par huit grains de perchlorure. Pendant l'usage du troisième grain, excitation générale, chaleur, soif intense, fièvre pendant vingt-quatre heures, ensuite sueur abondante. Il y a un an et demi que cette cure est opérée, et la dame conserve la fraîcheur et l'embonpoint que le traitement lui avait rendus.

Observ. CCCXIII, par M. Weter. « Un jeune homme avait pris sans succès du mercure pour se délivrer d'ulcères vénériens aux amygdales. Traitement par huit grains de muriate d'or : guérison. J'ai observé dans ce cas et dans un autre que l'effet du muriate était beaucoup plus sensible dans la première quinzaine. »

Observ. CCCXIV, recueillie par M. Souchier, élève interne à la clinique de

M. Lallemand, et approuvée par cet illustre professeur. Vingt-cinq ans, constitution assez forte, tempérament sanguin. Ulcères dans l'intérieur de la gorge (chancres sur la couronne du gland, bubon à l'aine droite. Guérison momentanée du bubon par les sangsues et les émollients, et des ulcères par les applications mercurielles). Inutilité des pilules mercurielles contre les ulcères supérieurs, qui ont augmenté après la disparition des autres symptômes. Guérison par quatre grains de perchlorure.

Observ. CCCXV (extr. de l'ouvrage de M. Chrestien, page 359). Ulcère rongeant à la base de la luette (rien n'établit qu'il fût vénérien). Cure palliative avec les frictions mercurielles. Trois ans après, réapparition du même symptôme, avec un plus grand degré de gravité. Cure définitive (elle ne s'est pas démentie depuis 1811) par cent vingt grains d'or divisé.

Observ. CCCXVI (extr. de la thèse de M. Destouches, page 17). Tempérament sanguin, forte constitution, vingt-trois ans. Un an après des chancres et des bubons traités par les préparations mercurielles, ulcères aux amygdales. Guérison par trois grains de perchlorure. Cure de deux ans.

Observ. CCCXVII (idem, page 20.) Tempérament bilioso-lymphatique, trente ans. Blennorrhagie, chancres, bubons. Cure palliative par un traitement mercuriel. Cinq ans après, ulcère à la commissure des lèvres, qui s'étend dans la bouche. Guérison par le perchlorure. Cure qui date de dix-huit mois.

Observ. CCCXVIII, recueillie par moi à l'hôpital des Vénériens (salle 2, n° 47, clinique de M. Cullerier neveu). Ulcère à la gorge ; inefficacité des préparations mercurielles, de la tisane de Felz. Guérison obtenue par sept grains dix douzièmes de perchlorure.

Lecleri (Catherine), âgée de quarante-huit ans, entrée le 8 juillet 1823, eut, il y a quatre ans, un ulcère à la gorge, qui fut traité dans cet hôpital par les sudorifiques et la liqueur de Van-Swieten (quarante-huit doses). Cinq semaines après l'apparente guérison obtenue par ces moyens, nouvel ulcère dans la même région. Seconde guérison aussi solide que la première, obtenue par l'onguent napolitain (deux cents grammes, six onces deux gros) employé en frictions. Aujourd'hui la maladie s'est manifestée de nouveau : le voile du palais, perforé dans un point, présente sur toute sa surface des ulcères plus ou moins profonds, et les cicatrices de ceux dont j'ai parlé plus haut. Les amygdales engorgées rétrécissent l'isthme du gosier et gênent la déglutition. La malade est affligée d'une surdité presque complète, qui date de quatre années, époque de l'apparition des premiers symptômes; elle ne se rappelle point avoir présenté des symptômes vénériens primitifs. Depuis la cessation de la menstruation, qui date de l'âge de quarante-cinq ans, la malade a été prise d'un écoulement qui n'est as continu. La tisane de Felz lui a d'abord été administrée, elle en a pris du

13 au 24 juillet trois bouteilles; on la suspendit une première fois le 19, parceque la malade se plaignit de douleurs au larynx, et de souffrances générales qui revenaient toutes les nuits et troublaient son sommeil. La seconde suspension eut lieu le 23, jour où on pratiqua un séton. Cette même tisane fut reprise, et la malade en consomma quinze bouteilles, du 5 au 30 août. Elle fut suspendue deux fois dans cet espace de temps; on y renonça enfin, ainsi qu'à toute autre préparation mercurielle, et le 6 octobre on commença l'usage du perchlorure. Cette malade sortit guérie le 16 décembre 1823, après cent trois jours de ce dernier traitement. Elle a employé en friction sur la langue quatre-vingt-quatorze douzièmes de muriate d'or. Il fut suspendu une fois pour cause de salivation; tout le temps du traitement, la dose a toujours été d'un douzième par friction. Le séton a été supprimé vers la fin du traitement. La malade a fait usage d'une tisane simple.

351. — Je n'ai jamais eu occasion de revoir cette malade, de sorte que je ne puis pas dire si cette guérison s'est démentie; mais il n'en reste pas moins vrai que le muriate d'or a guéri une affection que le mercure avait palliée deux fois. La surdité est restée la même, et c'est ce qui m'a empêché d'interroger la malade, pour savoir d'elle si l'emploi du sel aurifique avait occasionné quelque mouvement critique. Je ne manquerai pas non plus de faire remarquer combien le mode d'administration a été vicieux; on n'a jamais fait varier la dose, et confondant par routine la salivation critique produite par le mercure, avec celle toute critique occasionnée par l'or, on a eu le grave tort de suspendre l'emploi du médicament, et par conséquent on a interrompu un mouvement critique qui pouvait, s'il eût été favorisé, ou seulement entretenu, accélérer la guérison. Pendant longtemps, chez cette malade, le sel aurifique a été administré incorporé à la gomme en poudre; celle-ci, mouillée par la salive, mettait obstacle à ce que la friction pût être bien faite. Le médecin ayant remarqué cet inconvénient, a fait changer la poudre qui servait de véhicule, et l'a fait remplacer par la poudre de réglisse; mais celle-ci décompose, comme la première, assez rapidement le sel aurifère. Quelques jours après la sortie de Catherine Lecleri, je demandai à un des deux internes qui faisaient le service sous M. Cullerier neveu, qu'il me confiât les folios qui sont placés à la tête du lit de chaque malade, et sur lesquels sont indiqués les symptômes de la maladie et la marche du traitement, folios que ces messieurs recueillent après la sortie des malades. Je désirais prendre l'adresse de Catherine Lecleri, et celle d'une autre malade dont j'ai aussi recueilli l'histoire; cet interne me refusa en me disant qu'il ne voyait pas la nécessité de me laisser prendre des observations sur lesquelles il avait des vues ultérieures; qu'il possédait sept à huit cas de traitement par le muriate d'or suivi de guérison parfait, et qu'il ne croyait pas devoir les confier à d'autres. Ce que je désirais savoir

était de peu d'importance ; je n'insistai point et me retirai fort content d'avoir appris que l'hospice des Vénériens avait vu plusieurs observations qui attestaient le triomphe du sel aurifère. On peut du reste dire que quand on l'y emploie, c'est qu'on ne sait plus que faire, et qu'il y guérit pour ainsi dire contre vents et marées, tant il y est administré presque en dépit du sens commun. C'était du moins ainsi à l'époque (1823) où j'ai recueilli cette observation.

352.— Observ. CCCXIX (extr. de l'ouvrage de M. Niel, page 161). Bubon, il y a cinq ans, qui se dissipa en peu de temps et fut remplacé par une leucorrhée et des ulcères autour de la vulve. Ces ulcères, dont la base devint dure comme de la corne, fournissaient un pus fétide et causaient d'horribles douleurs. Faiblesse, maigreur excessive, pouls petit et fréquent, appétit et sommeil presque nuls ; inutilité d'un traitement mercuriel. Guérison par six grains de perchlorure. Crise, sueurs abondantes pendant onze jours, déjections alvines assez copieuses pendant trois jours.

Observ. CCCXX, par M. Méjan (extr. du mémoire de M. Chrestien). Blennorrhagie qui résiste à plusieurs traitements mercuriels, excroissances qui surviennent sur le trajet de l'urètre, et contre lesquelles le mercure administré à plusieurs reprises et les fondants sont aussi inefficaces. Guérison par six grains de perchlorure.

353.— Observ. CCCXXI, par M. Beauclaid. Complexion maigre, trente ans ; depuis quatre ans, chancres autour du gland, rhagades à l'anus, reste d'écoulement non douloureux de matières légèrement jaunes par le canal de l'urètre, et ulcères dans l'intérieur de la bouche. Depuis quatre ans aussi, traitements mercuriels multipliés, tous suivis avec exactitude, persévérance et régime sévère ; le mal cependant allait en augmentant. Guérison par huit grains de perchlorure : tous les symptômes avaient disparu après les trois premiers grains ; pendant l'usage des cinq derniers, quelques bains de siège froids, pour arrêter un léger suintement par l'urètre, qui persistait. Cure confirmée par neuf années de bonne santé, pendant lesquelles le malade se marie et devient père de plusieurs enfants bien sains, et qui continuent de se bien porter.

Observ. CCCXXII, recueillie par M. Souchier, élève interne à la clinique de M. Lallemand, et revue par ce professeur. Vingt-cinq ans, tempérament lymphatico-sanguin, forte constitution. Fistules à l'anus. (Il y a quatre ans, blennorrhagie et poireaux, guéris sans doute par les mercuriaux.) Guérison par quatre grains de perchlorure.

Observ. CCCXXIII, par M. Weter (extr. du mémoire de M. Chrestien). Malgré un traitement mercuriel de huit à neuf mois, chancres au gland, ulcérations dans la gorge. Cure radicale par huit grains de perchlorure.

Nous devons huit observations à M. Weter ; ce médecin, dans une lettre qu'il écrivait à M. Chrestien en les lui envoyant, lui déclara en posséder un bien plus grand nombre, mais le temps lui a manqué pour les transmettre. Ces observations sont rédigées péniblement et renferment peu de détails ; cela tient à ce que M. Weter est Allemand, et s'exprime difficilement en français.

Observ. CCCXXIV (extr. de la thèse de M. Destouches, page 25). Tempérament lymphatique, vingt-quatre ans. Chancre à la verge et sur l'aile gauche du nez. Guérison momentanée par le sublimé. Six mois après les deux chancres reparaissent. Guérison par trois grains de perchlorure. Cure de deux ans.

Observ. CCCXXV et CCCXXVI (extr. du mémoire de M. Chrestien). M. Barrié n'avait encore, en 1815, trouvé que deux malades qui aient consenti à essayer du perchlorure : ils se sont tous deux bien trouvés de l'essai. « Tous deux, écrit M. Barrié, étaient atteints depuis plus de six mois d'ulcères vénériens dans la gorge et de chancres aux parties génitales, qui avaient résisté aux frictions mercurielles et à d'autres moyens. Plusieurs personnes que j'ai vues naguère, et qui ont fait usage de vos préparations, m'ont assuré en avoir obtenu les effets les plus salutaires. »

354. — Observ. CCCXXVII, par M. Pons (extr. du mémoire de M. Chrestien). Depuis environ trois ans, végétations au fondement, aucun traitement Après une nouvelle infection, chancre sur le gland. Cure palliative par douze frictions mercurielles. Réapparition, peu de temps après, des mêmes symptômes : inefficacité du sublimé. Cure définitive et confirmée par un intervalle de plus de deux années, par trois grains de perchlorure en cinquante frictions.

355. — Obsere. CCCXXVIII, par M. le baron Girardot. Tumeurs indolentes aux ainés, chancres à la verge, inefficacité des mercuriaux. Guérison par le perchlorure.

« Un officier qui avait plusieurs fois été atteint de virus vénérien, portait depuis deux ans aux glandes inguinales deux tumeurs dures, rénitentes, sans douleur ni inflammation, et du volume d'un gros œuf de poule. La verge était en outre le siège de deux chancres qui avaient disparu après plusieurs traitements mercuriels, pour reparaître ensuite. Quant aux bubons, ni les frictions mercurielles, ni l'application de la glace, ni les fomentations d'ammoniaque, non plus que les cataplasmes les plus émollients, n'avaient pu y déterminer aucun changement. Le malade était désireux de se soumettre à un traitement qu'il avait entendu vanter par ses camarades. Enhardi par l'expérience que j'avais acquise des effets du muriate d'or dans ce pays, je lui en prescrivis un sixième de grain en friction sur la langue. Au bout de quinze jours les tumeurs se sont enflammées et sont devenues douloureuses. Je prescrivis l'application de cataplasmes émollients renouvelés trois fois par jour. Cinq semaines étaient écoulées à dater du jour de la première friction, que les deux bubons s'ouvrirent ; il s'en écoula une grande quantité d'une sanie ichoreuse, qui n'a jamais pris la consistance d'un pus bien élaboré, ce qui me fit craindre que les plaies ne restassent fistuleuses. Au bout de trois mois de frictions exactement faites, les chancres avaient entièrement disparu, ainsi que tout l'engorgement du tissu cellulaire qui se trouvait au pourtour des glandes de l'aine. Cependant il restait un clapier qui était le siège d'un écoulement lymphatique. Il y a trois semaines, à l'aide d'un bistouri, je mis à découvert les foyers purulents, et je les pansai avec le cérat simple. Aujourd'hui (16 janvier 1826) l'un se trouve très bien guéri sans cicatrice difforme. le second le sera, j'espère, dans peu de temps; les chancres de la verge n'ont plus reparu. Cet officier, du reste, a repris de l'embonpoint, jouit d'un appétit excellent, ne ressent aucune douleur, dort bien et n'a jamais cessé un instant de faire son service, qui est fort actif et fort pénible. Et cependant, depuis douze jours, après avoir joui pendant tout le mois de décembre d'une température de dix à douze degrés de chaleur, nous avons eu continuellement douze, quatorze, dix-huit et vingt de froid, sans presque de neige. »

356. — C'est avec raison que M. le baron Girardot signale ce grand changement dans la température. En envoyant cette dernière observation à M. Chrestien, il ne manque pas de lui signaler comme un des plus précieux avantages des préparations d'or, de pouvoir être administrées presque sans précaution. Il ne pense pas qu'il en soit de même des préparations mercurielles, lui déclare n'avoir jamais osé les prescrire en hiver, tout le temps qu'il a habité la Pologne, à moins de promesse expresse du malade de ne pas quitter un seul instant, pendant tout le temps du traitement, une chambre bien chaude.

Observ. CCCXXIX, du même. Bonne constitution. Bubon dur, rénitent, douloureux, chancre à la verge. Inefficacité d'un second traitement par le mercure et les sudorifiques; diète sévère pendant sa durée. Un premier traitement mercuriel par les frictions, d'une durée de deux mois, avait fait momentanément disparaître ces symptômes. Traitement par le perchlorure à hautes doses; à la quinzième friction à un septième de grain, inflammation du bubon, que des cataplasmes maturatifs font abcéder. Guérison par douze grains de sel aurifère par septièmes, et huit grains par cinquièmes. Ces hautes doses n'ont donné lieu à aucune espèce d'accident.

Le 15 novembre 1827, M. Girardot écrivait de Varsovie : Toutes les cures que j'ai obtenues sont constantes. Il dit, dans la même lettre : Chaque jour j'obtiens des succès étonnants avec votre muriate (la lettre est adressée à M. Chrestien), et je ne combats plus cette maladie autrement; ma conscience s'en trouve à merveille, et mes patients encore mieux. Ces dernières lignes sont la conséquence forcée de ce qu'il disait dans une lettre précédente : « Depuis mon retour à Varsovie (mars 1826) j'ai vu plusieurs malades attaqués d'un virus vénérien

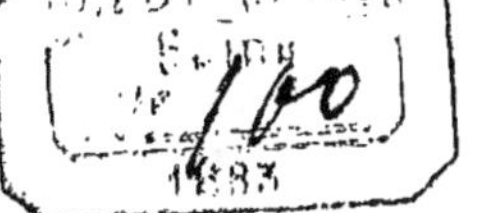

qui avait résisté à tout traitement mercuriel administré de diverses manières. Au bout de trois à quatre mois de frictions faites assidûment le soir, à la dose d'un cinquième de grain (ce qui vous paraîtra énorme (95, 251) pour votre climat), j'ai eu la satisfaction de les voir se rétablir, ayant repris leur gaieté primitive et l'embonpoint qu'ils avaient perdu. »

357. — Observ. CCCXXX, par M. Silhiol (extr. du mémoire de M. Chrestien). Tempérament bilieux, grande susceptibilité nerveuse. Chancre derrière la couronne du gland, quelques jours après un coït impur. Pendant quinze jours, délayants et pansement avec l'onguent brun ; inappétence, agrandissement du chancre, apparition d'un bubon qui devient très volumineux, malgré quelques frictions mercurielles et l'application de cataplasmes émollients. Après quelques jours de repos, traitement par le perchlorure, exercice modéré, abstinence des femmes et du vin. A la dix-septième friction à une quinzième de grain, résolution complète du bubon. Cicatrisation du chancre, déterminée par le nitrate d'argent, à la quarantième friction, toujours par quinzièmes. Enfin cure définitive, obtenue en cinquante-sept jours par quatre grains de perchlorure. Le malade, pendant ce traitement, a recouvré son appétit, s'est senti plus dispos et plus vigoureux, et, malgré sa susceptibilité nerveuse, n'a nullement été incommodé par le sel aurifère.

Observ. CCCXXXI, par M. Souchier. Syphilis qui date de six ans et a été réfractaire à toutes les préparations mercurielles connues ; ulcère considérable et très profond sur le prépuce ; deux bubons squirrheux avec sinus fistuleux. Guérison par sept grains de perchlorure, suppuration des deux bubons ; elle a été favorisée par la compression. Cure qui date de deux années.

358.—Observ. CCCXXXII, par M. Récolin (extr. du mém. de M. Chrestien). Tempérament éminemment scrophuleux. D'abord gonorrhée qui se supprime ; peu de temps après, bubons qui s'abcèdent, et un chancre à la couronne du gland. Pendant trois mois traitement par le mercure éteint (262) et le mercure soluble (264, 265) : les bubons deviennent fistuleux et les chancres squirrheux, en outre toux sèche et continuelle. Traitement par des tablettes de muriate d'or à un quinzième, tous les deux jours, et un oxide d'or en frictions sur les gencives, et en pilules avec les extraits de ciguë et de bourrache ; décoction des bois sudorifiques et de racine de guimauve pour boisson ; frictions sur les bubons avec une pommade contenant du même oxide. Guérison ; un point fistuleux persiste cependant, parce que le malade s'est refusé à le laisser ouvrir, comme il avait été fait pour les deux autres, qui sont parfaitement cicatrisés.

Observ. CCCXXXIII et CCCXXXIV, par M. Pons (extr. du mémoire de M. Chrestien). Chez une dame dont le mari avait été guéri d'une syphilis primitive par les préparations d'or, chancre sur les grandes lèvres, répercuté par une application de vitriol. Grossesse, accouchement d'un enfant couvert de pustules. Huit jours après, bubon, douleurs rhumatismales aux extrémités inférieures, qui cédèrent par l'usage d'une décoction de salsepareille et de bois, et des pilules de Belloste : le bubon persista. (Après des soins préparatoires, traitement par les frictions (trois gros de pommade mercurielle double par friction ; douze frictions) : engorgement d'une glande sous-maxillaire, qui suppure et laisse des carnosités qui résistent aux applications caustiques. Emploi infructueux du calomel à l'intérieur pendant trois mois. Guérison par trois grains de perchlorure en quarante-cinq frictions.

359. — Observ. CCCXXXV, par M. Beauclaid. Tempérament bilieux, trente-cinq ans. Il y a quelques années, après un coït suspect, chancres autour du gland, bubon ulcéré aux aines. Cure palliative par un traitement local avec l'onguent brun. En 1818, après dix-huit mois de mariage (dans ce dernier laps de temps, enfant qui a toujours joui d'une fort bonne santé), végétations à l'anus ; plus tard, ulcérations supérieures qui, dissipées par des gargarismes astringents, reparurent, persistèrent, et devinrent très douloureuses. Premier traitement (par le sublimé en pilules et une tisane avec les racines de salsepareille et de saponaire) inutile. Second traitement par les frictions avec l'onguent mercuriel à faibles doses, bains : à la sixième friction, salivation abondante qui dura un mois, quoique combattue convenablement. Guérison par huit grains de perchlorure. Dix années se sont écoulées depuis que cette cure a été opérée, et aucun accident n'est survenu qui pût faire douter de sa solidité.

Observ. CCCXXXVI, recueillie par M. Souchier, élève interne à la clinique de M. Lallemand, et approuvée par ce professeur. Quarante-cinq ans, tempérament bilioso-sanguin, constitution forte. Quatre mois après une blennorrhagie guérie par une tisane diurétique, ulcères à la gorge, excroissances charnues sur la base de la langue. Inutilité de la liqueur de Van-Swieten, des frictions mercurielles et des sudorifiques. La solution de sublimé même, administrée pour résoudre les excroissances, fait reparaître les ulcères, qu'avaient momentanément guéris les premiers traitements. Ventouses scarifiées au cou. Guérison par cinq grains de perchlorure : exaltation des facultés digestives, propriétés hilariantes de l'or (85).

360. — Observ. CCCXXXVII, par M. Canonge (extr. du mémoire de M. Chrestien). Blennorrhagie, chancre calleux sur le prépuce, ulcère très profond sur chaque amygdale (après une syphilis primitive fort grave qui résista à divers traitements mercuriels) ; mauvais état général. Inutilité de plusieurs traitements mercuriels et autres, dirigés par un bon praticien. Guérison par l'oxide d'or par l'étain. Cure confirmée par une expérience de vingt mois.

Observ. CCCXXXVIII, par M. Risueno. Tempérament sanguin-bilieux, âgé de vingt-deux ans. Gonorrhée, ulcères à la verge, végétations, douleurs ostéocopes. Ces symptômes, qui datent de deux ans, ont été combattus en vain par diverses préparations mercurielles. Guérison en vingt-cinq jours par trois grains de perchlorure, le petit-lait pour tisane. Crise par des sueurs très abondantes d'une odeur âcre et fétide, et par des urines sédimenteuses et très copieuses.

Observ. CCCXXXIX, par M. Souchier. Constitution forte, passions vives. A vingt et un ans, blennorrhagie combattue par les antiphlogistiques ; un léger écoulement persista. Treize mois après, à la suite d'excès de boisson, exacerbation de la gonorrhée ; neuf jours après, bubons énormes, chancres dans l'arrière-bouche. Premier traitement, par les frictions mercurielles (dix-huit) et les pilules de mercure gommeux de Plenck en grande quantité : exacerbation des accidents. Second traitement, par la tisane de salsepareille et un régime très doux. Esquinancie violente, provenant de l'accroissement de l'inflammation ulcérative, voix rauque, haleine fétide. Traitement par le perchlorure (l'usage du baume de Copahu tarit rapidement l'écoulement), régime très peu nourrissant. Guérison rapidement obtenue par six grains du sel aurifère. Suppuration abondante des bubons. Cette cure, opérée vers la fin de novembre 1825, ne s'est point encore démentie (mai 1828).

Observ. CCCXXXIX bis, du même. Trente-deux ans. Blennorrhagie qui date de six ans ; chancres au gland et au prépuce ; bubons squirrheux et indolents ; ulcérations de la membrane pituitaire ; fétidité de l'haleine. Inefficacité de cinq traitements mercuriels. Guérison par six grains de perchlorure. Suppuration des bubons : il fallut faciliter la fonte d'un des deux par la compression. Le malade jouit après le traitement d'une meilleure santé qu'auparavant. Cette cure, qui date actuellement (mai 1828) de plus de deux ans et demi, ne s'est point encore démentie.

Observ. CCCXL, par M. Girardot. Constitution forte, vingt-six ans. En septembre 1824, chancres à la verge, ulcérations aux amygdales, bubon énorme. Premier traitement qui dura cinq mois : vingt-cinq grains de sublimé en dissolution. Guérison des chancres : le bubon s'abcède et se cicatrise, mais les ulcères supérieurs s'étendent ; les os du palais, du nez deviennent douloureux. Deuxième traitement de quarante-huit jours : diète sévère, tisane de salsepareille et de sassafras, vingt-deux frictions avec l'onguent mercuriel double, d'un gros et demi chacune. Amaigrissement, yeux caves et cernés, haleine des plus fétides, ulcérations qui envahissent toute l'arrière-bouche et les fosses nasales ; les os du nez sont exfoliés, les cornets détruits ; otorrhée extrêmement fétide, surdité incomplète. Pilules avec l'extrait de gentiane et un quart de grain d'or divisé ; injections dans l'oreille avec une décoction de graine de lin et de têtes de pavot blanc ; on touche les ulcères de la bouche avec le collyre de Lanfranc. Amendement, appétence ; addition au traitement du perchlorure en frictions sur la langue. Guérison définitive le 4 février 1826. Le malade a consommé dix grains d'or divisé et trente grains de perchlorure, commencés à un sixième et terminés à un tiers. Crise d'abord par une salivation douce, ensuite par des sueurs très copieuses, d'un rouge pâle, sans dépôt, d'une odeur d'acide urique ; exfoliation des os palatins ; le nasillement ainsi que la surdité persistent. Une lettre de M. Girardot, du mois de novembre 1827, m'apprend que cette cure ne s'était point encore démentie à cette époque.

361. — Observ. CCCXLI, par M. Beauclaird. Bubons, chancres, ulcérations pustuleuses du cuir chevelu, chapelet de Vénus. Inefficacité des mercuriaux. Guérison par sept grains de perchlorure.

« M. F*** aîné, de Clermont, agriculteur, âgé de cinquante ans, d'un tempérament sanguin, avait contracté, à l'âge de trente ans, une blennorrhagie qui s'éteignit sous l'emploi d'un traitement par le muriate suroxigéné de mercure. Dix ans après il en contracta une seconde avec un chancre autour du gland, qui disparut après quinze jours de l'usage d'une tisane dite adoucissante, et d'une pommade dont je ne connais pas le nom, avec laquelle il pansait cet ulcère. Depuis lors il avait eu, à diverses époques, quelques excoriations autour du gland, de légères excroissances à l'anus, et de prétendus aphthes dans la bouche ; ces accidents annonçaient bien évidemment que le vice syphilitique infectait ses humeurs. Huit années cependant s'écoulèrent sans que le malade éprouvât d'autre incommodité que celle occasionnée par l'apparition des symptômes que je viens d'énumérer, et contre lesquels on ne dirigea aucuns moyens, parce qu'ils se dissipaient en fort peu de temps. Le malade s'exposa à une nouvelle infection, et fut bientôt atteint d'une blennorrhagie avec chancres autour du gland et engorgement des glandes des aines. Un médecin, qui fut consulté, employa tour à tour les tisanes adoucissantes, le muriate suroxigéné de mercure ; plus tard, les bains, les frictions avec les pommades mercurielles, les tisanes sudorifiques. Après quatre mois de ce traitement, les symptômes disparurent complètement ; cependant il fut encore continué pendant deux mois. Six mois s'étaient à peine écoulés depuis cette époque, que M. F***, quoique menant une vie à l'abri de tout reproche, se vit tout à coup affligé de deux bubons douloureux dans les aines, d'un chancre sur le dos de la verge, de plusieurs ulcères dans l'intérieur de la bouche, de pustules dans le cuir chevelu, et du *corona Veneris*. Ce fut dans cet état que le consultant vint me trouver.

« L'observation qu'il me fit de l'impossibilité où il était, vu le genre de ses occupations, de suivre exactement un traitement par le mercure, me détermina à lui conseiller les préparations d'or, et, dès le soir même, il fit une friction sur la langue avec une fraction d'un grain de muriate divisé en quatorze doses. Cette friction tut répétée régulièrement tous les soirs jusqu'à l'emploi de sept grains de muriate divisés, le second en treize prises, le troisième en douze, etc. Les tumeurs furent recouvertes avec l'emplâtre de *vigo cum mercurio*, et le chancre de la verge pansé avec le cérat de Galien. Au bout de vingt jours, les bubons et les ulcères de l'intérieur de la bouche avaient disparu; au trentième jour, le *corona Veneris* se détachait par grosses écailles; au quarantième jour il n'existait aucune trace de maladie. Pendant tout le temps du traitement le malade se priva de tout aliment et de toute boisson excitants; il usa particulièrement de végétaux, qu'il aimait beaucoup. Il y a six ans (1823) que ce malade est guéri, et depuis lors la brillante santé dont il jouit n'a été troublée par aucun événement qui puisse faire soupçonner le moindre germe de syphilis. »

Quatre nouvelles années se sont écoulées depuis que M. Beauclaird a communiqué cette observation à M. Chrestien, et la guérison ne s'est pas plus démentie que pendant les six années précédentes.

Observ. CCCXLII et CCCXLIII, recueillie par moi auprès du malade lui-même, qui dut sa guérison aux soins de M. Lallemand. Chez le mari, après plusieurs traitements mercuriaux, éruption dans la tête, alopécie. Chez la femme, soupçon d'infection vénérienne. Double guérison par l'or divisé.

M. A....., âgé de quarante-deux ans, contracta, il y a vingt ans, étant aux armées, une affection vénérienne; on le soumit, à l'hôpital où il entra, à un traitement par les frictions mercurielles. Au bout d'un mois, il fut renvoyé guéri; il ne tarda point à rentrer dans ce même hospice pour être traité d'une gale qu'il avait contractée peu de temps après sa sortie : il fut guéri de cette nouvelle maladie par l'emploi du soufre à l'intérieur et à l'extérieur. M. A..... quitta le service, et, trois années après être rentré dans la vie civile, il se maria. Quinze années s'étaient déjà écoulées depuis le jour où il avait contracté l'affection vénérienne dont nous avons parlé, et pendant cette longue période de temps, il n'avait éprouvé d'autres accidents que de légers maux de gorge; il avait aussi remarqué que la base du gland était assez souvent envahie par de petits bouton blancs. M. A....., nouvellement marié, possédant une femme jeune et jolie, lui prouva vivement combien il l'aimait; cette surexcitation fit renaître la maladie, qui, pour ainsi dire, dormait depuis tant de temps, et fit renaître des accidents dont la durée empoisonna plusieurs années de sa vie. Le mal de gorge se montra de nouveau, mais avec une bien plus grande intensité; deux boutons apparurent de chaque côté du menton; ils paraissaient communiquer avec deux ulcères qui se montrèrent à la face interne des joues de chaque côté de la mâchoire inférieure; un troisième ulcère ne tarda point à envahir le fond de la gorge. M. A..., justement inquiet de l'apparition de ces accidents, alla consulter M. le docteur Lerminier, qui, après un examen attentif des boutons et des ulcères, les déclara vénériens, et conseilla l'usage du sirop de Cuisinier avec le sublimé; la dose était d'une cuillerée à bouche tous les matins, dans une décoction très rapprochée de salsepareille. M. A....., obligé de quitter Paris pour aller à Marseille, suivit ce traitement dans cette dernière ville. Madame A....., y accoucha, presque en arrivant, d'un enfant qui était remarquable par sa belle santé: sa mère le nourrit. Un mois après sa naissance, cet enfant commença à être tourmenté par des convulsions, ses digestions ne se firent plus bien; le médecin qui fut consulté conseilla des demi-bains de décoction de guimauve: survinrent des pustules à l'anus; il ne fut pour cela rien changé au traitement. Cependant, tourmenté par les parents, que cet accident inquiétait, le même médecin prescrivit de laver ces mêmes pustules avec du lait dans lequel on avait préalablement fait bouillir du cerfeuil. Pendant ce traitement, les accidents du côté du tube intestinal ne s'amendèrent point, et ils augmentèrent tout à coup avec une grande intensité après la disparition subite des pustules de l'anus: l'enfant mourut à six semaines, sans avoir eu le temps de dépérir. La nécropsie en fut faite; on lui trouva un ulcère assez considérable dans l'œsophage, symptôme qui du reste avait dû être plus que suffisant pour causer la mort de l'enfant.

M. A..... devait attribuer la mort de son enfant à l'affection qui le tourmentait; il consulta un second médecin, qui partagea absolument son opinion, lui conseilla les frictions mercurielles et le sirop dépuratif du docteur Larrey. Au moment où il commença ce nouveau traitement, il lui était survenu des condylômes à l'anus, qu'il avait fait disparaître en les pansant avec l'onguent gris. Trois mois après, tous les accidents avaient disparu, et M. A....., parut jouir de la meilleure santé. Madame A..... devint alors grosse pour la seconde fois; elle accoucha fort heureusement d'un garçon d'une fort belle santé, qui a maintenant (août 1827) cinq ans, se porte parfaitement bien, et n'a éprouvé d'autres accidents que ceux qui accompagnent la dentition chez la plupart des enfants. M. A..... fut obligé de changer de résidence. Arrivé à Toulouse, de nouveaux symptômes du mal vénérien se montrèrent: la tête se remplit de boutons, les cheveux tombèrent en partie, et la main gauche offrit un symptôme fort singulier: au centre on voyait un cercle d'une couleur différente de celle de la peau; l'épiderme se soulevait et s'enlevait presque d'une seule pièce sur toute la superficie de ce cercle; les jointures des phalanges offraient le même phénomène: la peau, sous cet épiderme enlevé, était au vif, et saignait avec la plus grande facilité; toute la partie de la main comprise dans l'intérieur de ce cercle et toute celle située au dehors était très saine. La liqueur de Van-Swieten fut conseillée à M. A.....; il en fit usage pendant un temps assez long sans aucun bénéfice. Madame A....., pendant cette nouvelle période morbide, devenue grosse, était accouchée d'un enfant qui vint au monde tout couvert de plaques blanchâtres qui avaient à peu près l'aspect d'une dartre furfuracée. Il mourut douze heures après sa naissance.

Ce fut à la suite de ce nouveau malheur, et étant dans l'état précédemment décrit, qu'on engagea M. A..... à se transporter à Montpellier, et à y consulter M. le docteur Lallemand, qui le mit de suite à l'usage du muriate d'or ; madame A..... fut aussi soumise au même traitement, quoiqu'elle n'eût jamais paru se ressentir en rien de l'affection qui tourmentait son mari. Cependant, au moment de son arrivée à Montpellier, elle avait la bouche embarrassée par une infinité de petites cordes blanchâtres qui tapissaient la membrane muqueuse des joues et des gencives. M. A .... prit six grains de muriate d'or et de soude dans l'espace de soixante-quatorze jours ; le premier était divisé en seize prises, le second en quatorze, le troisième et le quatrième en douze, et les deux derniers en dix doses. Le sel aurifique causa chez M. A..... une très vive excitation : il eut de nombreux saignements de nez ; le sang parut se porter au cerveau avec tant de force, que M. Lallemand lui fit faire deux fois de suite une abondante saignée. Ces six grains de muriate d'or et de soude administrés en frictions sur la langue, avaient peu amendé le mal, et comme les accidents causés par le sel aurifique persistaient, on administra l'or divisé par la lime : le malade en prit d'abord seize grains en seize jours, à un grain par jour, puis dix grains à un grain et demi par jour, puis vingt grains à deux grains par prise. Pendant l'usage de ces quarante-six grains d'or divisé, aussi frictionnés sur la langue, les accidents diminuèrent considérablement, sans qu'on pût observer aucun mouvement critique. L'excitation cérébrale fut beaucoup moindre ; mais il est de la vérité de dire qu'elle persista pendant toute la durée du traitement. La dose de l'or divisé fut encore augmentée, et le malade en prit, pendant dix jours, trois grains par jour, un le matin et deux le soir. Tous les symptômes vénériens étaient presque disparus après l'usage de ces trente grains ; quarante nouveaux furent cependant encore administrés pendant une période de dix jours, à raison de quatre grains par jour, deux le matin et deux le soir. Pendant l'usage de ces derniers quarante grains les dernières traces du mal s'effacèrent entièrement ; et, après un traitement qui dura cent quarante jours, pendant lesquels il avait pris six grains de muriate d'or et de soude et cent quarante-trois grains d'or divisé, M. A..... fut rendu absolument à la santé, et depuis près de trois ans (août 1827) que cette cure a été opérée, elle ne s'est démentie d'aucune manière.

Revenons à Mme A..., qui fut aussi mise à l'usage du chlorure d'or et de soude. Elle en prit six grains en soixante-seize jours ; ils furent ainsi distribués : seize, quatorze, douze, trois fois, et huit doses. Après l'emploi du dernier grain, es accidents de la bouche étaient diminués, et pour les faire absolument disparaître, quoique le muriate ne l'ait point incommodée, on mit Mme A..., en même temps que son mari, à l'usage de l'or divisé : elle en prit seize grains en dix jours, à raison d'un grain et demi par jour. Mais après le sixième grain, il fallut suspendre, parce qu'il survint des tranchées extrêmement violentes, qui ne cessèrent que lorsqu'on cessa l'or divisé. Enfin, après un repos de cinq à six jours, elle reprit huit prises d'un grain de muriate divisé en dix doses. Il fallut aussi suspendre le sel aurifique, parce qu'il survint une éruption qui couvrit toutes les parties du corps. Elle ressemblait à des piqûres de cousin, et causait des démangeaisons aussi insupportables. M. Lallemand prescrivit des bains domestiques, dont Mme A...prit un grand nombre; ils calmèrent les accidents, et firent bientôt disparaître cette éruption incommode. Du reste les symptômes, qu'on était en droit de soupçonner de nature syphilitique, étaient absolument dissipés; elle prit cependant un dernier grain de muriate d'or, divisé en seize doses. Cette cure se fit sans aucun mouvement critique apparent, à moins que l'éruption ne soit considérée comme telle.

Après quatre mois de séjour à Montpellier, M. et Mme A... quittèrent cette ville pour se rendre à Lyon; Mme A... y devint grosse pour la quatrième fois. Elle accoucha heureusement, mais d'un enfant mort. Cet enfant fut soumis à un examen attentif par l'accoucheur, qui était en correspondance avec M. le docteur Lallemand; il fut reconnu qu'il était parfaitement sain, d'une fort belle constitution, et mort seulement depuis douze à quinze heures. Mme A..., sur la fin de sa grossesse, devint hydropique; cette maladie de la mère causa très probablement la mort de l'enfant. Nous tenons de M. le professeur Deneux, dont le talent pratique dans l'art des accouchements égale le savoir, que l'hydropisie chez la femme grosse est une cause fréquente de la mort du fruit qu'elle porte.

C'est le 20 décembre 1826 que j'ai eu l'honneur de voir M. et Mme A..., qui, sur une lettre de M. le docteur Lallemand, se sont fait un plaisir, dans l'intérêt de la science, de me communiquer tous les détails qui précèdent. Tous deux jouissent d'une santé parfaite. Leur enfant, fruit de la seconde grossesse, âgé de cinq ans, ne se portait pas moins bien. Mme A... est grosse pour la cinquième fois; elle est accouchée en mars 1827 d'un enfant parfaitement bien portant. Cette famille habite maintenant Bruxelles; j'ai eu tout dernièrement de leurs nouvelles (mars 1828); tous continuent de se bien porter.

Observ. CCCXLIV, par M. Lallemand. Chancres primitifs guéris à la suite d'un traitement fait légèrement. Trois ans après le sujet se marie, et six mois après son mariage (depuis sa guérison il n'avait vu reparaître aucun symptôme syphilitique), nouveaux chancres; traitement par le sublimé et la tisane sudorifique. Chez la femme, blennorrhagie; cure palliative par les pilules mercurielles et les sudorifiques (premier traitement mercuriel). Accouchement d'un enfant gros et bien portant; mais après le quatrième jour son corps se couvre de pustules, et il mourut au septième dans le marasme. Chez la mère, nouveaux accidents, amaigrissement, ulcères à la gorge, boutons à la figure. Second traitement, par les frictions mercurielles, le sublimé en dissolution, les tisanes et sirops sudorifiques. Salivation à plusieurs reprises, chute des cheveux, maigreur extrême. Nouvel enfant qui vient au monde assez bien portant, mais meurt au cinquième mois couvert de taches et d'éruptions cutanées. Troisième traitement mercuriel, sudorifiques, rob de Laffecteur. Mêmes désordres causés par celui-ci que par le second. Troisième enfant, qui subit le sort des deux autres. On soumet alors le mari à un traitement mercuriel très long et très compliqué. Quatrième enfant, qui vient au monde bien portant ; mais au cinquième mois taches couleur lie de vin, accompagnées d'engorgements et de dureté ; pustules à l'anus, excoriation du sein de la nourrice. Cet enfant maigrit, est faible, sa peau flasque et décolorée, sa figure ridée. Cet enfant et deux nourrices qu'il eut (il infecta aussi la seconde) furent guéris par le mercure. Il fallut faire subir à l'enfant deux traitements mercuriels ; mais enfin il a été parfaitement guéri.

La dame sujet de cette importante observation devient grosse une cinquième fois : affaiblissement de la vue, perte des cheveux, de l'embonpoint, des couleurs. Pilules de Sédillot, elles causent des coliques qui font craindre l'avortement. (307 *ter*). Sublimé ; il fatigue l'estomac, cause des nausées. Enfin, guérison par sept grains de perchlorure. Excitation générale, augmentation d'activité dans toutes les fonctions, constipation. Retour de la vue, des cheveux, de l'embonpoint, de la fraîcheur.

Le cinquième enfant, nourri par sa mère, a toujours joui d'une excellente santé : à trois ans il était un modèle de santé et de gentillesse. Il eut cependant, pendant quelque temps, des croûtes laiteuses assèz abondantes, que dissipèrent des bains tièdes, du cérat opiacé et de la crème fraîche. Cet enfant fut toujours très gros, constipé, très coloré, d'une gaieté et surtout d'une vivacité extraordinaires. C'était un enfant sous l'influence du perchlorure d'or et de sodium. La dame a eu un sixième enfant qui n'a jamais offert la moindre éruption cutanée, la moindre altération dans sa santé.

La première nourrice (Observ. CCCXLV) infectée par le quatrième enfant avait fait un traitement mercuriel très complet (trente frictions mercurielles, trois cents pilules de Sédillot, tisane et sirop sudorifiques à haute dose) : salivation abondante. Quelques mois après ce traitement, accouchement d'un enfant qui ne vécut que quelques jours. Second enfant qui se porte bien jusqu'à trois mois, mais à cette époque dépérit : son corps se couvre de taches brunes ; il lui vient des pustules à l'anus et aux lèvres. Traitement de la mère, qui n'offrait du reste aucun symptôme et ne communiquait rien à son mari, par huit grains de perchlorure. Troisième enfant qui à dix-huit mois n'avait point encore offert la moindre trace d'infection vénérienne.

La seconde nourrice (CCCXLVI), aussi infectée par le quatrième enfant, avait été guérie par trente frictions mercurielles, trente-deux grains de sublimé, tisane et sirop sudorifiques. Six mois après leucorrhée, pustules humides aux parties de la génération. Le mari continue de voir sa femme sans en être infecté. Inefficacité des émollients locaux et généraux, des narcotiques, des astringents. Guérison par huit grains perchlorure; les symptômes étaient disparus après l'usage d'un grain et demi. Cette dernière cure, qui est la moins ancienne des trois, datait de dix-huit mois quand M. Lallemand les a publiées (1825), et quand je le vis (octobre 1826) il me parla de ces personnes, et me déclara que toutes avaient continué de jouir de la plus excellente santé depuis leur guérison.

Observ. CCCXLVII (extr. du *Dictionnaire des sciences médicales*, article Or). Pustules ucérées sur le front et le nez; elles s'étaient cicatrisées plusieurs fois et étaient revenues pendant ou après l'usage du mercure et des sudorifiques. Après un repos de plusieurs semaines, administration du perchlorure, qui guérit le malade et lui rend les forces qu'il avait perdues. L'auteur termine ainsi cette observation : Je n'ai pas eu connaissance que le mal soit revenu.

Observ. CCCXLVIII, par M. Massel. Tempérament sanguin. Tuméfactions au voile du palais, taches sur le visage, les unes d'un rouge pâle et les autres recouvertes d'une croûte jaunâtre (depuis quinze mois). Disparition momentanée par un traitement mercuriel (frictions et sublimé). Après un traitement antiphlogistique préparatoire, guérison par le perchlorure d'or et de sodium. Quatre ans après cette cure aucun symptôme n'avait encore reparu pour la démentir.

Observ. CCCXLIX (extr. de l'ouvrage de M. Chrestien, page 410). Éruption de pustules présumées de nature syphilitique sur la figure et sur toute l'habitude du corps (le malade avait déjà eu une affection semblable après plusieurs coïts impurs, et il n'en avait été délivré que par un traitement mercuriel). Guérison par le perchlorure.

Observ. CCCL (extr. de l'ouvrage de M. Niel, page 150). Blennorrhagie invétérée, bubon rénitent, chancres, taches cornées sur la peau. Inefficacité d'un traitement par le sublimé en solution. Guérison par neuf grains de perchlorure. Crise, urines abondantes pendant trois semaines, déposant un sédiment muqueux, grisâtre, d'une odeur pénétrante.

362. — Observ. CCCLI, recueillie par moi à l'hospice des Vénériens (salle 2). Du 10 juin 1823, âgée de vingt-huit ans. Il y a sept ans, blennorrhagie supprimée probablement par des astringents. Six ans après otalgies, maux de gorge, puis chancre au voile du palais; il fait des progrès fort lents; de plus otite et

céphalalgie violentes; un an après douleurs ostéocopes. Premier et deuxième trai-
teménts par la liqueur de Van-Swieten, absolument inutiles, Troisième traitement par la tisane de Feltz, avec addition de sublimé; pendant sa durée, saignée
pour calmer de violentes douleurs de poitrine; application de sangsues à la vulve,
parce qu'une menstruation difficile et irrégulière fait craindre une congestion
cérébrale. Cette application de sangsues n'empêche point qu'une angine ne se
déclare et n'en nécessite une seconde application; elle ne cède qu'à une saignée
du bras : plusieurs fois, comme on le pense bien, il fallut suspendre le traitement. Guérison par sept grains et demi de perchlorure. Le sel aurifère causa de
la constipation et irrita un peu la bouche : il fut suspendu pour cela même, mais
pendant fort peu de temps.

Observ. CCCLII et CCCLIII, par M. Roucher (extr. du mémoire de M. Chrestien). Douleurs vagues dans les membres, insomnie, irritation à la gorge (après
une blennorrhagie et des chancres rapidement dissipés par un traitement empirique); chez la femme, leucorrhée, éruption aux parties. Inutilité de plusieurs
traitements mercuriels; double guérison par le perchlorure. Cette cure, qui
compte plus de dix années d'existence, ne s'est point encore démentie un instant.

Observ. CCCLIV et CCCLV, du même (idem). Douleurs vagues, insomnies.
Chez la femme, leucorrhée. ulcérations à la vulve, boutons à la face. Insuffisance
de plusieurs traitements mercuriels. Double guérison par le perchlorure. Cette
cure, aussi ancienne que la précédente, ne s'est pas montrée moins solide.

Observ. CCCLVI, per M. Golfin (idem). Après la disparition d'un chancre et
d'un bubon qui avaient résisté aux traitements les mieux appropriés, ophthalmie
palpébrale avec grande sensibilité de l'œil, éruptions vagues et irrégulières, fréquentes odontalgies, douleurs ostéocopes. Inutilité des mercuriaux et du rob
antisyphilitique. Guérison par neuf grains de perchlorure et quarante-neuf grains
d'oxide d'or par la potasse, celui-ci en pilules. Le mariage n'a pas déterminé de
phénomènes qui démentissent cette cure.

Observ. CCCLVII, par M. Benaben. Trois ans après une syphilis primitive
caractérisée par des bubons et des chancres, et guérie par un traitement mercuriel (liqueur et frictions), boutons indolents et durs sur le corps de la verge, qui
bientôt s'ulcèrent et s'accroissent rapidement; douleurs ostéocopes. Nouveau traitement par la liqueur et les sudorifiques; chancre au voile du palais. Guérison
par huit grains de perchlorure. Crise, sueurs abondantes. Cette cure, qui date de
quelques années, ne s'est pas démentie.

Observ. CCCLVIII (extr. de l'ouvrage de Gozzi, page 11). Après plusieurs
blennorrhagies et des ulcères sur la verge, traités par les préparations mercurielles,
ulcères nombreux à la verge, à la marge de l'anus; douleurs continuelles dans

les articulations, insomnies inquiètes. Guérison par le perchlorure, deux mois de traitement. Crise, urines et sueurs copieuses. Cette cure ne s'est pas démentie pendant les deux années écoulées entre le moment où elle a été opérée et celui où elle a été publiée.

Observ. CCCLIX (idem, page 13). Quatre mois après des chancres primitifs sur le gland, accompagnés de douleurs dans les bras et dans les épaules, guéris par trente frictions mercurielles et des applications caustiques ; retour des douleurs et sciatique considérable qui augmente la nuit. Guérison par l'oxide d'or par l'étain. Crise par des urines s'augmentant de temps en temps, et par des sueurs extrêmement abondantes et longtemps prolongées.

Observ. CCCLX (idem, page 6). Après deux blennorrhagies accompagnées d'ulcères à la verge, douleurs ostéocopes dans les articulations supérieures et inférieures. Deux traitements dans l'espace de sept ans par les frictions mercurielles, qui procurèrent une guérison momentanée. Peu de temps après le dernier traitement, retour de ces mêmes douleurs, beaucoup plus vives, se propageant dans la tête et dans la poitrine, et parfois tellement violentes qu'elles empêchaient toute espèce de mouvement. Guérison par le perchlorure. Crise par des urines copieuses et par des sueurs extraordinairement abondantes.

Observ. CCCLXI (extr. de l'ouvrage de M. Niel, page 217). Chancres primitifs guéris (il y a vingt et un ans) par de simples topiques ; reparaissent, et disparaissent combattus de même. Ophthalmie (il y a dix-neuf ans) qui dura deux ans. Vaste ulcère à la jambe (il y a dix-sept ans) : il guérit ; deux mois après douleurs ostéocopes, exostose sur l'os frontal ; le sirop de Cuisinier fait disparaître les douleurs. En 1815 elles reparaissent, et sont une seconde fois dissipées par les diaphorétiques. En 1816, retour des douleurs, ulcères sur la luette et au voile du palais. Inutilité de la tisane de Vigarous. Guérison par le perchlorure et l'or divisé, le premier administré par absorption cutanée, le second en pansement sur les ulcères. Crise, sueurs copieuses qui se soutiennent pendant treize jours. Cure qui en 1821 datait de trois ans, et ne s'est point encore démentie depuis.

M. Soria a déclaré à M. Niel avoir employé le perchlorure avec succès sur des sujets aussi irritables que celui de l'observation qui précède.

363. — Observ. CCCLXII, CCCLXIII et CCCLXIV, par M. Palhasse. Triple infection ; inefficacité du mercure sous toutes les formes ; accidents qu'il cause. Triple guérison par le perchlorure d'or et de sodium.

« M. M***, marchand de cette ville (Figeac), contracta dans sa jeunesse une gonorrhée virulente, qu'il traita assez légèrement, et dont il se crut guéri. S'étant marié, sa femme et lui jouirent pendant plusieurs années d'une très bonne santé. Mais Mme M*** éprouva, après ses premières couches, plusieurs symptômes qui furent considérés, et avec raison, comme vénériens ; car bientôt après il se manifesta, sur le mari et l'enfant, des accidents qui, offrant tous les caractères de la syphilis, ne laissèrent aucun doute sur la maladie de la mère. A diverses reprises et plusieurs années de suite cette famille fut successivement traitée par différents médecins, à l'aide du mercure administré sous toutes les formes ; mais, loin d'éprouver d'heureux résultats de son usage, leur maladie ne fit qu'empirer. L'emploi varié des frictions mercurielles, du sirop de Cuisinier avec le sublimé, de la liqueur Van-Swieten, de la pommade de Cirillo, etc., n'aboutit qu'à déterminer une diathèse scorbutique et le rembrunissement de l'émail des dents. Découragé par l'inefficacité des remèdes employés jusqu'alors, cette famille me donna sa confiance en 1814, après mon retour de l'armée.

« Soumise à mon examen, voici les symptômes que je remarquai sur la mère et la fille : 1° figure pâle et comme blafarde ; 2° voix un peu rauque ; 3° douleurs au pharynx, et principalement pendant la déglutition ; 4r douleurs ostéocopes dans les bras et dans les jambes ; 5° écoulement d'une matière abondante et jaunâtre par le vagin ; 6° cuisson dans le canal de l'urèthre en rendant les urines ; 7° douleurs vives dans ces parties après la plus légère fatigue ; 8° gencives fongueuses et saignantes ; 9° dents noirâtres et tremblantes. Le mari ne présentait d'autres symptômes que des douleurs ostéocopes et une difficulté d'avaler. Ayant facilement reconnu, après l'exacte observation de ces symptômes, l'existence d'une maladie syphilitique invétérée, il me resta à déterminer la méthode curative que je devais opposer aux maux qui affligeaient cette malheureuse famille. J'avais connu en Espagne des officiers qui m'assuraient avoir été parfaitement guéris de vieilles maladies vénériennes par l'emploi du muriate suroxigéné d'or, administré selon la méthode de M. Chrestien : je crus dans cette circonstance devoir en essayer. J'obtins de si heureux résultats à l'aide de ce moyen curatif, que je combinai avec l'emploi des bains domestiques et l'usage de la décoction des quatre bois sudorifiques, qu'au bout de trois mois de traitement les symptômes vénériens qu'offraient tous les membres de la famille de M. M*** avaient entièrement disparu, et que Mme M***, qui, depuis treize ans, n'avait pas eu d'enfant, devint enceinte et accoucha d'un garçon bien portant. Je puis assurer que depuis près de trois ans (27 août 1817) que je leur ai fait subir le traitement du muriate suroxigéné d'or leur santé n'a éprouvé aucune nouvelle atteinte. »

Depuis 1817 cette belle cure ne s'est pas démentie ; elle date maintenant de treize années.

Observ. CCCLXV, du même. Agé de trente-quatre ans. Il y a six ans, successivement chancres à la verge, à la gorge, bubon, douleurs ostéocopes. Mariage après une guérison apparente, obtenue par les préparations mercurielles longtemps administrées ; enfant émacié qui avait les fesses et l'intérieur des cuisses

couverts d'une éruption pustuleuse et dartreuse, et avait des chancres dans la
bouche ; il ne tarda point à mourir. Chez le père, maux de gorge, douleurs ostéocopes. Guérison par le perchlorure, les bains domestiques et la décoction des
quatre bois sudorifiques. Second enfant, venu au monde très sain, et qui, depuis
août 1817, n'a pas cessé, ainsi que son père, de se bien porter.

364. — Observ. CCCLXVI, par Pourché. Blennorrhée, ulcère, avec carie de
l'os frontal. Guérison par le perchlorure et un oxide d'or.

« Le nommé Deleuze, d'Alais (département du Gard), d'un tempérament
bilieux, avait été atteint, en 1819, d'une blennorrhagie et de chancres aux parties
génitales. Des mercuriaux lui avaient été administrés ; et, dès la sixième friction
avec un gros d'onguent napolitain, un ptyalisme s'était manifesté. Lorsque cet
accident fut passé, Deleuze se livra aux occupations de son métier et ne consulta
plus son médecin. Il se contenta de boire de la tisane d'orge et de douce-amère,
et de cautériser ses chancres avec de l'alun en poudre : ceux-ci disparurent, mais
l'écoulement persista. En 1822, un bouton se montra sur le front, et s'ulcéra avec
rapidité. Le même médecin, de nouveau consulté, prescrivit les mercuriaux et les
décoctions de salsepareille, de squine, etc... Malgré ce traitement, qui fut continué
pendant deux mois, l'ulcère avait envahi les deux paupières et avait dévoré le cuir
chevelu jusque vis-à-vis le milieu de la suture pariétale.

« Deleuze vint à Montpellier, pour y trouver du secours et pour fuir son pays.
Il s'adressa à M. le docteur Chrestien, qui, m'honorant de sa confiance, me pria
de lui donner mes soins. Cet ulcère, très douloureux, à bords frangés et saignants, fournissait un pus fétide. Je le fis panser avec du cérat éthéré et laudanisé,
ainsi qu'avec un cataplasme émollient. Quatre jours après, il était moins douloureux, soit par l'effet de ce pansement, soit par le repos, qui avait calmé l'irritation de la route. Je fis commencer les frictions sur la langue avec le muriate d'or
et prescrivis le sirop de Portal, avec addition d'oxide d'or au lieu de sublimé,
dans les proportions de six onces de sirop et de dix grains d'oxide. Chaque jour,
pendant près d'un mois, il prit une cuillerée à bouche de ce sirop. Le muriate
d'or, combiné avec de l'axonge, dans les proportions d'un grain et d'une once,
était aussi employé pour les pansements de l'ulcère. Après quarante jours de ce
traitement, celui-ci était réduit à l'état de plaie simple ; les bords étaient affaissés, et le travail de la cicatrisation commençait à avoir lieu. Je parvins à détacher
une portion nécrosée du coronal, située au-dessus de l'épine nasale. Après un
mois et demi de séjour à Montpellier, il partit pour son pays, où il continua ses
frictions. Trois mois après, j'appris par M. Chamayou, médecin très distingué
d'Alais, que Deleuze était parfaitement guéri. Lui-même m'écrivit que depuis
son départ il avait consommé huit grains de muriate d'or divisés par dixièmes.
Il m'annonça en même temps que sa blennorrhée avait tout à fait cessé. Il y a

quelques mois que (octobre 1827) son beau-père, passant à Montpellier pour aller à Cette, vint me voir pour me consulter sur une affection scrophuleuse ; il m'assura que son gendre jouissait, depuis sa dernière maladie, de la santé la plus florissante. »

Observ. CCCLXVII, par M. Delamorlière. Chancre primitif. Guérison obtenue par la liqueur de Van-Swieten administrée pendant trois mois. Un mois après, orchite qui cède rapidement à des frictions locales faites avec une pommade de protochlorure de mercure. Peu de temps après, éruptions de pustules sur le front et le cuir chevelu. Nouvelle cure palliative, rapidement obtenue par le sublimé et les sudorifiques. Quelques mois après, nouvelle éruption de pustules, orchite, périostoses. Quatrième traitement (par le sublimé et les sudorifiques) plus régulier, plus longtemps prolongé que les précédents : il ne procure que la disparition des pustules ; on le suspend parce qu'il survient une affection de forme rhumatismale qu'on lui attribue. Bains, régime adoucissant. Persistance des anciens accidents, ulcérations à la peau : bains de vapeur mercurielle (262). Les périostoses seules persistent ; l'imminence de la salivation force à suspendre le traitement. Trois années se sont écoulées depuis la première invasion de la maladie. Les périostoses cèdent enfin à un traitement par le perchlorure, administré par M. Delamorlière, qui en a poussé la dose jusqu'à un demi-grain par jour (251). Le sel aurifère a causé une irritation nerveuse du cerveau, pareille à celle qu'avait occasionnée le mercure donné à très haute dose (un grain par jour et des frictions mercurielles en même temps). Voici déjà plusieurs années que le sujet de cette observation est guéri, et qu'il continue de jouir d'une fort bonne santé.

Observ. CCCLXVIII, par M. Souchier. En février 1825, exostoses très douloureuses depuis quatre ans. Deux traitements mercuriels, le premier par les frictions, le second par le sublimé, n'ont fait qu'aggraver les souffrances du malade et accroître le volume des exostoses. Celles-ci ont apparu quatre ans après une blennorrhagie et des chancres primitifs, dont on avait obtenu la guérison par des sangsues au périnée et l'usage des tisanes rafraîchissantes. Guérison obtenue par six grains de perchlorure, six onces de sirop d'acétate de morphine, des vêtements chauds et un régime approprié. Cette cure continue de se montrer solide (mai 1828).

Observ. CCCLXIX, prise dans la clinique de M. le professeur Lallemand (extr. de la thèse de M. Plaindoux, page 58). Lymphatique, 28 ans. Exostose au tibia, depuis six mois, à la suite de trois syphilis très compliquées traitées par les mercuriaux. Guérison par six grains de perchlorure ; l'exostose était dissoute au trente-deuxième jour du traitement.

Observ. CCCLXX, par M. Benaben. Syphilis constitutionnelle qui date de quatorze ans (syphilis primitive, bubons, chancres). Impuissance de cinq traitements par les diverses préparations mercurielles. Boutons volumineux et durs sur la surface des grandes lèvres, cicatrices d'anciens chancres à la bouche dures et gonflées, carie avec ulcération des os maxillaires supérieurs. Guérison par douze grains de muriate préparé selon la méthode du Codex. Crise par des urines abondantes qui laissent déposer une matière muqueuse, et par une légère moiteur.

364 bis. — Observ. CCCLXXI, par M. Dabry. Syphilis constitutionnelle, symptômes généraux et locaux épouvantables. Insuccès de six traitements mercuriels. Guérison par l'oxide d'or.

Madame....., âgée de quarante-huit ans, d'une constitution faible, d'un tempérament lymphatique, douée de beaucoup d'imagination, était exposée aux ravages de la maladie vénérienne depuis plus de vingt ans. Appelé en 1812 pour lui donner dés soins, je fus effrayé de l'état déplorable dans lequel je la trouvai. En effet, toute sa constitution était délabrée ; elle avait une fièvre intense avec redoublement ; son imagination était vivement affectée par l'intensité des douleurs qu'elle éprouvait, et par le peu de succès de six traitements antivénériens administrés à des époques très éloignées. J'éprouvai des craintes à entreprendre le traitement d'une maladie aussi grave, et fus ensuite longtemps indécis sur le mode de traitement que je devais employer. Encouragé par un succès tout nouvellement obtenu par les préparations aurifères sur un sujet dont la constitution était aussi très altérée, et vu l'inefficacité des préparations mercurielles prises sous toutes les formes, je crus devoir donner la préférence à la méthode de M. Chrestien. Voici l'état dans lequel était la malade quand elle commença son traitement :

« Prostration des forces, amaigrissement général, tendance au marasme, état pathologique du système nerveux caractérisé par des soubresauts dans les tendons, des mouvements convulsifs, et parfois du délire ; pleurs continuels ; céphalalgie ; douleurs intenses dans les fosses nasales, avec écoulement d'une humeur puriforme d'une odeur très désagréable ; anéantissement du sens de l'odorat ; surdité de l'oreille droite, et difficulté de percevoir les sons de l'oreille opposée ; langue chargée d'un limon grisâtre, bouche mauvaise, haleine fétide ; gonflement et endurcissement des deux glandes amygdales ; engorgement de toutes les glandes situées dans le tissu cellulaire enveloppant les muscles du bas-ventre ; près du nombril, il y en avait de la grosseur d'un œuf de pigeon. Les ravages causés par le virus syphilitique sur ces parties étaient si grands que tout porte à croire que les glandes du pancréas. du mésentère et tous les organes glanduleux du bas-ventre étaient engorgés ; en outre, gonflement des grandes lèvres, écoulement d'une humeur jaunâtre, corrosive, enflammant les parties internes des cuisses ; démangeaisons excessives, dysurie, chaleur brûlante pendant l'excrétion des urines ;

malaise considérable en s'asseyant, chancre d'une très mauvaise nature, ayant son siège près le méat urinaire. (Il paraît que c'est sur cette partie que la maladie vénérienne a toujours laissé quelque trace de son existence : en effet, cet ulcère n'a jamais disparu complètement à la suite des traitements ; seulement ces derniers lui donnaient un meilleur aspect ; il devenait plus petit, parfois imperceptible ; mais, au bout de cinq ou six mois, il s'agrandissait de nouveau, redevenait le siége de douleurs très vives, et dès lors les symptômes syphilitiques, atténués par le traitement antérieur, se développaient avec une nouvelle intensité, et altéraient ainsi la constitution de la malade.) Tumeurs hémorrhoïdales d'une couleur livide ; tubercules durs, semblables à un condylome, laissant suinter à sa surface une matière ichoreuse, fétide ; écoulements par l'anus d'une liqueur âcre, très virulente ; les matières stercorales rendues étaient teintes d'un seul côté de ce flux puriforme ; constipation, difficulté de prendre des lavements ; transpiration d'une odeur si désagréable qu'on en était suffoqué en entrant dans l'appartement de la malade, etc. Cette personne infortunée, alitée depuis plus d'un mois, fut soumise dès le principe à l'usage de l'oxyde d'or par la potasse, en friction sur la langue ; fut mise au lait d'ânesse deux fois par jour et à l'usage de quelques boissons antispasmodiques et antiputrides, dans lesquelles je faisais entrer le quinquina ; il lui fut en outre prescrit d'observer un régime convenable. Au bout de dix jours, je m'aperçus d'un léger changement en mieux : la malade avait de l'appétit, la langue se nettoyait, et il y avait une légère augmentation de ton de toute l'économie. Après trois semaines de traitement, madame..... put se lever et faire quelques tours dans son appartement : tous les symptômes étaient diminués d'intensité ; ce mieux s'était manifesté au physique comme au moral : les pleurs avaient cessé entièrement, et la malade reprenait quelque gaieté. Le trentième jour elle put sortir et se livrer dès lors à la promenade. Je prescrivis à cette époque les grands bains tous les deux jours ; ils produisirent de bons effets, en diminuant l'irritation du système nerveux, et en modérant l'excitation produite par le remède. Le quarantième jour, la malade avait repris de l'embonpoint, les glandes du bas-ventre étaient diminuées de moitié, les différents écoulements étaient très peu abondants et d'une bonne nature ; le chancre n'était plus douloureux et était beaucoup diminué : enfin il existait une amélioration marquée dans les symptômes, et tout annonçait une guérison prochaine. Au bout de six semaines, j'administrai le muriate d'or à une dose d'abord très faible, et j'associai quelques moyens locaux pour aider l'efficacité de mon traitement interne. Je fis faire des injections dans les fosses nasales et les parties génitales avec une décoction de têtes de pavot, suffisante quantité d'eau de chaux et quelques grains d'oxide d'or. J'introduisis dans le rectum des languettes enduites d'une pommade préparée avec du cérat de Galien et du muriate d'or, et j'appliquai des plumasseaux recouverts de cette préparation, sur le condylome, déjà diminué de moitié. Après trois mois et demi de persévérance dans l'emploi des moyens indiqués, j'eus la douce satisfaction de détruire en entier tous les symptômes extérieurs de la maladie; mais il restait un but à remplir, c'était d'empêcher le germe syphilitique de se régénérer; pour cela, j'insistai pendant plus de six mois sur mon mode de traitement.

« Depuis trois ans, madame... n'a plus éprouvé la moindre incommodité, et sa santé est parfaite. » Il faut ajouter que douze nouvelles années se sont écoulées depuis l'époque où M. Dabry rédigeait (1815) cette importante observation; ce qui fait un total de quinze années pendant la durée desquelles aucun accident syphilitique n'est venu démentir ce beau triomphe des préparations aurifères sur le virus syphilitique.

Observ. CCCLXXII, par M. Sizaire. Névroses diverses. Insuffisance de plusieurs traitements mercuriels. Guérison par le perchlorure.

« M. J. T., âgé de cinquante-huit ans, propriétaire à Arausse, voyait depuis deux ou trois ans sa constitution forte et robuste, son tempérament, bilieux, altérés par les symptômes d'une syphilis dégénérée qui affectait tantôt les formes d'une gastralgie, d'autres fois celles d'une hépatite chronique ou d'un rhumatisme vague. Il était enfin devenu infirme et valétudinaire, lorsqu'en 1813 il se confia à un médecin qui le soumit à un traitement méthodique par le mercure à l'intérieur et en frictions. Soit que les doses du métal fussent trop fortes, soit par imprudence de la part du malade, il se déclara une salivation effrayante, des coliques et des douleurs atroces et profondes dans la région du foie, de la fièvre et un état de cacochymie qui épuisèrent le malade et le rendirent faible, pâle, méconnaissable. Les parents, effrayés par cette espèce de consomption, sollicitèrent une consultation de plusieurs médecins. M. le docteur Hortola proposa le muriate d'or comme le moyen le plus bénin, et en même temps comme le plus puissant pour combattre cette syphilis dégénérée et l'engorgement profond et considérable de l'organe biliaire. Jusqu'à ce qu'on pût se procurer ce remède de Montpellier, il fut convenu qu'on soumettrait le malade à un traitement préparatoire prétendu fondant; mais l'extrait d'aconit et le mercure doux, donnés à très petites doses, déterminèrent de l'irritation à l'estomac et une salivation qui forcèrent le médecin ordinaire à suspendre ce traitement jusqu'à l'arrivée du muriate d'or, qui fut mis en usage, malgré la rigueur du temps, le 9 décembre de l'an 1823. Un grain de ce remède, divisé en quatorze fractions, ne produisit aucun effet sensible, ce qui engagea M. Hortola, médecin consultant, à en prescrire deux autres grains divisés en douze et en dix fractions. Chargé par ce judicieux et savant praticien de surveiller les effets du muriate d'or, que peu de médecins employaient dans la contrée, j'y portai mon attention avec d'autant plus d'intérêt que j'étais bien aise d'apprécier les vertus de ce remède qui, comme tous les moyens héroïques, avait beaucoup de partisans et quelques détracteurs. A mesure que le malade en usait, l'appétit, qui était entièrement perdu, se ranimait insensiblement, le système sanguin semblait reprendre son énergie, le pouls acquérait de la force, la chaleur animale augmentait graduellement, la coloration de la peau devenait plus sensible, des sueurs douces générales, qui produisaient une détente, avaient lieu à la fin du léger paroxysme de la nuit. Au mois de janvier, vers le 27 ou le 28, le malade s'exposa à un froid vif ; il ressentit quelques frissons pendant deux jours, il eut ensuite une salivation inodore, douce, qui ne dura que six jours, et céda à un minoratif qui sollicita un flux diarrhéique d'une bile verte et âcre. Ces évacuations alvines, venues sans excitation, se continuèrent sans trouble pendant douze jours, et produisirent un dégorgement manifeste du foie, qui reprit en vingt jonrs son volume et l'intégrité de ses fonctions. Depuis cette époque, la santé de cet individu s'est raffermie de plus en plus ; il a repris la couleur, l'embonpoint, la force ordinaire ; il ne se plaint d'aucun trouble dans les fomctions du foie et des organes digestifs, d'aucune douleur ostéocope, et il est plus gai, plus vigoureux qu'il n'ait jamais été. » Du 9 septembre 1827.

Observ. CCCLXXIII, par M. Cathala (extr. du mémoire de M. Chrestien). Douleurs vagues dans les extrémités inférieures, ulcérations avec douleur de la voûte palatine, excoriations des gencives, dents incisives vacillantes ; affaiblissement de la vue, crêtes à l'anus. Trois ans auparavant (10 juin 1811), blennorrhagie cordée, chancre au gland, bubon. Guérison rapide par une tisane, un emplâtre et cent pilules. Un an après, développement des symptômes précédemment décrits. Guérison par le perchlorure en soixante-huit jours. Cette cure ne s'est point encore démentie (mai 1828) : elle se trouve donc confirmée par seize années de bonne santé.

Obser. CCCLXXIV, par M. Dabry. Tempérament sanguin, très vive, emportée, cinquante-quatre ans. Depuis plus d'un an, douleurs de tête très intenses, fixées au-dessus des sourcils. Malgré des traitements divers, le mal s'aggrave : sommeil presque nul, pénible ; prostration des forces. Tous les jours, sur les quatre heures du matin, crise de douleurs si violentes que la malade pousse des hurlements horribles ; la membrane pituitaire est presque en entier détruite, le sens de l'odorat aboli ; la vie de la maladene tarde pas à être en danger. A trente-six ans (dix-huit ans auparavant), syphilis très rebelle ; enfant venu au monde tout couvert de pustules. Un premier traitement par les frictions fut suivi de deux autres par le rob de Laffecteur : le dernier date d'un an. Ces traitements n'ont, du reste, point été faits avec tous les soins hygiéniques et diététiques nécessaires. Guérison par le perchlorure en frictions sur la langue, le lait d'ânesse, et des injections pratiquées dans les fosses nasales avec de l'eau de guimauve aiguisée par quelques grains de perchlorure. Aucun accident syphilitique n'est encore venu démentir cette cure, opérée en octobre 1815.

Observ. CCCLXXV, par M. Golfin (extr. du mémoire de Chrestien). Tempérament bilieux, excessivement nerveux et irritable. Après une blennorrhagie avec chancres au gland et au prépuce traités localement par l'onguent brun, qui fit développer un phimosis, puis un paraphimosis et beaucoup d'autres accidents inflammatoires, céphalée violente jour et nuit; bouche parsemée de petits ulcères, gencives engorgées et saignantes, blennorrhagie très abondante, prépuce et gland couverts de chancres; bubon, engorgement du cordon ; fièvre, maigreur et affaiblissement considérables. — Traitement préparatoire. Guérison par neuf grains de perchlorure. Cure confirmée par dix-sept années d'expérience.

Observ. CCCLXXVI, par M. Jalaquier. Surdité, céphalalgie très violente, paralysie des nerfs optiques et olfactifs. Insuffisance des mercuriaux administrés sous toutes les formes et des sudorifiques. Guérison par quatorze grains de perchlorure d'or et de soude.

« Le nommé Jourdan (Jean), âgé de vingt-sept ans, d'un tempérament sanguin, avait déjà subi un long traitement dans la salle des blessés, hôpital Saint-Éloi (Montpellier), lorsqu'il fut évacué sur le dépôt de mendicité, le 12 février 1819. Une surdité complète, de très violentes douleurs dans la tête, l'altération de la vue sans lésion apparente du globe de l'œil, la langue extrêmement gênée dans ses mouvements, la membrane pituitaire insensible aux odeurs les plus stimulantes, tels furent les symptômes que je reconnus à ma première visite, le 13 février. Ainsi que M. le chirurgien qui lui avait donné des soins, je pensai que l'affection de la tête pouvait bien dépendre d'une maladie syphilitique invétérée. Ce qui n'avait été pour moi qu'un soupçon devint bientôt une certitude, lorsque j'appris que Jourdan avait eu, étant en Russie, une blennorrhagie, un chancre sur le prépuce, et deux bubons dont il se crut délivré par l'application de quelques cataplasmes et d'un pansement avec le cérat de Galien. Une affection si grave n'avait pu céder à des moyens aussi précaires, et il n'était point douteux que l'état fâcheux dans lequel était Jourdan ne dépendît du virus vénérien, dont l'action s'était spécialement portée sur l'encéphale et sur les organes des sens. Le malade subit pendant trois mois un premier traitement mercuriel; celui alors en usage au dépôt de mendicité contre les maladies vénériennes. Il consistait en tisanes sudorifiques très rapprochées, rendues légèrement laxatives par l'addition de follicules de séné, en bains généraux et frictions mercurielles : il n'amena aucune amélioration. Je continuai cependant à administrer le mercure, soit en pilules, soit d'après la méthode de Cirillo, enfin par la méthode antiarabique. Le malade, au bout de neuf mois, n'avait point éprouvé le plus léger amendement à ses maux. L'inefficacité de tous ces moyens me détermina à avoir recours à la méthode du docteur Chrestien. Les trois premiers grains de muriate d'or que je fis administrer ne produisirent aucun effet; le quatrième, divisé en quatorze fractions, opéra une diminution dans les symptômes. Six autres grains furent successivement employés comme les précédents, et quatre autres ensuite pris dans du sirop ordinaire; après dix mois d'usage du muriate d'or, il sortit de l'hôpital parfaitement guéri. »

Peu d'observations constatent mieux l'inefficacité du mercure. Le nommé Jourdan l'a pris sous toutes les formes, sans en être jamais incommodé. Le bien qu'il aurait dû produire n'a jamais été empêché par ses mauvais effets habituels. La cure par le muriate a été longue à s'opérer, c'est vrai; mais il faut qu'on se rappelle qu'en 1819 très peu de médecins étaient familiarisés avec l'usage du muriate d'or. M. Jalaquier ne l'avait presque point employé, et, dans le traitement du nommé Jourdan, il n'a point été administré par doses progressivement croissantes. En outre, dans un cas aussi grave, il n'eût point été mal d'adjoindre les sudorifiques aux frictions aurifiques. Cette observation n'en prouve pas moins incontestablement l'efficacité du chlorure d'or et de soude, puisque, malgré un mode imparfait d'administration, il a très bien détruit les fâcheux effets du virus vénérien; effets, du reste, bien remarquables, constatant bien l'action spéciale de la syphilis. Chez le nommé Jourdan, nous la voyons exercer son influence délétère sur le cerveau, qui paraît être le siège de douleurs extrêmement violentes. Y avait-il dans ce cas inflammation du cerveau, la substance cérébrale était-elle injectée, ou les membranes du cerveau enflammées? non, il y aurait eu délire. Les saignées, les révulsifs, auraient-ils débarrassé le malade de ses douleurs de tête? personne ne le pensera; on aimera mieux prétendre, avec raison peut-être, que ces douleurs avaient leur siége dans la substance des os qui contiennent le cerveau; mais cette paralysie des nerfs optiques et olfactifs, par quoi était-elle occasionnée? Eût-elle cédé à l'emploi des moyens thérapeutiques préconisés contre la paralysie, ou toutes les paralysies de ces mêmes nerfs sont-elles susceptibles d'être guéries par le chlorure d'or et de soude? Nous voudrions que cette dernière proposition fût vraie, le sel aurifère acquerrait alors une bien autre importance que celle qu'il a déjà. Non, il y a mauvaise foi à le nier, il n'existait là aucune espèce d'inflammation. Le virus syphilitique avait porté son action délétère sur la masse cérébrale entière peut-être, ou seulement sur les nerfs frappés de paralysie; et il a fallu expulser ou neutraliser, comme on voudra, l'agent délétère pour que les parties malades reprennent leurs fonctions.

Nous devons aux bons soins de M. Jalaquier trois observations qu'on peut appeler *capitales*. Dès l'instant que ce praticien eut commencé quelques essais pour s'éclairer sur les propriétés médicales de l'or, il ne cessa plus de l'administrer, et il déclare, à la suite d'une de ses observations, qu'il lui a constamment réussi dans le traitement des maladies vénériennes, et celles envoyées à M. Chrestien ont été choisies parmi le grand nombre qu'il a recueillies.

Observ. CCCLXXVII, par M. Simoniscau. Syphilis constitutionnelle contractée par des baisers lascifs ; ulcérations aux amygdales et au voile du palais ; chancre frangé, profond, à bords relevés et calleux, grand comme un franc, et occupant le côté gauche de la langue ; altération de la voix ; ophthalmie double puriforme ; conjonctives profondément injectées, opacité des cornées, douleurs lancinantes ayant leur siège dans le globe des yeux, céphalalgie sus-orbitaire, exaspération de ces deux symptômes pendant la nuit ; morosité, inappétence, amaigrissement, faiblesse musculaire. Une foule de moyens divers ont été employés pour combattre ces accidents, qui n'ont fait que s'aggraver. Après quelques émissions sanguines locales et l'usage des adoucissants, application d'un séton à la nuque, qu'on panse avec du cérat dans lequel a été incorporé du perchlorure. Douze grains de sel aurifère furent ainsi employés, et en deux mois et demi la cure fut complète ; elle ne s'est pas démentie depuis cinq mois qu'elle a été opérée (20 avril 1828.)

Observ. CCCLXXVIII, par M. Passaguay (extr. du mémoire de M. Chrestien.) Vingt-six ans. Blennorrhagie et chancres primitifs. Traitement par les préparations mercurielles suivi pendant cinq mois. Pendant cette période de temps, abolition progressive des sens de l'ouïe et de la vue, cataracte commençante, paralysie incomplète des pupilles, céphalée habituelle, bourdonnement continuel et très incommode de l'oreille droite. Guérison obtenue par seize grains de perchlorure administré en frictions sur la langue, et à l'intérieur uni à l'extrait de thymélée. On a secondé ce traitement par des saignées locales, des épispastiques, un exutoire, des évacuants, des boissons diaphorétiques et apéritives, et des fumigations résolutives.

Observ. CCCLXXIX, par M. Pagès (extr. du mémoire de M. Chrestien.) Quelques mois après une syphilis dissipée par un traitement mercuriel très actif, goutte sereine qui s'accroît journellement ; elle est dissipée par l'usage du perchlorure en frictions sur la langue, prolongé pendant quatre mois. Retour de la paralysie du nerf optique, un mois après la cessation du remède ; nouvelle guérison, plus rapide et définitive obtenue par le même moyen.

Observ. CCCLXXX, par M. Cathala (extr. du mémoire de M. Chrestien.) Après avoir vécu quelque temps avec un mari guéri par un traitement mercuriel d'une syphilis ; successivement céphalalgie avec vertiges, hémorrhagies utérines, leucorrhée ; anéantissement absolu du sens de l'odorat, qui est insensible à l'action de l'ammoniaque. Guérison absolue par quatre grains de perchlorure. Cette cure, qui date de 1812, ne s'est point encore un instant démentie.

365. — Observ. CCCLXXXI, par M. Risuéno. Impuissance absolue à la

suite d'une blennorrhagie répercutée. Guérison par six grains de perchlorure.

« Un négociant de cette ville (Carthagène), âgé de trente-six ans, d'un tempérament sanguin, avait eu plusieurs gonorrhées, des ulcérations à la verge, qui avaient disparu, sous l'influence de quelques légers topiques. Le 11 mai 1826, je fus appelé auprès du malade, qu'un état d'impuissance complet mettait au désespoir. Il y avait six mois qu'il avait contracté une blennorrhagie ; il essaya de quelques injections astringentes, qui parurent d'abord ne produire aucun effet, mais tout à coup sa blennorrhagie fut supprimée, et il se trouva incapable d'érection. Je mis de suite mon malade à l'usage du muriate d'or et de soude. Le premier et le deuxième grain, divisés en quatorze fractions, ne produisirent aucun effet sensible ; le troisième fut divisé en douze doses, il occasionna un peu de ptyalisme ; je prescrivis des bains tièdes et des tisanes adoucissantes. Le malade, que son état inquiétait horriblement, me parut plus calme. Le quatrième grain, divisé en onze fractions, commença une crise par les urines, qui, déjà abondantes, le furent encore bien plus pendant l'usage du cinquième grain, divisé de même que le quatrième ; pendant l'usage de celui-ci, il y eut un commencement d'érection ; elle fut complète pendant l'emploi d'un dernier et sixième grain : depuis ce temps le malade n'a plus eu à se plaindre de cette grave incommodité. »

Nous ne passerons point outre sans ajouter quelques réflexions que nous inspire cette observation importante. Nous ignorons si les faits d'impuissance causés par l'influence délétère du virus vénérien sont fréquents, c'est le premier de ce genre qui soit parvenu à notre connaissance : cependant il rend pour nous cette influence constante, et comme nous n'avons aucune raison de penser que le chlorure d'or et de soude soit un aphrodisiaque, il nous semble qu'il a rendu au malade ses facultés érectiles, en éliminant le virus syphilitique. Il y a eu là action spéciale d'un agent thérapeutique sur un agent morbide. Je ne vois pas moyen d'expliquer autrement la guérison du négociant de Carthagène, à moins cependant de prétendre que la répercussion de la gonorrhée n'entrait pour rien dans son impuissance, et que le sel aurifère a agi comme excitant des organes de la génération. On aurait alors, dès ce moment, reconnu à l'or une propriété qui ajouterait un prix nouveau à ce médicament déjà si précieux.

366. — Observ. CCCLXXXII, par M. Risuéno. Tempérament sanguin-bilieux, vingt-quatre ans. Tubercules disséminés sur la surface de la peau, douleurs générales. Dans les années précédentes (1819, 1820, 1825 et 1826), ulcères, gonorrhées, éruptions syphilitiques. Cure palliative difficilement obtenue par l'emploi des préparations mercurielles. Guérison définitive en vingt-cinq jours d'une maladie qui durait depuis sept ans, par deux grains de perchlorure. Crise par des urines abondantes et des sueurs considérables très fétides.

Observ. CCCLXXXIII, prise dans la clinique de M. le professeur Lallemand (extr. de la thèse de M. Plaindoux, page 58). Lymphatique, vingt-cinq ans. Pustules au scrotum et à la marge de l'anus, périostose sur le tibia gauche, a subi en vain deux traitements : premier par quarante-huit frictions mercurielles sur les cuisses et six cents pilules de Belloste; second par vingt-huit frictions générales. Guérison en trente-huit jours par six grains de perchlorure.

Observ. CCCLXXXIV (extr. de l'ouvrage de M. Niel, page 176). Leucorrhée, chancres (infection de la femme, après la réapparition chez le mari d'une ancienne blennorrhagie). Guérison des chancres par des pilules mercurielles ; leucorrhée bénigne qui ne communique aucun mal au mari. Six mois après, taches rouges, tuméfiées, vers la face interne des cuisses ; amaigrissement, malgré la guérison de ces taches par des eaux sulfureuses. Un an après, ulcères dans la gorge et au voile du palais, douleurs intenses dans les cuisses, accès de fièvre irréguliers pendant la nuit. Guérison par neuf grains de perchlorure. Crise, urines très abondantes pendant neuf jours. Cure qui ne s'est pas démentie pendant les dix-huit mois que M. Niel a pu voir cette malade.

Observ. CCCLXXXV et CCCLXXXVI (idem, page 188). Leucorrhée qui est survenue après quatorze mois de cohabitation avec un mari atteint de blennorrhée, et portant une dartre prurigineuse sur le dos de la verge. Inefficacité de deux traitements mercuriels. Enfant dont le corps se couvre, vingt jours après sa naissance, de taches cuivreuses ; apparition du même symptôme chez la mère ; de plus tumeur gommeuse au bord inférieur de l'os maxillaire, toux, douleur sous le sternum. Guérison par cent dix grains d'or limé. Crise, sueurs d'une odeur forte et pénétrante, urines copieuses. L'enfant a guéri simultanément en prenant le lait de sa mère ; on n'a point observé chez lui de mouvement critique.

Dix ans après cette cure opérée, M. Chrestien a eu occasion de voir l'enfant et sa mère : tous deux jouissaient de la plus excellente santé, et cette dernière a appris à M. Chrestien qu'avant de faire usage de l'or limé elle paraissait menacée d'une affection grave de poitrine, et que depuis son traitement elle n'avait plus rien ressenti qui pût entretenir ses craintes.

366 bis. — Observ. CCCLXXXVII, par M. le baron Girardot. Ulcères sur toute la surface du corps, coloration morbide de la peau, exostoses. Ces désordres sont survenus après des symptômes syphilitiques en vain combattus par le mercure. Guérison par quarante grains de perchlorure.

« L. B., âgé de trente-quatre ans, Français d'origine, doreur sur bois de profession, doué d'une robuste constitution, fut infecté plusieurs fois pendant le cours de quelques années, et toujours traité par les moyens d'usage. Ayant derechef contracté, l'an dernier, une nouvelle syphilis caractérisée par des ulcères au pénis et un bubon, il fut longtemps traité sans succès par le mercure, administré à l'intérieur et à l'extérieur : il faut dire que le patient, habituellement débauché, observait mal le régime prescrit. Au bout de trois· mois, il me vint trouver; il était dans l'état suivant : la figure était hideuse, l'ensemble de sa peau avait une couleur lie de vin ; elle était parsemée de larges ulcères qui lui causaient un prurit continuel et le privaient de sommeil ; il en avait aux pieds, qui lui rongeaient les cartilages tarses; il portait sur la tête des exostoses, n'avait pas d'appétit, et était dans un grand état de maigreur. Je prescrivis de suite un grain de muriate d'or en cinq frictions, et fis panser les ulcères les plus larges et les plus profonds avec la pommade aurifère. Au bout d'un mois de ce traitement, le patient put reprendre ses travaux, il avait retrouvé le sommeil et l'appétit. Après l'emploi de quinze grains de sel aurifère, les ulcères de la face étaient disparus; la peau, sur plusieurs parties du corps, avait repris son état naturel, et un grand nombre de petits ulcères étaient cicatrisés. Enfin, après l'emploi de quarante grains de sel aurifère, toujours par cinquièmes, sans qu'il y ait eu ni céphalalgie, ni fièvre, ni inflammation de la langue, le malade jouit (aujourd'hui 8 novembre 1827) de la meilleure santé, et n'a plus d'exostoses ni de traces de sa cruelle maladie, excepté que l'épiderme a encore une couleur violacée sur les parties qui étaient affectées d'ulcérations profondes. »

A la suite de cette observation, notre estimable confrère de Varsovie déclare « qu'en même temps il soignait six malades qui étaient dans le même cas, et que tous sont radicalement guéris, et par le même mode de traitement. Un d'eux, commis voyageur, a été débarrassé de sa syphilis en se rendant à Odessa, Moscou, sans avoir éprouvé le moindre accident. » M. Girardot rapporte encore l'histoire de deux jeunes gens atteints de syphilis : un d'eux fut traité et guéri par le moyen du sel aurifère; l'autre a succombé pendant un traitement mercuriel. Une salivation horriblement abondante. et que rien ne put calmer, se déclara le quinzième jour du traitement par les frictions ; s'étant exposé au froid dans cet état, il mourut le surlendemain. M. Girardot demande quelle est la meilleure méthode.

367. — Observ. CCCLXXXVIII (extr. de l'ouvrage de M. Niel, page 127). Il y a cinq ans, blennorrhagie, chancre; guérison par la solution de Van-Swieten. Six mois après, sans nouvelle infection, deuxième guérison par les frictions mercurielles. Huit mois après, toujours sans nouvelle infection, douleurs ostéocopes, qui furent seulement diminuées par un troisième traitement par les frictions mercurielles très sévèrement suivi. Sept nouveaux mois écoulés, réapparition des douleurs, mais plus vives : quatrième traitement, par le rob de Laffecteur; mieux qui se prolongea une année ; pendant ce temps le malade ne vit aucune femme. Au bout de ce temps, chancres à la verge, balanite douleurs dans les hypochondres, hypochondrie, pâleur de la peau. Guérison par quinze grains de

perchlorure. Crise, sueurs excessives, éruption miliaire, desquamation, moiteur qui dura vingt jours.

Observ. CCCLXXXIX (idem, page 212). Ulcération des piliers, luette en partie détruite, phlogose et ulcérations du voile du palais et de la face interne des joues ; langue et gencives couvertes d'ulcères et de petites pustules dures, blanchâtres ; ulcères nombreux fongueux sur le front et le cuir chevelu, douleurs ostéocopes, peau aride, fièvre le soir, insomnie, émaciation (il y a dix ans, plusieurs blennorrhagies ; la dernière fut traitée par les astringents). Inutilité de deux traitements mercuriels. Guérison par l'oxide d'or à l'intérieur et le perchlorure administré par absortion cutanée. Crise, urines copieuses, nébuleuses, déposant des mucosités et un sédiment qui paraissait être de l'acide urique; moiteur qui dura près de deux mois, malgré la rigueur de la saison.

368. — Observ. CCCXC, par M. Roucher (extr. du mémoire de M. Chrestien), Constitution athlétique. Après plusieurs syphilis primitives qui furent bien guéries par des traitements mercuriels, nouvelle infection : bubon, chancre ; cure palliative par des pilules mercurielles. Six mois après, à la suite d'un coup, douleurs ostéocopes, combattues en vain par divers remèdes mercuriels. Bientôt, développement d'une exostose très douloureuse. Après un mois de soins préparatoires commandés par des symptômes généraux assez graves, bouillons de poulet avec la racine de bardane, les tiges de douce-amère et les plantes chicoracées, lait d'ânesse, pilules calmantes ; traitement par le perchlorure. Guérison par six grains de ce sel ; emplâtre d'extrait de thymélée sur l'hyperostose.

Observ. CCCXCI, par M. Alexandre Récolin (extr. du mémoire de M. Chrestien). Après un chancre au gland, guéri par le mercure à l'intérieur en topique. douleurs ostéocopes, exostoses sur les bras et les jambes. Inutilité des préparations mercurielles, qui causent une cachexie scorbutique et mettent le malade aux bords du tombeau. Guérison par l'oxide d'or à l'intérieur, uni aux extraits de garou, de douce-amère et de quinquina.

Observ. CCCXCII, par M. Sarda (extr. du mémoire de M. Chrestien). Plusieurs mois après une blennorrhagie traitée par une tisane, des pilules mercurielles et quelques frictions, chancre rongeant à la lèvre supérieure ; à l'inférieure, gros bouton de couleur livide ; engorgement considérable d'une glande du cou, hyperostose, maux de tête qui augmentent la nuit. Guérison par six grains de perchlorure, la sobriété pour régime. Dix-neuf années se sont écoulées depuis que cette cure a été opérée, et aucun symptôme réapparu n'est venu la démentir.

Observ. CCCXCIII, par M. Canonge (extr. du mémoire de M. Chrestien). Après un grand nombre de syphilis guéries par les préparations mercurielles, exostoses sur le tibia, douleurs ostéocopes extrêmement violentes. Inutilité de ce mêmes traitements et d'autres encore. Guérison par l'oxide d'or par la potasse. Cure confirmée par l'expérience d'un an.

M. Canonge, qui nous a fourni sept observations, écrivait en les envoyant à M. Chrestien, qu'il aurait pu lui en rédiger un bien plus grand nombre ; mais il a cru devoir faire choix seulement des plus anciennes, afin que le temps ait cons · taté la solidité des cures obtenues. Celles-ci, dit M. Canonge, se sont opérées avec assez de temps par une disparition lente de tous les symptômes, et sans mouvement critique apparent. Les malades sujets de ces observations n'ont eu recours à aucun moyen auxiliaire ; il se sont livrés à leurs occupations ordinaires, en suivant un régime basé sur les règles de la sobriété.

Observ. CCCXCIV, par M. Guédan (extr. du mémoire de M. Chrestien). Après une syphilis primitive combattue par les frictions mercurielles, qui donnèrent lieu à la salivation qui força à les suspendre, exostoses, inflammation de toutes les articulations, bubon, toux sèche et continuelle, insomnie. Guérison par six grains de perchlorure administrés en pilules ; quelques verrées dans la journée d'une légère décoction de salsepareille ; le soir, pilules d'extrait gommeux d'opium.

Observ. CCCXCV, par M. Lallemand. Don Felipe Castejon, officier supérieur dans les armées d'Espagne. En 1810, ulcères primitifs, bubons. Traitement local : les ulcères se passent et reviennent. En 1811, gale vénérienne qui disparut par l'usage du sublimé (premier traitement). [Ce médicament fait tomber les cheveux. Quelques mois après, à la suite de grandes fatigues, fortes douleurs de tête au-dessus de l'œil gauche ; en septembre 1812, second traitement par les frictions mercurielles. 1813, nouvelle éruption cutanée ; troisième traitement par les frictions. 1814, au printemps, pissement de sang, nouveaux maux de gorge ; quatrième traitement par les frictions. 1815, nonvelles ulcérations de la bouche qui suppurent abondamment ; cet accident est dissipé par une bouteille du rob de Laffecteur. Octobre 1817, fortes douleurs dans tout le côté gauche de la tête et surtout au-dessus de l'œil ; ces douleurs se renouvellent tous les ans jusqu'en 1820. Mars 1820, odontalgie, carie et ébranlement des dents, mortification des gencives ; chute des dents après une fluxion, carie des alvéoles. Cinquième traitement, par les frictions mercurielles, le mercure gommeux de Plenck à l'intérieur et le rob de Laffecteur : léger amendement. Sixième traitement, par les pilules de Sédillot, les bains, les boissons sudorifiques et un régime sévère. Après trois mois de ce traitement, ulcération qui perfore la cloison du nez, périostose considérable au-dessus de l'œil gauche. Guérison en deux mois par six grains de perchlorure ; les symptômes étaient disparus au trentième jour du traitement. Crise, sueurs nocturnes très abondantes, urines copieuses, appétit, gaieté ; le malade reprend rapidement son embonpoint et ses forces.

Observ. CCCXCVI (extr. de l'ouvrage de Gozzi, page 5). Après plusieurs blennorrhagies, ulcères, bubons mal soignés ; exostose considérable sur le tibia gauche
douleurs ostéocopes vagues dans les articulations supérieures et inférieures, céphalalgie. Insuffisance des traitements les plus actifs administrés dans divers pays
Consomption, petite toux continuelle, fièvre lente. Guérison par le perchlorure
Crise, urines et sueurs abondantes.

Observ. CCCXCVII (idem, page 23). Après d'innombrables maux causés par
la syphilis, combattus avec des succès variés par les mercuriaux et autres antisyphilitiques, sciatique avec hémiplégie gauche, exostose douloureuse et fort grosse
sur le sternum, douleurs ostéocopes. Guérison de la sciatique avec l'hémiplégie
par l'oxide d'or par l'étain : les deux autres symptômes résistent à cette préparation
mais cèdent un an après au perchlorure. Crise seulement après le second traitement, sueurs et urines copieuses.

368 *bis*. — Gozzi avait d'abord fait quelques essais avec négligence, mais le
succès qu'il obtint l'encouragea à les continuer. Il y fut du reste pour ainsi dire
forcé : ayant été nommé chirurgien de l'hôpital militaire de Bologne, il eut à
traiter plusieurs syphilis constitutionnelles qui avaient résisté aux médicaments
les plus connus, et au mercure administré un grand nombre de fois et sous toutes
les formes. Il a bientôt vu le sel aurifère guérir en peu de temps bon nombre de
soldats affectés de douleurs ostéocopes, d'ulcères, etc.; et il a eu le bonheur de
rendre au service militaire des individus qui avaient mérité d'être placés aux In-
valides par suite d'infirmités graves causées par le vice vénérien invétéré, qui avait
résisté à toute autre méthode curative employée jusque-là. Ayant constaté dans
les hôpitaux l'inefficacité du sel aurifère contre les maladies vénériennes, il fallait
savoir si les cures obtenues par ce nouveau moyen étaient solides. La pratique
en ville, où en général on ne perd pas de vue ses malades, lui ont permis de constater qu'elles étaient durables. Du reste Gozzi proteste hautement (ouvrage cité,
page 7) du soin qu'il a apporté dans les expériences qu'il a faites. Le médicament
a été préparé, mêlé à l'amidon (79), divisé, administré enfin lui présent. Il s'est
fait assister d'hommes recommandables qu'il nomme, de Mauro Landuzzi, du
docteur Marut de Lombre, qui a adopté la méthode de traitement par l'or, et la
préconise comme éminemment bonne et économique ; enfin il a fait paraître son
Mémoire sous les auspices d'un patronage illustre; le célèbre Tomasini a accepté
la dédicace de son élève.

Parmi les nombreuses observations qu'il possédait, il a fait choix de celles qui
prouvaient bien que c'était l'or qui avait opéré la guérison des malades dont il
offre l'histoire; chez eux en effet les préparations aurifères ont été administrées
seules. Il a encore eu le soin que quelques années écoulées entre le moment
où ces cures ont été opérées et celui où elles ont été publiées, en confirmassent

la solidité : il a voulu s'assurer se mai i rimedj aurifici avessero il difetto relevantissimo di altri non pochi, i quali servono bensì a sospendere, a diminuire, ad occultare gli effetti del virus sifilitico o se vuolsi i suoi prodotti per maggiore o minor tempo, facendoli di poi risaltare ed insorgere con violenza e con più grave danno e pericolo ; od in vece apporrano lente ed occulte alterazioni, e guasti sia nel solido che nella crasi umorale.

Des observations qu'il a publiées (elles sont au nombre de quatorze), et de toutes celles qu'il a omises pour être plus court, Gozzi conclut que « l'oro diviso, gli ossidi d'oro mentovati, e lo stesso muriato triplo d'oro e di soda, hanno il valore di guarire la lue venerea non solo, ma ben anche senza attuale o successivo inconveniente o danno, e, se molto non m'illudo, forse ad un grado ed in un modo a cui gli stessi più decantati antivenerei cosi detti non arrivano. » Tout en reconnaissant que la saison peut favoriser l'action du médicament, il n'en reconnaît pas moins que l'or guérit quelles que soient les conditions atmosphériques, quelles que soient aussi les conditions constitutionnelles des individus. Enfin le docteur Gozzi termine ainsi son intéressant Mémoire : « Da tutto quanto esposi brevemente, io credo di poter conchiudere che l'uso per frizione, particolarmente nelle gengive, sia·dell'oro diviso, che dell'ossido d'oro ottenuto col mezzo dello stagno o della potassa, e sopra tutto del muriato triplo d'oro e di soda mescolato con amido, costituisce un metodo curativo facile, semplice, comodo, economico, inocuo, e di reale e somma utilità nella sifilide; pe' quali pregj io sono d'avviso che gli aurifici siano in generale preferibili agli altri noti, e più decantati rimedj communemente usati contro le stesse malattie veneree. »

Observ. CCCXCVIII (extr. de l'ouvrage de M. Niel, page 154). Leucorrhée verdâtre, ulcères aux grandes lèvres, bubon; la leucorrhée seule résista à un traitement par la solution de sublimé, qu'il fallut suspendre à cause de la salivation ; elle fut supprimée par des injections d'acétate de plomb. Dix ans après douleurs ostéocopes, exostose, verrues sur toute la surface du corps, fièvre lente, insomnies. Guérison par huit grains de perchlorure. Crise, moiteur pendant les deux derniers tiers de la durée du traitement, rétablissement du flux menstruel. Cette cure, qui date d'avant 1810, ne s'est point encore démentie.

369. — Nous avons dit que la syphilis donnait assez fréquemment lieu à la phthisie laryngée (20), et nous avons prouvé par des faits qu'elle dégénérait aussi assez souvent en phthisie pulmonaire (215). Quoique Swediaur ait guéri de ces dernières en administrant le mercure, on concevra aisément, d'après ce que nous avons dit de son action sur l'organe de la respiration (293), que son succès, dans des cas de ce genre, doit être extrêmement douteux. Il ne le sera pas moins dans les cas de phthisie laryngée, et nous avons vu à l'hôpital des Vénériens plusieurs courtisanes chez lesquelles cette affection avait été en vain combattue par

l'emploi des mercuriaux. Une grande partie des observations qui précèdent nous offrent des exemples d'ulcérations de la gorge qui ont résisté au mercure, et ces ulcérations sont le premier degré de la phthisie laryngée. L'or se montre éminemment efficace dans ces deux affections si graves; en effet, toutes ces mêmes ulcérations, qui avaient résisté à l'emploi du mercure, ont cédé à celui de l'or. Dans tous les faits antérieurs qui nous ont offert les premiers symptômes de la phthisie pulmonaire, ceux-ci ont été parfaitement dissipés par l'action bienfaisante de l'or : il n'est cependant point impossible qu'une phthisie pulmonaire syphilitique ne résiste à l'emploi de ce médicament, et que le malade n'y succombe. Nous n'avons jamais en effet voulu prétendre qu'il dût guérir toutes les affections syphilitiques ; mais du moins on en pourra toujours essayer dans les cas de ce genre, on n'aura rien à craindre de cet essai.

Observ. CCCXCIX, par M. Souchier. Phthisie laryngée ; exaspération de la maladie par les mercuriaux. Guérison par sept grains de perchlorure d'or et de sodium.

« D***, âgé de quarante-huit ans, du hameau de Rioms, commune de Chabreuil (Drôme), maître voiturier, avait eu plusieurs écoulements blennorrhagiques, accompagnés de chancres au prépuce et au gland, qui ont tous été traités par les répercussifs ou les astringents administrés à l'intérieur et à l'extérieur. Sa dernière maladie, quand il me consulta au printemps de 1825, datait de plus de dix ans, et depuis près de cinq ans il se plaignait de maux de gorge occasionnés par des ulcérations profondes ; sa bouche exhalait une odeur infecte. On avait prodigué à ce malade les préparations mercurielles, qui avaient aggravé son état, comme cela arrive ordinairement chez les personnes dont la bouche est plus ou moins affectée. L'examen du larynx me le montra corrodé par de nombreux chancres qui avaient détruit toute la partie moyenne du voile du palais, et notamment son pilier du côté droit ; le teint du malade était jaune-pâle ; des sueurs nocturnes assez abondantes l'affaiblissaient de plus en plus ; le timbre de sa voix, rendue nasillarde par la destruction du voile du palais, était profondément altéré. »

M. Souchier néglige de parler du pouls ; mais un semblable état devait s'accompagner de fièvre, le traitement l'indique. Ce malade nous offre le triste tableau de la phthisie laryngée presque arrivée à sa dernière période. Le mercure, dans un cas si grave, eût accéléré la mort du malade, inévitable si on le laissait sans traitement : les émollients, les antiphlogistiques ne l'auraient pas même retardée ; j'en appelle à la bonne foi des partisans du mercure et de ceux qui ont embrassé la cause du physiologisme. M. Souchier débuta par une saignée du bras de dix onces, et l'application d'un séton à la nuque, et mit le malade à l'usage du muriate d'or par seizièmes en frictions sur la langue trois fois par jour. « Après l'administration du quatrième grain, divisé en dix fractions (le deuxième l'avait été en quatorze et le troisième en douze), je commençai, continue M. Souchier, à toucher avec le nitrate d'argent les ulcérations du voile du palais, qui étaient restées stationnaires depuis le commencement du traitement, que je tâchai de rendre à la fois antiphlogistique, dérivatif, et surtout spécifique. Je réitérai ces applications tous les deux ou trois jours ; en modifiant le mode de vitalité des parties malades, elles contribuèrent à accélérer la cicatrisation, non seulement des parties sur lesquelles elles étaient faites immédiatement, mais en outre de celles environnantes. Six cautérisations et l'emploi de sept grains de muriate d'or et de soude ont suffi pour rendre à la santé et à ses travaux un homme que tous ceux qui l'avaient connu avaient considéré comme voué à une fin prochaine et misérable.

M. Souchier, à cause de l'intensité du mal et ses progrès rapides, s'est vu contraint d'administrer le sel aurifère à une plus forte dose qu'il n'avait encore osé le faire. M. Souchier a pu, chez le sujet de l'observation qui précède, constater la merveilleuse efficacité du sel d'or pour dissiper les exostoses. Chez ce malade aucune sueur, aucune crise d'élimination par les urines ne s'est manifestée. Cinq mois après, en juillet 1825, M. Souchier lui pratiqua la staphyloraphie : la guérison fut parfaite au onzième jour de l'opération ; aussi la voix est redevenue de plus en plus naturelle. « Hier encore (24 juin 1826), termine M. Souchier, Denis a eu l'occasion de me voir et de me remercier, ce qu'il n'oublie jamais de faire ; il se porte, dit-il, mieux qu'à l'âge de vingt-cinq ans. »

M. Souchier, avec les observations que nous avons encore à rapporter, nous en a fourni dix-sept, et, à la suite de l'une d'elles, il déclare en posséder encore plus de quarante analogues et aussi probantes. Des faits aussi nombreux ont amené la conviction la plus forte possible dans l'esprit du praticien de Romans. Il considère le perchlorure d'or et de soude comme un spécifique des maladies vénériennes simples ou compliquées, récentes ou chroniques, au moins aussi puissant que le quinquina l'est pour les affections intermittentes : aussi veut-il qu'on lui donne la préférence sur le mercure et les autres antisyphilitiques, dont il est éloigné d'avoir eu toujours à se louer, et dont il a vu l'administration être suivie de très fâcheux résultats, tandis que le perchlorure, manié convenablement, réussit, au sentiment de M. Souchier, dans tous les cas, dans toutes les conditions atmosphériques, quelle que soit la constitution individuelle, à tous les âges et dans tous les pays !

Observ. CCCC, par M. Labat. Phthisie pulmonaire syphilitique à la suite de divers traitements mercuriels inefficaces. Guérison par cinq grains de perchlorure.

« M. J***, capitaine de grenadiers, né à Tarascon, âgé d'environ cinquante-cinq années, d'une stature assez avantageuse, d'un tempérament nervoso-bilieux très irritable, contracta, lors de la campagne d'Égypte, une affection vénérienne des plus intenses. Soumis à un traitement palliatif, qui ne fit que diminuer la gravité du mal, il revint en France, et, arrivé à Montpellier, il y fut soigné convenablement par feu M. le professeur Fages ; il put quelque temps après poursuivre sa carrière militaire. Cependant, quoique guéri suivant toutes les apparences extérieures, et rendu à une parfaite et bonne santé, il éprouvait de temps à autre quelques légères réminiscences maladives, qui lui donnaient parfois de l'inquiétude. Ces sensations vagues d'un mal qui n'avait été qu'amendé, n'ayant fait que s'accroître, ramenèrent enfin chez lui les symptômes de l'affection syphilitique la plus grave : soumis de nouveau à un traitement mercuriel des plus rationnels, sa constitution en fut tellement altérée qu'il n'en put soutenir l'action. Lassé enfin du mal et des remèdes, qu'il croyait incapables de le guérir, il s'abandonna aux seules forces de la nature. Après un certain nombre d'années passées dans ces inquiétantes perplexités, sentant son mal empirer d'un jour à l'autre, ce fut dans le courant d'avril 1827 qu'il vint se confier à mes soins.

« A cette époque, la situation du malade était réellement désespérante : abattement extrême, face pâle, jaune et décharnée, peau alternativement fraîche et humide, ou bien chaude et aride ; toux sèche et oppressive ; parfois expectoration de matières muqueuses de couleur grisâtre, ayant surtout lieu le matin, altération très marquée, selles et urines assez naturelles. Quant à ses reliquia syphilitica, le malade ressentait des douleurs articulaires vagues, mais assez aiguës pendant la nuit ; il avait des pustules miliaires répandues par plaques, qui, parcourant les différentes régions du corps, y avaient laissé des teintes grisâtres et piquetées, témoignages indélébiles de leur passage ; points ulcératifs blanchâtres, situés au fond du gosier, et pour complément enfin, une blennorrhagie très intense, de date très ancienne, et qu'activait toujours le moindre refroidissement humide des pieds ou du système dermoïde. L'état du malade, et surtout son extrême aversion pour un traitement mercuriel, m'ayant offert l'occasion d'essayer l'administration du muriate d'or, voici quels furent les heureux résultats que j'obtins de ce moyen thérapeutique. Après avoir au préalable calmé l'irritation pulmonaire par des infusions et potions pectorales, remonté l'organisme par l'administration de quelques toniques non excitants, ainsi que par de légères frictions sèches, faites avec beaucoup de ménagement, je crus alors pouvoir essayer avec espoir de succès le mode de traitement suivant. Tous les matins à son lever, le malade procéda à des frictons sur la langue, d'abord avec un douzième de grain de muriate d'or convenablement préparé, treize jours après avec un dixième de grain, ensuite un huitième, et puis enfin avec un sixième, sans en éprouver d'autres inconvénients que quelques bouffées de chaleur, quelques

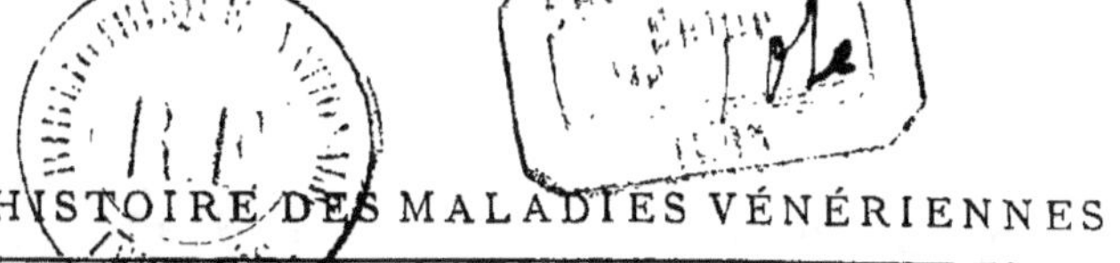

légers étourdissements dans l'après-midi, et un peu de salivation, accompagnée d'un surcroît de sensibilité aux gencives. Dans le courant de ce traitement actif, qui ne dura que trente-cinq jours, les pustules miliaires ayant complétement disparu, les ulcérations du gosier se trouvant cicatrisées, la blennorrhagie éteinte, et les douleurs articulaires évanouies, le malade désira, par excès de précaution, s'administrer encore un grain de muriate d'or divisé en huit prises; ce qui fit, en moins de six semaines, une administration de cinq grains de muriate d'or. Je crus devoir activer les heureux effets de ce moyen thérapeutique par l'emploi journalier d'une légère décoction de salsepareille édulcorée avec du sirop apéritif et purgatif de Barbeyrac, ainsi que par un régime sec et aussi sévère que possible. » Depuis cette époque le malade, rendu à la santé, a tellement récupéré ses forces, qu'il se livre absolument (1er novembre 1827) au pénible exercice de la chasse, qu'il aime passionnément. Cette guérison continue de se montrer solide. (Mai 1828.)

Observ. CCCCI, par M. Lescure. Phtisie pulmonaire syphilitique. Fâcheux effets produits par le mercure. Guérison par le perchlorure.

« Un homme âgé de vingt-neuf ans, habitant de la commune de Derbières, arrondissement de Montélimart, d'un tempérament muqueux, fut consulter un chirurgien, deux jours après qu'il se fut aperçu de l'apparition d'une blennorrhagie et d'un bubon à l'aine droite. L'homme de l'art lui administra le muriate suroxigéné de mercure, suivant la méthode de Van Swieten, des frictions sur le bubon avec l'onguent napolitain, et une tisane sudorifique. Huit jours après l'usage de ces remèdes, le malade avait la voix rauque et toussait même un peu ; il était dans un état d'anxiété accompagnée de douleurs dans la cavité thoracique et de dyspnée. Malgré ces accidents, l'on continua toujours les mêmes remèdes ; mais après cinq ou six jours, les douleurs de la poitrine, ainsi que la toux, augmentèrent considérablement, et la respiration devint tout à coup suffocante. Le traitement fut suspendu, et l'on eut recours à la saignée pratiquée au bras, deux fois dans les vingt-quatre heures, à un bouillon pectoral donné le matin à jeun, et à la diète blanche. Vingt-cinq ou trente jours d'usage, sans aucun succès, de ces moyens, firent naître des inquiétudes, et je fus appelé en consultation. Instruit de l'état antérieur du malade, par les détails que je viens de rapporter, j'examinai avec la plus grande attention son état actuel; j'observai les phénomènes suivants : Traits du visage altérés, toux intense, expectoration d'une matière muqueuse, difficulté de respirer. L'écoulement qui avait lieu précédemment par le canal de l'urètre avait disparu depuis quelques semaines ; la résolution du bubon était complète. Dans la vue d'enrayer les progrès de cette maladie qui me parut bien grave, je fis pratiquer de suite des injections dans le canal de l'urètre, avec l'ammoniaque étendue de beaucoup d'eau, afin de rappeler, s'il était possible, l'écoulement. Ce moyen, répété plusieurs fois dans les vingt-quatre heures, trompa mon attente ; j'eus recours alors au vésicatoire camphré appliqué sur le périnée ; celui-ci répondit à mes vues ; six heures après son application, l'écoulement vénérien reparut. Dès ce moment, je prescrivis des bains de siège émollients, le petit-lait, à la dose de quatre verres par jour, et je fis pratiquer, tous les matins à jeun, au sortir du bain, une friction sur la langue, avec un quinziéme de grain de muriate d'or. Ce traitement fut suivi avec assiduité pendant quatre-vingts jours, et après ce terme, le sujet eut recouvré une santé parfaite qui se soutient sans la moindre incommodité, puisqu'elle lui permet de continuer son état pénible de postillon. »

Observ. CCCCII, du même. Tempérament muqueux, constitution débile, âgée de vingt-deux ans. A la suite d'une blennorrhagie et d'un ulcère vénérien guéris par un traitement sans doute mercuriel : douleurs dans la cavité thoracique, respiration que le moindre exercice rend difficile ; fébricule à l'entrée de la nuit, sueurs nocturnes ; le matin, crachats sillonnés de stries de sang. Traitement par le perchlorure en frictions sur la langue ; usage habituel d'une décoction d'orge édulcorée avec le sirop de gomme, un verre de petit-lait le matin à jeun et un le soir ; régime approprié. Guérison obtenue en deux mois, et qui ne s'est pas démentie depuis plus d'un an.

M. Lescure, auquel nous devons quatre observations, termine celle qui précède en disant qu'il aurait pu joindre à celles fournies l'histoire de plus de vingt autres maladies vénériennes anciennes ou récentes guéries par le perchlorure d'or et de sodium ; elles lui ont été fournies par M. Maussier, pharmacien et chimiste distingué de Montélimart.

370. — Nous avons dit que la syphilis, quand elle n'était pas parfaitement guérie, corrompait la génération dans ses sources les plus secrètes (voyez le chapitre II⁵ tout entier), et que, modifiée par cet acte important, quand elle ne produisait point de syphilis héréditaire, elle donnait lieu, entre autres maladies, aux scrofules (57, 58) : proposition que nous démontrerons d'une manière qui ne laissera pas de réplique, dans notre second mémoire. Les observations suivantes, qui nous ont été fournies par deux professeurs célèbres, seront déjà un commencement de preuve ; elles vont nous offrir le tableau d'affections syphilitiques scrophuloïdes, c'est-à-dire affectant les formes des maladies produites par la diathèse scrophuleuse. Du reste, on verra qu'elles ont résisté aux mercuriaux, aux antimoniaux, aux antiscrophuleux, aux antidartreux ; enfin à tous les moyens imaginables, pour céder ensuite, la première au perchlorure, la seconde à l'or divisé.

Observ. CCCCIII, par M. Dalmas. Ulcérations profondes du voile du palais, carie des os propres du nez et des os maxillaires supérieurs, céphalalgie violente, amaigrissement. Inutilité de plusieurs traitements mercuriels. Guérison par vingt et un grains de perchlorure d'or et de sodium.

« Émilie, âgée de vingt-cinq ans, d'un tempérament lymphatique, issue d'une mère ayant toujours joui d'une bonne santé, mais d'un père qui a eu plusieurs maladies vénériennes, resta jusqu'à l'âge de cinq mois affligée d'une cécité complète; à cet âge des raisons particulières forcèrent les parents à la livrer à une nourrice mercenaire qui, ayant manqué de soins, les mit dans la nécessité de confier leur enfant à une autre. Celle-ci répugna à la prendre, et ne s'y décida que d'après l'avis des gens de l'art, qui attestèrent que les croûtes que l'enfant portait sur différentes parties du corps n'étaient pas dans le cas de l'infecter. Cependant, quelque temps après, cette nourrice fut atteinte de mal au sein, ce qui fit qu'on la soumit avec l'enfant à un traitement dont on n'a pas pu rendre compte, mais dont le résultat fut une bonne santé apparente pour ce jeune sujet jusqu'à l'âge de six ans. Alors il se manifesta au cou une tumeur qui disparut sans remède; il survint ensuite une ophtalmie qui résista à plusieurs traitements. A l'âge de quatorze ans, l'éruption des règles eut lieu en très petite quantité. On supprima alors un cautère établi au bras, peu de temps après on vit paraître aux deux ailes du nez et à la lèvre supérieure une éruption croûteuse qui fut dissipée par l'application d'un vésicatoire, remplacé bientôt par un cautère. Depuis quatorze ans jusqu'à dix-huit, chaque année et à la même époque, le sujet éprouva une fluxion de poitrine. Un jour qu'elle lavait, ayant les jambes dans l'eau froide, il survint sur celles-ci une quantité de tumeurs de couleur violette, de la grosseur d'œufs de pigeon. Le médecin consulté décida que ce n'était qu'une éruption sanguine, que fit disparaître l'application de dix sangsues aux malléoles; mais elle fut suivie de l'engorgement des glandes sous-maxillaires. Des pilules dont on ignora la composition furent employées, et on leur adjoignit l'usage d'une décoction de houblon. Ce traitement causa une révolution générale, de telle sorte que tantôt l'humeur se jeta sur une partie, tantôt sur une autre, et même depuis lors cette fille fut sujette à des érysipèles qui revenaient très fréquemment, et qui disparaissaient par des saignées locales et des purgatifs. Enfin l'humeur parut se fixer sur le gosier : l'usage des pilules fut continué et le gosier guérit. Deux ans s'écoulèrent dans ce pénible état.

« A l'âge de vingt ans, cette fille, étant occupée à laver, fut tout à coup saisie d'un grand mal de tête et d'une rougeur sur tout le côté gauche du nez, qui bientôt fut tuméfié; la malade était enchifrenée de cette narine au point de n'en pas respirer. Le lendemain parut un érysipèle à la face : il disparut aussi assez promptement et sans le secours de l'art; mais la rougeur et la tuméfaction du côté gauche du nez persistèrent; ces accidents se compliquaient de la perte de l'odorat. Emilie fut dans cet état jusqu'à l'âge de vingt-sept ans; à cette époque parut une ophthalmie très intense pour laquelle on plaça un séton à la nuque : l'ophthalmie céda, et la fille reprit ses occupations ordinaires. Vers le 1er janvier 1825, une ulcération attaqua l'aile droite du nez, rongea circulairement la narine de ce côté, et s'étendit sur la muqueuse nasale. Le médecin consulté ordonna le sirop de Portal, que la malade prit matin et soir à la dose d'une once, en ajoutant à celle du soir une once de siroq de quinquina ; la boisson fut une décoction de racine de patience et de tiges de douce-amère. Ce traitement fut continué jusqu'au 18 avril, jour où la malade entra au dépôt de police. Voici les symptômes qu'elle nous présenta :

« 1° Sur l'aile droite du nez une ulcération profonde occupant toute l'étendue de cette partie, rongée presque en totalité, se propageant sur la muqueuse nasale ; les bords de cette ulcération étaient durs, relevés, d'un gris blanchâtre ; les fonds sinueux et s'étendant vers la cloison ; grande sensibilité au toucher.

« 2° La racine du nez très rouge, molle, affaissée, très sensible au toucher (les os semblaient manquer) ; carie de cette partie ainsi que de la cloison nasale.

« 3° Les os maxillaires supérieurs, dans presque leur moitié antérieure, étaient cariés ; les gencives étaient rouges, tuméfiées, molles, comme fongueuses ; même état de la membrane du palais, le voile affecté de la même manière, la luette entièrement détruite par les ulcérations antérieures.

« 4° Les dents incisives et canines et les deux premières molaires gauches étaient vacillantes et près de tomber : une seule manquait (la canine gauche, qui était tombée quelques jours avant l'entrée de la malade à l'hôpital) ; ozène infect, amaigrissement général, défaut d'appétit et mal de tête habituel et violent. Considérant la maladie comme syphilique dégénérée, j'eus recours au muriate d'or, que j'employai de la manière suivante :

« Le sel aurifère fut administré à l'intérieur en dissolution, chaque dose dans une once de sirop de Portal ; le mélange était fait au moment de l'injection. Les deux premiers grains furent divisés par huitièmes, les troisième et quatrième par sixièmes, les cinquième et sixième par cinquièmes, et les septième et huitième par quarts de grain. Jusque-là nulle amélioration ; mais alors elle fut sensible : les maux de tête se dissipèrent, le gonflement du nez diminua, la chute des portions cariées des maxillaires supérieurs suivit de près celle d'une dent incisive du côté droit, et pendant l'emploi des neuvième, dixième, onzième et douzième grains, donnés par tiers, le reste des symptômes se dissipa ; l'ulcération de l'aile du nez se cicatrisa, les gencives et les dents se raffermirent, et la malade, auparavant et habituellement très maigre, prit un embonpoint extraordinaire. Pour soutenir les bons effets du muriate, j'en continuai l'usage ; la dose en a été portée à dix-huit grains, administrés à l'intérieur avec le sirop de Portal, et pour plus de sûreté, trois derniers grains furent employés en frictions sur la langue : le premier divisé en dix frictions, le second en huit et le troisième en six.

« Émilie est sortie le 18 octobre, six mois après son entrée à l'hospice, entièrement guérie de la carie des os propres du nez et de celle des os maxillaires supérieurs, qui avaient repris leur dureté ordinaire après s'être, pour ainsi dire, affaissés sur eux-mêmes; les gencives avaient aussi repris leur couleur et leur densité naturelle, les dents leur primitive solidité, et elle avait acquis un embonpoint qu'elle n'avait jamais eu, des couleurs, de la force et de la gaieté; il ne lui restait qu'une légère mauvaise odeur qu'elle rendait par le nez. »

Cette cure, qui date de plus de deux années, ne s'est point encore démentie.

Observ. CCCCIV. Syphilis reproduite chez une mère, vingt ans après sa première apparition, développée chez son enfant sous la forme scrophuloïde, traitée alors sans succès par les antiscrophuleux, les antiphlogistiques, le muriate d'or, le mercure doux, etc. Guérison de l'enfant par l'emploi de l'or limé en frictions sur la langue. — Observation communiquée par M. Lallemand, et que j'ai rédigée sur un journal tenu par la mère, et annoté par cet illustre professeur.

Madame E***, d'une forte constitution, nubile à onze ans, se maria à quinze ; à seize elle eut un enfant du sexe masculin, qui a toujours joui d'une bonne santé. A cette époque l'inconduite de son mari l'obligea à se séparer de lui. Elle s'en rapprocha cependant momentanément, et peu de temps après éprouva de vives douleurs à l'anus, des démangeaisons, etc. Pendant trois mois on lui fit faire des lotions, prendre divers médicaments dont elle ignore la composition, après quoi elle parut guérie. Quatre ans après son mari revint se fixer définitivement auprès d'elle, et jusqu'à sa mort il ne parut jamais jouir d'une bonne santé. Madame E*** eut cependant avec son valétudinaire époux quatre enfants, dont trois moururent en bas âge, l'un, à ce qu'elle prétend, des suites d'une gale mal guérie, l'autre de fièvre lente, et le troisième d'une fièvre maligne. A quarante ans, madame E*** éprouva des maux de gorge qui augmentèrent sous l'influence des moyens ordinaires, et ne cédèrent qu'à un traitement par le deutochlorure de mercure et les sudorifiques.

Le quatrième enfant, dont il va être grandement question, né fort et bien portant, fut nourri par sa mère jusqu'à vingt-sept mois. Pendant tout ce temps il fut presque toujours malade; vacciné, une seule piqûre réussit, et le bouton ne se développa que le dix-septième jour. Dès que cet enfant fut sevré, il devint frais et robuste et continua de se bien porter jusqu'à l'âge de sept ans. De cette époque date l'histoire de sa longue maladie. Il commença d'abord par rendre son urine involontairement pendant la nuit, il devint pâle et s'affaiblit considérablement; on vit presque dans le même temps apparaître à la plante des pieds plusieurs plaies, qu'on prit d'abord pour des engelures, qui ne guérirent que par l'application d'une pommade contenant du deutoxide de mercure. Pendant trois mois le jeune malade fut mis à la tisane de houblon, à l'elixir de Peyrilhe, aux sucs d'herbes et au sirop antiscorbutique. Ce traitement était à peine terminé, qu'il se manifesta à l'aine gauche un gonflement douloureux qui céda à des applications résolutives. Vers l'âge de dix ans le jeune E*** fit une chute qui fut suivie d'un gonflement douloureux au genou (sans doute cette partie porta dans la chute) : on appliqua deux fois des sangsues, on fit un nouveau traitement antiscrophuleux semblable au premier, mais continué cette fois pendant sept mois, et on y adjoignit les bains sulfureux artificiels, les vésicatoires, le tout en vain. Un an après, on vit se manifester de nombreux engorgements des ganglions lymphatiques; la muqueuse du nez s'enflamma, se gonfla, et un catarrhe nasal vint incommoder le malade. On eut encore recours à un traitement antiscrophuleux semblable aux deux premiers; on le soutint pendant quatre mois : il fut tout aussi infructueux. De nouveaux accidents se manifestèrent : obturation des fosses nasales, saillie de la membrane muqueuse, qu'on prend pour des polypes, nasillement; nouveau traitement antiscrophuleux, c'était le quatrième; on y adjoint des injections dans le nez avec des eaux de Baréges artificielles. On obtint cette fois la disparition des excroissances nasales. Peu de temps après le malade fit une chute sur le nez; on fit une application de trois sangsues; il ne s'en manifesta pas moins des accidents inflammatoires qui se terminèrent par suppuration.

C'est après l'apparition de ces derniers accidents, qu'on commença à apporter quelques modifications importantes au traitement de notre jeune malade. On lui fit prendre des pastilles avec le muriate d'or (quarante), et on lui fit faire seize frictions avec le mercure doux. Pendant l'emploi de ces deux médicaments, ulcération au côté gauche du nez, érosion du voile du palais, excitation générale : on suspend toute espèce de médication, et on laisse prendre au malade un mois de repos. Ce mois expiré, on lui fait commencer l'usage de l'or divisé en frictions sur la langue; il le continua pendant cent jours sans interruption. Les huit premières frictions furent d'un grain et demi, douze autres de deux grains, et les quatre-vingts dernières de deux grains et demi. Peu de temps après qu'on eut commencé ce nouveau traitement, la plaie du palais se cicatrisa; celle du nez fut pansée avec du cérat, dans lequel on incorporait avec soin six grains par once, d'or divisé, et dès ce moment elle marcha rapidement vers la cicatrisation.

Quelque brillant que fût ce succès, il ne fallait pas trop s'y reposer. On avait en effet affaire à une maladie originelle, et qui avait commencé ses ravages antérieurs déjà depuis plusieurs années. Il fallait encore insister pendant plusieurs mois sur l'administration de l'or divisé. Au lieu de cela, on eut le tort, fort grave à notre sens, de faire prendre au malade, pendant cinq mois, des pastilles contenant du mercure, et de lui administrer trente bains artificiels de Baréges.

Deux ans après, le jeune E*** s'écorcha le nez; la petite plaie qui en résulta fut plusieurs fois exaspérée par des contusions. Il survint bientôt un gonflement douloureux à l'avant-bras gauche, qu'on attribua à l'étude du piano, à laquelle le jeune E*** se livrait avec un grand zèle. — Application, tous les deux à trois jours, de dix à douze sangsues (en tout deux cent soixante), bains locaux, cataplasmes émollients et narcotiques. — Augmentation des douleurs, surtout la nuit; il semble au malade que son bras est dans un étui, et qu'on le perce de coups de lancette; ces douleurs sont si aiguës qu'elles lui font perdre le sommeil. — Traitement, pendant quatre mois et demi, par le muriate d'or et de soude, cataplasmes de ciguë, emplâtre de Vigo, sangsues tous les deux ou trois jours.— Aucune amélioration. — Teinture d'iode, portée successivement jusqu'à quinze gouttes matin et soir. — Inflammation gastro-intestinale; suspension de tout traitement pendant environ un mois. Après cet intervalle, le jeune E*** prend les bains de mer pendant quinze jours. Exaspération de tous les symptômes; ulcération des fosses nasales, de la voûte palatine, de la gorge, de la peau du nez; gonflement des gencives, ébranlement de toutes les dents, dont plusieurs tombent. Après trois semaines d'un traitement émollient, d'un régime adoucissant, on revient au muriate d'or et de soude, qu'on est obligé de suspendre après la neuvième friction, parce qu'il détermine une vive excitation, accompagnée de l'augmentation de tous les symptômes. C'est alors que le jeune E***, âgé de quatorze ans, fut amené par sa mère à M. le professeur Lallemand. Laissons cet illustre praticien décrire lui-même l'état dans lequel il trouva le malade : « L'avant-bras gauche a deux fois le volume du droit, surtout vers le poignet : il est le siége de vives douleurs, le malade ne peut s'en servir pour aucun usage, les mouvements de pronation et de supination sont impossibles. Le nez est déformé, enfoncé à sa racine, couvert de larges ulcérations qui s'étendent jusqu'aux paupières, et envahissent la moitié de celles de l'œil gauche; les yeux sont rouges, chassieux, et très sensibles à la lumière. La voûte du palais est perforée dans une grande étendue, la luette est presque détruite; des ulcérations larges et profondes recouvrent les amygdales, le pharynx, les gencives mêmes et les parois de la bouche. Une excroissance charnue bouche entièrement la narine droite; une sanie abondante, fétide, corrosive, découle des deux narines et vient ulcérer la lèvre supérieure, qui commence à se fendre, et menace de continuer bientôt les ulcérations des gencives. »

M. Lallemand, après avoir pris connaissance des faits qui précèdent, ne douta point un instant que la maladie, traitée par tous les praticiens qu'on avait consultés, comme une affection scrophuleuse, ne fût de nature purement vénérienne, et il en acquit promptement la certitude, lorsqu'après avoir fait faire pendant trois ou quatre jours des lotions avec le sublimé, il vit les ulcères prendre un meilleur aspect. Il était urgent, surtout pour les yeux, d'enrayer la marche du mal, et il y avait trop d'excitation pour songer à commencer de suite un traitement interne ; aussi, pendant environ quinze jours, M. Lallemand se contenta d'arrêter les progrès du mal par ce palliatif explorateur. « Mais cela ne suffisait pas, ajoute-t-il, il fallait combattre le virus vénérien à l'intérieur. » Il donna la préférence à l'or divisé, qui, une fois déjà, avait guéri le malade, mais dont on n'avait point eu la sagesse de prolonger assez longtemps l'usage ; il lui associa des boissons sudorifiques. Dès le moment qu'il eut l'intention de commencer ce nouveau traitement, il fit suspendre les lotions de deutochlorure de mercure, afin de pouvoir juger, par la marche des ulcérations, les effets du traitement sur toute l'économie ; en outre, il n'était point homme à employer simultanément deux médicaments excitants, et dont un, par son mode d'excitation la plupart du temps nuisible à notre économie, aurait pu en contrarier les bons effets.

Pendant les quinze premiers jours, les frictions furent faites sur la langue avec un grain d'or divisé, pendant les quinze suivants avec un grain et demi. Ensuite le malade commença à consommer deux grains par jour en deux frictions, une le matin et une le soir. Il prit simultanément une once de sirop de salsepareille le matin, puis deux onces, et but dans la journée de la tisane de salsepareille. Mais, pour cette seconde partie du traitement, on fut souvent obligé de consulter la susceptibilité des organes digestifs, et de laisser beaucoup au malade ; aussi les sudorifiques ont-ils été souvent suspendus pendant plusieurs jours. Il serait fastidieux de suivre pas à pas les progrès de la guérison ; il nous suffira de dire qu'au bout de six semaines d'usage de l'or divisé, à deux grains par jour, toutes les ulcérations étaient complètement cicatrisées, les yeux absolument guéris ; que le bras gauche avait presque repris son volume naturel et toute la liberté de ses mouvements. Cette cure ne s'est point démentie (mai 1828) depuis plus de deux ans qu'elle est opérée. On a continué encore pendant deux mois l'usage de l'or divisé à deux grains par jour.

371. — « Cette observation, ajoute judicieusement M. Lallemand, présente plusieurs circonstances d'un grand intérêt. D'abord nous voyons chez la mère le virus vénérien, combattu à son apparition par des applications locales et des moyens généraux, demeurer complètement assoupi pendant vingt années, et faire ensuite explosion à l'époque de la cessation des règles ; le fils, né bien portant à une époque où la mère paraissait guérie, ne cessa pas d'être malade pendant vingt-sept mois que dura l'allaitement, et recouvra la santé sitôt qu'il fut sevré. Il

paraît, d'après cela, que l'enfant a été infecté par le lait de la mère; cependant les symptômes vénériens ne reparurent chez elle qu'environ vingt ans après, et ils ne se montrèrent chez lui qu'après l'âge de sept ans, sous la forme de prétendues engelures qui ne cédèrent qu'à l'application d'une pommade contenant du deutoxide de mercure; depuis ils furent plusieurs fois combattus sans succès par des traitements antiphlogistiques poussés aussi loin que possible. Que penser après cela des théories émises, dans ces derniers temps, sur les affections vénériennes, et de la solidité des guérisons obtenues par les saignées, les sangsues, la diète..., etc. Il n'est pas moins remarquable qu'aucun des traitements antiscrophuleux n'a produit de bons effets, et que plusieurs ont singulièrement aggravé le mal. L'action des médicaments antivénériens a donc quelque chose de spécial qui diffère de l'effet des toniques ordinaires. »

On a déjà lu, dans le cours de cet ouvrage, l'expression de cette pensée; mais j'ai cru qu'il était bon, dans l'intérêt de la science, d'entendre ces mêmes principes professés par la bouche de l'auteur des Recherches sur les maladies de l'encéphale et des organes génito-urinaires, d'un homme qui s'est montré praticien aussi distingué qu'opérateur habile; d'un jeune professeur nourri dans les idées des réformes médicales, mais assez sage pour n'en adopter que ce qui est vrai, et assez indépendant pour professer comme bonnes les maximes incontestables qu'il a puisées dans les pères de l'art de guérir.

Nous nous plaisons ici à payer notre tribut d'hommages à l'auteur des Phlegmasies chroniques; il a, certes, apporté quelques bonnes modifications aux théories médicales produit quelques changements avantageux dans l'art de guérir; mais il a en vain attaqué la spécialité de certaines maladies, il a vainement essayé de ramener tous les effets produits par les médicaments à un seul mode d'action. Il aura beau faire et beau dire, nous aurons toujours des maladies spécifiques et des remèdes spécifiques. Il ne parviendra jamais à convaincre que d'insensés séides, que la digitale, qui ralentit les battements du cœur et le café qui les accélère, que l'acide prussique qui anéantit l'action du système nerveux, et l'opium qui l'exalte, que le phosphore qui réveille les organes générateurs, et que le nénuphar qui les calme et anéantit presque leurs facultés, aient un mode d'action semblable, qu'il soit primitif ou secondaire. Nous aurons toujours à opposer à ses théories les fièvres intermittentes et le quinquina; la gale et le soufre; les affections calculeuses et le régime alcalin (bi-carbonate de soude) ou acide selon leur nature; la syphilis et anciennement le mercure, maintenant les préparations aurifères; les scrophules et l'or divisé. Que deviendra son système, si la chimie, qui, dans sa marche progressive, menace d'envahir toutes les sciences, venant à analyser la vie, prouve qu'elle n'est qu'un phénomène chimique auquel préside ce principe qui joue dans la nature un si grand rôle, l'électricité ?

371 bis. — L'observation dont nous nous sommes momentanément écarté, doit nous fournir encore d'autres réflexions pratiques d'un haut intérêt. On a sans doute remarqué que le muriate d'or et de soude, administré à l'intérieur ou en frictions sur la langue, n'a jamais produit de bons effets, et en a occasionné de très fâcheux, tandis que l'or divisé a toujours été utile, et a deux fois fait disparaître tous les symptômes. C'est à l'extrême susceptibilité du sujet qu'il faut attribuer les mauvais effets du sel aurifère, qui, donnant lieu chez lui à une excitation trop forte, s'est opposé aux effets critiques qui procurent la guérison. Du reste les conséquences suivantes ressortent de cette observation : 1º L'or pur, introduit très divisé dans notre économie, y exerce une action bien marquée. 2º Il peut y avoir des cas dans lesquels une préparation d'or peut être préférable à une autre, comme on l'a remarqué du reste depuis longtemps pour les préparations mercurielles ; et, dans cette même observation, nous avons vu seize frictions avec le protochlorure de mercure exaspérer tous les symptômes syphilitiques, tandis que l'application du deutoxide sur les excoriations du pied, les lotions des ulcères de la face avec le deutochlorure, ont produit d'assez bons effets. 3º Il ne faut donc pas se hâter de renoncer à l'emploi des préparations d'or parce que l'une d'elles aurait échoué, et ne jamais faire comme ces praticiens routiniers qui, ayant adopté un traitement antivénérien (mercuriel ou aurifique), ne peuvent se décider à en changer, ni même à le modifier suivant les circonstances.

Observ. CCCCV, prise dans la pratique de M. Lallemand (extr. de la thèse de M. Plaindoux). Sexe féminin, vingt-sept ans, constitution grêle. Ulcère à la région temporale droite, qui se guérit et est suivi d'une ophthalmie légère ; enfant qui meurt deux mois après sa naissance. Tumeur sous chaque angle de la mâchoire inférieure et au-dessous du genou : ces trois tumeurs s'ulcèrent et se cicatrisent ensuite spontanément. Après un nouvel accouchement, nouvelle tumeur au genou, qui donne lieu à quatre ulcères. Traitement local par divers onguents, général par le carbonate de fer, les tisanes amères, les bains de mer ; le tout fut inutile. La constitution se détériore : pâleur de tout le corps, marasme ; plusieurs ulcères sur la partie externe de la jambe, et notamment aux deux malléoles ; légères douleurs de poitrine, vives ardeurs après la toux. Des lotions avec une solution de deutochlorure de mercure fixent les idées de M. le professeur Lallemand, qui considère alors la malade comme atteinte de syphilis. Guérison par le perchlorure : les préparations ferrugineuses, les substances amères, ont favorisé cette belle cure.

371 ter. — Les deux observations suivantes ne parleront pas moins hautement que toutes les autres en faveur de l'or. Nous avons signalé l'impossibilité d'administrer le mercure dans les cas où le scorbut complique la syphilis (291) ; c'est tout autre chose pour l'or : cet excitant de notre organisme, ce réparateur

des forces vitales sera administré, je ne dirai pas sans dangers, mais avec la certitude de réussir, dans les cas de ce genre.

Observ. CCCCVI, recueillie par M. Souchier, élève interne à la clinique de M. Lallemand, et approuvée par ce professeur. Syphilis constitutionnelle, complication de scorbut. Guérison par le perchlorure.

Le nommé Coussonnet (Jean-Antoine), âgé de vingt-deux ans, célibataire, profession de meunier, né à Monfalgons, canton de Montbazin, arrondissement de Villefranche, département de l'Aveyron, appartenant à des parents très robustes, le plus jeune d'une famille de dix-huit enfants dont sept vivent encore, et jouissant d'une santé parfaite, eut, il y a trois ans, une maladie vénérienne caractérisée par une blennorrhagie cordée, inflammation fort intense de la verge et des testicules. Ces divers symptômes persistèrent pendant près de trois mois : ils se dissipèrent ensuite rapidement par l'emploi des antiphlogistiques. Un an après, le corps de Coussonnet se couvrit d'une éruption considérable accompagnée d'un violent prurit. Dans cet état le malade fut condamné à un an de réclusion qu'il passa à la maison centrale de Montpellier. Sa maladie, considérée comme une affection psorique, fut traitée par le soufre en frictions. Cette éruption, combattue par ce moyen, cédait toujours pour reparaître trois mois après. Il était sur le point de retourner chez lui, quand une quatrième éruption, semblable aux premières, le força à se désister de son projet : elle disparut bien encore par l'emploi du soufre à l'extérieur, mais il tomba dans une telle débilité qu'il fut contraint de s'aliter pendant un mois, après quoi il fut transféré à l'hôpital Saint-Éloi. Placé dans une des salles des fiévreux, on lui administra le quinquina; mais sa santé n'en continua pas moins de se détériorer, durant les vingt-cinq jours qu'il séjourna dans ces salles. Des ecchymoses apparurent aux parties internes des cuisses : elles étaient livides et jaunâtres, les membres supérieurs en étaient aussi couverts. A la partie antérieure de la jambe droite il se forma une exostose très volumineuse, des douleurs ostéocopes fort aiguës se faisaient ressentir d'une manière continue dans les membres inférieurs, surtout à la jambe droite et à la cuisse gauche. Le 17 février il fut placé dans une des salles de clinique externe; il présentait à cette époque les symptômes suivants : face bouffie et comme œdémateuse, rougeur et fongosité des gencives, qui saignaient par la moindre pression; langue brune sur les bords et d'un blanc grisâtre sur son milieu; ecchymoses et douleurs ostéocopes des membres inférieurs; exostose à la partie antérieure de la jambe droite, hémorrhagies passives fréquentes dans la journée. M. le professeur Lallemand considéra ces symptômes comme résultant d'une affection scorbutique compliquée du virus syphilitique; il pensa que le muriate d'or lui fournissait un moyen de combattre les deux maladies simultanément. Premier grain divisé en huit fractions pour prendre le matin en frictions sur la langue, et le vin amer (quatre onces) à onze heures ou midi. Deuxième jour, traitement continué et accompagné d'un bain pendant six jours.

Sixième jour, soulagement ; même prescription, à l'exception du bain. — Septième jour, idem, un bain : mieux. — Huitième jour, soulagement bien marqué.— Neuvième jour, première dose du second grain, divisé comme le premier en huit prises ou fractions, et accompagné du vin amer, dans les mêmes proportions. — Dix-neuvième jour, troisième grain (divisé en huit fractions eucore), un bain, vin amer, deux soupes. — Vingtième jour, suspension du bain, vu la faiblesse du sujet, du reste continuation. — Vingt-huitième jour, disparition des ecchymoses et des douleurs, diminution très sensible de l'exostose, plus d'hémorrhagie, haleine presque plus fétide, l'appétit augmente : deux soupes et deux bouillons. — Au trente-septième jour, disparition totale de l'exostose et des autres symptômes ; continuation du traitement, commencement du cinquième grain divisé en six frictions ; mieux soutenu, le quart, etc. — Trente-neuvième jour, Coussonnet se promène dans la salle ; il dort bien et acquiert beaucoup d'embonpoint : même prescription. — Quarantième jour, guérison complète : augmentation de l'embonpoint et des forces, la figure a pris un teint vermeil ; demi-grain le matin et quart le soir. — Quarante-quatrième jour du traitement, cessation des préparations d'or et du vin amer : demie le matin et le quart le soir. — Au cinquantième jour, sortie permise ; mais le cinquante et unième jour, changement de service : Coussonnet passe aux fiévreux. Même jour, céphalalgie sus-orbitaire, prostration des forces, rougeur à la face, etc. ; variole. Le malade la supporte on ne peut mieux, et sort dix-huit jours après, rempli de forces et de courage.

« J'ai appris, termine M. Souchier, par un malade qui arrive de son pays, qu'il continue de se très bien porter ; qu'il a repris, presque immédiatement après son arrivée, et ses travaux èt son régime ordinaires. »

Nous ne saurions mieux clore ce chapitre que par les paroles suivantes, empruntées au rapport du savant M. Percy, quoiqu'elles s'appliquent au perchlorure d'or du Codex (63. 72), plutôt qu'au sel aurifère de notre respectable ami.

« Nous l'avons vu résoudre des engorgements de toute espèce, détruire en grande partie des exostoses considérables, guérir des caries, cicatriser de vieux ulcères, mettre fin à des douleurs ostéocopes considérables, dissiper d'anciennes ophthalmies, des maux de gorge opiniâtres, des dartres et autres éruptions jusquelà rebelles à toutes les applications, etc. »

CHAPITRE XI

DES DARTRES SYPHILITIQUES, DE L'IMPUISSANCE DU MERCURE POUR LES DISSIPER,
DE L'EFFICACITÉ DE L'OR POUR LES GUÉRIR

372. — La syphilis dégénère assez fréquemment en dartre, et il n'est pas nécessaire, pour qu'elle prenne cette forme, qu'elle ait passé par la filière de la génération ; ce qui n'empêche pas que chez un grand nombre de personnes qui n'ont jamais eu d'affections vénériennes les dartres ne reconnaissent cette origine, ainsi que les scrophules. Les dartres syphilitiques offrent en général un plus grand degré de gravité, et résistent à toute espèce de médication, aux mercuriaux, aux antidartreux, etc., pour céder avec assez de facilité aux préparations aurifères. Spécifions bien que nous n'entendons parler ici que des dartres provenant d'une dégénérescence syphilitique, et en aucune façon de celles qui reconnaissent une toute autre origine. Non pas cependant que nous prétendions que l'or serait sans efficacité contre celles-ci ; et que les faits encore isolés, ainsi que l'analogie, tendent au contraire à prouver le contraire. En effet, toutes les espèces de dartres paraissent dépendre, dans le plus grand nombre des cas, d'un épaississement de la lymphe, et nous avons démontré que l'or agissait spécialement sur le système lymphatique et sur le liquide qui le parcourt (85). Il est donc permis de présumer que l'or guérira les dartres de toute espèce ; mais nous avons désiré attendre que des observations plus nombreuses confirment nos présomptions : nous avons promis de nous livrer à des recherches à ce sujet (67 bis), et déjà nous nous occupons de tenir notre promesse ; déjà nous avons soumis plusieurs malades à un traitement par diverses préparations aurifères ; déjà quelque amélioration dans leur état permet d'espérer leur guérison future.

373. — Avant de citer des observations de dartres, M. Souchier nous en offre une de teigne par dégénérescence syphilitique. Nous pensons que le cas doit être assez rare : il n'en sera pas de même pour des cas de teigne survenue chez des enfants issus de parents qui ont eu la syphilis, mais ils se trouveront dans notre second mémoire ; car nous considérons la teigne comme dépendant, dans la plupart des cas, d'une diathèse scrophuleuse.

Observ. CCCCVII, par M. Souchier. Teigne syphilitique. Guérison par cinq grains de perchlorure et la pommade aurifère.

« La fille aînée de M. V***, riche fermier de H*** (Drôme), née de parents robustes et sains, fut nourrie jusqu'à neuf mois seulement du sein d'une femme dont on eut plusieurs raisons de suspecter la mauvaise santé ; elle est âgée de treize ans et très bien développée pour son âge. A neuf ans on vit se développer chez elle une teigne qui ne fixa que très faiblement l'attention de ses parents, qui, regardant cette affection comme un bénéfice de nature, laissèrent pendant dix-huit mois ce mal, à vrai dire, sans traitement, quoiqu'il eût envahi rapidement tout le cuir chevelu et qu'il eût gagné le dos. Vers sa onzième année, justement alarmés, ils consultèrent plusieurs médecins, dont les remèdes eurent aussi peu d'efficacité que les emplâtres ordonnés précédemment par les commères du lieu. Tous les remèdes les plus préconisés contre la teigne avaient échoué. Le mal, dont on méconnut le principe syphilitique, s'étendit bientôt sur le front, les oreilles, et recouvrit une partie des joues. L'augmentation des douleurs qu'é-prouvait cette jeune malade était en raison des progrès que faisait cette hideuse maladie, qui l'avait forcée à abandonner sa pension à cause de la mauvaise odeur qu'exhalait sa tête ; elle était telle qu'il y avait impossibilité de coucher dans le même appartement. Je la vis pour la première fois le 9 mars 1825. Je prescrivis huit onces de pommade aurifère, avec laquelle on devait oindre huit fois par jour, matin et soir, toute la tête, préalablement rasée avec soin ; on devait ensuite la recouvrir avec un cataplasme large, épais et émollient, renouvelé à chaque pansement. On commença simultanément l'usage du muriate d'or par vingt-qua-trièmes en frictions sur la langue, tous les matins ; chaque friction devait avoir une durée de quatre à cinq minutes.

« Après trente-deux jours de ce traitement, suivi avec la plus grande exacti-tude, je revis la malade et je trouvai dans son état un tel changement, qu'on pouvait la considérer comme aux deux tiers guérie. On continua le deuxième grain, divisé en vingt fractions, et la pommade aurifère. La guérison marcha si rapidement, qu'à la fin du troisième grain (en seize fractions) et au milieu de l'emploi du deuxième pot de pommade aurifère, non seulement la tête, qui avait été immédiatement frottée, mais aussi les joues, les oreilles et les parties environ-nantes, sur lesquelles je n'avais cru devoir faire aucune application, étaient par-faitement saines ; les joues seules conservaient encore un peu de cette teinte cui-vreuse qui m'avait servi à établir mon diagnostic. Je n'en fis pas moins encore consommer un quatrième et un cinquième grains, divisés le premier en quatorze et le second en douze fractions, et je fis aussi employer le reste de la pommade ; on cessa seulement les cataplasmes émollients. Vers les deux tiers de l'emploi du cinquième et dernier grain, les règles parurent pour la première fois ; elles ont continué depuis à être parfaitement régulières, comme les autres fonctions. »

Voici un exemple des propriétés emménagogues de l'or que nous avons signalées (89). Comment se défendre d'admiration pour un médicament qui guérit en procurant une crise naturelle. Voici près de deux ans que la jeune fille, sujet de cette observation, a été guérie; elle continue (mai 1828) de jouir d'une excellente santé.

374. — Nous suivrons, dans la classification de nos observations de dartres, la marche de notre nosologiste. Nous placerons en tête celles qui n'offrent que des éruptions que les médecins qui les ont recueillies ont nommées dartreuses, ·sans spécifier absolument l'espèce de dartres, ces éruptions n'ayant offert sans doute aucun caractère distinctif bien marqué.

Observ. CCCCVIII, par M. Bertrand (rédigée par M. Niel, extr. du mémoire de M. Chrestien). Éruption dartreuse. Inutilité des mercuriaux et de tous les moyens imaginables; guérison par l'or divisé.

« M. Bertrand fut consulté, il y a quelque temps (1811), par une jeune dame d'un tempérament sanguin, qui avait contracté, depuis environ six mois, une affection syphilitique accompagnée d'éruptions ayant un aspect dartreux. Plusieurs circonstances exigeaient impérieusement un traitement actif et une prompte guérison. Ce praticien, convaincu de l'innocuité des préparations d'or, administra en débutant quatre grains d'or limé par jour et frictionné sur la langue; il augmenta ensuite, tous les quatre ou cinq jours, cette dose d'un grain. Au vingt-deuxième jour du traitement, il survint un ptyalisme assez abondant et des sueurs copieuses pendant la nuit; sueurs qui répandaient cette odeur que j'ai déjà remarquée, et dont je vous ai parlé dans mes observations, qu'on ne peut comparer à aucune odeur connue et qui a néanmoins quelque chose d'alcalin. Ces évacuations, après avoir duré pendant huit à neuf jours, se supprimèrent brusquement et furent remplacées par des urines fréquentes ayant une odeur analogue à celle de la sueur précitée, déposant un sédiment muqueux et brunâtre. Tous les symptômes existaient encore lorsque ces crises parurent; mais ils se sont ensuite dissipés insensiblement, et la malade, qui m'est connue, jouit aujourd'hui (1815) d'une santé parfaite. L'usage de l'or fut supprimé dès l'apparition des crises, qui avaient été précédées d'un léger état fébrile.

« Peut-être serez-vous étonné, mon cher confrère, écrivait M. Niel à M. Chrestien, de la forte dose d'or par laquelle M. Bertrand a commencé; mais sachez que ce n'est pas son coup d'essai; qu'il m'a chargé de vous dire qu'il avait employé l'or limé sur plus de vingt sujets, et presque toujours avec avantage; il a surtout retiré des succès éclatants du muriate. Il a oublié le nombre de fois qu'il l'a administré. Depuis longtemps il ne compte plus à cet égard; et c'est d'autant moins surprenant qu'il est le praticien le plus répandu de Marseille: ce sont ses grandes occupations qui l'empêchent de tenir note de ses faits pratiques. »

374 bis. — « Il est bon que je vous dise que le ptyalisme, dans le cas dont il

vient d'être question, n'a pas présenté d'autres phénomènes que ceux dont je vous ai déjà rendu compte. Comme je vous l'ai marqué, la salivation produite par le muriate d'or est toujours douce et jamais incommode ; chez un seul sujet elle s'est accompagnée d'aphthes dans la bouche, mais elle n'a jamais déterminé de gonflement ou d'inflammation aux gencives, non plus que l'ébranlement des dents ni d'exhalaisons de la bouche. J'ai dans ce moment un nouvel exemple de ce que je vous dis, et M. Bertrand en a eu plusieurs. Il y a mieux encore, c'est que j'ai remarqué chez un malade traité par M. Soria, que les dents ébranlées et très vacillantes avant ce traitement, s'étaient raffermies pendant sa durée. Ce sujet, malade depuis seize ans, était dans un tel dépérissement que personne n'avait voulu se charger de lui ; il avait, entre autres symptômes, les alvéoles de la mâchoire inférieure entièrement à nu, et la portion antérieure du bord alvéolaire un peu cariée ; la carie s'exfolia, et les gencives se régénérèrent après l'emploi du huitième ou neuvième grain de muriate.

375. — Observ. CCCCIX, recueillie par M. Souchier, élève interne à la clinique de M. Lallemand, et approuvée par ce professeur. Dartre vénérienne. Inefficacité de nombreux traitements mercuriaux. Guérison par cinq grains de perchlorure d'or et de sodium.

Le nommé Valage (Augustin), âgé de vingt-quatre ans, doué d'un tempérament sanguin, tambour au 2ᵉ régiment du génie, avait, lorsqu'il entra à l'hôpital, le 21 mars 1823, une dartre qui avait son siège sur les parties latérales des cuisses et des hanches. Cette éruption datait de quatre mois, et avait succédé à trois affections syphilitiques, guéries toutes trois par des pilules mercurielles et la liqueur de Van-Swieten. Après un jour de repos, ce malade fut mis à l'usage du muriate d'or ; il en consomma cinq grains (le premier divisé en seize doses, le deuxième en huit, les troisième et quatrième en dix, et le cinquième en douze doses, administrées, pour ce dernier grain seulement, matin et soir). Après l'emploi du deuxième grain, il restait à peine la trace des croûtes dartreuses ; au quatrième grain la guérison était complète. Pendant la durée de ce traitement, le malade a pris cinq bains, et a fait usage d'une tisane mucilagineuse. Il est sorti le 15 mai parfaitement guéri.

Observ. CCCCX, par M. Roucher (extr. du mémoire de M. Chrestien). Après un grand nombre d'affections vénériennes traitées par les mercuriaux, syphilis constitutionnelle caractérisée par des éruptions dartreuses sur le dos et les extrémités inférieures ; de plus, blennorrhagies et ulcérations dans la gorge. Guérison par le perchlorure. La blennorrhagie cependant ne céda qu'aux toniques.

Observ. CCCCXI (extr. de l'ouvrage de M. Niel, page 181). Dartre vénérienne. Guérison par l'or limé. Crise, salivation, sueurs copieuses à odeur alca-

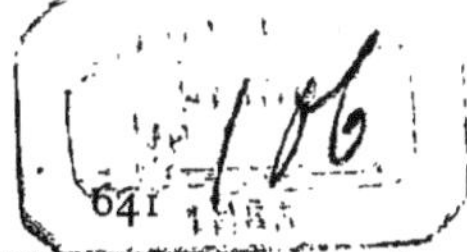

line, remplacées par des urines abondantes de même odeur et donnant un dépôt muqueux et brunâtre.

Observ. CCCCXII (idem, page 185). Dartre vénérienne, tubercules réunis par une croûte jaunâtre recouvrant toute la figure, ulcère vers la base de la luette. Inefficacité des antidartreux ; guérison par sept grains de perchlorure. Crise, urines abondantes, sueurs, suppuration des tubercules.

Observ. CCCCXIII (idem, page 22). Dartre vénérienne qui a résisté à un traitement mercuriel méthodiquement administré, qui a fait disparaître deux chancres primitifs. Guérison par cinq grains de perchlorure. Crise par des sueurs, la salivation et des aphthes dans la bouche. Quelques légers accidents résultèrent de l'exposition au froid, de l'emploi de boissons à la glace au moment de l'établissement de la crise. En 1821 cette cure comptait cinq années de solidité ; elle ne s'est point encore démentie depuis.

376. — Observ. CCCCXIV, recueillie à l'Hôtel-Dieu-Saint-Éloi par M. Souchier, élève interne dans les salles de M. Lallemand, et approuvée par ce professeur. Dartre farineuse par plaques, exaspérée par la liqueur de Van-Swieten, palliée par les pilules de sublimé. Guérison radicale par cinq grains et demi de perchlorure.

Le nommé Sorbiers (Louis) (salle Saint-Maurice, n° 4), âgé de vingt-neuf ans, d'un tempérament sanguin, soldat au 3ᵉ régiment suisse, entra à Saint-Éloi le 19 septembre 1822. Il avait une dartre farineuse qui recouvrait par plaques principalement les mains, les bras, les jambes et presque tout le corps, à l'exception de la face. Il avait eu, six mois auparavant, une blennorrhagie qui s'était guérie sans employer presque de médicaments. Il fut mis à la liqueur de Van-Swieten et à l'usage des bains domestiques : cette médication parut favoriser l'éruption cutanée, au point que les plaques de la tête avaient un pouce de diamètre et celles du corps un demi-pouce. On administra alors au malade des pilules avec le sublimé et une tisane fortement laxative : une guérison momentanée fut obtenue à l'aide de ces moyens, et Sorbiers alla même rejoindre son corps : mais l'exercice, l'usage des boissons alcooliques surtout, ne tardèrent point à rappeler cette dartre, et il rentra à l'hôpital le 24 février 1824. M. Lallemand, qui faisait alors le service, pensa que cette dartre était de nature syphilitique. La suppression de la blennorrhagie, la guérison momentanée obtenue par le sublimé en pilules, donnaient du poids à cette présomption. Quoi qu'il en fût, le perchlorure en frictions sur la langue fut administré : le malade en prit cinq grains et demi, le premier divisé en quatorze fractions, le deuxième en douze, le troisième et le quatrième en dix, et le cinquième et demi en huit doses. Au bout d'un mois de ce traitement, tous les symptômes avaient disparu, et il est sorti de l'hôpital le 30 avril, jouissant d'une santé parfaite.

377.—Observ. CCCCXV, par M. Savy. Dartre crustacée vénérienne, exaspération des accidents, ophthalmie, chancres à la verge sous l'influence d'un traitement mercuriel. Guérison par le perchlorure.

« Un homme âgé de cinquante-deux ans, d'un tempérament lymphatique, contracta une maladie syphilitique au commencement de l'hiver de 1819. Un écoulement abondant par le canal de l'urèthre, la douleur en urinant, un prurit violent à l'anus, furent les premiers symptômes survenus trois jours après le coït impur. Le médicastre qu'il consulta lui prescrivit des bains locaux saturnés : ce répercussif ne tarda point à supprimer l'écoulement ainsi que les démangeaisons. L'excrétion des urines devint facile et le malade se crut guéri. Son illusion fut de courte durée : la démangeaison reparut quinze jours après, et s'accompagna d'engorgement de la glande axillaire gauche. Quelques jours après la langue devint douloureuse et fut le siége d'une éruption de petites aphthes. Les parties génitales ne présentaient aucun symptôme d'affection syphilitique. C'est dans cet état que le malade me consulta. Je crus devoir rappeler l'écoulement au moyen de bains émollients et de quelques injections stimulantes : il reparut, mais l'état pathologique des parties supérieures resta le même. Une dartre crustacée se manifesta à la marge de l'anus, la démangeaison devint intolérable. Considérant cette syphilis comme constitutionnelle, je dirigeai le traitement en conséquence : j'administrai la liqueur de Van-Swieten ; le peu d'irritabilité du malade me permit d'en porter la dose un peu haut. J'associai à ce moyen, 1° l'emploi de la décoction de saponaire, dont on prenait quatre à cinq verres par jour ; 2° on se gargarisait le même nombre de fois avec une infusion d'aigremoine acidulée par l'addition de quelques grains de sulfate d'alumine. Peu à peu les aphthes disparurent, mais l'engorgement glanduleux persista ; les glandes inguinales ne tardèrent point aussi à s'engorger ; un chancre parut sur le gland et l'envahit entièrement en cinq jours ; le cours des urines devint difficile, la sonde annonçait un embarras du côté de la prostate. Les frictions mercurielles, alternées avec les bains, furent ajoutées à la liqueur de Van Swieten. Après trois mois de traitement, pendant lesquels on varia les doses de ces deux préparations mercurielles, l'état du malade n'était guère plus satisfaisant, et aux symptômes énumérés se joignit une ophthalmie. Dans cette circonstance, je pensai au muriate d'or en frictions sur la langue : le peu d'irritabilité du malade me permit de commencer de suite par un huitième de grain, et la dose, avant le quinzième jour de ce nouveau traitement, en fut portée à un quart de grain pour chaque friction. L'amélioration qui se manifestait dans la santé du malade, le peu d'excitation produite me permirent d'en porter la dose à un demi-grain par jour en deux frictions, une le matin et l'autre le soir. Le second jour de l'administration de ces doses élevées, un priapisme douloureux se manifesta ; cependant l'ophthalmie, ainsi

que les aphthes de la langue avaient disparu, le chancre était guéri, l'engorgement des glandes inguinales dissipé ; les urines ne coulaient cependant point encore librement, quoique la sonde introduite dans le canal de l'urèthre constatât
une diminution sensible de l'engorgement de la prostate. Je fis continuer les
frictions matin et soir, et je prescrivis un julep camphré, qui n'empêcha pas que
le priapisme ne fût encore plus douloureux. Je fis suspendre les frictions, continuer le julep, et conseillai les bains locaux de décoction de guimauve. Après
trois jours de suspension on reprit l'usage du muriate, mais seulement à la dose
d'un quart de grain par jour, et il fut continué ainsi pendant vingt jours et abandonné après cette époque, la guérison paraissant complète. Depuis lors le sujet
s'est toujours bien porté (cette observation m'a été envoyée en décembre 1826). »

Observ. CCCCXVI, par M. Gay (extr. du premier mémoire de M. Chrestien). Ulcères cuivreux recouverts de croûtes dégoûtantes, sur toute la surface du
corps, reparus après la cessation subite d'un traitement par le sublimé et l'exposition aux intempéries de l'air. Un an après la réapparition du mal, traitement
d'abord par trente-six grains de limaille d'or, et ensuite deux grains de perchlorure, un bain domestique par semaine et l'usage de la décoction de réglisse. Une
mélancolie profonde qui accablait le malade fut complètement dissipée (85) par
ce traitement, qui procura en soixante-six jours une guérison parfaite. Mouvement critique marqué par un accès de fièvre qui fut suivi de la chute des croûtes.
Cure confirmée par deux ans de bonne santé.

Observ. CCCCXVII, par M. Golfin (extr. du mémoire de M. Chrestien).
Tempérament lymphatique, issu de parents sains, trente-deux ans. Dartre squameuse humide sur le bras gauche et la main. Un an auparavant, blennorrhagie,
gale, et une syphilis qui fut mal traitée ; successivement, opthalmie, clous, éruptions vagues, et enfin la dartre. Traitement dépuratif pendant plus de trois mois,
mais en vain. Cure de courte durée par une pommade avec le soufre et une autre
avec l'acétate de plomb. Nouvelle répercussion par les bains sulfureux ; après,
toux vive, incommode, expectoration abondante, douleurs dans la poitrine. Un
large vésicatoire sur le bras, des bains entiers un peu chauds, les sudorifiques
rappellent l'exanthème, et l'irritation pulmonaire cède en partie aux calmants
et aux adoucissants. Alors traitement par le perchlorure en frictions sur la langue,
les pilules faites avec un dixième d'oxyde d'or par la potasse et deux grains d'extrait de thymélée, et l'usage journalier d'escargots avec addition de plantes dépu-
ratives et apéritives, qu'on remplace à la fin par le lait d'ânesse. On ne dépassa
point pour le perchlorure la dose d'un dixième, et pour les pilules le nombre de
dix. Après la disparition de la dartre, usage prolongé des mêmes préparations
aurifères combiné avec celui des sucs des plantes apéritives, le petit-lait et la
tisane dépurante de Londres. Le malade a consommé huit grains de perchlorure

et quatre cent quatre-vingt-dix pilules; il a eu pendant toute la durée de son traitement un vésicatoire à la cuisse et un autre au bras droit. La guérison s'est annoncée par une augmentation bien marquée et longtemps prolongée de la transpiration. Le malade, après sa guérison, s'est marié; il a eu un enfant fort sain, et depuis 1812 (mai 1828), lui, sa femme et son enfant n'ont pas cessé de jouir de la plus excellente santé.

378. — Observ. CCCCXVIII, par M. Souchier. Dartre rongeante. Guérison par sept grains de perchlorure et la pommade aurifère.

« Alexandrine D..., fille aînée d'un habitant de R... (Drôme), s'était toujours bien portée jusqu'à l'âge de onze ans (elle en a dix-neuf actuellement, 19 décembre 1826). A cette époque son père et sa mère, qui affirment avoir toujours joui d'une très excellente santé, furent surpris de voir les deux joues de leur fille devenir le siége d'une éruption particulière, que les médecins consultés nommèrent dartre vive rongeante, et qui ne tarda point à étendre ses progrès destructeurs à l'extrémité du nez et au pourtour de sa base, quelque énergiques et bien appropriés que fussent les remèdes qu'on opposa à cette terrible maladie à R.... et à Lyon, où elle fut conduite et laissée pendant plusieurs mois entre les mains d'hommes très recommandables. Cependant, de treize à quatorze ans, Alexandrine fut réglée assez abondamment; mais la menstruation, qu'on avait tant désirée, ne réalisa pas les espérances données pour cette époque. A quinze ans toutes les parties molles du nez étaient rongées, les joues étaient, dans une étendue de deux pouces de diamètre, excavées par l'effet de l'inflammation ulcérative; l'émaciation était générale, un chapelet glanduleux entourait le cou; on trouvait des glandes engorgées sous la mâchoire inférieure, dans le creux de toutes les articulations. A tous ces horribles accidents s'adjoignirent bientôt tous les premiers symptômes d'une affection tuberculeuse de la poitrine. Alexandrine resta dans ce fâcheux état jusqu'en mai 1824, sans qu'il s'opérât chez elle aucun changement ni en mieux ni en pis. A cette époque les ulcères du nez et des joues se couvrirent d'excroissances d'un volume assez considérable : celles qui avaient leur siége sur les cartilages du nez, étant transversales, bouchaient l'orifice des fosses nasales, horriblement agrandi par la destruction des ailes du nez. Des progrès aussi rapides étaient d'autant plus inconcevable que rien n'était négligé pour les combattre : le sirop de Portal, tous les toniques, tous les dépuratifs les plus vantés, avaient été en quelque sorte prodigués; le régime le plus doux, en même temps qu'il était analeptique, vu l'état de marasme dans lequel était plongée la malade, n'avait pas non plus été négligé. Bientôt les règles cessèrent de paraître, et avec elles l'espoir qu'avaient encore conservé les parents de voir leur fille recouvrer la santé. »

En novembre 1824, un tubercule fongueux se développa dans la région sourcilière droite : il faisait des progrès rapides; tous les autres symptômes de cette horrible maladie s'aggravaient journellement, quand, le 21 novembre 1824, on consulta M. Souchier qui, à la première vue, jugea cette affection vénérienne. L'arpect cuivreux des plaies et des parties circonvoisines lui fit établir son diagnostic et le dirigea dans le choix du traitement qu'il était instant de faire subir à Alexandrine. Quatre grains de perchlorure d'or et de sodium, divisés en trente, vingt-neuf, vingt-huit et vingt-six fractions, lui furent successivement administrés en frictions sur la langue, matin et soir. Après l'administration du quatrième grain, on vit s'opérer un changement avantageux dans l'état d'Alexandrine : les joues et toutes les parties ulcérées de la face pansées avec la pommade aurifère (cinq grains d'or divisé pour une once d'axonge; quinze grains ont été consommés de cette façon), étaient cicatrisées aux deux tiers. « Les excroissances, qui avaient d'abord pâli, s'affaissèrent, et disparurent entièrement au commencement du sixième grain, divisé en vingt fractions; le cinquième l'avait été en vingt-quatre. Le tubercule fongueux de la partie moyenne du sourcil droit avait également disparu à cette époque. Au bout du septième grain, divisé en seize fractions, la cicatrisation des ulcères était complète, et les règles reparurent (86). La toux opiniâtre à laquelle la jeune malade avait été sujette depuis quatorze ans, et qui avait sensiblement diminué depuis le cinquième grain, cessa entièrement à la fin du neuvième et dernier grain de muriate, que je lui fis prendre divisé, comme le huitième, en quatorze fractions, mais à une seule par jour, faite le soir en se couchant. Les forces se rétablirent parfaitement, et la physionomie avait, à peu de chose près, repris son ancienne expression. Le bout du nez, quoiqu'il eût été enlevé jusqu'aux cartilages, se recouvrit d'une bonne cicatrice très uniforme. Les joues avaient repris une rotondité presque naturelle, mais elles ont conservé cette blancheur blafarde des parties cicatrisées, et cette face, auparavant si horrible, n'a plus rien d'absolument laid. Voici dix-huit mois (19 décembre 1826, maintenant trois ans, mai 1828) que cette cure est terminée, et rien n'est encore venu la démentir. L'enfant, que je vois assez souvent, n'a point été atteinte des rhumes tenaces qui l'avaient tourmentée chaque hiver depuis plusieurs années : elle avait aussi fréquemment craché le sang. »

M. Souchier a un peu secondé l'action du muriate en touchant quelquefois avec le nitrate d'argent les parties ulcérées, quand il leur voyait prendre un caractère granuleux. Lorsqu'il commença le traitement, il pratiqua un séton à la nuque, plutôt dans l'espoir d'enlever une céphalalgie intense et opiniâtre qui durait depuis plusieurs années, que pour opérer une dérivation de la maladie, que deux cautères établis aux bras n'avaient pas pu dissiper. Notre propre expérience nous a suffisamment démontré l'insuffisance des exutoires dans les affections syphilitiques, scrofuleuses et dartreuses. Ils ne sont employés avec succès que dans les cas de métastase sur quelque organe important, et pour rappeler l'irritation à la peau. Mais quand la maladie n'a pas cessé d'y avoir son siège, les exutoires ont alors, je crois, l'inconvénient d'entretenir l'irritation cutanée.

Cette observation, d'un bien haut intérêt, répond à l'accusation que quelques médecins d'un mérite distingué ont lancée légèrement contre le perchlorure d'or et de sodium ; ce sel n'exerce pas une action fâcheuse sur les organes de la respiration, puisque dans ce cas, et dans d'autres que nous avons rapportés (voy. les observ. CCCLXXXV, CCCLXXXVI, CCCC, CCCCI, CCCCII, CCCCV), il a dissipé l'irritation qui paraissait s'être portée sur ces organes.

379. — Observ. CCCCXIX, recueillie par M. Souchier, élève interne dans les salles de M. Lallemand, et approuvée par ce professeur. Dartre pustuleuse mentagre. Guérison par six grains de perchlorure.

En 1812, M. B...., capitaine dans un régiment de ligne, âgé aujourd'hui (14 février 1823) de trente-deux ans, d'une constitution très forte et d'un tempérament sanguin, contracta, pendant un séjour à Berlin, plusieurs chancres situés sur le dos de la verge, mais principalement au couronnement du gland. Un pansement avec le précipité les éteignit, mais ils ne tardèrent point à être remplacés par des excroissances de formes diverses ; il s'y joignit bientôt de nombreux ulcères au gland, résultant aussi de nouvelles cohabitations suspectes. En 1814, M. B..., étant à Paris, se mit entre les mains d'un empirique nommé Albary, qui en quarante-cinq jours le débarrassa de tous ces accidents vénériens : le malade ignore le nom du médicament qu'on lui faisait prendre ; on le purgeait tous les huit jours. Depuis lors, et jusqu'en 1819, il contracta quatre fois des écoulements blennorrhagiques fort intenses et très douloureux ; ils furent guéris en apparence par des moyens assez simples. En 1820, M. B.... fut atteint d'une dartre pustuleuse mentagre qui, ayant été reconnue d'un caractère syphilitique, fut traitée avec un succès momentané par un régime lactescent le plus sévère possible, par les sudorifiques, soixante et quelques bains de vapeur, dont plusieurs sulfureux. Le printemps suivant la dartre reparut ; on eut recours une seconde fois à un traitement semblable : le succès fut le même, mais pas plus durable. M. B... cessa tout régime, et vécut pendant trois mois avec une femme qui avait des ulcères syphilitiques dans la bouche. Un mois après qu'il l'eut quittée, un bouton de la grosseur d'une lentille se développa sur la lèvre inférieure : ses bords étaient durs, calleux ; son aspect et l'ichor qui l'humectait le faisaient aisément reconnaître pour vénérien. Ce bouton se recouvrait tous les jours d'une croûte assez épaisse que le malade faisait tomber en l'humectant avec sa salive, et qui se reformait rapidement. Le ventre, les bras, les cuisses se couvrirent de très petites pustules d'un rouge cuivreux ; deux ulcères étendirent leurs ravages jusqu'au scrotum. Tel était le triste état de M. B... quand il entra à l'Hôtel-Dieu Saint-Éloi.

M. le professeur Lallemand le mit de suite à l'usage du muriate d'or en frictions sur la langue : le premier grain, vu que le sujet était fort irritable, fut divisé en seize fractions; il prescrivit conjointement un bain tous les deux jours et une tisane mucilagineuse. Au bout de huit jours le durillon de la lèvre inférieure tomba entièrement; il reparut en quelques jours, mais bien diminué; il cessa aussi d'occasionner au malade les douleurs fort vives dont il s'était plaint jusque-là. A la fin du premier grain, il tomba de nouveau pour ne plus former qu'une croûte extrêmement légère; les ulcères du scrotum et les pustules qui recouvraient presque toute la périphérie du corps, prirent déjà à cette époque un aspect bien meilleur. L'appétit augmenta, toutes les fonctions devinrent plus régulières (85). Le 20 mars suivant, après avoir pris le second grain, divisé en quatorze frictions, et la moitié du troisième, divisé en douze, tous les symptômes syphilitiques avaient disparu ; la peau conserva cependant encore quelque temps la teinte cuivreuse qu'elle avait prise. Après un quatrième grain, divisé en douze fractions, il n'existait plus aucune trace du mal; cependant M. Lallemand, pour consolider la guérison d'une maladie si ancienne, crut devoir faire administrer au malade un cinquième et un sixième grain, divisés le premier en dix et le second en huit doses. Les bains tous les deux jours et la tisane mucilagineuse furent aussi continués. Le 30 avril, M. B.... quitta l'hôpital parfaitement guéri, ayant un excellent appétit et cette physionomie riante qui est le cachet de la bonne santé.

Observ. CCCCXX, par M. Souchier. Bien constituée, âgée de vingt-sept ans. Bonne santé jusqu'à dix-neuf ans ; à cette époque, dartre très douloureuse sur la joue gauche ; elle fait d'horribles progrès jusqu'en juin 1825, malgré mille et mille moyens internes et topiques employés pour la combattre. Les capillaires de la peau étaient devenus variqueux ; ils formaient avec tous les points ulcérés une masse informe, d'une teinte cuivreuse foncée. Ces nombreux ulcères laissaient écouler une sanie purulente d'une odeur repoussante. Guérison obtenue en cent jours par six grains de perchlorure et des pansements avec la pommade aurifère : régime analeptique et doux. Cette guérison date maintenant de deux ans (mai 1828).

380. — Observ. CCCCXXI, par M. Soria (extr. du premier mémoire de M. Chrestien). Éléphantiasis syphilitique. Guérison par dix grains de perchlorure d'or et de sodium.

« Un jeune Espagnol, né de parents sains, d'un tempérament sanguin, d'une constitution athlétique, dont le développement avait été favorisé par son état de cocher et par une bonne nourriture, avait toujours joui, jusqu'à vingt ans, d'une

excellente santé. A cet âge il contracta, après plusieurs coïts impurs, une gonorrhée virulente avec phimosis, ulcère au prépuce et au gland, bubon à chaque aine
et une éruption sur tout le corps. Il passa beaucoup de temps à prendre une infinité de remèdes qui furent inutiles ; enfin il se présenta à l'hôpital de Marseille,
où, après préparation, il subit un traitement mercuriel complet. Après trois mois
et quelques jours, il sortit guéri. Un mois après, sans qu'il se fût exposé de nouveau, la blennorrhagie reparut et se compliqua, cette fois, de petites excroissances à la marge de l'anus. Il négligea d'abord ces nouveaux accidents: mais
bientôt ses jambes s'ulcérèrent, il éprouva des douleurs générales, et son corps se
couvrit de boutons. Rentré à l'hôpital, il en sortit un mois et demi après, ayant
seulement encore les jambes enflées. Les mêmes symptômes ne tardèrent point à
reparaître : le malade se soumit alors à un traitement par les fumigations, et par
trois fois fit usage des meilleurs topiques, le tout sans le moindre bénéfice. On
eut recours à l'excision des nombreuses excroissances qui avaient pullulé à la
marge de l'anus, et on les toucha ensuite avec le nitrate d'argent; il s'écoula
beaucoup de temps de cette façon.

Le 16 août 1811, ce malheureux s'adressa à M. Soria qui le trouva dans l'état
suivant : Son visage, bouffi, était horrible à voir, sa physionomie avait quelque
chose de féroce ; la mâchoire supérieure était à gauche le siège d'un ulcère rongeant de deux pouces de longueur et d'un demi-pouce de largeur, il avait mis à
découvert la racine de cinq dents. La mâchoire inférieure, les lèvres, la gorge, le
palais, la langue, enfin tout l'intérieur de la bouche était recouvert d'ulcères de
la grandeur de pièces de dix et de cinq sous qui exhalaient une odeur insupportable. Les cuisses, les bras étaient couverts de nombreux boutons ulcérés; le cordon spermatique, l'épididyme, les testicules et le scrotum surtout, avaient acquis
un volume extraordinaire; la peau des jambes, horriblement tuméfiée, était d'un
gris noirâtre, inégale, âpre, écailleuse, offrait de nombreuses fissures et était parsemée de petits tubercules et d'ulcères sordides, qui laissaient écouler une grande
quantité d'humeur ichoreuse. Le tour de l'anus était le siège d'excroissances de
différentes figures et de grandeurs variables, dures, et la plupart insensibles. Au
même lieu étaient deux ulcères rongeants, un de chaque côté, de la grandeur
d'un écu de six livres ; ils fournissaient une suppuration de fort mauvais caractère. Cet état s'accompagnait de douleurs ostéocopes, d'une fièvre lente avec peti-
tesse du pouls, de sueurs, de faiblesses, d'insomnie, d'inappétence, de langueur,
et d'une mélancolie profonde.

M. Soria fit voir et examiner ce malade par don Ignacio la Caba, premier chirurgien de sa majesté le roi Charles IV, et par MM. les docteurs Niel et Robert,
et il fut reconnu unanimement que le malade était atteint d'un éléphantiasis syphilitique. Après quatre jours de diète et d'un régime préparatoire, le 21 août le

malade fit sa première friction sur la langue avec un quinzième de grain de perchlorure d'or et de sodium. Pendant les vingt premiers jours du traitement, les
symptômes continuèrent de s'aggraver ; ils furent stationnaires les dix jours qui
suivirent, et commencèrent ensuite à décroître. Le pouls acquit de la force, la
peau se colora. Par manque de sel aurifère, on fut alors forcé de suspendre le
traitement pendant douze jours. Pendant cette période, les symptômes reprirent
presque leur première gravité, et il survint sous l'aisselle droite une tumeur
qui, après avoir acquis la grosseur d'un œuf de poule, s'ouvrit spontanément et
fournit une grande quantité de mauvais pus. Le 14 octobre, le traitement fut
repris et ne fut plus interrompu. Dix-huit jours après, la peau, le pouls et toute
la constitution avaient éprouvé un heureux changement. Une tumeur pareille à
la première, qui suppurait encore, se développa sous l'aisselle gauche. Le trentième jour de la reprise du traitement, les urines augmentèrent d'une manière
notable, et il y eut des garde-robes abondantes, quelquefois avec coliques de bas-
ventre. Aussi le quarantième jour ne restait-il plus de cet ensemble effrayant de
maux que le cancer de la mâchoire supérieure, mais déjà diminué, et le gonflement des jambes, dont les ulcères et les tubercules fournissaient une suppuration
abondante et fétide. Le cinquante-sixième jour il se montra une tumeur à la partie externe supérieure de la jambe droite, et le cinquante-neuvième, une autre à
la partie interne supérieure de la jambe gauche, l'une et l'autre plus grosses que
celles des aisselles; ces deux dernières tumeurs s'ouvrirent spontanément et fournirent une grande quantité de pus très louable. Le soixante-treizième jour, ces
deux tumeurs étaient cicatrisées ainsi que l'ulcère de la bouche, et les jambes
étaient revenues à leur état naturel ; seulement, pendant encore beaucoup de
temps, la peau a fourni de petites écailles comme du son. Enfin le malade s'est
trouvé parfaitement guéri, comme pourraient l'attester les trois médecins consultants qui l'ont vu après sa guérison. Il a consommé dix grains de chlorure.

Pendant la durée de ce traitement, le malade a fait usage d'une décoction de
salsepareille. Peu familiarisé avec le perchlorure, M. Soria n'a point osé abandonner la maladie aux seules forces médicatrices du sel aurifère ; mais depuis il
eut à l'administrer à un homme atteint de syphilis constitutionnelle (observ.
CCCCXXII) : il lui administra le chlorure seul, et le malade fut guéri parfaitement par huit grains de ce sel. Aussi M. Soria se plaît-il maintenant à le reconnaître comme le spécifique le plus puissant que possède la matière médicale
contre les affections syphilitiques dégénérées, quel que soit leur degré de gravité.
N'ayant point encore eu occasion, à l'époque où il écrivait à M. Chrestien, d'en
faire usage dans le traitement de la syphilis récente, il n'en dit rien.

Observ. CCCCXXIII (extr. de l'ouvrage de M. Chrestien, page 406). Après
plusieurs syphilis, la gale et une affection dartreuse ; ulcère fistuleux avec carie à

l'articulation d'un orteil, ulcère étendu et profond sur le tarse, insensibilité et difficile mobilité des articulations supérieures et inférieures; peau insensible, sèche, dure et écailleuse, comme dans l'éléphantiasis. Guérison par le per-chlorure.

Observ. CCCCXXIV, par M. le baron Girardot. Depuis un an un prince grec habitant Varsovie était, par suite des ravages d'une syphilis constitutionnelle, dans un état tel que tout son corps ne formait qu'une pustule, et qu'il était permis de le considérer comme atteint de l'éléphantiasis des Grecs; la figure seule était restée intacte. Cet état s'accompagnait d'inappétence et d'insomnie. Guérison radicale fut obtenue en deux mois par quarante-cinq grains de perchlorure, le premier mois à un demi-grain, le second mois à un grain par friction. Cette cure date d'un an.

381. — Quoique la gale ne soit point une affection dartreuse, la place qu'elle occupe dans les cadres nosologiques nous a engagé à donner ici une observation de gale syphilitique ; genre de complication qui n'est pas très rare et qui est re-belle à presque tous les traitements employés pour la combattre.

Observ. CCCCXXV, par M. Saint-Pierre (extr. du mémoire de M. Chrestien). Gale syphilitique; insuffisance des mercuriaux. Guérison par quatre grains de perchlorure.

« Un garçon âgé de vingt et un ans éprouvait une douleur très vive accompa-gnée de fluxion vers les deux dernières dents molaires du côté gauche de la mâchoire inférieure. Il fut chez son dentiste, qui, n'apercevant aucune carie des dents, lui prescrivit d'abord un gargarisme émollient, puis un gargarisme toni-que dont le véhicule, d'après le rapport du malade, était une décoction de quin-quina. Un mois d'usage de ces moyens n'améliorant pas son état, il vint me con-sulter. Il ne pouvait pas mâcher du côté malade de la mâchoire, tant à cause de la douleur que de la vacillation des dents, et une odeur infecte, qui s'exhalait de sa bouche, malgré tous les moyens les plus minutieux, l'obligeait à tenir cons-tamment son mouchoir devant, lorsqu'il parlait à quelqu'un. En examinant l'intérieur de sa bouche, je vis les gencives du côté gauche de la mâchoire infé-rieure, ainsi que la partie interne de la joue correspondante, tuméfiées et de cou-leur d'un rouge pourpre. Les dents étaient saines, mais vacillantes dans leurs alvéoles. Avec la queue d'une cuillère, j'écartai la joue des gencives; je mis à découvert un ulcère de la grandeur d'une pièce de quinze sous, dont les bords relevés et calleux étaient d'un rouge brun et dont le fond était recouvert d'une matière blanche, épaisse, puriforme, et d'une odeur repoussante. Il aurait fallu être bien peu exercé à voir des ulcères vénériens pour ne pas reconnaître dans celui-ci le cachet de la syphilis; mais le malade n'avait jamais eu de symptômes primitifs apparents d'infection vénérienne, quoique sa conduite l'eût souvent exposé à contracter cette maladie. Un an auparavant il avait contracté une gale d'un caractère peu ordinaire ; elle avait résisté jusqu'à cette époque au traitement le plus sagement prescrit par deux praticiens des plus distingués, les remèdes topiques étant parvenus une fois à la faire disparaître momentanément. J'avais vu ce jeune homme pendant qu'on lui faisait subir ce traitement. La résistance opiniâtre de la maladie aux moyens les mieux appropriés, la nature de l'éruption, qui offrait çà et là quelques boutons dont le bulbe, de la grosseur d'un gros pois, paraissait s'étendre profondément sous la peau ; l'aveu que me fit le malade qu'il croyait avoir gagné cette gale en couchant avec une femme très suspecte, furent autant de motifs pour me la faire juger de nature vénérienne; mais ne le visitant pas alors comme son médecin, je ne fis que lui communiquer mon opinion. Quand il s'adressa à moi, je le soumis au traitement suivant : soin scrupuleux d'enlever plusieurs fois le jour, avec un linge fin, la matière puriforme qui se ramassait à la surface de l'ulcère ; précaution de tenir entre les gencives et la joue quelques morceaux d'écorce de citron ou d'orange, afin d'empêcher le contact des surfaces ulcérées ; gargarisme souvent répété avec une décoction d'orge sur une tasse de laquelle on ajouta (les quatre premiers jours seulement) une cuillère à café d'une dissolution de six grains de muriate oxigéné de mercure dans six onces d'eau distillée, afin d'arrêter plus promptement les progrès de l'ulcère. Usage du muriate d'or, à la dose d'un quinzième de grain par jour, que l'on frictionnait sur les gencives et sur la partie interne de la joue du côté affecté. Deux grains de muriate suffirent pour enlever la plus légère trace de la syphilis; mais je ne crus pas devoir me borner à cette dose : j'en fis continuer l'usage encore pendant quinze jours, en faisant faire sur la langue deux frictions par jour d'un quinzième de grain chacune; la dose totale pour le traitement fut de quatre grains. C'est alors aussi que j'associai avec avantage au muriate d'or les sucs d'herbes et les bains, pour combattre le vice psorique. Depuis deux ans que ce jeune homme a subi ce traitement, rien ne lui a annoncé qu'il ne fût pas entièrement délivré de la vérole et de la gale. »

Onze nouvelles années se sont écoulées depuis que cette cure a été opérée ; elle ne s'est pas plus démentie que les deux premières.

382. — Enfin la syphilis peut affecter la forme d'une affection psorique ; ce n'est plus alors une complication comme celle que nous a offerte l'observation précédente : c'est une maladie absolument syphilitique avec les symptômes de la gale. Éruption de petits boutons pointus qui laissent suinter une eau limpide et un peu corrosive, dans l'intérieur des doigts, aux coudes, aux jarrets, aux cous-de-pied, etc.; éruption qui s'accompagne de démangeaisons intolérables qu'augmente la chaleur. L'or triomphe parfaitement de cette forme de la syphilis, qui se complique souvent d'autres symptômes.

Observ. CCCCXXVI, par M. Sizaire. Syphilis psoriforme ; inutilité des antipsoriques. Guérison par le perchlorure.

« M. D***, jeune homme de trente-deux ans, bien constitué et d'un tempérament sanguin, eut, vers le mois de janvier 1827, une éruption de très petits boutons miliaires au front et aux tempes, isolés, rouges à leur base, transparents à leur sommet ; ces boutons causaient une démangeaison vive, mordicante, et si insupportable que le malade ne pouvait jouir d'un instant de repos. Des bains et des tisanes rafraîchissantes rendirent cette éruption générale, et plus marquée encore au bas-ventre et aux articulations : là les boutons étaient gros comme des furoncles, formant à leur base une aréole livide et rouge, et à leur sommet un point blanc et transparent. Le frottement, qu'excitait un prurit continuel, donnait issue à une matière sanieuse, après quoi ces boutons disparaissaient pour être remplacés par d'autres plus volumineux. Un chirurgien consulté déclara à la première inspection que c'était la gale, et soumit le malade à un traitement spécifique. Au lieu de disparaître, ces boutons devinrent plus gros et se compliquèrent de douleurs ostéocopes et d'un bubon à l'aine droite. Appelé pour établir un diagnostic et tracer un traitement, je soupçonnai que ces symptômes provenaient d'une maladie syphilitique dégénérée, et j'en eus la conviction par un entretien particulier que j'eus avec le malade, qui m'avoua qu'il avait supprimé en 1806 une gonorrhée virulente par des injections astringentes. Je crus qu'en graduant progressivement et en combinant avec prudence les préparations d'or, je pourrais, sous le sceau du secret, détruire une maladie qu'il était urgent de cacher. Des frictions sur les membres et à l'entour du bubon, avec un onguent soi-disant fondant, et qui était composé de dix grains d'or divisé par le mercure, étendus dans une once de cérat ; des frictions sur la langue avec un douzième, puis un dixième, et enfin un huitième de grain de muriate d'or, produisirent une excitation générale qui se soutint pendant un mois. Ce traitement simple n'empêcha pas le malade de vaquer à ses occupations de commerce pendant le printemps de 1827, qui fut froid et humide. Depuis cette époque il a repris son embonpoint, sa vigueur ordinaires, sans ressentir de douleurs ostéocopes, ni de prurit, ni d'éruption (février 1828). »

Observ. CCCCXXVII (extr. de l'ouvrage de Gozzi, page 11). Après une blennorrhagie, des ulcères aux grandes lèvres, et ensuite dans la bouche, guéris par des pilules mercurielles qui donnèrent lieu au ptyalisme ; blennorrhée, douleurs vaguantes dans les lombes et dans les extrémités supérieures, ensuite apparition de taches jaunâtres sur les bras et sur le corps, bientôt gale prurigineuse sur ces mêmes parties. Celle-ci résista à tous les moyens imaginables et durait depuis quatre ans, causant une démangeaison douloureuse et une chaleur insupportable. Guérison par le perchlorure. Crise, sueurs et urines abondantes pendant plus d'un mois. Quatre années écoulées depuis que la peau de cette malade a repris son état normal, confirment la solidité de cette cure.

Une observation extraite de ma pratique devrait trouver ici sa place. Si des raisons que nous laisserons deviner nous forcent à en faire mention, le retour de la maladie (après un traitement incomplet) ne nous permet pas de la transcrire. La dame qui en fait le sujet est veuve d'un capitaine de cuirassiers qui a eu plus d'une fois la syphilis, et qui l'a toujours combattue par le mercure. Ses enfants ont eu leurs premières années très maladives, et une fille entre autres, âgée de trois ans, est aussi profondément que possible infectée de vice scrofuleux. Lorsqu'en 1826 je revis cette dame, que j'avais connue en province, elle portait au cou des glandes engorgées ; je ne dois pas négliger de dire qu'elle est issue de parents extrêmement sains, et qu'elle est d'un tempérament éminemment bilieux et simultanément très nerveux. Bientôt après elle me consulta pour quelques accidents primitifs (leucorrhée, chancre), qui disparurent spontanément; elle eut ensuite un bubon qui n'acquit jamais un volume fort considérable et se résolut seul. Elle ne tarda point à commencer l'usage du perchlorure, dont elle a pris deux grains, tous deux divisés en seize doses, dans l'espace au moins de deux mois. Le sel aurifère a donné lieu chez Mme J*** à des accidents nerveux augmentés par les inquiétudes que lui donnait le très mauvais état de ses affaires. Aussi le virus syphilitique a-t-il infecté de plus en plus son économie : elle a vu successivement tomber ses cheveux, ses sourcils, et presque tous les poils des parties qui en sont ordinairement recouvertes. Enfin elle se vit atteinte d'une affection cutanée, absolument semblable à celle de l'observation CCCCXXVI. Ce fut alors que Mme J*** se soumit à un traitement par l'or divisé; elle fit en outre, pour calmer les horribles démangeaisons qui la tourmentaient, des lotions avec une solution de perchlorure ; elle prit aussi deux bains sulfureux, dans le but d'éteindre le plus promptement possible cette éruption. Par ce traitement, madame a vu successivement disparaître les divers symptômes qui la tourmentaient; mais cette disparition était encore incomplète, que Mme J*** cessa son traitement, et l'éruption psoriforme ne tarda point à reparaître, quoique moins grave que primitivement. Aussi Mme J*** est-elle toujours, à notre sens, sous l'influence du virus syphilitique, qui infecte toute son économie, et y apportera des désordres de plus en plus grands. N'oublions pas de dire que l'or a produit chez Mme J*** ses effets habituels : augmentation de l'appétit, amélioration de la santé générale, qui était dans un grand état de délabrement; mouvements critiques par les urines, par la venue et la suppuration de plusieurs abcès, etc., etc.

383. — Enfin la syphilis peut venir compliquer une affection dartreuse primitivement existante. Qu'arrivera-t-il si on combat la complication par une pré-

paration aurifère? Les observations suivantes sont de nature à donner quelque
espoir de succès en administrant l'or dans le traitement des dartres pures.

Observ. CCCCXXVIII (extr. des ouvrages de M. Lallemand). Dartre ancienne, complication de syphilis primitive. Guérison des deux maladies par le
perchlorure d'or et de sodium.

« Un étudiant en médecine me consulta pour une dartre croûteuse qui lui
couvrait toute la figure, mais principalement le nez, le front et les joues. Je lui
prescrivis les préparations sulfureuses à l'intérieur et à l'extérieur, les tisanes de
bardane, etc. Après six mois de différents traitements, il était dans le même état,
lorsqu'il contracta un chancre vénérien. Il paraissait d'un tempérament lymphatique, sa poitrine était fort délicate ; je lui conseillai de donner la préférence au
muriate d'or et de soude. Peu à peu la figure se dépouilla, et dans l'espace d'environ trois mois, la dartre guérit complètement ; le chancre avait disparu depuis
longtemps. »

M. Lallemand parle ensuite d'un négociant sujet à des blennorrhagies qui
alternaient avec des éruptions dartreuses, avec des furoncles, la diarrhée. Sous
l'influence d'un long traitement par les bains sulfureux, les tablettes soufrées,
la décoction de douce-amère et l'oxide d'or, les affections cutanées et celles des
membranes muqueuses diminuèrent au point d'être réduites à presque rien.

Cette guérison, quoiqu'il faille avouer qu'elle n'est point absolue, militerait
encore en faveur de l'emploi des préparations d'or connues dans le traitement des
dartres, si on n'avait point adjoint à l'oxide d'or d'autres médicaments qui sont
aussi administrés quelquefois avec succès contre ces mêmes maladies. Le muriate
d'or a donné un résultat aussi satisfaisant chez un malade dont M. Lallemand
rapporte la longue et intéressante histoire.

Observ. CCCCXXIX (extr. des observations sur les maladies des organes génito-urinaires). M. T***, d'un tempérament lymphatico-sanguin, né de parents
affectés de dartres, contracta une syphilis en 1818 et une blennorrhagie en 1822.
Jusqu'en septembre 1824, malgré de nombreux traitements par les préparations
mercurielles, les antimoniaux, les sudorifiques, le malade fut en butte à une
foule de maux qui, à mon sens, dépendaient tous du virus syphilitique. A la fin
de septembre 1824, il lui survint une dartre humide qui recouvrit le scrotum et
la verge ; elle s'accompagnait d'une sécrétion extrêmement abondante et d'une
cuisson vive ; bientôt après éruption dartreuse à la narine gauche, avec léger
suintement. « Repos au lit, traitement émollient, ensuite frictions sur la langue
avec le muriate d'or et de soude. Guérison au bout de trois mois ; continuation
du muriate d'or pendant un mois. » En mars 1825, retour de la dartre au périnée et aux cuisses ; mais elle disparut spontanément au bout de deux mois pour
ne plus reparaître. N'oublions pas de dire que depuis le traitement par le mu-

riate d'or jusqu'à la fin de 1826, M. Lallemand a eu occasion de rencontrer M. T*** ; aucun symptôme syphilitique n'a reparu.'

Observ. CCCCXXX (extrait de l'ouvrage de M. Chrestien, page 407). Après la disparition spontanée d'un chancre primitif, tumeur gommeuse sur le coronal et les pariétaux, carie de ces os, exostose sur le sternum ; complication d'une dartre ancienne. Guérison des symptômes syphilitiques par le perchlorure, peu de temps après guérison, sans nouveau traitement, de l'affection dartreuse. En 1821, il y avait dix ans écoulés depuis cette double guérison, et le sujet n'avait encore vu reparaître ni symptôme syphilitique ni éruption herpétique (voyez Niel, ouvrage cité, page 158).

384. — Nous terminerons enfin ce chapitre par l'observation d'une dartre dont rien ne prouve la nature syphilitique, et qui fut guérie par le perchlorure.

Observ. CCCCXXXI, recueillie par M. Souchier, élève interne dans les salles de la clinique de M. Lallemand, et approuvée par lui. Dartre crustacée. Guérison par cinq grains de perchlorure, les pilules soufrées et les bains sulfureux.

Le nommé Grané (Jean-Joseph) (salle Saint-Maurice, n° 20), âgé de vingt-six ans, d'un tempérament lymphatico-sanguin, entra à l'hôpital pour une dartre crustacée qui recouvrait les deux mains. Cette maladie durait depuis dix ans ; elle était survenue après une gale gardée quatre ans. M. Lallemand lui fit administrer cinq grains de muriate d'or (le premier divisé en quatorze fractions, le deuxième en douze, le troisième en dix, le quatrième en huit et le cinquième en six doses). Il prit en outre trente bains sulfureux et les pilules soufrées. Ce traitement débarrassa Grané d'une affection qui avait été rebelle à tous les traitements antérieurs.

Cette dartre était-elle vénérienne ? la longue durée de la gale qui l'a précédée peut seule le faire présumer. Cette dernière maladie, en effet, quand elle est sans complication, cède généralement avec assez de facilité aux médicaments administrés habituellement pour la combattre ; il n'en est pas de même de la gale compliquée de virus syphilitique (381), qui est au contraire souvent très rebelle. Il n'est pas présumable que Grané n'ait pas cherché à se débarrasser de la sienne, et s'il l'a gardée si longtemps, c'est sans doute parce qu'elle a résisté à tous les médicaments essayés pour la guérir. Cette observation constate toujours qu'une dartre crustacée, rebelle à tous les médicaments, a cédé à un traitement combiné par le muriate d'or, les pilules soufrées et les bains sulfureux. Si c'était une dartre simple, ce qui est fort possible, c'est un nouveau fait à l'appui de la possibilité de guérir les dartres par les préparations aurifères.

CHAPITRE XII

PARALLÈLE ENTRE L'OR ET LE MERCURE. — EMPLOI SIMULTANÉ DE CES DEUX MÉDICAMENTS

385. — Le mercure étant, comme l'or, un médicament excitant, il doit exister quelque analogie entre les effets produits sur notre économie par ces deux agents thérapeutiques; mais il ne me sera pas difficile de démontrer que l'or a sur le mercure une bien grande supériorité. Notre quatrième chapitre (85) a été consacré tout entier à décrire ses effets; nous allons, d'après M. Jourdan, dire ceux que produit l'administration du mercure, et les discuter.

« Quelle que soit la partie du corps avec laquelle on met le mercure en contact, et celles des préparations mercurielles dont on se sert, si le sujet est bien constitué, si tous ses organes sont dans un état normal, si surtout l'appareil digestif n'est pas surexcité par avance, enfin si le médicament n'est employé qu'à des doses faibles, en rapport d'ailleurs avec la nature de chaque composé, on observe une exaltation bien manifeste de l'action vitale dans l'estomac, qui accomplit ses fonctions avec plus d'énergie et de rapidité. L'appétit devient plus vif et l'on mange davantage, la digestion se fait mieux et plus vite. » Il semble vraiment qu'il soit question de l'or, tant cette première partie du tableau est séduisante; on la dirait écrite par un chaud partisan du mercure.

Nous avons beaucoup vu administrer ce métal du temps que nous suivions la clinique de MM. Cullerier; mais nous ne nous rappelons guère, sans doute que notre mémoire nous sert mal, d'avoir vu le mercure produire de si beaux effets. Nous avons remarqué, au contraire, que la liqueur de Van-Swieten, quoique administrée aux plus faibles doses, était rejetée peu de temps après son ingestion; que l'onguent mercuriel excitait la salivation dès la première ou la seconde friction. Nous avons observé des embarras gastriques, de l'inappétence, de l'insomnie, dans les premiers temps de l'administration de toutes les préparations mercurielles. Du reste, si tels sont les premiers effets du mercure, ils ne sont pas de longue durée; suivons en effet M. Jourdan : « Mais cette excitation toujours croissante dépasse bientôt le mode physiologique, et l'on ne tarde pas à voir survenir les mêmes phénomènes que si l'on avait donné le mercure à haute dose, ou si les organes digestifs étaient très irritables. Il survient un sentiment de chaleur ou de pincement dans l'estomac, avec perte d'appétit, des épigastralgies, des nausées, des vomissements même, des coliques et des évacuations alvines ; tantôt seulement un état fébrile caractérisé par la vivacité, la plénitude et la fréquence du pouls, l'accroissement de la chaleur animale, l'augmentation de la perspiration cutanée, et chez certains sujets de la sécrétion rénale ; la soif, l'insomnie, l'agitation pendant la nuit, une grande susceptibilité pour toutes les impressions, et la formation d'une couenne inflammatoire sur le sang tiré de la veine. Cette secousse générale dure pendant quelque temps. »

386. — Voici donc le mercure donnant lieu, comme l'or, à une excitation générale ! Comment, cependant, admettre aucune identité entre ces deux métaux ? Qu'on compare en effet leur mode d'action sur les individus qui les exploitent et qui les mettent en œuvre. Dans notre huitième chapitre, nous avons tracé le tableau de l'état sanitaire (278) des ouvriers qui travaillent le mercure : existe-t-il rien de semblable pour l'or ? Les hommes employés à l'exploitation des mines d'or, ceux qui le battent, les orfèvres, n'ont pas de maladies qu'on puisse rapporter aux émanations de ce métal. Nous devons en excepter ceux qui le manient amalgamé au mercure ; mais alors c'est le mercure qui agit. Les fourneaux d'appel de notre d'Arcet, si savant et si philanthrope, n'ont pas d'autre but que de préserver les doreurs sur métaux de l'action de la vapeur mercurielle, que nous avons signalée comme la plus dangereuse de toutes les émanations métalliques (280, 282).

386 bis. — Admettons cependant que le mercure excite les fonctions digestives ; cet effet du moins n'est pas de longue durée, et l'excitation devient bientôt pathologique. L'or aussi, comme nous l'avons vu (85), les excite ; mais cet effet se soutient, ou du moins ne se change jamais en une action malfaisante ; et nous voyons tous les malades auxquels nous administrons ce métal prendre de l'embonpoint (126, 127), tandis qu'il est généralement avoué que les malades soumis à un traitement mercuriel maigrissent, et c'est là l'effet le moins fâcheux que puisse produire le mercure : aussi je ne pense pas qu'il existe un praticien qui pourrait songer à l'administrer comme relevant les forces vitales, tandis que l'or est efficace lorsque la vitalité, épuisée par de longues souffrances, se refuse à tout effort conservateur ; il faudra alors l'administrer, et on pourra même le donner à haute dose.

387. — Nous n'avons pas cherché à dissimuler les accidents que peut causer le perchlorure d'or et de sodium, et c'est la seule préparation aurifère qui, par ses propriétés excitantes, puisse offrir quelques légers inconvénients, quand elle est administrée sans les précautions qu'exige toujours un médicament énergique. Ainsi nous avons dit que l'or fait porter le sang au cerveau (251) (361, observ. CCCXLII) ; que le perchlorure donne quelquefois lieu à des irritations nerveuses (252 ter) ; mais qu'il y a loin de ces accidents aux nombreuses névroses que peut

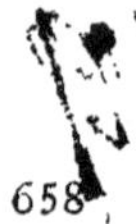

causer le mercure (297) ! Ainsi, comme l'or, le mercure donc exalte les facultés intellectuelles, donne aux sens une acuité plus grande ; mais cette excitation devient bientôt irritation ; cette excitation s'accompagne de vertiges, ne tarde point à être suivie d'hébétude, et même de la perte du sens excité (297). L'or enfin, comme le mercure, ne cause point le tremblement métallique (298) ni l'aliénation mentale (3oo).

388. — Comme l'or (9I), le mercure augmente quelquefois les sécrétions, et sous son influence les urines peuvent devenir plus abondantes. Ainsi Cirillo prétendait que le sublimé, administré selon sa méthode, occasionnait rarement la salivation, ou n'en déterminait qu'une très légère, tandis qu'il activait de préférence la sécrétion urinaire ou la perspiration cutanée, principalement cette dernière, qui dans certains cas augmente au point de produire des sueurs fort abondantes ; le cyanure de mercure produit aussi les mêmes effets. Mais l'excitation produite par l'or ne s'accompagne d'aucun accident ; il n'en est plus de même pour le mercure : quand le sublimé procure des évacuations alvines, c'est presque toujours avec des nausées, des vomissements, des coliques (3o7) ; la seconde évacuation a lieu avec des ardeurs d'urine.

389. — C'est donc aussi en produisant des mouvements critiques que le mercure agit quand il guérit (car nous ne contestons pas qu'il ne guérisse, et quelquefois d'une manière fort durable). Les médecins du siècle dernier avaient parfaitement reconnu qu'une affection syphilitique ne cédait complètement au traitement mercuriel qu'autant que celui-ci parvenait à déterminer une augmentation notable de l'excitation et des évacuations plus ou moins prolongées. Ils donnaient à cet état le nom de fièvre mercurielle. Cette fièvre, quand elle prend une bonne direction, amène tantôt la suppuration des tumeurs ou des ulcères, quelquefois une diaphorèse ou un flux d'urines plus ou moins copieux ; mais le plus souvent une salivation douloureuse et dont les suites sont si redoutables (289). Cette salivation fut crue nécessaire pour la guérison dans les premiers temps de l'emploi du mercure, puis on en nia la nécessité. Maintenant les partisans de la méthode mercurielle reviennent à cette première opinion, et affirment que ce sont les malades qui salivent le plus facilement qui guérissent aussi le plus vite et dont la guérison est la plus solide. Pourquoi donc, s'il en est ainsi, suspendre le traitement sitôt qu'on voit apparaître la salivation ? parce que ces mouvements produits par le mercure, tout critiques qu'ils sont, ne tardent point à être suivis de graves accidents, et qu'il y a bientôt obligation de suspendre l'emploi du médicament. Mais nous avons montré aux adversaires du traitement par l'or et partisans de la méthode mercurielle, que les guérisons obtenues par l'emploi de cette méthode sont effectuées par les mêmes moyens qu'avec l'or, avec

cette différence que ce dernier métal ne donne lieu à aucun des accidents produits par le mercure.

390. — « En effet, continue M. Jourdan, cette secousse générale dure pendant quelque temps. Elle s'accompagne parfois de congestions sanguines dans le système nerveux cérébro-spinal, les organes de la poitrine et ceux de l'abdomen, qui ont souvent pour résultat l'apoplexie (292 bis), le tremblement, la paralysie (297, 298), le crachement de sang (293), l'éruption des menstrues, ou l'établissement du flux hémorrhoïdal. »

391. — Établissons encore ici la différence entre le mode d'action du mercure et celui de l'or. L'administration du mercure détermine l'irruption des menstrues ; mais cette irruption est toujours orageuse, elle peut être mortelle (292 bis); aussi avons-nous dit plus haut (292 bis) qu'il y a du danger à l'administrer chez les femmes qui ont une menstruation difficile, tandis qu'il y a de grands avantages à donner l'or, puisqu'il favorise doucement cette évacuation naturelle (86, 135), et cependant je ne sais pas qu'il ait jamais causé l'avortement, tandis que le mercure le provoque (307 ter). La dame sujet de l'observation CCCVIII (346), a subi un traitement par le perchlorure, qui l'a parfaitement guérie sans qu'elle ait éprouvé d'accidents vers l'utérus : elle est accouchée d'un enfant parfaitement sain. Nous administrons dans ce moment l'oxide d'or par la potasse à une jeune dame grosse de six mois, pour un chancre énorme situé à la base de la langue, qui a résisté aux préparations mercurielles ; elle touche à sa guérison, et quoiqu'elle prenne un demi-grain d'oxide par jour, elle n'en éprouve cependant aucune espèce d'incommodité.

392. — Continuons de résumer avec M. Jourdan tous les mauvais effets que produit le mercure sur notre économie :

« Si, malgré ces accidents, on persiste à administrer le mercure, il en survient d'autres, dont les plus remarquables sont la phlogose du canal alimentaire (287), annoncée par le ténesme ou par des déjections glaireuses (287), quelquefois sanguinolentes ; des éruptions à la peau, et des lésions du tissu fibreux et du tissu osseux (295, 295 bis). Les phlegmasies internes pervertissent le travail de l'assimilation, et par suite celui de la nutrition. Le sang perd une partie de sa consistance habituelle (311). Le sujet tombe dans l'amaigrissement ou devient pâle et bouffi ; il perd en grande partie ses forces musculaires ; en un mot, on voit éclater successivement tous les symptômes de la diathèse appelée scorbutique, ou ceux de l'état désigné vulgairement sous le nom de consomption, dont la mort peut être le dernier terme. Il arrive fréquemment alors, si le malade a été atteint autrefois, sur une partie quelconque du corps, d'ulcères complètement guéris depuis longtemps, que les cicatrices se détruisent sans aucune cause extérieure de lésion, et que la nouvelle plaie prend rapidement un aspect sordide, ou même présente tous les caractères de la pourriture d'hôpital (291, 294)... Enfin, à la mort des individus qui à tort ou à raison se sont soumis à des traitements mercuriels réitérés, on trouve des traces évidentes de gastrite ou d'entérite chronique, souvent aussi d'hépatite, des lésions diverses dans les organes pulmonaires, des épanchements sanguins dans la substance du cerveau ou de la moelle épinière, des congestions de sérosité dans les ventricules de l'encéphale. »

Ce tableau pourra paraître exagéré à beaucoup de personnes; mais nous ne craignons pas d'affirmer que ce que nous avons vu de nos propres yeux dans les hôpitaux et dans la pratique en ville, et tout ce que nous avons lu, nous le fait considérer comme une représentation fidèle, et encore adoucie, de tous les désordres que peut causer le mercure.

393. — Le plus grand reproche qu'on adresse au mercure, c'est de produire cette salivation (289) qui donne lieu à des accidents si graves. Mais, dira-t-on, l'or aussi cause le ptyalisme (91). Citons à ce sujet M. Niel, qui a tracé avec un grand talent la différence de ce phénomène, selon qu'il est produit par l'or ou par le mercure. « Produite par les préparations d'or, elle (la salivation) est constamment douce, inodore et tardive; déterminée par le mercure, elle est quelquefois trop précoce, souvent même orageuse, fétide, et toujours incommode. J'ajouterai de plus que la salivation a quelquefois lieu après les premières frictions mercurielles, et que, loin de guérir dans ces cas, elle rend le traitement de la maladie plus difficile, tandis qu'elle annonce une guérison prochaine quand elle est produite par les préparations d'or. La salivation mercurielle n'est utile qu'autant qu'elle est modérée, et Swediaur a observé, ainsi que de Horne et bien d'autres écrivains, que plus elle est considérable, moins la guérison est assurée, circonstance que l'art ne peut prévenir ni diriger à volonté (Swediaur, tome II, pages 226 et 227, édit. de 1798). La salivation par les préparations d'or n'est au contraire qu'un doux écoulement de salive, tant soit peu plus consistante que dans l'état de santé, lequel, loin d'occasionner la moindre incommodité, permet au malade, comme je viens de le dire, de continuer ses travaux ordinaires. La salivation mercurielle porte avec elle un goût métallique, âpre, styptique, dégoûtant, nauséabond, et qui s'imprime aux aliments et aux boissons; elle est visqueuse, tenace (292), remplit la bouche, s'attache contre ses parois, les macère, les enflamme; tandis que celle que l'or produit est insipide, légèrement muqueuse, file avec facilité, n'exerce aucune impression fâcheuse sur les surfaces avec lesquelles elle est naturellement en contact, et ne gêne par conséquent ni la mastication ni la déglutition. La salivation mercurielle est communément accompagnée d'ulcères plus ou moins sordides qui ravagent quelquefois les gencives et les parties voisines, et dont la durée se prolongerait considérablement, si l'art n'employait des moyens actifs pour y mettre un terme; tandis que la salivation

par l'or, étant constamment critique, fluant avec beaucoup de modération, loin de débiliter ceux qui en sont atteints, leur communique un bien-être réel, et leur donne par là des forces nouvelles. »

394. — Nous avons signalé la manière dont le mercure introduit dans notre économie vicie nos humeurs (287); aussi dissipe-t-il mal les divers engorgements que peut causer la syphilis. Dans un traitement mercuriel on voit souvent les bubons passer à l'état squirrheux, et tous les auteurs signalent les dangers de leur terminaison par suppuration. En effet, il se forme un pus de mauvais caractère, il s'établit des clapiers fistuleux dans tous les sens, la cicatrisation enfin s'opère difficilement, et la cicatrice est difforme.

Dans un traitement par l'or, au contraire, la terminaison des bubons, de quelque façon qu'elle s'opère, est toujours heureuse, qu'elle ait lieu par suppuration ou par résolution. S'il y a résolution, il s'établit quelque crise éliminatrice (91) qui met le malade à l'abri d'accidents métastatiques. La suppuration est aussi sans danger ; c'est l'évacuation critique d'un pus louable ; la cicatrisation s'opère rapidement, et la cicatrice est belle.

Rappelons quelques faits qui démontrent la supériorité de l'or sur le mercure pour détruire les engorgements syphilitiques. L'observ. CLVIII (188) nous offre l'exemple d'un bubon squirrheux, l'observ. CLXXVI (197) celui d'un bubon indolent persistant depuis dix-huit mois : le premier est guéri par l'emploi de l'oxide d'or par l'étain, le perchlorure d'or résout le second. Le sel aurifère n'agit pas moins efficacement pour un bubon (observ. CCCI, 343) qui s'est abcédé sous l'influence d'un traitement mercuriel, a bientôt pris l'aspect d'un ulcère profond à bords frangés, saignants, renversés et douloureux, et fournissant un pus jaunâtre et fétide. Même chose pour les bubons des observ. CCCXXVIII et CCCXXIX (355) : après avoir résisté aux mercuriaux, nous les voyons être facilement résolus par le perchlorure d'or et de sodium. L'observ. CCCXXXII (357) nous offre encore l'exemple d'une tumeur de même nature, qui devient fistuleuse pendant un traitement mercuriel, et qui guérit par les préparations aurifères à l'intérieur et en topiques. Même effet pour les bubons des observ. CCCXXXI (337), CCCXXXIX et CCCXL (360), qui, squirrheux et indolents, sont résolus par l'or.

394 bis. — De sorte que le mercure est un véritable poison pour l'homme (288 *bis*.), pour les animaux (283. 306.), pour une foule d'insectes. Tout le monde sait qu'on détruit les poux en frictionnant la tête et les parties velues du corps avec de l'onguent mercuriel. Nous avons essayé de frictionner à plusieurs reprises la tête d'une petite fille scrophuleuse avec de la pommade aurifère (cinq grains d'or divisés chimiquement pour une demi-once d'axonge), et nous n'avons pas réussi à détruire les poux qu'elle avait en grand nombre.

395. — Que de précautions exige un traitement mercuriel ! « Pour administrer le mercure, dit Swediaur, il faut que le malade ait assez de force pour supporter l'usage de ce métal ; il faut qu'il ne soit attaqué d'aucune fièvre nerveuse, hectique ou inflammatoire, ni de maladies cancéreuses, ni d'ulcères gangréneux, etc. (309.). »

Comme l'or est peut-être le médicament le plus propre à relever les forces vitales, on ne doit pas craindre de l'administrer chez un malade affaibli ; et, sauf celui de fièvre inflammatoire, je ne connais aucun cas qui contre-indique l'administration de l'or.

Nous avons énuméré (309. 356.) toutes les précautions qu'exige le traitement mercuriel, tous les cas de complication qui ne permettent pas de l'employer ; mais nous devons rappeler l'impossibilité absolue où l'on est d'administrer le mercure quand le scorbut complique la syphilis (291.), puisque l'usage de ce métal peut l'occasionner (voy. l'observ. CCCIX, 346.) de sorte que la syphilis fait des progrès pendant qu'on combat le scorbut. Cet inconvénient n'existe point avec l'or, et ce métal guérit parfaitement les deux maladies (371 ter.). Le mercure se serait-il montré efficace comme l'or dans des cas de syphilis ancienne ou constitutionnelle ou primitive compliquant de rhumatisme (222 bis.), d'hydropisie ascite (223. 224.), de luxation et de fracture du fémur (225.) ; dans des cas de syphilis constitutionnelle se compliquant des affections scrophuleuses plus ou moins graves (227. 228. 228 bis.), et enfin ceux qui se compliquent d'une maladie plus grave encore que toutes celles que nous venons d'énumérer, dans les cas de syphilis avec engorgement du col de l'utérus (229. 230.).

Certes cependant un traitement par l'or démande quelques soins ; mais peut-on les comparer à ceux qu'il faut prendre dans un traitement mercuriel, qui exige un régime d'autant plus sévère qu'on habite des régions plus hyperboréennes : ainsi M. Girardot nous apprend que pour faire un traitement mercuriel en Russie, il faut absolument garder la chambre. Le régime à suivre pendant un traitement à l'or est si commode qu'on peut dire qu'il n'en faut pas (101. 130. 155 quater.). Une exposition au froid pendant la durée de ce dernier peut fort bien retarder la guérison (100.) ; mais il y va presque de la vie dans un traitement mercuriel (309.).

395 bis. — Swediaur, nous l'avons déjà dit (369.), déclare avoir guéri des phthisies pulmonaires syphilitiques (215.) avec les préparations mercurielles. Ajoutons à tout ce que nous avons dit à ce sujet (281. 293.) les faits suivants : Observation CCXLV (341), pendant un traitement par le sublimé et les frictions, toux fréquente avec expectoration de crachats légèrement rosés ; observ. CCCII (344.), pendant un traitement par le sublimé, irritation de poitrine qui cesse avec l'usage du sel mercuriel ; observ. CCCV (345.), hémoptysie, après plusieurs

traitements mercuriels inefficaces; observ. CCCXXXII (357.), pendant un traitement par le mercure soluble et le mercure éteint, toux sèche et continuelle; observ. CCCXCVI (368.) et CCCCV (371 bis.), après plusieurs syphilis et de nombreux traitements mercuriels, consomption, toux continuelle, fièvre lente. Dans tous ces cas, quand l'irritation de l'organe pulmonaire n'a pas cessé par la suspension du médicament, elle a toujours cédé avec les symptômes syphilitiques aux diverses préparations d'or qu'on a administrées.

L'or, au contraire, dissipe avec la plus grande facilité les symptômes de la phthisie syphilique, à un degré même assez avancé; et aux observ. CCVII, CCIX, CCX (215.), CCXI (216.), CCXII (217.), nous aurions pu joindre celle d'un de nos malades qui, examiné au stéthoscope, nous a offert de la résonnance dans tous les points de la poitrine, et qui, à un second examen, après deux mois de traitement par le perchlorure, ne nous a plus offert ce même symptôme que dans des points très restreints et à un bien moindre degré. L'or ne se montre pas moins efficace chez le sujet de l'observation CCCC (369.), qui offre tous les symptômes de la phthisie pulmonaire survenue longtemps après l'emploi du mercure; même remarque pour les sujets des observations CCCCI et CCCCII.

Après avoir démontré que l'or guérit la phthisie laryngée (180.), nous avons dit que le mercure était peu propre à dissiper cette cruelle maladie (369.) ; en effet, les observ. CCCXXXIX, CCCXL (360.) et CCCLI (362.), ne nous offrent-elles pas tous les premiers symptômes de la phthisie laryngée, qui eût entraîné la mort des malades, comme dans l'observ. CCLXXX (324.), si on eût continué le mercure ? L'or leur a rendu la vie et la santé. Enfin cette même maladie, exaspérée par les mercuriaux chez le sujet de l'observ. CCCXCIX, était arrivée à une période extrêmement avancée ; l'or ne parvint pas moins à en opérer la guérison.

396. — Toute la fin de notre chapitre VIII (315...) a été consacrée à prouver l'inefficacité du mercure dans un grand nombre de cas, et nous avons énuméré avec Astruc tous les symptômes syphilitiques que le mercure ne dissipe pas (317.); rien de semblable pour l'or, ce que confirme pleinement le chapitre X tout entier. Ainsi trop souvent le mercure se montre impuissant contre les chancres primitifs (320 bis.), les ulcérations de la gorge (320.) ; il faut toucher avec le caustique ces chancres, ces ulcères, pour en obtenir la cicatrisation, tandis que l'or l'opère seul (338 à 342. 348 à 350.) ; contre les végétations qu'il faut exciser: elles sont résorbées dans un traitement par l'or, et nous invoquerons les observ. XCIII et XCIV (144.), qui nous offrent l'exemple de poireaux qui se flétrissent sans caustique ni excision. Même manière d'agir pour les observ. CCCIII (344.) et CCCV (345.), dont les sujets portaient d'énormes végétations qui se sont flétries et sont tombées ; tandis que dans le traitement mercuriel il faut toujours

avoir recours à l'excision ou au caustique. Mais c'est surtout contre les douleurs ostéocopes, contre les exostoses (317 bis.), les périostoses et la carie des os (318.), que le mercure se montre le plus impuissant; et on le conçoit, quand on songe que ce métal, introduit dans notre économie, occasionne des douleurs analogues aux douleurs ostéocopes, qu'il fait développer des périostoses et des exostoses (295.) et qu'un de ses fâcheux effets les plus constants est de procurer la carie des os (295 bis. 306.).

L'or au contraire dissipe merveilleusement bien les douleurs ostéocopes (362. 363.), les exostoses (364.), et procure l'exfoliation des os cariés : l'observ. CCCXLV en offre une preuve palpable; mais ma conviction résulte chez moi de faits observés dans ma pratique. Chaque fois que j'ai eu occasion de traiter de jeunes scrophuleux chez lesquels le tissu osseux était malade, j'ai toujours vu l'or procurer l'expulsion ou l'exfoliation des os cariés. On voit, d'après ce qui précède, qu'on a eu quelque raison d'accuser le mercure d'occasionner les mêmes accidents que la syphilis; quelque prévention qu'on ait montrée contre l'or, on n'a point encore osé lancer contre lui une semblable accusation. '

396 bis. — Le mercure se montre donc souvent impuissant contre quelques symptômes syphilitiques (315 à 327.). Cent cinquante observations (335 à 385.), en constatant ce fait, proclament aussi la haute efficacité de l'or, qui a triomphé autant de fois que le mercure avait été impuissant.

Dans ces cent cinquante cas, tous plus graves les uns que les autres, il ne s'est pas trouvé un seul symptôme qui ne cédât à une ou plusieurs préparations aurifères. Aussi si les témoignages ne nous ont pas manqué contre le mercure (315. 316. 317. 318.), ils ne nous manqueront pas non plus en faveur des préparations de mon honorable ami. C'est M. Porché (155 ter.), qui, après avoir eu de la prévention contre les préparations d'or, déclare hautement que l'or est préférable au mercure sous mille rapports, et surtout sous celui de sa constante innocuité. M. Ménard (198 bis.) dit que la vertu des préparations aurifères est si bien prouvée pour lui, qu'il leur donne pour toujours la préférence sur tous les autres antisyphilitiques, et leur innocuité est aussi un de ces motifs. MM. Girardot, Gozzi, Delmas, ne s'accordent-ils point sur ce dernier point comme sur leur efficacité (256.)? Mais qu'ai-je besoin d'invoquer des témoignages particuliers ? N'ai-je pas celui de plus de quarante praticiens qui se sont réunis pour me fournir plus de quatre cents observations; et plusieurs d'entre eux n'ont-ils pas déclaré qu'ils auraient pu encore en fournir un plus grand nombre (161. 179 bis. 186. 193 bis.)? Cependant, me dira-t-on, le perchlorure d'or et de sodium s'est montré inefficace trois fois (239.); mais, comme je l'ai dit, je n'ai jamais prétendu que le sel aurifère dût toujours réussir, et dans ces trois cas on n'a fait usage que de lui seul. Pour que l'inefficacité de l'or eût été constatée, il eût fallu qu'on essayât, dans ces trois mêmes cas, des autres préparations aurifères.

397. — Un point qui va bien prouver la haute supériorité de l'or sur le mercure, c'est l'insuffisance de ce dernier pour détruire la fâcheuse influence du virus syphilitique sur l'acte de la génération (chap. II). A la vérité, cette réaction délétère a été détruite chez les sujets des observ. V. et VI (44. 45.) par un traitement bien dirigé par la liqueur de Van Swieten, ainsi que pour ceux des observations VII et IX (45.); mais le mercure a été impuissant chez les sujets de l'observ. XII (48.), sur la dame de l'observ. XIII (49.), ainsi que sur celle de l'observ. XIV (50.), et chez les deux sujets de l'observ. XV (51.); enfin l'alinéa 52 signale encore un fait de l'impuissance de ce même médicament pour détruire cette redoutable influence.

L'or, au contraire, qui ne pallie pas seulement le mal, mais chasse bien véritablement le virus syphilitique de l'économie qu'il infecte, détruit parfaitement cette influence délétère. L'homme ou la femme qui, ayant contracté la syphilis, ont été guéris par les préparations aurifères, peuvent se marier en toute sécurité : ils auront des enfants parfaitement sains; la femme grosse qui, ayant été infectée, aura subi un traitement par l'or, mettra au monde un enfant bien portant. Les faits ne nous manquent pas pour prouver ces diverses propositions. Les sujets des observations XLVIII (124.) et XCIV (144.), après avoir été guéris de chancres et de bubons, l'un par l'oxide d'or par la potasse, le second par le perchlorure; celui de l'observ. CCXXIV (223.), d'une syphilis constitutionnelle compliquée d'ascite, par le perchlorure, se marient : tous trois ont des enfants qui viennent au monde sains, et continuent en grandissant de se bien porter. Le sujet de l'observ. XC (140 bis.), après avoir eu une syphilis primitive qui fut seulement palliée, se marie; il infecte sa femme, qui, après avoir mis au monde trois enfants offrant les symptômes les plus hideux de la syphilis héréditaire, succombe sous les coups de ce mal terrible. Lui, toujours malade, se remarie : il n'infecte point sa seconde femme; mais celle-ci, qui avait eu des enfants avec un premier mari, n'en a pas. Son nouvel époux, forcé enfin de se traiter, est guéri par le perchlorure : elle devient grosse et accouche d'un enfant qui vient au monde parfaitement sain, bien constitué, et qui continue de se bien porter. La femme qui fait avec son mari le sujet des observ. CCCVII et CCCVIII (346.), est infectée pendant qu'elle est grosse par son mari qui est profondément gâté. Elle est guérie par le moyen du perchlorure d'or et de sodium, elle accouche à terme d'un enfant parfaitement sain et dont la bonne santé ne se dément pas plus tard. Un premier enfant, venu avant ce traitement, était mort le corps couvert de pustules.

Mme A***, de l'observ. CCCXLIII (361.), a de suite trois enfants, qui succombent à une syphilis héréditaire, malgré plusieurs traitements mercuriels, faits, à la vérité, par le mari seul ; enfin elle et son mari subissent un traitement par l'or divisé ; depuis ce moment, ils ont des enfants venus au monde sains, et qui ne démentent pas par la suite cette bonne santé. Il en est de même pour la dame de l'observ. CCCXLIV (361.), qui, ayant été infectée par son mari, a de suite quatre enfants, qui meurent par le fait de la syphilis héréditaire, et cela malgré plusieurs traitements par les mercuriaux et les sudorifiques, administrés pendant les grossesses et dans l'intervalle. Elle conserve les deux derniers venus après un traitement par le perchlorure fait pendant la durée de sa cinquième grossesse. La femme qui fait le sujet de l'observ. CCCXLV (361.), après avoir été infectée par son nourrisson, subit un traitement mercuriel pendant sa grossesse ; elle n'en accoucha pas moins d'un enfant, qui succomba à une syphilis héréditaire peu de temps après sa naissance ; second enfant, aussi atteint de syphilis ; enfin troisième enfant sain, après un traitement par le perchlorure, résultat que le temps ne dément pas. M*** (observ. CCCLXII.... 363), a une gonorrhée qui se passe assez aisément. Il se marie, et a un enfant qui offre des symptômes de syphilis ; il s'en manifesta aussi chez sa femme et chez lui ; ils furent combattus chez tous trois, mais en vain, par toutes les préparations mercurielles imaginables et les sudorifiques. Mme ***, sous l'influence du virus syphilitique, ne conçoit plus : tous trois sont guéris par le perchlorure ; la femme devient grosse de nouveau, et met au monde un enfant parfaitement sain. M*** (observation CCCLXV, 363.), six ans après la guérison d'une syphilis par les préparations mercurielles, se marie. Sa femme accouche d'un premier enfant, fort maigre, qui offre en naissant les symptômes de la syphilis. M*** subit un traitement par l'or ; cette fois, sa femme met au monde un enfant sain, bien portant et vigoureux, et dont la bonne santé ne se dément pas par la suite.

397 bis. — Notre chapitre X tout entier a démontré que les cures obtenues par le mercure ne sont pas durables, puisque les sujets de toutes les observations qu'il renferme ont été définitivement guéris par des traitements aurifères, après avoir eu leurs maladies palliées par un ou plusieurs traitements mercuriels.

Le temps, au contraire, vient confirmer les cures obtenues par la méthode aurifique : j'ai sous les yeux les bonnes feuilles de l'intéressante brochure que va publier mon honorable ami en réponse à plusieurs assertions de M. le docteur Magendie, et j'y lis : « Je puis présenter un grand nombre de sujets traités et guéris depuis trente-huit ans par l'emploi des préparations d'or, de chancres, de bubons, d'excroissances, enfin des symptômes qui constituent la syphilis primitive, qui jouissent de la plus brillante santé, dont les femmes et les enfants n'ont jamais éprouvé le plus léger signe d'infection vénérienne. » (Chap. II, 38..... 397.). M. Chrestien est à la vérité le seul qui puisse citer des cas de guérison qui datent de trente-huit ans; mais d'autres observations recueillies par divers praticiens offrent une durée qui doit aussi inspirer quelque sécurité; ainsi mon honorable ami m'écrivait tout dernièrement (mai 1828) : « Je puis vous dire avec vérité que tous les praticiens de Montpellier et des environs m'ont assuré, il n'y a pas quatre jours, que les malades qu'ils avaient guéris par le muriate ou d'autres préparations aurifiques l'avaient été parfaitement, puisque leur traitement date de dix à dix-sept années, et qu'ils n'ont vu reparaître aucun symptôme du mal que l'or avait réussi à dissiper. J'ai reçu la même attestation de plusieurs autres médecins. » Voici ce que je trouve en groupant par ordre de dates celles des observations de mon livre qui en portent : Une compte 29 années de durée ; deux en comptent 24, deux 19, et deux 18 ; quatorze datent de 17 ans, cinq de 16 et quatre de 15 ans ; une date de quatorze ans, trois de 13, une de 11 et sept de 10 années ; quatre ne comptent que 9 années ; une 8, deux 7, une 6, trois 5 ans ; sur quatre-vingt-dix-huit observations plus nouvellement recueillies, treize offrent une durée de 4 ans ; treize autres datent de 3 ans, et encore treize de 2 1/2 ; vingt-cinq comptent deux années de durée ; sept n'ont que 18 mois de date, et dix-huit seulement 1 an ; le nombre donné est complété par neuf observations, qui ne datent que de 6 mois. Quant aux cas de rechutes survenues après un traitement par le perchlorure, ayant consacré le chapitre VII (235...) à l'examen de la question de l'inefficacité de l'or, nous ne croyons pas devoir y revenir ; nous rappellerons seulement que M. Audibert a signalé un cas de rechute sur deux cent soixante-six malades traités par le perchlorure à l'hôpital militaire de Mont-Dauphin (233.).

898. — Nous n'avons pas cherché à comparer la durée d'un traitement par l'or à celle d'un traitement par le mercure, parce que les faits nous manquent à ce sujet; quant aux essais comparatifs, nous déclarons n'en vouloir jamais faire : le mercure est un de ces médicaments avec lesquels il n'est pas permis de jouer. Les partisans de la méthode mercurielle, quand ils se voient battus dans leurs derniers retranchements, prétendent qu'elle est plus expéditive ; nous l'ignorons : nous nous rappelons seulement avoir vu présenter à l'Académie de médecine un malade dont le traitement par le mercure (traitement suivi de guérison) avait duré cinq ans. Jamais, nous ne craignons pas de le dire, un traitement par l'or bien dirigé ne demandera un temps aussi long pour procurer la guérison.

M. Broussonnet, qui emploie dans sa clinique la méthode mercurielle et la méthode aurifère, ne paraît avoir observé aucune différence notable pour la durée du traitement de la blennorrhagie et de la syphilis récente. Il donne une durée de trente-cinq à quarante jours pour le premier cas, et de quarante à soixante jours pour le second, sans faire de distinction entre les malades qui ont été soumis à l'une ou à l'autre méthode.

On trouve aussi dans le service de M. Lallemand que les malades traités par le perchlorure d'or ont été guéris aussi promptement que ceux traités par le sublimé, toutes choses égales d'ailleurs.

Les deux observations suivantes sont, sous le rapport de la durée, favorables à la méthode aurifique.

Observ. CCCCXXXII et CCCCXXXIII, par M. Canonge. Un mari depuis trois ans et sa femme depuis deux ans et demi, avaient en vain chacun subi plusieurs traitements mercuriels pour une maladie vénérienne. Chez le mari, sur le gland, chancre considérable à bords calleux entouré de végétations diverses. Chez la femme, écoulement de très mauvaise nature, végétations à la vulve, ulcères aux commissures des lèvres, et, au fond de la bouche, chancre qui menace de diviser la langue. La femme fut guérie en six mois par soixante-quatre grains d'un oxyde d'or. Il fallut neuf mois pour guérir le mari, qui fut soumis à un traitement mercuriel, quoiqu'il fût atteint de symptômes moins graves. Ces deux cures ne s'étaient pas encore démenties deux ans après avoir été opérées.

Quelques faits, isolés à la vérité, viennent à l'appui des observations précédentes. M. Delafield dit, dans le rapport dont nous avons extrait plusieurs passages (247 ter), que dans quelques circonstances le sel aurifère a opéré la cure de la syphilis récente avec une rapidité telle qu'elle n'a jamais été produite par le mercure lui-même. L'observ. CCCXXXVIII (360) nous offre l'exemple d'une guérison de syphilis constitutionnelle obtenue par le perchlorure en vingt-cinq jours. Le sujet de l'observ. XCIX (150), extraite de ma pratique, a vu disparaître en vingt jours tous les symptômes de la maladie.

399. — Quels avantages pourrait-on retirer de l'administration simultanée des préparations aurifères et mercurielles ?

Observ. CCCCXXXIV. M. Audibert, dont nous avons cité une observation, l'a essayé chez un sous-officier qui avait le fond de la gorge profondément ulcéré. La marche des chancres était si rapide chez cet individu, que ce médecin voulut essayer d'associer à l'usage du muriate d'or les frictions mercurielles : un jour le muriate à un dixième, et le jour suivant la friction mercurielle. Le malade faisait en outre usage d'une tisane de salsepareille, son régime était adoucissant et sa nourriture peu abondante. Huit bains furent administrés dans l'espace de vingt jours sans qu'il en résultât aucun inconvénient. Au vingt-cinquième jour, la maladie étant enrayée dans sa marche trop rapide, on continua le muriate seul, toujours à un dixième, jusqu'à l'entière consommation de dix grains. Le malade sortit de l'hôpital, après cinq mois de traitement, parfaitement guéri.

Quoi qu'il en soit de cette observation, qui n'est certes pas sans intérêt, nous ne pensons pas qu'il y ait beaucoup d'avantages à espérer de l'administration simultanée de l'or et du mercure, et je ne crains pas d'affirmer qu'au vingt-cinquième jour de traitement par le muriate d'or seul, à la dose d'un dixième par jour, les progrès du mal se fussent aussi bornés.

Nous regrettons vivement que M. le professeur Lallemand, qui est certes parfaitement convaincu de la haute supériorité des préparations d'or sur le mercure, fasse encore usage dans son service du sublimé et même de l'onguent mercuriel; aussi « il arrive (Éphém. méd. de Montpellier) souvent que le sublimé cause des nausées, des coliques ou de la toux chez les individus dont la poitrine était irritable, ou bien des aphthes à la bouche ou la salivation : il s'est trouvé des malades qui y avaient une telle propension, qu'après le premier ou le second grain elle commençait à se manifester. Enfin chez plusieurs malades qui offraient tous les caractères du tempérament lymphatique, les chancres restèrent stationnaires ou prirent un mauvais aspect, malgré l'emploi du sublimé. Dans tous les cas on lui a substitué avec le plus grand avantage le muriate d'or et de soude ou l'or divisé, et l'on a remarqué en général que les malades chez lesquels il réussissait le mieux étaient ceux qui paraissaient se mal trouver du sublimé, et c'étaient presque toujours les individus à peau blanche, à cheveux roux ou blonds, à formes arrondies (228, 228, 228 ter), et qui avaient des engorgements lymphatiques des aines (227 bis), durs, volumineux, anciens et tout à fait indolents (394). »

Je le demande, pourquoi ne pas faire usage exclusivement des préparations d'or, puisqu'elles guérissent aussi bien et ne mettent jamais dans la nécessité, par les accidents qu'elles produisent, de renoncer à leur usage ?

M. Broussonnet combine aussi dans son service l'emploi du perchlorure d'or et de sodium avec le deutochlorure de mercure ; cette méthode paraît lui réussir. Il débute assez généralement par vingt frictions de sublimé aussi sur la langue, et termina par cinquante faites avec le muriate d'or. Nous présumons que M. Broussonnet est engagé à en user ainsi par la pensée que le sublimé enraye plus rapidement la marche de la maladie, opinion qui aurait besoin d'être discutée; et que le sel aurifère vient achever et rendre durable une cure qui aurait bien pu ne pas être opérée, ou du moins n'être que palliative, si on n'avait continué le sel mercuriel jusqu'à la fin du traitement.

On n'a donc point encore renoncé à Montpellier à la méthode mercurielle ; mais cependant « les préparations d'or (Éphémérides, 1826, tome Ier, p. 13) y sont plus souvent employées, comme ayant une action tonique utile à l'économie, le plus souvent détériorée dans ces sortes de cas. »

L'observation suivante nous offrira encore un exemple de l'emploi simultané du mercure et de l'or.

Observ. CCCXXXV, par M. Massel. Après une blennorrhagie arrêtée par les astringents, bubons avec symptômes inflammatoires; après un traitement antiphlogistique local et général, a encore recours aux répercussifs, qui font disparaître le bubon. De suite, engorgement d'un testicule ; applications émollientes et frictions mercurielles sur le scrotum ; on n'en retire aucun avantage. Après vingt jours de repos absolu, de position horizontale, l'usage des demi-bains, des cataplasmes émollients, des saignées locales, un régime sévère et rafraîchissant, on donne le perchlorure d'or et de sodium en frictions sur la langue. Après un mois de son usage, comme on ne trouva point un mieux bien marqué, on alterna avec des frictions mercurielles locales. Ce traitement fut couronné, au bout de quatre mois, d'un succès complet.

Le succès qu'a obtenu M. Massel par la méthode que nous venons d'exposer, ne nous étonne en aucune façon : mais nous pensons que le perchlorure, en forçant un peu les doses, eût fort bien pu, dans le même laps de temps, procurer la résolution d'un engorgement du testicule : et nous invoquerons comme preuve de notre assertion les huit observations des alinéas 193 et 194. Si cependant l'engorgement avait résisté au sel aurifère, je lui aurais associé à l'intérieur un oxyde d'or adjoint à l'extrait de thymélée, des frictions pratiquées sur l'organe malade avec une pommade contenant du perchlorure d'or et de sodium, ou de l'or divisé.

399 bis. — Nous avons voulu avoir l'opinion de M. Chrestien sur la méthode que nous venons d'exposer ; il nous a répondu qu'il pouvait bien se rencontrer quelques cas où elle serait avantageuse ; mais il préfère, selon la manière de M. Broussonnet (399), faire succéder, à très court intervalle, l'emploi de l'une à celui de l'autre. « Il a alors observé que des symptômes syphilitiques, restés stationnaires sous l'administration de la première administrée, s'amendaient par l'usage de l'autre dans une période de temps infiniment plus courte qu'on n'aurait dû s'y attendre. » Il croit aussi avoir observé que le dernier minéral administré a toujours une action plus marquée ; ce qui se comprend aisément. Malgré l'avis de notre excellent ami, nous nous déciderons difficilement à avoir recours à cette méthode combinée, parce que nous avons la conviction qu'il n'existe pas d'affection syphilitique qui ne cède à un traitement par les préparations aurifères, si on les administre combinées, après avoir essayé avec une seule.

399 ter. — Donnons maintenant une lettre de M. Desbassins, qui renferme quelques exemples d'emploi simultané de l'or et du mercure. Cette lettre, adressée à M. Figuier en 1825, est un nouveau témoignage en faveur des préparations aurifères, puisque le praticien de l'île de Bourbon demande au pharmacien de Montpellier de lui faire un nouvel envoi de soixante gros de perchlorure d'or et de sodium, « afin de pouvoir en céder à beaucoup de personnes ; car tous les médecins l'emploient à Bourbon de préférence au mercure. Beaucoup de maladies dartreuses et vénériennes qui avaient résisté à tous les traitements ont été guéries par ce remède seul ; d'autres, après avoir résisté à quinze et vingt grains de mu-

riate seul, ont cédé à l'administration combinée du mercure et du muriate. »

Quant à M. Desbassins, il a guéri tous les malades, à l'exception de quatre lépreux, et d'un cinquième atteint d'une dartre extrêmement rebelle, qui a résisté à plus de vingt grains de muriate. Il se propose, quand il aura reçu celui qu'il demande, d'essayer de nouveau en associant le mercure au muriate. Il a obtenu pour les lépreux une telle amélioration qu'il a tout lieu d'espérer qu'il parviendra à les guérir complètement.

Il est autrement fâcheux que M. Desbassins n'ait point recueilli l'histoire des cures qu'il a opérées à l'aide du perchlorure : voici du moins l'énumération des principales ; elle n'est pas sans intérêt.

1° CCCCXXXVI. Un nègre portant sur tout le corps une dartre héréditaire ; son père en était mort ; elle avait été prise chez ce dernier pour la lèpre. Cette dartre avait résisté chez le fils au mercure et aux eaux sulfureuses. Il a été radicalement guéri par le perchlorure.

2° CCCCXXXVII. Une négresse avait un mal d'oreille, qui datait de dix années ; il était survenu à la suite de dartres, qu'on avait combattues par plusieurs traitements mercuriels, et par l'administration de plusieurs plantes médicinales du pays. Une guérison parfaite fut obtenue à l'aide du muriate.

3° CCCCXXXVIII. Une autre négresse avait une ophthalmie ; elle fut aussi guérie par le même moyen.

4° CCCCXXXIX. Un noir portait une dartre à la main ; elle disparut et attaqua violemment le pied ; elle se montra au talon d'abord sous l'aspect d'une brûlure, puis d'une crevasse, qui creusa rapidement jusqu'à l'os ; le malade faillit en perdre le pied. Le mal fut enrayé par un pansement fait avec de l'huile et du persil. On obtint la guérison par le muriate, auquel on associa une bouteille de solution de sublimé.

5° CCCCXL. Une négresse, avec son enfant qu'elle allaitait, avaient le corps tout couvert d'une dartre dont l'éruption avait la forme de bouton. La mère fut radicalement guérie par le muriate. La maladie résista chez l'enfant, qui est maintenant à l'usage simultané du muriate et du sublimé.

6° CCCCXLI. Un enfant nègre avait tout le corps couvert d'ulcères ; il était dans un état de marasme affreux et allait périr, quand il fut rappelé à la vie et radicalement guéri par le muriate. Le père de cet enfant, qui avait la même maladie, fut également guéri par le sel aurifère.

7° Les autres atteints d'affections récentes ou de dartres ont été guéris avec trois, cinq et douze grains de muriate.

M. Desbassins a observé qu'il est nécessaire à Bourbon d'administrer le chlorure à de plus hautes doses qu'en France ; ce qui tient au climat, qui est chaud à la vérité, mais qui en même temps est humide ; et nous avons dit (987) que l'humidité atmosphérique contrariait les bons effets des préparations d'or. Le sel aurifère donne souvent dans ce même pays le cours de ventre pour quelques jours; ce qui est très rare en France. L'établissement des crises par les garde-robes s'explique encore fort bien par l'humidité du climat. Les membranes muqueuses suppléent à ce que la peau ne peut pas faire à cause des conditions atmosphériques. M. Desbassins a du reste fort bien observé que pour obtenir la guérison de ces affections, qui, d'après sa lettre, paraissent si rebelles, il faut suivre le précepte de M. Niel; il faut exciter l'organisme et produire des mouvements critiques.

400. — Nous terminerons ce chapitre et notre ouvrage en disant un mot d'un moyen prophylactique de la syphilis, proposé par un jeune médecin qui ne se nomme pas, et vendu par le pharmacien Touche sous le nom emphatique d'alexitère doré. C'est un mélange, dans des proportions tenues secrètes, de perchlorure d'or et de deutochlorure de mercure : c'est en raison du mélange de ces deux médicaments, mélange dont M. Laillet et moi avons constaté par l'analyse la réalité, que nous avons mentionné cette liqueur, dont l'influence sanitaire ne doit pas être moindre, au dire de ses auteurs, que celle de la vaccine : nous y avons encore été engagé par le ton convenable avec lequel est écrit la brochure dont nous avons donné le titre, et par la justice qu'y rend l'auteur aux préparations d'or. Du reste, nous ne pouvons rien préjuger sur l'efficacité de ce moyen, qu'une expérimentation, toujours fort dangereuse, peut seule constater avec le temps. Notre conscience nous commande cependant de dire qu'il faut toujours se garder d'une trop grande confiance dans les moyens dits prophylactiques, surtout quand une expérience antérieure a démontré la vanité d'efforts faits jusqu'à ce moment pour en découvrir de véritablement bons, et quand celui nouvellement annoncé est entaché par le secret dont on le couvre en partie, de l'idée que son auteur spécule sur la crédulité publique. Le mercure est certes un puissant antivénérien ; les faits n'ont cependant pas prouvé que les lotions pratiquées avec la solution du deutochlorure de ce métal, après un coït impur, fussent un moyen préservatif. Y a-t-il de meilleurs résultats à espérer des mêmes lotions pratiquées avant et après le coït, avec une solution combinée des deux plus puissants antivénériens connus ? Malgré notre grande confiance dans le perchlorure d'or, l'inefficacité absolue des lotions mercurielles nous fait douter de celles pratiquées avec l'alexitère doré. Du reste, si cet effet prophylactique était contracté, c'est au sel aurifère seul que nous le rapporterons, et en aucune façon au sel mercuriel.

EXPOSÉ ANATOMIQUE

DES ORGANES URINAIRES

CHEZ LES DEUX SEXES

Pour bien comprendre ce que je dirai dans le cours de cet ouvrage concernant les maladies des voies urinaires, il est indispensable de se pénétrer de certaines notions relatives à la disposition anatomique des organes chargés de la fonction urinaire. Je vais donc, avant toutes choses, entrer dans quelques détails à l'égard de ces organes; j'exposerai ensuite, d'une manière succincte leur physiologie, autrement dit, le mode fonctionnel de chacun d'eux.

La sécrétion et l'excrétion des urines s'accomplissent au moyen d'un appareil qui se compose des deux reins, des calices et des bassinets, des glandes surrénales, des uretères, de la vessie et de l'urètre.

DES REINS

Les reins sont des organes glanduleux dans lesquels l'urine se forme. Situés dans la région lombaire, sur les côtés de la colonne vertébrale, ils sont couverts par une grande quantité de tissus adipeux et fixés en place par le péritoine, membrane séreuse qui sert d'enveloppe à la plupart des organes du ventre.

Les reins sont au nombre de deux. Leur forme à chacun est celle d'un haricot. Ils ont trois à quatre pouces en longueur, deux en largeur, un seul en épaisseur. Le tissu de ces organes, plus dur que celui des autres glandes, est très friable; sa couleur est d'un rouge foncé.

Les reins sont enveloppés par une membrane fibreuse, qui envoie dans leurs tissus une foule de petits prolongements qui se déchirent facilement lorsqu'on veut l'enlever. Ce tissu est formé de deux substances, l'une extérieure, qu'on appelle corticale, l'autre profonde, qu'on nomme tubuleuse. La première, ayant environ deux lignes d'épaisseur, est granuleuse, molle, rouge, quelquefois jaunâtre, et dans la substance tubuleuse envoie des espèces de cloisons, dont l'épaisseur varie d'une à trois lignes.

La substance tubuleuse, plus rouge que la précédente, offre l'aspect de cônes, dont la base répond à la substance corticale, et dont le sommet se dirige, sous forme de mamelons, vers la scissure ou bord concave des reins.

On voit, d'après cette description, que les reins sont divisés en un certain nombre de compartiments qui constituent autant d'organes partiels.

La substance tubuleuse, examinée au microscope, après avoir été incisée, laisse voir une grande quantité de petites ouvertures qui répondent chacune à un tube; lorsqu'on la comprime, on aperçoit l'urine suinter par tous ces tubes.

Les reins reçoivent une artère très volumineuse, qui leur vient de l'aorte, et qui se distribue particuliérement dans la substance corticale.

La veine, qui est aussi d'un calibre considérable, sort de ces organes, au-devant de l'artère, et va se rendre dans la veine cave inférieure,

Les nerfs des reins viennent du plexus solaire et du nerf splanchnique; leur communication avec le plexus spermatique rend compte des douleurs que les malades ressentent dans les testicules, lorsque les reins sont enflammés.

GLANDES SURRÉNALES

Les glandes surrénales sont des corps aplatis, triangulaires, situés au-dessus des reins, qu'ils recouvrent en manière de casque; ce sont des espèces de sacs, sans ouvertures, dont les parois sont très épaisses et d'un tissu grisâtre; leur cavité renferme un liquide visqueux, peu abondant, d'une couleur brune, jaune ou rougeâtre; leurs véritables fonctions sont restées jusqu'à ce jour inconnues.

CALICES, BASSINETS, URETÈRES

Les calices sont des espèces d'entonnoirs membraneux, qui embrassent, par une de leurs extrémités, la base des mamelons, et communiquent par l'autre avec d'autres calices, puis finissent par se réunir en trois troncs principaux, pour former le bassinet.

Ce dernier est une petite poche membraneuse, située au niveau de l'échancrure du bord postérieur de la scissure du rein. Il peut se dilater considérablement, lorsque les malades sont atteints de rétention d'urine, ou lorsqu'il existe des calculs dans le rein.

Les uretères sont des conduits cylindriques, dont les parois sont minces, susceptibles d'une grande extension : ils ont le volume d'une plume à écrire.

Ils se dirigent obliquement, de haut en bas et en avant, puis en dedans, pour se frayer un passage à travers le bas fond de la vessie; ils pénètrent obliquement dans cet organe, vers les parties latérales, à travers les membranes musculaires et muqueuses, et s'ouvrent dans sa cavité, après un trajet de huit à dix lignes, aux angles postérieurs du trigone vésical.

VESSIE

La vessie est une poche musculo-membraneuse, située dans l'excavation du bassin, sur la ligne médiane, derrière le pubis. Elle forme un réservoir destiné à contenir, pendant un temps plus ou moins long, l'urine sécrétée par les reins et qui lui est transmise au moyen des uretères.

Elle est fixée en place par le péritoine qui l'enveloppe en partie, et par l'ouraque, espèce de cordon ligamenteux, qui s'étend de son sommet à l'ombilic.

Elle a la forme d'une ovoïde, dont la grosse extrémité est tournée en bas, et le sommet en haut. Cependant cette forme varie, suivant l'âge, le sexe et les habitudes. Il en est de même de sa situation.

Destinée à servir de réservoir à l'urine, la vessie a une capacité assez grande. Elle peut contenir, chez un adulte, de six à huit onces d'urine ; cependant l'extensibilité des membranes qui la composent la rend susceptible d'en recevoir beaucoup plus.

Certaines circonstances, telles que les habitudes, l'âge, le sexe, les maladies, font quelquefois acquérir à la vessie une dimension considérable. Lorsqu'elle est dans l'état de vacuité elle est cachée dans l'excavation du bassin ; elle s'élève au contraire au-dessus du pubis, et se développe dans le ventre, lorsqu'elle est distendue par l'urine.

La vessie correspond, par sa face antérieure, à la symphise du pubis ; elle n'est point recouverte par le péritoine, circonstance importante pour la ponction, la taille hypogastrique, etc.

En arrière, cet organe, recouvert par le péritoine, est en rapport avec le gros intestin chez l'homme, et avec la matrice chez la femme.

Inférieurement, la vessie répond, chez le premier, au rectum, dont elle est séparée par les vésicules séminales et les conduits déférents ; chez la seconde, la base de cet organe correspond au vagin et à la moitié inférieure du col utérin.

Ces différentes dispositions sont importantes à connaître en pratique. L'exploration de la vessie et l'opération de la taille peuvent se faire en effet, chez l'homme, par le rectum, et se pratiquer par le vagin chez la femme.

La surface interne de la vessie est tapissée par une membrane muqueuse, qui offre des rides nombreuses, qu'on peut aplanir par la distension. On y remarque aussi, la saillie formée par les faisceaux charnus qui composent la tunique musculaire de cet organe.

On trouve dans la vessie trois orifices, deux qui appartiennent aux uretères ; le troisième est celui du canal de l'urètre. Ces trois ouvertures comprennent un espace triangulaire, qu'on nomme trigone vésical, auquel on a attribué mal à propos une sensibilité particulière.

L'ouverture du canal de l'urètre dans la vessie est habituellement .fermée, et offre une certaine résistance.

On donne le nom de sphincter à l'anneau fibreux qui en occupe l'orifice interne ; les fibres musculaires, longitudinales et circulaires de cet organe, forment ce qu'on appelle le col de la vessie, et se continuent dans la partie prostatique .de l'urètre.

La vessie reçoit un grand nombre de vaisseaux sanguins et lymphatiques ; les artères viennent de l'hypogastrique et de ses branches ; les veines très nombreuses vers le col de la vessie, qu'elles entourent en formant un plexus, se dirigent sur les côtés du bas-fond de cet organe, et vont se jeter dans la veine hypogastrique.

Les nerfs qui se rendent à la vessie proviennent du plexus hypogastrique. lequel est formé lui-même par des nerfs ganglionnaires et des nerfs de la moelle épinière.

Le canal de l'urètre, dont il nous reste à parler, forme l'appendice et le complément des organes des voies urinaires ; il s'étend du col de la vessie à l'extrémité de la verge. C'est un canal d'une largeur plus ou moins variable, d'une longueur de 8 à 12 pouces, affectant plusieurs courbures dans son étendue. En sortant de la vessie, il traverse une glande nommée prostate, et va gagner le sommet du gland, où il s'ouvre, après avoir parcouru toute l'étendue de la verge dans sa partie inférieure et entre les corps caverneux.

L'urètre se divise en quatre portions : une prostatique, une membraneuse, une bulbeuse, et une spongieuse.

La largeur de l'urètre n'est point la même dans toute sa longueur ; il est assez large à sa naissance, puis se rétrécit, et devient plus large en traversant la prostate. La portion membraneuse est bien plus étroite ; la portion bulbeuse forme un renflement considérable ; la portion spongieuse offre, dans son étendue, une largeur toujours égale ; son extrémité, que l'on appelle fosse naviculaire, offre beaucoup plus de dilatation.

A la réunion de l'urètre avec le col de la vessie, la muqueuse de ce canal forme une saillie allongée en arrière et en bas, appelée veru-montanum, de la longueur d'un pouce, et qui se continue avec la luette vésicale. Les conduits éjaculateurs, et ceux de la glande prostate, viennent s'ouvrir à cet endroit.

Tel est l'ensemble anatomique qui constitue l'appareil sécréteur, conservateur et excréteur de l'urine, dont la fonction joue un rôle si important dans notre économie, tant en état de santé qu'en état de maladie.

Je vais maintenant examiner de quelle manière cet appareil accomplit ses fonctions ; puis, avant de passer à d'autres considérations, je jetterai un coup d'œil, aussi étendu que possible, sur l'urine produit de la sécrétion urinaire.

PHYSIOLOGIE DES ORGANES URINAIRES

Sécrétion et excrétion de l'urine.

C'est aux reins qu'est confiée la fabrication de l'urine ; ils forment un véritable laboratoire, dont ce produit traverse les différents appareils, et revêt toutes les conditions qui doivent la constituer.

Les calices transmettent ce liquide dans les réservoirs connus sous le nom de bassinets ; ceux-ci, à leur tour, s'en séparent, à l'aide des uretères, conduits de communication, chargés de débarrasser les reins de l'urine fabriquée, pour la déposer dans la vessie, destinée à la contenir momentanément.

Ce liquide est ensuite entraîné dans la poche urinaire au moyen de son propre poids, par la contractilité des uretères, que sa présence excite, par les mouvements du corps, par ceux qu'occasionnent la respiration, la progression, enfin par toutes les causes actives qui sont susceptibles d'impressionner cet appareil.

C'est goutte à goutte que l'urine tombe dans la vessie ; son écoulement a lieu sans interruption, la fonction sécrétoire des reins se faisant d'une manière continue.

La vessie, poche musculo-membraneuse très extensible et très contractile, se dilate facilement et sans aucune sensation sous la seule influence des gouttes d'urine que laissent échapper les uretères ; ce même organe, qui se distend parfois chez certains individus, au point de contenir plusieurs litres d'urine, revient sur lui-même, lorsqu'il est vide, avec une extrême facilité, au point de ne présenter qu'un volume de la grosseur d'une bille de billard.

L'urine, arrivée dans la vessie, y séjourne plus ou moins de temps, soit à raison de l'ampleur de cet organe, soit à raison du degré de stimulation que détermine ce liquide sur la paroi interne de la poche urinaire.

L'urine, une fois arrivée dans la vessie au moyen des uretères, ne peut remonter dans les reins ; trois choses s'y opposent : d'abord, les lois de la gravitation, les dispositions des canaux conducteurs, ensuite l'espèce de valvule membraneuse qui se trouve dans le réservoir urinaire, et qui en oblitère l'orifice de dedans en dehors.

La présence d'un calcul, l'usage de boissons stimulantes et diurétiques, un violent exercice, l'équitation, la chasse, enfin une vessie jeune et douée de beaucoup de vitalité, sont des causes qui rendent fréquente l'émission des urines.

L'état de paresse, l'absence de contractilité de la vessie, comme on en rencontre des exemples dans la vieillesse, sont des causes qui rendent, au contraire, rare la sortie du liquide urinaire.

C'est donc en raison de la capacité de la vessie, de la quantité du liquide qu'elle renferme, du plus ou moins d'âcreté de ce liquide et du plus ou moins de vitalité de l'organe, que le besoin d'uriner se fait plus ou moins sentir.

Dans ces circonstances la vessie veut chasser ses urines ; alors elle revient sur elle-même, elle diminue sa capacité dans tous ses diamètres : ses fibres musculaires se raccourcissent, son col sympathise avec ses besoins, se dilate, et le canal de l'urètre, qui dans ce dernier acte, ne peut rester étranger, à cause de la sensibililité qui lui est communiquée par sa membrane muqueuse, qui se confond, comme je l'ai dit, avec celle de la vessie, reçoit, dans toute l'étendue de sa longueur, le sentiment d'un chatouillement violent ; il se dispose alors à laisser passer le fluide qu'il projette plus ou moins loin, selon qu'il est lui-même doué de plus ou moins de contractilité.

Lorsque le jet d'urine arrive à sa fin, les puissances musculaires qui entourent le canal de l'urètre et qui favorisent le développement du col cessent ; celui-ci se resserre, et la vessie revient sur elle-même.

Dans cet acte, comme dans celui de l'expulsion des matières fécales, il y a concours spontané des muscles abdominaux, du diaphragme par son abaissement et du refoulement des intestins sur la vessie, concours de puissances qui cesse, sitôt que le premier jet de l'urine a été lancé par le canal de l'urètre.

Ainsi s'accomplit chez l'homme, à l'état sain, cette fonction d'élimination, fonction indépendante de sa volonté, et dont l'interruption a sur sa santé de si atales influences et de si fâcheux résultats.

Les deux sexes sont exposés, à tous les âges, à l'influence des maladies de l'appareil urinaire, cependant, nous devons le dire, ces maladies affectent plus particulièrement les hommes.

L'appareil chez la femme est plus simplifié en raison de l'absence de la verge ; chez l'enfant, les organes sont plus sensibles ; chez les vieillards une nature plus débile, une élaboration moins parfaite de l'urine, un exercice moins actif, sont des causes qui agissent en faveur de la production plus facile de ces douloureuses affections.

Dans l'enfance et la vieillesse, la cause des maladies qui affectent ces organes se trouve tout entière dans son plus ou moins de sensibilité ou de débilité.

Chez l'adulte, au contraire, des causes occasionnelles en sont presque toujours le principe, dont la cause s'explique dans la plupart des cas par l'influence des passions, des excès, et des maladies qu'ils engendrent.

C'est ce que je me propose de traiter et de prouver dans l'exposé de chacune des maladies qui surviennent, aux différents âges de la vie, affecter le système des voies urinaires.

CONSIDÉRATIONS GÉNÉRALES SUR L'URINE

DE L'URINE EN ÉTAT DE SANTÉ

Sa formation, son excrétion, ses qualités physiques et chimiques; importance de son examen.

La sécrétion de l'urine a joué de tout temps un rôle important dans l'étude des phénomènes physiologiques; il était presque impossible que ce fluide, extrait du sang et expulsé au dehors comme impropre à la conservation de l'individu, ne fût pas considéré comme entraînant avec lui la plus grande partie des substances alibiles qui pénètrent dans le torrent de la circulation, à la suite de la digestion. Une fois l'idée admise que l'urine était le résultat d'une dépuration, on concevait qu'avec elle pouvaient de même s'évacuer une foule d'éléments hétérogènes introduits dans l'économie par d'autres voies, telles que la peau et les poumons. Que de raisons pour l'examiner avec attention, dans les diverses conditions physiologiques où elle se présente! D'un autre côté, comment ne pas tenir compte des modifications nombreuses qu'elle subit dans les maladies, à leur début, pendant leur marche, et plus particuliérement encore à leur terminaison. Tout, comme on le voit, justifie la sollicitude des anciens à porter leur attention sur l'accomplissement des phénomènes de la fonction urinaire.

Hippocrate est, parmi eux, celui qui s'est occupé avec le plus de soin de l'état des urines, et il nous a laissé une foule d'aphorismes qui établissent les inductions qu'il tirait de leur examen. Cependant les progrès de la science ont modifié les vues du père de la médecine, et après de nombreux débats, on est arrivé, de nos jours, à réduire à leur juste valeur la plupart des caractères que les urines sont susceptibles de revêtir dans les diverses maladies.

Galien, reproduisant les idées d'Hippocrate, en ajouta de nouvelles. Il s'attacha surtout à signaler l'importance que la ténuité ou l'épaisseur des urines offrait dans les maladies; il voulut aussi établir des distinctions subtiles entre les urines recueillies chez les deux sexes et aux différentes époques de la vie.

Cependant les caractères extérieurs des urines, une fois déterminés, on sentit bientôt la nécessité de porter plus loin l'investigation. Vanhelmont appliqua l'analyse chimique à l'étude du produit des reins, et d'autres célébrités médicales telles que Willis, Boërhaave, suivirent son exemple. Bellini ayant remarqué que le résidu de l'urine évaporée se redissolvait par l'addition d'une quantité d'eau égale à celle qui avait été soustraite, et que ce fluide reprenait sa couleur, son odeur et sa transparence, tira la conséquence que ces propriétés dépendaient des diverses proportions qui existaient entre les principes fixes de l'urine et sa partie aqueuse.

Bientôt la chimie, cultivée par des hommes spéciaux, arriva à des découvertes nouvelles. Ce fut ainsi qu'on signala successivement dans l'urine la présence du phosphore et de l'urée, du phosphate de chaux, de l'acide urique, de l'oxalate de chaux, de l'urate d'ammoniaque, de l'acide lactique, etc. La chimie ne borna pas ses recherches à l'analyse de l'urine dans l'état physiologique. Elle s'appliqua à l'étudier dans les maladies. Elle parvint alors à découvrir la matière sucrée dans celle des diabétiques, la composition des différents calculs, etc.

Dans ces derniers temps on a examiné l'urine avec le microscope. On a pu reconnaître, à l'aide de cet instrument, les diverses cristallisations salines qui s'y rencontrent, et les différents débris organiques qui peuvent se mêler avec elle.

Après ce court exposé des résultats scientifiques auxquels on est parvenu, on se demandera peut-être comment il a fallu tant de siècles pour les obtenir. C'est que l'esprit humain n'arrive qu'avec une lenteur extrême au progrès ; c'est qu'avant d'atteindre le moindre perfectionnement, il est souvent obligé de tomber dans toutes sortes d'aberrations, et de payer longtemps un tribut à l'ignorance et à la crédulité.

J'ai l'intention d'exposer plus bas les diverses altérations dont l'urine est susceptible dans les maladies ; mais avant, je dirai quelques mots relativement aux modifications qu'elle présente chez l'homme en état de santé suivant la nourriture dont il fait usage, suivant aussi l'époque de la vie à laquelle on examine ce liquide.

L'urine offre des différences dans sa composition physique et chimique, soit qu'on la considère avant, pendant, ou après le repas. La nature diverse des aliments et des boissons influe également sur ses propriétés. Cette remarque n'avait point échappé aux Anciens, qui avaient distingué que l'urine de la boisson était plus aqueuse que celle de la digestion ; que celle du matin était plus chargée, plus colorée que celle de la journée. La chimie a démontré, depuis, que l'urine de la boisson contient infiniment moins d'urée, de matière colorante et de sels, que l'urine de la digestion. La densité de celle qui a séjourné pendant la nuit dans la vessie tient peut-être à l'absorption d'une certaine quantité d'eau qui résulterait du contact longtemps prolongé du fluide urinaire avec l'organe qui lui sert de réservoir.

Les boissons impriment, suivant leur nature, des modifications à l'urine. C'est une vérité constatée par l'expérience, que les liquides qui contiennent de l'acide carbonique augmentent sa quantité, tandis que les alcooliques la diminuent. On a fait la même remarque relativement aux aliments : ceux qui sont tirés du règne végétal favorisent la sécrétion ; les substances animales agissent en sens inverse.

Les différences que l'urine présente aux différents âges de la vie ont été l'objet de contestations. Suivant une foule d'auteurs depuis Hippocrate, l'urine des enfants est trouble, plus dense que celle des adultes. Les recherches nouvelles ont démontré la fausseté de cette assertion. Il paraît également à peu près démontré que l'urine des vieillards ne contient pas plus de sels de chaux ni d'acide urique que celle des adultes.

Un grand nombre de circonstances peuvent faire varier la quantité de l'urine : aussi les expérimentateurs ne sont-ils point d'accord sur celle qui peut être rendue dans l'état de santé pendant l'espace de vingt-quatre heures. En prenant la moyenne des différentes quantités indiquées à cet égard, il est vraisemblable qu'on peut l'évaluer de 40 à 50 onces.

Observée sous le point de vue de sa couleur, l'urine varie du jaune clair à l'orangé plus ou moins prononcé. Cette coloration paraît due à la présence de plusieurs substances colorantes qu'on ne peut parvenir à isoler complètement.

La couleur de l'urine paraît subir des modifications, suivant que les individus ont fait usage de certaines substances. C'est ainsi qu'on prétend que les betteraves rouges lui communiquent une coloration rouge foncée ; le bois de campêche, l'hématite, agissent sur elle de la même manière. Enfin, Deyeux et Parmentier, ont reconnu que l'usage de la racine de garance donnait à l'urine des vaches une teinte rouge très prononcée. La rhubarbe a paru communiquer à l'urine une couleur jaune très remarquable ; la même observation a été faite relativement à la gomme-gutte, et à la grande chélidoine fraîche, etc.

Sous le rapport de son odeur, l'urine présente une différence notable au moment de l'émission, ou quelques heures après. A mesure que le refroidissement s'opère, l'arôme primitif s'évapore, et se trouve remplacé par une odeur que son caractère particulier a fait désigner sous le nom d'urinaire. Plus tard, cette odeur change encore, et passe à l'aigre ; enfin l'odeur ammoniacale se développe.

Certains aliments déterminent des modifications dans les caractères odoriférants de l'urine. On sait que les asperges, les choux-fleurs, lui donnent une odeur infiniment désagréable. Certains agents médicamenteux, tels que la thérébentine, les baumes, lui communiquent au contraire un parfum qui se rapproche singulièrement de celui de la violette. On retrouve l'odeur de certaines substances différentes dans l'urine. Celle du musc, du camphre, du copahu, de l'iris, du safran, de la valériane, de l'ail, du castoréum, s'y reconnaissent facilement.

La température de l'urine lorsqu'elle sort de la vessie, est de 25 à 30 degrés Réaumur. Elle varie de quelques-uns chez les enfants, les adultes et les vieillards. Quant à sa saveur, elle est généralement salée.

DE L'URINE EN ÉTAT DE MALADIE

ET DES ALTÉRATIONS DONT ELLE EST SUSCEPTIBLE

Ces diverses altérations me semblent devoir être considérées sous trois points de vue différents. Tantôt elles résultent de l'état du sang, tantôt elles tiennent à une lésion directe des reins, tantôt enfin elles sont les conséquences des maladies des organes excréteurs, de la vessie et de l'urètre.

Nous savons peu de chose, théoriquement parlant, sur les altérations dont l'urine est susceptible par suite de l'état du sang. Cependant, si nous réfléchissons à l'influence qu'exercent sur sa nature les différentes espèces d'aliments, soit par leur qualité, soit par leur quantité, nous sommes amenés à l'idée que la nutrition peut, dans une foule de cas, introduire dans ce fluide des matériaux hétérogènes dont la présence doit modifier l'action sécrétoire des reins. C'est ainsi que beaucoup de médecins regardent avec raison la gravelle et le diabète, comme résultant de la manière vicieuse dont se fait la chylification. Ceux mêmes qui repoussent cette idée lui donnent créance à leur insu. Si la cause des maladies dont il s'agit était l'état inflammatoire des reins, il ne viendrait dans l'esprit d'aucun d'eux de l'attaquer par les viandes rôties. Il est donc évident qu'en agissant ainsi, ils songent à modifier la nutrition, et par conséquent la composition chimique du sang.

Si une pareille manière de voir devait encore trouver des antagonistes, je pourrais invoquer les phénomènes qui se passent dans les fièvres de mauvais caractère, dans certaines épidémies, dans certaines affections morbides générales, lorsqu'il est impossible de prouver l'état pathologique des reins. Ne savons-nous pas que suivant les influences auxquelles notre corps est soumis, il absorbe des miasmes ou des principes délétères, qui sont portés dans le torrent circulatoire ? Pense-t-on qu'ils puissent y séjourner impunément sans altérer le sang ? comment expliquer alors l'inertie et les irrégularités du système nerveux ? Comment se rendre compte de la prostration extrême des malades, de l'altération ou de la suspension de la plupart des sécrétions, de cette décomposition qui commence en quelque sorte de leur vivant, lorsque leur corps se couvre de taches pétéchiales ou d'escarrhes gangréneuses?... Il est donc prouvé que les altérations du sang existent, et, par contre, que la sécrétion de l'urine peut tenir aux modifications morbides de ce fluide.

Les anciens avaient senti cette vérité, et ils l'ont formulée en désignant sous le nom d'urines critiques celles qui se présentaient sous certains aspects dans le cours et à la fin des maladies.

L'état pathologique des reins peut modifier la sécrétion des urines; la plus simple réflexion le prouve. L'organe chargé d'une sécrétion quelconque agit mal ou cesse d'agir lorsqu'il est aux prises avec une maladie qui atteint son tissu et tend à le détruire. Nous verrons plus tard, quand je passerai en revue les modifications du fluide urinaire, les altérations qu'elles empruntent à l'état morbide des reins.

L'urine présente aussi des effets particuliers dans quelques maladies des organes excréteurs, tels que la vessie et l'urètre. C'est ainsi qu'elle entraîne avec elle des mucosités, du pus, etc., par suite de son contact avec ces parties enflammées.

Le premier phénomène qui frappe dans l'observation du liquide urinaire, c'est la diminution de sa quantité dans la plupart des maladies; quelques-unes surtout, telles que les hydropisies, sont remarquables sous ce point. On observe encore la diminution de l'urine à la suite de sueurs abondantes et du flux diarrhéique. D'un autre côté, on signale des circonstances morbides, pendant lesquelles ce fluide continue à être sécrété avec abondance, bien que l'abstinence de boissons ait été prolongée.

La couleur de l'urine est en général plus foncée dans les affections fébriles, et son acidité augmente d'une manière toute particulière dans le rhumatisme aigu. Les maladies nerveuses, au contraire, rendent l'urine pâle et peu acide. Dans l'hématurie et la néphrite albumineuse, elle est plus ou moins rouge. Cette teinte est évidemment due à son mélange avec une partie de la matière colorante du sang. Enfin, dans l'ictère, elle est d'un jaune plus ou moins foncé et tirant sur le noir.

Lorsque du pus ou des matières grasses sont mêlés à l'urine, elle devient laiteuse ou blanchâtre. La transparence est troublée, dans certaines circonstances, par du mucus, un excès d'acide urique, d'urate d'ammoniaque ou de phosphate, suivant qu'elle est acide ou alcaline. Son odeur est plus ou moins prononcée dans certains états morbides. C'est ainsi qu'on lui en trouve très peu dans l'hystérie, tandis qu'elle en manifeste une très forte, dans la pneumonie, le rhumatisme aigu et dans le diabète sucré; la fermentation donne, au bout d'un certain temps, à l'urine, l'odeur alcoolique. Elle exhale une odeur ammoniacale très prononcée dans la cystite chronique. Enfin, on peut tirer de l'examen de la pesanteur spécifique du fluide urinaire des documents utiles pour la symptomatologie et la thérapeutique. Dans le diabète sucré, par exemple, on reconnaîtra les variations diverses qu'il peut présenter pendant le traitement, en examinant la proportion des matières sucrées dont il se charge.

Les principales modifications que l'urine présente dans les maladies tiennent à l'absence, à la diminution ou à l'augmentation de quelques-uns des principes qui la constituent. Elles sont aussi le résultat de son mélange avec des produits accidentels.

Dans certaines maladies, l'eau existe dans l'urine en quantité considérable, eu égard aux autres principes qui entrent dans sa composition. Telles sont en général les affections du système nerveux. Si l'on examine alors la pesanteur spécifique de l'urine, on s'aperçoit qu'elle s'élève, dans quelques cas, à peine au-dessus de celle de l'eau elle-même.

On a encore remarqué que la proportion du fluide aqueux diminue dans certaines circonstances, par suite de la prédominance des autres principes constituants de l'urine. Au moment de l'émission, elle peut encore être transparente, mais elle se précipite et se trouble bientôt par le refroidissement. Il suffit, pour observer un phénomène de ce genre, d'examiner l'urine de certains individus qui boivent peu d'eau, qui ont fait des excès de liqueurs alcooliques, ou qui se sont livrés à un exercice violent, à la suite duquel une transpiration très abondante est survenue.

A la fin de certaines maladies aiguës, l'urine offre quelquefois les caractères que nous décrivons. Les anciens, à l'observation desquels ils n'avaient point échappé, les regardaient comme indiquant l'époque de la maladie, ou sa terminaison heureuse.

L'urée est un des principaux éléments constitutifs de l'urine. Ses proportions varient dans les maladies et principalement dans celles des voies urinaires : on a constaté qu'il était en excès dans un certain nombre de cas de diabète insipide. Ce principe est en moins dans la plupart des maladies.

Quoi qu'il en soit, cette diminution existe manifestement dans celles qui appartiennent au système nerveux. La même remarque a été faite par plusieurs auteurs dans l'hépatite chronique, et on doit l'étendre à toutes les maladies qui se terminent par la consomption. L'urée disparaît alors et est remplacée par l'albumine. Cependant ce fait n'a rien d'absolu, et ces deux substances peuvent exister ensemble dans les cas dont il s'agit. Toutefois dans la néphrite albumineuse, la diminution de l'urée dans l'urine coïncide avec l'apparition de l'albumine.

L'urine peut être acide ou alcaline. Dans l'état sain son acidité pourrait tenir à l'acide lactique; mais on ignore encore dans quelle proportion différentielle cet acide peut exister dans les diverses maladies. Malgré cela il est inutile, dans quelques-unes, comme la gravelle par exemple, de s'assurer du degré d'acidité de l'urine. Suivant beaucoup de médecins, lorsque ce fluide reprend son caractère acide, il indique la cessation de l'accès de la goutte.

L'acide urique se trouve en excès dans l'urine, pendant le cours de certaines maladies. Il est une espèce de gravelle désignée sous le nom d'urique, et qui doit cette désignation à la grande quantité de cet acide qui entre dans la composition des graviers. On rencontre encore l'acide urique en excès dans l'urine, pendant les diverses périodes des maladies goutteuses, dans le rhumatisme articulaire aigu, etc.

Mais les maladies n'ont pas le privilège exclusif de développer l'acide urique. Suivant quelques médecins, il peut être produit par certains médicaments. De nouvelles observations sont nécessaires pour décider la question.

Un fait qui n'est point contestable, c'est que l'acide urique peut, dans quelques maladies, exister en très petite quantité dans l'urine. On en trouve à peine dans celle des femmes atteintes d'hystérie.

L'acide urique est le plus ordinairement combiné à l'ammoniaque, et ce sel forme la plus grande partie des sédiments pulvérulents des urines acides.

Enfin, l'acide qui nous occupe peut encore se trouver combiné à la potasse, à la soude et à la chaux, et constituer des sels, dont la présence peut être constatée dans les sédiments urinaires.

La présence de l'acide phosphorique dans l'urine peut donner lieu à des sels insolubles par sa combinaison avec un excès de chaux et de magnésie. Ces sels entrent dans la composition de quelques calculs et de certains graviers. On comprend de quelle importance il peut être d'étudier l'urine, pour reconnaître dans quelle proportion ils s'y rencontrent.

L'acide phosphorique, uni à l'ammoniaque ou à la magnésie, constitue des sels solubles, qui se trouvent dans l'urine de l'homme sain ; mais, lorsque, par une circonstance quelconque, l'une de ces bases devient en excès, il en résulte des sels neutres, à peu près insolubles et qui se précipitent.

La soude, la potasse et l'ammoniaque peuvent se trouver en excès dans l'urine, par suite de l'administration de certains médicaments, ou par suite d'un phénomène chimico-organique quelconque. Lorsqu'il en est ainsi, ce fluide devient neutre ou alcalin.

On a remarqué que les urines alcalines étaient en général pâles et troubles, au moment où elles venaient d'être rendues. Elles ont la propriété de ramener au bleu le papier de tournesol rougi par un acide.

Dans les maladies des voies urinaires, et principalement dans certaines gravelles et dans les néphrites chroniques simples, l'urine est le plus souvent alcaline.

Lorsqu'on veut tirer quelques inductions de l'alcalinité de l'urine, il importe de bien reconnaître si cet état dépend de l'inflammation des reins, ou si elle l'a contracté par suite de son séjour dans la vessie, ou par son contact avec du pus ou du sang.

On aperçoit quelquefois dans l'urine, au moyen du microscope, de petites lamelles irrégulières, transparentes ou plus ou moins opaques lorsqu'elles sont roulées sur elles-mêmes. Ces lamelles sont dues à une espèce de desquammation de l'épithélium qui recouvre la membrane muqueuse des voies urinaires. Tantôt suspendus dans l'urine, ces débris sont tellement divisés qu'ils ne troublent point sa transparence ; tantôt on les trouve déposés sur les sédiments. Leur présence ne peut être réellement considérée comme un état morbide, qu'autant qu'ils s'y rencontrent en quantité considérable. L'urine, en effet, chez l'homme sain, est toujours mélangée avec une certaine quantité de mucus, qu'on n'aperçoit pas dans le plus grand nombre des cas au moment de l'émission, puisqu'il est extrêmement divisé dans ce liquide. Lorsque la proportion est anormale, la transparence de l'urine cesse d'exister.

Dans les maladies aiguës et dans les inflammations chroniques simples des voies urinaires, le mucus se rassemble dans l'urine et forme un nuage floconneux qui y reste pendant un certain temps suspendu, et finit ensuite par gagner le fond du vase, en même temps qu'une certaine quantité d'urate d'ammoniaque ou de phosphate ammoniaco-magnésien, suivant que l'urine est acide ou alcaline.

L'inspection au microscope fournit des caractères propres à distinguer la présence du mucus de celle du pus. Lorsqu'en même temps on se sert des réactifs chimiques, tels que l'acide nitrique et l'éther, on arrive à des résultats presque certains.

La présence d'une grande quantité de mucus dans l'urine devient un signe évident de maladie de la vessie, et l'on peut suivre chaque jour, en examinant ce fluide, ses progrès d'accroissement ou de décroissement.

On tire encore de l'examen microscopique, dans quelques cas, des avantages réels pour le diagnostic des maladies, lorsque, par exemple, indépendamment du mucus dans l'urine, il s'y trouve en même temps de l'albumine. On sait que ce dernier produit, caractérisé par des espèces de glaires filantes, est, en général, d'un fâcheux augure dans les maladies de l'appareil urinaire. Or, à mesure que l'on constate sa disparition et son remplacement par le mucus, on arrive à conclure que les accidents perdent de leur gravité.

L'urine peut encore être altérée par le développement accidentel de certains principes qui n'entrent point dans sa composition. On y a signalé la présence du soufre et d'une matière phosphorescente, celle de plusieurs acides, tels que l'acide rosacique, carbonique, nitrique, purpurique, butyrique, benzoïque, etc. Nous n'entrerons dans aucun détail à cet égard; nous dirons seulement quelques mots de l'apparition, dans le fluide urinaire, de certaines humeurs animales, telles que le sang, le chyle, le lait, le sperme, la matière colorante de la bile, le pus.

Le sang qu'on rencontre dans l'urine peut venir des reins, de la vessie, de l'urètre, etc. Tantôt mêlé avec elle, il lui communique une teinte rouge, uniforme, et plus ou moins foncée; tantôt il forme un ou plusieurs caillots qui se précipitent et deviennent difficiles à expulser. Lorsque ces caillots proviennent des uretères, ils ressemblent assez volontiers à des sangsues.

Lorsque la couleur rouge d'une urine fait présumer qu'elle peut contenir du sang, le microscope lève tous les doutes en faisant reconnaître les globules sanguins. On parvient encore, par son moyen, à déterminer si d'autres humeurs telles que du pus s'y trouvent mêlées.

La présence de l'albumine dans l'urine étant toujours un signe fâcheux, il importe de ne pas méconnaître les cas dans lesquels elle s'y rencontre. La chaleur détermine promptement la coagulation de ce principe; des stries plus ou moins nombreuses se rassemblent au centre du liquide, elles deviennent de plus en plus épaisses à mesure qu'on élève la température, et forment des grumeaux. Lorsqu'on pousse l'urine jusqu'à l'ébullition, et qu'on entretient cette dernière pendant un certain temps, l'albumine se racornit et diminue de volume. Enfin, en versant dans l'urine albumineuse de l'acide nitrique goutte à goutte, elle se trouble, et des flocons blanchâtres, solubles dans la potasse caustique et inatta·quables ensuite par l'acide acétique, se précipitent au fond du vase. Si du sang se trouvait mêlé avec l'albumine dans le fluide urinaire, on conçoit qu'à l'aide du microscope on signalerait sa présence, puisqu'on pourrait voir, comme nous venons de le dire, les globules sanguins.

La présence de l'albumine dans l'urine s'observe dans un assez grand nombre de maladies. Elle est en général l'indice de la lésion de l'appareil génito-urinaire. Elle peut être cependant aussi le résultat d'une altération du sang.

On a observé quelquefois dans l'urine les éléments organiques du chyle. Dans ce cas, lorsqu'elle est abandonnée à elle-même, il se forme, au bout d'un certain temps, à sa surface, un crémor très remarquable de matière grasse. Ce caractère ne se rencontre pas, lorsque l'urine contient du sang ou du pus.

Un grand nombre d'auteurs prétendent que lorsque les éléments du lait se trouvent dans le sang, et que les mamelles n'accomplissent pas leurs fonctions, ce fluide peut être sécrété par les reins, et passer dans les urines. Cette opinion est étayée sur des observations qui ne manquent pas de vraisemblance; mais en réfléchissant à la manière dont s'accomplissent les phénomènes physiologiques, on s'aperçoit bientôt qu'on ne peut admettre de pareils faits qu'en bouleversan toutes les idées qui ont servi de base jusqu'ici à leur interprétation. Chaque organe a une structure propre, en vertu de laquelle il exerce ses affinités sur les divers éléments du sang, soit pour nourrir, soit pour donner naissance à des produits de sécrétion ; comment comprendre qu'il puisse être suppléé ? Que les reins rencontrant dans le sang les éléments du lait sur lesquels les mamelles n'ont point exercé d'action, et qui alors deviennent inutiles, les séparent et les entraînent dans leur sécrétion, cela peut se concevoir ; mais qu'ils les combinent de manière à les transformer en lait comme les mamelles auraient dû le faire, à coup sûr cela n'est pas soutenable. Il suffit d'ailleurs d'examiner avec attention les caractères assignés par les auteurs aux urines laiteuses, pour reconnaître qu'ils n'offrent point ceux du lait, qu'on a, dans le plus grand nombre des cas, pris pour telles des urines purulentes; ou qui contenaient de la matière grasse qui leur donnait une couleur lactescente.

Plusieurs circonstances peuvent déterminer la présence du sperme dans l'urine. Ou l'y rencontre assez souvent dans celle des individus qui sont atteints de rétrécissements de l'urètre. Il suffit pour cela qu'ils satisfassent au besoin d'uriner immédiatement après le coït ; une certaine quantité de matière spermatique restée derrière l'obstacle est entraînée par le jet de l'urine. On trouvera du sperme dans l'urine des individus atteints d'impuissance ou de spermatorée. L'urine du matin peut en présenter, quand il y a eu pollution nocturne.

On reconnaîtra la présence du sperme dans le fluide urinaire et dans les sédiments, au moyen du microscope, qui y fait découvrir un plus ou moins grand nombre d'animalcules désignés sous le nom de zoospermes.

L'inflammation de la membrane muqueuse des voies urinaires peut être suivie de suppuration; le pus se mélange avec l'urine, la trouble et lui donne une couleur blanchâtre. Abandonnée à elle-même, elle se partage en deux couches; la supérieure reste à peu près transparente, et l'inférieure est formée par une masse épaisse d'un blanc jaunâtre.

L'ammoniaque exerce une action spéciale sur l'urine purulente. Elle transforme le pus en matière filante et glaireuse. Le même phénomène a lieu lorsque l'urine, chargée de pus, est abandonnée à elle-même pendant plusieurs jours: on sait qu'au bout de ce temps elle exhale une forte odeur ammoniacale.

Le microscope trouve encore une heureuse application dans l'examen de l'urine dont il s'agit, quoiqu'il soit à peu près impossible de distinguer les globules muqueux des globules purulents; mais il faut en même temps avoir recours à la chaleur et aux réactifs chimiques. L'acide nitrique et l'éther sont ceux dont on fait usage. Si l'on constate par leur moyen, dans la matière dégénérée dans l'urine, de la matière grasse ou de l'albumine, on ne saurait douter qu'elle ne soit du pus.

Je termine ici ce que j'avais à dire de l'urine et des recherches auxquelles ce fluide a donné lieu. Sans doute j'aurais pu entrer dans de plus grands détails ; mais on se rappellera que mon but n'est pas ici de faire de l'érudition, et que je ne veux qu'appeler l'attention des lecteurs sur ce qui peut les intéresser et sur ce que la science et l'expérience possèdent de plus positif sur ce sujet.

Il résulte de ce court exposé que l'urine joue dans l'économie un rôle extrêmement important, que les nombreuses modifications qu'elle présente, par suite de l'état du sang, ou de celui des organes qui la sécrètent et l'excrètent, exigent de la part du médecin spécial la plus sérieuse attention. Il peut surtout arriver, par son examen, à l'appréciation exacte de certains états morbides graves des voies urinaires, lesquels ont été longtemps méconnus, parce que la plupart des symptômes dont ils sont accompagnés sont souvent tellement obscurs, qu'ils ne frappent point de prime abord, et qu'ils laissent pendant un temps, quelquefois fort long, les malheureux malades dans une sécurité perfide. Cette vérité deviendra plus palpable à mesure que je décrirai les maladies diverses dont l'appareil génito-urinaire peut être affligé.

UROSCOPIE, UROMANCIE

MÉDECINE DES URINES

Pendant douze ou quinze siècles, la médecine a été en quelque sorte abandonnée et livrée à l'exploitation de misérables jongleurs. Ce fut alors que l'inspection des urines constitua une prétendue science, désignée sous le nom d'uromancie. Elle diffère de l'uroscopie en ce que, dans cette dernière, le médecin ne tire de l'examen des urines que des inductions probables sur l'état des maladies, et les allie toujours avec les symptômes morbides. Les uromantes, au contraire, ont la prétention de deviner les maladies présentes et à venir par la seule inspection des urines, d'y reconnaître les diverses altérations des organes, et de juger les meilleurs moyens d'y porter remède. Il est surprenant, sans doute, que les hommes aient été si longtemps dupes de pareilles fourberies. Mais en réfléchissant à la puissance du merveilleux sur les esprits, et à l'ignorance profonde dans laquelle vivaient la plupart de ceux qui composaient les hautes classes de la société, on comprendra que l'uromancie ait pu régner avec éclat. A la même époque la sorcellerie, l'astrologie, les sciences cabalistiques n'exerçaient-elles pas le même empire ? Le temps n'est pas encore éloigné où des uromantes osaient prôner hautement leur science divinatoire, et au commencement de ce siècle il existait à Paris plusieurs cabinets médicaux, où les malades se rendaient en foule pour connaître leurs maux et y chercher un remède.

Mais pourquoi s'étonnerait-on que l'uromancie ait eu tant de succès? On a vu quelque chose de bien plus inconcevable et qui pourtant est de toute vérité : l'usage de l'urine pour la guérison des maladies. Le dégoût qui s'attache naturellement à ce produit excrété n'a pu empêcher qu'on s'en servît comme moyen thérapeutique. Il y a mieux même, les propriétés curatives de l'urine ont été vantées par des médecins dont le nom s'est transmis à la postérité avec une assez grande célébrité. Au rapport de Ramazzini, on en faisait prendre aux filles qui éprouvaient de la difficulté pour être réglées. L'illustre Celse accordait une confiance profonde à la vertu de l'urine. D'autres médecins l'ont conseillée avec de soi-disant succès, dans certaines maladies du foie et de la rate. Les Arabes ont composé avec l'urine et d'autres substances encore plus repoussantes des médicaments qui ont été consignés dans les matières médicales. Les femmes, à l'époque du printemps, se lavaient la face et les bras avec de l'urine chaude provenant d'une vache. Quelques-unes en buvaient et s'en servaient en ablution pour conserver leur fraîcheur. En Chine, les accouchées boivent encore un verre de l'urine du nouveau-né ; chez les Indiens, la même superstition existe.

Il est remarquable qu'on employait en général l'urine d'une personne parfaitement saine et d'une constitution robuste ; on choisissait de préférence celle du matin. Au reste, pour excuser Ramazzini d'avoir ajouté quelque confiance à l'urine comme médicament, je dois ajouter qu'il recherchait principalement dans l'administration de ce fluide l'action de l'ammoniaque. Or, de tous les temps, le sel ammoniaque comptait au nombre des médicaments dont la vertu désobstruante était la mieux établie.

Enfin l'urine a encore été employée comme topique : on s'en servait à Rome pour se guérir du Psora. On lavait avec ce fluide, lorsqu'il était en état de putréfaction et qu'il exhalait une forte odeur ammoniacale, les parties qui étaient le siège de la maladie. L'usage extérieur de l'urine s'est conservé jusqu'à nos jours ; les paysans de nos campagnes s'en servent souvent pour guérir certaines maladies cutanées de leurs bestiaux.

Malgré la répugnance naturelle que le contact de l'urine inspire, on voit encore aujourd'hui une foule d'individus qui ont recours aux lotions urinaires pour guérir la teigne, certaines affections chroniques des paupières, le goitre, certaines tumeurs froides, les vieux ulcères, etc. Il est vrai de dire que ces pratiques sales et dégoûtantes ne sont plus guère mises en usage que par le peuple, dont l'ignorance et la superstition seront de tous les temps.

DES MODIFICATIONS

*Que subit l'appareil génito-urinaire sous les influences de l'âge, du sexe,
des tempéraments, des habitudes, etc.*

Les habitudes, les variations de température, les boissons, la nourriture, les
tempéraments, les maladies, les excès, l'âge, le sexe, impressionnent diversement
les organes de la génération et des voies urinaires.

Chez l'enfance, la débilité de ces organes tient à la faiblesse du premier âge ;
chez les jeunes filles, les habitudes sédentaires et la vie modérée expliquent les
accidents que l'on y remarque fréquemment ; dans l'adolescence et la virilité, ces
organes prennent de la force et de la puissance : à cette époque de la vie, les
fonctions qui leur sont dévolues sont dans toute leur plénitude ; chez la femme,
que l'utérus soit en état de vacuité ou en état de grossesse, qu'il soit atteint ou
non par des affections nerveuses, il se passe des phénomènes qui tiennent aux
sympathies qui existent entre cet organe et la poche urinaire ; chez l'homme, le
voisinage de la prostate, qui remplit de si importantes fonctions, et qui parfois
se trouve être le siège de maladies variées et si nombreuses, explique les
influences que cette glande exerce sur la vessie, sur son col et sur la sécrétion
urinaire.

L'âge amène du côté de la vessie et de la prostate des modifications qui, dans
beaucoup de cas, ne sont qu'une conséquence obligée des multiples fonctions de
ces organes, sans que les maladies puissent y être comptées pour rien ; d'autres
fois, l'âge produit dans la vieillesse les racornissements de vessie, les indurations
de prostate ; les affections nerveuses chez les femmes modifient singulièrement
les fonctions de la vessie dans ces circonstances, et chez ces dernières on l'observe
souvent frappée d'un état spasmodique continuel ou intermittent ; c'est encore au
voisinage de l'utérus, lorsque celui-ci est cancéreux, que sont dues les transformations morbides de la vessie et de son col.

Je vais dire rapidement un mot de chaque organe en particulier, et des modifications qu'il est susceptible de revêtir dans sa structure et dans ses fonctions,
par suite des influences nombreuses sous l'empire desquelles il se trouve placé.

Reins. — On ne rencontre pas de différence dans le premier âge en comparant le rein chez le garçon ou chez la fille, leur organisation est la même ; en les
comparant aux autres organes de l'économie, ils semblent avoir acquis un déve-

loppement plus précipité, et offrent, dans certaines parties de leur structure, des inégalités qui tiennent à ce que leur organisation n'est point encore complétée.

Ce n'est guère que dans l'adolescence qu'on les voit contracter des maladies, et ces maladies être beaucoup plus fréquentes chez les hommes que chez les femmes. Ainsi, les néphrites, les affections calculeuses des reins, sont fort rares chez elles : cela tient, sans aucun doute, aux habitudes, au régime, à la nourriture, bien différents chez les deux sexes, et dont l'influence sur le développement des maladies des reins est incontestable.

Uretères. — Les maladies spéciales à l'appareil urinaire impriment seules, en général, des modifications à ces organes ; le sexe n'y vient établir aucune différence ; les calculs, qui des reins tombent dans la vessie, dilatent considérablement ces conduits ; chez les vieillards, les uretères s'indurent et se rétrécissent, et particulièrement chez ceux dont un des reins est devenu atrophié : alors l'uretère correspondant est rétréci, oblitéré et ossifié.

Vessie. — Voici sans aucun doute l'organe qui doit le plus nous intéresser au point de vue des anomalies de formes, de structure et d'organisation.

Chez l'enfance, la vessie n'est pas ronde ; elle est très allongée ; le col, qui occupe la partie la plus déclive, se continue directement avec le corps de cet organe ; sa partie inférieure n'est pas encore complètement développée, on n'en distingue pas le bas-fond, et les rapports de cet organe avec les parois antérieures de l'abdomen sont très intimes et semblent y être accolés ; la sensibilité de la muqueuse interne de la vessie est très excitable : aussi les enfants vident-ils, lorsqu'ils urinent, la presque totalité du liquide contenu dans leur vessie : c'est à cette extrême sensibilité de l'organe qu'est due la presque impossibilité qu'ils ont de pouvoir conserver longtemps leurs urines, et aussi ce qui rend compte des incontinences dans le jeune âge, affections très communes chez les enfants.

L'âge amène bientôt de rapides modifications ; avec l'adolescence les dimensions de la vessie augmentent, cet organe change de forme et de rapports avec les parties voisines, et ne se montre alors au-dessus du pubis que dans l'état de complète plénitude, ce qui est assez rare : on voit que ce que la vessie perd en hauteur, elle le gagne en largeur.

Il existe de notables différences de structure et de rapports chez l'homme et chez la femme, eu égard à la vessie : nous voyons chez l'homme l'orifice externe de la poche urinaire formant l'ouverture interne du canal de l'urètre, entouré d'une glande particulière qu'on appelle la prostate ; chez la femme, l'absence de cette glande fait que le col de la vessie dépasse la symphise du pubis ; chez l'homme, la région postérieure répond au rectum, chez la femme à l'utérus ; à sa région inférieure, on rencontre chez l'homme les vésicules séminales et les canaux déférents qui la séparent du rectum ; chez la femme, la base de la vessie repose sur le vagin et sur la moitié inférieure du col utérin.

Ces indications de rapports sont fort importantes à connaître, et démontrent les conséquences qu'on en doit tirer chez les deux sexes ; chez l'homme, il est facile d'explorer la vessie par le rectum, tandis que chez la femme cet organe doit être exploré par le vagin ; chez l'homme les fistules urinaires se produisent par le rectum, chez la femme par le vagin ; on peut chez l'homme ponctionner la vessie par le rectum, et chez la femme, par cet organe, pratiquer aussi la ponction vésicale, y faire même la taille. Ce rapport de voisinage, de l'utérus à la vessie, explique comment par voie de propagation la vessie devient cancéreuse, lorsque chez un sujet l'utérus est frappé de dégénérescence squirreuse.

Urètre.— L'absence de prolongement de ce conduit chez la femme explique naturellement pourquoi les maladies du canal de l'urètre sont bien plus rares chez elle et plus fréquentes chez l'homme, dont l'urètre se trouve habituellement d'une longueur de sept à huit pouces : la femme est donc presque exempte de ces maladies, le conduit urétral n'ayant guère que quinze à dix-huit lignes d'étendue.

Quant aux transformations que l'âge fait subir à ce canal, il n'y a rien d'intéressant ; il n'en est pas de même des modifications que lui impriment les nombreuses maladies dont il est susceptible, telles que les inflammations, les rétrécissements, les sécrétions anormales, les écoulements, maladies qui presque toujours sont la source des dérangements de l'appareil urinaire et de l'appareil générateur, maladies du reste dont je ne dois point ici parler, et qui trouveront leur place dans le cours de cet ouvrage.

Par cet exemple exposé, que j'ai dû encore restreindre ici, il est facile de conclure que l'appareil génito-urinaire est de tous les organes de l'économie celui qui mérite l'étude la plus sérieuse et l'attention la plus profonde de la part du médecin et du malade. Cette proposition se confirme : 1° par l'importance de l'appareil eu égard aux phénomènes de la vie; 2° par ses anomalies de structure et de conformation; 3° par les nombreuses lésions pathologiques dont il est souvent le siège, et qu'il est si important de connaître, pour le maintenir dans l'équilibre de ses fonctions, fonctions indispensables à la conservation de notre existence.

DES MALADIES DES ORGANES GÉNITO-URINAIRES

De leur influence sur le physique, le moral et la durée de l'existence.

L'étude que l'homme fait aujourd'hui de lui-même; cette attention qu'il s'habitue à porter à son bien-être, à sa santé ainsi qu'aux dérangements dont elle est susceptible; ce soulagement qu'il cherche constamment à ses maux, tient évidemment à la conservation de l'existence, et cet intérêt de soi-même, cet attachement à la vie est une conséquence manifeste du progrès des lumières et de l'étude que chacun fait journellement des ressources et des moyens qui peuvent et doivent concourir au bien-être de l'individualité, et, par contre, de la société en général.

Il est, en effet, peu d'hommes de notre temps, parmi ceux qui ont reçu même les premiers éléments de l'instruction, qui ne soient capables de saisir les notions de toutes les sciences, au moins les notions élémentaires, et à plus forte raison celles de la médecine, dont la mission aujourd'hui est d'apprendre à vivre et à se conserver.

Si cette opinion trouvait quelques contradicteurs, ce serait parmi ces théoriciens entêtés qui prétendent que la science ne peut être scindée, et qu'on n'y saurait initier les gens du monde sans danger; mais ils seraient faciles à convertir, les savants qui tiennent ce langage, en leur rappelant que c'est aux travaux des hommes qui se sont livrés à l'étude et à la propagation des principes élémentaires de l'art de guérir que l'humanité est redevable des connaissances générales à l'aide desquelles chacun peut désormais se préserver des maladies affreuses qui jadis les décimaient dans l'ombre.

Persuadé que celui qui instruit et console a droit à la reconnaissance, et convaincu que je suis de l'importance qu'il y a, avant d'entrer en matière, d'appeler l'attention de mes lecteurs sur les dérangements multiples du système génito-urinaire, je n'ai pas hésité à faire tous mes efforts pour leur présenter dans le cours de cet ouvrage, d'une manière simple et précise, le tableau des phénomènes morbides contre lesquels l'homme devra toujours se tenir en garde, s'il veut conserver intacte la double fonction de la sécrétion urinaire et de la reproduction de l'espèce.

Il est peu de maladies qui soient aussi cruelles et aussi tourmentantes que celles du système génito-urinaire; elles sont du petit nombre des affections qui se développent d'une manière lente, qui n'avertissent sérieusement ceux qu'elles atteignent que lorsqu'elles ont produit une altération profonde, parfois même lorsqu'elles sont devenues tout à fait incurables.

Je m'adresse ici à ceux qui souffrent, à ceux qui commencent à souffrir, à ceux mêmes qui ne souffrent pas encore, afin de les prémunir contre cette funeste quiétude dans laquelle s'endorment si facilement certains malades au début de leurs fâcheuses affections, comptant pour le rétablissement de leur santé, les uns sur le temps, d'autres sur les ressources, parfois si puissantes et d'autres fois si négatives, des forces de la nature.

Sans doute ce que je dis ici trouve son application à toutes les maladies et peut se dire à tous les malades; mais il faut le répéter plus spécialement, je crois, aux personnes souffrantes de maladies dont les suites sont d'autant plus à redouter, que les organes qui en sont le siège sont indispensables à la vie, et doués d'une plus grande sensibilité fonctionnelle.

D'un autre côté, le nombre des personnes qui sont atteintes de ces affections est très considérable ; les organes dont je m'occupe ici sont sujets à de nombreux dérangements qui, la plupart du temps, débutent sans souffrances, par un peu de gêne il est vrai, mais sans attirer sérieusement l'attention des malades, la plupart si disposés d'ailleurs à se faire illusion, et à croire au retour d'une santé qui, petit à petit, fuit et leur échappe.

Ce que je dis par rapport aux maladies des organes génito-urinaires, je pourrais le dire aussi en présence des affections de matrice, dont les ravages lentement destructeurs n'avertissent leurs victimes qu'au jour des intolérables douleurs et au moment de cesser de vivre.

Il y a trente ans, par exemple, les maladies de matrice passaient pour être rares et incurables : c'est qu'alors les femmes, ignorantes du danger qu'elles couraient, s'endormaient dans l'indifférence, et que l'homme de l'art n'était appelé que lorsque la désorganisation était devenue complète. Mais depuis que les spécialistes ont publié de nombreux travaux sur les maladies de ces organes, que l'attention des femmes a été appelée sur elles, qu'une salutaire inquiétude les a rendues plus soigneuses, on s'aperçoit combien on était dans l'erreur en pensant que ces maladies étaient rares, que les femmes n'en étaient atteintes qu'au retour d'âge ; enfin, combien il est important de les reconnaître dès le principe et de se hâter de recourir aux conseils de l'art pour les traiter et les guérir.

Ce qui s'est passé pour les maladies de l'utérus a également eu lieu pour celles qui affectent les organes des voies urinaires et ceux de la génération. Longtemps négligées par les malades, l'ignorance des accidents graves auxquels elles conduisent les empêchaient de réclamer dès le commencement les secours de la médecine; ils ne s'adressaient au médecin que lorsqu'ils étaient vaincus par la douleur ou parvenus, avec le temps, au dernier degré de la maladie, de sorte qu'on croyait généralement dans le monde que les affections des reins, de la vessie, de l'urètre, étaient exclusivement le triste partage de la vieillesse. Aujourd'hui que des travaux importants ont été publiés sur cette spécialité et sont venus éclairer et avertir les malades, ceux qui souffrent y ont cherché le tableau de leurs maux et l'espérance de pouvoir y mettre un terme : il en est résulté que tout à coup le nombre des malades s'est trouvé multiplié à l'infini. On a bientôt reconnu que la douleur s'était cachée pendant longtemps, et que rien n'était plus ordinaire que de rencontrer des individus de tous les âges atteints de maladies des voies urinaires et des organes générateurs.

Ces importants appareils, les plus susceptibles de notre économie, dont aucune des fonctions n'est soumise à l'empire de notre volonté, sont d'ailleurs sujets à un bien plus grand nombre d'accidents que d'autres organes : ils doivent donc être bien plus surveillés, et appeler davantage notre attention au début du plus léger dérangement; s'il n'en était pas ainsi, les phénomènes morbides s'aggraveraient rapidement, les symptômes les plus alarmants s'y manifesteraient de suite, les maladies de cet appareil se montreraient promptement dans toute leur intensité; des dérangements arriveraient aussitôt et par suite dans les différentes fonctions de l'économie, les matériaux alibiles que la sécrétion urinaire est chargée de rejeter au dehors se répandraient à l'intérieur et y perturberaient les fonctions; les digestions s'altéreraient, la circulation éprouverait des troubles nombreux, les forces se perdraient, le cerveau s'affaiblirait, et la vie ne serait plus qu'une succession de douloureux phénomènes.

Les atteintes que portent les maladies des voies urinaires et des organes générateurs n'exercent pas seulement leur influence sur le physique; ne sait-on pas les ravages qu'elles sont capables d'exercer sur le moral de l'homme, et les modifications qu'elles impriment à son caractère? Tel naguère, vif, enjoué, aimant le monde, devient tout à coup taciturne, triste, et cherche la solitude; tel autre, d'un naturel bienveillant et doux, se montre difficile et exigeant; celui-ci, habituellement grand et généreux, représente l'égoïsme et l'envie. Les affections du cœur s'éteignent, le malade est dans un état de découragement constant. Incommode à lui-même et aux autres, le plaisir qu'il voit prendre le fatigue et l'ennuie : plus de joie dans sa famille, plus de visages riants autour de lui; tout entier à son mal, il est incessamment ramené au besoin de la solitude pour le cacher. Veut-il chercher dans le travail un moyen de distraction, il s'aperçoit bientôt que ses facultés intellectuelles ont perdu de leur puissance et de leur activité; le moindre effort le fatigue et l'oblige à y renoncer.

Au milieu de ce conflit, les fonctions nutritives cessent de s'accomplir avec régularité, l'appétit diminue chaque jour, l'assimilation se fait mal; les forces

s'épuisent, des rides sillonnent le visage, car il exprime la souffrance et l'anxiété:
la vie alors n'est plus qu'un tourment de tous les jours, et conduit bien vite au
tombeau.

DE L'HÉRÉDITÉ

*Considérée au point de vue de la production des affections des organes
génito-urinaires.*

Pour résoudre cette question il faudrait pouvoir mettre à nu le mystère de la
génération.

La transmission héréditaire des maladies devant avoir lieu au moment même
de l'acte de la génération, se trouve naturellement liée à cet acte et à ses suites.

Il paraîtra donc naturel et peut-être nécessaire de rappeler ici les différentes
hypothèses qu'on a créées sur la génération, afin de s'attacher à la plus probable,
et de démontrer comment on peut concevoir la manière dont se forment les dispositions organiques qui sont les causes prédisposantes à la transmission héréditaire des maladies.

Dirai-je, par exemple, en admettant le système de Buffon, que si les moules
intérieurs ne sont pas sains, les molécules organiques qui y seront formées parti-
ciperont du vice dont ils sont attaqués, et devront, comme on le pense, former
dans le fœtus la même partie que celle où elles ont pris naissance? Il faudra donc
en conclure que la partie qui a été malade chez les parents sera affectée du même
vice chez les enfants ; ou mieux et bien simplement dire avec Hippocrate : « Cum
nempè genitura ab omnibus corporis partibus procedat, a Sanis Sana, a morbosis
morbosa. »

Bonnet, qui admet la préexistence des germes, prétend que les défauts de conformation des organes ne peuvent point se communiquer au fœtus, s'ils n'ont
point attaqué les organes de la génération mâle, ou s'ils ne sont pas de nature à
influer sur les humeurs; mais les maladies héréditaires, ajoute-t-il, se transmettent, parce qu'elles affectent les humeurs et par elles la liqueur séminale.

Cette opinion, à laquelle je me range volontiers, me paraît la plus rationnelle.
En effet, on admet aujourd'hui généralement la préexistence du germe qui reçoit
sa fécondation de la liqueur séminale. Or, pour qu'une maladie soit héréditaire,
il faut nécessairement que les éléments de cette maladie se rencontrent, soit dans
le germe, soit dans la liqueur séminale, ces deux termes du problème de la géné-

ration; soit dans les humeurs de la femme, qui servent à nourrir le germe fécondé.

Cette question traitée ici, et restreinte dans le cercle des maladies des organes génito-urinaires, démontre de suite que ceux-ci doivent être complètement étrangers au fait de la transmission, car ils n'ont aucun principe dans le germe, puisque celui-ci est à l'état embryonnaire et n'a encore aucun organe à l'état de formation.

Mais si ce ne sont pas ces organes qui, altérés chez le père ou la mère, le seraient aussi chez les enfants, la liqueur séminale ne peut-elle pas, altérée elle-même, vicier ces organes? Le fait est incontestable quant à l'altération du fluide spermatique; mais qu'il me soit permis, ici, d'examiner quelle est la nature de cette altération et comment elle réagit sur le fœtus. Le sperme peut être altéré, soit par la diminution de ses principes essentiels et constitutifs, soit par l'adjonction de matières étrangères et virulentes.

Dans le premier cas, le sperme peut perdre sa propriété fécondante, comme on le remarque souvent à la suite des pertes séminales involontaires, et alors nécessairement aucun vice n'est transmis, puisqu'il n'y a pas fécondation.

Dans le second cas, l'influence de l'altération du sperme porte sur le germe tout entier et non sur une de ses parties, puisque ce sperme féconde entièrement le germe. C'est ce qui a lieu pour la syphilis des nouveau-nés; et pour preuve de mon assertion je ferai observer, par exemple, qu'un chancre à la verge du père ne se trouve jamais sur la verge de l'enfant, que l'infection syphilitique chez ce dernier se traduit presque toujours par un état général, qui détermine souvent des fausses couches chez la mère et la mort de l'enfant. Les scrofules, dans la plupart des cas, ne reconnaissent pas d'autre cause, et la fécondation n'a pas eu d'autres résultats que l'infection générale : ici, en effet, la cause du mal est dans les humeurs, et l'enfant n'a hérité des maladies de son père que parce que le sang vicié de celui-ci est allé remplir les vaisseaux de l'enfant, dans l'acte mystérieux de la fécondation. Il en est de même du cancer, des tubercules, etc., dont le principe morbifique, encore inconnu, se mêle au torrent circulatoire, et trouble si profondément cette fonction, en se mêlant entièrement au liquide sanguin.

Mais, dira-t-on : Dans le catarrhe vésical, il y a production d'un mucus qui pourrait, par suite de l'acte du coït, amener la même altération dans le sang et par conséquent se répercuter sur le fœtus. Cette objection ne saurait être sérieuse : le pus du catarrhe vésical n'est ordinairement doué d'aucun caractère virulent; il peut se mêler au sang, au sperme, sans en altérer la nature et les propriétés; l'inflammation du catarrhe vésical, dans la majorité des cas, est une inflammation franche, n'ayant aucun caractère spécial, comme l'inflammation blennorrhagique comme l'inflammation typhoïde, comme l'inflammation diphtéritique, croupale, etc., dans la majorité des cas ; car s'il arrive que le catarrhe vésical tienne à un état vénérien, je rentrerai alors dans les cas des humeurs viciées et virulentes et me retrouverai dans la catégorie de ceux que j'ai exposés plus haut. Le sperme vicié peut donc transmettre au fœtus le germe de certaines maladies, non pas localement, mais bien d'une manière générale, constitution- nelle.

Trouvera-t-on maintenant dans les altérations des tissus, dans les affections organiques, des motifs suffisants pour admettre l'hérédité des maladies des organes génito-urinaires ? Je ne le pense pas : les solides restent étrangers à l'acte de la fécondation ; ils peuvent l'entraver comme instruments, mais jamais le vicier dans son essence ; ainsi par exemple : un rétrécissement du canal de l'urètre peut empêcher l'émission du sperme, produire l'impuissance, l'infécon- dité ; mais en quoi le rétrécissement altérerait-il la nature intime de ce liquide ? Il en est de même des calculs de la vessie, des calculs des reins, des polypes de la vessie, de l'urètre, etc. : d'abord le sperme n'y passe pas et ne saurait être altéré par ces affections organiques ; mais se trouverait-il dans la constitution des dis- positions à ces maladies, alors seulement ces dispositions pourraient être trans- missibles constitutionnellement et par les humeurs. Tous les auteurs qui se sont occupés de cette question assurent que tout le monde peut en être atteint et que l'on ne saurait dire à priori quelles sont les personnes qui sont le plus disposées à en être affectées par suite de leurs constitutions : il est des occupations, des professions, des régimes qui prédisposent plus que les autres ; mais ces considé- rations, tout individuelles, n'ont aucune tendance à se transmettre par le coït.

La femme a une grande influence sur le développement et sur la santé du fœtus ; mais cette influence réside surtout dans ses humeurs qui servent à nourrir l'enfant. En développant de nouveau cette question ici, je retomberai dans le cas des humeurs viciées, et cela est si vrai, que l'on a vu des femmes atteintes pendant leurs grossesses de polypes, de calculs, de rétrécissements de l'urètre, ne pas communiquer ces affections à leurs enfants : c'est que ces calculs, ces rétrécissements, ces polypes n'altèrent pas la masse du sang et ne portent aucun trouble dans sa nature.

Ainsi donc, pour me résumer, je dois dire que les affections des organes génito-urinaires, lorsqu'elles sont dues à une cause virulente, peuvent se trans- mettre au fœtus d'une manière générale, mais jamais locale ; exemple : la syphilis, le cancer, etc. Lorsque ces affections ne sont caractérisées par aucun virus, elles sont individuelles aux parents et ne sauraient ni constitutionnelle- ment ni localement être transmises aux enfants par voie de génération.

DES CAUSES

Qui dans l'enfance déterminent la production des maladies des organes génito-urinaires, vices d'organisation, faiblesse, langueur, peur et paresse, habitude chez les enfants de retenir leurs urines, maladie, crainte et influence des châtiments, abus de boissons et de tisanes relâchantes.

Dans l'adolescence, la virilité, même dans la vieillesse, on voit subitement apparaître une des affections si nombreuses de l'appareil génito-urinaire. Pour expliquer ce brusque développement, on fait vainement appel à sa mémoire, et on cherche à se rappeler quelques-uns des phénomènes morbides qui sont venus tourmenter l'existence ; la plupart du temps on omet de remonter aux sources du jeune âge, époque de la vie où parfois déjà se dessine le principe des maladies dont nous nous occupons ici.

Effectivement, à sa naissance, l'enfant peut déjà apporter avec lui les germes d'une maladie de l'appareil génito-urinaire; tantôt c'est dans des vices de conformation, tantôt dans l'état constitutionnel qu'on rencontre ce principe.

Dans les vices de conformation, on remarque des imperforations du gland, des phymosis, des fistules de l'urètre ou de la vessie, une vicieuse position de l'ouverture de l'urètre : de là les rétentions, les incontinences, les communications anormales de la vessie avec le rectum chez l'enfant, ou le vagin chez la jeune fille ; enfin le cortège de ces maladies, auxquelles l'art est obligé de venir en aide, sans pouvoir empêcher plus tard la réapparition de ces phénomènes consécutifs, si dangereux et si regrettables.

Outre les vices de conformation que je viens de signaler plus haut, la faiblesse et la langueur dans lesquelles s'élèvent et grandissent certains enfants placent l'appareil urinaire dans un tel état de débilité, que ces organes ne peuvent plus remplir leurs fonctions ; ils sont tellement impressionnables, que, momentanément même, ils ne peuvent pas conserver le produit de la sécrétion urinaire : de là, ces fréquentes incontinences d'urine, qui produisent habituellement l'excoriation des parties génitales et des tissus environnants, si douloureux chez les enfants et particulièrement chez les jeunes filles.

Dans les premières années de la vie, le profond sommeil, la paresse, la peur, jouent un très grand rôle dans les modifications de l'appareil génito-urinaire : il arrive que certains enfants plongés dans un lourd sommeil laissent involontairement couler leurs urines, les organes par cela même s'habituent à l'incontinence;

d'autres enfants, la nuit, par la crainte de l'obscurité, s'abstiennent de vider leur vessie : la poche urinaire se distend alors outre mesure, les urines s'y accumulent, le sphincter de la vessie prend l'habitude de se contracter, et bientôt arrive la rétention d'urine, puis la formation de calculs, la gravelle, etc. Les enfants qui, dans le jour, contractent aussi l'habitude de se retenir pendant l'action du jeu, sont placés dans les mêmes circonstances et souvent aux mêmes inconvénients.

La plupart des maladies que l'on rencontre chez l'enfance impressionnent plus ou moins profondément le système génito-urinaire : les affections typhoïdes, les fièvres de mauvaise nature, les convulsions, les croissances difficiles, sont de ce nombre ; les habitudes d'onanisme en sont aussi une cause fréquente.

Les châtiments, la crainte des punitions chez les enfants naturellement timides, donnent fréquemment lieu à des dérangements de l'appareil urinaire ; ce qui se passe tous les jours dans les collèges, dans les pensionnats, dans les écoles, même dans les communautés religieuses où règne une austérité claustrale, en fournit de nombreux exemples. C'est là que l'on trouve de jeunes sujets qui, pendant les heures d'étude, n'osent demander à leurs maîtres, dont ils redoutent la mauvaise humeur, la permission d'aller uriner, et se trouvent ainsi obligés de retenir leurs urines ; d'autres, en état de pénitence, les conservent également pendant toute la durée de leur punition, dans la crainte d'aggraver leur châtiment ; ces fâcheuses habitudes disposent ces enfants aux rétentions d'urine, aux incontinences, etc.

On rencontre encore chez les jeunes sujets nés de parents pauvres, soumis l'usage de nourritures débilitantes, à celui de boissons aqueuses, à l'insalubrité des logements, enfin à toutes les causes qui amènent les scrofules, la présence des maladies urinaires ; et parmi celles-ci prédominent toujours l'incontinence, le catarrhe, les écoulements urétraux et la gravelle.

Chez les enfants nerveux et impressionnables, la peur, les sanglots et le rire insatiable communiquent au col de la vessie elle-même un tel état de sensibilité, qu'à ce moment les urines ne peuvent plus être tolérées, s'écoulent involontairement et avec abondance. Ce phénomène commence à dénoter un état de faiblesse dans les voies urinaires.

Chez les femmes enceintes, l'incontinence d'urine est très fréquente ; le voisinage de l'utérus qui chaque jour acquiert plus de volume, et la pesanteur qu'exerce cet organe sur la vessie pendant la gestation, en expliquent la cause.

Je ne dois pas entrer, dans ce chapitre, dans de plus grands développements touchant le sujet qui m'occupe ici ; les considérations plus étendues sur la matière auxquelles j'ai besoin de me livrer trouveront leur place dans le cours de cet ouvrage : je n'ai voulu qu'éveiller l'attention des malades sur un des motifs probables de leurs affections, pour en reconnaître le principe et la cause et en déterminer plus sûrement le traitement; mon intention a été également d'appeler la sollicitude des parents sur les habitudes de l'enfance, habitudes légères en apparence, mais funestes en réalité, puisqu'elles tendent à favoriser chez de jeunes sujets le développement et l'entretien des maladies graves et douloureuses de l'appareil génito-urinaire.

DES PROFESSIONS SÉDENTAIRES

Des travaux d'esprit et de cabinet, des maladies qu'ils sont susceptibles de produire et des influences spéciales qu'ils exercent sur la production et l'entretien des maladies des organes génito-urinaires, précaution pour les éviter; hygiène des employés, des hommes de lettres et de cabinet.

Quels que soient les immenses bienfaits de la civilisation, elle engendre incessamment des coutumes, des habitudes, et même des affections, qui en sont la conséquence obligée, inconnues à des époques plus voisines de la barbarie.

Rarement, il est vrai, un bien se produit dans le monde sans qu'il soit suivi d'un mal, qui en est la suite indispensable : aussi l'effet le plus incontestable, le plus immédiat de la civilisation est, sans contredit, l'augmentation des besoins factices qu'elle entraîne à sa suite, et, par contre, la multiplicité successive des industries chargées de pourvoir à la satisfaction de ces mêmes besoins. Dans l'exercice de ces professions, il existe des inconvénients auxquels l'homme qui les exerce reste toujours sujet : de là les maladies, conséquences qui leur sont propres, et qui, dans de certaines conditions, atteignent l'ouvrier, l'artisan, l'artiste qui les exerce.

Dans le nombre des professions, il y en a qui ont reçu la dénomination d'actives, d'autres de sédentaires; les premières comportent : l'activité de l'esprit et des membres, l'exercice, l'action; les secondes sont du ressort de l'intelligence, de la pensée, et empruntent fort peu de choses aux mouvements et aux habitudes corporels.

Je n'ai, dans ce chapitre, l'intention que de m'occuper des professions sédentaires, au point de vue des maladies qu'elles sont susceptibles d'engendrer chez les personnes qui se livrent à leur exercice, et encore parmi elles, spécialement ne dois-je m'occuper que des maladies des organes génito-urinaires qui, dans beaucoup de circonstances, trouvent leurs sources et leur foyer au milieu des habitudes et des professions sédentaires : je me suis trouvé à même de les observer chez les magistrats, les hommes de lettres, les employés, enfin chez ceux dont les facultés intellectuelles sont sans cesse dans un état de préoccupation et de surexcitation, et chez lesquels aussi les habitudes du corps, des membres, ne sont jamais mises en action.

Dans ces professions, ordinairement du domaine des gens d'esprit, des gens à intelligence, un seul organe domine tous les autres, de telle sorte que l'exercice continuel des facultés intellectuelles absorbe à lui seul des forces qui devraient être le partage de l'économie tout entière; l'organe de la pensée, le cerveau, accapare à lui seul une grande partie de la vitalité dévolue aux autres organes; il n'en reste pas assez pour entretenir dans leur état normal les organes de la nutrition, de la digestion, des voies urinaires, de l'appareil générateur, etc. Rarement une homme de cabinet jouit d'un bon estomac; rarement il est porté avec énergie aux plaisirs de l'amour; dans le peuple, au contraire, ces hommes si forts, si vigoureux, le sont précisément parce que l'exercice à peu près nul de leur intelligence laisse toute sa puissance au développement de leurs facultés physiques.

Il existe, et l'expérience l'a démontré, une intime connexion entre l'exercice de ces professions et la production des maladies de l'appareil urinaire et générateur. C'est sur ces dernières que j'appellerai particulièrement l'attention du lecteur; bien cependant que je me propose aussi de dire un mot des influences morbides constitutionnelles qui se rencontrent dans les habitudes et dans l'exercice des professions sédentaires.

Les hommes de cabinet, les employés, les artisans, changent très fréquemment de conditions de température. Soumis et presque sans s'en apercevoir tantôt à l'influence d'une atmosphère brûlante et concentrée, tantôt à celle d'une température froide et humide, la transpiration, sécrétion si importante dans notre économie, se trouvera troublée ou pervertie, et ne manquera pas d'impressionner d'une manière défavorable l'appareil génito-urinaire. Une température trop élevée, une chaleur trop concentrée, en donnant à la peau des sécrétions trop actives, diminueront la quantité de l'urine, la rendront épaisse et bourbeuse et nuiront aux organes qui la contiennent. Le changement brusque vers une température froide lui communiquer un degré de sensibilité, de resserrement, de spasme, qui rendra la sortie de l'urine rare et difficile.

Presque continuellement assises, les personnes vouées à ces professions sédentaires ont le siège constamment échauffé, le canal de l'urètre, la prostate et le col de la vessie sans cesse comprimés; le sang s'y porte avec abondance : de là les engorgements qu'on rencontre si fréquemment au début des affections de l'appareil urinaire et générateur.

Une des habitudes communes à ces professions, habitudes que j'ai très souvent rencontrées chez les hommes de lettres, les compositeurs de musique, les artistes, les magistrats, chez lesquels l'intelligence est presque extatique, consiste à retenir très longtemps leurs urines; ils entravent par cela même la sécrétion de ce liquide, le font séjourner trop longtemps dans les reins, distendent la vessie outre mesure, prédisposent cet organe à des rétentions, exposent la prostate et le canal de l'urètre aux nombreuses maladies qui les affligent si souvent.

Ces erreurs, qui sont, comme on le voit, le partage des gens dont l'imagination seule est occupée, ont une influence bien dangereuse sur les organes dont nous nous occupons en ce moment. L'habitude, en effet, de retenir ses urines outre mesure conduit à l'extrême distension de la vessie, à son inertie, à son insensibilité, à sa paralysie même. Chopart rapporte, dans les *Mémoires de l'Académie de chirurgie*, l'exemple d'une rupture de vessie, arrivée chez un homme incessamment dominé par les efforts de son imagination.

En compulsant toutes mes observations, qui sont nombreuses, parmi tant de malades que j'ai soignés pendant près de quinze ans, j'ai remarqué que les deux tiers au moins des gravelles, des catarrhes de vessie, des calculs, des pertes séminales, etc., s'étaient rencontrés chez des employés, des gens de cabinet, enfin chez des personnes à habitudes sédentaires.

D'Alembert, Buffon, Voltaire, Jean-Jacques Rousseau, furent atteints de catarrhe de vessie, de rétention d'urine, de pertes séminales, qu'alors ils ne purent jamais guérir et dont le principe provenait de l'habitude que j'ai signalée plus haut, et qu'ils avaient contractée dans des moments où leur esprit était entièrement absorbé par leurs sublimes travaux.

Les maladies de l'appareil génito-urinaire n'affectent pas seulement les gens à professions sédentaires parce qu'ils sont assis, mais encore parce que chez eux l'exercice manque presque complètement : ainsi, le défaut d'activité enlève aux reins une partie de leur puissance de sécrétion, et à la vessie une certaine somme de contractilité; les urines, dans ce cas, sont mal fabriquées, elles restent trop longtemps en contact avec la poche urinaire; leur séjour en altère promptement la surface interne, et cet organe se trouve, par suite, privé de l'énergie suffisante pour s'en débarrasser.

On sait par observations et l'expérience a démontré quels sont les rapports intimes, les sympathies entre les fonctions digestives et les fonctions génito-urinaires; les dérangements de l'une produisent les altérations des autres; l'absence d'exercice, le manque d'air, les vicieux changements de température altèrent puissamment les digestions; les professions actives, au contraire, qui ont pour elles le mouvement, transmettent par un salutaire exercice plus de vigueur et de forces aux organes de l'économie, chargés d'en remplir les différentes fonctions.

Après avoir tracé quels sont les inconvénients qui résultent de l'exercice des professions sédentaires, par rapport à l'appareil génito-urinaire, et l'avoir fait d'une manière aussi rapide que possible, afin de ne point sortir du cadre que je me suis imposé en me laissant aller à un sujet susceptible de tant de développements, je vais dire quelques mots de l'hygiène spéciale et générale que je conseille aux personnes soumises aux habitudes des professions sédentaires.

La différence est si grande, eu égard aux circonstances qui caractérisent les occupations actives et les travaux sédentaires, que si l'on doit dire à ceux qui se livrent aux premières : Prenez du repos, il convient de dire pour conseil aux autres : Prenez du mouvement.

L'activité est donc une des conditions les plus importantes que devront s'imposer les gens de cabinet, les employés, etc. ; ils devront faire un exercice journalier et choisir une habitation éloignée de leurs occupations, préférer un lieu élevé, aéré et réjoui par la lumière du soleil ; il importe que ces lieux soient traversés par un léger courant d'air : l'air frais, libre et pur, donne aux facultés intellectuelles plus d'action et plus de liberté ; l'air plus fréquemment renouvelé est plus facile à respirer ; l'air concentré et appauvri par les organes respiratoires se trouve dépourvu d'oxygène et n'est plus qu'un mélange impur d'azote et d'acide carbonique, impropre à la respiration.

Le jardinage est pour tous un excellent passe-temps : il occupe sans absorber l'attention ; il laisse reposer le cerveau, ce qui n'arrive pas toujours dans l'exercice ordinaire, où le mouvement du corps ne chasse pas suffisamment les fatigantes préoccupations de la pensée ; la gymnastique, le jardinage, l'usage de l'équitation et de la natation leur seront aussi extrêmement favorables.

La promenade, dans les jours de loisirs, est aussi d'un effet très salutaire pour les personnes qui, toute la semaine occupées de travaux d'esprit, sont calmes et sédentaires. Cicéron se reposait ou croyait se reposer en consacrant ses moments de loisir à la promenade : son corps y trouvait une fatigue salutaire ; mais n'y était-il pas poursuivi par l'image de Verrès ou de Catilina ? J'aime mieux Socrate, prenant de l'exercice sur un bâton, ou jouant avec ses enfants : la distraction du moins venait en aide au mouvement. Il en était de même de Milton, se livrant fréquemment aux exercices corporels et à la gymnastique. On sait que ce fut dans ses promenades solitaires que Jean-Jacques Rousseau composa ses plus beaux ouvrages ; mais là, son démon familier ne cessait pas de l'obséder ; le mouvement de son corps ne pouvait compenser la fatigue de son cerveau ; aussi ses promenades ne pouvaient-elles le guérir ni même apporter un soulagement à la maladie dont il était atteint. Parmi ces penseurs habitués à une nonchalante activité, je pourrais citer encore La Fontaine, l'homme de cabinet qui vécut le plus solitaire, puisqu'il savait trouver la solitude jusqu'au milieu du monde, pour lequel la promenade avait tant d'agrément, et dans laquelle il trouvait de si gracieuses distractions, ainsi qu'il nous l'apprend lui-même dans ses immortels ouvrages.

Le choix des vêtements est aussi d'une grande importance pour toutes les professions ; mais cette importance, si on veut bien y réfléchir, devient plus grande encore à l'égard de ceux qui exercent des professions sédentaires, afin de les préserver des variations de température, des excès de froid et de chaleur, et de l'humidité si défavorable au bien-être de l'appareil génito-urinaire.

Que les vêtements soient aisés et chauds quand règne une température froide et humide ; qu'ils soient plus légers pendant les chaleurs ; que la peau soit toujours, été comme hiver, en contact avec la flanelle : elle entretient par sa présence une légère transpiration utile aux organes de l'économie. Les pieds doivent être à l'aise, préservés du froid et de l'humidité ; l'individu sédentaire ne doit jamais conserver aux pieds une chaussure fraîche ou mouillée.

Il me semble utile de prémunir les personnes atteintes de maladies des organes génito-urinaires, affections qui se lient très souvent avec l'influence rhumatique, contre l'habitude fâcheuse qu'ils contractent d'adopter des vêtements capables de provoquer une transpiration trop abondante, d'une part nuisible à l'économie et de l'autre susceptible d'altérer et de diminuer la sécrétion de l'urine.

Le fauteuil des personnes qui travaillent assises doit être à claire-voie, c'est-à-dire tressé en jonc, de manière à ce que l'air rafraîchisse les organes génito-urinaires ; un coussin circulaire doit servir d'intermédiaire entre le siège et le fauteuil, il doit être doux et ouvert par devant ; on doit y être mollement assis, sans que les organes de la génération ni le canal urinaire puissent être comprimés : les coussins à air me paraissent les plus convenables.

L'alimentation doit être saine, rafraîchissante et peu substantielle ; le repas du matin doit être sobre et frugal, il empêcherait les travaux du jour, et les organes de la digestion seraient d'ailleurs, en l'absence d'exercice, peu disposés à faire leurs fonctions.

L'usage d'une boisson diurétique, prise à la dose de quelques verres par jour, me paraît d'une grande importance dans l'hygiène des gens de lettres, aussi de toutes les personnes se livrant à des habitudes sédentaires ; elle rafraîchit l'économie, facilite et augmente la sécrétion urinaire, entretient les reins et la vessie dans la plus complète liberté.

En quantité modérée, l'usage du café à l'eau, des alcooliques, du vin pris avec l'eau de Seltz, est fort salutaire. Ces toniques impriment à l'économie une utile stimulation, et communiquent aux organes urinaires et génitaux un degré d'énergie qui aide et augmente la puissance de leurs fonctions.

Le sommeil, si nécessaire à tous, est encore plus indispensable aux gens dont les facultés intellectuelles sont toujours en état d'excitation : l'absence des sons, du bruit, la suspension des idées et des fatigues de la vie physique reposent l'ensemble de l'économie et disposent l'homme à recommencer une vie nouvelle. L'immortel Cuvier, pour subvenir aux dépenses incessantes de son génie, avait besoin de douze heures de sommeil; le plus grand ministre qu'ait eu l'Angleterre, Pitt, ne pouvait dormir tant son cerveau était bourrelé par les préoccupations de la politique, ou s'il dormait quelques heures, il le devait à un moyen factice : l'ivresse momentanée était seule capable de chasser de son cerveau la fatigue d'une grande tension d'esprit; il fallait que méthodiquement il s'enivrât pour obtenir quelques instants de repos.

Pour que le sommeil des gens d'esprit puisse être salutaire et réparateur, il convient de leur conseiller un lit plutôt dur que mou; il faut rejeter les lits de plumes et les duvets, ils ne constituent point un lit hygiénique : ils échauffent les reins, la vessie et la prostate, et leur communiquent une surexcitation nuisible et dangereuse.

J'ai tâché de renfermer dans les bornes étroites de ce chapitre les conseils que l'expérience m'a démontré être utiles aux gens de cabinet, aux hommes de professions et a'habitudes sédentaires, dont la fortune et le bonheur reposent sur la conservation de la santé, qui veulent traverser l'âge mûr exempts de ces maladies qui en font le désespoir, et arriver à la vieillesse sans regrets et sans infirmités.

MALADIES

DES VOIES URINAIRES

Exposition, Causes, Traitement, Observations, Formules.

MALADIES DES REINS

NÉPHRITE AIGUE

L'inflammation des reins constitue la maladie dont il s'agit. Elle peut être aiguë et chronique : je l'envisagerai donc sous ces deux états. Je parlerai ensuite d'une autre affection des reins, désignée sous le nom de néphrite albumineuse, parce qu'elle a pour caractère particulier la formation d'une quantité plus ou moins considérable d'albumine, qu'on retrouve en suspension ou en dépôt dans les urines de ceux qui en sont atteints.

Un grand nombre de causes peuvent donner lieu à la néphrite aiguë. Les unes, qui émanent de l'extérieur, agissent directement sur les reins. Telles sont les contusions, les plaies, les commotions ; les autres, toutes mécaniques, prennent naissance dans l'économie elle-même, et viennent irriter la substance de ces organes. Ce sont les calculs, les vers, etc. ; enfin la néphrite peut encore être déterminée par certaines maladies des voies urinaires, qui mettent obstacle au cours de l'urine, la refoulent dans les uretères et les bassinets et l'accumulent dans les reins, où elle ne tarde pas à produire une irritation vive.

Cependant la néphrite aiguë se développe encore sous quelques autres influences que je ne puis passer sous silence. Certains agents médicamenteux ont pour effet d'enflammer les reins, lorsqu'on les a employés à trop fortes doses ou lorsque les malades en ont fait abus. Telles sont les préparations cantharidées, les diurétiques, le copahu. On a encore remarqué que le froid et l'humidité exerçaient une action fâcheuse sur les reins, et donnaient facilement lieu à leur inflammation, surtout lorsque le corps était en transpiration, ou lorsque les individus étaient déjà atteints des maladies de l'urètre ou de la vessie.

L'inflammation peut envahir les deux reins à la fois, mais le plus ordinairement elle borne son action à l'un des deux. Lorsque ces organes sont pris simultanément, la maladie fait presque toujours des ravages plus considérables dans l'un que dans l'autre.

On a prétendu que le rein gauche était plus fréquemment le siège de l'inflammation que le droit. Il n'y a aucune raison anatomique pour qu'il en soit ainsi, et il faudrait des raisons plus nombreuses et mieux établies que celles qu'on a données jusqu'à ce jour, pour justifier cette assertion.

L'inflammation aiguë des reins s'annonce toujours par un frisson plus ou moins prolongé. Bientôt les phénomènes de réaction lui succèdent. Les malades éprouvent de la douleur, de l'agitation, de la soif, et une sensibilité plus ou moins vive dans l'un des reins ou dans tous les deux. Cette sensibilité se fait sentir en général plus fortement en arrière qu'en avant. Quelquefois circonscrite dans un point peu étendu, elle se répand dans tout le flanc et même dans les parties voisines.

La pression donne des résultats différents. Tantôt la douleur est si superficielle, que le malade ne peut supporter le moindre attouchement; tantôt, au contraire, on ne parvient à reconnaître le rein affecté qu'en comprimant alternativement, et avec une force égale, les deux flancs.

La douleur locale, comme on le voit, peut varier beaucoup dans la néphrite aiguë. Le caractère pulsatif que quelques auteurs lui ont assigné paraît, d'après des observations récentes, indiquer plus particulièrement l'inflammation des membranes des reins et du tissu cellulaire qui les entoure.

Enfin la douleur augmente dans les efforts que les malades font pour se mettre sur leur séant, lorsqu'ils toussent ou qu'ils éternuent. Elle a des rémissions et elle se réveille en quelque sorte par crise.

La douleur qui accompagne la néphrite aiguë peut s'étendre, avons-nous dit, aux parties voisines. C'est ainsi qu'elle envahit quelquefois le diaphragme, qu'elle se propage le long des uretères jusqu'à la vessie, aux testicules chez l'homme, et aux ligaments ronds chez la femme. Dans ces circonstances l'excrétion de l'urine devient souvent pénible, et elle n'a lieu pour ainsi dire que goutte à goutte. On observe en même temps chez l'homme la rétraction du testicule correspondant au rein affecté. Il s'applique fortement contre l'anneau inguinal, et devient le siège de douleurs vives.

Quand l'un des reins ou tous les deux sont enflammés, la sécrétion du fluide urinaire éprouve des modifications. Le premier phénomène qu'on observe est sa diminution et souvent sa suspension complète. Cependant les malades éprouvent de fréquents besoins d'uriner ; mais ils ne parviennent à rendre que quelques cuillerées ou même que quelques gouttes d'une urine fortement colorée.

Les progrès de l'inflammation dans la néphrite aiguë sont rapides, et doivent faire varier le caractère de l'urine. Ainsi elle offrira des différences nombreuses suivant que la maladie s'étendra aux calices, aux bassinets, à la vessie, ou qu'elle s'arrêtera à la substance des reins. En somme, les principales modifications que l'urine offre dans la néphrite aiguë sont les suivantes : elle est peu acide, alcaline ou neutre ; elle peut contenir du sang, de l'albumine et du pus. Dans ce dernier cas il y a presque toujours complication de la néphrite avec l'inflammation des bassinets, de la vessie. On a également remarqué que l'acide urique et les sels qui se forment sont en moins grande quantité dans l'urine des individus atteints de néphrite aiguë.

Cependant il ne faudra pas se fonder rigoureusement sur ces divers caractères pour établir le diagnostic d'une inflammation aiguë des reins, car l'urine peut en présenter dans une foule d'autres affections ; mais ils acquièrent une véritable importance quand ils accompagnent les autres symptômes de la néphrite que nous avons décrits.

La fièvre existe constamment dans l'inflammation aiguë des reins, mais son intensité n'est pas toujours en rapport avec la violence de la douleur. Cependant le pouls est en général fréquent et plein.

De nombreux phénomènes sympathiques accompagnent la néphrite aiguë. Ils se manifestent particulièrement dans les organes digestifs ; l'estomac se convulse ; il y a des nausées, des vomissements, quelquefois des douleurs intestinales ; la bouche devient pâteuse, la salive s'épaissit, etc. Lorsque les voies digestives participent pendant un certain temps à l'irritation dont les reins sont atteints, le pouls change de caractère, se concentre et devient petit.

La néphrite aiguë peut se terminer, comme toutes les autres inflammations, par résolution, par suppuration et par gangrène. La première de ces terminaisons s'annonce par la cessation progressive des accidents. La fièvre diminue, la douleur disparaît, les phénomènes sympathiques ne se montrent plus, l'émission de l'urine devient facile ; ce fluide est sécrété en plus grande abondance, etc., etc.

La terminaison par suppuration n'est pas toujours caractérisée par la présence du pus dans l'urine. Des observations nombreuses prouvent que les reins peuvent en être infiltrés, sans que pour cela ce fluide en contienne. Mais la persistance de la douleur, qui devient plus profonde, l'apparition de frissons irréguliers à différentes heures de la journée, la fréquence et la concentration du pouls, l'état de prostration du malade, l'altération de ses traits, etc., indiquent beaucoup plus sûrement la décomposition rénale.

Quant à la terminaison de la néphrite aiguë par gangrène, elle est heureusement fort rare. Elle s'accompagne de symptômes généraux dont la gravité est telle, que l'œil le moins clairvoyant ne pourrait manquer d'en être frappé. Les extrémités se refroidissent, le corps se couvre d'une sueur froide, la face se grippe, le délire se manifeste ; des vomissements, des hoquets ont lieu à chaque instant ; les urines deviennent noires, fétides ; le pouls est intermittent, etc., etc.

Le pronostic de la néphrite varie suivant une foule de circonstances. Il est évident que sa gravité est subordonnée dans tous les cas à la nature de la cause qui la produit, et à l'altération plus ou moins fréquente que l'inflammation a déterminée dans les reins.

Les néphrites, suite de plaies ou contusions, mais non accompagnées de déchirure, d'infiltration ou de lésion des gros vaisseaux, guérissent assez facilement ; mais celles qui se déclarent brusquement chez des individus déjà atteints de maladies de vessie, de prostatite, celles qui surviennent à la suite de l'opération de la taille ou de la lithotritie, sont souvent suivies de la mort. Enfin le pronostic de la néphrite est encore plus ou moins facile suivant que la sécrétion urinaire reste suspendue, que l'ischurie persiste, que la fièvre conserve son acuité, que des frissons irréguliers se manifestent aux différentes heures du jour.

Le traitement à opposer à la néphrite aiguë dès son début est antiphlogistique. En d'autres termes, on doit avoir recours aux saignées et les répéter plusieurs fois dans les vingt-quatre heures. La position du pouls n'est pas une contre-indication ; on le voit souvent se relever après une déplétion abondante..

Les sangsues ne doivent jouer qu'un rôle accessoire. Elles secondent l'effet des saignées, et concourent à enlever la douleur. Il en est de même des ventouses scarifiées, dont on retire de bons effets lorsque la douleur n'est pas trop superficielle.

Les applications topiques, émollientes, doivent être faites sur le rein enflammé. On arrose les cataplasmes avec du laudanum.

Les boissons sont choisies parmi les mucilagineux. On administre la décoction légère de graine de lin, l'infusion de fleurs de mauve, etc.

Les bains ne sont pas toujours supportés par les malades atteints de néphrite aiguë. Cependant lorsqu'ils peuvent l'être, ils opèrent un grand soulagement, et il est essentiel de les prolonger autant que possible.

Après une médication aussi active, les symptômes de la néphrite aiguë cessent dans un grand nombre de cas, et la résolution s'opère. Mais il arrive aussi quelquefois qu'après une rémission de plusieurs jours, de nouveaux accidents se reproduisent. Les malades sont repris de frissons, puis de chaleurs, et une nouvelle douleur annonce le retour de l'inflammation. Il faut avoir recours immédiatement à la saignée ; toute hésitation entraînerait des chances fâcheuses, et si le médecin se laissait devancer par la maladie, la suppuration du rein pourrait arriver.

Telles sont les bases générales sur lesquelles doit être appuyé le traitement de la néphrite aiguë. On conçoit que je ne puis entrer dans une foule de détails qui se rattachent aux différentes complications dont elle peut être accompagnée ; la sagacité d'un médecin éclairé lui indiquera toujours les modifications qu'il devra y ajouter, et l'opportunité des autres moyens auxquels il pourra avoir recours. Ainsi, par exemple dans le cas où la rétention d'urine aura déterminé la néphrite, il se bornera à évacuer la vessie, et se gardera bien de laisser une sonde à demeure. Dans le cas de rétrécissement, il évitera le cathétérisme forcé, et il cherchera à obtenir l'évacuation de l'urine au moyen de l'introduction d'une bougie, dont l'action lente et douce ne retentira point d'une manière pénible sur l'organe enflammé. C'est encore dans des cas de ce genre que les malades doivent être plongés dans des bains tièdes pendant plusieurs heures, et que les ventouses scarifiées aux lombes sont suivies d'heureux résultats.

L'état des voies digestives doit être surveillé avec soin. On combat les phénomènes qu'elles présentent suivant qu'ils sont nerveux ou inflammatoires. Les calmants conviennent dans le premier cas, les applications locales de sangsues dans le second.

Enfin, il est des circonstances dans lesquelles l'emploi des purgatifs est indiqué. La constipation, par exemple, doit toujours fixer l'attention du médecin. Pour combattre les effets fâcheux qu'elle peut produire, il fera administrer des lavements laxatifs. L'irritabilité de l'estomac, dans le plus grand nombre des cas, ne permet guère qu'on puisse le charger d'un purgatif quelconque.

Lorsque les malades ont échappé à la néphrite aiguë, ils doivent avoir le soin de se couvrir de flanelle, d'éviter l'action du froid ou de l'humidité, et se soumettre à un régime essentiellement doux.

NÉPHRITE CHRONIQUE

La néphrite chronique a été longtemps inconnue. Des recherches nouvelles commencent à éclairer son diagnostic ; mais, malgré le nouveau jour qu'elles ont jeté sur sa marche et sur ses caractères, elle est encore, dans le plus grand nombre des cas, difficile à reconnaître.

Lorsque les deux reins sont affectés, ils diminuent le plus ordinairement de volume. Dans quelques cas cependant on observe une hypertrophie de leurs tissus. Cette hypertrophie se manifeste principalement dans la substance corticale. On trouve à sa surface des taches blanchâtres plus ou moins larges et épaisses.

Le tissu des reins est en général induré; sa dureté peut aller jusqu'à la friabilité. Ces organes ont un poids plus considérable que dans l'état normal. Lorsqu'on examine leur surface, on la trouve rugueuse, et lorsqu'on l'incise, on aperçoit quelquefois des membranes dont la couleur est plus ou moins prononcée et dont l'étendue varie.

Dans un assez grand nombre de cas, le tissu des reins est décoloré, mais qu'il y ait augmentation dans leur densité, et l'induration des mamelons est le seul signe qui indique l'altération de ces organes. On observe cependant des cas dans lesquels la coloration rouge est évidente ; mais en se reportant aux signes offerts par les malades pendant la vie, on ne tarde pas à reconnaître que cet état est dû à un travail aigu enté sur l'altération chronique.

L'altération chronique des reins est encore caractérisée quelquefois par une induration qui s'étend d'une façon tellement diffuse aux deux substances qui les composent, qu'il devient presque impossible de les distinguer l'une de l'autre.

Enfin la phlegmasie chronique des reins peut déterminer l'atrophie de la substance corticale et l'infiltration purulente de la tubuleuse. Dans ce cas, la membrane fibreuse qui recouvre ces organes s'enfonce, adhère fortement au tissu qui subsiste, et détermine des dépressions plus ou moins profondes à la surface des reins. Les vaisseaux qui pénètrent dans leur épaisseur éprouvent en général une dilatation remarquable.

Les causes qui paraissent donner lieu le plus fréquemment à la néphrite chronique sont les maladies de la vessie, de la prostate, des uretères, les calculs vésicaux, les rétrécissements, etc. Cette maladie peut cependant succéder aussi à une néphrite aiguë, incomplètement résolue, à des coups, des chutes, etc. Elle se développe aussi sous l'influence du principe rhumatismal.

Les principaux symptômes que présente la néphrite chronique sont les suivants : Douleur plus ou moins vive dans l'un des côtés de la région lombaire ou dans tous les deux. L'urine diminue de quantité, est rendue avec plus ou mois de difficulté, et les malades éprouvent de fréquents besoins de l'expulser. Elle est en général alcaline et trouble au moment de l'émission. Les membres inférieurs sont frappés d'affaiblissement. Lorsque l'infiltration s'étend aux deux reins à la fois, il y a un délabrement général de la constitution.

L'urine peut contenir du sang, de l'albumine ou du mucus en excès; il y a ordinairement alors complication de maladie de la vessie, de la prostate ou de l'urètre. La présence du pus indique l'inflammation du bassinet ou d'autres points de la membrane muqueuse des voies urinaires.

L'état du pouls n'offre pas de caractères remarquables. Quelquefois il s'élève au-dessus de son type normal; dans d'autres circonstances il a son type naturel.

La chaleur ne s'élève pas non plus au-dessus de l'état ordinaire, soit qu'on l'apprécie à la périphérie du corps, soit qu'on l'explore dans la région où siège le mal.

Mais la néphrite chronique est susceptible de rémissions et peut être intermittente. Cette disposition a pu en imposer dans un grand nombre de cas, et la faire confondre avec des accès de fièvre intermittente. On conçoit combien il importe d'éviter cette méprise.

Le pronostic de la néphrite chronique est toujours grave. Il le devient surtout lorsqu'elle est ancienne et lorsqu'elle se complique d'une affection de la vessie, de la prostate, etc. Lorsque par une anomalie anatomique il n'existe qu'un seul rein chez un individu, et qu'il vient à être atteint de néphrite, la maladie devient mortelle en peu de temps. Il est également remarquable que lorsqu'une inflammation aiguë vient s'enter sur une inflammation chronique du rein, la résolution se fait avec une difficulté extrême, et que l'urine reprend rarement son activité lorsque la néphrite chronique est ancienne.

Le traitement à opposer à cette maladie mérite une attention scrupuleuse. Les saignées sont encore utiles au commencement, dans quelques circonstances. Mais on doit surtout insister sur l'application des ventouses scarifiées dans la région lombaire. Sous son influence, on voit disparaître successivement la douleur de la région lombaire, et les urines reprennent assez souvent leur acidité et leur transparence.

Les boissons dont les malades doivent faire usage seront en général mucilagineuses, quelquefois légèrement diurétiques. On s'occupera avec soin des différentes complications dont la maladie est susceptible, et en proportion de l'influence qu'elles peuvent avoir sur sa persistance.

S'il est une affection grave de l'économie dans laquelle le régime doit être scrupuleusement observé, c'est sans contredit dans la néphrite chronique. On conçoit le danger qu'il y a à introduire dans l'économie des éléments excitants. Comme ils ne peuvent manquer, en passant dans la circulation, d'arriver aux reins malades, leur action est en quelque sorte mécanique. On évitera donc avec le soin le plus minutieux les acides, les épices, les spiritueux de toute nature.

La fatigue corporelle exerce une influence fâcheuse sur la reproduction des accidents. De même qu'elle les entretient, elle peut les renouveler. Tout exercice qui a pour effet de tenir le corps courbé pour faire des efforts, les secousses du cheval, de la voiture, devront être soigneusement évités par les malades.

Je ne saurais terminer ce qui est relatif à la néphrite chronique, sans appeler l'attention des malades sur les diverses douleurs dont la région lombaire peut être le siège. Beaucoup d'entre eux prennent pour des rhumatismes ou pour des lumbagos chroniques, des douleurs qui se rattachent à la lésion des reins, et laissent ainsi le mal arriver à un degré qui ne présente plus de ressource. L'erreur est d'autant plus facile qu'ils s'occupent en général fort peu de l'état de leurs urines ; les médecins eux-mêmes consultés pourraient s'y tromper, car il est des circonstances dans lesquelles le véritable caractère de la douleur lombaire est si difficile à apprécier, que, si on s'en rapportait à elle, on resterait au moins dans l'incertitude. D'un autre côté, l'alcalinité des urines peut ne pas être constante aux différentes époques de la journée où on les examine. Ce n'est donc que par une observation prolongée et par l'exploration d'un traitement méthodique qu'on arrive à la découverte de la vérité.

NÉPHRITE ALBUMINEUSE AIGUE

La maladie qui va faire le sujet de ce chapitre, entrevue par les auteurs anciens, n'a véritablement été décrite et caractérisée que depuis quelques années. M. Bright a établi, par des faits, que certaines altérations des reins pouvaient, de même que les maladies du cœur et des gros vaisseaux, celle du foie et des membranes séreuses, produire l'hydropisie. Il démontre aussi que, quand les reins en étaient le point de départ, l'urine était albumineuse, tandis que ce phénomène n'avait pas lieu lorsque cette hydropisie était la suite de la lésion des autres organes. Il ajoute que l'altération de la fonction sécrétoire des reins était due à une foule de causes qui avaient pour effet d'amener leur inflammation, et que, si cette inflammation se prolongeait, elle entraînait une altération permanente en rapport avec cette action morbide ; la découverte de ces faits le conduisit enfin à reconnaître que, dans les circonstances où l'urine est albumineuse, les reins sont atteints dans leur organisation plus souvent et plus profondément qu'on ne le croit.

Depuis les travaux de ce médecin, beaucoup de recherches ont été faites, et aujourd'hui l'histoire anatomique et pathologique de la néphrite albumineuse est fort avancée, quoiqu'il y ait encore discussion parmi les auteurs pour savoir s'il convient de la désigner sous ce nom. Sans m'arrêter aux raisons apportées par les dissidents, je continuerai de décrire les phénomènes qui se rattachent à la présence de l'albumine dans l'urine, et je maintiendrai la dénomination imposée à l'espèce de néphrite qui en est la cause.

La néphrite albumineuse peut revêtir deux marches distinctes. Elle est tantôt aiguë, tantôt chronique. Les altérations organiques des reins varient suivant ces deux états. Lorsque la maladie est aiguë, ils augmentent de volume. Leur surface est injectée, parsemée de points rouge foncé; la substance corticale gonflée en offre également. La substance tubuleuse comprimée est d'un rouge moins vif; la muqueuse des bassinets et des calices est injectée. A un degré plus avancé de la maladie, la surface des reins est marbrée, la substance tubuleuse offre un rouge vif, tandis que la corticale, dont le gonflement est plus considérable, a une teinte plus pâle et présente çà et là des taches rouges.

Dans la néphrite albumineuse chronique, les reins offrent également une augmentation de volume; mais la substance corticale est généralement pâle. On y remarque quelquefois çà et là de petits vaisseaux, des granulations blanchâtres. La membrane muqueuse des bassinets et des calices commence à s'épaissir, et les mamelons de la substance tubuleuse s'indurent.

A mesure que la maladie fait des progrès, on voit à la surface des reins, qui est lisse et décolorée, de petites granulations arrondies d'un blanc jaunâtre. On les retrouve dans la substance corticale, dont la pâleur forme un contraste frappant avec la rougeur de la substance tubuleuse. Tantôt les granulations sont plus abondantes à l'extérieur des reins, tantôt, au contraire, elles pénètrent dans toute la profondeur de la substance corticale; enfin, dans les dernières périodes de la maladie, les reins indurés présentent des inégalités à leur surface, et sont souvent réduits à un volume moindre que dans l'état sain. Les granulations laiteuses, devenues rares à la périphérie, peuvent cependant encore se reconnaître dans l'épaisseur de la substance corticale. Les membranes extérieures épaissies adhèrent très intimement à la surface des reins.

La néphrite albumineuse aiguë paraît avoir pour cause principale l'action du froid et de l'humidité. On l'observe chez les individus que leurs habitudes ou leurs professions exposent plus particulièrement à l'influence des variations atmosphériques. Ainsi elle se manifeste chez les hommes de peine, les blanchisseurs, les tisserands, les bateliers, les pêcheurs, les boulangers, etc.

Chez les enfants, elle survient souvent à la suite de la scarlatine, quand on néglige de les soustraire au froid et à l'humidité pendant la période de desquammation, etc.

Le début de la néphrite albumineuse aiguë est le plus ordinairement annoncé par un frisson. Bientôt la peau devient chaude; il y a soif et fréquence du pouls. Une douleur sourde se manifeste dans les lombes ou dans la région des reins. Elle détermine dans ces parties un sentiment de compression, de pesanteur ou de faiblesse. L'urine, rare, rougeâtre, entraîne quelquefois avec elle une certaine quantité de sang. Abandonnée à elle-même, elle dépose des filaments rougeâtres. Sa pesanteur spécifique est plus grande qu'à l'état normal. Elle est constamment acide. Examinée au microscope, on y reconnaît des globules sanguins, du mucus et des lamelles d'épithélium En général, l'urée et les divers sels qui entrent dans la composition de l'urine s'y trouvent à peu près dans les mêmes proportions que dans l'état sain. L'émission ne s'accompagne point de douleur.

Un phénomène remarquable dans la maladie dont il s'agit est le développement rapide de l'hydropisie. Elle se manifeste dans certains cas aussitôt que l'altération de l'urine s'est montrée. Tantôt elle commence par une bouffissure des paupières, s'étend au visage puis au reste du corps; tantôt elle envahit les membres de prime abord. Dans cet état, si l'on observe la peau, on la trouve chaude, tendue ; elle se laisse déprimer assez difficilement, et ne conserve que peu de temps l'impression des doigts.

Des symptômes consécutifs ne tardent pas à se déclarer, et viennent témoigner de l'influence que la maladie exerce sur les divers organes. La langue est piquetée de points rouges et se couvre d'un enduit jaunâtre; la soif se manifeste; il survient des nausées et même des vomissements; quelquefois les malades éprouvent de l'oppression et de la toux.

La néphrite albumineuse aiguë prend peu à peu, dans certains cas, une marche chronique, et tout mouvement fébrile cesse. Mais alors elle est sujette à des recrudescences fréquentes. Ce phénomène s'observe beaucoup plus rarement lorsque la maladie a débuté de prime abord sous la forme chronique.

La néphrite albumineuse aiguë est toujours une maladie grave. Cependant elle est susceptible de résolution. Cette heureuse terminaison s'annonce quelquefois par des sueurs abondantes, ou par une sécrétion d'urine qui dépasse la quantité des boissons ingérées. Le mouvement fébrile diminue et l'œdème général disparaît peu à peu. Mais, dans un grand nombre de cas, les symptômes sont loin de céder de cette manière. L'hydropisie générale ne peut se résoudre, et on voit survenir, du côté de la poitrine et du cerveau, des accidents terribles qui amènent promptement la mort. La néphrite albumineuse se complique fréquemment, en effet, de pleurésie, de pneumonie, de péricardite, etc.

Dans des cas où la rémission des phénomènes aigus semble indiquer que la maladie va se terminer favorablement, après la disparition de l'hydropisie, de la fièvre, si l'altération de l'urine continue, la néphrite albumineuse passe à l'état chronique. Alors, au bout d'un temps plus ou moins long, les symptômes de l'hydropisie générale se reproduisent, et les malades succombent. Quelquefois même la mort semble arriver d'une manière subite, car si l'hydropisie ne s'est point manifestée, on ne parvient à reconnaître la lésion des reins qu'en se reportant au souvenir de l'altération que le fluide urinaire a présentée à différentes époques antérieures.

Les bases sur lesquelles le médecin s'appuie dans le traitement de la néphrite albumineuse aiguë sont les suivantes.

En premier lieu, les saignées et les ventouses scarifiées sur la région lombaire. Le sang qu'on retire des veines offre en général une couenne excessivement épaisse.

Des bains tièdes, des douches de vapeur, des boissons mucilagineuses tièdes peuvent déterminer une transpiration salutaire.

Pendant toute la période d'acuité, le repos au lit est indispensable, et lorsque la rémission des symptômes permet d'espérer la résolution, les malades ne doivent se lever qu'avec une précaution extrême. Il est essentiel qu'ils se couvrent avec des vêtements chauds, afin de se soustraire à toute influence de froid ou d'humidité. Ainsi ils ne manqueront pas d'avoir recours à la flanelle et d'en prolonger l'usage.

Si la maladie se complique de l'irritation des organes digestifs, il faut s'attacher à combattre cette dernière par des applications de sangsues à l'anus, des lotions émollientes sur le ventre, des boissons mucilagineuses, des bains, etc.

L'hydropisie étant un des phénomènes les plus graves de la néphrite albumineuse, on conçoit combien il importe de s'opposer à ses progrès. On y parvient par les purgatifs drastiques; mais, pour qu'ils puissent être employés, il faut que les organes digestifs soient dans un état satisfaisant. Ces agents médicamenteux opèrent en effet une révulsion sur la muqueuse intestinale, et determinent un flux diarrhéique, qui ouvre en quelque sorte une voie d'évacuation à la sérosité infiltrée dans tous les tissus.

Il est utile d'ajouter que les malades atteints de néphrite albumineuse aiguë doivent être mis à une diète complète; j'insisterai aussi pour qu'ils observent pendant la convalescence un régime sévère, et qu'ils se souviennent que la moindre infraction aux lois de l'hygiène peut amener des recrudescences fatales.

NÉPHRITE ALBUMINEUSE CHRONIQUE

Cette maladie, bien plus fréquente que la néphrite albumineuse aiguë, peut cependant lui succéder dans quelques circonstances. La guérison s'opère alors rarement.

Les causes qui la développent se rattachent de préférence à l'influence du froid et de l'humidité. L'abus des boissons alcooliques lui donne aussi souvent lieu. Quelquefois la néphrite albumineuse chronique est due à l'action de ces deux

causes en même temps. L'épuisement par suite d'une mauvaise nourriture ou des
privations a paru, dans quelques circonstances, la produire chez des malheureux.
On l'observe plus particulièrement dans les pays froids et humides que dans les
autres. Certaines dispositions organiques y prédisposent. Les scrofuleux en
offrent assez souvent des exemples. Enfin elle survient à la suite de certaines
maladies, telles que la syphilis, le scorbut, la phthisie, la goutte ; il est remarquable que les maladies de la vessie, de la prostate, de l'urètre, n'exercent presque jamais d'influence sur son développement.

La néphrite albumineuse chronique attaque particulièrement les sujets de
vingt-cinq à quarante ans. Elle devient rare dans un âge avancé. Les hommes y
sont plus sujets que les femmes.

Dans quelques cas, la néphrite albumineuse chronique n'offre comme caractère distinctif qu'une altération légère de l'urine. Ainsi ce fluide est acide ; sa pesanteur spécifique a diminué, son odeur est fade ; elle a perdu de sa transparence ;
sa couleur est pâle ; si on l'examine au microscope, on y trouve une quantité
plus ou moins considérable de petites lamelles d'épithélium et de globules muqueux. La chaleur et l'acide nitrique déterminent bientôt la coagulation de la
matière albumineuse.

Mais l'hydropisie ne tarde pas en général à se déclarer. Elle envahit d'abord
les paupières et la face, puis elle s'étend aux pieds et aux malléoles. Le repos au
lit, qui favorise ordinairement le dégorgement des parties infiltrées, ne fait point
disparaître la sérosité qui s'y est accumulée. Au bout de quelques jours, l'anasarque devient complet. Ce phénomène a lieu surtout avec une grande rapidité,
si les malades se sont exposés au froid ou à l'humidité. Dans cet état, les cavités
ne tardent pas à se remplir d'eau. Elle s'accumule dans les plèvres, le péricarde,
le péritoine ; on conçoit combien alors les accidents deviennent graves. En effet,
la respiration s'embarrasse, les malades éprouvent un étouffement continuel, de
la toux, une anxiété précordiale, des vomissements et de la diarrhée. Enfin les
symptômes cérébraux se manifestent, et la mort met un terme à tant de souffrances.

Le diagnostic de la néphrite albumineuse chronique est souvent fort difficile.
En effet, l'hydropisie, qui est un de ses caractères les plus tranchés, se rencontre
dans une foule d'autres maladies, notamment dans celles du cœur ou des gros
vaisseaux ; et l'urine peut offrir une diminution dans sa densité en même temps
qu'une certaine quantité d'albumine. On parvient cependant à éviter toute méprise, en comparant les divers symptômes présentés par les différentes maladies,
en se faisant rendre compte de leur marche et surtout des circonstances qui les
ont précédées.

La durée de la néphrite albumineuse chronique ne saurait être rigoureusement déterminée. Sa marche insidieuse fait que les malades ne réclament les secours de l'art qu'au bout d'un temps plus ou moins long, et que souvent ils ne peuvent rendre compte de son point de départ. Toutefois on peut dire que la durée de la néphrite albumineuse varie depuis plusieurs mois jusqu'à plusieurs années. Lorsque l'altération de l'urine a été constatée chez un sujet qui n'a point encore présenté de symptômes d'hydropisie, on ne saurait non plus fixer l'époque à laquelle elle apparaîtra ; mais on peut affirmer qu'elle surviendra tôt ou tard.

Les phénomènes graves de l'hydropisie sont susceptibles de variations, qui ne permettent pas dans la plupart des cas de fixer la durée de la maladie. Ils disparaissent quelquefois après plusieurs mois de traitement, puis se reproduisent avec une nouvelle énergie, et persistent jusqu'à la mort.

Le pronostic de la néphrite albumineuse chronique est presque toujours fatal. Dans les cas peu nombreux où l'art parvient à diminuer la quantité de l'albumine dans l'urine et à résoudre l'hydropisie, on peut espérer de voir la vie des malades se prolonger pendant un assez long espace de temps, surtout s'ils ont soin de se soustraire à l'influence des causes meurtrières que nous avons signalées, le froid, l'humidité et l'abus des boissons alcooliques.

Lorsque l'urine contient beaucoup d'albumine et qu'il y a en même temps une diminution notable de l'urée dans ce fluide, le pronostic est fâcheux.

L'augmentation de la sécrétion de l'urine, la diminution consécutive de l'hydropisie, celle de l'albumine, le retour de l'urine à sa pesanteur spécifique, la réapparition d'une plus grande quantité d'urée dans ce fluide, indiquent une tendance heureuse vers la résolution.

Lorsque l'hydropisie ne s'est point encore déclarée chez un individu atteint de néphrite albumineuse chronique, et que la sécrétion urinaire diminue, on doit craindre qu'elle ne se manifeste bientôt.

Enfin les différentes complications dont la néphrite albumineuse chronique est susceptible, telles que la pneumonie, la pleurésie, la péricardite, la méningite, rendent le pronostic tout à fait sinistre, et laissent peu d'espoir de sauver les malheureux malades.

Les premières inductions que l'art tire de l'examen des phénomènes morbides que nous venons de décrire, relativement au traitement, se rattachent à la nécessité de soustraire les malades aux influences qui les ont déterminées. En second lieu, le médecin examinera avec attention l'état des reins, les progrès de l'hydropisie, et les diverses complications morbides qu'elle a entraînées dans les organes.

La saignée que j'ai indiquée comme un moyen très utile dans la période aiguë de la maladie ne le devient que lorsqu'il existe un mouvement fébrile, ou

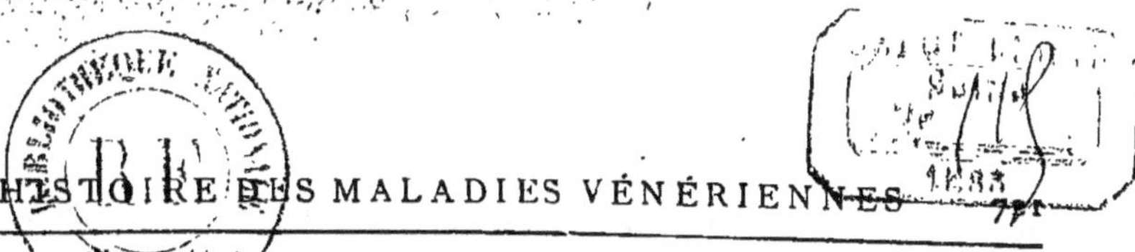

lorsque l'inflammation s'est emparée consécutivement d'un des principaux organes des cavités. L'état de dégénérescence des reins, hors les cas dont il s'agit, pourrait la rendre nuisible. Il vaut mieux avoir recours aux ventouses scarifiées sur la région lombaire. Lorsque leur action est épuisée, on peut appliquer avec quelque avantage un ou plusieurs cautères sur la même région, et les entretenir en suppuration.

Dans l'impossibilité d'attaquer plus profondément l'altération morbide qui entretient la maladie, on cherche encore à en diminuer les effets en faisant la médecine des symptômes. L'hydropisie, cette cruelle complication dont les ravages sont si à craindre, peut être attaquée par les purgatifs lorsque l'état des voies digestives le permet ; parmi ces agents médicamenteux, on a successivement employé les purgatifs salins et les drastiques. On conçoit que la sagacité du médecin indique quels sont ceux auxquels il faut donner la préférence. Il est des sujets qui supporteraient facilement l'eau de sedlitz ou l'eau de Pulna, qui éprouveraient des accidents graves de l'emploi de la scammonée, de la gomme-gutte, de la coloquinte ou de la teinture de colchique.

Les diurétiques ont été également conseillés pour combattre l'hydropisie, suite de la néphrite albumineuse. Leur action est loin de répondre dans le plus grand nombre des cas à l'attente du médecin. Cependant on cite des observations dans lesquelles la scille, la digitale, la tisane de raifort sauvage, ont produit de bons effets.

La suppression de la transpiration cutanée accompagne presque toujours l'hydropisie. Aussi a-t-on cherché à la rétablir au moyen des bains de vapeur. On doit les administrer aux malades dans leur lit. Les succès obtenus sont peu nombreux. Les infortunés soumis à leur action ne peuvent pas toujours les supporter. Il n'est pas rare qu'ils augmentent l'oppression et déterminent les syncopes.

Cependant l'idée d'exciter l'action de la peau et d'obtenir par des sueurs abondantes la résolution de l'hydropisie n'a pu être abandonnée. Aussi en France, et surtout en Angleterre, a-t-on eu recours aux médicaments diaphorétiques. J'ai peu de confiance dans ces agents, qui, ne pouvant rien contre la cause de la maladie, sont quelquefois susceptibles de fatiguer les voies digestives, qu'il est si essentiel de ménager.

Je pourrais pousser plus loin les considérations thérapeutiques qui se rattachent au traitement de la néphrite albumineuse chronique. Je me contenterai d'indiquer ici, eu égard aux bornes que je dois m'imposer, qu'il est de la plus haute importance de surveiller les complications funestes de cette maladie et leur marche, en leur opposant les moyens que la médecine enseigne. En effet, si l'on est assez heureux pour les enrayer, on peut espérer de prolonger la vie des malades; car ce sont plutôt les diverses maladies complicatives de la néphrite albumineuse qui les font périr, que la néphrite albumineuse elle-même.

Première observation. — Quarante-deux ans. Néphrite et cystite chroniques depuis huit années, graviers abondants et sédiments muqueux, fréquence et incontinence d'urine, douleurs constantes, etc.

Mme X..., ouvrière bien constituée, éprouvait depuis huit années des douleurs de reins et de vessie, qui progressivement avaient acquis de l'intensité au point de développer de vives souffrances dans l'hypogastre, le ventre, les aines et les cuisses. Cette affection diversement envisagée, mal jugée et mal traitée, fut combattue infructueusement et acquit une telle gravité, que cette malheureuse souffrait nuit et jour pour rendre à chaque instant des urines infectes, bourbeuses et remplies de graviers noirs et abondants. La sensibilité était tellement exaspérée, qu'une petite sonde causait une vive douleur et que la vessie ne pouvait contenir une once de liquide.

La rapidité du changement survenu sous l'influence des injections émollientes et narcotiques, et des diurétiques unis aux calmants, fut étonnante. En deux mois la malade a repris de la gaieté, de la santé; les graviers sont disparus, les mucosités réduites à une petite quantité, la fréquence a cessé, les douleurs n'existent plus que de loin en loin et légèrement, et varient suivant la constitution atmosphérique, les nuits sont bonnes, et la guérison complète après trois mois et demi de traitement, par les seules injections émollientes et narcotiques.

Deuxième observation. — Soixante ans. Néphrite simple aiguë, constitution affaiblie; douleurs vives, profondes et lancinantes, au rein gauche; urines brunes, foncées, sédimenteuses, quelquefois rouges, quelquefois blanches, phénomènes existant depuis cinq ans, revêtant la forme intermittente et le type aigu ; trois mois de traitement, guérison complète.

Pendant plusieurs années M. B., directeur général, fut atteint d'une affection graveleuse, contre laquelle il n'employa des moyens ni assez prompts ni assez sévères. Quelques voyages qu'il fit à Vichy et à Contrexeville, autant dans un but de plaisir, que dans un intérêt de santé, semblèrent l'avoir débarrassé de sa gravelle, lorsque dans la région du rein gauche de vives douleurs se manifestèrent. Il les prit quelque temps pour une affection rhumatismale; mais lorsqu'il se confia à mes soins, les souvenirs de sa gravelle, l'examen de ses urines, les atroces douleurs qu'il ressentait dans cette région, l'absence de sommeil, la débilité de sa constitution, enfin les phénomènes sympathiques qui se manifestaient, ne me laissèrent aucun doute sur la nature de l'affection que j'avais à traiter.

Trois mois de traitement, l'usage des moyens et des agents thérapeutiques que nécessitait la position, les ventouses, les bains de vapeur, les bains sulfureux, les purgatifs, les lavements opiacés, furent employés en même temps. Je surveillai le régime, l'hygiène et les habitudes de M. B. Sous l'empire de ces moyens, je vis les douleurs diminuer, puis disparaître, les digestions se mieux faire, les urines s'amender, leurs excrétions devenir plus limpides, plus faciles et plus abondantes, la constitution se régénérer et la guérison s'ensuivre; elle date de 1848, et, depuis, M. B. n'a pas éprouvé de recrudescence.

Troisième observation. — Quarante-cinq ans. Bonne constitution ; double néphrite, passée à l'état chronique ; douleurs vives dans la région des reins ; exacerbation des souffrances au changement de température et lors de l'émission urinaire; urines sales, bourbeuses; fréquence et parfois suppression de la sécrétion urinaire.

Sous l'influence d'un travail sédentaire, d'une vie passablement agitée, d'une large manière de vivre, à la suite aussi de plusieurs écoulements urétraux, M. X. vit rapidement se développer chez lui, dans un âge peu avancé, étant de bonne constitution, des phénomènes non équivoques de maladie des reins, dont l'existence lui était révélée par le siège de la douleur, par sa nature et l'état des urines; du rein gauche, la douleur vint également envahir le rein droit. La pression dans ces régions y déterminait de plus vives douleurs. Deux ans s'étaient déjà passés dans cet état, lorsque M. X. vint réclamer mes soins; l'examen des urines, leur altération dans leurs propriétés physiques et chimiques, la persistance des phénomènes, l'altération profonde dans la constitution de M. X., ne me laissèrent aucun doute sur l'existence de la double néphrite, qui, déjà examinée plusieurs fois, avait été prise à tort pour un lumbago rhumatique. Je mis en usage les émissions sanguines, les purgatifs, les boissons mucilagineuses, les applications de ventouses sèches à la région des reins, enfin l'emploi des moyens appropriés en pareille circonstance : au bout de deux mois de mes soins, M. X. fut complètement guéri.

DIABÈTE — EXCRÉTION IMMODÉRÉE DE L'URINE

Dans cette maladie, l'urine se produit en disproportion considérable avec la quantité de boissons ingérées ; il y a alors écoulement immodéré de ce fluide.

Le diabète a quelquefois des symptômes précurseurs. Les malades éprouvent pendant quelque temps une grande sécheresse dans la bouche; la salive devient blanche et épaisse; les voies digestives s'altèrent, l'estomac est douloureux, des frissons parcourent toute la région abdominale, et particulièrement les points qui correspondent à la vessie; souvent ils alternent avec des bouffées de chaleur. La soif n'est pas encore très vive, mais l'appétit a notablement augmenté ; la sécrétion de l'urine se fait alors avec plus d'abondance que de coutume : ce fluide est sans odeur, limpide, presque incolore, et on lui reconnaît déjà une saveur sucrée. Pendant que ces phénomènes se passent, les autres excrétions diminuent d'une manière remarquable ; la peau devient sèche, les selles sont rares et cheminent lentement dans le canal intestinal, ce qui annonce que le fluide muqueux qui favorise habituellement leur circulation a cessé de se former.

Mais souvent le diabète se déclare d'une manière instantanée; il y a immédiatement soif vive, excrétion prodigieuse d'urine, peau sèche, surtout à l'abdomen, gorge aride, déglutition difficile, pouls fébrile.

L'estomac est le siège de tiraillements douloureux, ce qui n'empêche pas l'appétit d'être excessif ; l'urine acquiert de plus en plus la saveur sucrée, la soif devient intolérable, un sentiment d'ardeur embrase les viscères, la peau de l'abdomen devient brûlante et sèche ; la salive est tellement épaisse, qu'elle forme un enduit limoneux sur ses parois et sur les lèvres, les gencives se ramollissent, quelquefois les dents abandonnent leurs alvéoles ; l'haleine est fétide et chaude ; l'anxiété la plus affreuse se peint sur le visage ; il survient bientôt l'amaigrissement, le délire ; enfin, l'abondance de l'excrétion urinaire est telle, qu'il semble que tous les principes nutritifs s'échappent par elle, et la mort arrive après un amaigrissement qui fait paraitre le corps comme entièrement desséché.

La marche du diabète est en général assez lente, bien qu'on ait observé des cas dans lesquels les accidents ont atteint leur summum d'intensité en quelques semaines : ce n'est, le plus ordinairement, qu'au bout de sept à huit mois, un an et plus, que cela arrive. Cependant il est à remarquer que la lenteur de la marche du diabète est plus particulièrement applicable à ce qu'on peut appeler sa première période ; car, lorsqu'il a atteint la dernière, les phénomènes morbides marchent avec une grande rapidité, et la mort ne se fait pas attendre.

Lorsque l'art parvient à enrayer la marche du diabète et ses progrès, on reconnaît les améliorations qui s'opèrent aux caractères suivants : cessation de l'appétit, diminution de la soif, rétablissement de la transpiration; l'urine reprend peu à peu sa coloration normale, elle devient moins abondante et perd sa saveur sucrée. Combien n'est-il donc pas important de surveiller avec la plus grande attention l'état de ce fluide pendant les différentes phases du diabète !

L'anatomie pathologique nous montre dans cette affection une augmentation de volume et une rougeur insolite des reins ; mais il y a là quelque chose de plus qu'une simple inflammation : il se passe dans l'économie un phénomène chimique en vertu duquel l'amidon des aliments féculents est transformé d'abord en une substance appelée diastase, qui au contact des membranes, et par suite de la digestion, se change en sucre, qui est l'élément principal de l'urine des diabétiques.

Un grand nombre de causes ont été signalées comme pouvant produire le diabète. Il paraît plus fréquent dans les pays humides que dans les autres; on l'a remarqué à la suite de travaux excessifs, d'excès vénériens, de l'abus du mercure, des hémorragies abondantes. On pense que l'usage trop prolongé d'aliments végétaux ou de boissons chaudes et acidulées, les excès de vin et de spiritueux, l'abus des diurétiques peuvent y donner lieu. On l'a vu survenir à la suite de la suppression brusque de la transpiration, d'un refroidissement subit; certains calculeux en ont offert des exemples.

L'analyse chimique de l'urine des diabétiques a démontré que ce fluide ne contenait presque pas d'urée ni d'acide urique, qu'on n'y rencontre ni phosphate ni sulfate; mais on y trouve du sucre et du muriate de soude. La disposition des deux premiers éléments, qu'on croyait formés par les reins, avait porté à penser que la maladie devait être attribuée à une modification morbide dans les organes qui les empêche de fonctionner; mais cette idée ne peut plus être soutenue, depuis que les expériences de MM. Prévost et Dumas ont démontré que l'urée était toute formée dans le sang, et que les reins la reçoivent comme toutes les autres parties constituantes de ce fluide. Il serait plus rationnel de fixer son attention sur l'augmentation de sérum qui se trouve dans le sang des diabétiques, et sur cette circonstance qu'il contient infiniment moins de fibrine que celui des individus en santé; cette manière de voir appuie l'opinion que j'ai émise précédemment, savoir, que le diabète tiendrait à un vice de la nutrition, et que sa véritable cause devait être attribuée à la manière dont fonctionnent l'estomac et les intestins. Quoi qu'il en soit, je vais indiquer les bases de traitement qui paraissent avoir eu jusqu'à présent le plus de succès.

Quelques auteurs ayant remarqué que la quantité de sucre contenue dans l'urine augmentait après une nourriture féculente, c'est-à-dire après une nourriture non azotée, ont pensé avec raison qu'il fallait soumettre les malades à l'usage d'aliments azotés, tels que les substances animales grasses, ainsi que le conseille Thénard, ou bien le pain de gluten, prescrit avec tant de succès par M. Bouchardat: il est à regretter que l'on ne puisse suivre ce traitement bien longtemps, à cause de la répugnance qu'il cause aux malades Souvent aussi, par suite de l'emploi de ce moyen, il survient une inflammation des voies digestives, qui met obstacle à sa continuation.

Quelques auteurs, pour ménager la susceptibilité de ces organes, mêlent à ce traitement l'opium, le camphre, le quinquina, le musc, etc. On a également employé dans le même but les laxatifs, pour remédier à la constipation; enfin, je possède des observations de guérisons du diabète, dans lesquelles l'ammoniaque et l'acide phosphoreux paraissent avoir réussi.

On a recommandé encore une foule d'autres moyens dans le traitement

du diabète. Le grand nombre de ces prétendus spécifiques prouve leur inefficacité.

On peut dire avec vérité, et surtout avec satisfaction pour l'humanité, que
le diabète est une maladie heureusement fort rare ; peu de cas se trouvent à la
ville, quelques-uns dans les hôpitaux. Les cas légers qui se sont présentés à
mes observations et rencontrés dans la pratique, dont plusieurs étaient fort douteux, n'ont point mérité de trouver leur place dans le cadre des observations qui
suivent chaque maladie.

GRAVELLE

La gravelle est une maladie qui est caractérisée par la formation de concrétions sablonneuses et pierreuses dans les reins. A mesure que les urines s'écoulent par les uretères dans la vessie, elles y sont entraînées et elles sont le plus ordinairement expulsées au dehors par l'urètre.

Les graviers sont composés d'acide urique pur, de phosphate de magnésie et
d'ammoniaque ou d'oxalate de chaux. Les premiers sont les plus communs ; ils
sont d'une couleur rouge tirant sur le jaune, et se dissolvent en totalité dans un
excès de potasse. Lorsqu'on les jette sur des charbons ardents, ils se consument
entièrement. Cette circonstance sert souvent dans la pratique pour reconnaître
leur nature. Les graviers composés d'acide phosphorique, de magnésie ou d'ammoniaque, sont à peu près blancs, quand ils ont été lavés. Lorsqu'on les brûle,
ils noircissent et exhalent une odeur d'ammoniaque commune à tous les cristaux formés par les reins. Enfin les graviers qui sont formés par l'oxalate de
chaux, infiniment plus rares que les précédents, ont une couleur brune et quelquefois noirâtre. Le résidu qu'ils donnent après l'ustion n'est que de la chaux,
l'acide oxalique s'étant dégagé.

Lorsqu'on examine avec attention les trois espèces de graviers dont nous venons de parler, on s'aperçoit qu'ils ont des formes variées. Dans presque tous les
cas cependant, ils sont anguleux, et ils se déposent au fond du vase qui contient
l'urine. Il est à remarquer toutefois, relativement à ce dernier fait, que le dépôt
n'a pas toujours lieu immédiatement après l'expulsion de ce fluide, et qu'il ne
s'opère, dans quelques circonstances, qu'à mesure qu'il se refroidit. Les malades
chez lesquels l'urine projette ainsi des graviers offrent en général peu de symptômes morbides, souvent même leur santé ne paraît nullement dérangée. Il n'en
est pas ainsi lorsque les graviers sont formés de toutes pièces ; ces cristaux bles-
sent le tissu des organes au milieu desquels ils séjournent, et leur présence se
révèle par un sentiment de fatigue ou de douleur plus ou moins vive dans la ré-

gion lombaire et dans le ventre; le moindre mouvement augmente les souffrances, et enfin la fièvre survient.

Lorsque l'accès des phénomènes est parvenu à ce degré, l'estomac s'irrite sympathiquement, des nausées, des vomissements arrivent; le malade n'a plus un moment de repos.

La gravelle est en général le principe des affections calculeuses et des pierres formées dans les reins et dans la vessie. Sa durée est longue, soit parce que la cause organique qui la détermine nous est inconnue, soit parce que les individus qui en sont atteints, après avoir échappé aux accès douloureux qu'elle détermine, commettent des écarts de régime et oublient trop promptement le mal qu'ils ont éprouvé.

Quant à la cause intime de la maladie, je la regarde comme le résultat d'un vice de la nutrition, à la suite duquel le sang charrie dans les organes sécréteurs de l'urine des matériaux salins trop abondants. Cette maladie, rare dans l'enfance, attaque plus particulièrement les personnes de l'âge mûr et de la vieillesse. On a remarqué que les occupations sédentaires y disposent singulièrement : cela tient très vraisemblablement à ce que les individus qui s'y livrent ont la mauvaise habitude de résister trop longtemps au besoin d'uriner.

On a remarqué que les hommes sont plus souvent atteints de gravelle que les femmes, et l'on a cru trouver l'explication de ce fait dans la disposition différente des voies excrétoires de l'urine dans l'un et l'autre sexe. La plus simple réflexion suffit pour faire voir combien cette raison est peu probante. Les femmes, par suite de convenances sociales, gardent en général l'urine bien plus longtemps que les hommes ; or il est évident que cette habitude devrait les exposer plus qu'eux aux dépôts calcaires dans la vessie et dans les reins. Qu'importe que le canal de l'urètre soit ou plus long ou plus court ? la stase de l'urine est évidemment la seule circonstance importante à considérer. Je crois donc que si les femmes sont moins sujettes que les hommes à la gravelle, cela tient uniquement à des considérations d'organisation particulière.

On a signalé les contrées humides et tempérées comme étant celles où la maladie dont il s'agit se manifeste le plus souvent : ainsi elle règne plus particulièrement en Hollande, en Angleterre, en France et en Allemagne; on l'observe assez fréquemment dans les ports de mer et dans les villes situées sur le bord des fleuves.

Ceux qui ont regardé la gravelle comme pouvant tenir à un vice de la digestion ont accordé de l'influence à certains condiments et à certaines espèces d'aliments. C'est ainsi que les épices, les viandes de porc, les poissons salés, ont été regardés comme pouvant la développer. Pour ma part, j'affirmerai que l'on ne saurait établir aucun rapport entre le sel marin et l'acide urique, mais qu'il serait plus juste de trouver une certaine relation entre l'azote des aliments et l'acide urique qui domine toujours dans les cristaux urinaires des carnassiers, tandis que c'est toujours l'oxalate de chaux qui existe chez les herbivores, qui se nourrissent d'aliments beaucoup moins azotés, mais plus riches en sels calcaires.

Le traitement de la gravelle est différent suivant que le médecin se propose la cure radicale de cette maladie, ou qu'il cherche à calmer les accidents qu'elle a produits.

Dans le premier cas, il faut s'assurer de la composition chimique des graviers, afin de pouvoir employer plus sûrement les solutions alcalines légères, les carbonates de chaux, de potasse, de soude, qui peuvent opérer leur dissolution.

Dans le second cas, le médecin a recours aux boissons aqueuses diurétiques et abondantes pour distraire la surexcitation urinaire, et aux ventouses scarifiées, aux sangsues à la région lombaire, à la saignée même, pour combattre l'inflammation qui s'est emparée des reins. Il est à peu près inutile de dire que toute espèce de traitement échoue lorsque les malades ont attendu que la gravelle ait porté la désorganisation dans leur tissu. Dans ces cas malheureux, le médecin n'a plus à s'occuper que des moyens de pallier les douleurs et de calmer des accidents qui amèneraient infailliblement la mort.

Quatrième observation. — 52 ans ; profession sédentaire ; gravelle ; concrétion sablonneuse et pierreuse ; séjour dans une localité humide ; débilité de la constitution.

M. N., employé dans une des gares d'un de nos chemins de fer, après huit années d'exercice de son emploi, pendant lequel temps il avait constamment habité un pays insalubre, vit sa constitution s'altérer et des douleurs vagues se montrer tantôt dans les reins, dans les uretères et dans la vessie ; l'aspect de ses urines lui révéla chez ces dernières l'existence d'un dépôt sablonneux, rougeâtre briqueté, qui parfois se composait de sable seulement et d'autres fois de petits fragments pierreux ; les envies d'uriner devinrent fréquentes ; l'émission des urines difficile, rare et douloureuse ; les digestions irrégulières ; le sommeil inquiet, agité, parfois nul. Confié à mes soins, pendant deux mois de traitement j'administrai les solutions alcalines, j'appliquai des ventouses sèches sur la région des reins, je fis des émissions sanguines, j'administrai des purgatifs, des bains généraux composés, des douches locales, etc., des purgatifs. M. N. fut complètement guéri ; la sécrétion urinaire reprit son libre cours ; les urines devinrent de la plus parfaite limpidité et la santé reprit son type normal.

Cinquième observation. — 40 ans ; gravelle ; complication de rétrécissements urétraux ; accidents datant de cinq années ; constitution pléthorique, profession sédentaire ; guérison en six semaines.

Atteint de quelques écoulements urétraux, et pour les faire complètement disparaître, M. V. fit emploi d'injections tellement astringentes qu'il s'en suivit des rétrécissements du canal de l'urètre. Gênée dans son libre cours, l'urine séjourna trop longtemps dans les organes qui ne devaient que momentanément la contenir ; elle s'y altéra, y déposa des sédiments, des concrétions qni engendrèrent la gravelle ; cette affection produisit des dérangements dans l'économie, mais particulièrement dans les fonctions génito-urinaires : la constitution en fut sérieusement altérée ; ces phénomènes durèrent cinq ans, c'est-à-dire autant de temps que l'existence des rétrécissements. Mes premiers soins, sitôt que j'eus la confiance de M. V., fut de les faire disparaître et de rendre la complète liberté au canal de l'urètre : j'employai la dilatation graduée et j'y associai les moyens propres pour combattre victorieusement la gravelle ; six semaines d'un traitement assidu suffirent pour faire disparaître cette affection et les complications qui en étaient le principe.

La gravelle fut-elle due à la présence des rétrécissements dans l'urètre, aux habitudes sédentaires de M. V., ou à des modifications particulières des organes sécréteurs de l'urine ? toujours est-il que l'affection principale disparut dès que la liberté du canal revint. M. V. n'en continua pas moins ses occupations sédentaires, son régime de vie habituel, et rien ne se montra du côté des reins.

Sixième observation. — 63 ans ; gravelle ; suites d'affections multiples de l'urètre et de la vessie ; accidents intermittents ; retour et entretien de l'affection par suite d'habitudes invétérées, d'écarts du régime, d'abus d'alimentation, etc.

M. G., ancien militaire, employé dans l'administration, fut fréquemment exposé à diverses affections des organes génitaux et urinaires. Son existence entière se ressentit de cette vie large et des habitudes d'insobriété dont il n'avait cessé de faire usage dans les camps et dans les armées ; après avoir éprouvé plusieurs maladies de l'urètre, de la prostate, de la vessie et des reins, il vit la gravelle venir en complication à tous ses maux ; les graviers qu'il rendait étaient d'un certain volume ; leur expulsion était précédée de douleurs néphrétiques, de ténesme vésical et accompagnée de rétention d'urine presque complète. Ces phénomènes avaient leur rémittence : les changements de température, les écarts de régime décidaient presque toujours leur apparition ; quinze ans, ces phénomènes existèrent, et ils eussent plus tôt cédé aux soins intelligents de la science médicale, si M. G. avait plus tôt fait un appel à sa raison pour dominer l'instinct passionnel de sa sensualité. Il l'entendit enfin, mais ce fut seulement lorsque l'âge vint dominer ses sens : à ce moment, il changea de régime, devint sobre et parcimonieux de sa santé, se soumit entièrement à mes conseils, et vit, sous l'influence du traitement que je lui conseillai et du régime dont il ne s'écarta pas, sa santé revenir ce qu'elle avait été, ce qu'elle aurait dû toujours être si mes conseils avaient été ponctuellement suivis.

Septième observation. — 54 ans ; gravelle ; travaux sédentaires ; larges habitudes alimentaires ; tendances à l'obésité ; complication de la goutte et du rhumatisme ; cinq ans d'existence ; guérison au bout de 60 jours de traitement.

M. T., à la suite d'immodération dans les plaisirs de la table, vit chez lui se développer la maladie qui est l'apanage inséparable des gourmets et des gastronomes, la goutte, puis des douleurs vagues, ambulantes, enfin le rhumatisme ; la persistance dans les habitudes de M. T. amena pour complication la gravelle. Ce fut dans cet état et au milieu de ses habitudes qu'il vint me consulter et me confier son traitement ; ce malade cessa ses habitudes, cela va sans dire, et se soumit pendant deux mois à un traitement, à une hygiène, à des habitudes qui triomphèrent de la gravelle, de la goutte et du rhumatisme, cependant après cinq ans d'existence de ces affections réunies ; j'employai les moyens que j'associe en pareil cas avec le plus de succès ; les bains de vapeurs, les douches, les bains russes trouvèrent une heureuse application. Une chose fort remarquable, et dont je ne puis m'empêcher de faire ici mention pour l'édification et l'instruction de mes lecteurs, c'est qu'une des causes les plus influentes qui entretenait l'existence de la gravelle et, par contre, toutes les autres, était l'opiniâtre habitude qu'avait M. T. de se vêtir même en été avec des doubles vêtements de laine ; de se couvrir la nuit outre raison ; d'entretenir dans sa chambre à coucher une température plus qu'élevée, ce qui obligeait la peau à sécréter avec trop de promptitude et d'abondance aux dépens d'abord des liquides de l'économie en général, puis de la sécrétion urinaire en particulier.

MALADIES DE LA VESSIE ET DE SON COL

SPASMES DE LA VESSIE ET DE SON COL

L'exagération de la puissance contractile de la vessie, dont l'irritabilité se trouve entretenue ou excitée par son contact avec le liquide urinaire, ou par l'état de susceptibillté nerveuse de l'individu, constitue ce qu'on appelle le spasme de la vessie.

L'extrême contraction de la poche urinaire, l'impossibilité dans laquelle elle se trouve de laisser distendre ses parois, par suite de l'accumulation de l'urine, qui tend sans cesse à les écarter, caractérise particulièrement cette maladie, qui s'accompagne dans la plupart des cas de douleurs aiguës, de ténesme, d'épreintes et d'envies fréquentes d'uriner.

Les personnes d'un tempérament éminemment nerveux, celles qui sont disposées à la colère, celles qui sont sous l'influence de vives passions, celles enfin qui par habitude font excès de liqueurs alcooliques, qui retiennent trop longtemps leurs urines, dont la présence force outre mesure la distension de la vessie, y sont plus spécialement prédisposées. La rétention complète, un bain trop chaud, un bain froid lorsque le corps est en sueur, la présence d'un exutoire cantharidé, la répercussion d'un exanthème, l'urétrite intense, les injections astringentes dans le canal de l'urètre, l'invasion brusque sur la vessie d'une affection rhumatismale ou goutteuse, sont encore des causes de nature à produire cette douloureuse maladie.

La présence de corps étrangers dans la cavité urinaire, l'introduction d'instruments destinés à manœuvrer dans cette poche musculo-membraneuse, les coups portés sur la région hypogastrique, ont été considérés par certains auteurs comme étant de nature à déterminer le spasme de cet organe.

Cette dernière opinion paraît avoir été celle de Chopart, qui a admis deux sortes de spasmes de la vessie : le spasme nerveux et le spasme inflammatoire. Je ne partagerai pas à cet égard la manière de voir de l'illustre chirurgien de l'Hôtel-Dieu. Pour moi, le spasme de la vessie est la névralgie de cet organe, sans que son tissu en soit autrement affecté. J'admets cependant que l'inflammation des membranes de la vessie puisse donner lieu à son état spasmodique, mais dans ce cas alors l'affection ne serait que secondaire, et ne pourrait pas constituer le spasme essentiel et primitif dont je m'occupe en ce moment.

J'ai plusieurs fois dans ma pratique eu l'occasion de constater un spasme de vessie, que je nommerai essentiel, dont le développement subit ne reconnaît pas de causes appréciables, revêt la forme intermittente, et ne cède qu'à l'emploi de fébrifuges, souvent avec une grande difficulté.

Lorsque je parle du spasme de la vessie, j'entends y comprendre également le spasme de son col, non pas que le col ne puisse être lui-même le siège d'un état nerveux tout particulier, sans que la vessie y participe en rien : cela peut être, et j'en ai vu plusieurs cas; mais comme cette affection ne diffère que par son lieu d'élection, que les mêmes causes la produisent, qu'elle donne lieu aux mêmes phénomènes, et que des moyens de guérison identiques lui sont applicables, je confondrai ici le spasme de la vessie et celui de son col et rendrai communs à ces deux affections les mêmes agents de guérison.

Est-il aisé de distinguer de prime abord le spasme de la vessie, et ne peut-on pas, dans certaines circonstances, le confondre avec la rétention complète d'urine?

Les mêmes sensations impressionnent en effet le malade de la même manière.

Le spasme envahit le col, et le canal dans toute son étendue participe à son exaltation nerveuse.

Pour dissiper ses doutes, le praticien mettra en usage le toucher à la région hypogastrique et l'exploration anale. Le premier lui fera connaître si la vessie est distendue par une collection urinaire, ce que lui confirmera ou lui démentira le toucher par l'anus et l'introduction de la sonde dans la poche urinaire. Si elle ne rencontre pas d'obstacle, elle viendra confirmer le diagnostic ; cette dernière en effet devra trouver la vessie vide de liquide, fortement revenue sur elle-même, dans le cas où il y aurait seulement spasme de l'organe.

Cette maladie est plus commune chez les adultes que chez les vieillards ; elle se rencontre rarement chez les enfants ; elle est plus fréquente chez la femme que chez l'homme, et en général d'autant plus facile à guérir que le sujet qui en est atteint est plus jeune, moins impressionnable et placé dans des conditions plus favorables de continence et de tranquillité.

Le traitement du spasme de la vessie ou de son col varie en raison des causes qui l'ont déterminé ; la constitution, le tempérament de l'individu, son âge et ses habitudes doivent être pris en considération. La thérapeutique sera toute locale, si l'état spasmodique n'intéresse que la poche urinaire ; les moyens de traitement devront au contraire être généraux, si la maladie dépend d'un état nerveux dominant la constitution du sujet.

Pour combattre le spasme de la vessie ou de son col, on doit en général employer une médication prompte et énergique ; les antispasmodiques, les saignées dérivatives, les bains généraux pris à une douce température et longtemps prolongés, les fomentations émollientes et narcotiques, les douches d'eau mitigée sur tout le corps et principalement sur la région hypogastrique seront mis en usage. J'ai vu un cas de spasme de vessie disparaître subitement sous l'influence d'un bain de vapeur, après avoir résisté longtemps à l'emploi intelligent des agents thérapeutiques dont je viens de parler plus haut.

Si la vessie seule, dans le cas de spasme essentiel, appelle sur elle-même la concentration des moyens médicamenteux, la méthode des injections, si puissante dans ses résultats quand elle est maniée à propos, trouvera ici sa véritable application, sans exclure cependant l'assistance de quelques autres moyens, dont le concours ne fera qu'augmenter sa valeur.

Pour obtenir, dans un cas semblable, les heureux résultats qu'on a droit d'attendre de la méthode de traitement par les injections, il faut en avoir une certaine habitude, calculer la capacité du réservoir urinaire, sa susceptibilité ou sa tolérance, savoir se rendre compte de la facilité avec laquelle les parois de la vessie peuvent se distendre, graduer les injections, commencer en général par injecter de petites quantités de liquide dans la cavité urinaire, afin de ne pas forcer les parois à s'écarter subitement et outre mesure, ce qui, loin de diminuer son état morbide, ne ferait que l'entretenir et même l'augmenter.

Les injections seront composées de décoctions émollientes et narcotiques faites avec la graine de lin, la racine de guimauve et la tête de pavot. On commencera par vider la vessie, à l'aide d'une sonde, et on introduira, au moyen d'une seringue graduée, le liquide dans de petites proportions, ce qui permettra à la vessie de le conserver plus longtemps. On injectera d'abord deux onces de liquide, on augmentera proportionnellement jusqu'à cinq ou six onces. On peut aisément répéter cette dose deux fois par jour, sans crainte de fatiguer l'organe.

Dans le cas où l'affection spasmodique serait bornée au col seulement, il serait inutile, imprudent même et d'ailleurs fort difficile, de chercher à porter la sonde dans la cavité vésicale : on devra limiter les injections au col, les faire par le canal de l'urètre seulement, et pour les autres moyens, les employer comme on le ferait pour le spasme de la totalité de la poche urinaire.

Huitième observation. — Spasmes de la vessie et de son col chez un enfant de neuf ans : rétention complète d'urine ; convulsion à chaque envie d'uriner.

Le jeune Aubert, enfant de neuf ans, avait contracté dès l'âge de cinq ou six ans l'habitude de résister au besoin d'uriner et de retenir ses urines tout le temps qu'il se livrait au jeu ou au sommeil : cette coutume détermina bientôt une contraction spasmodique du col vésical et son extrême irritation ; le canal de l'urètre devint douloureux, et l'enfant au moindre besoin d'uriner était pris de rétention complète, de convulsions et d'impossibilité de rendre ses urines : il tombait alors dans un abattement général.

Il avait été conduit à l'hôpital Saint-Louis ; soumis aux antispasmodiques, à l'usage des bains froids, et des appositions de sangsues réitérées, le mal et les souffrances avaient toujours persisté.

Lorsque ce petit malade me fut présenté, j'eus beaucoup de difficulté à explorer l'urètre et la vessie ; je reconnus une affection spasmodique de ces organes : j'introduisis dans l'urètre et le col des bougies belladonisées, que je laissai à demeure pendant vingt et vingt-cinq minutes chaque jour ; je fis des injections émollientes et narcotiques dans la poche vésicale ; plus tard je pratiquai deux cautérisations au col de la vessie à l'aide du nitrate d'argent fondu, je mis l'enfant à un régime lacté et rafraîchissant, aux bains tièdes, et jamais chez ce jeune homme la maladie n'a reparu. Il a aujourd'hui vingt-cinq ans, et ne s'est jamais ressenti d'aucune incommodité du côté des voies urinaires. Il y a seize ans que la guérison s'est maintenue.

Neuvième observation. — Vingt-sept ans ; constitution nerveuse ; spasme de la vessie, offrant tous les symptômes et tous les caractères d'une cystite aiguë ;

rétention d'urine; vives douleurs au sphincter vésical; urine bourbeuse; affection intermittente.

Mme R..., depuis longtemps sous une influence nerveuse qui était venue se concentrer sur la vessie, se présenta à mon dispensaire, souffrant d'une rétention d'urine quelquefois complète, d'autres fois incomplète, affectant parfois le type intermittent et s'accompagnant toujours de vives douleurs.

J'explorai l'urètre à l'aide d'une bougie très fine : elle ne put pénétrer ; ce ne fut que quelques jours après qu'au moyen de cathéters belladonisés et de l'anesthésie, je pus pénétrer dans la vessie, en franchissant, bien qu'avec difficulté, le col de cet organe, dont la contraction était très manifeste; j'entretins la dilatation. Je fis des injections de guimauve dans la vessie, des applications de sangsues au périnée, à l'anus et à la région hypogastrique. J'obtins en partie la rémittence des symptômes : je soumis alors cette malade à l'usage de bains de vapeur d'une médication émolliente et anti-spasmodique; l'état s'amenda de suite sensiblement, et la guérison arriva au bout de six semaines du traitement que je viens d'indiquer et que cette dame suivit avec la plus grande régularité.

AFFECTIONS RHUMATISMALES ET GOUTTEUSES FIXÉES SUR LA VESSIE ET SUR SON COL

Il est certaines maladies de la vessie que l'on est forcé de rapporter à un principe acrimonieux, qui le plus ordinairement consiste dans un vice goutteux ou rhumatismal. Ces deux affections, très peu différentes pour le cas qui m'occupe, c'est-à-dire en tant qu'elles sont fixées sur la vessie ou sur son col, ne peuvent se distinguer en ce cas que par les signes commémoratifs ; je dirai que l'une des deux pourra également s'appliquer à l'autre, me réservant d'ailleurs de signaler, à l'occasion, les différences qu'elles peuvent présenter.

Le rhumatisme de la vessie ne se produit pas primitivement, au moins on n'en connaît pas d'exemple. Il survient toujours par suite d'une répercussion, d'une métastase, et se fixe tantôt sur le col, tantôt sur le corps de la vessie; toutefois, le col étant plus sujet à l'inflammation que le reste de l'organe, il est permis de penser qu'il est de préférence, principalement pour la goutte, le siège de l'invasion. Je dis principalement pour la goutte, car s'il est quelquefois facile de discerner lequel du col ou de la vessie est atteint, quand la douleur est fixe et n'occupe pour ainsi dire qu'un seul point, comme cela a lieu fréquemment dans la goutte, il est entièrement impossible d'établir la même différence dans le rhumatisme qui donne toujours une douleur trop vague, trop étendue, pour la rapporter à telle ou telle partie d'un organe.

Puisque je n'admets pas que le rhumatisme fixé sur la vessie puisse être une affection primitive, et que je ne le regarde que comme une répercussion, ses causes seront exactement celles qui favorisent les métastases; elles sont plus fréquentes dans la vieillesse qu'à tout âge, et se produisent principalement sous l'influence du froid, du changement d'habitudes, de l'usage immodéré de répercussifs sur la partie primitivement affectée, de la compression de cette partie, de l'omission de certains moyens hygiéniques et thérapeutiques devenus habituels, de l'existence d'une irritation à l'intérieur, qui y appelle la phlegmasie; souvent aussi la métastase a lieu, et c'est précisément le cas le plus fréquent, sans qu'on puisse lui assigner de causes à peu près satisfaisantes; suivant les uns, ces métastases auraient lieu principalement au début de la maladie; suivant d'autres, ce serait à la période d'accroissement.

Dans les cas de répercussion sur la vessie ou sur ses dépendances, en même temps que les douleurs précédemment existantes ont disparu, il survient, suivant l'intensité et la nature de l'affection rhumatismale, une douleur quelquefois obtuse, et d'autres fois vive, dans la région de la vessie, des envies fréquentes d'émettre les urines, une sensation pénible dans leur émission, une rétention partielle de ces urines qui ne coulent que goutte à goutte, ou même, comme Chopart le vit une fois, leur suppression totale.

Dans ces mêmes cas de rétrocession sur la vessie, et aussi sans doute selon la nature et l'intensité de l'affection rhumatismale ou goutteuse préexistante, il survient, indépendamment des troubles dans l'excrétion des urines, soit des symptômes de cystite, soit des symptômes de catarrhe vésical, à des degrés plus ou moins intenses, soit enfin des maladies organiques.

On a regardé la répercussion du rhumatisme sur la vessie comme une des causes d'incontinence d'urine, se fondant sur ce que la vessie, irritée par l'âcreté des humeurs déposées dans l'épaisseur de ses tuniques, devait se contracter aussitôt qu'il y avait quelques gouttes d'urine rassemblées dans sa cavité; mais il me semble que c'est tout simplement une vue de l'esprit que je ne sache pas avoir été justifiée par la pratique: on a oublié dans ce cas de tenir compte de l'état des fibres de la vessie, comme Chopart le fait judicieusement remarquer.

Il n'est pas exact non plus que dans les cas de rhumatisme de la vessie, l'urine contienne un sédiment briqueté. On a toutefois trouvé quelque différence dans l'urine des goutteux; mais les opinions émises à cet égard n'ayant rien de fixe et ne présentant pas d'intérêt pour le fait qui m'occupe, je ne fais que mentionner l'observation.

On a vu aussi le canal de l'urètre envahi par une affection rhumatismale ne donner pour symptômes qu'une blennorrhée; ce fait, que j'emprunte au docteur *Coisier*, de l'Eure, est relatif à un jeune homme chez lequel une blennorrhagie à l'état aigu vint remplacer une douleur rhumatismale du bras gauche dont la réapparition fit complètement disparaître les symptômes du côté de l'urètre.

Winckler, praticien allemand, fait mention d'une épidémie de gonorrhées rhumatismales; les médecins que leur pratique appelle vers les maladies de l'utérus ont été à même d'observer des écoulements blancs chez les femmes, alterner avec des accidents rhumatismaux.

Le *Dictionnaire des Sciences Médicales* rapporte le fait curieux d'un homme qui, à la suite d'excès dans le coït, fut atteint d'un lumbago qui alternait avec un état de satyriasisme.

Stoll et Lacoste ont rapporté des exemples de métastases rhumatismales sur les testicules, et ayant produit des hydrocèles alternant avec le rhumatisme et se terminant par résolution.

Ce sera donc d'après les signes commémoratifs que le praticien devra baser le diagnostic des affections rhumatismales fixées sur la vessie ou sur son col : par exemple, il suffira, à la rigueur, de savoir qu'une douleur précédemment existante dans un point du corps en a disparu tout à coup, et que le malade a éprouvé presque au même moment des souffrances plus ou moins vives dans la région de la vessie, pour ne pas confondre le rhumatisme de cet organe avec la cystite aiguë. Il y a d'ailleurs dans celle-ci une telle sensibilité à l'hypogastre et même à tout l'abdomen, de telles douleurs soit dans l'envie d'émettre les urines, soit dans leur émission même, et en général une telle acuité de symptômes, que l'erreur de diagnostic n'est pas probable.

Il est encore bien moins possible de confondre le rhumatisme fixé sur la vessie avec le catarrhe chronique de cet organe, ses névroses, sa paralysie; le catarrhe chronique donne toujours lieu à l'excrétion d'une certaine quantité de mucus, que l'on ne remarque pas dans l'affection dont je m'occupe. Quant aux névroses, elles peuvent bien présenter quelques symptômes semblables; mais elles sont presque toujours produites soit par une contusion de la moelle épinière, soit par la compression des nerfs, qui se distribuent à la vessie, soit enfin par une tumeur quelconque. Quant à confondre le rhumatisme ou la goutte avec la paralysie, il n'y a même pas à y penser.

Le rhumatisme et la goutte fixés sur la vessie présentent plus d'analogie avec l'affection calculeuse de cet organe, et en réalité ils n'ont pas d'autres symptômes que ceux qui annoncent la présence des calculs de la vessie : on comprend de quel secours doit être alors le cathétérisme. Toutefois, Fages, de Montpellier, rapporte que malgré le cathétérisme, il lui est arrivé de prendre pour un rhumatisme une affection calculeuse; Sydenham a commis une erreur semblable.

Si la répercussion est récente, si l'affection rhumatismale ou goutteuse n'est pas intense, on peut espérer de ramener rapidement la maladie à son premier état.

Mais si l'affection est localisée depuis longtemps sur la vessie, il est fort à craindre que ce long séjour d'une humeur viciée n'attire sur la vessie les accidents les plus graves. Sans parler de la cystite aiguë qu'elle peut déterminer, du catarrhe chronique si fréquent chez les vieillards atteints de goutte ou de rhumatisme, elle peut faire naître des ulcérations fongueuses, des suppurations, des inflammations purulentes, le racornissement et l'engorgement des tuniques de la vessie : complications qui viennent singulièrement aggraver le pronostic.

Pour toutes les affections goutteuses ou rhumatismales de la vessie ou des autres organes, il est un principe dont on ne doit jamais s'écarter : c'est, lorsque la métastase est fâcheuse, de la combattre dans l'organe sur lequel elle s'est portée, et de la rappeler, en produisant une excitation vive et prompte dans le lieu que la maladie première a abandonné.

Or, ce déplacement est d'autant plus difficile que la métastase est plus ancienne ; les bains, les boissons délayantes légèrement diaphorétiques, peuvent quelquefois suffire pour attirer cette humeur vers la peau, ou aux parties qu'elle avait abandonnées. On peut encore avoir recours à des moyens plus puissants, en appliquant sur l'endroit où existait précédemment la maladie, ou sur celui qu'elle occupait habituellement, des ventouses sèches, des sinapismes, des épispastiques (dans lesquels n'entrent pas les cantharides) ; les cautères, les moxas, et autres révulsifs sont dans ce cas de puissants auxiliaires.

Après avoir délivré la vessie du principe acrimonieux, on tâche de le détruire par des médicaments internes, appliqués à chaque espèce de vice ; et ceci se fait au moyen de tous les curatifs de la goutte et du rhumatisme. Ce traitement est même le seul auquel on puisse avoir recours, lorsque l'humeur aura séjourné longtemps dans les tuniques de la vessie, et qu'on n'a pu parvenir à l'en détourner. Malheureusement, l'expérience journalière atteste combien peu l'on doit compter sur cette ressource, et avec quelle lenteur on parvient à changer une disposition acrimonieuse, sans compter que les complications que j'ai signalées plus haut peuvent survenir, et qu'il en est quelques-unes dont il ne faut pas espérer de triompher complètement.

Dixième observation.— 45 ans ; constitution forte et nerveuse, douleurs rhumatismales existant depuis 7 ans, ayant envahi la plupart des régions de l'économie, la vessie ensuite et son col ; rétention complète d'urine, vives douleurs dans la région du bas-ventre, dans les aines et dans les reins ; accidents rémittents. Sept ans d'existence ; quarante-deux jours de traitement : guérison complète sans retour d'accidents.

A la suite de quelques excès de table et de chasse pendant un temps froid et humide, M. S..., sous-préfet, s'était vu atteint d'une affection rhumatismale ambulante, pour laquelle il avait été traité à plusieurs reprises, et dont les phénomènes avaient presque disparu, pour ensuite revenir, puis s'en aller; cet état avait duré sept ans, et M. S... paraissait avoir complètement oublié ses douleurs, lorsque de nouveaux accès, bien plus intenses que les premiers, vinrent envahir la vessie et tous les organes urinaires, et donner lieu à des phénomènes qui devaient en imposer et faire croire à l'existence d'une cystite de la vessie ou de son col, à une néphrite aiguë, enfin, à tous les caractères d'une affection inflammatoire de l'appareil urinaire. Le malade effectivement fut traité pour ces affections, soit que l'on fît erreur sur le diagnostic, soit que les renseignements fournis par M. S... ne fussent pas exacts. Les phénomènes restèrent les mêmes; la gravité de l'affection ne s'amenda point; enfin, après d'inutiles traitements, le malade se confia à mes soins, et ne tarda pas à être complètement rétabli en suivant avec persévérance et sévérité, pendant quarante-deux jours, un traitement anti-rhumatique, dans lequel l'iodure de potassium, les bains russes, les douches émollientes, les dépuratifs, firent en partie les frais de la guérison.

Onzième observation. — Affection rhumatismale chez un sujet de 32 ans, suite d'affection vénérienne ; rétrocession du rhumatisme sur la poche urinaire ; rétention d'urine; douleurs et fréquences en urinant; ténesme vésical; hématurie. Durée de ces accidents, cinq ans; guérison complète en deux mois et demi.

M. B..., maître serrurier, âgé de 32 ans, contracta dans sa jeunesse plusieurs affections syphilitiques dont le traitement fut négligé; les affections rhumatismales vinrent succéder, et à la suite de l'envahissement de tous les organes par cette affection, l'appareil urinaire se trouva compromis, les douleurs vésicales se montrèrent intenses ; elles s'étendirent au bas-ventre, aux aines ; les envies d'uriner devinrent très fréquentes, et la plupart du temps il y avait impossibilité de rendre quelques gouttes sans de vives et intolérables douleurs ; il survenait, dans les efforts inouïs que faisait le malade pour vider sa vessie, des pissements de sang d'une grande abondance. La constitution du sujet se détériora, et lorsqu'il réclama mes soins, elle était complètement épuisée ; il fallut de grands ménagements pour la soumettre aux soins qu'elle réclamait avec promptitude. Un mois d'un traitement anti-syphilitique préalable fut d'une indispensable nécessité; puis je procédai à celui de l'affection rhumatique; quarante jours y furent de nouveau consacrés. Les phénomènes, pendant ce temps, s'amendèrent et disparurent; les organes urinaires revinrent à leurs fonctions normales, et la guérison fut complétée par le retour d'une santé dont M. B... n'a jamais cessé de jouir depuis la terminaison de son traitement, qui date de quatre années, après cinq ans d'horribles souffrances qui se montraient périodiquement et à de courts intervalles.

La vessie jouit d'une certaine force de contractilité qui est indispensable pour qu'il y ait expulsion des urines. Cette expulsion est facilitée par l'action combinée des muscles abdominaux et de la vessie surtout. Quoi qu'il en soit, cette force contractile peut se trouver affaiblie. L'affaiblissement porte le nom de faiblesse ou paresse de vessie. Toutes les causes susceptibles d'affaiblir ou de faire perdre l'irritabilité de la vessie peuvent en causer la paralysie.

La faiblesse de vessie peut survenir à tout âge, et sous l'influence de différentes causes ; cependant on remarque en général que les enfants et les vieillards y sont plus sujets que les adultes. L'atonie peut se faire sentir seulement au col de la vessie, ou à la vessie elle-même. Dans le cas où elle ne porte que sur le col de la vessie, cette faiblesse peut n'être pas assez grande pour laisser l'urine s'écouler constamment et involontairement ; mais elle peut l'être assez pour que l'action de la vessie puisse expulser ce liquide avant que le besoin de le rendre se fasse sentir, et sans que le malade puisse maîtriser cette évacuation, ou même qu'il en ait eu conscience. Cette atonie ou faiblesse du col vésical peut provenir d'une paralysie incomplète du sphincter survenue sans cause connue ; d'autres fois on remarque que dans un accouchement laborieux, la tête de l'enfant comprime le sphincter de la vessie, et produit une contusion assez violente dans cette partie pour affaiblir le col de la vessie et lui faire perdre le ressort dont il a besoin pour retenir l'urine, dont une partie s'écoule alors involontairement, surtout lorsque la femme rit aux éclats, ou qu'elle se livre à de violents exercices. Des efforts souvent répétés pour aller à la selle, le coït immodéré, la masturbation, sont aussi des causes de l'atonie de vessie. Chez les malades qui reconnaissent pour principe de leur affection des excès vénériens, les symptômes sont des plus graves, car presque toujours les vésicules séminales et les canaux éjaculateurs se trouvent affectés ; aussi, un pareil état de choses devient très sérieux. L'atonie de la vessie se rencontre également chez des sujets dont la santé est très délabrée, sans qu'on puisse trop expliquer les désordres qui ont lieu ; c'est surtout chez les sujets nerveux ou épuisés par le travail et les excès qu'on les observe ordinairement.

Souvent la faiblesse de vessie se complique de la stagnation de l'urine. Les femmes sont plus sujettes à la faiblesse de vessie et à sa paralysie que les hommes, et cela se comprend ; car étant plus soumises aux bienséances sociales, il s'ensuit qu'elles luttent souvent assez longtemps contre la contractilité de leur vessie, et de là survient l'atonie ou faiblesse de cet organe, par suite de l'excessive distension de ses fibres.

L'affection dont je m'occupe peut encore être produite par un violent ébranlement de la moelle épinière, comme on en cite bon nombre de cas ; en général alors la faiblesse disparaît en même temps que la lésion qui lui a donné naissance. Cette atonie est plus fréquente chez les individus dont les fibres musculaires sont très minces ; il arrive assez fréquemment que cette affection survienne chez ceux qui ont une hypertrophie des parois de la vessie, et dans ce cas-là même il peut arriver que la contractilité soit si faible que, l'urine n'étant expulsée qu'avec lenteur et très incomplètement, l'organe acquière des dimensions considérables. La conséquence de cette atonie ou faiblesse est presque toujours la rétention, qui est précédée de stagnation de l'urine dans la vessie ; dans ce cas. si l'on introduit une sonde, on retire bien moins d'urine que le volume formé à l'hypogastre par la poche urinaire ne pouvait le faire supposer.

L'indication à suivre pour la guérison est d'abord d'aider l'organe à se débarrasser de son contenu. Pour cela il faut procéder d'une manière lente et progressive, sans quoi l'on pourrait voir survenir des accidents très graves. On introduit donc la sonde très lentement et avec les plus grands ménagements ; on ne laisse l'urine s'écouler que très doucement et par parties, et surtout il faut bien éviter d'imprimer aucune secousse à la sonde. Quand l'urine cesse de couler, on retire l'instrument sans mouvements brusques ; on renouvelle la même manœuvre quand le besoin d'uriner se produit sans résultat. Deux ou trois jours après la première introduction de la sonde, on essaye d'injecter un peu d'eau tiède, en ayant soin de pousser l'injection avec lenteur, afin que l'organe puisse plus facilement s'accoutumer au contact du liquide. En quelques jours de ce traitement, le malade ne souffre plus, ni de l'introduction de l'instrument, ni de l'injection, et il recouvre ordinairement la possibilité d'uriner sans sonde, ou bien s'il n'urine pas, on peut très bien placer une sonde à demeure, tandis que si l'on employait ce dernier moyen, comme on le fait assez souvent dès le début de la maladie, il pourrait s'ensuivre une cystite, en faisant passer la phegmasie de l'état chronique à l'état aigu.

Je n'ai parlé jusqu'à présent que de l'atonie ou de la faiblesse de la vessie envisagée purement et simplement en elle-même sans aucune complication. Cependant les phénomènes de la faiblesse de la vessie peuvent être complexes par suite de la connexion de la faiblesse du rectum ou du catarrhe vésical, de façon que dans ce cas, au lieu d'une seule maladie, il y en a deux à combattre. Cette complication peut survenir soit d'une seule cause, qui alors exerce une action multiple, soit que l'une des maladies, ayant d'abord existé seule, ait produit l'autre ou suffise pour l'entretenir : ainsi l'on sait fort bien la grande influence qu'exercent les constipations prolongées sur la contractilité de la vessie.

Dans le cas de faiblesse simultanée de la vessie et du rectum, ces affections peuvent exister depuis fort longtemps, et dès lors, on le comprend, les fonctions de ces deux viscères ne s'accomplissent que d'une manière difficile et avec des efforts prolongés : de là résulte une émaciation qui met les sujets dans une fâcheuse situation, surtout, si comme cela arrive quelquefois, il survient une irritation excessive de l'urètre. Si cet état persiste, la santé se détériore, et des accidents nerveux alarmants éclatent bientôt ; la sensibilité de l'urètre rend la sonde très douloureuse ; les lavements émollients sont souvent sans effet, les purgatifs les plus doux sont interdits et contre-indiqués par l'irritation des premières voies. Il y a d'autant plus de certitude pour la guérison en s'opposant à ces accidents, que l'on s'y prend de meilleure heure ; si l'on est appelé trop tard, on ne peut que ralentir ou entraver pour quelque temps la marche des désordres, car alors il ne faut pas espérer la guérison du malade, tous les efforts du médecin ont surtout pour but de procurer une existence supportable au patient ; il faut, dans ce cas-là, diminuer la sensibilité de l'urètre à l'aide de bougies, recourir aux injections émollientes, puis toniques, et s'efforcer surtout, par tous les moyens possibles, de régulariser les fonctions digestives.

Douzième observation. — 3o ans ; paralysie de vessie ; suite d'une affection syphilitique mal traitée ; complication d'une paralysie ; commencement d'une affection de la moelle épinière ; affections datant de 4 ans ; guérison en 3 mois.

M. G... arrivait d'Athènes, où il habitait depuis de longues années, et où il avait contracté une affection syphilitique, dont le traitement avait été fortement négligé. Des accidents consécutifs s'étaient montrés sur différents points de l'économie : les jambes avaient perdu de leurs forces et de leur agilité, des douleurs vagues s'étaient fait sentir dans le trajet de la moelle épinière ; la vessie, de paresseuse qu'elle était, en était arrivée à être complètement inerte ; les urines ne pouvaient plus se rendre, et la sonde, devenue indispensable, devait être introduite par le malade, cinq ou six fois par jour, pour débarrasser la vessie de sa collection urinaire. Ce traitement fut difficile par les complications qui venaient l'entraver ; cependant, soutenu par la persévérance du malade, je pus triompher de tous les accidents. Je m'occupai de l'affection de la moelle épinière, puis je dirigeai mes moyens du côté de la vessie. J'employai les moxas, les ventouses sèches le long de la colonne vertébrale, les douches, les irrigations, les frictions sur toute la périphérie du corps, enfin, les bains russes ; je fis emploi des tétaniques à l'intérieur : j'obtins par ces moyens plus de solidité et plus d'activité dans les membres inférieurs ; je dirigeai du côté de la vessie des agents stimulants et toniques ; les injections furent employées : de stimulantes qu'elles étaient d'abord elles devinrent excitantes, puis toniques. Le malade fut soumis à un régime approprié ; l'exercice et l'activité lui devinrent faciles, et contribuèrent à procurer aux organes malades la réaction dont ils avaient besoin ; trois mois ont suffi à ce traitement, et la guérison, qui date de plusieurs années, n'a fait que se consolider depuis.

Treizième observation. — 40 ans; tempérament nerveux et impressionnable; paresse de vessie existant depuis 5 ans ; suites d'abus et d'excès vénériens; inutile emploi des eaux minérales, des bains sulfureux, du galvanisme et de l'électricité ; guérison dans deux mois, par le cathétérisme et les injonctions toniques vésicales.

M. T..., exerçant un emploi sédentaire, avait vu les fonctions de sa vessie perdre pendant plusieurs années, et de plus en plus, l'énergie qui devait les caractériser, à tel point que le jet d'urine n'était plus projeté, mais qu'il tombait sans vigueur ; lorsque M. T... ressentait le besoin d'uriner, la vessie ne se vidait plus que par regorgement et continuellement; il s'écoulait des quantités plus ou moins grandes d'urine dans ses vêtements; cet organe marchait évidemment à la paralysie, et l'incontinence complète n'allait point tarder à arriver : cet état était la conséquence d'abus et d'excès vénériens. Inutilement le malade avait été prendre les eaux minérales et sulfureuses à Vichy, Carlsbad, Enghien; son affection faisait toujours des progrès. Devenu son médecin j'employai la méthode des injections et celle du cathétérisme; chaque jour le malade vidait lui-même sa vessie quatre et cinq fois, afin de la soulager ; puis des injections stimulantes, d'abord excitantes, puis toniques, furent pratiquées dans la poche urinaire ; des fomentations aromatiques furent faites aussi sur l'étendue de la région vésicale; à l'intérieur, les amers et le vin de quinquina furent administrés ; l'exercice et un régime tonique secondèrent ces moyens, et deux mois de traitement suffirent pour rétablir la puissance contractile de la vessie et amener le retour complet de la santé.

PARALYSIE DE LA VESSIE

Cette affection peut survenir tout à coup, ou bien au contraire se former très lentement et succéder à la paresse ou à la faiblesse de la vessie ; les sujets de tout âge y sont exposés quand elle provient de la moelle épinière ou du cerveau. Ses causes principales sont surtout la distension excessive du tissu musculaire de la vessie, la phlegmasie de cet organe, les excès, la vieillesse, les affections dartreuses rhumatismales ou goutteuses fixées sur ses parois.

Il arrive assez fréquemment que chez les personnes avancées en âge et frappées d'apoplexie ou de paralysie du corps, il y ait aussi paralysie de la vessie; alors on remarque que les malades n'urinent guère que par regorgement, et c'est surtout bien remarquable quand on comprime le ventre du malade ou quand on le retourne dans son lit. Si l'on n'y prenait pas garde, on pourrait s'en laisser imposer par l'écoulement produit par regorgement, et croire que la vessie fonctionne comme d'ordinaire, tandis, au contraire, qu'il y a un grand amas d'urine dans la vessie. Il faut, dans ce cas, sonder le malade pour débarrasser d'abord l'organe, puis appliquer des vésicatoires pour tâcher de rappeler l'irritabilité de la vessie. Les violentes secousses qui peuvent ébranler la moelle épinière entraînent quelquefois la paralysie de la vessie, et dans ce cas-là, en général, l'affection est grave, parce qu'il peut y avoir lésion des nerfs qui vont se distribuer à la vessie. Chopart dit qu'il ne connaît pas de faits de paralysie de cet organe à l'occasion de coups violents à la tête suivis d'épanchements de sang ou de pus dans le crâne. Le docteur Pascal rapporte cependant l'observation d'un jeune homme de quatorze ans qui fut frappé à la tête par la chute d'une lourde porte ; il perdit connaissance, et resta quatre jours dans cet état, qui s'accompagna de la paralysie complète de la vessie. Cependant, comme on voit assez fréquemment la faiblesse ou la paralysie de vessie succéder à l'apoplexie, on comprend fort bien que cette paralysie puisse dépendre également d'une forte commotion de l'encéphale.

Presque toujours l'insensibilité et la faiblesse des extrémités inférieures accompagnent cette paralysie, dépendante d'une lésion de la moelle épinière ou de ses nerfs. La paralysie de vessie s'annonce le plus souvent par une sorte de tumeur qui est située au-dessus du pubis : on peut, à peu près toujours, à l'aide des sondes, suppléer au défaut de contraction, et évacuer les urines ; mais il faut s'efforcer surtout de remédier à la faiblesse de la poche urinaire par tous les moyens possibles.

Chez les personnes qui négligent de satisfaire le premier besoin d'uriner, soit par suite d'un embarras passager de l'urètre, par bienséance, par distraction ou par paresse, l'urine s'accumule dans la cavité de la vessie et affaiblit la contractilité de ce viscère. Il peut arriver alors que, quoique très saine, elle ne puisse plus chasser l'urine qu'elle renferme ; dans ce cas-là, comme on le voit, la paralysie n'apparaît que comme conséquence de la rétention prolongée de l'urine : à cette paralysie peut se joindre une vive inflammation de la vessie par suite de la stagnation de l'urine, et la mort survient. L'on sait que ce fut à une paralysie de ce genre, avec inflammation de la vessie, que succomba Tycho-Brahé. La première chose à faire dans ce cas, c'est de débarrasser promptement la vessie à l'aide de la sonde ; on secondera ce moyen, s'il n'y a pas de symptômes inflammatoires, par les diurétiques chauds, tels que les tisanes de bourrache, de pariétaire, de racine d'asperge, de petit houx, etc.

Si l'usage bien dirigé et prolongé pendant quelque temps de ces moyens ne suffisait pas pour exciter les contractions de la vessie, alors il faudrait recourir aux bains froids, à l'eau glacée, jetée sur le bas-ventre et la région périnéale; on pourrait encore faire sur ces parties des frictions sèches, ou bien les faire à l'aide de liniments rendus excitants et rubéfiants au moyen de l'ammoniaque ou de la teinture de cantharides. Enfin, on pourrait encore appliquer un large emplâtre de cantharides à la partie inférieure de la région lombaire. Comme ce vésicatoire n'a pour but que de stimuler les fibres de la vessie, il fut éviter d'en exciter la suppuration. Quand il survient l'inflammation de la vessie, il faut la combattre par les adoucissants et les relâchants.

La paralysie de la vessie peut survenir à la suite de l'inflammation de ses parois : en effet, elle se comporte comme tous les organes musculaires, qui par la phlogose perdent la faculté de se contracter. Cette paralysie survient surtout très promptement chez les personnes pléthoriques, d'un tempérament sanguin et bilieux, surtout après des excès de liqueurs alcooliques; de cette paralysie résulte une rétention d'urine instantanée, une vive douleur accompagne les envies d'uriner, il y a un redoublement de douleur quand on presse la région hypogastrique. La sonde est introduite facilement dans la vessie, mais elle y cause de très vives douleurs ; l'urine est rouge et enflammée ; il faut s'empresser d'évacuer les urines dont la présence est une cause incessante d'irritation ; il faut avoir soin d'éviter que le bout de la sonde ne touche les parois de la vessie, dont la sensibilité est très augmentée ; ensuite on aura soin de combattre les symptômes de la cystite par des saignées ou par des sangsues appliquées au périnée, et par un traitement adoucissant interne et externe.

La paralysie de la vessie survient assez souvent chez des personnes affectées de la goutte, du rhumatisme ou d'une affection dartreuse; dans ces cas, la paralysie est précédée le plus ordinairement de la disparition du vice de l'endroit où il était fixé auparavant. Cette paralysie s'annonce par des douleurs très vives dans la région du bassin. Dans les affections où l'on aurait lieu de penser que la paralysie est due à l'affection dartreuse, on devra faire suivre au malade un traitement interne pour le débarrasser du vice, qui tend à amener les plus graves désordres dans l'organisme.

A la suite d'un contact prolongé du principe vicié avec les parois de la vessie, on voit quelquefois survenir des inflammations, des ulcérations fongueuses, des infiltrations et des suppurations purulentes. Ces causes peuvent souvent aggraver l'issue de la maladie. La paralysie peut, comme la faiblesse de vessie, survenir par suite de débauche, ou par l'abus des plaisirs de l'amour ou la masturbation. A la suite des pertes séminales, la vessie est moins apte à se contracter, et sa faiblesse finit par dégénérer en paralysie, que l'on doit traiter comme les autres paralysies, en ayant soin de recommander les bains froids, les eaux ferrugineuses, les toniques, le quinquina, et surtout la cessation de toute cause excitante.

La vieillesse est une des causes les plus fréquentes de la paralysie de la vessie, parce que la vessie, devenue moins irritable, n'est plus stimulée par la présence de l'urine ; on remarque cette paralysie surtout chez les gens de cabinet, chez les joueurs et chez les personnes d'un tempérament phlegmatique. Cette maladie est d'abord si peu de chose, que le malade ne s'en aperçoit pas d'abord ; le liquide n'est plus poussé avec la même force, ni aussi loin qu'auparavant ; au bout de quelque temps, les urines diminuent peu à peu, puis elles se suppriment tout à fait ; la vessie forme une tumeur au-dessus du pubis. On devra d'abord débarrasser la vessie à l'aide de la sonde, employer des toniques, ainsi que des injections fortifiantes dans ce viscère ; ensuite, si l'on peut obtenir la guérison par un traitement fortifiant, méthodique et bien suivi, recommander au malade d'uriner en s'exposant à un courant d'air froid, ou en appliquant son vase de nuit contre la partie supérieure de ses cuisses, afin de produire une contraction de la vessie plus violente ; enfin, si l'on ne pouvait obtenir la guérison, on doit s'opposer à l'écoulement de l'urine d'abord, en apprenant au malade à se sonder lui-même pour vider sa vessie, ou en comprimant l'urètre sur le corps de la verge à l'aide d'un bandage nommé constricteur de la verge, ou au moyen d'un compresseur urétral ; et si les vieillards ne peuvent supporter ces instruments, on les engage à porter un urinal destiné à servir de récipient à l'urine. Chez les femmes, à qui on ne peut adapter un urinal au méat urinaire, on y supplée en leur montrant aussi à vider leur vessie au moyen de la sonde, ou bien en comprimant l'urètre dans le vagin par un bouton mollet en gomme élastique, fixé à une tige élastique, courbée et assujettie supérieurement au milieu d'une plaque placée sur le pubis d'une manière invariable, à l'aide d'une ceinture : quand le besoin d'uriner se fait sentir, il est très facile de relâcher ce bandage, et l'on peut le resserrer ensuite d'une manière convenable, sans qu'il en résulte trop de gêne pour la malade.

Quatorzième observation. — 67 ans ; paralysie de vessie, ayant duré pendant 6 mois, survenue à la suite d'un catarrhe vésical conservé pendant 2 ans ; guérison du catarrhe ; traitement de la paralysie de vessie, au moyen des injections, des douches et des bains russes ; guérison complète dans 120 jours.

A la suite d'un catarrhe vésical intense, que M. B... avait négligé de soigner et dont l'existence remontait à deux années, il vit progressivement la puissance contractile de la vessie s'affaiblir et il arriva au point de ne plus pouvoir rendre son urine que goutte à goutte avec des efforts inouïs et de graves douleurs ; ses urines étaient troubles, bourbeuses, ammoniacales, parfois même sanguinolentes ; le catarrhe de vessie existait toujours et formait une complication grave, qui était cause de la paralysie et qui ne cessait de l'entretenir ; je commençai le traitement de ce malade par le débarrasser de son catarrhe, puis je l'appris à vider lui-même sa vessie, ce qu'il faisait cinq ou six fois par jour, et deux ou trois fois par nuit ; j'employai pour amener la guérison et le rétablissement de la puissance vésicale, une fois le catarrhe disparu, les injections stimulantes, puis excitantes, puis toniques ; elles étaient faites trois fois par jour ; constamment conservées par la vessie ; et de tièdes qu'elles étaient d'abord, elles furent amenées à la température la plus basse ; des frictions excitantes furent faites sur les reins, à la région vésicale et aussi sur toute la périphérie du corps, des bains russes furent administrés, puis des bains sulfureux donnés en même temps que l'emploi des toniques à l'intérieur ; et après trois mois de ce traitement assidûment observé de la part du malade, sa guérison était complète ; la vessie avait repris toute sa puissance, et les urines, claires et limpides, s'écoulaient librement, seules, à la volonté du malade.

Quinzième observation. — 65 ans ; rétrécissements multiples et indurés de l'urètre ; rétention d'urine ; distension considérable de la vessie ; paresse de cet organe, puis paralysie ; complications datant de 5 années ; guérison dans deux mois ; dilatation et injections.

M. T..., ancien militaire, avait eu à plusieurs reprises des écoulements urétraux qui avaient amené des rétrécissements ; ceux-ci, à leur tour, s'étaient organisés et avaient formé dans le canal des brides indurées, que M. T... avait constamment négligé de faire disparaître : l'écoulement des urines en fut gêné ; la vessie se fatigua ; elle ne pouvait plus se vider que par regorgement ; les efforts qu'elle faisait pour se débarrasser et les obstacles que lui opposaient les rétrécissements amenèrent bientôt sa paralysie : il ne fut plus possible à M. T... de rendre librement une seule goutte d'urine sans le secours de la sonde, et encore devait-on se servir du plus petit calibre, car le canal de l'urètre, par ses rétrécissements, offrait un diamètre à peine perméable ; j'employai la dilatation de l'urètre, puis les injections vésicales, les toniques à l'intérieur, les bains sulfureux, les bains russes ; un régime approprié, et trois mois de ces soins ramenèrent la santé du malade à son état normal.

CATARRHE AIGU DE LA VESSIE (cystite).

Parmi les nombreuses maladies qui viennent frapper les organes urinaires, l'une des plus fréquentes à la fois et des plus désespérantes pour le médecin, est certainement le catarrhe de la vessie. Cette dénomination est le nom propre de l'inflammation de la membrane muqueuse qui tapisse l'intérieur de la poche urinaire ; le plus ou moins d'intensité des phénomènes inflammatoires constitue le type aigu, qui n'est, en difinitive, que la cystite, proprement dite, des pathologistes.

Cette maladie, observée depuis fort longtemps, était très connue des Anciens, qui lui ont donné différents noms. Linnée l'a appelée glaires de la vessie ; Sauvage, pyurie muqueuse ; Lieutaud, le premier, fluxion cararrhale, ou catarrhe de vessie, nom que plus tard lui ont conservé Chopart et Pinel.

Je n'ai jamais eu que peu de fois l'occasion de remarquer cette maladie chez les enfants, qui sont cependant très sujets aux catarrhes en général, mais presque toujours exempts de celui-ci. Les adultes et les vieillards y sont plus exposés, et les vieillards plus encore particulièrement ; les hommes de cabinet, ceux à profession sédentaire paraissent y être plus enclins. Les femmes n'en sont que très rarement atteintes ; et la raison s'en explique facilement par la conformation particulière de l'urètre chez ces dernières, organe qui, en effet, est plus court, plus large, plus dilatable, et qui procure, par conséquent, une issue plus prompte aux liquides, aux matières muqueuses et graveleuses qui ne sont jamais susceptibles de s'amasser dans la vessie ; également, chez elles, par l'existence des époques menstruelles, par la présence des fleurs blanches, qui en s'échappant des surfaces vaginales, et quelquefois de l'intérieur de la matrice, débarrassent la vessie de la fluxion catarrhale dont elle pourrait être elle-même le siège.

Les causes qui donnent naissance au catarrhe de la vessie dépendent du tempérament, des habitudes de vie, de la nature des professions : ainsi, les personnes d'un tempérament lymphatique, celles qui sont dans un état continuel de contention d'esprit, sous l'influence d'affections tristes, y sont singulièrement prédisposées ; l'habitation dans des lieux bas, humides et froids, la répercussion de la goutte, du rhumatisme, ou d'une affection dartreuse, la produisent aussi ; enfin toutes les variétés de saison, de température, et généralement toutes les causes qui produisent les catarrhes, sont de nature à produire aussi celui de la vessie.

D'autres causes d'un ordre supérieur et plus directes viennent encore lu donner naissance et l'entretenir concurremment ou en l'absence de celles don nous avons parlé plus haut. Ainsi, la présence de corps étrangers dans la vessie, les calculs, les polypes, y donnent fréquemment lieu, l'introduction d'une sonde, le cathétérisme permanent, les injections astringentes dans l'urètre, l'urétrite intense, l'emploi et l'introduction dans la vessie d'agents nommés lithontriptiques, dirigés contre la dissolution de la pierre, le coït immodéré, etc. On l'a vu souvent se développer chez les femmes, à la suite d'une couche laborieuse, de la suppression des menstrues, etc.

La rétention d'urine peut aussi l'occasionner, par suite du contact, longtemps prolongé, du liquide urinaire avec la poche vésicale ; la paralysie de vessie le détermine dans certains cas, et Chopart rapporte un exemple de catarrhe de vessie développé à la suite d'une maladie grave et lui ayant servi de crise favorable.

Très souvent, le catarrhe débute d'une manière brusque et instantanée, sans phénomènes précurseurs, et sans mouvements fébriles : une douleur plus ou moins vive vient occuper de suite la région de la vessie, s'étend, par continuité, à la muqueuse de l'urètre, et gagne quelquefois les reins au moyen des uretères ; la région hypogastrique devient de plus en plus douloureuse, en même temps qu'elle prend du volume et de l'étendue ; quelquefois les testicules sont frappés de rétraction vers les anneaux suspubiens ; des envies fréquentes et impuissantes d'uriner, du ténesme vésical, et un sentiment d'ardeur dans tout le canal urinaire viennent compliquer ce fâcheux état.

L'émission de l'urine devient difficile, incomplète et douloureuse ; elle est ordinairement assez claire, et sa température fort élevée : ces phénomènes ont plus ou moins d'intensité, en raison du tempérament, ainsi que des causes qui ont produit le catarrhe, et de l'invasion plus ou moins brusque des phénomènes qui ont précédé ou accompagné la maladie.

Lorsque le catarrhe de la vessie doit avoir une heureuse terminaison, la rémission de ces phénomènes ne se fait pas longtemps attendre, et au bout de quatre ou cinq jours, habituellement la fièvre cesse, l'émission de l'urine est plus facile, elle est moins fréquente et moins ardente, la tension de la région hypogastrique diminue, et les douleurs disparaissent complètement, la peau devient halitueuse, et le retour à la santé ne se fait point attendre.

Mais cette heureuse terminaison n'a pas toujours lieu, et quels que soient les efforts que l'on fasse pour l'obtenir, la tendance à l'état chronique est quelquefois si forte et si impérieuse, que l'on voit se développer successivement tous les phénomènes du catarrhe chronique.

Mais il peut arriver aussi que, sans revêtir le caractère de chronicité, les phénomènes inflammatoires prennent une violente intensité : alors la membrane muqueuse vésicale devient le siège d'une violente inflammation, la fièvre augmente, le facies s'allume, les yeux deviennent ardents, le ténesme vésical est porté au plus haut degré, la vessie ne se contracte plus qu'au milieu d'efforts inouïs et d'épreintes terribles ; les quelques gouttes d'urine qui s'écoulent sont sanguinolentes, muqueuses et purulentes, l'hypogastre devient tendu, et le besoin d'uriner d'autant plus fréquent, que l'urine sort plus difficilement et que son accumulation dans la vessie est d'autant plus forte. La soif du malade est des plus vives, il ne peut jamais la satisfaire complètement, le délire succède, la gangrène s'empare de la vessie, il se forme des abcès et des fistules urinaires qui vont.

communiquer dans l'abdomen, dans le rectum chez l'homme, dans le vagin chez la femme, et la mort ne tarde pas à arriver.

On a vu, dans plusieurs circonstances, la cystite ne point atteindre le summum d'intensité des phénomènes inflammatoires que je viens de décrire, et, par conséquent, avoir une terminaison heureuse; d'autres fois, laisser après elle la paralysie de la vessie, bien que, depuis un certain temps, les phénomènes inflammatoires aient complètement disparu.

La nature du traitement à opposer à la marche rapide du catarrhe aigu doit être en raison des causes qui l'ont produit. Rappeler l'affection dartreuse ou rhumatismale dans l'endroit qu'elle occupait, à l'aide de rubéfiants, de diaphorétiques et de bains chauds ; si le sujet est fort et robuste , si le catarrhe aigu est intense, les anti-phlogistiques, les saignées générales et locales, les ventouses scarifiées, devront être énergiquement mises en usage; les vésicatoires volants ammoniacaux, promenés sur la surface interne des cuisses, auront pour but de détourner l'irritation de la vessie en intéressant la peau à la phlegmasie de la poche urinaire; enfin les boissons adoucissantes, le petit-lait, le bouillon de veau, les bains généraux et locaux, les lavements émollients, les cataplasmes sur toute la région de la vessie, les fomentations émollientes sur l'abdomen, viendront aider l'action des anti-phlogistiques et des révulsifs.

Si l'affection s'est déclarée chez les femmes à la suite de suppressions de menstrues, d'écoulements hémorrhoïdaux, ces fluxions devront être rétablies par les moyens connus et accoutumés.

Si la maladie reconnaissait pour cause la présence d'un calcul dans la poche vésicale, il est bien entendu que l'on devrait procéder immédiatement à son extraction.

On devra surtout avoir soin d'évacuer la vessie au moyen de la sonde, afin d'éviter la trop grande distension de la poche urinaire, par suite de l'accumulation de l'urine et de son contact irritant avec les parois vésicales; il faut alors pratiquer le cathétérisme avec les plus grands ménagements, et faire aussitôt, dans la vessie, des injections émollientes et narcotiques de graine de lin, de racine de guimauve, ainsi que le conseillait Desault. Je me suis très bien trouvé en leur associant quelques gouttes de l'infusé aqueux d'opium de Chaussier.

Seizième observation. — 32 ans; catarrhe vésical aigu ; suite d'une blennorrhagie intense, traitée par les injections de nitrate d'argent.

M. G..., peintre, atteint d'une blennorrhagie très violente, pratiqua, d'après d'imprudents conseils, des injections d'eau distillée et de nitrate d'argent; l'écoulement ne tarda pas à se dissiper, mais la liberté du canal fut compromise; par suite de la difficulté d'uriner et des efforts impuissants que faisait la vessie pour se vider même incomplètement, une cystite se déclara après un mois des phénomènes dont je viens de parler.

Le cathétérisme fut mis en usage, pour vider sa vessie et la soulager ; l'introduction des sondes avait lieu tous les jours, et par leur aide, la vessie d'abord était évacuée, puis des injections calmantes étaient pratiquées dans la poche vésicale ; à ces moyens la cystite céda, et la tonicité de l'organe se rétablit sous l'influence d'injections d'eau froide, pratiquées chaque jour et en petite quantité.

L'usage des poudres diurétiques en boisson, un régime approprié, des bains et du repos complétèrent la guérison.

Dix-septième observation. — 45 ans ; cystite suite d'abus vénériens ; catarrhe consécutif ; paresse de vessie ; accident datant d'une année ; guérison en 5o jours.

M. G..., artiste, à la suite de plaisirs vénériens trop fréquemment répétés, vit promptement se développer des accidents inflammatoires du côté de la vessie ; à une cystite bien prononcée succéda dans peu de temps un suintement urétral ; puis un écoulement vésical, qui démontra l'existence d'un catarrhe ; cette affection, pendant un an, résista, dans les mains de plusieurs médecins, à divers traitements, à la suite desquels je fus consulté. J'employai le traitement par les injections vésicales ; elles furent d'abord émollientes, puis balsamiques, puis toniques ; 5o jours de traitement furent suffisants, il y eut disparition totale du catarrhe, sans aucun accident consécutif.

Dix-huitième observation. — 32 ans ; catarrhe aigu de la vessie, passé à l'état chronique, et revêtant, parfois, le type aigu ; affection datant de six mois ; suite d'abus alcooliques ; mucus abondant ; douleurs intermittentes ; fréquence d'uriner ; traitement par les injections ; 3o jours de traitement, guérison.

M. E..., à la suite d'excès et d'abus alcooliques qui vinrent porter leur action jusque sur la vessie, sentit se développer une vive irritation de cet organe, des contractions douloureuses, des besoins d'uriner très fréquents et une grande difficulté à les satisfaire ; cette affection, entièrement concentrée sur la poche urinaire, donna lieu à une cystite, dont les caractères ne purent être mis en doute ; peu de temps après son invasion, un écoulement fort abondant de matière mucoso-purulente vint à se manifester ; à ce moment, les douleurs intenses diminuèrent, et la chronicité de l'affection se déclara ; parfois cependant, les douleurs reprenaient leur acuité ; la cystite revenait à son état aigu ; l'écoulement, alors, semblait diminuer. Ces phénomènes alternatifs durèrent pendant six mois, furent rebelles à bien des traitements et exercèrent sur la constitution de M. C... de funestes influences. Ce fut dans cet état que ce malade me confia son traitement. Six semaines y furent employées. La méthode par les injections fut mise en usage avec le plus heureux succès; les injections narcotiques employées d'abord furent plus tard unies aux balsamiques; les lavements émollients et camphrés rendirent de grands services; un traitement interne, convenablement dirigé, un traitement approprié, conduisirent M. C... à la convalescence et le rendirent en 50 jours à une complète santé.

Dix-neuvième observation. — 66 ans; cystite, suite de blennorrhagie; difficulté de la conservation des urines; contraction et distension douloureuses: fréquentes envies d'uriner; souffrances intolérables, même à l'émission de quelques gouttes d'urine. Six semaines de traitement, guérison.

M. V..., à la suite de quelques écoulements urétraux, avait vu survenir à la vessie des douleurs intolérables, qui prenaient plus d'intensité sitôt que cet organe contenait un peu d'urine, ou dès qu'il voulait s'en débarrasser. Cet état, malgré de nombreux traitements, persista fort longtemps. Il fut traité pour un calcul vésical, que l'on chercha, mais en vain; d'autres pensèrent qu'il existait des ulcérations ou des polypes dans la poche urinaire: il n'y avait rien de tout cela, mais bien une sensibilité exagérée de la vessie, causée par une irritation rétrocédée sur cet organe, irritation entretenue autant par les fonctions obligées de l'organe que par le contact du liquide urinaire, qui en était une cause permanente. Sitôt que ce malade fut confié à mes soins, je débutai par des lavages narcotiques de la vessie; j'y fis ensuite des injections émollientes, dont j'augmentai peu à peu la dose, afin de rendre à la vessie sa puissance de dilatabilité et de contractilité; j'associai à ces injections l'opium et la belladone; je les administrai tièdes, je les renouvelai deux fois par jour. Les quantités étaient augmentées, et la vessie les tolérait parfaitement. Six semaines de ce traitement, que secondèrent énergiquement des moyens et un régime appropriés, rendirent la vessie à un état normal, et M. V... à un complet rétablissement.

CATARRHE CHRONIQUE DE LA VESSIE

Malgré les soins les mieux combinés, malgré le talent et l'habileté d'un praticien instruit, la docilité même du malade, le catarrhe vésical aigu passe fréquemment à l'état chronique, sous l'influence d'un grand nombre de causes morales ou physiques, appréciables ou occultes, souvent aussi, sous l'influence des mêmes causes qui ont produit le catarrhe aigu; il arrive quelquefois, plus rarement il est vrai, que le catarrhe de la vessie, dès son début, présente un défaut d'activité, un état de langueur qui peut faire présager l'état chronique, bien que pendant sa durée et sa marche on aperçoive de temps à autre quelques exacerbations passagères.

Or, ces deux affections, suivant qu'elles sont à l'état aigu ou à l'état chronique, présentent de nombreuses différences, sous le triple rapport des symptômes, de la marche, de la durée et du traitement.

S'il arrive quelquefois que le catarrhe aigu de la vessie ne soit que le symptôme d'une autre affection de ce viscère ou de quelques parties voisines, cela est encore bien plus vrai pour le catarrhe chronique ; c'est ainsi que cette maladie est souvent produite par la présence d'un calcul ou d'un autre corps étranger dans la vessie, par la paralysie de cet organe, ou par d'autres causes fort nombreuses que l'on a divisées en causes prédisposantes, en causes éloignées et en causes déterminantes.

Dans la première catégorie, je rangerai l'atonie et la trop grande susceptibilité de la vessie ; dans la seconde, le catarrhe aigu, la blennorrhagie, les rétrécissements de l'urètre, l'engorgement de la prostate ; dans la troisième, la diminution subite de la transpiration, les calculs dans la vessie, la suppression des hémorrhoïdes, les excès de tout genre dans les boissons ou avec les femmes, l'abus des diurétiques, le vice goutteux, rhumatismal ou dartreux.

Je tiens ici à signaler une cause très fréquente de catarrhe chronique, et que beaucoup d'auteurs ont passée sous silence ; je veux parler de la présence de la sonde laissée trop longtemps dans l'urètre ou dans la vessie, du cathétérisme intempestif, qui, en irritant les parois de cet organe, y détermine l'affection dont je m'occupe en ce moment.

Le catarrhe vésical chronique est plus fréquent dans la vieillesse qu'à tout autre âge de la vie ; il l'est plus particulièrement chez ceux qui habitent des lieux bas et humides, qui se livrent à des travaux de l'esprit, qui mènent une vie très sédentaire, et qui dans leur jeunesse se sont adonnés à quelques excès.

Cette affection est assez rare chez les femmes, et ne se montre chez elles que dans un âge très avancé. Une autre maladie la remplace, il est vrai, c'est le catarrhe utérin. Je pense aussi et d'après les observations qui me sont personnelles, qui d'ailleurs concordent parfaitement avec les idées généralement reçues, que le catarrhe vésical chronique se rencontre fort peu dans les pays méridionaux.

A l'exemple de quelques praticiens, et de Larbaud entre autres, j'établirai trois degrés dans la maladie. Il me semble en effet qu'il y a quelques avantages à tirer de cette division, pour l'application des moyens de traitement du catarrhe chronique.

Premier degré. — Les malades éprouvent un sentiment de gêne qui se renouvelle souvent et augmente peu à peu ; ils sont obligés de vider fréquemment leur vessie ; les urines commencent à charrier des mucosités abondantes, qui augmentent progressivement ; bientôt de vives douleurs se font sentir dans la vessie et à l'extrémité du canal de l'urètre, avant et pendant l'émission des urines, qui sont rarement acides, mais le plus souvent alcalines, même immédiatement après avoir été rendues, et qui déposent, à mesure qu'elles se refroidissent, un sédiment muqueux, qui, en augmentant progressivement, offre, sous les rapports de ses qualités, des caractères différents.

Deuxième degré. — Les mucosités forment des filaments glaireux, qui, suspendus d'abord au milieu de l'urine, se déposent bientôt sous l'apparence de matières grisâtres et collantes au fond du vase ; bientôt ensuite ce sont des flocons glaireux, blanchâtres, allongés, qui s'échappent du canal après l'émission des urines ; d'autres fois, ce sont des mucosités encore plus épaisses, verdâtres, filantes, adhérant facilement aux parois du vase, et dont la couleur et surtout la quantité indiquent le degré de la maladie. Ces mucosités peuvent former le tiers et même la moitié du total des urines rendues ; on comprend alors que si le mucus est épais et abondant, il faut des efforts considérables pour le faire sortir ; qu'il peut obstruer le canal et occasionner même une rétention d'urine. Le malade éprouve une chaleur âcre et importune à partir du col de la vessie jusqu'à l'orifice externe du canal de l'urètre, dans le moment où il rend ses urines ; cette chaleur disparaît ensuite pour reparaître à mesure que l'urine est de nouveau sécrétée.

Troisième degré. — Dans cette dernière période, l'humeur muqueuse est mêlée de pus, qui provient d'ulcération de la vessie et même des reins. Cette humeur peu abondante est grisâtre, jaunâtre, quelquefois mêlée de filets sanguinolents ; elle se délaie facilement avec l'eau, ou l'urine est peu visqueuse, souvent fétide ; tandis que dans les deux premiers degrés, il est rare que cette humeur muqueuse ne soit pas inodore. Il est d'ailleurs des symptômes trop graves qui accompagnent cette excrétion, pour laisser aucun doute sur la purulence de cette sécrétion ; ce sont la fièvre, les douleurs, l'amaigrissement et même le marasme.

Dans ce troisième degré il est rare que la maladie n'offre pas de sérieuses complications. On a vu en effet un écoulement purulent venir des reins, et en imposer pour être le produit d'une ulcération vésicale. Il est en effet parfois assez difficile de discerner si le pus mêlé aux mucosités catarrhales provient des reins ou de la vessie. Toutefois, dans le premier cas, le malade doit ressentir des douleurs dans la région lombaire, et ce symptôme, qui ne manque jamais, est de nature à fixer suffisamment le diagnostic. Si la maladie des reins n'est pas promptement détournée, la consomption est malheureusement toujours rapide, tandis que dans le catarrhe de la vessie, même avec ulcération, elle est d'une certaine lenteur ; ajoutons que les signes commémoratifs de la maladie, son ancienneté, la manière dont elle a débuté, le siège des douleurs, doivent fournir aux praticiens des données précieuses et positives.

95ᵉ LIVRAISON.   24ᵉ SÉRIE.

Quel que soit le mode de développement du catarrhe chronique, il est des individus qui en sont peu incommodés, qui même en étant affectés conservent l'apparence d'une assez belle santé, et continuent sans grande gêne à s'occuper de leurs affaires. Il en est d'autres au contraire chez lesquels la maladie prend un développement plus rapide et plus grave; en peu de temps ils perdent leur embonpoint et leurs forces; ils éprouvent de vives douleurs dans la région du bas-ventre, des accès fébriles, d'abord éloignés, puis prenant un caractère régulier et se montrant surtout le soir; les mucosités deviennent considérables, les urines, ammoniacales, fétides et troubles; toutes les fonctions se dérangent; le moral dépérit, le physique se détériore, et les progrès de la maladie marchent rapidement, surtout lorsque le mucus est mêlé de pus; car j'ai toujours observé que les malades supportent bien plus facilement la perte de la mucosité pure et simple de la vessie, quoique en grande abondance, qu'une quantité de pus bien moins considérable.

Le catarrhe vésical chronique est bien plus incommode dans les temps froids et humides que dans les saisons chaudes. Quelques auteurs cependant ont rapporté des exemples contraires, mais qui ne seraient ici que des exceptions. Quant à la durée du catarrhe chronique, elle n'a rien de fixe; sa marche et son traitement dépendent de tant de causes variées et différentes.

D'après ce que je viens de dire des symptômes du catarrhe vésical chronique, on voit que le diagnostic de cette affection n'est pas difficile. Toutes les fois cependant qu'il pourra y avoir doute sur la nature précise de la maladie ou sur ses complications, il sera bon de pratiquer le cathétérisme, et en effet, le catarrhe chronique peut bien ne pas être l'affection principale, mais simplement une maladie secondaire. Si, par exemple, un individu présente tous les symptômes d'un catarrhe, ne peut-il pas en même temps, comme je l'ai déjà fait pressentir, être calculeux; il serait alors bien à regretter de n'avoir pas constaté la présence de la pierre, puisque dans ce cas le traitement est entièrement différent, et qu'il n'y a de guérison à espérer (soit dit par anticipation) qu'autant que l'affection première aura disparu.

Ce n'est qu'après avoir étudié la constitution, l'âge, les habitudes, l'ancienneté de la maladie, le produit de la sécrétion, les douleurs que ressent le malade, et enfin les complications de la maladie catarrhale, que l'on pourra porter un pronostic sur la gravité et la curabilité de la maladie.

Une chose fort curieuse, c'est qu'il n'est peut-être pas une affection sur la nature de laquelle on ait été plus en désaccord, tant sous le rapport de son traitement que sous celui de sa gravité; soit que l'on n'eût pas de bons moyens de guérison, soit qu'une pratique timorée ait longtemps empêché de mettre en usage des moyens connus pour la guérison du catarrhe chronique, il n'en est pas moins

vrai qu'il y a seulement trente ans cette affection était peu connue et fort exagérée ; on en guérissait aussi un bien moins grand nombre qu'aujourd'hui. On a
vraiment de la peine à s'expliquer comment alors de fort habiles praticiens ont
regardé comme incurable le catarrhe chronique de la vessie, quand l'analogie
seule aurait dû leur faire porter un tout autre jugement, puisque eux-mêmes
étaient appelés tous les jours à guérir des affections d'autres muqueuses en tout
semblables à celle-ci.

Dans l'état actuel de la pratique, le catarrhe chronique de la vessie est tellement curable, que j'ai vu, entre bien d'autres faits, celui d'un vieillard de quatre-vingts ans qui n'urinait qu'avec douleur, ne vidait jamais complètement sa
vessie, était atteint d'un catarrhe chronique depuis trois ans, la sécrétion se supprimer par l'introduction seule, dans la vessie, des sondes métalliques, entrées
régulièrement quatre fois dans les vingt-quatre heures pour vider cet organe.
Bien plus, sans parler de la maladie dans ses deux premiers degrés, où elle résiste
rarement à un traitement convenable, mais même lorsqu'elle date de très loin,
que la muqueuse est épaissie, hypertrophiée, enflammée chroniquement, ulcérée
même, s'il n'y a point de désorganisation, il faut encore attendre d'une bonne
thérapeutique la guérison complète ; dans la plupart des cas, et dans certains
autres qui ne sont qu'exceptionnels, une grande amélioration.

Est-il toujours prudent de chercher à guérir le catarrhe chronique, et de supprimer un écoulement muqueux ou mucoso-purulent, qui peut être ancien et
très abondant ? L'expérience prouve que la suppression d'une évacuation contre
nature, qui par sa qualité et sa quantité altère la constitution, est toujours un
bienfait pour le malade souffrant. Cependant il est une règle que la prudence
commande, c'est de ne faire cesser cette sécrétion, devenue habituelle, que lentement et graduellement. C'est ainsi que si le catarrhe existe depuis longtemps
chez des personnes irritables, susceptibles, dont la vessie surexcitée annonce un
état habituel de souffrances, ou bien chez une personne qui aura quelque vice
dartreux, rhumatismal ; il y aurait danger à supprimer tout à coup une sécrétion
abondante, surtout si l'on n'a pas pris quelques précautions, établi quelque
exutoire. Il est vrai de dire, toutefois, contrairement à cette opinion, que la suppression du mucus a eu lieu presque instantanément ou au moins dans l'espace
de quelques jours, chez des individus traités par la cautérisation de la vessie,
sans qu'il s'en soit suivi aucun accident.

Le traitement du catarrhe chronique ne se basait encore, au commencement
du siècle, que sur l'emploi des moyens hygiéniques et des moyens thérapeutiques, externes et internes ; mais actuellement, il faut ajouter à ces ressources le
traitement local par les injections, et par la cautérisation instantanée de la vessie,

cés deux moyens, et surtout le premier, ayant considérablement agrandi le cercle des moyens de guérison.

Si le catarrhe vésical chronique est au premier degré, c'est-à-dire peu ancien, sans altération de tissus, il faut avant tout éloigner les causes qui lui ont donné naissance; si par exemple il est produit par la vie sédentaire, l'habitation dans les lieux humides, la contention habituelle de l'esprit, les affections tristes de l'âme, on doit conseiller les frictions sèches, les sudorifiques, de légers amers, l'habitation dans des lieux élevés, la distraction, l'exercice modéré; cela seul pourra quelquefois réussir, sans que l'on ait besoin de recourir aux injections dans la vessie. Si le catarrhe est la suite de l'abus des diurétiques, d'alcooliques ou d'autres excès de ce genre, il faut mettre en usage les boissons calmantes, les bains généraux et locaux, et surtout les injections émollientes adoucissantes.

Mais si la maladie est au deuxième degré, si surtout elle est ancienne, il ne suffira plus de combattre les causes, il y aura aussi à vaincre les lésions qu'elle aura produites, non seulement dans la vessie, mais encore dans l'appareil urinaire et même dans toute l'économie : on a eu alors recours à une foule d'agents pharmaceutiques, dont la multiplicité seule atteste combien de fois ils durent être infructueux.

Comme médicaments internes, on a administré l'opium, le calomel, le quinquina, les bains sulfureux, l'alun, les ferrugineux, le tabac, la ciguë, la jusquiame, les amers, les laxatifs, le camphre, la térébenthine de Venise, le copahu, les cantharides.

Comme moyens externes, les frictions sur l'hypogastre, avec la pommade stibiée, ou l'onguent mercuriel, le liniment volatil camphré, ou le liniment cantharidé, les vésicatoires sur le bas-ventre, au périnée, aux cuisses et sur les reins, enfin le séton à l'hypogastre ou au périnée.

Parmi ces divers moyens, on remarque en première ligne les médicaments balsamiques, tels que le baume de copahu et la térébenthine de Venise, qui a, comme on sait, une action spéciale sur les muqueuses. La térébenthine cuite a peut-être eu plus de vogue que le copahu, et cela tient à ce que ce dernier, outre la répugnance avec laquelle il est pris, déterminait souvent quelques accidents. Mais, dans ces derniers temps, on a si bien enlevé à ce médicament ce qu'il avait de désagréable à l'odorat et au goût, que l'emploi en est devenu plus facile.

Quant aux moyens curatifs externes, il en est un surtout qui mérite l'attention, c'est l'emploi des vésicatoires volants, promenés de place en place sur l'hypogastre, et dont on a retiré de très bons effets; mais cette médication assez violente ne doit être employée que quand le catarrhe résiste, et que l'on n'obtient pas le résultat que l'on désire par les injections. Quant aux autres moyens externes, ils sont quelquefois utiles, et il peut être bon de les employer tout aussi bien que les médicaments internes, quoique, la plupart du temps, soit qu'on les emploie seuls, soit qu'on associe le traitement interne au traitement externe, le catarrhe n'en résiste pas moins.

C'est sans doute conduit par l'analogie, qu'on a étendu le traitement du catarrhe chronique de l'urètre à la même maladie de la vessie, et c'est avec grand avantage, car c'est en quelque sorte le remède spécifique de l'affection qui nous occupe ; et loin de pouvoir entraîner quelque danger, comme on l'a pensé trop longtemps, les injections dans la vessie sont peut-être plus inoffensives que dans toute autre région.

Il est indispensable, surtout en commençant d'administrer, les injections dans la vessie, de laver les parois de la cavité de ce viscère à l'aide de la sonde à double courant, afin de la débarrasser des mucosités dont la présence, en entretenant l'inflammation, empêcherait la réussite des injections ; puis, à l'aide d'une sonde ordinaire, à l'orifice de laquelle on adapte la canule d'une seringue graduée, on introduit dans la vessie les différentes substances médicamenteuses qu'exige le traitement.

On devra, suivant les circonstances, employer depuis les émollients les plus doux, les narcotiques les plus sédatifs, jusqu'aux astringents et même aux excitants les plus puissants ; souvent même il faudra associer ces divers médicaments : ainsi, par exemple, après avoir pendant plusieurs jours employé l'eau de guimauve seule, il faudra y ajouter de l'extrait de belladone, et plus tard y associer le baume de copahu, en variant et augmentant graduellement les doses.

On emploie encore comme injections détersives l'eau de Barège, l'eau végéto-minérale, l'eau aiguisée de potasse, ou même l'eau froide ; pour les injections toniques, l'eau de quinquina, dans les proportions de 3o grammes de quinquina par litre d'eau.

Il est certaines règles dont il ne faut pas s'écarter dans l'emploi des injections, car alors elles pourraient être plutôt nuisibles qu'utiles. Il faut, par exemple, débuter toujours par des injections émollientes, avec une seringue graduée, pour s'assurer de la capacité de la vessie et de son irritabilité, augmenter peu à peu la quantité d'injection et les renouveler trois, quatre ou cinq fois par jour ; associer graduellement les narcotiques aux émollients, et ne les laisser séjourner dans la vessie que de dix à vingt minutes progressivement. Il ne faut faire les injections balsamiques qu'une fois le jour, et les suspendre momentanément, ainsi que les autres, si des symptômes d'inflammation des muqueuses vésicales ou digestives se manifestaient, et ne cesser les injections qu'après l'entière disparition de la sécrétion muqueuse ou mucoso-purulente.

Aux injections il faudra avoir soin de joindre un régime doux, des boissons calmantes, adoucissantes, toujours légères ; l'emploi de lavements, de bains simples ou sulfureux, de purgatifs, dans certains cas même de topiques, d'aromatiques, et employer, s'il en est besoin, quelques-uns des moyens internes et externes indiqués plus haut, mais en général être sobre de médicaments.

Je mets en usage assez fréquemment et toujours avec réussite un moyen que je viens de mentionner un peu plus haut, je veux parler de la cautérisation de la poche vésicale par le nitrate d'argent à sec. Cette opération se pratique avec une facilité extrême et sans douleur à l'aide d'un porte-caustique vésical. On commence par vider la vessie de l'urine qu'elle peut contenir, puis on y introduit le porte-caustique, on fait alors sortir la cuvette longue et large, chargée de nitrate ; et par des mouvements de droite à gauche, on la promène lentement dans la vessie, et après avoir fait rentrer le nitrate dans sa gaîne, on retire le porte-caustique.

J'ai vraiment retiré de cette méthode des résultats merveilleux ; une seule opération a souvent suffi pour guérir de très vieux catarrhes. La vessie est tellement sensible à cette opération, qu'une réaction fébrile se développe bientôt, et qu'il faut toujours s'occuper de la modérer par l'emploi de bains généraux, de boissons émollientes, adoucissantes, de la diète, du repos : j'ai guéri, au bout d'une ou deux cautérisations, des catarrhes durant depuis longues années.

Le catarrhe chronique de la vessie peut quelquefois se compliquer d'autres affections. Parmi ces complications, les unes sont en même temps cause de la maladie ; les autres, au contraire, n'en sont que le résultat. Dans les premières sont les rétrécissements du canal de l'urètre, les maladies et engorgements de la prostate, les calculs, les polypes et les tumeurs fongueuses, la faiblesse ou atonie de la vessie, sa paralysie, l'incontinence d'urine, les maladies répercutées, telles que les affections dartreuses, rhumatismales, goutteuses, les spasmes et les névralgies de la vessie. Dans les secondes, au contraire, sont les ulcérations de la muqueuse, les crevasses, les indurations, le ramollissement, les perforations de la vessie, les désordres organiques de toute espèce qui peuvent survenir dans les voies urinaires et même dans l'économie, quand la maladie est ancienne et pourvue d'un caractère sérieux.

Quand des rétrécissements du canal de l'urètre, des maladies de la prostate, des calculs, étant à la fois causes et complications du catarrhe, existent, on ne peut espérer de guérir celui-ci qu'autant qu'on aura débarrassé le malade de son affection première.

Vingtième observation. — Trente-six ans ; bonne constitution. Catarrhe chronique de vessie datant de quinze ans, consécutif à l'opération de la taille latéralisée, pour débarrasser la vessie d'un énorme calcul, qu'elle contenait.

M. B..., pharmacien, fut opéré à Montpellier de la taille par la méthode latérale, pour le débarrasser d'un calcul dont il était porteur dans la vessie. Cette opération, pratiquée par M. Dubreuil, eut tout le succès désirable ; mais environ un an après, des rétrécissements survinrent dans le canal, et donnèrent naissance à un catarrhe de vessie qui dura quinze années, nonobstant beaucoup de moyens employés par M. B... pour se débarrasser de cette cruelle affection. Les urines étaient bourbeuses, fétides et ammoniacales, il y avait de la chaleur et de la pesanteur dans toute la région de l'appareil urinaire, les fonctions de la génération ne pouvaient s'accomplir qu'imparfaitement, tant elles étaient accompagnées de douleurs et suivies d'anxiété et de malaise.

M. B... vint alors me consulter. Je reconnus des rétrécissements, et je l'en débarrassai au moyen du cathétérisme ; puis j'explorai la vessie, que je trouvai vide, libre et ne recélant aucun corps étranger. Cette nouvelle fit sur le malade une vive impression de contentement ; son esprit actif et méridional s'était vivement affligé à l'idée d'un nouveau calcul, se rappelant ses anciennes douleurs et se reportant à de nouvelles souffrances.

Je commençai alors le traitement du catarrhe vésical, je cautérisai la poche urinaire avec le nitrate d'argent. Je fis à quelques jours d'intervalle plusieurs cautérisations, toutes actives et fort étendues ; après chacune d'elles, je faisais des injections avec l'eau froide. J'étais secondé par l'énergie du malade, par sa bonne volonté et par une heureuse constitution. Après les cautérisations, je laissai reposer la vessie, plus tard je fis des injections, d'abord avec le tannin et l'eau de guimauve, puis avec la décoction pure de tannin, plus tard avec l'eau de rose, et je vis dans six semaines de temps, sous l'influence de ces moyens et d'un régime approprié, un retour complet à la santé. Depuis cinq ans, le bien-être s'est constamment soutenu ; j'ai seulement conseillé à M. B... d'entretenir la liberté du conduit urinaire, en passant de temps à autre une sonde dans le canal de l'urètre.

Vingt-et-unième observation.— Soixante-dix ans ; catarrhe chronique datant de trois ans ; pissement de sang ; fréquence d'uriner ; incontinence, insomnie, amaigrissement, faiblesse générale ; injections émollientes ; six semaines de traitement, guérison.

M. R..., ancien instituteur, était depuis trois ans atteint d'un catarrhe de vessie, compliqué des accidents sus-relatés. En 1837, il vint réclamer mes soins ; sa santé générale était dans un dépérissement complet ; plusieurs traitements avaient eu lieu sans succès : les injections émollientes, les bains, les boissons adoucissantes le guérirent complètement dans l'espace de six semaines, et malgré son grand âge et l'ancienneté de la maladie, M. R... reprit l'embonpoint dont il avait joui précédemment.

Vingt-deuxième observation. — Catarrhe chronique de vessie, survenu chez un homme de trente-deux ans, à la suite d'une dartre supprimée tout à coup. Traitement dépuratif amer. Rappel de la dartre dans le lieu qu'elle occupait. Diminution progressive du catarrhe ; disparition après six semaines de traitement.

M. F..., négociant, étant au service militaire, contracta, à l'âge de vingt-et-un ans, dans un des hôpitaux de l'armée, une gale qui fut incomplétement traitée, et qui laissa après sa disparition une affection dartreuse, dont il ne put se débarrasser, et qu'il conserva pendant neuf ans. Bien que cette affection le fît peu souffrir, lui fût peu incommode, il finit cependant par la faire disparaître d'après les conseils et la médication d'un rebouteur de campagne. Mais à peine cette suppression eut-elle eu lieu, qu'il lui arriva de la pesanteur dans la vessie, des douleurs ; ses urines devinrent bourbeuses, et un catarrhe de vessie se déclara. Ce catarrhe de vessie ne fut pas sans influence sur sa santé, qui se dérangea sensiblement. Consulté par ce malade au mois de novembre 1850, je lui conseillai de rappeler sans retard l'affection dartreuse qu'il portait au bras, ce qu'il fit aussitôt. Dès que cette dartre fut revenue à son état habituel, le catarrhe diminua, puis disparut complétement au bout de six semaines de traitement, pendant lesquels le malade fut mis à l'usage des dépuratifs amers. Tous les accidents du côté des voies urinaires ayant cessé, je conseillai à M. F... de prolonger longtemps son traitement dépuratif amer, afin d'arriver à guérir la dartre, sans crainte de métastase ni d'affection consécutive.

Vingt-troisième observation. — Soixante-trois ans ; catarrhe chronique de vessie ; prostatite chronique ; cinq rétrécissements de l'urètre ; incontinence d'urine. Accidents survenus à la suite d'écoulements syphilitiques datant de vingt-huit ans, guéris à l'aide de la cautérisation de tout le canal de l'urètre ; chute de la muqueuse urétrale ; formation d'une nouvelle muqueuse ; retour à l'état normal des fonctions de l'appareil urinaire.

M. D... de C..., député, âgé de 63 ans, était, depuis 1812, atteint de rétrécissements calleux du canal de l'urètre, survenus à la suite d'injections astringentes pratiquées dans le but de tarir un écoulement syphilitique. Cette médication amena bientôt le rétrécissement de l'urètre, la diminution du jet, l'émission difficile et douloureuse des urines, le catarrhe de vessie, des douleurs sourdes et un malaise continuel dans la région des reins. Cet état ne fit qu'augmenter successivement, autant par les traitements empiriques et mal dirigés auxquels fut soumis ce malade, que par la négligence qu'il apportait à sa guérison, détourné qu'il en était par de nombreuses occupations d'administration et de fonctions publiques, lorsqu'enfin il vit, en 1841, ses jours en danger par suite de rétention complète

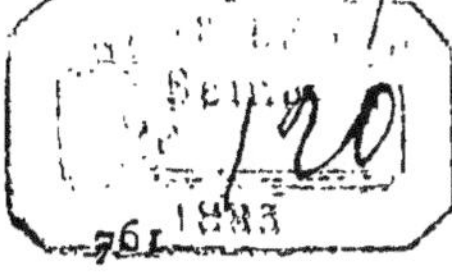

d'urine et d'une augmentation effrayante de tous les phénomènes morbides de l'appareil urinaire.

Ce fut dans ces circonstances que je fus appelé près de lui en février 1841. Il existait une fièvre continue chez le malade, les digestions étaient complétement dérangées, la maigreur augmentait sensiblement, et les facultés morales s'affaiblissaient de jour en jour; enfin, la mort paraissait imminente. Je soumis aussitôt le malade à la dilatation, en commençant par des bougies filiformes, qui pouvaient à peine parcourir le quart de la longueur du canal de l'urètre : les bains de siége, les appositions de sangsues le long du conduit urinaire, les cataplasmes sur les parties génitales, les injections huileuses et belladonisées, rendaient de jour en jour l'introduction un peu plus facile. Le diamètre des bougies fut excessivement augmenté, et, au bout de cinq jours, le malade put uriner à l'aide d'une sonde de petit calibre, qu'il introduisait plusieurs fois par jour dans la vessie, et au moyen de laquelle il soulageait cet organe. Chaque jour le cathétérisme était gradué, le canal de l'urètre devenait plus libre; enfin je pus, au bout de quinze jours de traitement, introduire des sondes métalliques d'un diamètre suffisant pour qu'il me fût possible de pratiquer la cautérisation de toute la longueur de l'urètre, afin de faire disparaître les callosités, les indurations qui me laissaient à penser que l'affection pourrait se reproduire de nouveau si ces duretés ne disparaissaient pas complétement. A cet effet, j'introduisis, étant assuré de la liberté de toute l'étendue de l'urètre, une bougie emplastique saupoudrée d'azotate d'argent fondu et que je recouvris d'un corps gras. Je l'introduisis vivement dans l'urètre, aussitôt après en avoir retiré une sonde métallique qui y avait séjourné pendant une heure afin de favoriser cette introduction ; la bougie, revêtue de caustique, resta quelques secondes en contact avec les parois de l'urètre; je la retirai ensuite, et mis le malade dans un bain de siége à peine dégourdi (18 degrés), je lui prescrivis une diète complète, des diurétiques pour boissons, des cataplasmes sur la verge. Ces soins et ces précautions sont continués pendant cinq jours, au bout desquels toute la muqueuse du canal de l'urètre s'exfolie et tombe en se présentant pour uriner; dès ce moment, les urines s'écoulent facilement, le cathétérisme se pratique en augmentant sensiblement le diamètre des sondes. A la fin de mars suivant, le canal a acquis son diamètre normal ; il n'existe plus de sensibilité de ce côté, ni de celui des reins, ni de la vessie ; les urines sont claires, limpides et abondantes, les forces du malade sont relevées, sa santé est entièrement rétablie, son moral a retrouvé son énergie ; il reprend alors ses travaux à la chambre et toutes ses habitudes ordinaires.

Cette observation est digne de remarque, à cause de la gravité des symptômes développés et de la cause qui les avait fait naître. Le traitement que je fis subir par la dilatation du canal d'abord, puis la cautérisation pour faire disparaître les callosités, est un moyen trop peu pratiqué, ce qui est pourtant bien préférable aux scarifications si vantées ; pour l'application des bougies saupoudrées d'azotate d'argent, il faut une certaine habitude et une adresse que l'on ne peut acquérir que par une longue pratique.

Je fais suivre cette remarquable et unique observation dans la science, de la lettre que m'écrivit M. D. de C... après son complet rétablissement. C'est honorer mon client, ainsi que moi-même, en mettant au jour ce témoignage authentique de son affectueuse reconnaissance envers moi.

    « Monsieur,

« Je ne saurais quitter Paris sans rendre un témoignage mérité au talent, à l'habileté avec laquelle vous avez obtenu un succès complet en ma personne pour une maladie dont j'étais atteint depuis vingt-cinq années. Les opérations lumineusement indiquées, leur succès d'autant plus remarquable, sont, qu'à la suite d'un rétrécissement par vous vaincu, vous avez voulu rendre complète ma guérison, en procédant à une cautérisation entière du canal, qui a présenté un phénomène d'une membrane qui s'est détachée tout entière sans occasionner le moindre accident.

« Trois mois consacrés à ce traitement l'ont rendu complet. Si j'ai fait preuve d'un peu de persévérance, vous aussi, monsieur, avez ranimé par votre zèle, votre adresse et votre expérience en ces moments si douloureux, cette ignorance si ingénieuse à entrevoir des dangers ; consoler mon moral, soulager ma douleur, me rappeler à l'existence, a été votre ouvrage.

« Veuillez en recueillir le prix dans ma vive reconnaissance. Si quelques incrédules avaient besoin d'un témoignage plus sincère, veuillez leur montrer cette lettre ; je me ferai même un plaisir, et un devoir envers vous, de leur affirmer qu'elle est l'expérience exacte de tout ce que j'ai obtenu de m'être confié à vos généreux soins.

« Adieu, monsieur ; agréez l'assurance de mes sentiments, et de toute mon affection.

                « D. DE C..., *maire et député.* »

Vingt-quatrième observation. — Trente-huit ans ; catarrhe chronique datant de quatre années ; rétrécissement de l'urètre, dilatation graduée ; traitement par les injections narcotiques ; cinq semaines de traitement, guérison.

M. D..., homme de lettres, âgé de trente-huit ans, d'une frêle constitution, fut, à la suite d'un rétrécissement de l'urètre, atteint de gêne et de fréquences dans l'émission des urines ; il vit bientôt le liquide urinaire devenir bourbeux et déposer au fond du vase une matière mucoso-purulente, qui ne laissait aucun doute sur l'existence du catarrhe ni sur ses complications; la dilatation fut pratiquée, et lorsque le canal eut reconquis sa liberté normale, des injections émollientes furent faites, puis des injections narcotiques; ces injections étaient tolérées par la vessie de vingt à quarante minutes; elles étaient répétées deux et trois fois le jour. Cinq semaines de ce traitement et d'un régime approprié suffirent pour la complète guérison.

HÉMATURIE VÉSICALE (Pissement de sang).

Les auteurs ont compris sous cette dénomination le pissement de sang. Ils auraient dû sous ce même mot comprendre également l'incontinence sanguine. Ce dernier écoulement du reste est soumis aux mêmes lois et aux mêmes conditions physiologiques que l'écoulement ou l'incontinence d'urine.

Je distinguerai trois sortes d'hématuries: celle qui vient des reins, celle qui vient de la vessie, et celle qui vient de l'urètre.

Je passerai sous silence l'hématurie provenant des uretères, sans vouloir en nier l'existence; leur texture anatomique ne fournit pas suffisamment de vaisseaux pour produire par eux-mêmes des accidents graves et redoutables.

Cette maladie peut être idiopathique ou essentielle. Elle peut être symptomatique ou secondaire.

Elle sera essentielle chaque fois que sa présence sera due à une lésion organique, soit des reins, soit de la vessie ou de l'urètre.

Elle ne sera que secondaire lorsqu'elle devra son existence à des causes étrangères à la vie organique.

Parmi les causes essentielles, je range les ulcérations de la muqueuse, les érosions de cette membrane, la présence de calculs dans les reins, dans la poche urinaire et dans l'urètre, les polypes et les varices de ces organes.

Parmi les causes secondaires, je comprends l'abus des boissons alcooliques et fermentescibles, les maladies longues, et parmi celles-ci, celles qui reconnaissent pour principe des accidents nerveux, l'habitation des climats chauds de l'Inde, de l'Égypte et du sol africain.

La présence de calculs dans les uretères peut être cependant une cause d'hématurie. Dans ce cas alors elle n'est que symptomatique ou secondaire.

Cette maladie peut se montrer à l'état sporadique ou endémique.

J'entends, par sporadique, l'hématurie isolée, et qui arrive chez certains individus sans le concours de circonstances atmosphériques.

Sous le nom d'endémique, je comprends celle qui attaque une masse d'individus dans des circonstances données et sous un même degré de longitude; telle, par exemple, que celle qui est si fréquente à l'Ile-de-France, et celle qui atteignit, dans la mémorable campagne d'Égypte, les hommes et même les chevaux, sous un soleil brûlant, au milieu des sables ardents du désert, et sous la ligne la moins tempérée de l'équateur.

On a quelquefois et bien improprement confondu l'hématurie avec l'écoulement d'urine très colorée en rouge. Sauvage entre autres est tombé dans cette erreur, et a confondu avec cette maladie ce qui n'est autre chose que l'hematuria laterisia et l'hematuria nigra, c'est-à-dire l'excrétion de l'urine quand elle est noire ou briquetée.

Cette maladie est avec ou sans douleur. L'enfance, l'âge adulte et la vieillesse y sont sujets. Les femmes peuvent en être également affectées.

L'âge adulte y sera plus prédisposé; je le dois dire, cependant, cette terrible infirmité est habituellement le partage de la vieillesse.

Quelques auteurs ont avancé que, dans beaucoup de cas, l'hématurie pouvait avec avantage remplacer un écoulement sanguin, un flux hémorroïdal, suppléer, par conséquent, au vœu de la nature, et être considérée comme un état purement physiologique chez l'homme ou chez la femme.

Quelque brillante que soit cette théorie, quels que soient les noms scientifiques qui l'aient soutenue, elle manque de base et de rationalité. J'aurai plus tard occasion d'en fournir des preuves irrécusables.

Quelques auteurs aussi ont prétendu que l'hématurie n'était point une maladie grave, qu'elle ne pouvait jamais compromettre la vie du malade, ni déterminer la mort, qu'autant qu'elle était accompagnée d'accidents mortels par eux-mêmes.

L'hématurie est toujours grave; elle peut devenir mortelle dans certains cas; elle est foudroyante dans plusieurs; des exemples tirés de ma pratique et de mon observation en fourniront la preuve.

Le sang sort quelquefois de l'urètre à l'état liquide. Il peut sortir pur ou accompagné d'urine; il peut être mêlé à la matière puriforme, et quelquefois sortir tubulé, sous l'aspect de vers allongés, ce qui avait fait croire à quelques anciens auteurs, bien mauvais observateurs sans doute, que des vers sortaient par le canal de l'urètre, et étaient la cause de l'écoulement sanguin qu'on y remarquait.

Est-il toujours facile de reconnaître si le sang vient de l'urètre, de la vessie, des uretères ou des reins?

Le diagnostic si nécessaire pour le traitement me paraît d'une utilité absolue. Voici donc les caractères à l'aide desquels il devra être distingué.

Si l'hématurie est néphrorhagique ou rénale, les reins, la région lombaire seront le siège de douleurs vives, qui pourraient être prises pour une affection rhumatismale. Une certaine quantité de matière purulente ou de matières sédimenteuses, de la pesanteur dans les lombes, des douleurs vives et lancinantes accompagneront toujours la sécrétion urinaire.

Est-il possible d'assigner des caractères particuliers à l'hématurie uréthrale ? J'ai déjà dit que je n'admettais cette hématurie que dans le cas où la présence de calculs dans ces conduits viendrait à la déterminer, et dans ce cas alors les phénomènes en imposeraient à l'observateur, au point de lui faire confondre la néphrorhagie, la cystorhagie et l'hématurie urétérale.

Dans la cystorhagie ou l'hématurie vésicale, l'urine sort avec une quantité de sang mêlé avec elle. Des lésions organiques de la vessie la produisant presque toujours, l'hypogastre est le siège de douleurs vives, il y a chaleur à l'abdomen, un écoulement sanguin plus abondant se détermine par la pression, et la muqueuse vésicale tolérante à la présence du liquide urinaire se révolte à la sensation d'un liquide coagulable avec lequel elle ne peut sympathiser. Des douleurs vésicales et l'inflammation du col peuvent devenir la conséquence du séjour prolongé du sang dans la vessie, qui peut même amener une rétention d'urine.

L'urétrorhagie, quoi qu'en disent certains auteurs qui la regardent comme très rare, est cependant fort commune en raison des causes nombreuses qui fréquemment la déterminent.

Les urétrites aiguës, à la suite de blennorhagies, y donnent naissance. L'état variqueux du canal des calculs engagés dans l'urètre et l'action des instruments mécaniques dans cette partie, y produisent des écoulements sanguins. Mais l'urétrorhagie est facile à reconnaître ; elle ne sera point confondue avec la cysthoragie, en ce que l'écoulement sanguin ne sera point mêlé d'urine. Elle sera facilement distinguée de cette dernière, en ce que la sonde traversant ce conduit et arrivant dans la vessie n'en fera point écouler de sang.

Ce diagnostic est-il toujours d'une complète certitude ? Non, et dans beaucoup de cas la localisation des hémorrhagies des voies urinaires est fort difficile à déterminer. L'absence des phénomènes locaux, les relations intimes et sympathiques des organes urinaires, les fonctions simultanées de cet appareil en imposent très souvent à l'observation.

Considérée sous le rapport du pronostic, l'hématurie sera toujours fâcheuse ; elle décélera soit une lésion organique, soit une production morbide, soit une anomalie de fonctions ; et quel que soit le dire d'auteurs anciens et modernes qui n'ont rencontré d'hématuries que des cas innocents, la gravité du plus grand nombre doit mettre en garde le malade et le praticien.

Appelé dans un cas d'hématurie, que doit donc faire le médecin ? Sa conduite devra être en raison des phénomènes et des symptômes. Si l'hématurie est déterminée par la phlegmasie d'un des organes des voies urinaires, il remédiera·à ces accidents par l'application des moyens thérapeutiques appropriés à chacun des différents cas. Et bien que je ne suppose jamais que cette maladie puisse suppléer à un flux sanguin, si quelques écoulements habituels, si le flux hémorrhoïdal avaient disparu chez le malade, il faudrait instantanément les rappeler.

Si cette hémorrhagie est due à la rupture de quelques vaisseaux sanguins des reins, de la vessie ou de l'urètre, des bains de pieds sinapisés, des ventouses scarifiées, des moxas seront employés, des sangsues à l'anus, la saignée de pied, et les moyens dérivatifs convenables.

Enfin, en thèse générale, lorsqu'une congestion sanguine viendra affécter un des organes des voies urinaires, ce sera vers lui que devront être dirigés les moyens anti-phlogistiques capables de le désemplir et de détourner cet afflux sanguin.

Les antispasmodiques, les légers purgatifs, les boissons diurétiques froides seront mis en usage contre une hématurie vésicale compliquée de spasme.

La position élevée du bassin, l'introduction de l'air frais dans l'appartement où se trouvera le malade, les précautions enfin que l'on prendrait dans un cas d'hémorrhagie utérine, seront également mises en pratique dans ce cas.

Voilà qui est bien pour les hémorrhagies passives des voies urinaires ; mais dans un cas d'hématurie active, dans un cas foudroyant, comme j'en ai rencontré quelques exemples, c'est de la médecine active qu'il faut faire, c'est une médecine prompte, instantanée, qui doit décider des jours du malade.

L'hématurie est quelquefois si violente, que le sang se pisse sans interruption comme l'urine. Alors, des compresses froides et vinaigrées seront appliquées sur l'hypogastre. Le siège du malade sera élevé beaucoup plus haut que le tronc et les membres inférieurs. Des sinapismes brûlants seront placés aux mains et aux pieds, des lavements froids seront donnés au malade, et de suite une sonde introduite dans la vessie servira de conducteur à une quantité d'eau froide qui y sera introduite, afin de baigner ses parois internes et oblitérer ses vaisseaux sanguins. Ces injections devront être renouvelées souvent, afin que l'eau contenue dans la vessie ne s'égalise pas en température avec elle. Les compresses froides devront être renouvelées instantanément, par la même raison. Des bains de siège froids seront aussi employés, et c'est dans ce cas que l'usage du compresseur urétral sera très utile ; il fermera en effet complètement l'urètre, permettra de retirer la sonde après l'injection et de placer le malade dans un bain de siège froid.

Les accidents de l'hématurie donnent lieu presque toujours à la formation de caillots dans la vessie. Les uns, par leur séjour, s'y décomposent et peuvent produire des accidents inflammatoires ; d'autres s'y organisent et renouvellent l'hématurie ; d'autres organisés viennent se placer au-devant du col, y sont adhérents et causent des rétentions plus ou moins complètes.

Il faut débarrasser la vessie de sa collection sanguine à l'aide de l'introduction d'une sonde, par laquelle des injections seront faites pour détremper les caillots.

Ce n'est pas seulement à arrêter l'hématurie que doit se borner le praticien. Il doit porter son attention sur la reproduction de la maladie. Rien, en effet, n'est si commun que les récidives sous le rapport des pertes sanguines. Éloigner les causes qui la produisent, éviter les émotions, l'usage immodéré des boissons alcooliques, les excès dans les plaisirs de l'amour, l'équitation, les courses trop prolongées, se soumettre à un régime doux et rafraîchissant, devront être les habitudes de ceux que la mort aura épargnés au milieu d'accidents si terribles et si redoutables, dont la plupart, s'ils ne sont pas mortels, laissent le malade, toute sa vie, sous l'empire d'une terreur qui le tourmente sans cesse, par la crainte de voir reparaître cette affreuse maladie et tous les accidents qu'elle comporte.

Vingt-cinquième observation. — Hémorrhagie urétrale grave, prise pour une hématurie : suite de cautérisation urétrale. Compression au moyen d'une sonde. Guérison.

Cette observation, dans laquelle la vie du malade fut en danger, montre jusqu'à quel point une erreur de diagnostic peut compromettre l'existence d'un homme, en lui laissant perdre inutilement une grande quantité de sang.

En 1839, je fus appelé chez un forgeron carrossier, ancien militaire, ayant eu plusieurs urétrites, à la suite desquelles il était survenu depuis six ans un rétrécissement, puis diminution du jet des urines et fréquence dans l'émission de ce liquide ; quelquefois strangurie avec issue légère de sang à des intervalles éloignés.

Un médecin lui donnait des soins et employa la cautérisation. Deux jours après la troisième application du caustique, cet homme fut pris, au milieu de son travail, d'une hémorrhagie par l'urètre, sans douleurs, mais assez abondante pour le forcer à réclamer de suite les soins de son médecin, qui crut aussitôt avoir affaire à une hématurie. L'immersion du bassin dans l'eau froide, les compresses réfrigérantes sur l'hypogastre ne produisirent aucun effet ; la saignée fut également pratiquée en vain. Il y avait vingt-quatre heures que cette hémorrhagie durait et que la perte de sang était considérable, lorsque je fus appelé.

Je pensai que l'hémorrhagie était la conséquence d'une trop forte cautérisation urétrale, accident que j'ai souvent vu à l'époque où ce moyen était en grande faveur. Cette opinion ne fut pas partagée par le médecin, peu familiarisé avec ce traitement ; mais sa conviction s'établit facilement, quand j'eus passé une sonde en gomme élastique de moyenne grosseur, garnie de son mandrin, pour ne pas laisser pénétrer de sang dans son intérieur. Parvenu dans la vessie, le sang continua de couler autour de la sonde, tandis que quatre onces de liquide tiède injecté furent rejetées sans mélange sanguin.

Les injections froides dans le canal étant inutiles, je m'avisai d'introduire une sonde aussi volumineuse que le canal put l'admettre, et qui comprimant exactement toute sa circonférence, arrêta immédiatement cette hémorrhagie grave, qui avait fait perdre de quatre à cinq livres de sang.

La sonde resta trois jours en place, et fut retirée quand un suintement purulent s'écoulant au pourtour annonça son défaut de compression, son inutilité et la cicatrisation du point ulcéré d'où s'écoulait le sang et qui était situé à cinq pouces, lieu où avait existé le rétrécissement, et où avait été pratiquée la cautérisation urétrale.

Vingt-sixième observation. — 40 ans; hémorrhagie active causée par la descente d'un petit calcul du volume d'un pois, des reins dans la vessie. Cessation de l'hémorrhagie au moyen des injections glacées dans la vessie et des topiques réfrigérants sur l'hypogastre. Cathétérisme, dilatation de l'urètre. Expulsion du calcul dans un bain.

M. C..., âgé de quarante ans, fut subitement pris d'une douleur pongitive dans le rein droit, qui s'étendit par suite de l'uretère du même côté, accompagnée de la sensation d'un corps étranger dans la vessie. Aussitôt il s'échappa avec abondance et rapidité une quantité considérable d'urine mêlée de sang, puis du sang pur fort abondamment. Appelé promptement près du malade, je me hâtai d'arrêter l'hémorrhagie par des aspersions d'eau froide sur l'hypogastre, des injections froides et fréquemment répétées dans la vessie, moyens à l'aide desquels je parvins à l'arrêter complètement. Les renseignements fournis sur cet accident subit et inattendu m'amenèrent à explorer la vessie, dans laquelle je reconnus un calcul de petite dimension; la dilatation de l'urètre pendant quelques jours en permit facilement la sortie dans un bain au moment de l'émission des urines. Dès lors, tous les accidents qui se trouvaient sous la dépendance du calcul cessèrent et ne reparurent plus; je conseillai au malade un traitement contre la gravelle, ce qu'il fit avec empressement. Depuis ce traitement, il fut débarrassé.

Vingt-septième observation. — Hématurie passive chez un sujet de 70 ans, par suite d'une trop grande distension de la vessie, à la suite d'abus de boissons. Guérison obtenue au bout d'un mois, par l'emploi du cathétérisme et des injections froides.

M G..., fonctionnaire public de l'une de nos grandes administrations, était, depuis plusieurs années, incommodé d'un pissement de sang qui portait à sa santé une grave atteinte et qui faisait naître pour l'avenir de sérieuses inquiétudes. Son emploi sédentaire l'avait habitué à retenir fréquemment ses urines, à en augmenter par conséquent la collection, et à distendre considérablement la vessie; il s'était de plus habitué à boire par jour plusieurs pintes de bière. Je ne doutai point, lorsque ce malade se présenta à mon dispensaire, que la trop grande et habituelle distension de la poche urinaire n'eût donné naissance à des dilatations variqueuses des vaisseaux sanguins de cet organe, ce qui me fut prouvé lorsque j'introduisis dans cette cavité une sonde, qui pénétra avec facilité, en fit écouler trois pintes de liquide mêlé à une grande quantité de sang. Je prescrivis au malade de diminuer la quantité de ses boissons, de vider sa vessie trois fois par jour et une fois au moins dans la nuit à l'aide d'une sonde, afin de soulager cet organe et de diminuer son ampleur, puis de faire dans la vessie de petites injections d'eau froide qui pussent être conservées. Ces moyens faciles et mis en usage pendant un mois, firent complètement cesser les pissements de sang, guérirent les varices de la vessie et rendirent la santé à M. G.

Vingt-huitième observation. — 56 ans; hématurie vésicale foudroyante; injections glacées; applications froides. Usage opportun du froid à l'intérieur et à l'extérieur. Guérison immédiate.

M. R..., âgé de 56 ans, déjà précédemment traité à mon dispensaire, et guéri du 15 juillet au 25 août, pour un rétrécissement du canal datant de deux années, contracta depuis plusieurs affections de l'urètre et de la vessie; il fut atteint quelques mois après de douleurs au bas-ventre, dans les hypocondres, d'abattement général, de lassitude dans les jambes, et vit quelques gouttes de sang sortir après les urines, devenues fréquentes et douloureuses.

Le malade fut subitement pris un soir d'un pissement de sang tellement abondant, qu'en deux heures il perdit de 20 à 24 onces de sang mêlé à l'urine.

Appelé près de lui, j'employai de suite les lotions froides et vinaigrées sur les régions hypogastrique, génitale et périnéale; diminution de l'écoulement sanguin, qui, malgré cette médication réfrigérante, persista, bien cependant que d'une manière modérée, quand tout à coup l'hémorrhagie redoubla avec une telle force, qu'en un instant trois cuvettes furent remplies, ainsi qu'un urinal et beaucoup de linges imbibés.

Après une perte de sang aussi considérable, le malade se trouva inquiet, abattu, son pouls devint petit et fréquent. Aussitôt, je combinai les applications glacées sur le bas-ventre et le périnée avec les injections vésicales glacées, que je réitérai trois fois de suite, et laissai chaque fois cinq minutes dans la vessie.

Ces moyens suspendirent immédiatement l'hémorrhagie, hémorrhagie menaçante pour la vie du malade.

Nouvelle introduction d'eau végéto-minérale glacée laissée dix minutes à demeure; le sang, depuis ce moment, ne reparaît plus; le malade est placé sur le dos, le siège élevé; compresses froides sur la région hypogastrique pendant vingt-quatre heures; limonade glacée; bouillon froid; position horizontale, repos.

Rétablissement complet au bout de huit jours, à la faiblesse près, causée par une perte aussi énorme de sang.

CORPS ETRANGERS DANS LA VESSIE, CALCULS, POLYPES, ETC.

Des calculs qui se forment et se rencontrent dans les voies urinaires et particulièrement dans la vessie.

On donne ce nom à des corps étrangers, pierreux, inorganiques, qui se forment dans l'économie; je n'ai pour but ici que de m'occuper de ceux qui se forment dans les voies génito-urinaires, c'est-à-dire dans les reins, dans la vessie, etc.

CALCULS RÉNAUX

Ces calculs occupent les calices ou les ramifications du bassinet. Ils ne se développent jamais dans les substances corticale et tubuleuse, de telle sorte qu'ils sont propres aux conduits excréteurs qui s'y distribuent.

Les calculs rénaux sont assez ordinairement entraînés par l'urine dans les uretères, et de là conduits dans la vessie. Mais ce passage ne s'effectue pas sans que le malade éprouve de vives douleurs. Souvent même le danger devient imminent lorsque le calcul est volumineux, ou lorsqu'il présente des aspérités qui déchirent la membrane qui tapisse l'uretère et se fixent comme un coin dans le tissu de ce conduit. L'urine ne peut plus arriver dans la vessie; elle reflue vers le bassinet, le distend, et bientôt son accumulation devient telle, que l'inflammation s'empare du rein et produit les phénomènes les plus alarmants.

Les signes qui indiquent une affection calculeuse des reins se rattachent à ceux de la néphrite en général. Cependant les malades ont dans certaines circonstances le sentiment de l'existence d'un calcul par les douleurs déchirantes qu'ils éprouvent dans différents points du trajet des uretères.

Les calculs qui se développent dans les reins ne sont pas toujours expulsés par l'urine. Il arrive souvent qu'ils s'y accumulent et qu'ils grossissent; ils prennent alors la forme du bassinet et de ses ramifications, et deviennent une cause incessante d'irritation. Dans ces cas, les malades éprouvent presque habituellement un sentiment de pesanteur dans la région du rein; une douleur sourde s'y établit, la pression est peu ou point douloureuse. A certaines époques et sous certaines influences, qui sont le plus ordinairement des écarts de régime, les accidents augmentent d'intensité; des douleurs aiguës se manifestent dans le flanc, elles suivent le trajet de l'uretère, souvent elles déterminent la rétraction du testicule, la fièvre s'allume, etc. En même temps le fluide urinaire est altéré; il est tantôt trouble, tantôt sanguinolent; sa quantité diminue, et il forme différents dépôts par le refroidissement.

Dans d'autres circonstances, l'accumulation des matières calcaires est si considérable dans le rein, qne son tissu subit une espèce d'atrophie. Je l'ai rencontré chez un vieillard de soixante-dix-huit ans, tellement aminci qu'il semblait que le rein droit n'était plus qu'une espèce de poche dans laquelle se trouvaient du sang noir coagulé et des débris calcaires.

Lorsque les calculs qui se forment dans les reins peuvent être entraînés par l'urine, qu'ils peuvent parcourir le trajet des uretères et arriver dans la vessie, ils sont le plus ordinairement entraînés au moment de l'expulsion de l'urine à travers le canal de l'urètre. Les malades éprouvent alors la sensation d'un corps étranger qui le parcourt; et si nul obstacle ne s'oppose à son passage, il se précipite immédiatement au fond du vase. Mais les choses ne se passent pas toujours aussi heureusement. Certains calculs irréguliers, anguleux et d'un volume assez considérable s'engagent dans l'urètre, y restent fixés, arrêtent le cours de l'urine et causent des douleurs extrêmement vives. On ne parvient souvent à les extraire ou à les briser qu'avec une peine infinie.

Dans d'autres circonstances, les calculs rénaux restent dans la vessie, et deviennent le noyau des calculs vésicaux. J'ai cru remarquer que lorsque cela arrivait les pierres étaient presque toujours enchatonnées. On ne pourrait expliquer ce phénomène qu'en admettant que le calcul rénal qui a servi de base à la pierre était primitivement anguleux, et n'avait pu être expulsé parce qu'il s'était en quelque sorte fiché dans la muqueuse vésicale.

CALCULS VÉSICAUX

Les calculs vésicaux peuvent reconnaître pour cause, comme je viens de le dire, un calcul rénal qui séjourne dans la vessie. Ainsi l'urine, en déposant chaque jour quelques molécules salines sur lui, peut, en un temps assez court, le faire parvenir à un volume assez considérable. Cependant telle n'est pas la cause la plus ordinaire des calculs de la vessie. On peut même dire qu'ils en reconnaissent en général d'autres que celles des calculs des reins. C'est le plus souvent un corps étranger déposé dans cette poche membraneuse qui leur donne naissance, et dans un assez grand nombre de cas ils s'y forment de toute pièce. Ils ont alors pour noyau du mucus épaissi ou un caillot sanguin. C'est autour de ces substances que vient se déposer la matière saline de l'urine. Il est remarquable que le noyau dont il s'agit n'occupe pas toujours leur centre, et que dans certains cas il est composé de plusieurs substances.

Les corps étrangers qui peuvent servir de noyau aux calculs vésicaux sont variés. Les auteurs contiennent des observations nombreuses à cet égard. On a trouvé des fragments d'aiguilles qui avaient été avalés et qui avaient dû traverser les parois de la vessie et s'y déposer, des fragments de métal, d'avoine, de bois, de sonde ou de bougie, et une foule d'autres corps dont la présence serait fort difficile à expliquer. Telles étaient, par exemple, un fragment de cuiller en fer, une petite clef, des brins de paille, un épi de blé, des noyaux de fruits, des graines, des cheveux, etc.

Les calculs vésicaux sont particulièrement observés chez les vieillards et chez les adultes, et plus particulièrement chez l'homme que chez la femme. On prétend en avoir rencontré chez les nouveau-nés, mais ils sont au moins infiniment rares à cette époque de la vie. Je n'en ai jamais vu.

La couleur des calculs vésicaux varie ; ils sont tantôt blancs ou gris, tantôt plus ou moins rouges et même noirâtres. Leur forme présente de nombreuses différences ; on en voit de lisses, d'arrondis, d'aplatis, d'anguleux. Leur volume, leur consistance et leur nombre sont loin d'être les mêmes. Ainsi les auteurs en ont décrit depuis 2 jusqu'à 630 grammes de durs et de très friables, de solitaires et de multiples. Tulpien prétend avoir observé un cas dans lequel la vessie contenait jusqu'à trois cents calculs. Il est cependant positif que le plus ordinairement on n'en rencontre qu'un seul, surtout lorsqu'il est d'un volume assez considérable.

Les calculs vésicaux sont composés d'acide urique, de phosphate de chaux, d'urate d'ammoniaque, de phosphate ammoniaco-magnésien, d'oxalate de chaux, de carbonate de chaux, de silice, etc. Lorsqu'ils ne contiennent qu'une seule substance, c'est en général de l'acide urique, de l'urate d'ammoniaque ou de l'oxalate de chaux. L'union des différentes matières constituantes des calculs se fait d'une manière diverse, suivant l'affinité qu'elles ont entre elles. L'acide urique et l'urate d'ammoniaque sont les élémeuts qu'on rencontre le plus ordinairement dans les calculs vésicaux ; vient ensuite l'oxalate de chaux.

Dans les premiers temps de la présence d'un calcul dans la vessie, les malades éprouvent à l'extérieur de la verge un sentiment de malaise qui se change bientôt en une douleur plus ou moins vive, et qui devient quelquefois continue. Lorsqu'ils font un effort, qu'ils se remuent subitement, lorsqu'ils éprouvent une secousse violente, et surtout lorsqu'ils rendent les dernières gouttes d'urine, cette douleur se fait sentir avec une nouvelle acuité. Des envies fréquentes d'uriner surviennent ; le jet de l'urine s'arrête brusquement, quoique la vessie soit loin d'être vidée ; la douleur et la difficulté d'uriner sont plus vives, lorsque cet organe ne contient qu'une petite quantité d'urine; ses parois s'appliquent presque aussitôt sur la pierre, et sont fortement irrités. Tourmentés par le besoin de débarrasser la vessie, les malades s'agitent, font de vains efforts, changent de position dans l'espoir d'y parvenir et d'empêcher la pierre de se présenter au col, et d'en fermer l'ouverture.

Mais il arrive quelquefois que la pierre, au lieu d'être mobile dans la vessie, habite son fond et y reste enchatonnée. Dans ces cas, les malades ne sont pas tourmentés par les mêmes incommodités. Quelquefois même ils sont assez long-temps sans se douter de la présence du corps étranger. Cependant il est en général impossible qu'une pierre séjourne dans la vessie sans y déterminer de l'irritation. Les parois de cet organe ne tardent pas à s'enflammer, les symptômes d'une affection catarrhale se manifestent, il survient aux malades du ténesme, les fonctions digestives s'altèrent, la douleur use la sensibilité, l'amaigrissement arrive, et si une opération bienfaisante ne vient enrayer ces accidents, ils succombent au milieu des tourments les plus affreux.

Les calculs sont moins fréquents chez la femme que chez l'homme, et déterminent d'ailleurs les mêmes symptômes. Cependant, le peu de longueur de l'urètre chez elle et la dilatation dont il est susceptible, rendent leur expulsion infiniment plus facile. On peut en juger par les observations que nous ont laissées Bartholin, Sennert, Borelli, Sandifort, Walter, etc... Ces praticiens assurent avoir vu sortir par l'urètre des calculs de la grosseur d'un œuf de poule et plus. Lorsque les calculs ne peuvent être traînés au dehors par les seules forces de la nature, l'inflammation s'empare quelquefois du point de la vessie avec lequel ils sont en contact, la suppuration s'opère, et bientôt un abcès s'organisant vient s'ouvrir au scrotum ou au périnée, et donner issue tout à la fois au pus et au calcul vésical. De pareils exemples ne sont pas aussi rares qu'on pourrait le penser.

Le pronostic des calculs est toujours grave. L'incertitude des moyens tentés pour empêcher leur formon dans lesati reins, d'une part, et de l'autre les opérations à l'aide desquelles on les extrait de la vessie, ne permettent pas qu'il en soit autrement. Je ne pourrais que répéter, à propos du traitement propre à arrêter leur développement, ce que j'ai dit à l'article gravelle : je vais donc m'occuper de suite du traitement chirurgical.

Lorsque les calculs sont peu volumineux, on peut chercher par le moyen des sondes à dilater l'urètre, de manière à faciliter leur passage. Je suis parvenu ainsi, dans plus d'une circonstance, à éviter l'incision de la vessie; mais lorsqu'ils ont acquis un certain diamètre, l'opération de la taille devient indispensable.

Il m'est arrivé de retirer de bons effets de ce que j'appellerai le traitement dilatant, qui consiste à faire sortir de la vessie, par l'urètre, des parties de graviers, même de la grosseur d'un fort pois; j'administre l'extrait de jusquiame à petites doses, à l'intérieur, et je fais des frictions belladonées sur tout le trajet du périnée. Au bout de peu de temps, il en résulte une espèce de paralysie du sphincter de la vessie, qui se dilate et laisse échapper les graviers, qui cheminent sans douleur par l'urètre, que j'ai dilaté par des injections belladonées. Il est inutile de dire que le traitement cessé, la contractilité du col de la vessie reparaît.

La difficulté des opérations dont il s'agit, et surtout les dangers qu'elles entraînent, ont fait longtemps chercher d'autres moyens de débarrasser le malade des calculs de la vessie. L'espoir d'obtenir leur dissolution a fait imaginer différents lithontriptiques, dont l'action a malheureusement été nulle.

J'aurai occasion de parler plus tard des moyens qui ont été vainement mis en usage, et qui constituent cette méthode, dans un article que je consacrerai spécialement à l'examen de la litholysie et des litholysiques.

Cependant les chirurgiens, incessamment occupés des moyens d'améliorer le sort des calculeux, imaginèrent la lithotritie, et cette découverte, applicable au plus grand nombre des cas, a singulièrement réduit ceux dans lesquels l'opération de la taille était pratiquée. J'aurai occasion de parler plus au long de ces différents procédés opératoires, et d'indiquer les circonstances dans lesquelles chacun d'eux doit être employé de préférence.

Les calculs ne se forment pas seulement dans les reins et dans la vessie, ils se développent aussi quelquefois dans la prostate, dans les vésicules séminales, dans les canaux éjaculateurs, enfin entre le prépuce et le gland. La couleur des calculs prostatiques est brun foncé ou noir; leur volume n'excède pas celui d'un pois. Ils diffèrent dans leur composition chimique de ceux dont je viens de parler; ils sont solubles dans l'acide sulfurique, et réduits en poussière par l'acide nitrique. Quelquefois la glande tuméfiée forme de chaque côté de l'urètre un kyste qui leur sert de réservoir. Dans le plus grand nombre des cas, on les trouve dans sa substance même et séparés les uns des autres par une petite cellule.

Le diagnostic de ces calculs est difficile à établir. Les malades éprouvent en effet des symptômes qu'on peut rattacher à d'autres lésions des voies urinaires. Ainsi la difficulté d'uriner, l'espèce de gêne, de contraction que les malades ressentent au col de la vessie, appartiennent également à quelques rétrécissements, au catarrhe de cet organe et aux calculs qu'il peut contenir. Le cathétérisme sert cependant, dans certains cas, à lever le doute. Ainsi, lorsqu'on passe une sonde dans l'urètre, on sent vers le col de la vessie une résistance particulière. Si l'on introduit le doigt dans le rectum, on peut mettre en mouvement les calculs contenus dans un kyste, et percevoir le bruit qu'ils déterminent vers l'extrémité de la sonde. Dupuytren parvint par ce procédé à s'assurer de leur présence, et après avoir pratiqué plusieurs incisions sur la prostate, il put extraire une douzaine de calculs articulés.

En procédant à l'analyse des calculs de la glande prostate, j'ai reconnu qu'ils étaient composés de phosphate de chaux, de carbonate et de matière animale.

Les observations de calculs dans les vésicules séminales et dans les conduits éjaculateurs sont infiniment rares. Je n'ai jamais eu occasion de constater les productions calcaires dont il s'agit dans ces parties. La science ne possède aucun signe pour reconnaître leur existence.

Quant aux calculs qui se développent entre le prépuce et le gland, on explique leur formation par l'étroitesse du prépuce. L'urine, en effet, peut séjourner entre le gland et ce repli membraneux, et déposer des matières salines.

On aurait peine à concevoir que les concrétions calcaires dont il s'agit pussent jamais parvenir à un volume assez considérable, si les observateurs n'avaient cité des cas dans lesquels elles ont atteint le poids de soixante et quatre-vingts grammes. Elles peuvent être aussi très nombreuses. Watter en a rencontré jusqu'à soixante chez un jeune homme de vingt-deux ans.

L'incision du prépuce est évidemment le seul moyen de débarrasser les malades de la gêne extrême que causent les calculs dont il s'agit. On la pratique toujours après s'être assuré par la sonde de leur existence entre les parties.

Pour terminer ce qui me reste à dire des calculs dans les voies urinaires, je vais indiquer les moyens mis en usage pour les extraire de l'urètre, lorsqu'ils s'y trouvent engagés. Le plus simple, celui par lequel on commence constamment, est le suivant : on saisit le moment où le malade éprouve le besoin d'uriner ; on l'engage à comprimer le canal au-devant du point où siège le calcul ; l'urine le distend bientôt, et dans l'effort qu'elle fait pour s'échapper, lorsque la liberté lui est rendue, le calcul est souvent entraîné au dehors.

Lorsque ce procédé ne réussit pas, on peut avoir recours à la pince de Hunter. Cet instrument a pour effet de dilater d'abord le canal et de saisir ensuite le calcul, au moyen des deux espèces de cuillers dont il est formé. Cependant on ne parvient pas toujours à l'extraire ; souvent on ne fait que le déplacer. Si le malade est atteint depuis quelque temps de rétention d'urine, il est important de se hâter et de prendre un parti plus expéditif. On pratique alors une incision sur le point où siège le calcul, et on a soin de la faire assez grande afin d'éviter le déchirement au moment de son extraction, et d'empêcher l'infiltration d'urine qui pourrait en être la conséquence. On peut encore avoir recours à ce moyen, lorsqu'il existe en même temps un ou plusieurs rétrécissements que le chirurgien ne peut franchir immédiatement.

TAILLE, LITHOTRITIE

INDICATIONS ET CONTRE-INDICATIONS DE CES DEUX MÉTHODES

Tout porte à croire que la taille fut pratiquée pour la première fois à Alexandrie, où nous la voyons, dès son origine, le partage exclusif d'une classe particulière de charlatans pleins d'ignorance, car alors les médecins la dédaignaient. On comprend dès lors combien d'insuccès durent signaler ses commencements. Un fait qui ne contribua pas peu à augmenter la défaveur dont elle jouissait, fut la mort d'Antiochus V, roi de Syrie, qui périt victime de cette opération. Il avait été taillé pour la pierre, qu'il n'avait pas, par Ammonius, Mégès et Sostrate, qui se prêtèrent honteusement aux vues criminelles de l'usurpateur Triphon.

Chez les Grecs, les Romains, les Barbares. et pendant tout le moyen-âge, la lithotomie demeura dans l'enfance ; les chirurgiens les plus célèbres, et Lanfranc lui-même, qui fut appelé le restaurateur de la chirurgie, la considérèrent comme indigne de fixer leur attention. Acoramboni se leva le premier pour la défendre, et plus tard le hasard, comme cela s'est vu si souvent pour les plus belles et les plus utiles inventions, fit découvrir le grand appareil à Jean de Romani.

Mais la lumière ne tarda pas à se répandre sur cette grande partie de la chirurgie : l'honneur en est dû à deux hommes illustres. Le premier, Frère Jacques de Baulieu, qui perfectionna les anciennes méthodes et pratiqua la taille latérale par le périnée ; l'autre, Jean Bazeilhac, dit Frère Côme, qui inventa son lithotome caché. Le premier vit s'élever autour de lui une foule impuissante de détracteurs, dans laquelle on ne devrait pas trouver le célèbre Lecat. Ce chirurgien, en effet, se déclara le champion de la haine envieuse de Méry, premier chirurgien de l'Hôtel-Dieu. Mais le temps vint faire justice de ces clameurs jalouses, et Frère Côme demeura le prince des lithotomistes.

Quant à la lithotritie, qui consiste à extraire les calculs de la vessie sans opération sanglante, mais en les divisant ou en les broyant, elle remonte, ainsi que la taille son aînée, aux temps les plus reculés. Celse dit qu'Ammonius, ne pouvant extraire par l'incision qu'il avait faite un calcul trop volumineux, le divisa pour le faire sortir en petits morceaux. Pourtant, jusqu'au xii⁰ siècle, nous ne voyons encore rien de bien positif sur cette branche de la chirurgie. Les Arabistes, dit-on, portaient sur le calcul, pour l'entamer, un diamant fixé sur l'extrémité d'une tige. L'un d'eux cite l'observation d'un individu qui, par ce moyen, rendit les fragments d'une pierre, pour l'extraction de laquelle il n'avait pas voulu subir la lithotomie.

D'un autre côté, Haller rapporte qu'en 1580, Sanctorius fit sortir un calcul par le moyen d'un instrument divisé en trois branches, du milieu duquel s'échappait un stylet, destiné à rompre et à partager le calcul, pour en faciliter l'extraction. N'est-ce pas là ce qui a formé l'idée du perforateur et de la pince à trois branches?

Les belles et savantes recherches de Martin et de Gruithisen, démontrèrent plus tard la grande dilatabilité du canal de l'urètre, d'une part; et de l'autre, la possibilité d'y faire passer des sondes droites. Des données aussi positives appelèrent l'attention de tous les praticiens, et surtout des chirurgiens français, auxquels appartient l'honneur d'avoir les premiers pratiqué la lithotritie sur l'homme vivant.

La taille, qui, comme son historique le montre, a effrayé dès son origine la médecine et les malades par les insuccès nombreux qui découlaient des manœuvres inhabiles ou imprudentes, a acquis depuis longtemps des avantages incontestables. La connaissance des diverses parties de l'appareil urinaire où les calculs peuvent se former, ont, à l'aide de l'anatomie et de l'observation, régularisé les procédés opératoires.

C'est ordinairement dans la vessie que se développent plus particulièrement les concrétions urinaires; ce viscère semble être leur lieu de prédilection. Un calcul est engendré par les lois chimiques; il croit en volume et ne se décèle pas quelquefois de longtemps au malade, soit à cause du tempérament énergique de celui-ci, soit à cause de la tolérance de sa vessie. Cependant un moment arrive où toute l'économie se réveille et répond à l'appel qui lui est fait pour fournir des forces à la poche urinaire, dont la vitalité insensiblement usée se trouve anéantie de jour en jour par la présence d'un corps étranger qui empêche le jeu de ses fonctions. Alors se montrent des phénomènes généraux et particuliers qui sont les mêmes d'ailleurs que ceux des calculs dont la présence avait été révélée dès leur première formation. Le calcul est-il flottant dans la poche urinaire? Le malade est-il d'une bonne constitution? Les souffrances ne l'ont-ils pas déjà épuisé? La lithotritie pourra, dans ce cas, recevoir une heureuse application de ses bienfaisants moyens. Le calcul, au contraire, est-il enchatonné entre deux cloisons fibreuses qui le retiennent prisonnier; alors il faut se hâter de les faire disparaître, et la taille seule peut en fournir les moyens. Elle est indiquée surtout quand le sujet est jeune, le calcul non friable et trop volumineux, et la constitution du patient, quels que soient son sexe et son âge, ruinée par de longues douleurs. Enfin l'organe vésical lui-même offre-t-il des callosités, suite du contact prolongé d'un calcul ? Coiffe-t-il en revenant sur lui-même ce corps étranger ? Existe-t-il un rétrécissement du canal de l'urètre ? la taille est formellement indiquée. Mais lorsque le calcul est friable, que sa dimension est ordinaire, que la vessie n'est point organiquement altérée, qu'en un mot il n'est pas absolument nécessaire que le chirurgien se livre sans retard à cette opération sanglante, la lithotritie doit être adoptée sans hésitation, d'autant plus qu'elle offre le précieux avantage de préserver les malades des chances, quelquefois fatales, qu'entraîne la taille après elle.

La taille, opération-mère pour l'extraction des calculs, en débarrasse immédiatement. La lithotritie, au contraire, réclame de la temporisation, de l'intervalle entre chaque séance, et des soins préalables et consécutifs, malgré lesquels des accidents locaux et généraux se développent quelquefois.

Ainsi on voit combien il est délicat et difficile de se prononcer de prime-abord, et d'opter, sauf le cas bien tranché, entre ces deux moyens. L'un et l'autre peuvent offrir des mécomptes ; il peuvent aussi, dans les deux cas, présenter aux malades des succès que favorise singulièrement la main exercée d'un habile praticien.

J'aborde maintenant les différents modes opératoires de la taille et de la lithotritie. Je laisse de côté les longues descriptions anatomiques et les nombreux procédés ; il me suffit de mentionner les principaux.

La taille peut être pratiquée en dessus ou en dessous du pubis. De là, deux méthodes, la sus-pubienne ou hypogastrique, la sous-pubienne ou périnéale.

Je ne dois entrer ici dans aucune description de procédés opératoires, je ne ferai que mentionner nominativement.

Le petit appareil est le plus simple et le plus facile.

Le grand appareil doit son nom au grand nombre d'instruments nécessaires à son exécution.

L'appareil latéral, employé par frère Jacques, a joui pendant quelque temps d'une grande célébrité.

La taille latérale fut imaginée par Faubert.

La taille recto-vésicale fut créée par Sanson.

La bilatérale dut son invention au professeur Chaussier.

Je dois dire ici qu'en 1741, le frère Côme donna son procédé et se servit de son lithotome caché, pour inciser la vessie de dehors en dedans, et dans une étendue qui ne dépassa pas la volonté de l'opérateur. C'est la méthode la plus généralement suivie quand on pratique l'appareil latéralisé. Cet instrument a subi plusieurs modifications plus ou moins avantageuses.

Pour ce qui est du haut appareil, il fut imaginé par Franco, qui osa le premier attaquer la vessie au-dessus du pubis dans un cas désespéré.

La lithotritie s'exécute suivant quatre procédés principaux : dans le premier on saisit le calcul avec une pince à trois branches, et à l'aide d'un foret on le perfore pour le réduire en morceaux que l'on brise, c'est la perforation.

Dans le deuxième procédé on creuse le calcul en forme de poche que l'on brise ensuite, c'est l'évidement.

Le troisième procédé a lieu en usant les calculs de la périphérie au centre. Il compte peu de succès.

Enfin le quatrième procédé, en brisant et écrasant la pierre directement par pression et percussion, constitue le procédé d'écrasement.

Aucun de ces procédés ne mérite une préférence absolue; mais il est souvent avantageux pour une même pierre de recourir à plusieurs de ces procédés.

DU TRAITEMENT MÉDICAL ET HYGIÉNIQUE A SUIVRE

POUR LES GRAVELEUX ET LES CALCULEUX

Lorsque l'opération de la cystotomie ou de la lithotritie n'est plus possible, et est par conséquent rendue impraticable, soit à cause 1º de la position des calculs et de leur enchatonnement; 2º de l'état morbide des organes qui les contiennent; 3º du refus formel des malades qui ne veulent pas se laisser opérer.

Lorsque j'ai traité de la taille et de la lithotritie, il a été facile de se convaincre que lorsqu'un calcul d'une certaine grosseur se trouvait renfermé dans la vessie, le malade n'avait, pour s'en débarrasser ou se soustraire aux accidents consécutifs, que deux moyens à employer : la taille ou la lithotritie.

Mais il est des organisations faibles et pusillanimes que le seul mot d'opération épouvante, et d'une autre part il est des cas où toute opération, et même toute tentative d'opération devient inutile, soit que les contre-indications dépendent du malade lui-même, ou de la nature de l'affection dont il est peut-être atteint.

Si, par exemple, dans les reins, dans les uretères, dans le tissu propre de la vessie ou dans celui de la prostate, il existe un ou plusieurs calculs ; si l'état général du malade et celui de la vessie en particulier offrent des conditions morbides telles que l'emploi de la lithotritie ou de la taille soit rendu impossible ; si la pierre, par son énorme volume, envahit tout ou partie de l'organe, enfin si le malade refuse obstinément l'application des moyens chirurgicaux quels qu'ils soient, il reste encore au praticien, par devoir et par humanité, des moyens hygiéniques et palliatifs, dont le succès, quelquefois inespéré, a dépassé de beaucoup les espérances auxquelles on a eu recours pour obtenir des résultats satisfaisants.

Ces moyens consistent dans l'emploi modéré, mais fréquemment mis en usage, des antiphlogistiques, des délayants, des boissons diurétiques, qui rendent plus abondante la sécrétion urinaire, et qui par la même tendent à modifier l'état morbide des reins, des uretères et de la vessie. J'ai eu occasion de faire une heureuse application de ces moyens près d'un de mes clients, chez lequel depuis fort longtemps je soupçonnais l'existence d'un calcul dans le rein droit, et chez lequel aussi de violentes douleurs, qui duraient pendant plusieurs jours, se renouvelaient à des intervalles fort rapprochés. L'emploi régulier de moyens palliatifs, éloigna pendant quelque temps les accès, les rendit moins intenses, et finit enfin par les rendre tolérables au malade, qui aujourd'hui, avec une scrupuleuse observation d'un sévère régime, se trouve dans un état de santé complètement satisfaisant.

Les calculs et les graviers réclamant les mêmes moyens de traitement, je confondrai en un seul la méthode palliative de ces affections. Toutefois je dois dire à l'avance que si les hommes les plus expérimentés et les plus habiles ne comptent pas de guérison bien certaine de calculs vésicaux sans le secours de la chirurgie, en revanche les cas de guérison complète et sans retour de la gravelle ne manquent pas. C'est donc principalement aux graveleux que conviendront es préceptes suivants : diminuer la quantité des dépôts sédimenteux ; augmenter la sécrétion urinaire ; saturer l'acide urique par l'emploi des alcalis ; favoriser l'expulsion du sable et des calculs ; tenter leur dissolution.

Diminuer la quantité d'acide urique. Lorsque le praticien aura constaté la présence de la gravelle et fixé son attention sur les causes probables qui lui auront donné naissance, il dirigera tous ses moyens pour amener une compensation, en s'opposant aux causes et en combattant l'état morbide. Une alimentation trop azotée, l'usage des liqueurs fortes et fermentées seront prohibés. Il n'est pas rare que cette simple restriction dans le régime amène un heureux changement. Les fécules et les végétaux sont des aliments dont l'usage, quelque temps prolongé, a pu triompher de la diathèse graveleuse. Bien qu'il soit souvent difficile de faire comprendre aux malades la nécessité de cette abstinence, il est de la plus haute importance de les y astreindre.

Augmenter la sécrétion urinaire. Les boissons aqueuses et diurétiques, telles que les décoctions de chiendent, de queues de cerises, de pariétaire, de graine de lin, etc., en rendant les urines plus abondantes, favorisent la dissolution et l'expulsion des graviers. Il en est de même des eaux minérales de Spa, de Contrexeville, de Carslbad, de Vichy, etc., qui, outre l'avantage qu'elles ont d'augmenter la quantité du liquide sécrété, neutralisent l'acide urique. On a vu des malades en prendre par jour, et pendant assez longtemps, trois et même quatre litres. Il n'est pas rare de voir quelquefois survenir la faiblesse et l'atonie des organes digestifs : alors seulement il devient essentiel de relever les forces de l'estomac par des infusions aromatiques. Dans ces cas les boissons à la glace produisent les meilleurs résultats.

Saturer l'acide urique. Emploi des alcalis. Nous savons que les carbonates dont la base est en excès se combinent aisément avec l'acide urique. Les urates qu'ils forment sont très solubles dans un excès de base qu'il est essentiel de toujours maintenir. Si l'on ne prenait cette sage précaution, il serait quelquefois impossible, et toujours très difficile, d'éviter la formation de nouveaux graviers.

On donnera donc à cet effet des carbonates et des alcalis. Ceux de potasse et de soude ont l'avantage d'être solubles dans l'eau en toute proportion, ce qui facilite leur ingestion et leur action lithontriptique. On choisira de préférence les bi-carbonates, dont l'action est moins irritante sur la vessie.

Les carbonates de chaux et de magnésie étant insolubles, leur administration est par cela même plus difficile et leur action moins directe et quelquefois même nuisible. On prescrira donc surtout les bi-carbonates de soude, que l'on rencontre dans les eaux de Vichy, ce qui les rend si efficaces contre les affections qui nous occupent. Elles rendent l'urine alcaline, et constituent un des meilleurs traitements contre la gravelle rouge.

Favoriser l'expulsion des sables et des calculs, tenter leur dissolution. Quand les symptômes de la néphrite calculeuse apparaissent, c'est-à-dire quand il survient douleur, fièvre, vomissement, suppression des urines, hématurie, il devient de la plus haute importance de rendre la sécrétion urinaire très abondante. Des bains ordinaires calmeront les symptômes généraux. L'exercice à pied, à cheval ou en voiture déterminera la sortie des petits calculs du bassinet et favorisera leur arrivée dans la vessie. Il faut alors mettre le malade à la diète lactée, aux boissons mucilagineuses et émollientes, et si les symptômes locaux sont trop intenses, employer les ventouses scarifiées, les cataplasmes, les fomentations narcotiques sur la région des reins, les bains généraux à une température de vingt-huit à trente-deux degrés, et conseiller aux malades de s'y maintenir le plus longtemps possible.

Mais lorsque les graviers et les calculs séjournent dans la vessie, deux indications se présentent. Calmer d'abord les accidents inflammatoires, et traiter ensuite les corps étrangers.

Dans le premier cas, les antiphlogistiques atteindront le but proposé. Quant aux graviers, il faudra s'opposer à leur accroissement et tenter leur dissolution, même leur extraction. Ils ne resteraient point en vain dans la vessie, car l'expérience montre que les corps étrangers s'y recouvrent promptement d'une couche calcaire. Il suffit en effet d'y laisser séjourner une sonde pendant quelque temps, pour voir à sa surface une couche sédimenteuse s'y déposer.

J'ai vu qu'un régime délayant, peu substantiel, donnait le premier résultat, et que les urines s'amélioraient par l'usage des carbonates alcalins.

Au reste l'expérience a démontré que les calculs, même lorsqu'ils n'entraînaient pas la dissolution des graviers, calmaient toujours instantanément les douleurs des malades. La chimie et la physiologie sont donc ici d'accord dans l'emploi de ces moyens.

Il ne faut cependant pas se le dissimuler, il arrive souvent que les espérances du médecin viennent se briser contre la volonté et les habitudes des malades. Il est quelquefois mal venu à conseiller la sobriété et les privations à des hommes dont toute l'énergie semble s'être concentrée dans les fonctions digestives. C'est en vain qu'il épuisera toute son éloquence pour convertir certains gastronome, qui semblent ne vivre que pour manger. Ira-t-il leur conseiller de cesser complètement ou même de diminuer leur alimentation succulente, de changer leurs habitudes de table contre un régime sage et modéré, de renoncer à l'usage du beaune et du champagne pour celui du chiendent, de la pariétaire? Plusieurs vous diront franchement qu'ils aiment mieux vivre avec délices et supporter leurs souffrances que de consentir à cette vie de Sarmates. Cependant ils n'ont que deux alternatives: guérir en s'imposant certaines privations, ou accepter, comme inévitables et comme un fait accompli, la diathèse calculeuse et le cortège effrayant de ses funestes conséquences.

DE LA LITHOLYSIE. — DES LITHOLYSIQUES

OU DE LA DISSOLUTION DE LA PIERRE DANS LA VESSIE PAR LES BOISSONS
OU PAR LES INJECTIONS ALCALINES

Le mode qui préside à la formation des calculs a depuis longtemps exercé la sagacité analytique des chimistes. Cependant, malgré les nombreuses recherches qu'on a faites, et malgré les théories plus ou moins ingénieuses qui ont été émises à ce sujet, la nature intime des calculs reste encore couverte d'épaisses ténèbres.

Au commencement de ce siècle, les progrès de la chimie firent espérer qu'elle seule pouvait porter la lumière sur cette partie de la médecine. C'est elle, en effet, qui nous a donné sur cette matière les connaissances les plus précises que nous possédons; mais ses efforts ayant été vains pour remonter jusqu'à l'origine des altérations chimiques survenues dans les liquides de l'économie, elle a bientôt abandonné la cause pour s'attacher à l'effet.

La curabilité des calculs urinaires par la litholysie fixa donc alors sérieusement l'attention des chimistes modernes, en faveur de laquelle ils espéraient manier avec plus d'habileté des moyens jusqu'alors impuissants. Ce fut sans contredit aux expériences de Vauquelin, de Wollaston et de M. Magendie, sur la nourriture des oiseaux par des substances azotées, que l'on dut l'emploi des divers réactifs, pour la dissolution de l'acide urique, qui, dans ces circonstances se forme avec excès.

Je comprends bien que si l'urine est avec excès d'acide urique, on pourra peut-être en administrant des solutions alcalines légères, fournir une base qui les sature. Déjà l'expérience avait constaté ce fait, sans expliquer le mode d'action des carbonates de chaux. Ainsi les coquilles d'huîtres pulvérisées, l'enveloppe calcaire des œufs jouissent depuis longtemps, parmi les litholysiques, de propriétés reconnues. On sait aussi que le fameux remède de Mlle Stéphens a pour base quelques-unes de ces substances; que celui de Durande, qui n'est pas pas encore abandonné, est un mélange d'éther sulfurique et d'essence de térébenthine.

J'admets volontiers qu'une grande partie des éléments qui constituent les calculs peuvent être décomposés : ainsi ceux qui sont formés d'acide urique les dissolvent avec la potasse en excès, ou même avec l'eau de chaux; dans les calculs de phosphate de magnésie et d'ammoniaque, la potasse et la soude qui ont plus d'affinité pour l'acide phosphorique que la magnésie et l'ammoniaque, opèrent aussi le dégagement de cette dernière. Enfin on sait comment, à l'état libre, on traite les calculs d'oxalate de chaux et de phosphate de chaux. Mais les moyens dont on se sert dans les laboratoires peuvent-ils être introduits dans la vessie par la voie des injections ou des boissons, sans faire encourir aux malades de funestes dangers.

Mais je laisse de côté l'emploi de ces moyens exceptionnels et reviens à l'usage général des boissons alcalines. Si l'alcalinité des urines est la condition indispensable à la réussite du traitement, ne doit-on pas craindre qu'elle n'entraîne la précipitation du phosphate de chaux et de magnésie que l'urine contient à l'état de sels acides ? Si cela arrive, dit-on, il faut que ce soit bien plus sensible, car le caractère le plus remarquable et le plus constant de l'urine des buveurs de l'eau de Vichy est d'être parfaitement claire et de ne laissser apercevoir aucun précipité.

Cette raison est-elle suffisante pour le médecin? Ne doit-elle pas plutôt lui inspirer la crainte de la formation de nouveaux calculs?

On dit que les injections alcalines impriment à la vessie une amélioration telle, que le malade met en doute s'il est porteur d'un calcul : fatale sécurité, puisqu'elle lui donne l'espérance d'être délivré d'une affection qui plus tard deviendra incurable. En effet, un grand nombre d'exemples attestent que les organes urinaires sont modifiés par l'usage des alcalis. Cette amélioration n'est due, sans doute, qu'au changement de vitalité que cet appareil éprouve par la présence d'un liquide d'une nature nouvelle; d'ailleurs, ce calme éphémère ne peut qu'être trompeur et de courte durée. Peut-on, en effet, forcer les reins à sécréter des urines alcalines en dépit de leur destination primitive et de leurs fonctions habituelles? Non. Et d'autre part, il est très rare, pour ne pas dire impossible, qu'une pierre puisse séjourner impunément dans la vessie sans altérer et détruire les tissus avec lesquels elle est en contact.

M. Jules Cloquet a cherché, il y a quelques années, à obtenir la dissolution des calculs au moyen de l'eau distillée à trente-deux degrés. Il employait à cet effet une sonde à double courant. L'un des conduits de cette sonde portait l'eau dans la vessie, l'autre la ramenait au dehors. Pendant cinq ou six semaines, les malades recevaient ainsi, dans cet organe et sans inconvénient, jusqu'à quinze cents et deux mille litres de ce fluide. M. Cloquet pensait, au moyen de ce procédé, pouvoir opérer la dissolution des calculs composés d'acide urique, d'urate d'ammoniaque, de phosphate ammoniaco-magnésien, etc.

Si la chimie est venue aider la lytholysie de son bienfaisant concours, n'oublions pas que la physique a essayé de manier dans le même but des agents que MM. Prévost et Dumas ont cherché à convertir en moyen thérapeutique. On se rappellera avec plaisir les expériences hardies qu'ont faites ces deux célèbres chimistes en employant la pile voltaïque sur un calcul contenu dans la vessie d'un cheval.

Un expérimentateur moderne a découvert, il y a peu de temps, que tous les calculs étaient solubles dans le suc gastrique, et, pour obtenir ce produit, il pratiqua une fistule à l'estomac d'un chien; ce moyen proposé est d'une part trop récent, et de l'autre ne compte point encore de résultats certains. Je ne le mentionne donc ici que comme mémoire.

Au milieu cependant des insuccès et de l'incertitude qu'offrent presque tous les moyens précédents, on ne peut qu'applaudir avec reconnaissance aux efforts des hommes, dont les travaux, quelle que soit leur réussite, tendent à éclairer une question d'un si haut intérêt, pour la science et l'humanité.

Vingt-neuvième observation. — Calcul vésical d'oxalate de chaux pesant 125 grammes, chez un jeune homme de seize ans. Lithotritie. Cinq séances.

Le jeune N..., de Versailles, ressentit, vers l'âge de 15 à 16 ans, de la gêne et du trouble du côté de l'appareil urinaire. Son père me l'amena, et l'exploration que je fis dans sa vessie me donna la certitude qu'il existait un calcul dans la poche urinaire. Le bon état de la vessie, la santé parfaite du sujet, me firent penser, et avec raison, que la lithotritie devait promptement l'en débarrasser. Le canal de l'urètre au bout de cinq jours de dilatation permit d'y introduire le percuteur, et cinq séances de lithotritie à cinq jours de distance l'une de l'autre suffirent pour réduire ce calcul en poussière, qui fut ensuite rejeté en dehors par les urines d'abord, et ensuite par les injections émollientes faites dans la vessie, sans aucun accident consécutif.

Trentième observation. — Calcul pesant 105 grammes, trouvé au moment de l'autopsie dans la vessie d'un homme de 45 ans, marinier, noyé dans la Seine, sans qu'aucun symptôme ni phénomène apparent en ait révélé l'existence pendant sa vie.

Je fus appelé, en 1843, pour constater le suicide d'un homme dont le cadavre avait été retrouvé dans la rivière. Cet individu, marinier de son état, demeurait dans la maison d'un propriétaire dont je suis le médecin habituel. La justice, informée de cet accident, crut devoir ordonner l'ouverture, afin de s'assurer des causes qui avaient pu amener la mort. Je fus nommé à cet effet. Cet homme, qui était resté pendant plusieurs jours sous un bateau, était complètement cadavérisé et le ventre offrait les traces d'une légère ouverture qu'on avait d'abord soupçonné être faite par une arme tranchante, et ayant occasionné la mort. L'autopsie prouva que la mort était le résultat d'une asphyxie par submersion ; l'ouverture de la vessie présenta un calcul de 105 grammes logé dans une cellule, sans que la présence de ce calcul ait jamais été soupçonnée par cet homme pendant sa vie et sans jamais lui avoir causé aucun trouble dans les fonctions urinaires. Ce fait fort curieux coïncide parfaitement avec celui que rencontra feu Devergie aîné, en faisant au Val-de-Grâce l'ouverture d'un cuirassier, dans la vessie duquel il rencontra un calcul volumineux, sans que jamais ce soldat en eût soupçonné l'existence, par la plus légère douleur ni par le plus petit trouble dans l'appareil urinaire, bien que ce militaire fît un service très pénible, et fût presque continuellement à cheval.

Trente et unième observation. — 55 ans ; trois calculs dans la vessie de la grosseur chacun d'une petite noisette. Catarrhe vésical consécutif. Hématurie symptomatique. Rétrécissement du canal. Lithotritie. Cinq séances à trois jours d'intervalle. Guérison complète.

M. C..., ancien employé des jeux, avait été atteint plusieurs fois d'écoulements blennorrhagiques qui avaient occasionné chez lui des rétrécissements de l'urètre; à l'âge de 55 ans, ces rétrécissements déterminèrent une affection calculeuse de la vessie, un catarrhe vésical et un pissement de sang. Le cathétérisme me fit de suite reconnaître l'affection calculeuse qui donnait naissance au pissement de sang; le malade fixé sur son état eût à opter entre la lithotritie et la taille, pour se débarrasser de ses calculs. Il préféra la lithotritie, je la lui conseillai moi-même, eu égard à sa bonne constitution, au peu de volume des calculs et à l'état du canal de l'urètre, rendu parfaitement libre au moyen de la dilatation. Cinq broiements furent suffisants pour les réduire en poussière. Chaque séance eut lieu à trois jours d'intervalle, toutes furent parfaitement supportées par le malade; le repos et la diète, les boissons émollientes et mucilagineuses, vinrent en aide à l'opération et contribuèrent au rétablissement du malade.

Trente-deuxième observation. — 48 ans; profession sédentaire; trois calculs dans la vessie du poids de 200 grammes. Rétrécissements primitifs; catarrhe symptomatique. Traitement des rétrécissements. Cinq séances de lithotritie. Guérison.

M. B..., directeur des postes, fut dans sa jeunesse atteint de rétrécissements, qu'il négligea de soigner. Cette incurie amena la formation de calculs dans la vessie, qui bientôt donnèrent naissance à une inflammation de la muqueuse vésicale, puis à un catarrhe chronique de cet organe; il resta pendant deux ans dans cet état, sans croire à l'existence d'un corps étranger dans la poche urinaire. Il vint enfin me trouver, pour ses rétrécissements, pensant qu'eux seuls étaient cause des accidents observés et des douleurs ressenties. Je traitai et guéris les rétrécissements; et ayant le premier reconnu l'existence des pierres, je l'en débarrassai en cinq séances, par la lithotritie. Le catarrhe, qui n'était que symptomatique, n'eut pas de durée et disparut avec les calculs.

Plusieurs autres calculeux, de l'âge de 28 à 65 ans, avec ou sans complication d'affections vésicales ou urétrales, ont été lithotritiés par moi, dans l'espace de quinze années, par les divers procédés connus et mis aujourd'hui en usage. Les séances ont varié de 3 à 11, et n'ont jamais employé plus de 15 à 30 jours pour chaque malade.

POLYPES DANS LA VESSIE

Cette affection est assez rare ; elle est de la nature de celles qui produisent, dans les différentes cavités de l'économie, des fongus, des excroissances, comme dans les fosses nasales, dans la gorge, dans le rectum, etc.

Je dis que ces polypes sont assez rares, car, d'une part, ils sont difficiles à reconnaître et que souvent des explorateurs ont pris pour des polypes de la vessie des replis de la membrane muqueuse qui tapisse cet organe.

Enfin, quand ils existent, ils succèdent habituellement à une inflammation chronique de la poche urinaire, qui leur donne naissance.

Les malades qui en sont affectés ressente de la pesanteur à la région hypogastrique, de la gêne dans la poche urinaire ; pissent parfois du sang ; par intervalle, le filet d'urine se trouve interrompu au moment de son émission ; souvent aussi, ils rendent avec les urines des matières muqueuses, glaireuses ou purulentes.

On vit très longtemps avec les polypes dans la vessie, souvent même sans s'en douter et sans en être autrement incommodé ; leur développement est très long, il est rare qu'ils prennent un accroissement tel qu'ils puissent envahir la vessie ; ils ne seraient véritablement dangereux qu'autant qu'ils prendraient un fort accroissement, ou tendraient à tomber en dégénérescence.

Le seul traitement à opposer à l'envahissement des polypes de la vessie, à leur accroissement ou à leur dégénérescence, qui soit vraiment curatif, est leur extraction ; elle se pratique à l'aide de l'instrument lithotriteur de Jacobson, qui se conduit dans la vessie, à leur égard, comme il le ferait pour des calculs ou des pierres dans cet organe, par broiement ou par écrasement.

En dehors de ce traitement, restent les moyens palliatifs à mettre en usage, soit que les polypes fussent de petite dimension, et que les malades ne veuillent pas se les laisser extraire soit qu'ils fussent trop volumineux et la vessie par trop compromise : alors il s'agit de faire cesser l'écoulement purulent, d'arrêter complètement les pissements de sang, de rendre à la vessie une partie de sa liberté et de son énergie, et de mettre les malades autant que possible à l'abri des dangers qu'ils pourraient courir.

Conseiller aux malades de vider eux-mêmes et plusieurs fois leur vessie dans les vingt-quatre heures ; leur faire pratiquer, ou pratiquer soi-même, des injections émollientes, narcotiques, toniques ou balsamiques, selon l'opportunité ; tels sont, en résumé, les moyens que j'ai maintes fois conseillés et mis moi-même

en pratique dans de semblables cas, moyens qui se trouvent résumés dans le traitement du catarrhe chronique de la vessie, et auxquels je renvoie le lecteur, et
où il trouvera les soins qui lui sont applicables et les diverses formules d'injections dont il doit se servir avec avantage.

MALADIES DU CANAL DE L'URÈTRE

RÉTRÉCISSEMENTS DU CANAL DE L'URÈTRE

Le mot rétrécissement laisse dans l'esprit l'idée que toutes les fois que l'urine
ne peut s'écouler par l'urètre, il existe dans ce canal une altération de tissus qui a
rétréci son diamètre, et qui l'oblitère plus ou moins complètement. Cependant
les auteurs ont donné à ce mot de l'extension, et ils l'ont appliqué à des cas dans
lesquels l'obstacle à la sortie de l'urine est dû à un simple spasme du canal, c'est-
à-dire sans qu'il y ait dans un point quelconque de son étendue une lésion organique. De là leur division en rétrécissements spasmodiques ou passagers, et en
rétrécissements organiques ou permanents. Dans le spasme de l'urètre, les parois
du canal ne sont qu'accidentellement resserrées; il n'existe point d'altération
dans leur tissu. Revenues à elles-mêmes, quand la contraction a cessé, elles lui
laissent son diamètre normal. Dans les rétrécissements organiques, au contraire,
l'altération de la muqueuse urétrale ou du tissu cellulaire sous-jacent est constante et permanente Les parois du canal sont véritablement rétrécies dans
un ou plusieurs points de leur étendue, parce qu'elles ont été plus ou moins
longtemps le siège d'un travail inflammatoire qui a amené leur épaississement
partiel et leur déformation. Je vais examiner d'abord les rétrécissements spasmodiques, ensuite les rétrécissements organiques.

RÉTRÉCISSEMENTS SPASMODIQUES DE L'URÈTRE (SPASME DE L'URÈTRE)

Lorsque le canal de l'urètre est atteint de spasme, les parois se rapprochent de
telle façon que, quels que soient les efforts du malade, il ne peut parvenir à expulser en dehors la moindre quantité d'urine. La rétention est donc complète.
Cependant l'action du spasme n'est que temporaire; il cesse quelquefois de lui-
même, et dans tous les cas on parvient à le vaincre en introduisant avec lenteur
et précaution dans le canal une bougie.

Le spasme a particulièrement son siège au col de la vessie, dans la portion membraneuse de l'urètre, et plus rarement dans la portion spongieuse. Les autres points du canal n'en sont jamais atteints.

Les causes qui peuvent donner lieu au spasme de l'urètre sont assez nombreuses. On l'observe souvent à la suite de l'abus de l'acte vénérien ou de l'érection prolongée. Les excès alcooliques, l'abus des boissons diurétiques ou excitantes, telles que la bière, le champagne, y donnent lieu dans un grand nombre de cas. Il survient quelquefois chez les individus atteints de blennorrhagie, lorsque l'irritation s'est étendue à la partie membraneuse de l'urètre ou au col de la vessie, et surtout lorsqu'ils prennent une grande quantité de tisane nitrée. Enfin le spasme urétéral peut se manifester sous l'influence du froid subit et être le résultat de certaines émotions vives de l'âme, tenir à la constitution, se manifester même à la suite du traitement des rétrécissements de l'urètre, lorsque les moyens employés sont trop longtemps ou inutilement continués.

Mais indépendamment de ces causes, il en existe d'autres dont l'action toute mécanique est tout aussi positive. Il n'est pas rare, par exemple, de voir le spasme de l'urètre et la rétention succéder à l'introduction exploratrice des sondes ou même des bougies. Ce phénomène se reproduit encore fort souvent à la suite du cathétérisme forcé.

Dans un certain nombre de cas, nous avons vu le spasme résulter de la dilatation trop brusque du canal par des sondes ou des bougies trop volumineuses. La cautérisation des rétrécissements par le nitrate d'argent y donne lieu fréquemment. Chez les femmes, le spasme de l'urètre est le plus ordinairement dû à l'accouchement. On sait en effet que ce canal et le bas-fond de la vessie sont fortement comprimés contre le pubis, et que, dans certains cas, cette compression peut être poussée au point de déterminer la mortification des parties et de produire des fistules urétro ou vésico-vaginales.

Mais si l'urètre, alors qu'il ne présente aucune altération de tissu, peut être atteint de spasme, il est susceptible de l'être, à plus forte raison, lorsqu'il se trouve le siège d'un travail inflammatoire chronique. Dans ce cas, sa sensibilité est toujours plus vive, et la moindre excitation directe ou sympathique peut provoquer sa coarctation spasmodique.

Enfin, le spasme de l'urètre peut emprunter sa cause à la lésion d'autres organes plus ou moins éloignés de lui. C'est ainsi qu'on le voit se manifester à la suite de l'inflammation de la vessie, de la prostate et des reins. La présence des calculs peut aussi quelquefois le déterminer. Chez les femmes, les maladies de matrice y donnent lieu fréquemment. On le voit dans certains cas se développer sous l'influence de l'accumulation des matières fécales dans le rectum, etc.

Il est en général assez facile d'établir le diagnostic des coarctations spasmodiques de l'urètre. L'émission de l'urine, naguère facile, a été subitement arrêtée. Le malade n'éprouve d'autre douleur que celle qui résulte pour lui de l'impossibilité d'uriner. Il n'existe pas d'écoulement. Lorsqu'on explore le canal avec une bougie, elle y pénètre sans obstacle, et bientôt l'urine s'élance avec rapidité au dehors.

Le spasme du canal de l'urètre offre des degrés qui varient depuis une simple gêne dans l'émission de l'urine jusqu'à la rétention complète de ce fluide. Lorsqu'on a reconnu l'influence sous laquelle le spasme s'est développé, il devient facile de le faire cesser. Dans les cas simples, on y parvient au moyen des bains prolongés, des lotions émollientes sur la région vésicale, des lavements opiacés, des applications de sangsues à l'anus ou au périnée. L'immersion du gland dans l'eau froide produit quelquefois une rémission assez rapide. Mais lorsque le chirurgien est appelé pour remédier aux accidents formidables de la rétention d'urine, il ne doit pas hésiter à avoir recours au cathétérisme pour vider la vessie. Il est assez rare qu'on soit obligé d'y revenir plusieurs fois; cependant j'ai vu des cas dans lesquels le spasme n'a cessé complètement qu'au bout de plusieurs jours.

Il est à peu près inutile de dire que, lorsque le spasme reconnaît pour cause une lésion organique plus ou moins éloignée, le traitement que je viens d'indiquer n'a qu'un effet palliatif, et qu'il peut reparaître à différentes époques. La lésion dont il s'agit doit fixer plus particulièrement l'attention du médecin. S'il parvient à la combattre avantageusement et à arrêter ses progrès, les coarctations spasmodiques de l'urètre cessent alors de se reproduire.

RÉTRÉCISSEMENTS ORGANIQUES DE L'URÈTRE.

Les rétrécissements organiques de l'urètre sont constitués par certains états morbides de ce canal, qui s'y sont développés progressivement et d'une manière chronique, et qui, parvenus à un certain degré, augmentent la densité de ses parois et ne lui permettent plus de céder aux efforts de la vessie pour expulser l'urine au dehors.

Les rétrécissements sont la cause de la plupart des maladies des voies urinaires. Leur étude est donc de la plus haute importance.

Les rétrécissements peuvent occuper différents points du canal urétéral. On les rencontre depuis l'orifice extérieur jusqu'à la portion membraneuse. Il paraît à peu près démontré qu'ils ne se développent point, ou du moins très rarement, dans la portion prostatique, et qu'on a confondu avec eux, dans un grand nombre de cas, des maladies de la prostate, dans lesquelles cette glande, augmentant irrégulièrement de volume, déterminait la déviation de l'urètre, et conséquemment une gêne plus ou moins grande dans l'émission de l'urine.

Les rétrécissements de l'urètre varient par rapport à leur nombre. Le plus ordinairement on n'en trouve qu'un ou deux; cependant des auteurs en ont compté jusqu'à huit sur le même individu. Il est à remarquer que lorsqu'il existe plusieurs rétrécissements, le plus considérable est assez ordinairement le plus rapproché du col de la vessie; il est aussi le plus étroit et le plus long.

La durée des rétrécissements influe sur leur densité. Il est positif que plus ils sont anciens, plus ils acquièrent d'épaisseur, plus ils s'indurent et perdent de leur sensibilité, et plus ils opposent de résistance lorsqu'on pratique le cathétérisme.

Les lésions urétérales dont les rétrécissements sont la conséquence ont été depuis plusieurs années surtout l'objet d'une attention spéciale. Je vais esquisser en peu de mots les résultats auxquels leur étude conduit.

1° Les rétrécissements sont formés, dans un assez grand nombre de cas, par des brides, plus ou moins consistantes et plus ou moins épaisses, résultant de l'inflammation de la muqueuse urétrale ou de cicatrices. Elles sont dues aussi quelquefois à un ou à plusieurs replis membraneux demi-circulaires.

2° On peut rencontrer dans le canal des excroissances, des fongosités, des carnosités, des polypes.

3° Un épaississement de forme circulaire de la membrane muqueuse de l'urètre.

4° L'épaississement et l'induration du tissu cellulaire sous-jacent.

On a vu des cas dans lesquels les parois de l'urètre étaient tellement tendues et dures, qu'elles paraissaient en quelque sorte racornies, et qu'elles avaient perdu toute élasticité. L'anatomie pathologique n'a encore rien appris sur les altérations du tissu qui produisent un tel état.

Les rétrécissements donnent lieu à des lésions secondaires du canal de l'urètre qu'il importe de connaître, parce qu'elles peuvent fournir des inductions propres à établir plus sûrement le diagnostic et à diriger le traitement.

On trouve en général, derrière le point rétréci du canal, une inflammation qui s'étend plus ou moins loin et qui donne lieu à un écoulement purulent. Quelquefois il n'existe qu'un suintement, assez peu abondant pour ne pouvoir venir se formuler en gouttes jaunâtres à l'orifice de l'urètre, mais dont on retrouve presque toujours la trace, sous forme de petits vers, au fond du vase dans lequel le malade a épanché l'urine.

L'obstacle apporté par un rétrécissement au cours de l'urine, détermine la dilatation du point de l'urètre qui se trouve derrière le rétrécissement. Le flot d'urine lancé par la vessie se brise en effet contre lui, est refoulé en arrière et éxerce une pression sur les parois du canal. Elles finissent par céder en vertu de leur extensibilité, et une dilatation plus ou moins grande en est la conséquence.

Cette dilatation produit un phénomène qui en impose souvent, au point de faire croire à une incontinence d'urine ; en effet, peu de temps après l'écoulement de celle-ci, il y a contraction de la poche située derrière le rétrécissement, en vertu de laquelle les dernières gouttes d'urine sont rejetées à l'insu du malade : on a vu cette dilatation poussée assez loin dans certains cas, pour en imposer pour la vessie elle-même. C'est en général dans la portion membraneuse de l'urètre que la dilatation dont je parle a été remarquée. Il n'est pas rare de trouver en même temps une dilatation notable des conduits spermatiques et de et de ceux de la prostate.

Enfin les rétrécissements occasionnent dans les organes voisins des altérations plus ou moins graves. C'esr ainsi qu'on a souvent trouvé, consécutivement à leur formation, la prostate gonflée et en suppuration, la vessie atteinte de faiblesse ou de paralysie, de catarrhe, etc..., les uretères et les bassinets enflammés ou dilatés, etc, etc.

Les rétrécissements de l'urètre offrent des différences relativement à leur forme. Les auteurs les ont divisés en longs et en courts. On a vu l'urètre rétréci dans une longueur qui variait de quelques lignes à deux pouces et demi. Ces rétrécissements n'occupent en général que la partie spongieuse du canal. L'altération qui les constitue paraît avoir principalement son siège dans le tissu sous-muqueux ; il n'est pas rare de rencontrer des nodosités appréciables au toucher dans les points qu'elle occupe.

Les auteurs ont singulièrement exagéré le nombre des causes qui peuvent produire les rétrécissements. Il est évident d'après ce que je viens de diré que l'inflammation de la muqueuse urétérale en est la cause fondamentale. La blennorrhagie a presque toujours affecté à plusieurs reprises, et pendant longtemps, les individus qui offrent des rétrécissements. Cependant on en rencontre quelquefois qui n'ont véritablement jamais été atteints de cette maladie ; mais presque toujours, en invoquant avec soin leurs sonvenirs, on parvient à savoir qu'ils ont eu à une certaine époque un écoulement à la vérité non syphilitique et tellement bénin, qu'ils n'avaient jamais songé à lui accorder la moindre importance. Les autres cas dans lesquels la présence des rétrécissements ne saurait être appuyée sur l'existence antérieure d'une inflammation de l'urètre, ne sont que des exceptions, et ne sauraient infirmer le principe que j'ai posé.

On a signalé comme pouvant produire des rétrécissements l'abus du coït et les érections prolongées. C'est une erreur, tant que les individus sont dans l'état normal ; mais lorsqu'une phlegmasie chronique occupe l'urètre, lorsque déjà un ou plusieurs points de ce canal sont le siège principal d'une fluxion san-

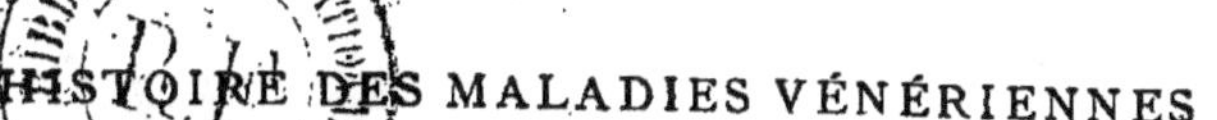

guine, les causes dont il s'agit acquièrent de l'importance, favorisent la marche de l'inflammation partielle, la suppuration de la muqueuse, et concourent ainsi à donner aux rétrécissements un développement plus rapide.

Je ne comprends pas l'influence attribuée aux affections dartreuses, rhumatismales, dans la production des rétrécissements. Quant à celle des injections astringentes, quoique bien positive, elle me paraît avoir été mal interprétée dans bien des cas. Les injections agissent sur la muqueuse urétrale comme les collyres sur la conjonctive. On ne voit pas que ces derniers déterminent de brides sur cette membrane, mais voici ce qui a lieu : les injections astringentes résolvent dans quelques cas complètement l'inflammation de l'urètre, alors on ne doit pas penser qu'après cette résolution il puisse survenir un rétrécissement; dans d'autres elles ne font que suspendre l'écoulement sans détruire entièrement la phlegmasie, ou bien elles agissent comme irritant, augmentent accidentellement l'acuité de cette dernière, et l'entretiennent ensuite à l'état chronique. Dans ce dernier cas, on voit survenir des rétrécissements ; on les attribue aux injections astringentes elles-mêmes, tandis qu'ils dépendent simplement de l'inflammation chronique qu'elles n'ont pu résoudre.

Les rétrécissements peuvent être encore la suite de manœuvres intempestives et maladroites, pour remédier à de prétendus obstacles qui n'existent point dans le canal. On conçoit en effet que des sondes ou même des bougies, dirigées par une main inhabile, peuvent produire des lésions plus ou moins graves, à la suite desquelles l'inflammation urétérale amène des rétrécissements.

Enfin les rétrécissements peuvent être le résultat de la déchirure qu'opèrent en passant dans le canal certains calculs volumineux et irréguliers. Ils se forment assez rapidement dans ces cas, et leur guérison est en général assez difficile.

Des polypes, des fongus, des excroissances, peuvent aussi se former et se rencontrer dans l'urètre, ainsi que j'en signale plus bas quelques exemples; ceux-ci, naturellement, obstrueront le canal, boucheront son diamètre et s'opposeront plus ou moins à l'écoulement de l'urine. J'en ai vu et extrait qui, par leur accroissement et avec le temps, étaient arrivés à remplir le canal et à causer la rétention complète.

Les rétrécissements de l'urètre ont pour effet d'empêcher plus ou moins l'excrétion de l'urine et l'émission du sperme. Ainsi la première est projetée au dehors par un jet moins long, vrillé ou bifurqué. Le sperme n'est point lancé au moment de l'orgasme voluptueux, il sort en bavant, et souvent il en reste derrière l'obstacle une partie qui finit par sortir au bout de quelques minutes. Lorsque les malades se livrent à un excès de boisson ou de coït qui ramène l'irritation dans le canal, la coarctation devient plus grande et peut donner lieu à une rétention d'urine. L'exercice du cheval produit aussi quelquefois cet accident. On voit assez souvent reparaître dans ces circonstances des écoulements blennhoragiques qu'on croyait guéris depuis longtemps.

La manière dont l'urine est projetée au dehors peut déjà faire présumer le point du canal qu'occupent les rétrécissements et leur nombre. Lorsqu'il n'en existe qu'un et qu'il n'a pas son siège près du col de la vessie, le jet de l'urine peut être assez fort, mais il est ordinairement bifurqué et tournoyant. Lorsqu'il y a plusieurs rétrécissements, l'urine n'est plus lancée au loin, elle tombe entre les jambes du malade. Enfin, quand le nombre des rétrécissements est considérable, on voit quelquefois des symptômes d'incontinence d'urine. Les malades en effet rendent presque constamment des gouttes d'urine qui mouillent leur linge. Il ne faut pas cependant regarder ce phénomène comme le résultat d'une incontinence. Il est dû au séjour d'une certaine quantité d'urine, entre les rétrécissements, après que le malade a uriné.

Le diagnostic des rétrécissements de l'urètre ne saurait se tirer rigoureusement de l'ensemble des phénomènes qui caractérisent la gêne de l'excrétion de l'urine. Il est en effet une foule de maladies dans lesquelles cette gêne se rencontre, bien que l'urètre soit libre. Ce n'est qu'au moyen de l'exploration par la sonde qu'on peut éviter toute erreur. Toutefois l'emploi de cet instrument exige une habitude extrême. On a vu nombre de fois des chirurgiens ou des médecins inexpérimentés signaler des obstacles à l'émission de l'urine, dans des circonstances où il n'existait véritablement point de rétrécissement. De pareilles méprises sont fâcheuses. La sonde, mal dirigée, détermine dans le canal une irritation qui devient quelquefois la cause de la maladie qu'on voulait combattre, et il est facile de prévoir les accidents graves qui peuvent résulter de déchirures et de fausses routes produites par une main inhabile, et ceux qui sont la suite de cautérisations pratiquées sur la muqueuse urétrale lorsque rien ne l'exigeait.

Le pronostic des rétrécissements acquiert plus ou moins de gravité, suivant une foule de cas qu'il est facile de prévoir. Il est en général subordonné à leur nombre, à leur situation, à leur dureté, à leur étendue et surtout à leur ancienneté. La plupart des phénomènes morbides qui les accompagnent tiennent en effet à cette dernière circonstance. L'obstacle au cours de l'urine est ordinairement alors très considérable, et l'irritation du canal qui s'est transmise au col de la vessie, à la muqueuse de cet organe et à la prostate, donne lieu à la rétention d'urine, au catarrhe vésical, à l'hématurie, à l'incontinence, à la paralysie de vessie, à la suppuration de la prostate, à l'impuissance, etc. Souvent aussi la muqueuse urétrale s'est ulcérée, des infiltrations d'urine, des abcès urétraux surviennent, et des fistules plus ou moins nombreuses s'établissent au scrotum, au périnée.

Enfin les accidents dont je parle ne sont pas les seuls qui viennent compliquer le pronostic des rétrécissements. Les reins participent quelquefois à l'irritation urétro-vésicale qu'ils déterminent, et l'on voit survenir les phénomènes de la néphrite aiguë ou chronique. On conçoit combien toutes ces circonstances méritent d'être appréciées par le praticien, et combien elles doivent exercer d'influence sur le jugement qu'il devra porter et sur le choix des moyens qu'il devra mettre en usage pour traiter les malades.

M. L..., fleuriste, âgé de 44 ans, fut atteint, il y a cinq ans, d'une blennorrhagie pour la guérison de laquelle on lui conseilla des injections astringentes ; l'écoulement se supprima en effet, mais la difficulté d'uriner augmenta à un tel point, qu'au bout de peu de mois une impossibilité presque complète d'uriner se faisait sentir accompagnée de chaleur dans le canal et de pesanteur dans la vessie. Des bains de siège, des lavements émollients amendèrent cet état pendant quelque temps, mais ensuite la maladie fut négligée ; le malade se refusa à tout traitement rationnel et resta dans cet état pendant cinq ans, jusqu'à ce qu'enfin il ne lui fût plus possible d'uriner. C'est à ce moment que le cathétérisme forcé fut nécessaire pour vaincre plusieurs rétrécissements qui s'étaient organisés et qui obstruaient complètement le canal. Cette opération eut tout le succès désirable ; ensuite, l'introduction successive de sondes graduées, introduites chaque jour pendant une demi-heure, rendit au bout de six semaines le canal à son diamètre normal, tous les accidents disparurent ; l'emploi des diurétiques et des amers accompagna le traitement et termina la guérison.

M. L..., âgé de 40 ans, d'une vive impressionnabilité, ayant un service actif et très fatigant dans une importante administration de la capitale, négligea pendant très longtemps des rétrécissements du canal de l'urètre, qui produisaient parfois des rétentions complètes, lorsqu'il se décida enfin, après dix ans de souffrances et de temporisations, à se soumettre à l'opération du cathétérisme, qui, chez lui, ne pouvait se pratiquer qu'avec des intervalles, tant ils excitaient sa susceptibilité nerveuse. Le cathétérisme était toujours suivi d'un écoulement sanguin et ne procurait à M. L... qu'un soulagement instantané. La difficulté d'uriner était pour le malade beaucoup plus grande le matin après le repos de la nuit que dans le courant de la journée. A chaque cathétérisme, nouvelle difficulté, vive impressionnabilité, rupture de bride, écoulement sanguin, soulagement momentané, réapparition des mêmes phénomènes.

La cautérisation me parut indiquée, je l'associai au cathétérisme, je cautérisai l'urètre dans toute sa portion prostatique et membraneuse, je mis cinq jours entre chaque cautérisation dans l'intervalle desquelles je faisais une introduction de sonde, que je laissais en place une demi-heure ; après six cautérisations, les accidents disparurent, l'émission des urines fut fréquente et facile.

J'associai à ces moyens les boissons diurétiques, les bains, les lavements émollients, les émissions sanguines locales, et la guérison fut complète. Ce malade, depuis dix ans, n'a pas eu une seule récidive.

M. G..., capitaine en retraite, chevalier de la Légion d'honneur, employé supérieur de l'une des premières administrations de Paris, avait été, il y a vingt ans, traité par Ducamp lui-même, au moyen de la cautérisation, pour un rétrécissement du canal, dont il semblait pour le moment être débarrassé, lorsque peu de temps après, le diamètre du canal se rétrécit, l'excrétion des urines se fit avec difficulté, la vessie devint douloureuse, les reins furent le siège d'une sensibilité qui se renouvelait périodiquement, les urines ne tardèrent pas à devenir sédimenteuses, le jet du liquide diminua peu à peu, enfin se supprima quelquefois au point de produire des rétentions complètes.

C'est dans cette position que je commençai le traitement de M. G...; la dilatation graduée à l'aide de bougies en gomme rendit peu à peu la liberté au canal, et dès qu'il fut possible d'introduire le caustique, des cautérisations furent pratiquées à trois ou quatre jours de distance; les bains, le régime, le repos et les antiphlogistiques secondèrent ces moyens.

Six cautérisations suffirent, et en six semaines la guérison était achevée, la vessie se vidait complètement et sans douleur, les urines étaient claires, limpides et abondantes, les douleurs de reins avaient complètement disparu; je recommandai au malade de se pratiquer lui-même quelque temps le cathétérisme afin d'entretenir le diamètre du canal et sa liberté.

Trente-sixième observation. — 70 ans. Plusieurs rétrécissements de l'urètre; catarrhe chronique; faiblesse et paralysie de la vessie; néphrite simple. Accès rémittents; phénomènes morbides, tous consécutifs aux rétrécissements; et ayant disparu sitôt le retour de la liberté de l'urètre.

M. D..., un de nos littérateurs les plus distingués, ancien fonctionnaire public s'étant toute sa vie livré à des travaux sédentaires, ressentit pendant deux ans de violentes douleurs dans un des reins, dans le trajet de l'uretère du même côté, et vit en même temps ses urines s'écouler difficilement, quoique fréquemment pressé du besoin de les rendre. Elles étaient de jour en jour plus bourbeuses, ammoniacales et fétides. C'est dans cet état qu'il me consulta. L'exploration de l'urètre, doué d'une vive sensibilité, me fit reconnaître plusieurs rétrécissements, et je ne doutai point que tous les autres accidents ne fussent la conséquence de ce premier état. Le cathétérisme gradué fut d'abord pratiqué, pour rendre l'urètre perméable à des sondes d'un certain diamètre, afin de pouvoir introduire dans la cavité vésicale des injections émollientes, narcotiques, puis balsamiques, et faire cesser le catarrhe. Ce traitement mis à exécution amenda très promptement tous les accidents; je dus néanmoins le suspendre, à cause de la susceptibilité nerveuse du malade, pour le reprendre peu de temps après, et amener M. D... à une complète guérison. Ce fut alors que cet honorable et reconnaissant client eut la bonté de m'écrire, sitôt le traitement fini, la lettre que voici : je ne puis, je l'avoue, résister à l'entraînement que j'éprouve à rendre au public ce témoignage honorable et flatteur :

« Monsieur,

« J'ai attendu que la guérison dont je dois l'avantage à votre science intelligente, à votre pratique éclairée et à vos soins affectueux, fût complétée par le retour assuré de mon ancienne bonne santé, pour vous témoigner ma gratitude d'une cure qui vous fait autant d'honneur qu'elle me cause de plaisir à moi et à ma famille.

« Le catarrhe de vessie avec lequel je suis revenu de ma campagne, inquiet et souffrant depuis plusieurs mois, m'inspirait d'autant plus de craintes, que la vessie d'un septuagénaire est plus difficile à rétablir dans l'équilibre de ses fonctions.

« Tout va bien depuis plusieurs mois, et grâce à vos soins efficaces, je me trouve la puissance de corps et d'intelligence dont je jouissais avant ma maladie et même dans la force de l'âge.

« Agréez, je vous prie, Monsieur, avec l'expression de ma reconnaissance que ma famille partage, l'assurance de la considération distinguée et de la bonne amitié que je vous ai vouées.

« (L. D.) »

Il reste à la suite de ce traitement un peu de paresse de vessie, qu'il fut très facile de faire disparaître par quelques moyens légèrement tétaniques.

Trente-septième observation. — Trois rétrécissements indurés de l'urètre datant de dix-huit ans ; spasme, catarrhe de vessie ; incontinence d'urine. Dilatation et cautérisation. Guérison au bout de trois mois.

Le nommé G..., âgé de 56 ans, petit, maigre et d'un aspect piteux, se présenta à mon dispensaire, venant de Saint-Germain en Laye, urinant goutte à goutte, avec de vives douleurs, ne vidant jamais sa vessie, tourmenté par une fréquente envie d'uriner et incommodé d'un écoulement involontaire d'urine qui dépose un sédiment muqueux, abondant, adhérent au vase ; l'affection chez ce malade, traité à plusieurs intervalles, de rétentions d'urine, d'engorgement dans le trajet du canal, date de 18 années. L'examen me fit reconnaître un rétrécissement à 4 pouces, infranchissable : cautérisation ; au huitième jour, nouvelles tentatives, la bougie pénètre six lignes plus loin. Deuxième cautérisation avec un porte-caustique du plus petit diamètre ; le malade revint huit jours après, je pénétrai à cinq pouces avec une sonde métallique du plus petit calibre. Enfin, après plusieurs tentatives faites avec patience, je parvins chaque fois plus avant, puis à la vessie, à travers un canal rugueux ; j'en évacuai un litre d'urine bourbeuse, ammoniacale ; j'employai simultanément la pommade belladonisée, les frictions au périnée avec l'hydriodate de potasse, le bi-carbonate de soude, quelques purgatifs, etc. A dater de ce moment, chaque six ou huit jours, je pénétrai dans la vessie avec une sonde d'un calibre peu à peu plus volumineux, et je fis des injections dans la vessie. Les douleurs en urinant cessèrent ; il n'y eut plus d'incontinence, la fréquence diminua, les nuits furent bonnes et le catarrhe perdit également de son intensité, les urines cessèrent d'être ammoniacales. Après trois mois de traitement le canal admit la sonde mayor nº 1. Ce malade, au bout de ce temps, a retrouvé le sommeil, l'appétit, la force et sa gaieté, et sa physionomie actuelle contraste avec celle qu'il présentait au début de son traitement.

Trente-huitième observation. — Polype urétral datant de quinze années chez une femme de 70 ans, envahissant le canal de l'urètre et étendant son prolongement en dehors de ce conduit, ayant donné naissance à des excroissances charnues oblitérant le canal, touchant son orifice et dissimulant complètement son ouverture. Rétention d'urine. Catarrhe vésical. Excision en 5 séances ; guérison.

Mme D... était depuis près de 15 ans tourmentée de difficulté d'uriner augmentant progressivement, et dont la marche lente n'arriva à causer la rétention complète qu'au bout de quinze années ; cette dame ne pouvait alors rendre ses urines que goutte à goutte avec de violentes douleurs, du ténesme et des gouttes de sang.

Ce fut dans cet état qu'elle se rendit en 1840 à l'hôpital de la Charité, où elle resta pendant un mois et fut soumise à l'examen de MM. Rayer et Fouquier, qui trouvèrent le canal de l'urètre envahi par une énorme végétation qui le couvrait entièrement et le dissimulait à l'œil ; les parties génitales externes, notamment la commissure antérieure, étaient complètement déformées ; le cathétérisme fut impossible, et cette femme sortit comme elle était entrée.

Ce fut peu de temps après que venant à mon dispensaire réclamer mes soins, je reconnus la présence du polype ; j'excisai les végétations qui couvraient le canal de l'urètre ; puis, à l'aide de pinces à polype, j'arrachai en plusieurs portions les ramuscules qui bouchaient l'urètre et qui s'étendaient jusqu'au col ; des cautérisations furent fréquemment répétées, la dilatation ramena ensuite à son diamètre normal le conduit urétral.

Plusieurs séances furent nécessaires ; à chaque excision, il y eut un assez fort écoulement sanguin qui fut favorable à l'opération. Cette femme depuis ce temps a constamment conservé une santé parfaite, elle urine avec la plus grande liberté.

Trente-neuvième observation. — Polype de l'urètre datant de six ans. Vives douleurs en urinant. Rétention incomplète. Excision. Cautérisation.

Mᵐᵉ B..., âgée de soixante-six ans, éprouvait, depuis six ans, de vives douleurs en urinant, qui se propageaient dans le ventre, la partie supérieure des cuisses et gênaient singulièrement la progression. Elle fut inutilement visitée par quelques médecins, qui ne purent trouver la cause réelle de ses vives douleurs : un seul, M. Cullerier, reconnut l'existence d'une tumeur polypeuse faisant saillie à travers l'urètre et en conseilla l'excision.

Elle se présenta à mon dispensaire, où, à l'aide d'une pince et de petits ciseaux courbes à cataracte, j'excisai tout ce qui put être saisi. Trois jours après, la tumeur reparut aussi volumineuse et fut également excisée, ce qui engagea à explorer la vessie avec un stylet, et me fit reconnaître qu'il existait encore une portion de la tumeur, qui s'engageait de nouveau dans l'urètre, après l'extirpation de la portion apparente. Cette tumeur du volume d'une noix environ, fut enlevée en quatre séances. Son pédicule fut cautérisé avec le nitrate d'argent, et, pour pénétrer facilement, dans la vessie, je me servis d'un spéculum de l'oreille, pour dilater l'urètre. Rien, depuis cette époque, n'a reparu.

RÉTENTION D'URINE.

L'appareil urinaire, ainsi que nous avons été à même de le voir, est composé d'un certain nombre d'organes qui concourent simultanément, quoique de manières diverses, à l'accomplissement des fonctions qui leur sont dévolues. C'est ainsi que les reins élaborent l'urine, que les uretères conduisent ce liquide dans la vessie, que cette dernière, par ses contractions, son impressionnabilité au contact du liquide urinaire, tend, au bout d'un certain temps à s'en débarrasser, en soumettant les puissances de son sphincter à une obéissance passive ; le liquide s'échappe alors aussitôt par le canal de l'urètre, qui le transmet au dehors.

L'interruption de cette fonction, la conservation outre mesure de l'urine dans son réservoir accidentel, l'impossibilité de s'en échapper, soit à cause de l'énergie trop exaltée du col de la vessie, soit à cause de l'absence de contractilité des parois musculaires de la vessie, constituent la maladie désignée sous le nom de rétention d'urine.

Par suite de l'accumulation du fluide urinaire dans la vessie, celui-ci peut et doit naturellement se refouler dans les uretères, puis dans les reins, et constituer par conséquent une rétention d'urine dans chacun de ces organes. L'accumulation de ce liquide, après avoir distendu la vessie, se fait aussi dans les uretères et de proche en proche dans le bassinet, les calices et les reins; la sécrétion se trouve alors suspendue par la compression, et les accidents deviennent de la plus haute gravité; mais je ne m'occupe dans cet article que de la rétention d'urine dans la vessie, celle-ci d'ailleurs étant la plus commune et la seule mentionnée par les auteurs, qui la divisent en complète et en incomplète, selon que l'excrétion est entièrement ou en partie suspendue.

Cette maladie, qui parfois débute brusquement, peut aussi arriver petit à petit; elle est beaucoup plus commune chez l'homme que chez la femme; on l'observe plus fréquemment dans l'âge adulte et la vieillesse que dans la jeunesse. La rétention d'urine peut être avec ou sans ténesme,

De nombreuses causes la produisent; ces causes peuvent dépendre de la vessie elle-même, des organes environnants, de la disposition de sa cavité, de son col ou du canal de l'urètre.

La paralysie de la vessie, sa faiblesse, son inertie, peuvent y donner lieu. L'inflammation de la vessie, désignée sous le nom de cystite, peut aussi la produire; les polypes, les tumeurs fongueuses, les corps étrangers situés dans son intérieur ou au voisinage de son col en sont une cause très fréquente. L'inflammation du col vésical, les rétrécissements organiques de l'urètre ou la présence de corps étrangers dans ce canal, les urétrites, quelquefois même les contractions spasmodiques de ce conduit, la compression du col vésical ou de l'urètre, le gonflement de la prostate, ont produit la rétention; on a vu aussi les hernies, le développement de la matrice pendant la grossesse, donner lieu à cette maladie; la présence de la goutte et du rhumatisme l'ont quelquefois occasionnée.

En général toutes les causes qui tendent à oblitérer l'ouverture du canal de l'urètre ou du prépuce peuvent déterminer la rétention d'urine; le phimosis est dans ce cas; c'est alors à l'opération qu'il faut avoir recours; l'imperforation du gland y donne lieu, et il faut s'adresser à des moyens chirurgicaux pour en rétablir l'ouverture.

La rétention d'urine arrive fréquemment chez les gens de cabinet, chez ceux occupés de travaux sérieux, dont l'esprit est dans un état habituel de contention, aussi chez les joueurs de profession; ceux-ci, pressés d'uriner, négligent par distraction de satisfaire cet impérieux besoin; c'est alors que l'urine, arrivant sans cesse par les uretères dans la vessie, en distend outre mesure les parois, en affaiblit les ressorts, qui ne sont plus assez énergiques pour pouvoir triompher de la résistance du sphincter vésical. On trouve dans Chopart un exemple de rétention d'urine survenue chez un petit enfant de dix-huit mois; le cathétérisme fit découvrir une pinte d'urine, et le même moyen servit à évacuer dans un cas semblable, de la vessie d'un adulte, six pintes et au delà de ce même liquide.

La rétention d'urine peut encore avoir lieu à la suite de spasme de la vessie

Je n'en parlerai point ici ; j'ai réservé un article spécial à l'affection spasmodique de la poche urinaire.

En même temps que le besoin d'uriner se fait de plus en plus sentir, sans qu'il soit possible de le satisfaire, une douleur gravative commençant au périnée vient se propager jusqu'au gland ; le développement de la vessie devient immense ; sa distension a lieu de bas en haut ; elle monte jusqu'au-dessous de l'ombilic, comprime le vagin ou le rectum ; ses parois s'amincissent ; il se forme à l'hypogastre une saillie considérable qu'on aperçoit facilement et qu'on reconnaît au premier abord, et si par une évacuation artificielle, par le cathétérisme ou la ponction de la vessie au-dessous du pubis, par le périnée ou le rectum, on ne venait à bout de vider cet organe, il ne tarderait pas à se rompre et la mort en serait le résultat.

Plus la rétention d'urine est prolongée dans la vessie, plus les accidents deviennent graves : la fièvre s'allume, l'état d'anxiété du malade est à son comble, aucune position ne peut lui convenir, des mouvements convulsifs l'agitent dans tous les sens, et dans certains cas le cathétérisme devient impossible, si préalablement le malade n'est assujetti, afin de pratiquer cette opération sans danger de le blesser ; sitôt la vessie évacuée, l'abattement s'empare du patient et le jette dans une prostration que j'ai vue durer parfois pendant des heures entières.

La rétention d'urine débute quelquefois d'une manière soudaine ; dans d'autres circonstances elle se manifeste avec lenteur, et n'est complète que longtemps après son début. Ces différences dans sa marche sont relatives aux causes diverses qui peuvent la produire. Dans le premier cas la vessie, se remplit rapidement, s'élève au-dessus du pubis, y forme une tumeur plus ou moins volumineuse, que la moindre pression rend très douloureuse. Le malade éprouve des ténesmes vésicaux excessivement pénibles et fréquents ; il éprouve un sentiment de pesanteur au périnée, et fait des efforts inouïs pour rendre quelques gouttes d'une urine brûlante. La douleur occupe bientôt toute la région de la vessie, se répand dans l'urètre vers les reins. Lorsque la rétention d'urine se forme lentement, comme dans le cas d'inertie, de paralysie de la vessie, la distension de ses parois a lieu souvent et depuis longtemps sans qu'on soupçonne son existence. Les malades rendent, en effet, une petite quantité d'urine, qui les soulage et éloigne d'eux l'idée de la rétention. L'hypogastre est tendu, mais non douloureux ; cependant l'état de paralysie de la vessie devenant de plus en plus grave, l'urine ne s'écoule plus que par regorgement ; l'action des fibres contractiles de cet organe est complètement anéantie, ainsi qu'on a lieu de l'observer chez certains vieillards. On conçoit combien de nuances intermédiaires peuvent exister entre les deux genres de rétention d'urine que je viens de décrire ; je ne m'étendrai pas davantage à ce sujet.

Diverses périodes bien tranchées viennent caractériser la rétention d'urine avant que la vessie n'arrive à se rompre; ce cas en effet est heureusement fort rare, les secours de l'art étant toujours capables de l'empêcher. Le jet commence d'abord à diminuer de grosseur dans la première période de la rétention; il y a seulement difficulté d'uriner, c'est ce que les auteurs ont désigné sous le nom de dysurie. Plus tard l'urine ne coule plus que goutte à goutte; l'envie d'uriner augmente de beaucoup; il faut au malade de grands efforts pour rendre de petites portions d'une urine âcre et brûlante; c'est ce qui caractérise la strangurie; enfin les phénomènes que nous venons d'exposer augmentent, le malade est dans l'impossibilité complète de satisfaire le besoin d'uriner; la face devient injectée, le corps se couvre d'une sueur qui répand une odeur urineuse et ammoniacale; cet état constitue l'ischurie, et c'est à ce moment alors que la vessie menace de se rompre, si le malade n'est promptement secouru.

J'ai eu l'occasion de rencontrer chez les nouveau-nés la rétention d'urine, par suite de l'imperforation du prépuce.

Les causes qui déterminent dans certains cas la rétention d'urine ne sont pas toujours faciles à reconnaître; quelques-unes sont fort obscures, et ne peuvent être appréciées que par un spécialiste habile et exercé : l'examen du malade, le toucher par le rectum, le cathétérisme, seront les moyens à mettre en usage dans les cas de rétention.

Il est rare qu'à l'aide des moyens que je viens d'indiquer, la rétention d'urine complète puisse être méconnue; cependant j'en rapporte un cas fort curieux et fort rare confondu avec une hydropisie ascite. Je l'emprunte au Dictionnaire des sciences médicales.

« Une femme délicate sentit son ventre grossir considérablement sans souffrir beaucoup de cette incommodité; elle se crut grosse. Cependant elle fut bientôt détrompée par la rapidité avec laquelle son ventre continua à s'élever, et par l'infiltration qui, attaquant d'abord les extrémités inférieures, s'étendit progressivement aux supérieures et au visage. La malade fut jugée hydropique, et la ponction fut décidée. Le flot du liquide contenu dans le ventre était évident. On prescrivit quelques diurétiques avant d'en venir à l'opération. Pendant l'emploi de ces médicaments, la malade se plaignait d'une suppression d'urine totale, dont elle s'apercevait depuis trois jours. On crut devoir la sonder avant de faire la ponction. L'étonnement fut grand lorsqu'on vit sortir neuf litres d'urine, et la tumeur abdominale s'affaisser. La sonde fit évacuer encore le lendemain six autres litres de liquide ; l'anasarque, qui était absolument sympathique, se dissipa ; des fomentations froides rétablirent la vessie ; la sonde et une légère compression sur le ventre achevèrent de vider ce viscère, et la guérison fut bientôt complète. »

Cette maladie ne présente de la gravité qu'en raison des causes graves par elles-mêmes qui l'ont produite; si à la suite de ces causes la rétention devient complète, l'accident peut être mortel par la nature de ses conséquences; mais si la rétention est incomplète, elle peut durer fort longtemps sans mettre en danger les jours du malade.

Deux indications se présentent à remplir dans le traitement de la rétention d'urine : vider promptement la vessie, combattre ensuite et détruire les causes qui ont donné naissance à la rétention du fluide urinaire et empêcher son issue hors de la vessie.

Pour vider la vessie, il faut avoir recours au cathétérisme lorsqu'il est possible de le faire et que la liberté du canal ne s'y oppose pas formellement; lorsqu'au contraire cette opération est impossible, qu'elle n'a même pu être pratiquée à l'aide du cathétérisme forcé, il faut alors avoir recours à la ponction de la vessie (voir l'article Ponction de la vessie). Mais lorsque la rétention d'urine reconnaît pour principe une affection étrangère à la vessie, ou au canal de l'urètre, ou à la prostate, qu'elle dépend soit d'un fongus de la vessie, d'un cancer de cet organe ou de son col, de la présence de corps étrangers ou de calculs dans ce viscère, d'une affection du cerveau ou de la moelle épinière, il faudra pour la faire cesser combattre la cause principale dont la rétention, dans ce cas, ne sera qu'un symptôme.

La première indication est d'évacuer l'urine. On y satisfait de différentes manières suivant les cas : quelquefois il faut sonder immédiatement le malade; dans d'autres circonstances on cherche d'abord à combattre ou à éloigner par des moyens convenables les causes de la rétention. Dans les cas les plus pressants on est forcé de pratiquer de suite la ponction de la vessie, lorsque l'introduction de la sonde est complètement impossible.

Le cathétérisme étant dans la plupart des cas le moyen auquel le praticien doit avoir de suite recours pour soulager son malade, il est évident qu'il devra s'occuper plus tard de ceux à l'aide desquels il détruira la cause de la rétention, soit qu'elle dépende de la paralysie de la vessie, ou de rétrécissements de l'urètre.

Si la rétention d'urine reconnaît pour cause une maladie de la moelle épinière, ce sera vers elle que devront se diriger les moyens thérapeutiques les plus actifs. Jusqu'au rétablissement de la vessie, on aidera ses fonctions en introduisant dans sa cavité une sonde pour la vider en l'absence de ses contractions. Si elle est déterminée par l'âge, l'abus des plaisirs de l'amour, celui des boissons, le même moyen est indiqué pour la soulager; la sonde a d'ailleurs la propriété d'exciter la contractilité de la vessie, de redonner du ton à son col, au canal de l'urètre et de débarrasser la poche urinaire des urines, à mesure qu'elles s'y accumulent. A ce dernier point de vue, la sonde à demeure doit être préférée au cathétérisme répété, que l'on emploie souvent aussi dans les cas dont il s'agit.

Si la rétention reconnaît pour principe l'inflammation de la vessie, des fièvres de mauvaise nature, elle cessera en même temps que la maladie qui lui aura donné naissance, laquelle elle-même sera traitée par les moyens appropriés.

Si elle dépend de l'hypertrophie de la prostate, c'est contre la maladie de cette dernière et par les moyens ordinaires que devra agir le praticien.

Lorsque des pierres, des polypes ou des fongus ont pris naissance dans la cavité vésicale et qu'ils ont donné lieu à la rétention d'urine, c'est à la taille, à la lithotritie ou aux moyens mécaniques d'extraction ou d'excision qu'il faut avoir recours.

Je ne m'étendrai sur aucun des moyens thérapeutiques ou chirurgicaux qu'il est convenable d'employer dans les nombreux cas que je viens d'énumérer. Je renvoie à chacun des chapitres où ces cas sont particulièrement traités ; il suffira de les reconnaître chacun, pour savoir quelles sont les causes qui ont produit la rétention d'urine, et pour appliquer le traitement qui leur convient.

Quarantième observation. — Rétention d'urine datant de vingt-quatre heures, suite d'abus de boissons alcooliques. Délire nerveux ; tentative de suicide, apposition de sangsues ; bains de siège ; cathétérisme forcé ; retour à la santé.

M. P..., capitaine de sapeurs-pompiers, à la suite d'un repas de corps dans lequel le champagne n'avait point été épargné, fut subitement atteint d'un besoin irrésistible d'uriner et d'impossibilité complète d'y satisfaire. La vessie augmenta de volume, le besoin devint plus fréquent et plus impérieux, l'empêchement persista, et au bout de vingt-quatre heures le malade n'avait pu rendre une seule goutte d'urine. Il y avait une fièvre très ardente ; plusieurs tentatives avaient été faites par un médecin, pour pénétrer dans la vessie, mais toutes avaient été infructueuses. Lorsque je fus appelé, le malade avait du délire, une sueur urineuse couvrait tout son corps ; il avait plusieurs fois saisi ses pistolets avec lesquels il se serait détruit sans la présence de sa gouvernante et de ses amis. Je tentai le cathétérisme forcé avec une sonde d'un fort diamètre ; la sensibilité de l'urètre, le gonflement de la prostate et le col de la vessie, m'offrirent pendant un moment une résistance que je ne tardai cependant pas à vaincre ; je parvins aussitôt dans la vessie, et une énorme quantité d'urine, puante et fétide, s'en échappa ; le calme revint aussitôt chez le malade. La diète, le repos, les antiphlogistiques et les bains achevèrent la guérison.

Quarante et unième observation. — Rétention d'urine. Chaudepisse cordée. Rétrécissements. Gonflement de la prostate ; rupture imminente de la vessie. Cathétérisme forcé. Trois pintes d'urine fétide et ammoniacale. Bains de siège. Apposition de sangsues. Traitement anti-blennorrhagique. Guérison.

Un jeune homme de 18 ans, commis dans un magasin de nouveautés, contracta dans un coït impur une blennorrhagie intense qu'il essaya de guérir à l'aide d'injections faites avec l'eau et l'extrait de saturne, mais presque aussitôt des accidents se manifestèrent du côté des aines, des testicules et particulièrement du côté de la prostate et du col de la vessie. Tous ces endroits devinrent excessivement douloureux, la prostate acquit en peu de jours un développement considérable ; enfin, un matin l'envie d'uriner se manifesta, il fut de toute impossibilité au malade de pouvoir y satisfaire. Trente heures se passèrent ainsi, pendant lesquelles ce jeune homme, croyant améliorer sa position, but beaucoup de tisane. L'extension de la vessie fut énorme, elle formait à son siège une tumeur volumineuse ; les douleurs étaient atroces, le malade en proie à une fièvre très ardente, la sueur était urineuse, les douleurs intolérables. Appelé dans ces circonstances par un de mes confrères, qui avait déjà vainement essayé de sonder le malade afin de débarrasser la vessie, j'avais proposé la ponction, s'il m'était impossible de pénétrer dans la poche urinaire, J'eus d'abord recours au cathétérisme forcé ; je pris une sonde d'un fort diamètre, je l'introduisis jusqu'à la prostate, je forçai vigoureusement et mes tentatives ne furent pas vaines, car je pénétrai bientôt et il jaillit de suite trois pintes d'urine fétide et ammoniacale ; le malade fut aussitôt débarrassé. Des moyens doux, une apposition de sangsues au périnée, des bains de siège, et un traitement anti-blennorrhagique et rationnel, complétèrent la guérison, qui ne se fit pas attendre.

Quarante-deuxième observation. — Rétention complète d'urine datant de vingt heures chez un homme de 68 ans. Constitution très nerveuse. Vives douleurs. Tumeurs saillantes au-dessus du pubis. Rupture imminente de la vessie. Cathétérisme forcé. Écoulement instantané de quatre pintes d'urine.

M. B..., âgé de 68 ans, que plusieurs rétrécissements, auxquels il n'avait jamais voulu donner son attention, avaient tourmenté plusieurs fois, fut subitement pris d'une rétention d'urine tellement complète, que la plus petite goutte ne pouvait s'échapper, malgré de vives douleurs et les efforts violents qu'il faisait pour en chasser une partie ; la collection urinaire augmentait, la distension de la vessie devenait de plus en plus considérable, la rupture de cet organe était imminente, elle allait avoir lieu, si les secours de l'art ne venaient promptement débarrasser cet organe. Les forces du malade étaient épuisées et son anxiété était au comble ; une sueur urinaire couvrait tout son corps. Il était dans cet état depuis vingt heures, lorsque M. le docteur L..., son médecin, m'appela pour le débarrasser. Il compta sur mon habileté et sur l'habitude que j'ai de ces cas, que rencontrent rarement les médecins ordinaires, dans leur pratique habituelle ; j'employai de suite le cathétérisme forcé ; à l'aide d'une sonde métallique d'un fort calibre, j'entrai promptement dans la vessie, non sans difficultés, mais avec une telle rapidité que le malade ressentit à peine la douleur de l'introduction; je fis écouler instantanément six pintes d'urine. Le malade fut immédiatement soulagé, et des soins consécutifs terminèrent la guérison et empêchèrent le retour de nouveaux accidents.

PROCÉDÉS EMPLOYÉS

DANS LE TRAITEMENT DES MALADIES DE L'URÈTRE EN GÉNÉRAL ET DANS CELUI DES RÉTRÉCISSEMENTS EN PARTICULIER

Me voici arrivé maintenant à l'exposé des méthodes qui ont été proposées pour le traitement des rétrécissements. Toutes ont pour but, évidemment, de rétablir le cours de l'urine; mais les résultats qu'elles procurent ne sont pas les mêmes. On a malheureusement trop souvent mal apprécié les différents états morbides de l'urètre, et l'espèce de confiance qui en a été la conséquence a conduit à généraliser des méthodes qui ne peuvent s'appliquer qu'à des cas spéciaux. Je vais tâcher d'éclairer la question, et d'exposer d'une manière précise les avantages et les inconvénients de chacune ; je décrirai ensuite les instruments qu'exigent ces méthodes, dans leurs différentes applications ; le lecteur pourra prématurément y recourir, afin de suivre avec plus d'intérêt la discussion.

DE LA DILATATION

DILATATION TEMPORAIRE

Parmi les méthodes qui sont mises en usage pour le traitement des rétrécissements, on compte d'abord la dilatation temporaire, puis la dilatation permanente, enfin la cautérisation. Quelques autres moyens ont encore été proposés ; mais comme ils ne me paraissent pas devoir constituer des méthodes, je me contenterai de les mentionner et d'exposer d'une manière succincte les circonstances dans lesquelles ils ont pu procurer quelques avantages.

Dilatation temporaire. — La dilatation temporaire s'opère en général au moyen de bougies. Le chirurgien les choisit le plus ordinairement en gomme et d'un petit calibre, il les plonge dans l'huile ou le cérat avant de les introduire dans l'urètre. Le malade peut rester debout pendant l'opération ou s'étendre sur un canapé. Debout, il écarte les jambes, fléchit légèrement les cuisses et appuie les genoux contre ceux de l'opérateur. Ce dernier saisit alors la verge de la main gauche, découvre le gland en renversant le prépuce en arrière, exécute une traction modérée pour la ramener horizontalement en avant, puis la main droite armée de la bougie, qu'il tient comme une plume à écrire, il l'enfonce délicatement dans l'urètre. La bougie parcourt ainsi facilement toute l'étendue du canal qui est restée libre. Mais bientôt la main de l'opérateur éprouve une résistance qui l'avertit qu'il touche à l'obstacle. Il faut alors qu'il pousse lentement la bougie, et qu'il appuie progressivement et sans changer de direction. En procédant de cette manière, il parvient presque toujours à franchir la partie qui forme le rétrécissement, et bientôt il pénètre dans la vessie.

Cependant la courbure de l'urètre peut s'opposer dans quelques circonstances au passage de la bougie. Le chirurgien reconnaît alors que son extrémité est arrêtée par la paroi inférieure de l'urètre, et non par le rétrécissement, à la facilité avec laquelle elle se meut. Si elle s'était engagée en effet dans ce dernier, elle y serait pressée, et il serait impossible de lui imprimer un mouvement de rotation. On parvient à surmonter la difficulté en soulevant avec le doigt le point du canal où l'extrémité de la bougie s'est arrêtée. Cependant il est des cas dans lesquels la courbure de l'urètre est telle, qu'on est obligé d'avoir recours à des bougies en étain, ou à de petites sondes garnies de leur mandrin.

Plusieurs autres circonstances peuvent rendre encore plus ou moins difficile l'introduction de la bougie. Ainsi lorsque l'ouverture du rétrécissement ne correspond point à l'axe du canal, son extrémité peut venir s'arrêter contre l'espèce de cul-de-sac formé par la bride. Si le chirurgien persiste à la pousser, elle se déforme, se pelotonne en quelque sorte, et toute nouvelle tentative d'introduction devient infructueuse avec elle. Il reconnaît son erreur en la retirant et en l'examinant ensuite. Une nouvelle bougie, conduite avec plus de précaution, parvient assez ordinairement à entrer dans l'ouverture du rétrécissement, et poussée avec les ménagements que j'ai indiqués, elle finit par arriver dans la vessie.

Lorsque l'urètre est le siège d'un rétrécissement long et très dur, il arrive quelquefois que la bougie après s'être engagée refuse d'avancer. Tous les efforts du chirurgien, quelque méthodiques qu'ils soient, sont impuissants pour la porter au-delà du point où elle s'est arrêtée. Il ne faut pas, dans ce cas, insister davantage, car toutes les pressions imprimées pour forcer sa marche n'auraient pour effet que de l'affaisser sur elle-même ou de la courber. Lorsqu'on la retire, on reconnaît qu'elle a pénétré à une certaine profondeur dans le rétrécissement, à la direction droite de son extrémité, et à l'espèce de bourrelet que présente tout à coup le point où elle s'est arrêtée. On choisit alors une autre bougie d'un calibre proportionné à celui de la partie qui a plongé dans le rétrécissement, et on tente une nouvelle introduction. On continue successivement et à de certains intervalles, en augmentant le volume des bougies, et l'on finit par arriver dans la vessie, en dilatant successivement le point rétréci du canal.

Les bougies dirigées dans un canal rétréci, d'une manière méthodique, rapportent des empreintes exactes. Le chirurgien se dirige d'après leur inspection, et juge parfaitement du degré de coarctation qu'il a à surmonter.

Cependant, il faut le dire, malgré les précautions les plus minutieuses et l'habileté la plus grande, on ne parvient pas toujours à faire pénétrer les bougies à travers les rétrécissements. Plusieurs explications de ce fait en ont été données et sont loin de satisfaire un esprit exact. Que penser de la prétendue affluence du sang dans les corps caverneux, de l'action des fibres longitudinales de l'urètre ? La seule raison qui me paraisse avoir de la valeur est la susceptibilité spasmodique de ce canal ; pourtant dans quelques cas où rien ne la révélait, j'ai trouvé les mêmes obstacles à l'introduction des bougies.

Je ne terminerai point ce que j'ai à dire à ce sujet, sans parler d'un moyen auquel j'ai souvent eu recours et que j'ai vu fréquemment suivi de succès. Je laisse ordinairement une bougie assez forte en contact avec le point rétréci, pendant vingt ou vingt-cinq minutes chaque jour, et au bout de peu de temps je parviens à le franchir avec une bougie plus fine. On ne peut se rendre compte de ce phénomène d'une manière rationnelle, qu'en admettant que le canal, s'habituant d'abord au contact de l'instrument, devenait ensuite moins accessible au spasme. Dans des cas où la difficulté me paraissait insurmontable, je l'ai vaincue, après avoir pratiqué une saignée assez forte au malade ; l'éréthisme urétral cessait et les mêmes bougies qui n'avaient pu pénétrer franchissaient l'obstacle assez facilement. Cet éréthisme urétral simple simule assez les rétrécissements temporaires, comme les rétrécissements spasmodiques. Il suffit, pour vaincre ces obstacles, de faire saigner légèrement le canal de l'urètre, par l'introduction d'une sonde ; bientôt elle passe très facilement. C'est à l'existence de ce fait, que l'on doit la division des rétrécissements, en spasmodiques, qui doivent être traités par les calmants, en inflammatoires, par les antiphlogistiques, et en organiques, par les moyens dont je parlerai aux articles dilatation, cautérisation.

On conçoit, d'après ce que je viens de dire, que je suis loin d'apprécier la méthode de ces chirurgiens qui croient devoir faire peser avec force l'extrémité d'une bougie dure sur les rétrécissements, pour surmonter leur résistance. Une pareille manière d'agir doit être suivie d'accidents graves, tels que l'inflammation, les fausses routes, etc. Mieux vaudrait mille fois avoir recours de suite au cathétérisme forcé.

Le traitement des rétrécissements par la dilatation temporaire se pratique de la manière suivante : Tous les jours, pendant un temps déterminé, le chirurgien introduit une bougie dans le canal du malade. Il augmente progressivement son volume et la durée de son séjour. La dilatation s'opère en général en cinq ou six semaines, et tous les accidents cessent. Il est important de bien se rappeler que la guérison n'est complète que lorsque le point rétréci a reconquis son diamètre normal.

En général l'introduction des bougies cause peu de douleur, mais il n'est pas rare que les malades se plaignent presque aussitôt de malaise, de brisement, de courbature, et qu'ils éprouvent même un léger mouvement fébrile. Chaque jour la bougie par sa dilatation détermine la distension des parties rétrécies : il résulte de là, dans les premiers temps surtout, des mouvements spasmodiques du canal, qui quelquefois sont assez douloureux ; mais ordinairement ils cessent au bout de peu de temps, ainsi que l'inflammation urétrale et le léger écoulement qu'il entraîne à sa suite. En procédant d'ailleurs avec patience, c'est-à-dire en employant dans le principe des bougies fines, et en augmentant avec ménagement leur volume, tous ces accidents cessent. Il est d'ailleurs remarquable qu'à mesure que la dilatation s'opère ils diminuent de plus en plus.

Cependant le traitement local que je viens d'indiquer a besoin, dans quelques cas surtout, d'être secondé par des moyens généraux, tels que des bains, des demi-bains, des boissons adoucissantes, des lavements frais et émollients, un régime doux. Les malades doivent éviter le coït et tout exercice violent. Ces précautions sont surtout indispensables au commencement; faute de les avoir observées, beaucoup d'entre eux ont vu se prolonger la durée de leur traitement et ont éprouvé des accidents spasmodiques ou inflammatoires de l'urètre.

Le traitement des rétrécissements par la dilatation temporaire est, comme on le voit, assez simple et semble exempt de tout reproche. Cependant ils ne lui ont point été épargnés. Ainsi on a prétendu que les bougies ne pouvaient pénétrer à travers tous les rétrécissements, qu'elles fatiguaient le canal de l'urètre, qu'elles pouvaient produire des déchirures, faire de fausses routes, se rompre, que la couche de cire qui enveloppe le tissu dont elles sont formées pouvait se détacher et laisser des fragments dans la vessie ou dans l'urètre ; que leur introduction était impraticable dans le plus grand nombre des cas par les malades; qu'ils s'épuisaient souvent en efforts superflus, et déterminaient des lésions dans la muqueuse urétrale et son inflammation ; qu'elles ne pouvaient surmonter les rétrécissements calleux ; enfin qu'elles ne procuraient qu'une cure palliative.

Tous ces inconvénients peuvent être infiniment réduits. Les seuls qui soient réellement de quelque importance sont relatifs à l'impuissance des bougies molles dans les rétrécissements calleux, et à l'impossibilité où le chirurgien se trouve de les faire arriver dans la vessie, dans les cas où la courbure de l'urètre est très grande. Leur emploi sera toujours sage, rationnel, et procurera d'innom-brables avantages. Toutes les fois qu'un chirurgien consentira à ne point être exclusif, il y aura recours à la grande satisfaction de son malade. Cependant il serait absurde de s'obstiner à ne reconnaître de bons effets qu'à la méthode par la dilatation temporaire. L'art possède un grand nombre d'observations bien établies, dans lesquelles les deux autres ont été appliquées avec succès, pour qu'il soit possible de les prescrire. D'ailleurs il est positif, comme on l'a vu, que l'introduction des bougies molles n'est pas toujours praticable. Il faut donc bien se décider à attaquer les rétrécissements par des instruments capables de les vaincre, afin de débarrasser la vessie. C'est alors que le chirurgien pratique, suivant qu'il le juge convenable, la cautérisation ou le cathétérisme à l'aide d'instruments métalliques.

DE LA DILATATION PERMANENTE

En parlant de la dilatation temporaire, je viens énumérer les moyens et les instruments à l'aide desquels on la pratique. Ces moyens et ces instruments sont également applicables à la dilatation permanente; celle-ci seulement diffère de la précédente par le séjour plus longtemps prolongé de l'instrument dans l'urètre ou dans la vessie.

Passant donc sous silence les divers procédés opératoires que j'ai rappelés dans mon précédent article, je dis qu'une fois la sonde introduite, il s'agit de la maintenir en permanence. J'en exposerai les moyens dans mon article du cathétérisme en général.

Une fois la première introduction faite, il est indispensable, au bout de vingt-quatre heures, de retirer la sonde introduite pour la remplacer par une autre d'un plus fort calibre, et ainsi de suite tous les deux jours environ. Une règle importante, qu'il ne faut pas manquer d'observer, consiste à mettre le moins d'intervalle possible entre le retrait de l'une et l'introduction de l'autre, afin de ne pas laisser aux spasmes de l'urètre le temps de se déclarer, ce qui mettrait obstacle à une nouvelle introduction.

Lorsqu'on est parvenu à introduire des sondes d'un certain calibre, on les remplace par d'autres plus fortes que l'on introduit alors comme dans le cathétérisme ordinaire, sauf la lenteur et la prudence qu'exigent la nature et l'état du rétrécissement.

On a proposé, pour continuer la dilatation, le dilatateur d'Arnott, modifié par Ducamp, qui se remplit au moyen de l'air et de l'eau. Ledran a employé avec succès un séton parcourant l'urètre, et qu'il faisait ressortir par une boutonnière; mais on se sert aujourd'hui avec plus d'avantage et de simplicité de bougies et de sondes en gomme ou en métal. Les bougies médicamenteuses, dont on se servait beaucoup autrefois, sont aujourd'hui entièrement abandonnées.

Le traitement des rétrécissements de l'urètre par la dilatation permanente ou temporaire dure, terme moyen, d'un mois à six semaines; il faut, après le traitement, avoir le soin, de temps à autre, d'introduire une bougie, pour s'assurer du diamètre de l'urètre et pour empêcher le rétrécissement de se reproduire.

DE LA DILATATION PERMANENTE ET DE LA DILATATION TEMPORAIRE

Avantages et inconvénients de chacune de ces méthodes.

Tous les malades ne peuvent pas supporter la dilatation permanente. Chez quelques-uns, en effet, elle produit des érections douloureuses qui forcent à ôter la bougie, développent un mouvement fébrile très prononcé, une urétrite, des abcès, une hématurie, le catarrhe vésical, quelquefois l'engorgement inflammatoire du testicule, des ganglions, de l'aine, etc.

Néanmoins ces divers accidents ne sont pas aussi communs que l'ont prétendu quelques auteurs, et la crainte de les voir survenir ne doit pas faire proscrire une méthode qui, dans un grand nombre de cas, procure de très grands avantages, et qui d'ailleurs est encore préférable à la cautérisation, à la scarification, pour la réussite desquelles tant de moyens d'exploration sont nécessaires.

La dilatation permanente n'expose pas en effet à agir sur un point du canal exempt de maladie, et d'autre part les sondes exploratrices qu'on emploie pour constater les obstacles de l'urètre et leur direction sont loin de déterminer exactement la forme du rétrécissement et l'endroit qu'il occupe; d'un autre côté, rien n'est plus simple que l'emploi d'une bougie molle et douce que le malade peut lui-même introduire sans l'assistance de son médecin.

Si la dilatation permanente a ses désavantages, on reproche à la dilatation temporaire l'inconvénient de sensibiliser et d'irriter le canal de l'urètre trop fréquemment, de le trouver, le premier jour comme le dernier, aussi douloureux à l'introduction des bougies, de produire par conséquent des spasmes fréquents de l'urètre, et d'entretenir la présence et la reproduction des rétrécissements, dans l'intervalle d'une introduction à une autre. Ces reproches ne me paraissent pas fondés, et sont détruits d'ailleurs par l'expérimentation et les succès qu'obtient chaque jour la pratique intelligente et raisonnée de la dilatation temporaire, dont les avantages sont incontestablement supérieurs à la dilatation permanente.

DE LA CAUTÉRISATION URÉTRALE

De ses avantages et de ses inconvénients.

La lenteur avec laquelle agit dans certains cas la méthode par dilatation a depuis longtemps poussé les chirurgiens à chercher un moyen de détruire les tissus qui forment les rétrécissements, en leur faisant éprouver une perte de substance, au lieu de se borner à les affaisser. Ce moyen est l'application des caustiques faite d'une manière méthodique.

L'emploi de la cautérisation, dans le traitement des rétrécissements de l'urètre, est fort ancien. Ambroise Paré, Guillaume Loiseau, et d'autres praticiens, l'employaient déjà ; mais ils se servaient de caustiques composés. Ce fut à Wiseman et à Hunter qu'on dut l'emploi du nitrate d'argent, substitué à celui de caustiques composés. Ils introduisaient une canule jusqu'à la partie rétrécie du canal, et faisaient ensuite glisser dans cette canule, à l'aide d'un stylet, terminé en porte-crayon, un morceau de nitrate d'argent, qu'ils laissaient en contact avec l'obstacle pendant une minute, et renouvelaient l'application du caustique tous les deux jours ; mais les inconvénients de cette méthode n'échappèrent pas longtemps à Hunter ; il comprit en effet qu'une canule inflexible ne pouvait se prêter anx sinuosités de l'urètre ; son ouverture antérieure se trouvant en face d'un point des parois du canal qui n'était le siège d'aucune altération. Ce fut alors qu'il remplaça sa canule par la bougie armée, préparée avec une matière emplastiques, disposée de manière qu'à l'une de ses extrémités un cylindre de nitrate d'argent fût fixé, et dont la partie supérieure seule fût à nu, la substance emplastique étant ramenée sur les bords.

Pour se servir de cet instrument; il introduisit d'abord une bougie simple, de de même volume que la bougie armée, jusqu'à l'obstacle, puis faisait avec l'ongle une marque sur cette bougie, dans le point qui répondait à l'orifice antérieur de l'urètre ; il la retirait alors, et avait ainsi plus ou moins exactement la mesure de la distance à laquelle existait le rétrécissement. Il mesurait ensuite et marquait avec l'ongle cette distance sur la bougie armée, en partant de son extrémité caustérisante ; il l'introduisait alors dans l'urètre après l'avoir enduit de cérat. La résistance qu'elle éprouvait et le niveau établi entre la marque et l'orifice de l'urètre l'avertissaient que le caustique était en contact avec le rétrécissement. Il l'y laissait pendant une minute, et recommençait tous les deux jours, jusqu'à ce que la bougie préparatoire arrivât sans difficulté dans la vessie. Pour obtenir ce résultat, il fallait huit, dix, douze, vingt applications et même plus.

Dans ce procédé, les urines emportent habituellement l'escarre le lendemain de chaque cautérisation; mais quelquefois la chute est plus tardive, et comme on cautérise d'avant en arrière, il n'y a d'amélioration réelle dans l'excrétion des urines que quand toute la longueur du rétrécissement a été détruite.

Ce moyen de cautérisation ne laisse pas que d'avoir de grands inconvénients ; il peut produire une rétention d'urine complète. Ces accidents ne sont pas les seuls à signaler ; ainsi en introduisant la bougie armée, on cautérise toute la portion de l'urètre antérieure à l'obstacle. Le caustique peut se détacher, se fondre entier dans le canal, le perforer, étendre son action au corps caverneux, y déterminer, ce qui arrive le plus souvent, des hémorrhagies abondantes et rebelles, faire de fausses routes, etc. La bougie armée, d'ailleurs, ne peut être employée avec succès que quand le rétrécissement, quoique très étroit, a peu d'étendue en longueur, et occupe la partie droite de l'urètre.

Pour être appliqué avec le plus d'avantage possible sur le rétrécissement, le caustique ne doit toucher que lui, le toucher de dedans en dehors dans toute son étendue. Je trouve en partie ces conditions observées dans le porte-caustique que j'ai inventé et que l'expérience m'a fait plusieurs fois avantageusement modifier.

Ce porte-caustique se compose d'une canule de gomme élastique de huit pouces, portant à l'extérieur les divisions du mètre et terminée par une douille en platine de même diamètre et de six lignes de longueur. Par cette douille sort et rentre à volonté un cylindre de platine de cinq lignes et d'une ligne de diamètre, supporté par une bougie de gomme élastique qui sert de mandrin à l'instrument. Ce cylindre est creusé d'une rainure profonde de deux lignes d'étendue et d'un quart de ligne à peu près de largeur. C'est dans cette rainure que je dépose le nitrate d'argent de la manière suivante : Je le concasse en très petits morceaux, j'en remplis la rainure, et dirige au-dessous d'elle la flamme d'une bougie au moyen d'un chalumeau. La matière entre bientôt en fusion et remplit exactement la rainure. Si après la fusion quelques points du caustique dépassent trop les autres, je les égalise avec la pierre-ponce ou de tout autre manière. L'instrument ainsi armé, fermé, puis huilé, je l'introduis dans le canal jusqu'au rétrécissement, dont j'ai mesuré d'ailleurs la distance exacte. Lorsqu'il rencontre une résistance, je le maintiens, puis je pousse le mandrin et fais sortir le cylindre de platine pour alors le faire pénétrer dans l'obstacle. Une marque qui se trouve toujours sur la canule indique de quel côté est la rainure chargée du caustique. Si donc l'ouverture du rétrécissement est en haut, j'imprime à l'instrument un mouvement de rotation tel que la rainure regarde en bas et cautérise de ce côté; si l'ouverture est au bas, j'opère un mouvement contraire ; enfin quand elle est au centre, par une manœuvre de rotation complète, je promène le caustique sur toute sa circonférence. Au bout de quelques secondes, je rentre le cylindre dans sa canule et je retire l'instrument.

Après la première application je reste trois jours sans rien tenter de nouveau ; passé ce temps, je prends une nouvelle empreinte pour juger des points qui font le plus de saillie, je passe ensuite une bougie proportionnée à la largeur de l'obstacle, et si elle pénètre jusqu'à la vessie, j'ai la certitude qu'il n'y a aucun rétrécissement. Je fais alors une seconde application, et trois jours après je prends une nouvelle empreinte. S'il reste très peu de parties saillantes et qu'une bougie passe facilement à travers l'obstacle, je continue le traitement par la dilatation ; si ces deux conditions manquent, je fais une autre application ; s'il y a un second rétrécissement, je l'attaque comme le premier.

Je me sers encore d'un porte-caustique à cuvette légèrement courbe, dans lequel le mandrin peut tourner sans qu'il soit besoin de mouvoir la canule. Ce dernier instrument est employé par moi quand l'obstacle se trouve au delà de six pouces, la verge étant tendue et relevée.

DE LA DILATATION ET DE LA CAUTÉRISATION

Examen comparatif. Avantages et inconvénients de chacune.

Les louanges exagérées, comme les critiques outrées, n'ont pas manqué aux deux méthodes, on a prétendu que la dilatation n'était point un moyen curatif, mais seulement un moyen palliatif ; que les coarctations de l'urètre se reproduisaient fréquemment, malgré son emploi ; qu'il était toujours accompagné de nombreux inconvénients ; que la bougie, dans beaucoup de cas, était susceptible de produire des déchirures de l'urètre, des fausses routes, des urétrites, enfin que la dilatation n'effaçait que pour un moment le rétrécissement, et que la cautérisation était seule capable de détruire l'obstacle en rongeant, en brûlant et en corrodant la dureté, la bride, etc.

Les partisans de la dilatation ont dit au contraire que la cautérisation épaississait la membrane de l'urètre, y produisait des indurations, des brides, loin de les faire disparaître ; que le caustique, la forme de l'instrument qui le recélait et le diamètre de ce dernier n'étaient point aptes à attaquer directement la portion rétrécie du canal, que la plupart du temps c'était aux parties saines que le caustique s'adressait ; qu'il pouvait se délayer, se fondre, se détacher, produire dans l'urètre de vives inflammations, des perforations et des fistules, enfin des accidents de la plus haute gravité, dont la dilatation était presque toujours exempte ; qu'enfin, pour pratiquer la cautérisation, il fallait introduire un porte-caustique d'un diamètre toujours plus fort qu'une bougie ordinaire, le faire manœuvrer dans l'urètre, et que là où pouvait arriver cet instrument dangereux, il était beaucoup plus simple et beaucoup plus facile d'y faire parvenir une bougie flexible, douce et molle, et qui dilatait les parties sans les corroder, les indurer ou les déchirer.

Ces reproches, de part et d'autre, manquent de base et de vérité. Pour discuter convenablement les avantages et les inconvénients de chacune de ces méthodes, il eût fallu envisager la dilatation comme un moyen d'agrandir petit à petit les rétrécissements en opérant sur la muqueuse urétrale des pressions dans le but de débarrasser les tissus de l'afflux sanguin et des congestions morbides qui les épaississaient et les induraient; il eût fallu considérer la cautérisation comme un moyen de ranimer la vitalité dans des tissus malades, de détruire les irritations chroniques de certaines portions du canal, qui produisent presque toujours des rétrécissements, et considérer le nitrate d'argent, non pas comme un caustique brûlant, corrodant et devant toujours former des escarres, mais bien comme modificateur destiné à produire la résorption dans les tissus engorgés.

Il ne faut enfin être exclusif d'aucune méthode, employer selon les besoins, tantôt la dilatation, tantôt la cautérisation; dans certains cas faire marcher les deux moyens de front, cautériser, puis dilater : dilater d'abord, cautériser ensuite ; ne cautériser que lorsque la dilatation a déjà fait de sensibles progrès ; faire quatre ou cinq applications de bougies contre une de caustique, et lorsque le canal est revenu à son diamètre normal, employer de nouveau la cautérisation pour rendre à la muqueuse urétrale sa première vitalité.

Tel est l'emploi que l'on doit faire de la dilatation et de la cautérisation, et et leur application dans la majorité des cas de rétrécissement de l'urètre. Ces principes reposent chez moi sur une saine pratique, autant que sur une longue et sage expérience, qui s'est formée dans vingt années, au milieu des nombreux cas de rétrécissement de l'urètre que j'ai eu à traiter, et auxquels, selon les indications et les besoins, j'ai opposé tantôt la cautérisation, tantôt la dilatation.

DE QUELQUES AUTRES PROCÉDÉS EMPLOYÉS

POUR GUÉRIR LES RÉTRÉCISSEMENTS

Injections forcées. — Scarifications. — Incisions. — Excisions.
Escarifications.

Plusieurs autres procédés ont été mis en usage [pour triompher, a-t-on dit, des obstacles qui n'avaient pu être vaincus par les procédés ordinaires, c'est-à-dire par la dilatation ou la cautérisation. Ces moyens peu employés et sur l'efficacité desquels je n'ai jamais eu besoin de recourir, sont peu usités. Je n'en parle ici qu'afin de les porter à la connaissance du lecteur.

Injections forcées. — Quelques praticiens ayant pensé, mais à tort, que l'obstacle au cours de l'urine tenait seulement à un état spasmodique du canal de l'urètre, ou bien à des mucosités, à des caillots de sang amassés, ont prétendu qu'un jet de liquide, poussé avec force dans l'urètre au moyen d'une seringue ou d'une poire en caoutchouc, devait triompher de la rétention d'urine, vaincre la coarctation et rétablir la liberté du conduit urinaire.

Cette manière de voir, évidemment fausse, ne compte aucun succès, et son imprudente pratique a eu à enregistrer, ainsi que l'a fait bien observer M. Charles Bell, de nombreux accidents consécutifs, tels que des déchirures de l'urètre, des urétrites et de violentes douleurs, particulièrement au-dessus du point rétréci, et par conséquent de nature à augmenter les accidents de la rétention d'urine.

Scarifications. — L'esprit d'invention qui se plaît à créer, moins souvent dans un but d'utilité réelle que dans celui d'une satisfaction d'amour-propre personnelle, a imaginé plusieurs instruments pour pratiquer dans l'urètre et sur le point rétréci des mouchetures, des scarifications, des ponctions, afin d'en opérer le débridement et de diviser la partie rétrécie du canal. Mais ces moyens mis en usage n'ont d'autres résultats que d'aggraver les rétrécissements, parce que les tissus cicatrisés qui se forment à la suite de ces opérations rapprochent encore davantage les bords de la partie rétrécie, et augmentent par cela même l'étroitesse du canal de l'urètre ; mais l'impossibilité de le traverser avec un instrument, la nécessité pressante de débarrasser promptement le malade, les dangers attachés à la cautérisation, ont paru donner quelque valeur à cette méthode, qui a paru [prendre du crédit, surtout en Angleterre, où la cautérisation ne compté qu'un petit nombre de partisans. Cette pratique consiste à inciser le point rétréci du canal dans le point obstrué. Ce procédé serait sans contredit incomplet et justifierait les reproches que d'habiles praticiens lui ont adressés, si au moyen du cautère on n'établissait en même temps une suppuration qui éliminât les carnosités, les indurations, dans l'endroit du rétrécissement, afin de refaire le diamètre du canal. Cette plaie, réduite alors à l'état de fistule urétrale, se guérit au moyen d'une bougie fixée à demeure dans l'urètre, qui y entretient la dilatation, tout en favorisant la réunion des tissus, qui doivent concourir à la cicatrisation de la plaie.

Excision. — Cette méthode est fort ancienne ; elle doit probablement précéder, et même de longtemps, l'usage des bougies et des sondes ; elle consiste à exciser de l'urètre les excroissances et les carnosités dont on a cru longtemps que les rétrécissements étaient formés. La nullité des avantages de cette méthode et les inconvénients qui peuvent résulter de sa pratique l'ont fait tomber dans l'oubli le plus complet.

Escarifications. — Quelques praticiens ont cherché à produire la mortification des callosités qui obstruaient l'urètre, en appuyant un corps dur à la surface du rétrécissement, en fixant ce corps dur et l'y laissant plus ou moins long temps à demeure. Hunter qui a proposé cette méthode, se trouve d'accord avec Boyer sur les inconvénients et les dangers qu'entraîne cette pratique, ainsi que sur l'absence de ses avantages.

INSTRUMENTS EMPLOYÉS DANS LE TRAITEMENT

DES RÉTRÉCISSEMENTS

Bougies. — Sondes. — Porte-empreintes. — Dilatateurs droits et courbes.
Porte-caustiques.

Après avoir exposé les méthodes et les principes, je vais dire un mot des instruments qui servent à leur application.

DES BOUGIES

On appelle bougie un corps plein, cylindrique, dur ou flexible, du diamètre d'un quart de ligne à 3 lignes, de la longueur de 9 à 13 pouces, droit ou courbe, fabriqué en or, en platine, en argent, en cuivre, en étain, en tissus gommeux ou emplastique, enfin en gutta-percha.

Outre ces différentes compositions, il se trouve encore des bougies qui sont fabriquées avec l'ivoire ou la corde à boyaux. J'aurai occasion de les mentionner plus bas.

Il existe deux espèces de bougies bien distinctes : les unes molles, les autres dures. Dans la première se rangent les bougies en cire, les bougies emplastiques et celles qui sont en gomme ; dans la seconde, les bougies en baleine, en corde à boyaux et en métal de différente espèce.

Les bougies en cire sont faites avec des bandelettes de linge fin, quoique d'un tissu serré, que l'on trempe dans de la cire fondue et qu'on roule ensuite avec soin sur des surfaces polies. Ces bougies, dont le volume est proportionné et dont la longueur est déterminée, doivent être souples et pourtant assez fermes. On conçoit qu'une trop grande rigidité fatiguerait le canal qu'elles doivent parcourir, et qu'une trop grande mollesse les empêcherait de pénétrer à travers les obstacles qu'elles sont destinées à traverser. Il importe également que la couche de cire qui les recouvre ne soit ni trop compacte ni trop molle. Elles ne pourraient recevoir l'empreinte des rétrécissements dans le premier cas, et dans le second elles se trouveraient déformées par les parois du canal et s'affaisseraient contre l'obstacle vers lequel la nature de l'opération les pousse.

Le diachylon, la cire et l'huile entrent dans la composition des bougies emplastiques. Elles ne peuvent prendre des empreintes,

Enfin, les bougies en gomme élastique sont des espèces de sondes qui n'ont point d'yeux à leur extrémité vésicale.

Les bougies dures en baleine et en corde à boyaux sont peu employées. Celles qui sont en plomb sont avantageusement remplacées par les sondes de même métal.

Ces instruments s'emploient fréquemment dans le traitement des maladies de l'urètre et dans celle de la vessie ; leur usage est fort ancien, et probablement le nom d'Algalie qui avait été primitivement donné aux sondes tirait son étymologie de la langue arabe. En effet, Albucasis, médecin arabiste, qui vivait vers l'an 1085, et dont partie des œuvres nous a été transmise, parle de l'emploi que les Arabes faisaient des bougies et des sondes d'argent. Les Romains s'en servirent aussi, mais plus tard, et ces instruments avaient chez eux à peu près la même conformation que chez nous ; ces derniers semblent aussi avoir connu les bougies urétrales en cire et en avoir fait un fréquent usage.

Cinq siècles plus tard, Amatus Lusitanus, Portugais, prétendit être un des premiers qui, dans le traitement des maladies de l'urètre et de la vessie, ait fait l'application des bougies, tout en reconnaissant cependant qu'il en tenait la connaissance d'Alderato, médecin et bachelier de Salamanque.

À peu près vers la même époque, Alphonse Ferri, de Naples, soutint avoir la priorité sur Alderato, sans cependant qu'il se prétendît l'inventeur de ces instruments, dont il fait remonter la découverte au VI° siècle, en affirmant même qu'Alexandre de Thralles, médecin et philosophe célèbre de ce siècle, les connaissait et en faisait usage.

Ces instruments, en traversant des époques aussi reculées, ont subi beaucoup de modifications dans leur composition et dans leur forme. Chopart, dont je possède une partie des instruments, se servait de bougies et de sondes en argent, formées de petits cylindres unis à la suite les uns des autres ; ce qui les rendait flexibles et élastiques ; un mandrin parcourait ces petits anneaux dans toute leur longueur, et leur donnait, soit la forme rectiligne, soit la forme curviligne, selon les besoins du cathétérisme. Bernard, orfèvre à Paris, ouvrier intelligent, était l'inventeur de ces instruments. Elles avaient alors beaucoup de vogue, tant en France que dans les pays étrangers, où l'on s'occupait alors du traitement des maladies des voies urinaires.

Le docteur Mayor de Lausanne paraît être de notre temps celui qui fit le premier usage des bougies et des sondes en étain ; cette heureuse importation est d'un grand secours dans le traitement des maladies de l'appareil urinaire.

Les bougies en cordes à boyaux ont eu leur succès. Plenck les a beaucoup préconisées ; il s'appuyait surtout sur la propriété qu'elles ont de s'échauffer, de s'imprégner d'humidité et de renfler promptement dans le canal de l'urètre. Leur emploi cependant n'est pas exempt d'une foule d'inconvénients parfois fort graves ; elles se retirent difficilement du canal de l'urètre, où elles peuvent produire des déchirures et des érosions, lorsqu'on les retire.

Nous sommes redevables au docteur Guttembrock, de Berlin, de l'invention des bougies en ivoire, qui jouissent de la propriété d'entrer avec facilité, de s'imprégner promptement d'humidité, de se gonfler dans l'urètre à l'endroit du rétrécissement, et d'y produire, par conséquent, de la dilatation. L'auteur de cette invention a publié à ce sujet un intéressant Mémoire ; mais, j'ai hâte de le dire, il faut que le temps et le succès viennent confirmer les espérances de l'inventeur.

Les bougies emplastiques sont celles qui sont faites avec de la cire et un tissu de lin. Elles doivent être douces, polies, luisantes, molles et flexibles, se courber, se rouler sur elles-mêmes, comme le ferait une étoffe de soie.

Les sondes et les bougies en gutta-perka, outre leur souplesse et le poli de leur surface, offrent cet immense avantage qu'elles résistent à la plupart des agents chimiques, au contact prolongé des liquides irritants, à l'urine, aux matières écales, aux mucosités vaginales, sans éprouver de détérioration.

L'or et l'étain sont les métaux les plus faciles à introduire. A l'argent est attaché un inconvénient qu'il est bon de signaler ici. Il resserre et magnétise le canal; l'or s'échauffe facilement, et n'a sur les parois de l'urètre aucun inconvénient. L'étain est le métal de la plus facile introduction. Il s'échauffe facilement, ne se casse jamais, entre par son propre poids. Il possède tous les avantages, et je ne lui connais point d'inconvénient.

Le cuivre n'est plus employé de nos jours; il est d'un entretien fort difficile, et se couvre promptement de vert-de-gris; les anciens paraissaient cependant en faire un fréquent usage. Celse prétend n'en avoir jamais connu d'autre.

On voit, par cet exposé, qu'il n'est point indifférent pour le malade, ni pour l'opérateur, de choisir et d'approprier la composition des bougies et des sondes à l'état de sensibilité et de susceptibilité du canal que l'on doit traiter.

La forme des bougies mérite une attention particulière. Elles sont coniques, cylindriques, ou fusiformes. Les premières ont évidemment une construction vicieuse qu'il est facile de reconnaître quand on songe que, par suite de leur disposition, elles opèrent la dilatation précisément dans le point de l'urètre où elle est tout à fait inutile et où elle peut même être quelquefois nuisible. Si malheureusement ces bougies sont dures, elles exposent à faire de fausses routes, en s'engageant par leur extrémité amincie dans les plis de l'urètre.

Les bougies cylindriques sont préférables à toutes les autres. Cylindriques jusqu'à un pouce environ de l'extrémité qui doit pénétrer dans la vessie, elles diminuent ensuite insensiblement et elles se terminent par un bout légèrement arrondi.

Les bougies fusiformes désignées encore sous la dénomination de bougies à ventre, parce qu'elles présentent un renflement dans un des points de leur continuité, avaient été imaginées dans le but d'opérer la dilatation exclusivement sur le point du canal rétréci. Mais il n'est pas toujours facile de faire pénétrer ce renflement à travers l'obstacle. Je ne peux donc leur reconnaître tous les avantages que leur ont prêtés certains praticiens, qui peut-être n'avaient pas trouvé fréquemment l'occasion de s'en servir.

SONDES

C'est au moyen de la sonde que se pratique l'opération désignée sous le nom de cathétérisme; cette opération est sans contredit une des plus délicates de la chirurgie; elle exige de la part de celui qui la pratique une connaissance parfaite de l'anatomie des parties qu'il explore, une habitude et une prudence extrêmes, une dextérité, une finesse de tact, qui n'est, il faut le dire, que le partage d'un petit nombre d'hommes. On compte véritablement les chirurgiens qu: savent bien sonder.

L'instrument appelé sonde ou cathéter est un tube cylindrique d'un diamètre et d'une longueur semblables à ceux des bougies : l'une des extrémités, désignée sous le nom de pavillon, est garnie de deux anneaux ou de deux ailes, sur lesquels la main de l'opérateur s'appuie au moment de l'introduction, et qui servent aussi à le fixer lorsqu'il est parvenu dans la vessie. L'autre extrémité de la sonde, légèrement arrondie, porte le nom de bec. A quelques lignes de sa terminaison et sur les côtés, se trouvent deux ouvertures oblongues, dont l'une est située un peu plus haut que l'autre, et qu'on nomme les yeux. Il résulte de cette disposition de la sonde, qu'elle se termine par un cul-de-sac à peu près conoïde.

Les anciens avaient donné aux sondes une double courbure en S; elles ont été modifiées sous ce rapport, et quelques chirurgiens de nos jours ont fait varier leur direction et les ont rendues tout à fait droites. La courbure des sondes avait été déterminée par la disposition anatomique de l'urètre. D'un autre côté, comme elles étaient dures, qu'elles n'avaient presque aucune flexibilité, il était naturel qu'on ait eu l'idée de leur donner une direction qui s'accommodât avec celle du canal. Depuis qu'elles ont été perfectionnées, et que le tissu qui les forme les rend susceptibles de se plier et de prendre la disposition des parties, la courbure dont il s'agit est à peu près inutile. Quant aux sondes droites, dont l'invention me paraît à tort réclamée par un chirurgien moderne, elles me semblent mériter l'oubli dans lequel on les laisse. Elles sont en effet l'inconvénient de déterminer des tiraillements pénibles dans le canal en le forçant à se redresser ; et lorsque la prostate est engorgée, ce qui arrive plus souvent qu'on ne pense généralement, leur introduction devient difficile et peut être dangereuse. En définitive, les sondes bien faites offrent une légère courbure vers leur extrémité vésicale.

Le volume des sondes a donné lieu à de nombreuses discussions. Selon les uns, une petite sonde pénètre plus facilement qu'une grosse ; suivant les autres, cette dernière entre plus aisément. Les faits semblent, dans une foule de cas, rendre ces deux opinions d'une égale valeur. Je crois qu'on n'a pas tenu suffisamment compte de l'état organique des rétrécissements et de la susceptibilité spasmodique des divers individus sur lesquels on a opéré. Mais il est prudent d'essayer le cathétérisme d'abord avec une sonde d'un médiocre volume, de l'introduire avec précaution et de s'assurer ainsi de la nature du rétrécissement qu'on a à vaincre et de la sensibilité propre des malades, il sera toujours convenable, lorsque l'opérateur aura à vaincre, dans un cas pressant, un rétrécissement opiniâtre, ou à pratiquer un cathétérisme forcé, d'employer une sonde d'un

fort calibre, qui, en déplissant la muqueuse urétrale, fera naturellement son chemin, sans produire de déchirures et sans faire de fausses routes.

Les sondes ainsi que les bougies, aussi tous les instruments qui entrent dans
l'urètre et qui ont pour objet sa dilatation, sont plus ou moins gros selon l'usage
pour lequel ils sont destinés ; le choix de leur diamètre se base habituellement
sur la largeur ou l'étroitesse du canal de l'urètre, enfin sur l'étendue des rétrécissements ou des obstacles que l'on veut vaincre ou parcourir.

Ainsi qu'il aura dû le voir à l'article dilatation, il devra avancer en numéros
et par conséquent augmenter la grosseur de l'instrument à mesure que, par lui-
même ou par d'autres, l'agrandissement de son canal progressera, c'est-à-dire,
qu'il abandonnera l'usage d'une bougie ou d'une sonde, que son canal admet-
tra trop facilement, pour en prendre une d'un diamètre supérieur qui alors dila-
tera le canal, et ainsi de suite, jusqu'à la disparition complète de l'obstacle que
le malade se sera proposé de vaincre.

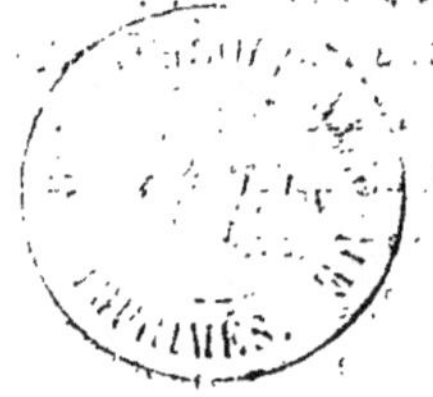

FIN.

TABLE DES MATIÈRES

DEUXIÈME PARTIE DES MALADIES VÉNÉRIENNES

Imprimerie Vormus, 9, passage Saulnier, Paris.

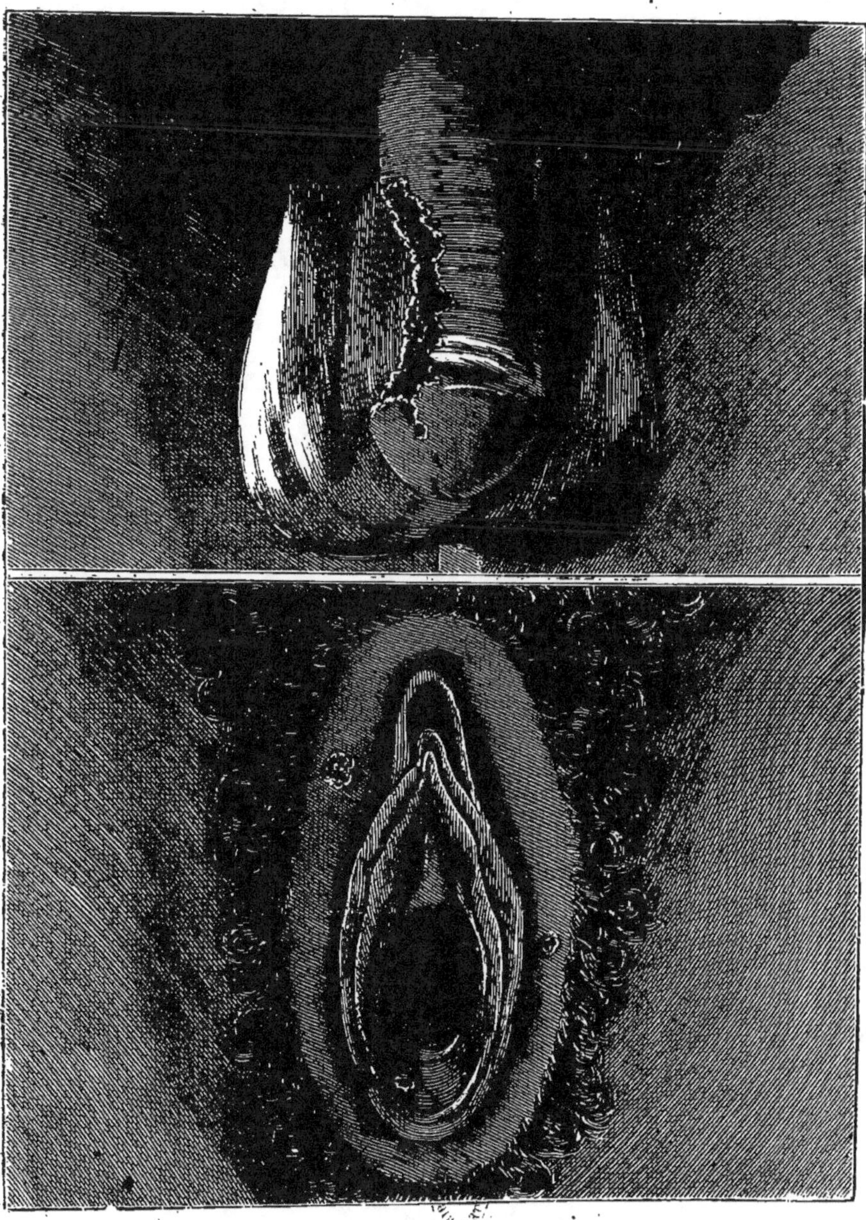

1. — Un chancre rongeur à la verge.
2. — Les parties génitales extérieures d'une femme affectées de trois chancres.

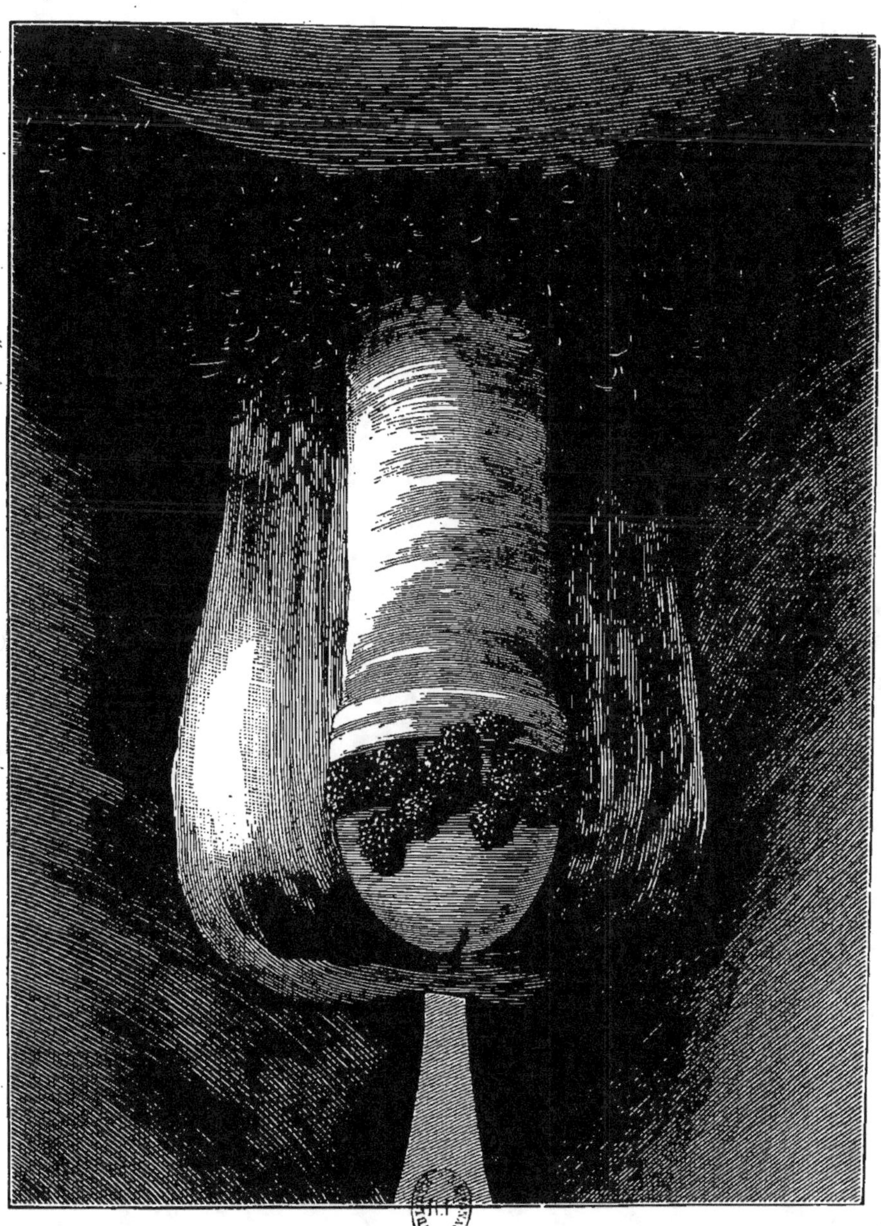

Végétations sur la couronne du gland et le prépuce.

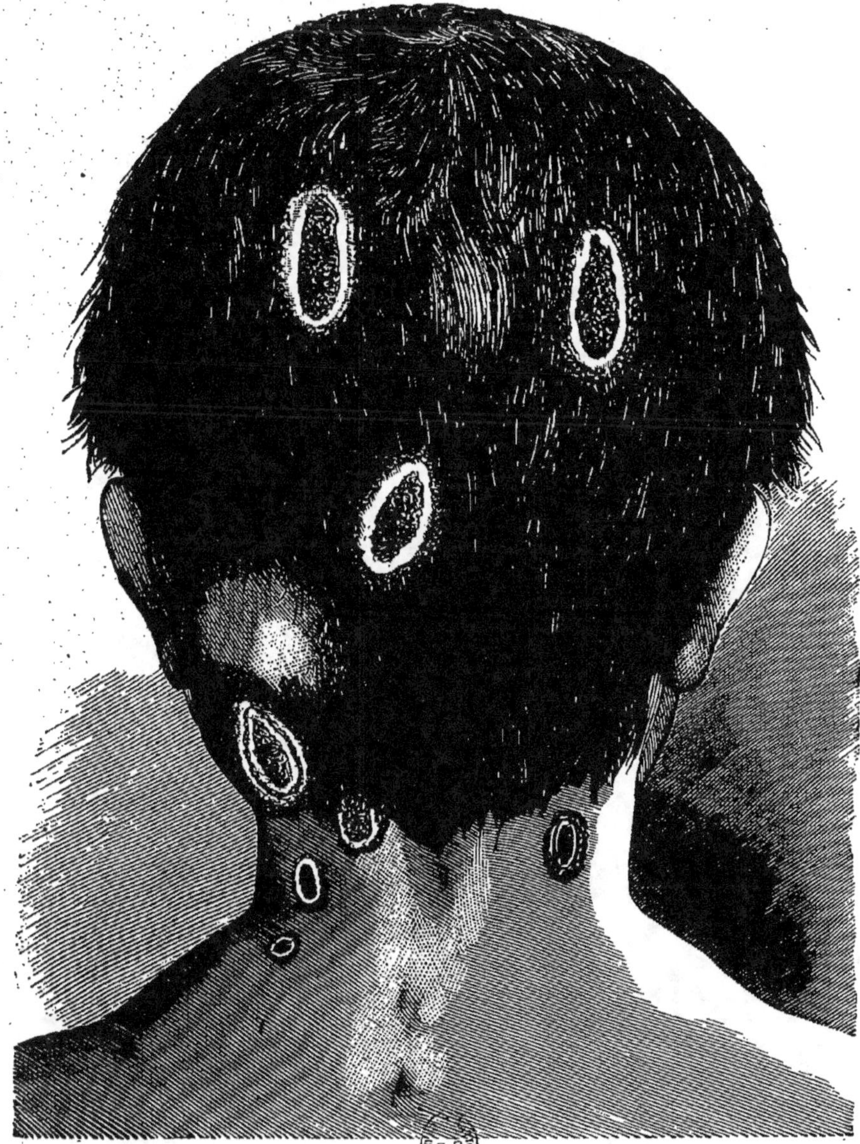

Gravure n° 5.

Pustules syphilitiques à la partie postérieure de la tête.

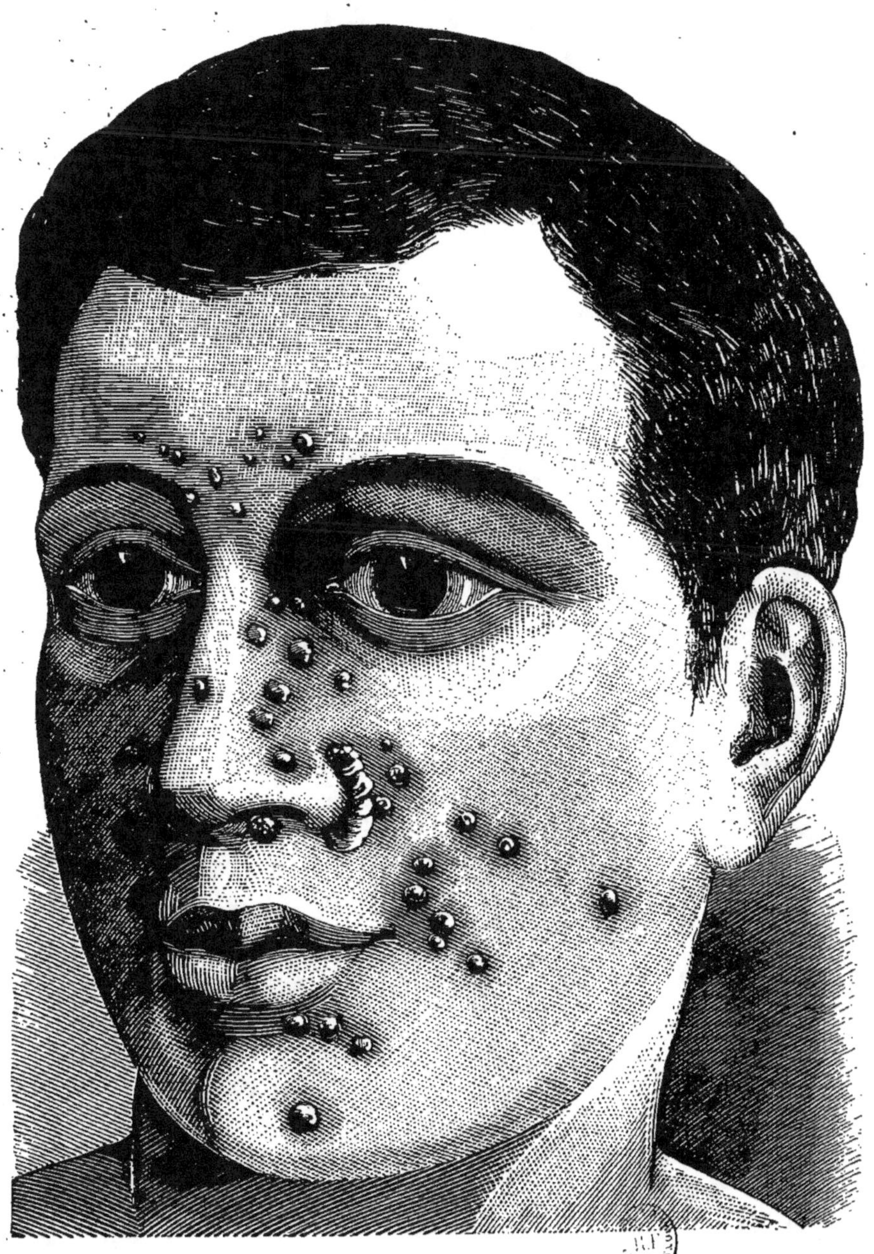

Gravure n° 4.

Syphilide pustuleuse acné.

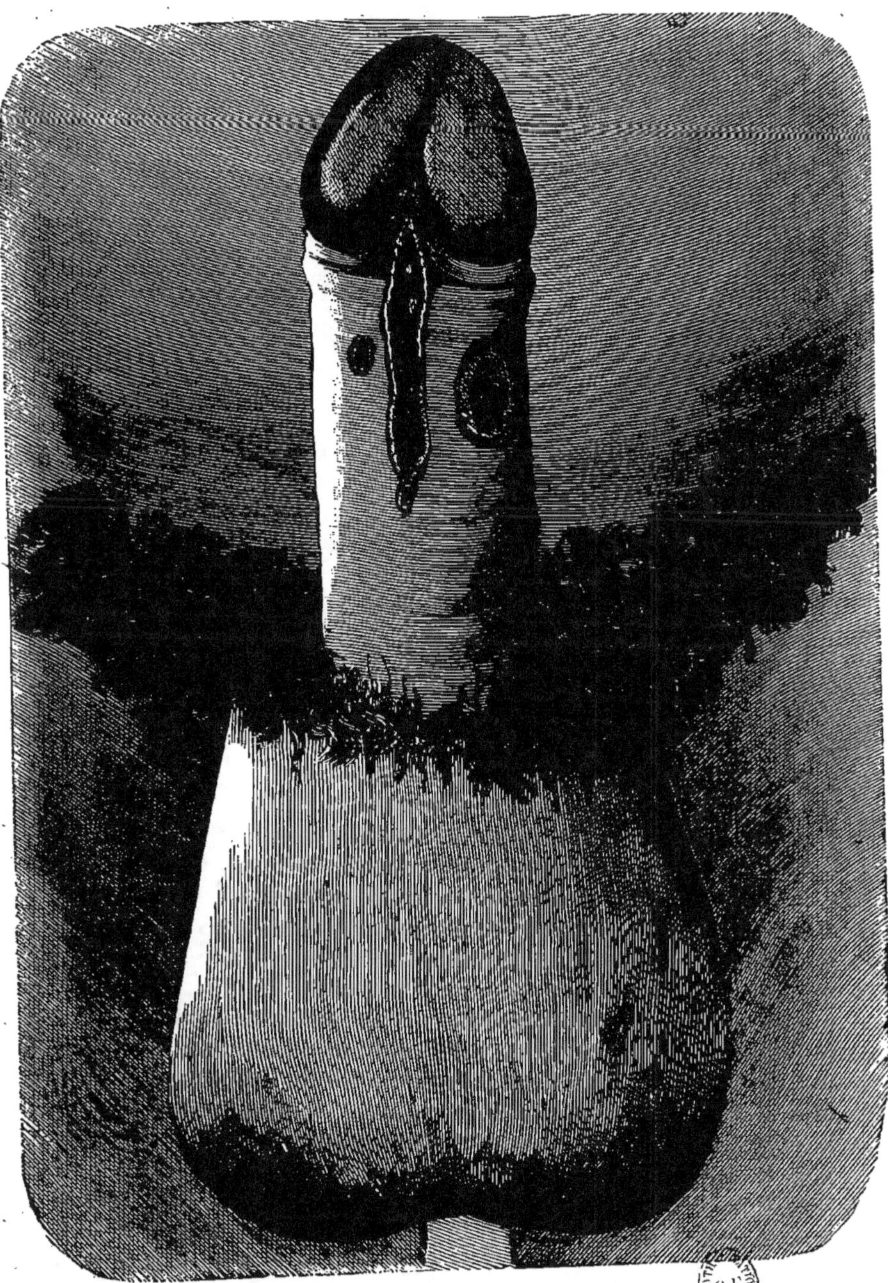

Gravure n° 5. Chancres sur la face inférieure de la verge.

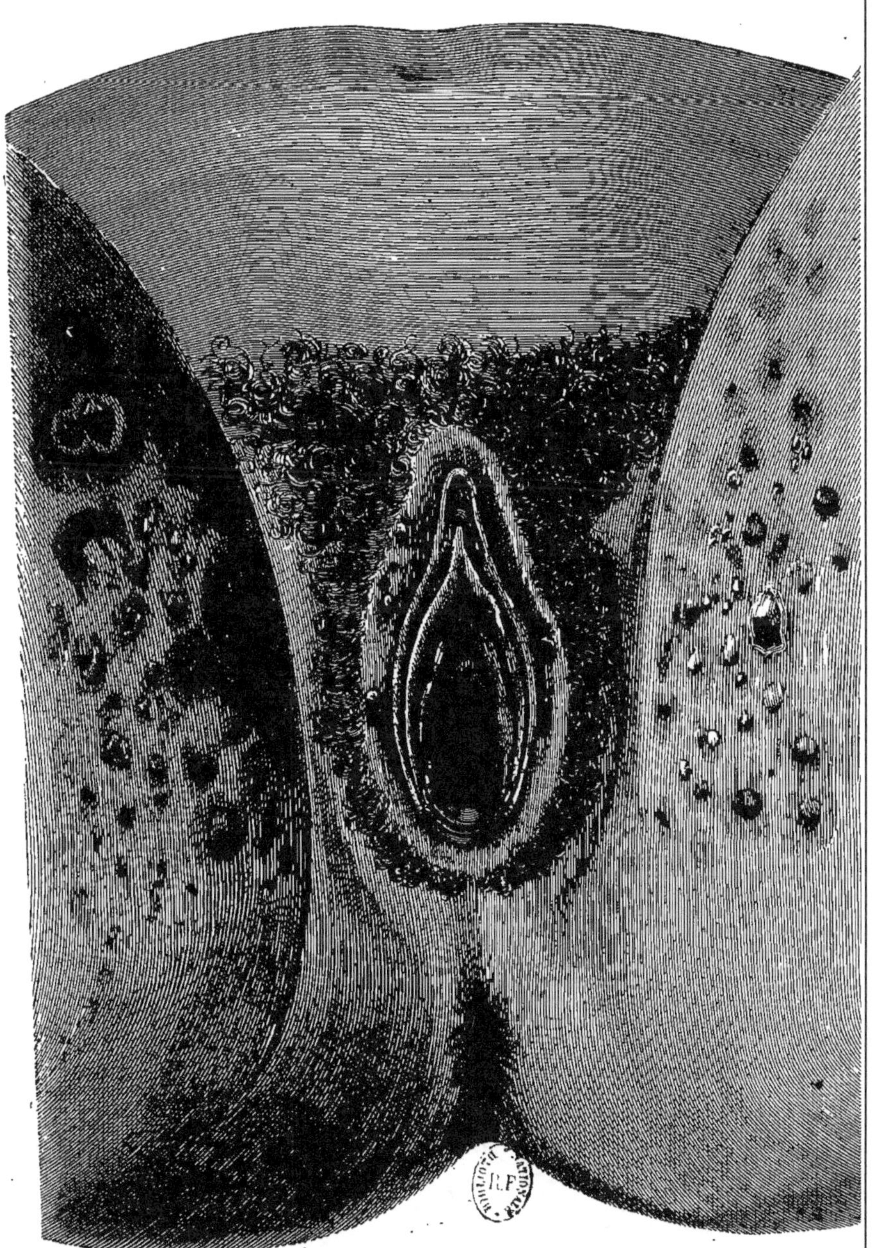

Gravure nº 6. Syphilide vésiculeuse à forme de varicelle.

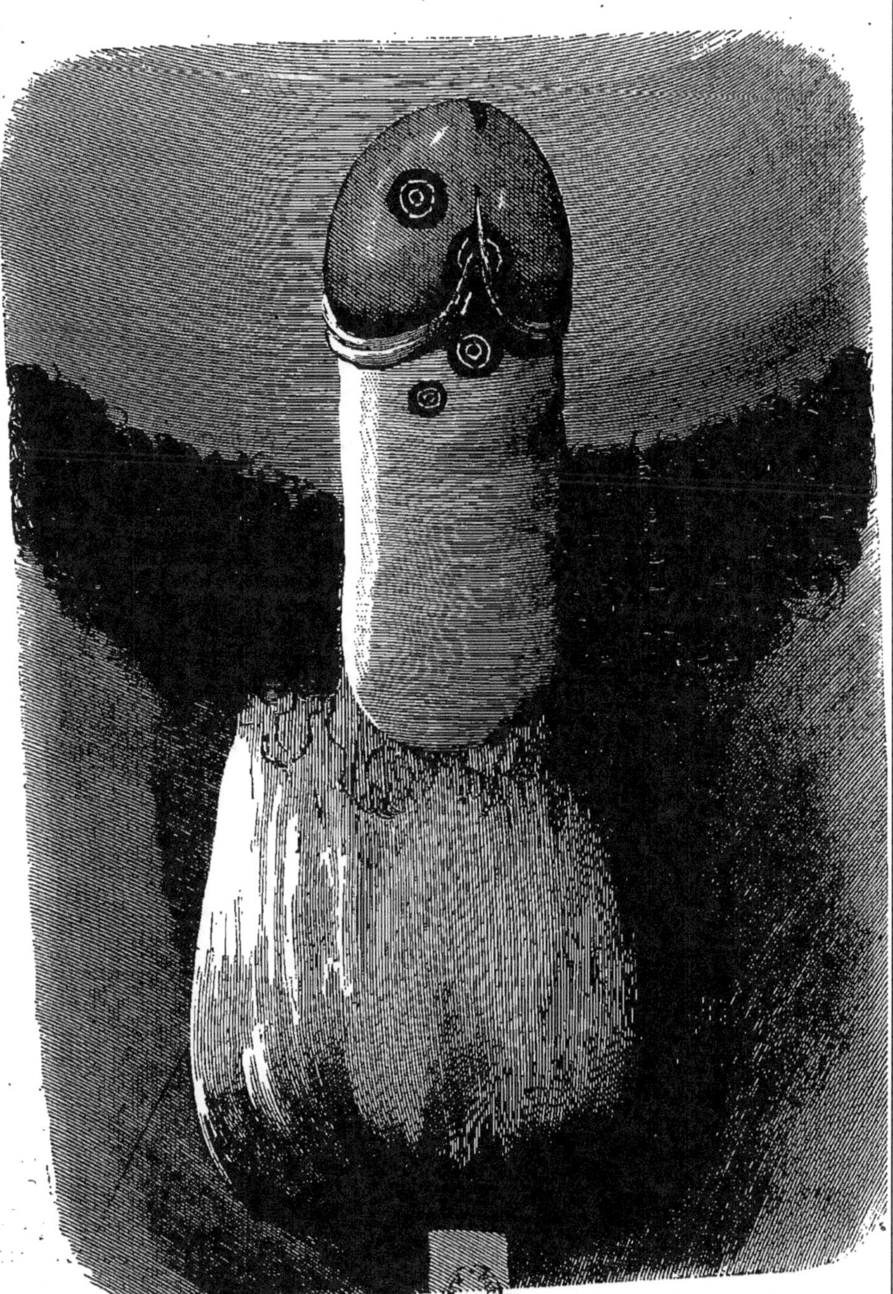

Gravure n° 10.
Chancres sur le gland, sur le prépuce, sur le filet de la verge et sur le méat urinaire.

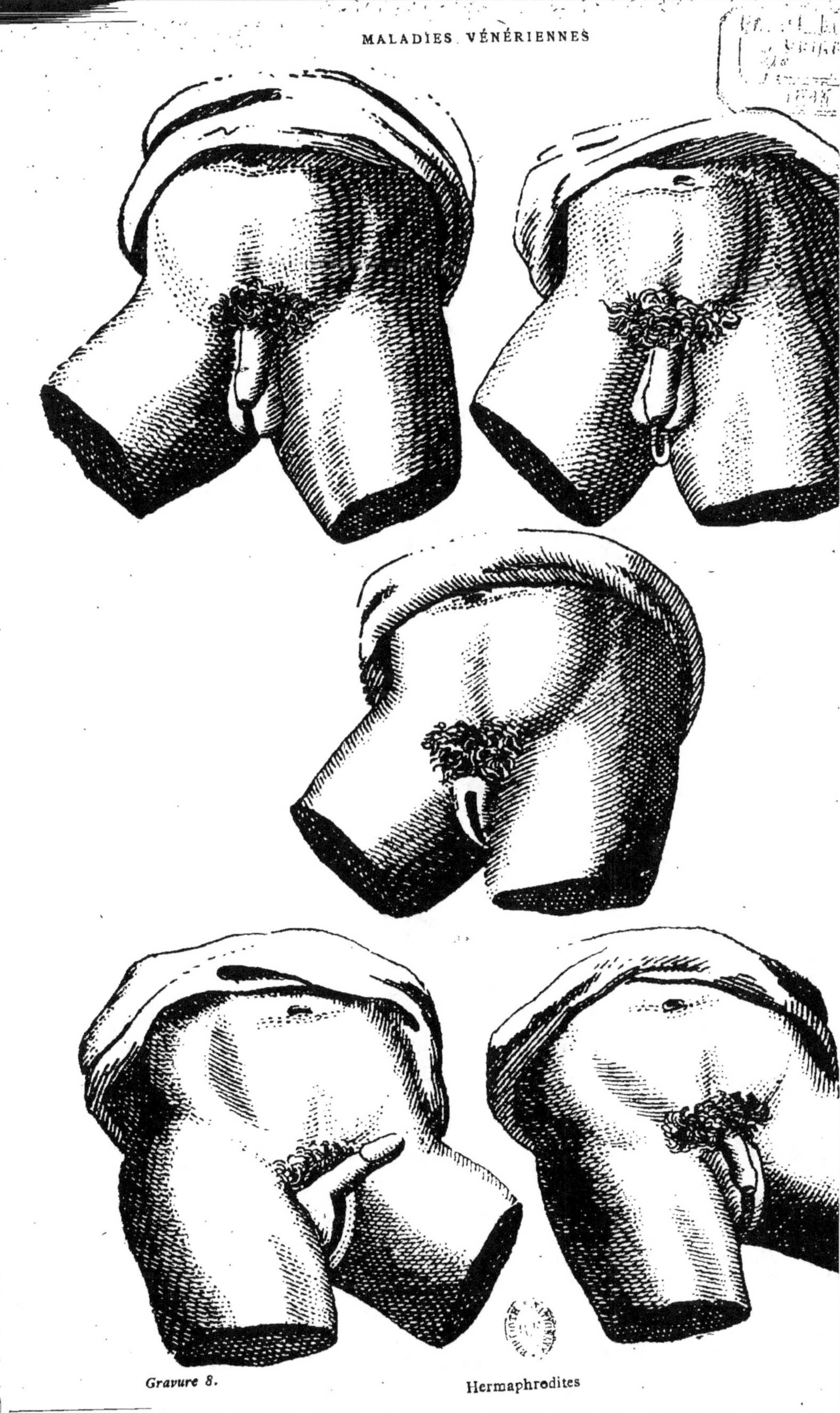

Gravure 8.   Hermaphrodites

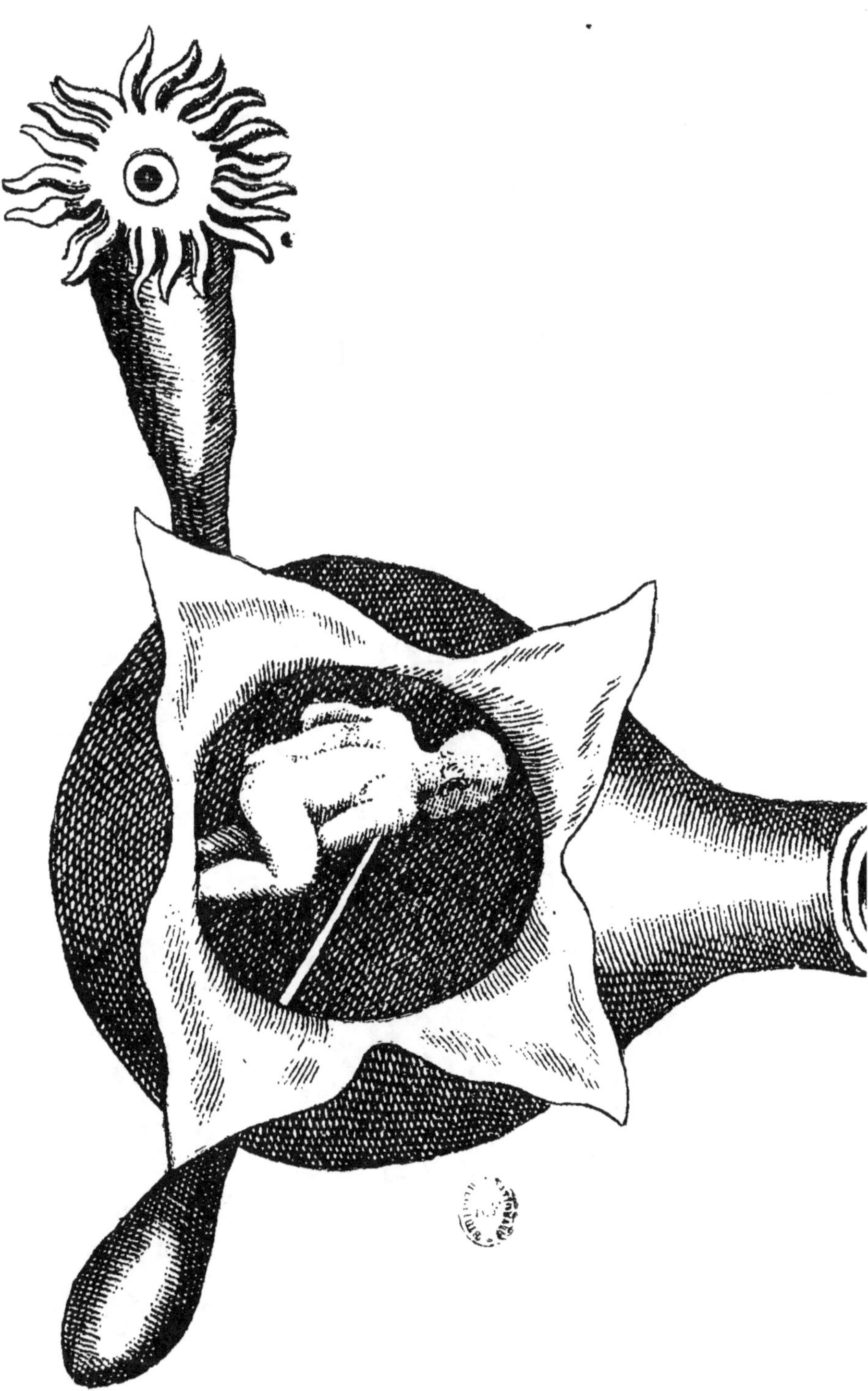

Gravure 9.

Avant l'accouchement.

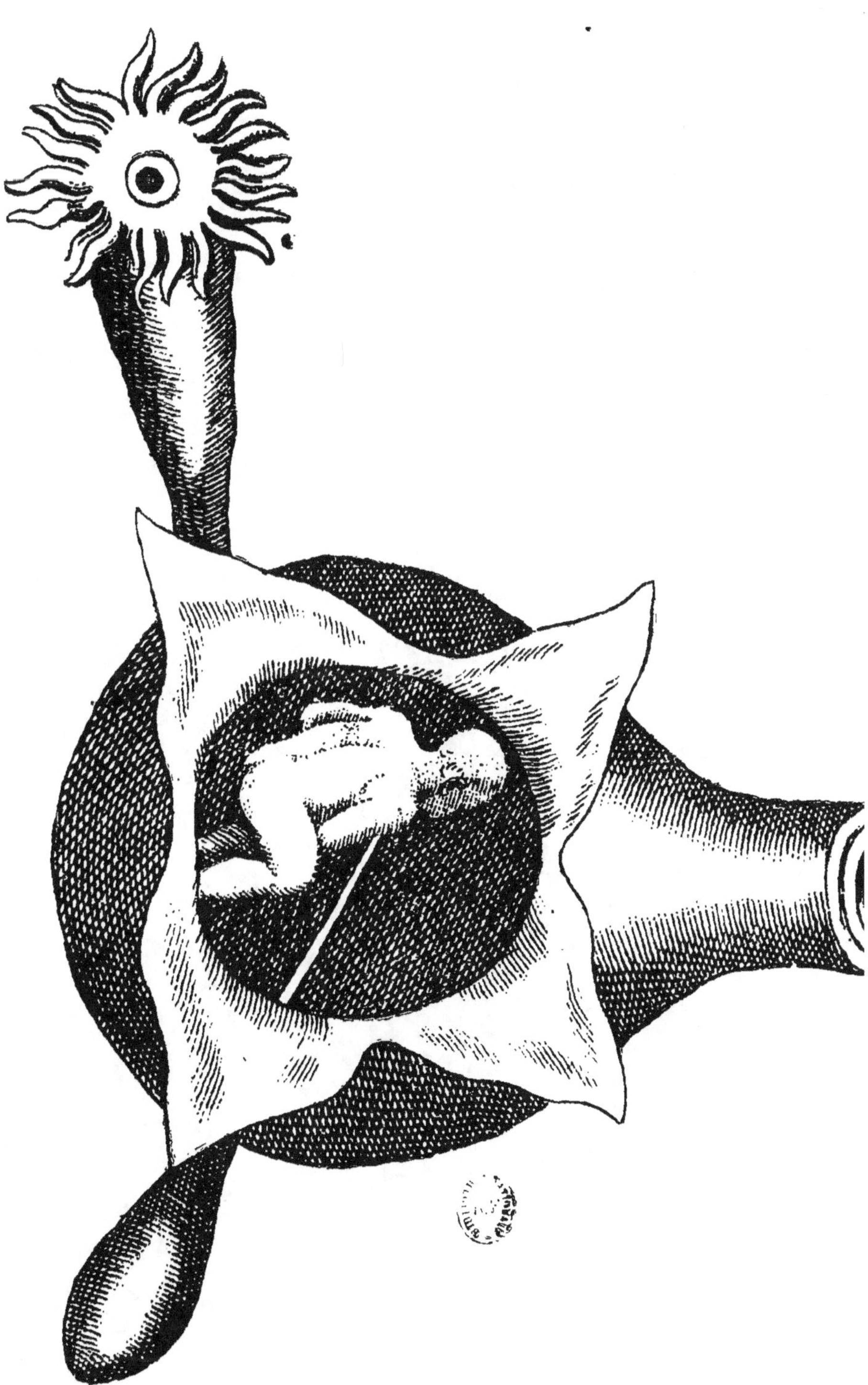

Gravure 9.

Avant l'accouchement.

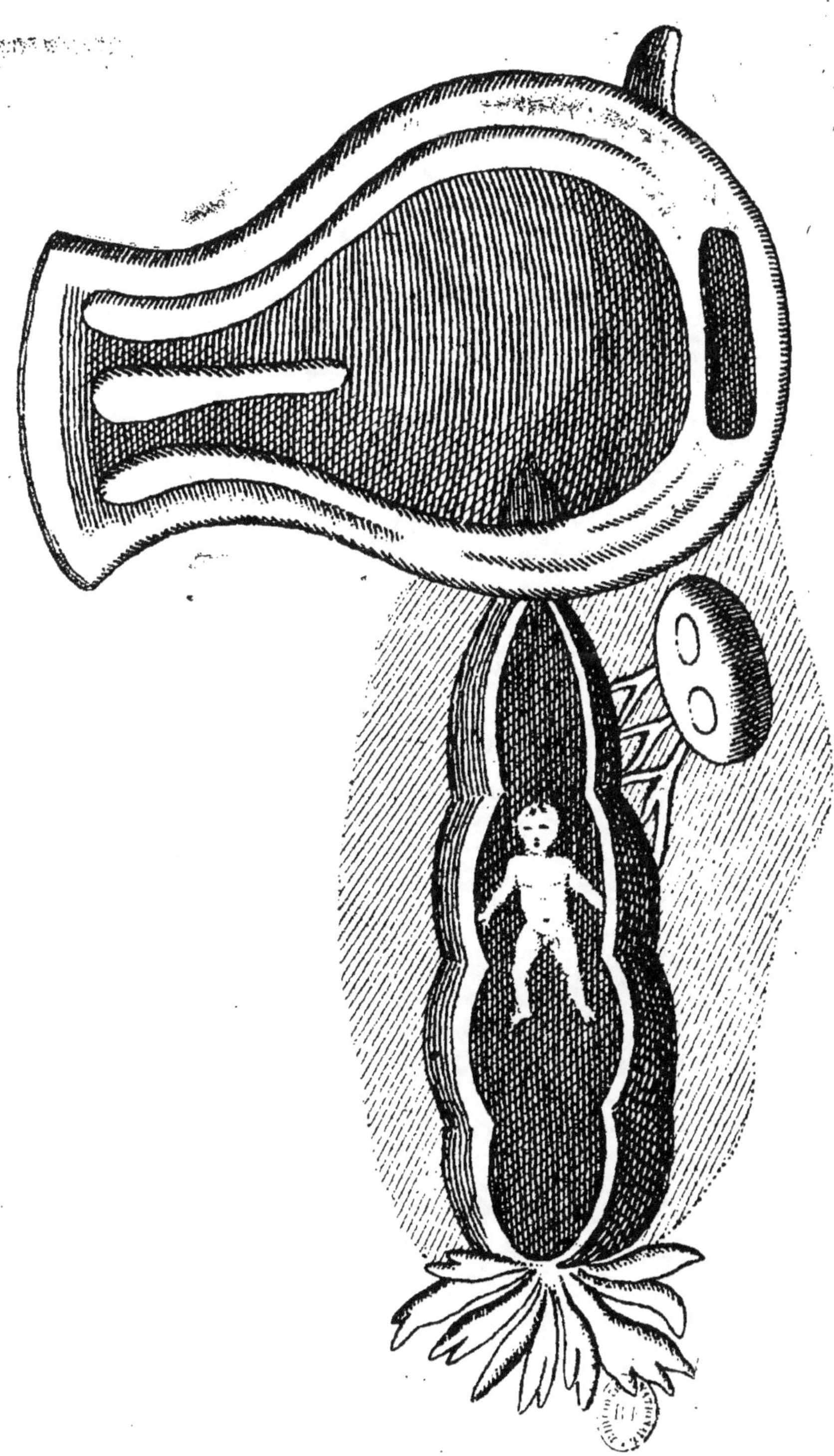

Gravure 10.

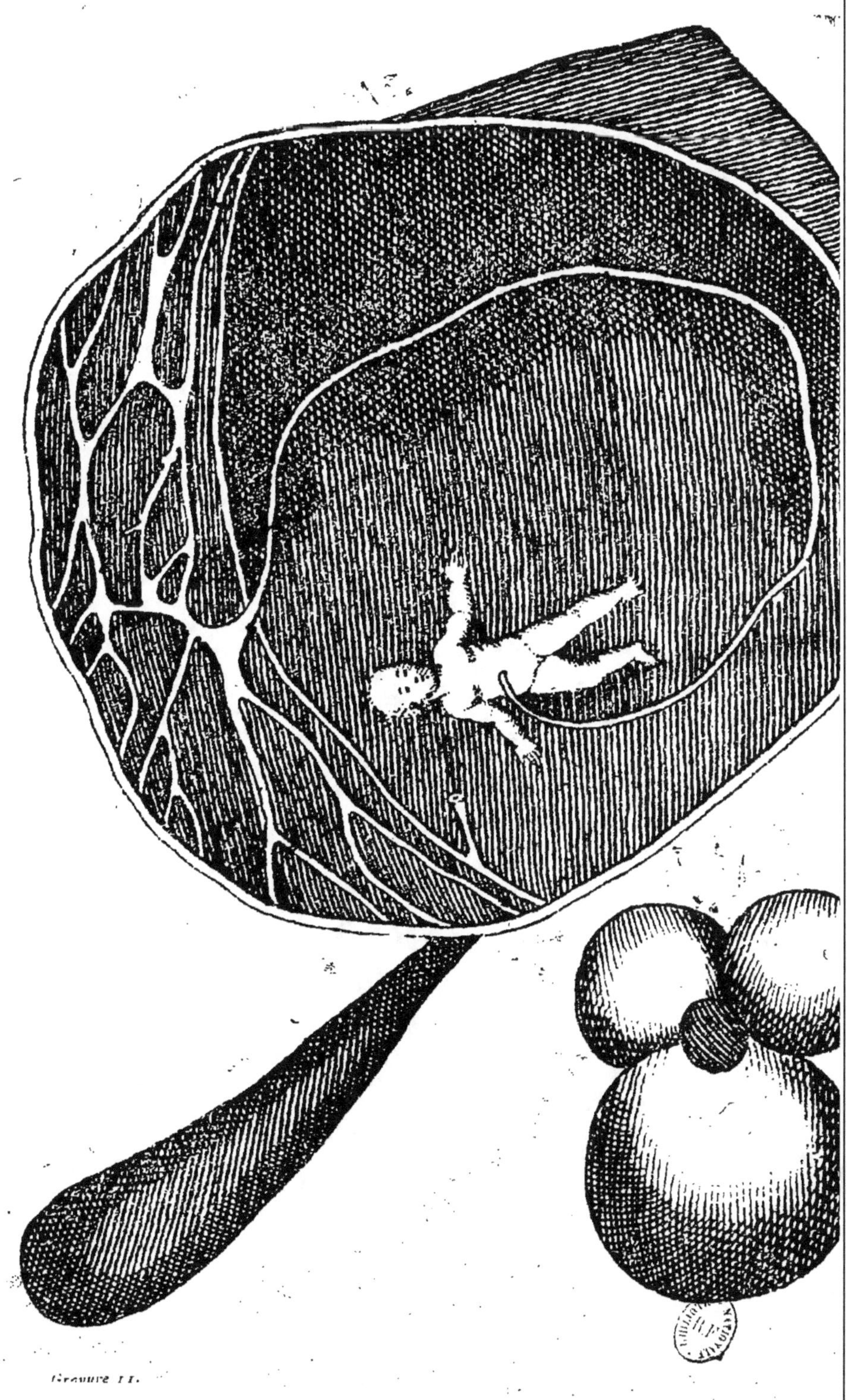

Gravure II.

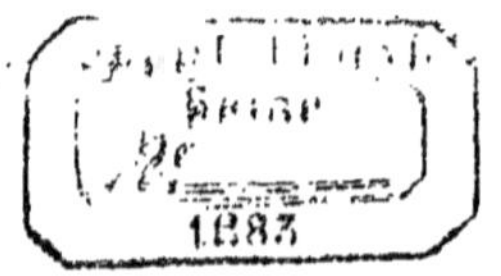

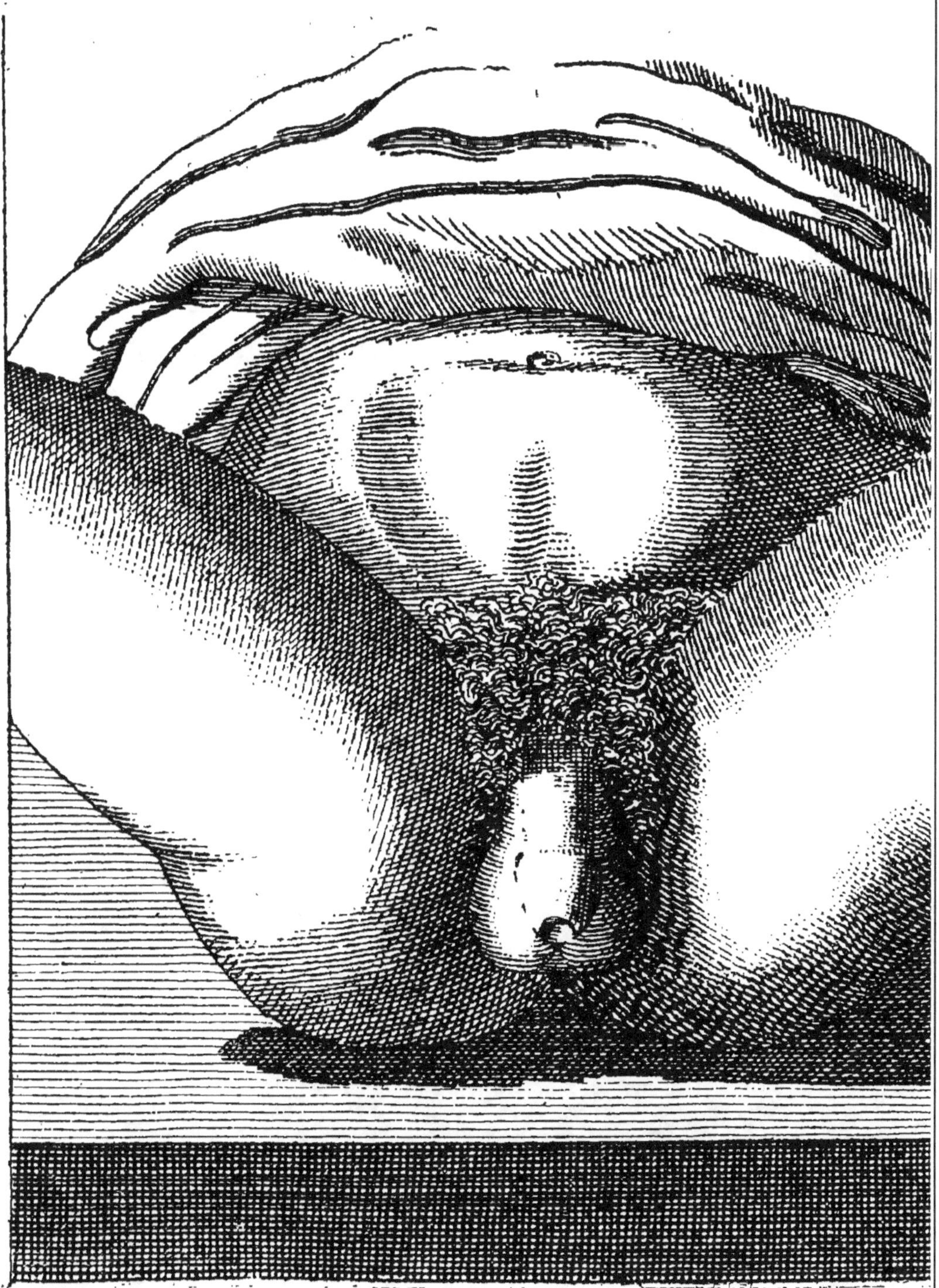

Gravure 12.

Parties génitales de l'homme.

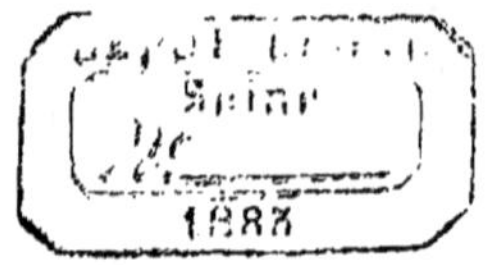

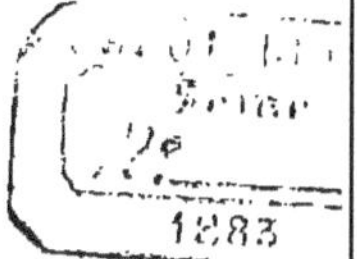

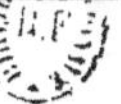

Gravure 13.

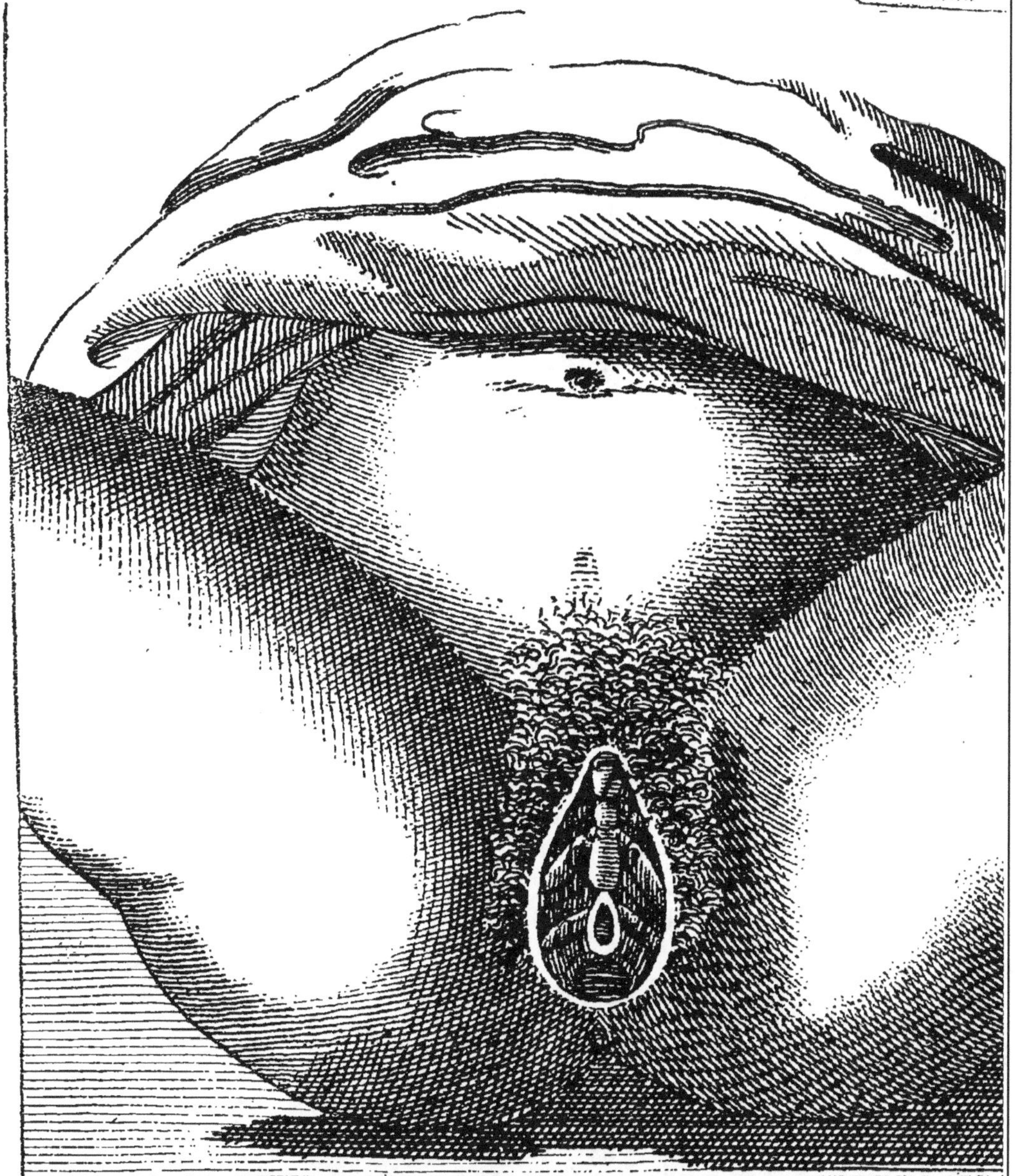

Parties génitales de la femme.

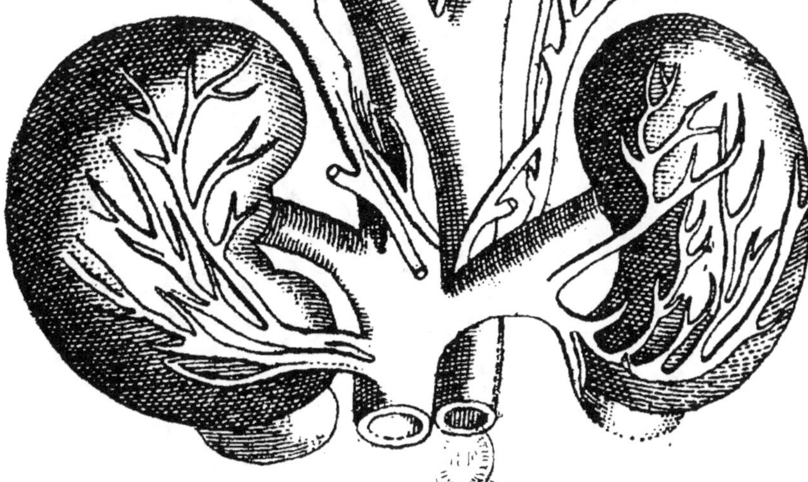

Gravure 14.

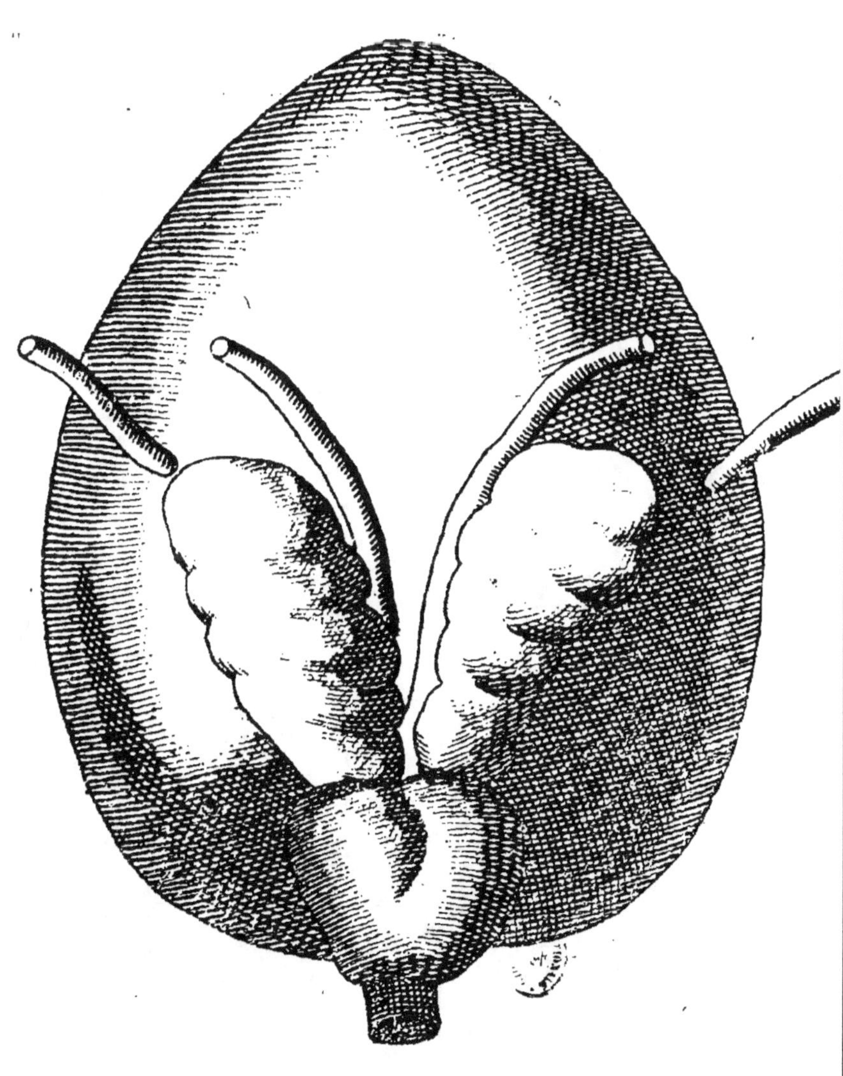

Gravure 15.

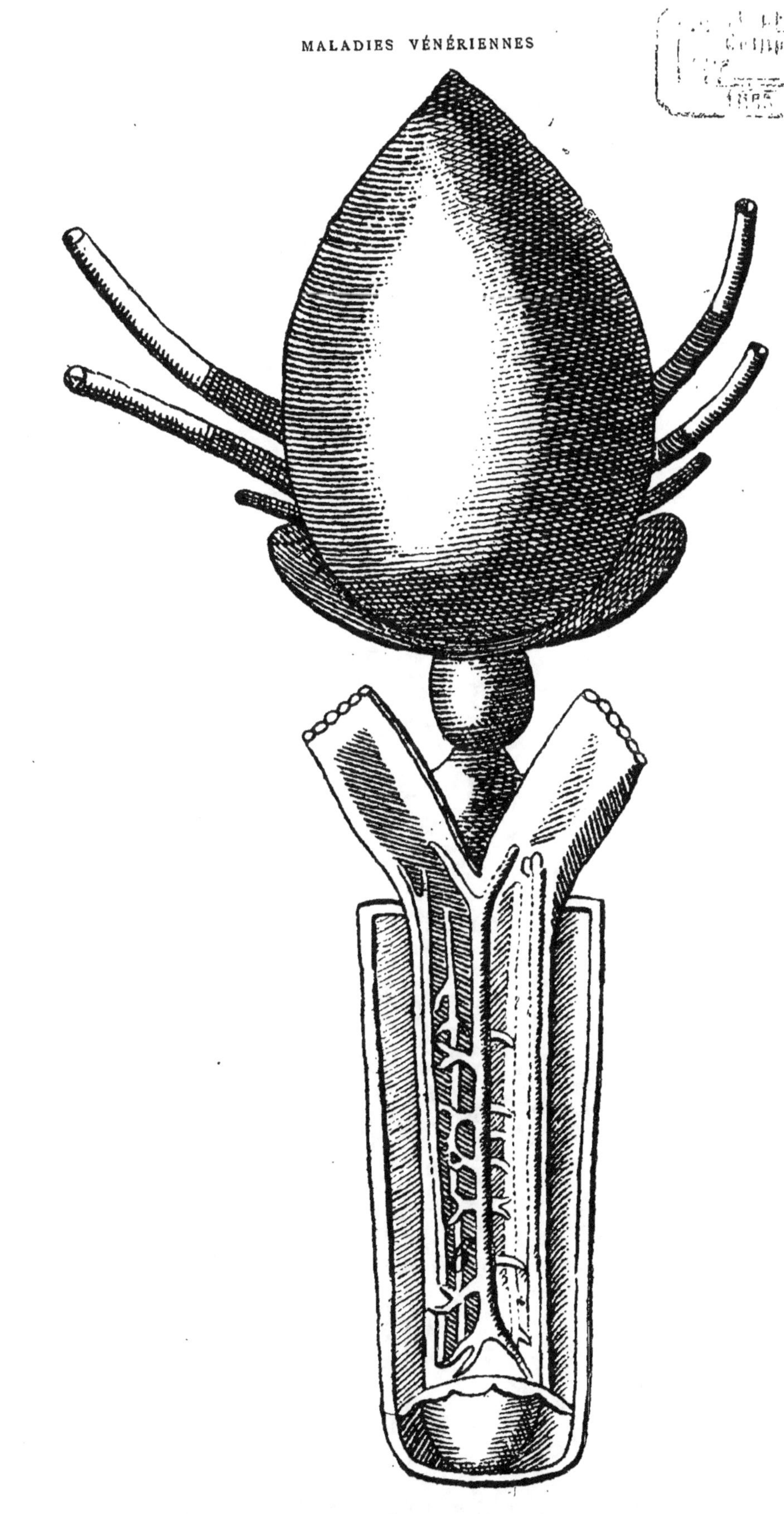

2ᵉ SÉRIE.   50 CENTIMES.

HISTOIRE

DES

MALADIES VÉNÉRIENNES

CAUSES ET ORIGINES

HISTORIQUE — MALADIES CHEZ TOUS LES PEUPLES

NOMENCLATURE : LA SYPHILIS, LES CHANCRES, LA BLENNORRHAGIE,

L'ORCHITE, LA CYSTITE, ETC. ;

TRAITEMENTS PRÉVENTIFS ET CURATIFS

PAR

LE DOCTEUR MICHEL VILLEMONT

GRAVURES HORS TEXTE

PARIS

LIBRAIRIE DES PUBLICATIONS NOUVELLES

9, Passage Saulnier

GUÉRISON ASSURÉE

DES NÉVROSES

GLOBULES NÉVROSTHÉNIQUES

La Névrose est la grande maladie de notre époque.

Les névralgies, les migraines atroces, les insomnies sont dix fois plus fréquentes qu'autrefois.

Sur cent individus souffrants, soixante-dix sont plus ou moins atteints de névroses.

Un remède admirable et dont les effets ont été constatés par des milliers d'attestations de médecins et de malades,

LES GLOBULES NÉVROSTHÉNIQUES

soulagent immédiatement et guérissent à coup sûr :

Les palpitations de cœur même anciennes,

Les névroses de la face, de l'estomac ou de l'intestin,

Les migraines les plus intenses.

Elles préviennent, calment et font disparaître l'hystérie chez les jeunes filles.

Nota : Ce remède, qui ne contient ni sulfate de quinine, ni bromure de potassium, est ABSOLUMENT SANS DANGER.

5 francs le Flacon par poste.

T. GRAS, PHARMACIEN DE 1ʳᵉ CLASSE

9, RUE LEPELLETIER, A PARIS.

Lui demander la brochure explicative qu'il expédie gratis et franco.)

L'AMOUR CONJUGAL

PAR LE DOCTEUR MICHEL VILLEMONT

l'ouvrage ne peut être vendu que par série à 50 centimes

Une curieuse collection de gravures est donnée à la fin de l'ouvrage.

LES VOYAGES MERVEILLEUX

DE LA TERRE AUX ÉTOILES

(Voyage dans l'Infini)

Par H. GRAFFIGNY

AVEC PRÉFACE

PAR

CAMILLE FLAMMARION

Imprimerie VORMUS, 9, passage Saulnier, Paris.

3e SÉRIE. 50 CENTIMES.

HISTOIRE

DES

MALADIES VÉNÉRIENNES

CAUSES ET ORIGINES

HISTORIQUE —— MALADIES CHEZ TOUS LES PEUPLES

NOMENCLATURE : LA SYPHILIS, LES CHANCRES, LA BLENNORRAGIE,

L'ORCHITE, LA CYSTITE, ETC. ;

TRAITEMENTS PRÉVENTIFS ET CURATIFS

PAR

LE DOCTEUR MICHEL VILLEMONT

GRAVURES HORS TEXTE

PARIS

LIBRAIRIE DES PUBLICATIONS NOUVELLES

9, Passage Saulnier

GUÉRISON ASSURÉE
DES NÉVROSES
GLOBULES NÉVROSTHÉNIQUES

La Névrose est la grande maladie de notre époque.

Les névralgies, les migraines atroces, les insomnies sont dix fois plus fréquentes qu'autrefois.

Sur cent individus souffrants, soixante-dix sont plus ou moins atteints de névroses.

Un remède admirable et dont les effets ont été constatés par des milliers d'attestations de médecins et de malades,

LES GLOBULES NÉVROSTHÉNIQUES

soulagent immédiatement et guérissent à coup sûr :

Les palpitations de cœur même anciennes,

Les névroses de la face, de l'estomac ou de l'intestin,

Les migraines les plus intenses.

Elles préviennent, calment et font disparaître l'hystérie chez les jeunes filles.

Nota : Ce remède, qui ne contient ni sulfate de quinine, ni bromure de potassium, est ABSOLUMENT SANS DANGER.

5 francs le Flacon par poste.

T. GRAS, PHARMACIEN DE 1ʳᵉ CLASSE
9, RUE LEPELLETIER, A PARIS.

(Lui demander la brochure explicative qu'il expédie gratis et franco.)

HISTOIRE

DES

MALADIES VÉNÉRIENNES

CAUSES ET ORIGINES

HISTORIQUE — MALADIES CHEZ TOUS LES PEUPLES

NOMENCLATURE : LA SYPHILIS, LES CHANCRES, LA BLENNORRAGIE,

L'ORCHITE, LA CYSTITE, ETC. ;

TRAITEMENTS PRÉVENTIFS ET CURATIFS

PAR

LE DOCTEUR MICHEL VILLEMONT

GRAVURES HORS TEXTE

PARIS

LIBRAIRIE DES PUBLICATIONS NOUVELLES

9, Passage Saulnier

L'AMOUR CONJUGAL

PAR LE DOCTEUR MICHEL VILLEMONT

L'ouvrage ne peut être vendu que par série à 50 centimes

*Une curieuse collection de gravures est donnée à la fin
de l'ouvrage.*

LES VOYAGES MERVEILLEUX

DE LA TERRE AUX ÉTOILES

(Voyage dans l'Infini)

Par H. GRAFFIGNY

AVEC PRÉFACE

PAR

CAMILLE FLAMMARION

Imprimerie Vormus, 9, passage Saulnier, Paris.

8ᵉ SÉRIE.

50 CENTIMES.

HISTOIRE
DES
MALADIES VÉNÉRIENNES

CAUSES ET ORIGINES

HISTORIQUE — MALADIES CHEZ TOUS LES PEUPLES

NOMENCLATURE : LA SYPHILIS, LES CHANCRES, LA BLENNORRAGIE,

L'ORCHITE, LA CYSTITE, ETC. ;

TRAITEMENTS PRÉVENTIFS ET CURATIFS

PAR

LE DOCTEUR MICHEL VILLEMONT

GRAVURES HORS TEXTE

PARIS

LIBRAIRIE DES PUBLICATIONS NOUVELLES

9, Passage Saulnier

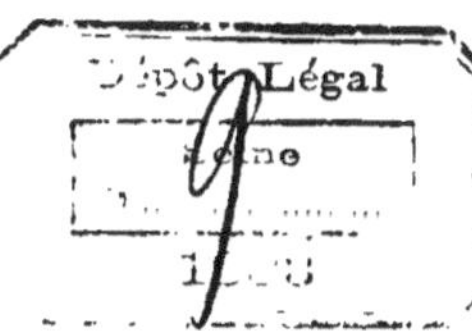

EN VENTE A LA MEME LIBRAIRIE ET CHEZ TOUS LES LIBRAIRES

L'AMOUR CONJUGAL

PAR LE DOCTEUR MICHEL VILLEMONT

L'ouvrage ne peut être vendu que par série à 50 centimes

Une curieuse collection de gravures est donnée à la fin de l'ouvrage.

LES VOYAGES MERVEILLEUX

DE LA TERRE AUX ÉTOILES

(Voyage dans l'Infini)

Par H. GRAFFIGNY

AVEC PRÉFACE

PAR

CAMILLE FLAMMARION

Imprimerie Vormus, 9, passage Saulnier, Paris.

7ᵉ SÉRIE.　　　50 CENTIMES.

HISTOIRE

DES

MALADIES VÉNÉRIENNES

CAUSES ET ORIGINES

HISTORIQUE — MALADIES CHEZ TOUS LES PEUPLES

NOMENCLATURE : LA SYPHILIS, LES CHANCRES, LA BLENNORRAGIE,

L'ORCHITE, LA CYSTITE, ETC. ;

TRAITEMENTS PRÉVENTIFS ET CURATIFS

PAR

LE Docteur Michel VILLEMONT

GRAVURES HORS TEXTE

PARIS

LIBRAIRIE DES PUBLICATIONS NOUVELLES

9, Passage Saulnier

8e SÉRIE.   50 CENTIMES.

HISTOIRE

DES

MALADIES VÉNÉRIENNES

CAUSES ET ORIGINES

HISTORIQUE — MALADIES CHEZ TOUS LES PEUPLES

NOMENCLATURE : LA SYPHILIS, LES CHANCRES, LA BLENNORRAGIE,

L'ORCHITE, LA CYSTITE, ETC. ;

TRAITEMENTS PRÉVENTIFS ET CURATIFS

PAR

LE DOCTEUR MICHEL VILLEMONT

GRAVURES HORS TEXTE

PARIS

LIBRAIRIE DES PUBLICATIONS NOUVELLES

9, Passage Saulnier

HISTOIRE

DES

ALADIES VÉNÉRIENNES

CAUSES ET ORIGINES

HISTORIQUE — MALADIES CHEZ TOUS LES PEUPLES

NOMENCLATURE : LA SYPHILIS, LES CHANCRES, LA BLENNORRAGIE,

L'ORCHITE, LA CYSTITE, ETC. ;

TRAITEMENTS PRÉVENTIFS ET CURATIFS

PAR

LE DOCTEUR MICHEL VILLEMONT

GRAVURES HORS TEXTE

PARIS

LIBRAIRIE DES PUBLICATIONS NOUVELLES

9, Passage Saulnier

GUÉRISON ASSURÉE
DES NÉVROSES
GLOBULES NÉVROSTHÉNIQUES

La Névrose est la grande maladie de notre époque.

Les névralgies, les migraines atroces, les insomnies sont dix fois plus fréquentes qu'autrefois.

Sur cent individus souffrants, soixante-dix sont plus ou moins atteints de névroses.

Un remède admirable et dont les effets ont été constatés par des milliers d'attestations de médecins et de malades,

LES GLOBULES NÉVROSTHÉNIQUES

soulagent immédiatement et guérissent à coup sûr :

Les palpitations de cœur même anciennes,

Les névroses de la face, de l'estomac ou de l'intestin,

Les migraines les plus intenses.

Elles préviennent, calment et font disparaître l'hystérie chez les jeunes filles.

Nota : Ce remède, qui ne contient ni sulfate de quinine, ni bromure de potassium, est ABSOLUMENT SANS DANGER.

5 francs le Flacon par poste.

T. GRAS, PHARMACIEN DE 1re CLASSE
9, RUE LEPELLETIER, A PARIS.

Lui demander la brochure explicative qu'il expédie gratis et franco.)

10e SÉRIE.   50 CENTIMES.

HISTOIRE

DES

ALADIES VÉNÉRIENNES

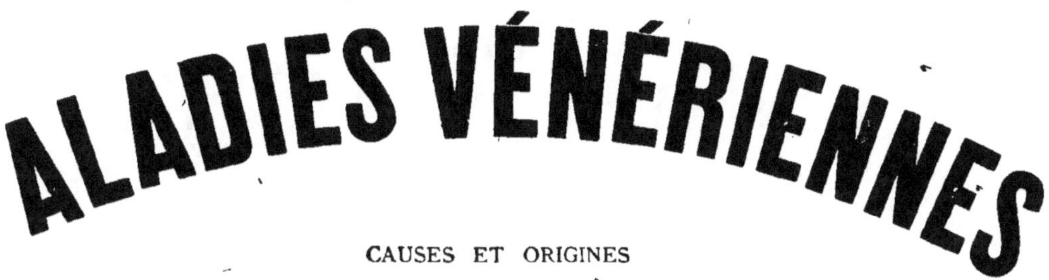

CAUSES ET ORIGINES

HISTORIQUE — MALADIES CHEZ TOUS LES PEUPLES

NOMENCLATURE : LA SYPHILIS, LES CHANCRES, LA BLENNORRAGIE,

L'ORCHITE, LA CYSTITE, ETC. ;

TRAITEMENTS PRÉVENTIFS ET CURATIFS

PAR

LE DOCTEUR MICHEL VILLEMONT

GRAVURES HORS TEXTE

PARIS

LIBRAIRIE DES PUBLICATIONS NOUVELLES

9, Passage Saulnier

GUÉRISON ASSURÉE
DES NÉVROSES
GLOBULES NÉVROSTHÉNIQUES

La Névrose est la grande maladie de notre époque.

Les névralgies, les migraines atroces, les insomnies sont dix fois plus fréquentes qu'autrefois.

Sur cent individus souffrants, soixante-dix sont plus ou moins atteints de névroses.

Un remède admirable et dont les effets ont été constatés par des milliers d'attestations de médecins et de malades,

LES GLOBULES NÉVROSTHÉNIQUES

soulagent immédiatement et guérissent à coup sûr :

Les palpitations de cœur même anciennes,

Les névroses de la face, de l'estomac ou de l'intestin,

Les migraines les plus intenses.

Elles préviennent, calment et font disparaître l'hystérie chez les jeunes filles.

NOTA : Ce remède, qui ne contient ni sulfate de quinine, ni bromure de potassium, est ABSOLUMENT SANS DANGER.

5 francs le Flacon par poste.

T. GRAS, PHARMACIEN DE 1ʳᵉ CLASSE

9, RUE LEPELLETIER, A PARIS.

Lui demander la brochure explicative qu'il expédie gratis et franco.)

11e SÉRIE.   50 CENTIMES.

HISTOIRE

DES

MALADIES VÉNÉRIENNES

CAUSES ET ORIGINES

HISTORIQUE — MALADIES CHEZ TOUS LES PEUPLES

NOMENCLATURE : LA SYPHILIS, LES CHANCRES, LA BLENNORRAGIE,

L'ORCHITE, LA CYSTITE, ETC. ;

TRAITEMENTS PRÉVENTIFS ET CURATIFS

PAR

LE DOCTEUR MICHEL VILLEMONT

GRAVURES HORS TEXTE

PARIS

LIBRAIRIE DES PUBLICATIONS NOUVELLES

9, Passage Saulnier

GUÉRISON ASSURÉE
DES NÉVROSES
GLOBULES NÉVROSTHÉNIQUES

La Névrose est la grande maladie de notre époque.

Les névralgies, les migraines atroces, les insomnies sont dix fois plus fréquentes qu'autrefois.

Sur cent individus souffrants, soixante-dix sont plus ou moins atteints de névroses.

Un remède admirable et dont les effets ont été constatés par des milliers d'attestations de médecins et de malades,

LES GLOBULES NÉVROSTHÉNIQUES

soulagent immédiatement et guérissent à coup sûr :

Les palpitations de cœur même anciennes,

Les névroses de la face, de l'estomac ou de l'intestin,

Les migraines les plus intenses.

Elles préviennent, calment et font disparaître l'hystérie chez les jeunes filles.

NOTA : Ce remède, qui ne contient ni sulfate de quinine, ni bromure de potassium, est ABSOLUMENT SANS DANGER.

---

5 francs le Flacon par poste.

T. GRAS, PHARMACIEN DE 1re CLASSE
9, RUE LEPELLETIER, A PARIS.

Lui demander la brochure explicative qu'il expédie gratis et franco.)